Robert F. KENNEDY, Jr.

Anthony FAUCI, Bill GATES et Big Pharma

Leur guerre mondiale contre la démocratie et la santé publique

Résurgence

Traduit de l'œuvre originale

THE REAL ANTHONY FAUCI

Bill Gates, Big Pharma and the Global War on Democracy and Public health

ISBN: 978-1-5107-6680-8

Skyhorse Publishing, New York, USA

Traduction : Pierre Barois (pierre.barois@orange.fr)

Titre français

Anthony FAUCI, Bill GATES et Big Pharma

ISBN 978-2-87434-195-3
Dépôt légal 22022/5053/273

22, route des Fagnes – B-4190 Ferrières (Belgique)
Tél. : + 32 (0) 4 365 27 29 – Fax : + 32 (0) 4 341 29 21
Courriel : infos@mpeditions.be

« Le Dr Joseph Goebbels a écrit : 'Un mensonge dit une fois reste un mensonge, mais un mensonge dit mille fois devient la vérité'. Tragiquement pour l'humanité, il y a beaucoup, beaucoup de contre-vérités qui émanent de Fauci et de ses sbires. RFK Jr. fait la lumière sur des décennies de mensonges. »

✍ **Luc Montagnier**, Prix Nobel

« Bobby Kennedy est l'une des personnes les plus courageuses et les plus irréprochables que j'ai jamais rencontrées. Un jour, on le lui reconnaîtra. En attendant, lisez ce livre. »

✍ **Tucker Carlson**

« Tout au long de l'histoire, la peur a été utilisée pour manipuler et contrôler les populations. Dans une démocratie, nous avons le privilège et la responsabilité de remettre en question les choses qu'on nous incite à craindre. Robert F. Kenned, Jr. offre quelque chose dont la plupart des Américains ont été privés ces dernières années : la possibilité d'entendre un deuxième son de cloche. Libre à vous d'accepter ou de rejeter les nouvelles informations contenues dans ce livre – mais au moins, prêtez-y attention. »

✍ **Gavin de Becker**, auteur du best-seller *La Peur qui vous sauve*

« En tant qu'avocat, Robert F. Kennedy, Jr. a affronté les entreprises les plus puissantes du monde et a fait reconnaître leur responsabilité pour des dommages causés aux personnes et à l'environnement. À chaque fois, ces firmes ont nié tout acte répréhensible, mais à chaque fois les juges et les jurés ont été convaincus que la position de Kennedy était la bonne. [Ses] informations devraient toujours être prises en considération, et, que l'on soit d'accord ou non, l'écouter est toujours instructif. »

✍ **Tony Robbins**, auteur de best-sellers

« Il est de notoriété publique que Bobby Kennedy et moi-même sommes en désaccord sur de nombreux points des débats actuels sur la COVID et les vaccins. Nous ne sommes pas non plus d'accord à propos du Dr Fauci. Cela dit, j'apprends toujours quelque chose lorsque je lis ou entends le point de vue de Bobby. Alors lisez ce livre et mettez ses conclusions à l'épreuve. »

✍ **Alan Dershowitz**

« Le livre de Kennedy prouve indubitablement ce que de nombreux Américains ont fini par comprendre à propos de Fauci : il a étouffé le libre débat au point de faire stagner la recherche biomédicale. »

✍ **James Lyons-Weiler**, chercheur biomédical

« Si vous vous êtes déjà demandé pourquoi tant de scientifiques et de médecins compétents ont été réduits au silence pour des découvertes qui ne cadrent pas avec le discours dominant de Big Pharma, vous aurez la réponse dans ce tour de force sur Anthony Fauci signé Robert F. Kennedy, Jr. »

✍ **Dr Christiane Northrup**, ancien professeur adjoint de médecine clinique en gynécologie-obstétrique à la faculté de médecine de l'université du Vermont

« Faisant partie du milieu médical, je pensais avoir compris ce qui se passait... Mais ce que ce livre documente clairement, ce sont les forces profondes à l'œuvre, ainsi que la corruption systémique et généralisée du gouvernement, qui nous ont conduits à ce point. »

✍ **Dr Robert W. Malone**, virologue, immunologue, biologiste moléculaire

« Si plonger dans l'histoire plus que centenaire de ce qui a conduit à la pandémie de COVID-19 vous intéresse, *Anthony FAUCI, Bill GATES et Big Pharma* est un ouvrage à lire absolument. En plus de démasquer Fauci, le livre dévoile le réseau complexe de connexions entre Gates, Big Pharma et bon nombre des acteurs les plus éminents qui étaient chargés de trouver un moyen d'instaurer une tyrannie mondiale et de tirer d'énormes profits de la propagande en faveur des vaccins contre la COVID, des masques et des confinements. »

✍ **Dr Joseph Mercola**, fondateur de *Mercola.com*

« Ce livre révèle la vérité ahurissante et perverse à propos d'un homme (Fauci) et d'une institution corrompue (le NIH) qui ont trahi l'humanité à tout bout de champ afin d'obtenir profits et pouvoir. Si les Américains connaissaient la vérité qui est documentée ici, ils descendraient par millions dans la rue, exigeant des poursuites pénales contre tous ceux qui sont impliqués. »

✍ **Mike Adams**, fondateur de *NaturalNews.com*

« Il est impossible de lire le livre de Kennedy sur Anthony Fauci sans avoir la mâchoire qui se décroche... C'est une histoire choquante de cupidité, de corruption et de malversations aux plus hauts niveaux de l'État. Quand les Américains se réveilleront de leur engouement – espérons-le bref – pour la tyrannie médicale, ce petit Josef Staline de la médecine entrera dans l'histoire comme le fonctionnaire le plus corrompu du pays. »

✍ **Rob Schneider**

« Le récit de RFK Jr. sur l'échec de Fauci en tant que coordinateur officiel de la lutte contre le SIDA est un prologue très inquiétant à son mandat COVID à la tête du NIAID. Mais alors, en fin de compte, qui est le Dr Fauci ? La médecine américaine est-elle vraiment devenue un 'racket', aussi corrompue qu'une organisation mafieuse ?... RFK Jr. a écrit un livre puissant, très puissant. »

✍ **Oliver Stone**, réalisateur, producteur de cinéma et scénariste primé

« En lisant le livre de Kennedy, j'ai pensé que Fauci devrait faire l'objet d'une enquête de police discrète et approfondie… Ça m'a rappelé le système des paris truqués du grand banditisme. »

✍ **Mike Campi**, ancien agent du FBI et coordinateur retraité de la branche crime organisé de la division de New York

« RFK Jr. est un champion infatigable du droit des Américains à être éclairés sur leurs choix médicaux, et il a été en première ligne pour nous avertir des dangers d'une industrie pharmaceutique hors de contrôle. »

✍ **Naomi Wolf**, auteur des best-sellers *The Beauty Myth*, *Give Me Liberty* et *Outrages*

« Les révélations de ce livre sont troublantes et choquantes. Elles montrent comment notre système politique et les agences gouvernementales peuvent être corrompus, et comment les médias grand public sont utilisés pour manipuler et contrôler notre vie de tous les jours. »

✍ **Randy Jackson**, musicien primé et producteur

DÉDICACE & REMERCIEMENTS

Les prises de position et déclarations du Dr Anthony Fauci ont été omniprésentes dans les médias américains, et d'aucuns pourraient penser que ses idées et décisions sont universellement partagées par les scientifiques, ou que d'une certaine manière il représente la science et la médecine.

Au contraire, de nombreux scientifiques et universitaires de premier plan dans le monde entier sont contre les mesures de confinement et d'autres aspects de la gestion de la pandémie par le Dr Fauci. Il s'agit notamment de lauréats de prix Nobel et d'autres scientifiques éminents, accomplis, ayant publié de nombreux ouvrages et jouissant d'une renommée internationale.

Je dédie ce livre à cette communauté de scientifiques et de médecins aguerris et héroïques, qui ont risqué leur carrière, leur gagne-pain et leur réputation pour défendre la science fondée sur des preuves et la médecine éthique. En plaçant résolument la vérité, le bien-être de leurs patients et la cause de la santé publique au-dessus de leurs propres ambitions professionnelles, ces hommes et ces femmes courageux ont réussi, à grands frais, à sauvegarder leur propre intégrité. Ils pourraient un jour rendre leur dignité aux âmes brisées de la profession médicale et de l'establishment scientifique. Chacun de ces individus est devenu la voix de la raison et un symbole de clarté et de vérité pour les idéalistes du monde entier attachés à la démocratie et résistant à l'autoritarisme médical galopant. Merci à vous tous de m'avoir inspiré par votre caractère, votre courage, vos idées brillantes et votre passion pour l'empirisme et la pensée critique.

Dr Harvey Risch, professeur d'épidémiologie à l'université de Yale, rédacteur en chef du *Journal of the National Cancer Institute*, membre du comité de rédaction de l'*American Journal of Epidemiology* (2014-2020), biostatisticien

Dr Robert Malone, inventeur originel des technologies de vaccination par ARNm et ADN, membre du groupe de travail clinique du NIH « Accelerating COVID-19 Therapeutic Interventions and Vaccines » (ACTIV) (2020), rédacteur en chef du *Journal of Immune Based Therapies and Vaccines* (2007-2012), membre du Salk Institute (1986-1989)

Dr Geert Vanden Bossche, responsable en chef du programme Ebola, Global Alliance for Vaccines & Immunization (2015), responsable du développement des vaccins au Centre allemand de recherche sur les infections (2017), développeur de vaccins chez GSK (1995-2006), Novartis (2006), virologue

Dr Michael Yeadon, directeur scientifique et vice-président de la division de la recherche sur les allergies et les maladies respiratoires de Pfizer (1995-2011), pharmacologue spécialisé dans les maladies respiratoires

Dr Luc Montagnier, virologue, Prix Nobel de physiologie/médecine 2008

Dr Wolfgang Wodarg, président de l'assemblée parlementaire de la commission de la Santé du Conseil de l'Europe (1998-2010), membre du parlement allemand (1994-2009), pneumologue

Dr Peter McCullough, cardiologue, chef adjoint de la médecine interne au Baylor University Medical Center (2014-2021)

Peter Doshi, professeur agrégé à l'école de pharmacie de l'université du Maryland, spécialiste des services de santé pharmaceutiques et rédacteur en chef adjoint du *British Medical Journal*

Dr Paul E. Marik, fondateur de Front-Line Covid-19 Critical Care Alliance, professeur de médecine, chef du service de médecine pulmonaire et de soins intensifs de l'Eastern Virginia Medical School

Dr Pierre Kory, président et médecin-chef de la Front-Line Covid-19 Critical Care Alliance, ancien professeur agrégé, chef du service de soins intensifs et directeur médical du centre de traumatologie et de réanimation de l'université du Wisconsin (2015-2020)

Dr Byram Bridle, professeur agrégé d'immunologie virale à l'université de Guelph

Dr Tess Lawrie, consultant pour l'Organisation mondiale de la santé, médecin

Dr Didier Raoult, directeur de l'Unité de recherche sur les maladies infectieuses et tropicales émergentes (France), médecin et microbiologiste

Dr Peter Breggin, National Institute of Mental Health (1966-1968), Harvard Medical School (1963-1964), docteur en psychiatrie, auteur de plus de quarante ouvrages

Dr Meryl Nass, médecin spécialisé en maladies induites par les vaccins et en toxicologie, expert délégué à l'US Director of National Intelligence biothreat study program (2008)

Dr Vladimir Zelenko, directeur médical du Monsey Family Medical Center, médecin

Dr Charles Hoffe, médecin

Dr James Todaro, médecin

Dr Scott Jensen, professeur agrégé de médecine clinique à la faculté de médecine de l'université du Minnesota, sénateur de l'État du Minnesota (2016-2020), médecin

Dr Ryan Cole, pathologiste

Dr Jacob Puliyel, directeur du département de pédiatrie et de néonatologie de l'hôpital St. Stephen (Inde), ancien membre du comité technique consultatif sur la vaccination en Inde (National Technical Advisory Group on Immunization)

Dr Christiane Northrup, professeur adjoint d'obstétrique et de gynécologie à la faculté de médecine de l'université du Vermont (1982-2001), médecin, auteur de trois best-sellers du *New York Times*

Dr Richard Urso, professeur adjoint au MD Anderson Cancer Center (1993-2005), chef du service d'oncologie orbitale, chercheur

Dr Joseph Ladapo, administrateur de la Santé publique de Floride, professeur à la faculté de médecine de l'université de Floride, professeur agrégé à la David Geffen School of Medicine de l'UCLA, professeur adjoint de médecine et de santé des populations à la NYU School of Medicine

Dr Martin Kulldorff, professeur de médecine à l'université d'Harvard, biostatisticien, épidémiologiste, expert en évaluation de la sécurité des vaccins et en surveillance des épidémies de maladies infectieuses

Dr Michael Levitt, biophysicien et professeur de biologie structurelle à l'université de Stanford, Prix Nobel de chimie 2013

Dr Satoshi Õmura, biochimiste, Prix Nobel 2015 de physiologie/médecine

Dr Paul E. Alexander, conseiller principal en matière de pandémie COVID du département américain de la Santé et des Services sociaux (2020), membre de l'Organisation panaméricaine de la santé de l'OMS (2020)

Dr Clare Craig, membre du National Health Service du Royaume-Uni (2000-2015), pathologiste, formé à l'université d'Oxford et à l'université de Cambridge

Dr Lee Merritt, médecin et chirurgien de l'US Navy (1980-1989), ancien président de l'Association des médecins et chirurgiens américains

Dr Sucharit Bhakdi, microbiologiste, chef de l'Institut de microbiologie médicale et d'hygiène de l'université de Mayence (1991-2012)

Dr Jay Bhattacharya, professeur à la faculté de médecine de l'université de Stanford, médecin, épidémiologiste, économiste de la santé et expert en politique de santé publique, spécialisé dans les maladies infectieuses

Dr David Katz, université de Yale, fondateur du Centre de recherche sur la prévention de Yale, médecin

John P. A. Ioannidis, professeur de médecine, d'épidémiologie et de santé des populations à l'université de Stanford, médecin-chercheur

Dr Sunetra Gupta, épidémiologiste à l'université d'Oxford, expert en immunologie, développement de vaccins, modélisation mathématique des maladies infectieuses

Dr Catherine L. Lawson, enseignant-chercheur à l'université Rutgers, Institut de biomédecine quantitative

Dr Salmaan Keshavjee, professeur de santé mondiale et de médecine sociale à la Harvard Medical School

Dr Laura Lazzeroni, professeur de science des données biomédicales à l'université de Stanford, professeur de psychiatrie et de sciences comportementales

Dr Cody Meissner, professeur de pédiatrie à l'université Tufts, expert en développement, efficacité et sécurité des vaccins

Dr Lisa White, professeur d'épidémiologie et de modélisation à l'université d'Oxford

Dr Ariel Munitz, professeur de microbiologie clinique et d'immunologie à l'université de Tel Aviv

Dr Motti Gerlic, université de Tel Aviv, microbiologie et immunologie cliniques

Dr Angus Dalgleish, professeur de maladies infectieuses à l'université de Londres

Dr Helen Colhoun, professeur d'informatique médicale et d'épidémiologie à l'université d'Edinbourg, médecin de santé publique

Dr Simon Thornley, épidémiologiste et biostatisticien de l'université d'Auckland

Dr Stephanie Seneff, chercheur senior au Massachusetts Institute of Technology

Le tableau d'honneur des soignants héroïques

Il y a un nombre autrement plus important de professionnels de santé de première ligne et de chercheurs titulaires d'un doctorat – des milliers – qui sont moins connus mais qui ont eux aussi choisi de tout miser sur leur engagement envers leurs patients, la recherche scientifique sans corruption et l'opposition aux politiques COVID autoritaires. Beaucoup d'entre eux se battent dans l'ombre, dans les tranchées, depuis des décennies. Chacun a enduré à des degrés divers la diffamation, l'excommunication, l'interdiction d'exercer et la censure, de la part des autorités captives du cartel pharmaceutique, de ses associations médicales corrompues, de ses alliés dans les médias et les réseaux sociaux, des revues médicales et des *fact-checkers*[a] commandités par

a. Vérificateurs de faits. (Note du traducteur – N.d.T.)

le gouvernement. Ils ont dû faire face à la dérision, au *gaslighting*[b], au retrait d'articles, aux atteintes à leur carrière et à leur réputation, à la ruine financière, ont servi de boucs émissaires, tout cela pour avoir protégé leurs patients et cultivé la vérité. Mes excuses à tous ceux que je n'ai pas pu citer par manque de place, mais qui méritent de figurer à ce tableau d'honneur. Je déplore que la seule consolation pour vos sacrifices soit d'avoir la conscience tranquille.

Dr Robin Armstrong
Dr Cristian Arvinte
Dr David Ayoub
Dr Alan Bain
Dr Richard Bartlett
Dr Cammy Benton
Dr Robert Berkowitz
Dr Andrew Berry
Dr Harvey Bialy
Dr Thomas Borody
Dr Joseph Brewer
Dr Kelly Brogan
Dr David Brownstein
Dr Adam Brufsky
Dr Zach Bush
Dr Dolores Cahill
Dr Teryn Clarke
Dr Tom Cowan
Dr Andrew Cutler
Dr Roland Derwand
Dr Joyce Drayton
Dr Peter Duesberg
Dr Alieta Eck
Dr John Eck
Dr Richard Eisner
Dr Christopher Exley
Dr George Fareed
Dr Angelina Farella
Dr Richard Fleming
Dr Ted Fogarty
Dr Silvia N. S. Fonseca
Dr C. Stephen Frost
Dr Michael Geier
Dr Charles Geyer
Dr Simone Gold
Dr Gary Goldman
Dr Russell Gonnering
Dr Karladine Graves
Dr Kenneth Gross
Dr Sabine Hazan
Dr Kristin Held
Dr H. Thomas Hight
Dr LeTrinh Hoang
Dr Douglas Hulstedt
Dr Suzanne Humphries
Dr Stella Immanuel
Dr Michael Jacobs
Dr Tina Kimmel
Dr Lionel H. Lee
Dr Sin Han Lee
Dr John Littell
Dr Ivette Lozano
Dr Douglas Mackenzie
Dr Carrie Madej
Dr Marty Makary
Dr Harpal Mangat
Dr Ben Marble
Dr David E. Martin
Dr John E. McKinnon
Dr Shira Miller
Dr Kari Mullis
Dr Liz Mumper
Dr Eileen Natuzzi
Dr James Neuenschwander
Dr Hooman Noorchashm
Dr Jane Orient
Dr Tetyana Obukhanych
Dr Ramin Oskoui
Dr Larry Palevsky
Dr Vicky Pebsworth
Dr Don Pompan
Dr Brian Procter
Dr Chad Prodromos
Dr Jean-Jacques Rajter
Dr Juliana Cepelowicz Rajter
Dr C. Venkata Ram
Dr David Rasnick
Dr Salete Rios
Dr Michael Robb
Dr Rachel Ross
Dr Moll Rutherford
Dr Ed Sarraf
Dr Martin Scholz
Dr Bob Sears
Dr Christopher Shaw
Dr Marilyn Singleton
Dr Kenneth Stoller
Dr Kelly Sutton
Dr Sherri Tenpenny
Dr Paul Thomas
Dr James Tumlin
Dr Brian Tyson
Dr Michelle Veneziano
Dr Kelly Victory
Dr Elizabeth Lee Vliet
Dr Craig Wax
Dr Rachel West
Dr James Lyons-Weiler
Dr Alexandre Wolkoff
Dr Vicki Wooll
Dr Bob Zajac
Dr Andrew Zimmerman

Merci également aux diseurs de vérité qui, partout, rejettent la propagande, défient la censure, vivent et meurent pour la liberté et la dignité humaine.

b. Technique de manipulation mentale consistant à faire douter sa victime de sa raison. (N.d.T.)

En mémoire de Katie Weisman et du Dr Valerie Kennedy Chamberlain

Notre féroce *fact-checker*, Katie Weisman, est morte pendant que j'écrivais ce livre. Le jour, Katie était une épouse dévouée et la mère de trois enfants ayant gardé des séquelles d'un vaccin. La nuit, même pendant les pires périodes de sa chimiothérapie, Katie était devenue la plus redoutable (et intraitable) vérificatrice de faits. Elle a contribué à jeter les bases sur lesquelles nous avons construit notre organisation, pour en faire un vaisseau amiral de la recherche inlassable de la vérité existentielle. Son intrépide intégrité a inspiré notre mouvement et a garanti l'exactitude de nombre de mes projets. Je lui suis également reconnaissant pour son amitié.

Le Dr Valerie Kennedy Chamberlain, paléontologue et professeur d'université à la retraite, a saisi et vérifié la plupart de mes ébauches de *Thimerosal: Let the Science Speak*, et a joué un rôle clef en tant que rédactrice, éditrice et dactylo pour le World Mercury Project dès sa création, puis pour Children's Health Defense. Elle était une amie merveilleuse.

Remerciements

Judith Conley et Nancy Hokkanen ont déchiffré mes gribouillis, retranscrit mon manuscrit et m'ont aidé à vérifier les faits, à corriger l'orthographe et à l'éditer, avec perspicacité, humour et patience. Leurs conseils ont toujours été inestimables.

Le Dr Robert Malone, Celia Farber, le Dr Meryl Nass, Ken McCarthy, Charles Ortleb et John Lauritsen ont relu des passages de ce manuscrit et ont formulé des critiques, des commentaires, et m'ont indiqué des références, toujours judicieusement. Je vous suis reconnaissant à tous pour vos corrections et recommandations, et pour avoir amélioré ma compréhension d'innombrables questions scientifiques et historiques.

Laura Bono, Rita Shreffler, Brian Hooker, Lyn Redwood, le Dr Liz Mumper, Jackie Hines et Cari Shagena faisaient partie de l'équipe de chercheurs et de *fact-checkers* de Children's Health Defense. Ils ont collecté, cité et vérifié les faits avancés dans ce manuscrit avec énergie, diligence, patience, idéalisme et persévérance. Je leur suis redevable à tous pour leur dévouement à la santé des enfants, aux principes démocratiques, à la précision et à la noble recherche de la vérité et de l'exactitude existentielles.

Me Mary Holland, Me Rolf Hazlehurst, Heidi Kidd, Lynne Arnold, Kari Bundy, Angela Braden, Katrina Boudreau, Polly Tommey, Joyce Ghen, Karen McDonough, Cornelia Tucker Mazzan, Aimee Villella McBride, Stephanie Locricchio, Katherine Paul, Aerowenn Hunter, Janet McLean, John Stone, Me Divyanshi Dwivedi, Megan Redshaw, Brian Burrowes, le Dr Aaron Lewis, Curtis Cost, Wayne Rohde, Alix Mayer, Kristina Kristen et Karen Kuntz sont les soldats de Children's Health Defense, qui consacrent leur vie de manière désintéressée à la bataille pour la démocratie, la justice et la santé publique. Tous ont contribué directement et indirectement à ce livre.

Robyn Ross, Eileen Iorio, le Dr Kristine Severn, le Dr James Lyons-Weiler, Joel Smalley, le Dr Jessica Rose et Sofia Karstens ont contribué à ce travail grâce à leur soutien inestimable et à leur talent pour répondre rapidement, 24 heures sur 24 et 7 jours sur 7, à des questions cruciales de recherche.

À David Whiteside pour sa fiabilité, son travail acharné et pour n'avoir jamais éteint son téléphone.

Merci également à Tony Lyons et à son équipe de Skyhorse Publishing, notamment Hector Carosso, Mark Gompertz, Kirsten Dalley et Louis Conte. Leur vigilance et leur harcèlement sympathique ont permis à ce livre de sortir à temps.

Enfin, je n'aurais pas pu écrire ce livre sans la patience et la sagesse de ma femme, Cheryl Hines, dont l'amour sans faille me comble et me rend imperméable aux furies du monde. Je lui suis reconnaissant pour son humour généreux, sa sagesse, son soutien et son amour, même lorsqu'elle n'est pas d'accord avec moi. À mes enfants, Bobby, Kick, Conor, Kyra, Finn, Aiden et Cat, qui endurent les fardeaux que je leur impose avec le sourire et stoïcisme, et dont je ressens l'amour en permanence.

NOTE DE L'ÉDITEUR ÉTATS-UNIEN

Les problèmes scientifiques et moraux complexes ne sauraient être résolus par la censure des opinions divergentes, la suppression de contenu sur Internet ou la diffamation des scientifiques et auteurs exposant des informations contredisant celles des pouvoirs en place. Au contraire, la censure conduit à une plus grande méfiance à l'égard des pouvoirs publics et des grandes entreprises.

Il n'y a pas d'idéologie ou de politique dans le fait de souligner l'évidence : les erreurs scientifiques et les erreurs de politique publique existent – et peuvent avoir des conséquences dramatiques. Les erreurs peuvent résulter d'une analyse défectueuse, de la précipitation, de l'arrogance et parfois de la corruption. Quelles qu'en soient les causes, les solutions résident dans l'analyse sans a priori, l'introspection et un constant réexamen.

Idéalement, la science et la politique ne doivent jamais être statiques. Elles sont un processus, une collaboration, un débat et un partenariat. Si des personnes puissantes mises en cause par ce livre prétendent qu'il contient de la désinformation, nous voulons simplement leur dire : montrez-nous ce que vous estimez être incorrect et présentez vos meilleurs arguments à l'appui de vos meilleures justifications. Nous sommes pour le dialogue, la critique et l'engagement – que nous encourageons –, et chaque suggestion sera entendue et prise en compte.

Étant donné qu'*Anthony FAUCI, Bill GATES et Big Pharma* sort au cœur d'événements qui évoluent rapidement, et que la censure et la suppression de l'information vont bon train, il est préférable d'aborder ce livre comme un document vivant. Lorsque de nouvelles informations émergeront et permettront de compléter ou d'améliorer les milliers de références et de citations contenues dans ce livre, des mises à jour, des notes supplémentaires et de nouvelles références seront fournies via le QR code ci-dessous et les QR codes qui apparaissent tout au long du livre.

Nous avons publié des auteurs ayant des points de vue très différents sur tous les aspects de nombreuses controverses. C'est ainsi que nous travaillons car, dans sa forme la plus aboutie, l'édition est une place publique qui permet à chacun d'être entendu – et aux autres d'écouter, s'ils le souhaitent. Comme le dit Alan Dershowitz, « j'apprends toujours lorsque je lis ou entends le point de vue de Bobby ». Je pourrais aller encore plus loin en disant, de ma propre expérience, à quel point Bobby est un auteur prudent et respectueux des principes, et à quel point ce livre a fait l'objet de recherches minutieuses.

Nous sommes impatients de faire ce voyage décisif avec vous.

Tony Lyons
Skyhorse Publishing

ChildrensHealthDefense.org/fauci-book
childrenshd.org/fauci-book

Pour les mises à jour, les nouvelles citations, références et informations :

Note de l'éditeur :
Pour faciliter le référencement et la lecture, tout au long de ce manuscrit, le virus SRAS CoV-2 et la maladie Covid-19 sont désignés par le terme COVID-19.

AVANT-PROPOS

Cet ouvrage n'est pas simplement un livre, un document ou une histoire. En réalité, il m'apparaît comme un missile anti-fraude, lancé en contre-offensive à l'attaque mondiale sur la démocratie, qui se déroule actuellement sous le prétexte de l'urgence sanitaire. C'est donc à la fois un livre et un geste fort, venant d'un homme qui est appelé par son destin à écrire de nouvelles pages de l'histoire. Quand ce livre touchera sa cible, on en verra l'impact.

Peut-on imaginer quelqu'un de plus habilité à parler de la réalité et des conséquences d'un coup d'état que Robert F. Kennedy, Jr. ? Celui qui s'exprime ici, est un homme dont la famille et la nation ont été ruinées par des assassinats, commandités par une alliance criminelle. Or, selon les propres dires de ce dernier, dans cette page cruciale de l'histoire du monde, la justice n'a pas fait son œuvre et la vérité n'a pas été rendue publique. C'est cette soif de vérité et de justice qui a nourri le combat de sa vie ; d'abord dans sa carrière d'avocat du droit de l'environnement et de la santé, en luttant contre les pratiques abusives de multinationales comme Merck ou Monsanto et aujourd'hui dans sa mission de défense des amendements de la Constitution des États-Unis et des valeurs démocratiques qui la fondent.

Mais il faut ajouter que, si la parole de Kennedy est amenée à éveiller les consciences, ce n'est pas seulement en vertu de son nom, c'est aussi parce que l'on reconnaît la sincérité dans son verbe. Car il faut une sacrée dose de courage pour comprendre et accepter le fait que parmi ceux dont on est proche, l'entourage politique, social et même familial, il y un certain nombre d'imposteurs et beaucoup de personnes aveuglées par les apparences. Ce courage est révélateur de la vertu et de la véritable intelligence de l'homme, de celui qui se met au service de la vie et de la vérité, quoiqu'il en coûte, même s'il faut pour cela subir l'opprobre, la censure et la diffamation.

En cela, le parcours de Robert F. Kennedy, Jr. est un nouvel exemple du chemin qu'il nous faut tous emprunter, si nous voulons mettre fin à ce désastre collectif.

Quoi de plus difficile en effet, que de plonger son regard dans l'ombre, d'admettre que l'on s'est trompé et que l'on a été abusé, de se rendre compte par exemple, que des remèdes vendus comme miraculeux sont dangereux et que des responsables présentés comme des héros sont des escrocs ?

C'est donc pour cela qu'au beau milieu de la bataille, alors que les avocats de son équipe arrivent à peine à suivre le rythme des plaintes et des recours devant les tribunaux, Robert F. Kennedy, Jr. a entrepris de rédiger ce véritable dossier de mise en accusation contre les prétendus « sauveurs » de la pandémie – Bill Gates et Anthony Fauci, le duo le plus influent sur les politiques de santé de la planète. Pour résister à la tyrannie qui tente de s'imposer, la bataille juridique ne suffit pas, il est essentiel faire tomber les idoles.

En Europe, on ne présente plus Gates, mais on connaît moins Fauci, ce petit Pinocchio jovial et rassurant en qui le peuple américain, en proie à la terreur du virus, s'est réfugié, et que la crise sanitaire a mené à l'apogée de sa carrière. Désigné comme la science incarnée (« Si vous m'attaquez, c'est la science que vous attaquez »), révéré dans des fan clubs par toute une nation qui le célèbre sur autant de tasses, de coussins, de chaussettes ou de posters, avec des figurines à son effigie et sa légende dans des livres d'enfants, Anthony Fauci fait l'objet d'un véritable culte. Son rapprochement constant du pape et d'autres autorités religieuses confirme d'ailleurs qu'il entend bien être le représentant d'un nouveau dogme, sanitaire et vaccinal, au nom d'une future religion que l'on pourrait imaginer comme « la techno-recréation universelle fondée sur le consensus scientifique ».

En réalité, celui qui se fait passer pour un saint est un puissant « parrain » qui dirige toute une structure opérationnelle, le volet « santé », d'un réseau criminel à l'échelle mondiale.

À près de 80 ans, après avoir conseillé 6 présidents des États-Unis, Fauci qui est le directeur du National Institute for Allergy and Infectious Diseases (NIAID) contrôle un budget astronomique de près 7,7 milliards de dollars, ce qui lui permet d'exercer sa domination sur toutes les agences de santé américaines, le CDC, la FDA, le HHS, le NIH et d'étendre son influence au Pentagone, à la Fondation Bill et Melinda Gates, l'OMS et le Wellcome Trust britannique. Il jongle avec 57 % du budget mondial de la recherche biomédicale, et finance environ 300 000 chercheurs. De l'orientation de la recherche, au développement de médicaments et de vaccins, à leur autorisation de mise sur le marché, aux recommandations et investissements en santé publique, et partenariats privés de l'agenda global de la santé, rien ne se fait sans l'approbation d'Anthony Fauci.

L'enquête menée par Kennedy autour de ce sinistre personnage et de son entourage permet d'enfin comprendre toutes les aberrations des recommandations sanitaires imposées durant la pandémie.

Ainsi, l'on sait désormais que Fauci et l'agence militaire DARPA sont impliqués dans le financement des recherches de « gain de fonction » des coronavirus, qui ont été effectuées aux États-Unis, avant d'être interdites et exportées à l'étranger, notamment aux laboratoires de Wuhan. L'on sait aussi que Fauci a exercé des pressions énormes pour interdire les traitements avec l'hydroxychloroquine, car c'est son institut le NIAID qui a développé la molécule du remdesivir, dont la vente rapporte de plantureux bénéfices. Idem pour les vaccins. Fauci a investi la bagatelle de 6 milliards de dollars d'argent public dans la société Moderna, et, avec le NIAID, l'agence qu'il dirige et qui est à nouveau co-propriétaire du brevet, il en récupère les fruits. Quant à la fumisterie des tests PCR, c'est à nouveau à Fauci qu'on la doit, car il avait déjà développé toute la stratégie de ce business modèle frauduleux avec les fameux tests de dépistage du SIDA, avant de la reprendre pour la COVID.

Il faut en effet remonter à l'histoire du SIDA, aux tentatives d'appropriation du travail de Montagnier par Fauci et Gallo, et ensuite aux grands investissements de la fondation Gates et de l'OMS, pour comprendre comment et pourquoi un imposteur et un businessman « philanthrope » sont arrivés à diriger toute la politique scientifique américaine, et comment ils ont pu étendre leur influence sur le reste de la planète.

Les décennies de recherche sur le SIDA sont empreintes d'une fraude scientifique éhontée qui a drainé une masse d'argent colossale dans les caisses de Fauci et Gates. Sous la direction de Fauci, trente-quatre années de recherche sur le SIDA et 500 milliards de dollars n'ont pourtant abouti qu'à une succession d'échecs et de scandales, sans avoir jamais apporté le moindre résultat, mis à part les nombreuses victimes de l'AZT, de candidats vaccins successifs et d'autres expérimentations médicales.

Mais si cette opération a pu se dérouler en toute impunité, c'est parce qu'elle a bénéficié d'appuis politiques majeurs. En élevant le SIDA au rang d'urgence sanitaire internationale, et de pilier central des politiques de développement en Afrique, les américains ont fait rentrer la Banque mondiale, le FMI et le monde de la finance et l'industrie du vaccin dans les politiques de santé, utilisant cette cause comme une arme de conquête économique et de contrôle des populations.

Le réseau d'opportunistes qu'ils ont ainsi mis en place et qui gaspille des milliards issus de la poche des contribuables et des donateurs crédules, est ce qui rend possible la prise de contrôle globale du secteur de la santé dans la période que nous traversons actuellement.

Un enquêteur allemand anonyme, a ainsi publié sur le blog du journaliste Markus Langemanns, un document intitulé « Netzwerkanalyse Corona-komplex » qui cartographie l'ensemble des agences, universités et comités d'experts impliqués dans la réponse et la préparation à la pandémie, et dont la plupart sont évidemment financés par Fauci ou Gates. Il est intéressant de noter que l'on y retrouve systématiquement les mêmes individus, soit un petit groupe d'environ 40 personnes qui se partagent la majorité des postes clefs des politiques de la santé mondiale. En somme, il s'agit de la liste des principaux suspects de la bande à « Gates et Fauci », qui devraient à leur tour faire l'objet d'une enquête approfondie.

Comme le souligne Robert F. Kennedy, Jr. tout au long de ces pages, et lors de chaque déclaration publique, on peut réellement parler d'actes criminels : les mesures sanitaires de la pandémie ont engendré de gigantesques profits pour une caste privilégiée, dont les principaux membres se retrouvent au Forum de Davos et dans des réunions similaires. Depuis le début de la crise du coronavirus, les restrictions draconiennes et les vaccins imposés avec l'appui des méga-corporations, banques centrales et « *young global leaders* » ont siphonné plus de 3,1 trillions de dollars de la poche des honnêtes citoyens, notamment vers les actionnaires des GAFA et de Big Pharma. Elles ont de plus, entraîné la mort de centaines de milliers de personnes, poussées à la précarité, au suicide, ou privées de traitements médicaux appropriés.

Le temps des excuses fumeuses et des prétendues maladresses de nos politiques est terminé, et il faut à présent désigner les responsables non seulement au sein de nos gouvernements, mais également dans les diverses institutions internationales.

Les informations que Robert F. Kennedy, Jr. présente dans cet ouvrage ont été vérifiées par de nombreuses personnes provenant du cercle de scientifiques, journalistes, chercheurs, lanceurs d'alerte et avocats qui s'est constitué autour de Robert F. Kennedy, Jr. et de notre association Children's Health Defense. Aux États-Unis, ce livre qui est devenu *best-seller* dès sa sortie, sert à ouvrir les consciences et à alimenter le mouvement de résistance qui exige aujourd'hui le départ d'Anthony Fauci et la création d'une commission d'enquête. Passé le choc initial et la peur du virus, les procureurs généraux de près de la moitié des États américains forment à présent une alliance pour résister au gouvernement fédéral et réclamer la justice et le retour au respect de la constitution américaine. La résistance s'organise enfin aux États-Unis.

Il nous appartient à présent de saisir cette opportunité et de créer une alliance citoyenne internationale, afin de balayer le délire totalitaire de Klaus Schwab, Anthony Fauci, Bill Gates et leurs partenaires du Grand Reset ou Agenda 2030, en particulier les banques centrales et les groupes d'investissement comme Blackrock ou Vanguard, dont l'influence a perverti les gouvernements et les agences internationales.

Le 29 août 2020, lorsque Robert F. Kennedy, Jr. s'est rendu à Berlin, dans les traces de son oncle l'ancien président des États-Unis, pour dénoncer ce coup d'état mondial devant une foule d'un million de manifestants pacifiques, venus de toute l'Europe, la presse internationale a complètement censuré l'évènement, apportant une preuve supplémentaire de sa soumission à l'oligarchie mondiale. Mais ce jour-là, quelque chose s'est mis en mouvement. Cette chose, c'est une forme d'éveil de la conscience collective et le début d'une collaboration entre les citoyens d'Europe et du monde.

Car pour reprendre les propos de Kennedy, lors de son retour en Europe, durant le mois de novembre 2021, aux manifestations de Milan et de Berne : « La résistance doit être mondiale. Nous devons être capables de nous organiser, de communiquer entre nous pour coordonner notre réponse au totalitarisme et de nous informer mutuellement des stratégies de nos adversaires, ceux qui veulent nous enlever nos enfants, et supprimer nos droits. »

C'est précisément avec le souhait de favoriser une telle alliance, de rassembler des personnes des deux continents ayant le désir sincère de servir l'humanité et d'offrir à leurs enfants un monde libre, que nous avons ouvert l'association Children's Health Defense Europe.

En lisant ce livre, nous nous relions ensemble dans une connaissance partagée pour changer le cours de choses. Que vous soyez parent, médecin, politique ou scientifique, peu importe, je prie chaque lecteur d'en faire quelque chose d'utile. À ceux qui se ne savent plus comment défendre leurs droits ou faire part d'un avis critique, cet ouvrage sera plus que précieux. Prenez les propos et les références qui vous interpellent pour rouvrir un dialogue qui semble rompu, offrez-le à ceux qui ont pour seule source d'information les organes de presse établis.

Je remercie d'avance tous ceux qui, condamnant si facilement « les anti-vaccins » et les « complotistes » dans nos mondes réel et « virtuel », auront la curiosité, l'intelligence de lire cet ouvrage jusqu'au bout. J'espère qu'ils porteront alors un regard neuf sur leurs certitudes.

Enfin, je tiens à exprimer toute mon admiration et ma gratitude à Robert F. Kennedy, Jr. qui m'a témoigné son amitié et accordé sa confiance pour initier ce beau projet. Son ouverture d'esprit, son intelligence, sa sincérité et son infatigable dévouement sont pour moi, comme pour tant d'autres, une source d'inspiration constante. Et c'est un grand privilège de travailler à ses côtés, avec la belle famille d'âmes qui l'entoure.

Senta Depuydt
Présidente
Children's Health Defense Europe

Pour devenir membre de Children's Health Defense Europe et pour vous inscrire gratuitement à la lettre, nous vous invitons à consulter :
Le site et la lettre de l'association en Europe
www.chdeurope.org

Une sélection d'articles traduits dans le *Defender*, le média de l'organisation américaine www.childrenshealthdefense.org/defender/defender

Devenez membre de soutien en vous inscrivant sur
www.childrenshealthdefense.eu

PRÉFACE

Dans ce livre historique, Robert F. Kennedy, Jr. révèle au grand jour de façon claire et parfaitement documentée la manipulation frauduleuse de la médecine depuis quelques décennies. La mainmise de Big Pharma sur l'évaluation des connaissances médicales, mais aussi sur l'enseignement de la médecine, s'est installée après la Seconde Guerre mondiale et s'est considérablement étendue depuis le début des années 1980. On découvre dans cet ouvrage remarquable que les personnalités politiques, médicales, scientifiques ou médiatiques influentes ont été arrosées de millions, voire même de milliards de dollars pour faire la promotion de nouveaux médicaments brevetés et très chers pour discréditer les anciens médicaments génériqués qui ne rapportent presque plus rien, ainsi que les médecines naturelles. Les universités, dont certaines touchent des sommes pharamineuses de Big Pharma, apportent leur caution à la désinformation scientifique. Les plus grands journaux médicaux sont complices. Ces constats qui remontent à plusieurs décennies éclatent aujourd'hui au grand jour avec la crise de la COVID-19.

Je tiens à préciser que je ne partage pas certains points de vue exprimés dans ce livre sur l'efficacité et la tolérance des vaccins ou sur certaines visions de l'infection à VIH, j'y reviendrai. Ces réserves n'enlèvent rien au combat juste et courageux de l'auteur.

Soignant depuis environ 25 ans des personnes atteintes de la maladie de Lyme chronique, j'ai pu constater que des raisons militaires, politiques et d'énormes conflits d'intérêts pouvaient pousser des dirigeants et des experts à dire que la maladie de Lyme est rare, facile à diagnostiquer et à traiter et que la forme chronique n'existe pas. Ces décisions iniques ont poussé des millions de gens dans le monde à la souffrance, à la paralysie, au suicide ou au rejet en psychiatrie. Dès le début de la crise de la COVID-19, ayant pendant 15 ans conseillé des gouvernements successifs sur la gestion des crises sanitaires et des épidémies, et avec mon expérience de la maladie de Lyme, il m'a sauté rapidement aux yeux que toutes les décisions prises étaient les mauvaises et que nous étions dans une gigantesque manipulation mondiale. La lecture du livre de Robert F. Kennedy, Jr. m'a conforté, preuves à l'appui, dans ce ressenti et m'a fait découvrir une multitude de données passionnantes, souvent choquantes.

Pour les vaccins, il est clair que l'amélioration de l'hygiène, l'accès à l'eau potable et le tout-à-l'égout ont fait régresser bien des maladies dans le monde. Mais les vaccins ont permis l'éradication de la variole et l'élimination de plusieurs maladies graves dans de nombreux pays. Dans ma propre famille, avant ma naissance, il y avait eu des cas mortels de rougeole, de coqueluche et de diphtérie. Quand j'étais à l'école primaire, un camarade de classe, non vacciné, a développé une poliomyélite et s'est retrouvé en poumon d'acier. Les vaccins contre la fièvre jaune, l'*Haemophilus influenzae* b et l'hépatite B ont largement fait la preuve de leur efficacité. En revanche, je suis 100 % d'accord avec Robert F. Kennedy, Jr. quand il démontre que les lobbies de l'industrie pharmaceutique détournent les budgets limités des pays en voie de développement au profit de vaccins non indispensables ou non prioritaires d'après les données de santé publique et de mortalité de ces pays. Ayant été pendant plusieurs années vice-président d'ETAGE (Expert Technical Advisory Group for Immunization), groupe d'experts pour conseiller l'Organisation mondiale de la santé (OMS) sur la vaccination dans la région EURO, région beaucoup plus large que l'Union Européenne, j'ai pu constater au fil des années l'infiltration croissante de la GAVI, l'alliance mondiale pour les vaccins créée par Bill Gates. Les propos rapportés dans ce livre par Robert F. Kennedy, Jr. sur l'OMS ont prêché un convaincu.

En France, ayant présidé pendant plusieurs années le Comité technique des vaccinations au sein du Haut Conseil de la santé publique qui était l'instance officielle de conseil du ministère de la Santé pour élaborer la politique vaccinale, je me suis toujours opposé aux obligations vaccinales. L'hépatite B qui était un fléau chez les soignants, notamment en chirurgie et en réanimation, a disparu grâce au vaccin, avant que celui-ci ne devienne obligatoire chez ces professionnels. Quand les personnes sont motivées et convaincues, il n'y a nul besoin d'obligation. J'avais, avec mes collègues, obtenu la suspension de l'obligation vaccinale contre la tuberculose par le BCG, ainsi que la non-application de la loi rendant obligatoire la vaccination annuelle contre la grippe saisonnière chez les soignants. Comme par hasard, c'est peu de temps après mon départ du Haut Conseil de la santé publique que le ministère a rendu obligatoire 11 vaccins chez les enfants.

Il y a un deuxième point sur lequel je ne suis pas d'accord avec l'auteur, c'est au sujet du SIDA. Ayant vécu dès le début de la pandémie, en tant que médecin hospitalier, la prise en charge quotidienne des malades atteints de SIDA, nous déplorions chaque semaine des décès de malades. Bien sûr, à cette période les infections opportunistes étaient la principale cause de mortalité et je suis consterné d'apprendre, grâce à Robert F. Kennedy, Jr., que la recherche sur le traitement de ces infections avait été bloquée car non rentable. En revanche, je ne le rejoins pas, lorsqu'il évoque les thèses qui mettent en question l'origine virale du SIDA, surtout que les trithérapies antirétrovirales, en faisant chuter la charge virale VIH dans le sang, ont permis aux malades de vivre presque normalement. Il est vrai que les premiers antirétroviraux pouvaient avoir des effets secondaires graves, mais il n'y avait pas d'autres traitements à l'époque. Plus généralement, je suis d'accord avec l'auteur que dans la genèse du SIDA, il y a vraisemblablement des cofacteurs et que ce pan de la recherche a été ignoré pour ne prendre en compte que les molécules antivirales qui rapportent. Je tiens aussi à préciser que la grande majorité des syndromes de fatigue chronique se voient chez des malades indemnes d'infection à VIH, notamment chez des personnes souffrant de la maladie de Lyme chronique. Tout ce que révèle ce livre sur la gestion du SIDA est impressionnant et ne m'a pas étonné, car j'ai pu constater par moi-même que toute stratégie thérapeutique pouvant faire perdre des profits à Big Pharma a été contrée. Le Dr Jacques Leibowitch était un ami médecin qui avait vu avant tout le monde que la cause du SIDA pouvait être un rétrovirus et qui avait convaincu Luc Montagnier de faire ses recherches. Jacques Leibowitch a démontré qu'une fois le virus VIH rendu indétectable par une trithérapie efficace, un traitement allégé, quatre jours par semaine, au lieu de sept, marchait aussi bien à la phase d'entretien du traitement. Nous l'avons publié ensemble. Cette stratégie d'allègement thérapeutique prouvée efficace n'a jamais été recommandée, car cela aurait généré des pertes financières énormes pour Big Pharma.

L'analyse de la gestion de la COVID-19 faite par Robert F. Kennedy, Jr. est magistrale et exhaustive car, en bon avocat, il a listé des pages et des pages de références. Tout est sourcé. Ce livre fera date dans l'histoire et servira sûrement les magistrats qui seront chargés d'examiner cet immense scandale planétaire.

On voit comment une poignée de décideurs ont réussi, grâce à la corruption, à orchestrer une peur mondiale afin de faire accepter par beaucoup de peuples les pires mesures liberticides. Un long travail de désinformation a été réalisé au quotidien pour faire accepter petit à petit l'inacceptable. Les journalistes ont une responsabilité majeure pour faire croire tous les jours que des millions de gens vont mourir, alors que la mortalité de la COVID-19 est devenue extrêmement faible, comparable avec celle de n'importe quel virus respiratoire habituel, dont celui de la grippe. De plus, les variants du coronavirus sont de plus en plus bénins. Les journalistes ont relayé les mensonges, comme quoi les traitements précoces de la COVID-19, notamment l'hydroxychloroquine, l'azithromycine et l'ivermectine, pourtant validés par des centaines de publications scientifiques et par l'expérience de terrain, sont inefficaces et dangereux. Alors que ces traitements ont sauvé des millions de personnes dans le monde. Cela fait longtemps, de l'aveu même de certains de leurs rédacteurs en chef, que l'on sait que les plus grands journaux médicaux publient des études truquées. Avec la COVID-19, les fraudes ont éclaté au grand jour, mais les médias en ont à peine parlé. Robert F. Kennedy, Jr. montre parfaitement que l'on a fait passer pour « vaccins » des produits expérimentaux pour lesquels les études ne sont pas terminées et pour lesquels on utilise les populations comme cobayes, de façon illégale, sans consentement éclairé. Tout est fait pour imposer au monde entier, une seule solution, les « vaccins », alors qu'ils sont inefficaces. Ils n'empêchent pas d'attraper la maladie, de développer une forme grave ou même de transmettre le coronavirus. C'est bien la preuve que ces produits expérimentaux ne sont pas des vaccins. Leur seule efficacité a été de faire engranger des milliards de dollars de profits par Big Pharma. Ce livre montre parfaitement l'utilisation d'une pandémie planifiée pour supprimer progressivement toutes les libertés et la démocratie.

Il est temps que les peuples se réveillent et ce livre va y contribuer.

Professeur Christian Perronne

INTRODUCTION

« Pour commencer, il faut abandonner l'illusion selon laquelle le but premier de la recherche médicale contemporaine est d'améliorer la santé des Américains de la manière la plus efficace et la plus efficiente possible. À notre avis, le but premier de la recherche clinique financée par des entreprises privées est de maximiser leur retour sur investissement, et non la santé. »

Dr John Abramson, de la Harvard Medical School

J'ai écrit ce livre pour aider les Américains – et les citoyens du monde entier – à comprendre les fondements historiques du cataclysme ahurissant qui a commencé en 2020. En effet, au cours de cette seule *annus horribilis*, la démocratie libérale s'est effondrée à l'échelle planétaire. Les autorités en charge de la santé publique elles-mêmes, les éminences des médias sociaux et les groupes médiatiques sur lesquels les populations idéalistes comptaient pour être leurs champions de la liberté, de la santé, de la démocratie, des droits civils et des politiques publiques fondées sur des preuves, ont semblé basculer collectivement dans un assaut au pas de charge contre la liberté d'expression et les libertés individuelles en général.

Tout à coup, ces institutions de confiance ont semblé agir de concert pour susciter la peur, appeler à l'obéissance, décourager la pensée critique et inciter sept milliards de personnes à marcher en cadence sur la même chanson – le tout ayant culminé avec des expériences de santé publique de masse reposant sur une technologie nouvelle, mal testée et mal homologuée, si risquée que les fabricants n'ont accepté de la produire qu'à la condition d'être exonérés de toute responsabilité par tous les gouvernements de la planète.

Dans tous les pays occidentaux, les citoyens traumatisés ont fait l'expérience de toutes les tactiques bien rodées du totalitarisme montant : propagande et censure de masse, promotion orchestrée de la terreur, manipulation de la science, suppression du débat, dénigrement de la dissidence et recours à la force pour empêcher toute contestation. Les objecteurs de conscience qui ont résisté aux interventions médicales non désirées, expérimentales et accompagnées d'une décharge de responsabilité, ont subi un *gaslighting* organisé, ont été marginalisés et ont servi de boucs émissaires.

Les vies et moyens de subsistance des Américains ont été brisés par une batterie ahurissante de diktats draconiens, imposés sans approbation législative ni contrôle judiciaire, sans évaluation des risques ni la moindre référence scientifique. Des mesures dites d'urgence ont entraîné la fermeture de nos entreprises, de nos écoles et de nos églises, des ingérences sans précédent dans la vie privée et la perturbation de nos relations sociales et familiales les plus précieuses. Les citoyens du monde entier se sont vus intimer l'ordre de rester chez eux.

Au milieu de tout ce chaos, tenant la barre sans trembler, se trouvait un personnage central. Incarnant la réponse du gouvernement américain à la COVID et jouissant de la confiance populaire, le Dr Anthony Fauci a fixé ce cap périlleux et a vendu au peuple américain une nouvelle destination pour notre démocratie.

Ce livre est le fruit de mon propre combat pour comprendre comment les institutions idéalistes que notre pays a instaurées pour protéger la santé publique et la démocratie ont pu soudainement se retourner contre nos concitoyens et nos valeurs avec une telle violence. Je suis démocrate de longue date, et ma famille est profondément impliquée depuis 80 ans dans l'administration américaine de la santé publique. Elle entretient de vieilles amitiés avec de hauts responsables fédéraux, dont Anthony Fauci, Francis Collins et Robert Gallo. Des membres de ma famille ont rédigé un grand nombre des lois qui encadrent les fonctions de ces hommes, ont favorisé le développement de politiques de santé publique justes et efficaces, et ont défendu ce rempart réglementaire contre les violents assauts financés par l'industrie (et souvent menés par des commissions du Congrès qui sont aux mains des républicains, qui ont le projet de définancer ces agences et de leur enlever du pouvoir afin de les rendre plus « industrie-*friendly* »). J'ai noué des alliances avec ces gens et leurs agences au cours de mes années de défense de l'environnement et de la santé publique. Je les ai observés, souvent avec admiration. Mais j'ai aussi vu comment l'industrie, censée être encadrée, a utilisé ses serviteurs soumis du Capitole pour affaiblir systématiquement lesdites agences à partir de 1980, en défaisant leurs compétences de régulation et en les transformant finalement en marionnettes de cette même industrie que le Congrès les avait chargées d'encadrer.

Mes quarante années de carrière en tant qu'avocat défenseur de l'environnement et de la santé publique m'ont permis d'acquérir une compréhension unique des mécanismes corrupteurs de la « capture réglementaire », processus par lequel le régulateur devient redevable à l'industrie qu'il est censé réglementer. J'ai passé quatre décennies à traîner en justice l'Agence de protection de l'environnement des États-Unis (EPA) et d'autres agences environnementales, afin de dénoncer et corriger les relations amicales corruptrices qui lient si souvent ces autorités aux industries polluantes qu'elles régulent. Parmi les centaines de procès que j'ai intentés, environ un quart m'ont opposé à des responsables de telles autorités, qui accordaient des concessions illégales à Big Oil, à King Coal[a] et aux pollueurs chimiques et agricoles qui s'étaient acquis leur loyauté. Je pensais tout savoir sur la capture réglementaire, et je pensais m'être blindé avec une carapace de cynisme à toute épreuve.

Mais j'avais tort. Dès mon entrée à reculons dans le débat sur les vaccins en 2005, je fus stupéfait de constater que le réseau tentaculaire des profonds enchevêtrements financiers entre l'industrie pharmaceutique et les agences gouvernementales de santé avait permis une capture réglementaire musclée. Par exemple, les CDC possèdent 57 brevets de vaccins[1] et consacrent 4,9 % de leur budget annuel de 12 milliards de dollars (en 2019) à l'achat et à la distribution de vaccins[2,3]. Les NIH sont propriétaires de centaines de brevets de vaccins et tirent souvent profit de la vente des produits qu'ils sont censés réglementer. Des fonctionnaires haut placés, dont le Dr Fauci, reçoivent des émoluments annuels allant jusqu'à 150 000 $ en redevances sur des produits qu'ils contribuent à développer puis à faire homologuer[4]. La FDA reçoit 45 % de son budget de l'industrie pharmaceutique, par le biais de ce qu'on appelle, par euphémisme, les « frais d'utilisation »[5]. Lorsque j'ai eu connaissance de ce fait incroyable, la santé désastreuse du peuple américain ne m'est plus apparue comme un mystère ; je me suis demandé à quoi ressemblerait l'environnement si l'EPA recevait 45 % de son budget de l'industrie du charbon !

Aujourd'hui, nombre de mes amis libéraux sont encore bloqués dans une posture réflexe de défense de « nos » agences contre les calomnies et réductions budgétaires des républicains, sans jamais réaliser à quel point les décennies d'attaques ont fini par transformer ces institutions en filiales de Big Pharma[b].

Dans ce livre, je retrace l'ascension d'Anthony Fauci, depuis ses débuts en tant que jeune chercheur en santé publique et médecin, jusqu'à sa métamorphose en un puissant technocrate qui a contribué à orchestrer et à réaliser l'historique coup d'État de 2020 contre la démocratie occidentale. J'analyse la militarisation et la monétisation de la médecine – savamment planifiées –, qui ont laissé la santé du pays en piteux état, et sa démocratie en lambeaux. Je décris le rôle troublant de la dangereuse concentration des grands médias, des barons voleurs de Big Tech[c], de l'armée et du renseignement, ainsi que leurs alliances anciennes et profondes avec Big Pharma et les agences de santé publique. L'histoire inquiétante dont on voit les résultats aujourd'hui n'a jamais été racontée, et maintes personnes aux manettes ont œuvré sans relâche pour la cacher à la population. Son personnage principal est Anthony Fauci.

a. « Big Oil » est une expression désignant les géants de l'industrie pétrolière. De la même façon, « King Coal » désigne les géants de l'industrie du charbon. (N.d.T.)

b. Expression désignant les géants de l'industrie pharmaceutique. (N.d.T.)

c. Expression de plus en plus employée aux États-Unis pour désigner ce que nous appelons les « GAFA » (Google, Apple, Facebook et Amazon) ou GAFAM (avec Microsoft), c'est-à-dire les géants du numérique. (N.d.T.)

En 2020, pendant la pandémie de COVID-19, le Dr Fauci, qui a fêté ses 80 ans cette année-là, a occupé le devant de la scène dans un drame mondial sans précédent dans l'histoire de l'humanité. Au début de la crise, les États-Unis jouissaient encore de leur statut de porte-drapeau universel de la santé publique. Alors que la foi du monde dans le leadership étasunien s'est amenuisée sous l'ère Trump, les institutions américaines singulières qui étaient a priori à l'abri de la désillusion internationale étaient nos autorités de santé publique. Le HHS – et ses satellites que sont les CDC, la FDA et les NIH – faisaient figure de modèles pour les politiques de santé mondiale et d'étalon-or en matière de recherche scientifique. Tous les regards se sont alors tournés vers le Dr Fauci, le plus puissant bureaucrate américain, détenant le record de longévité dans le domaine de la santé publique, s'attendant à le voir mener une politique efficace et prendre rapidement des mesures qui serviraient de standards au reste du monde.

Le Dr Anthony Fauci a trôné pendant un demi-siècle en tant que commissaire à la santé des États-Unis, se préparant à son rôle final de commandant dans la plus grande guerre de l'histoire contre une pandémie mondiale. À partir de 1968, il a occupé différentes fonctions au National Institute of Allergy and Infectious Diseases (NIAID), dont il est le directeur depuis novembre 1984[6]. Son salaire annuel de 417 608 $ fait de lui le mieux payé des quatre millions de fonctionnaires fédéraux, le président compris[7]. L'expérience de 50 ans qu'il a acquise en tant que grand manitou d'une puissante administration fédérale, après avoir conseillé six présidents, le Pentagone, les agences de renseignement, les gouvernements étrangers et l'OMS, l'a excellemment préparé à une crise qui allait lui permettre d'exercer un pouvoir dont peu de dirigeants et aucun médecin ont pu se targuer dans l'histoire.

Au cours des premiers mois de l'épidémie, le calme, l'autorité et le côté oncle bienveillant du Dr Fauci ont été le Prozac des Américains assaillis par deux crises existentielles : la présidence Trump et la COVID-19. Les démocrates et les libéraux idéalistes du monde entier, traumatisés par le style de gouvernement chaotique du président Trump, ont trouvé du réconfort dans la présence sereine et forte du Dr Fauci sur la scène de la Maison Blanche. Il a semblé offrir un contrepoids rationnel, franc et scientifique à la grandiloquence narcissique et agitée du président Trump. Naviguant dans des eaux dangereuses, entre un président erratique et un virus mortel, le Dr Fauci a d'abord fait figure de héros, tel l'Ulysse d'Homère menant son navire entre Scylla et Charybde. Tournant le dos au sinistre horizon, des Américains confiants ont pris les rames et ont obéi aveuglément à ses ordres, sans se rendre compte qu'ils propulsaient notre pays vers une destination désolée où la démocratie allait mourir.

Tout au long de la première année de la crise, le charisme du Dr Fauci et sa voix autoritaire ont inspiré confiance en ses prescriptions. Ils lui ont valu une affection certaine – quoique pas universelle. De nombreux Américains, consciencieusement enfermés chez eux pour se conformer à la quarantaine imposée par le Dr Fauci, se sont consolés avec la possibilité de rejoindre un fan club Tony Fauci, de se prélasser sur un coussin « J'aime Fauci », de boire dans un mug « In Fauci We Trust »[d], de garder leurs pieds au chaud dans des chaussettes et chaussons Fauci, de s'empiffrer de donuts Fauci, d'afficher une pancarte « Klaxonnez pour le Dr Fauci » devant leur maison ou de se prosterner devant une bougie de prière Dr Fauci. Les aficionados de Fauci pouvaient choisir parmi une variété de jeux en ligne Fauci et une armée de figurines et de *bubbleheads*[e] à son effigie. Ils pouvaient même raconter son hagiographie à leur progéniture grâce à un livre pour enfant à sa gloire. Au plus fort du confinement, Brad Pitt a rendu un hommage révérencieux au Dr Fauci lors de l'émission *Saturday Night Live*[8], et Barbara Streisand lui a envoyé un message surprise enregistré lors d'une fête d'anniversaire organisée en son honneur sur Zoom[9]. Le *New Yorker* l'a surnommé « le docteur de l'Amérique »[f] [10].

Le Dr Fauci a encouragé sa propre canonisation, ainsi que l'inquisition préoccupante contre ses détracteurs qui osaient blasphémer. Dans une interview *je suis l'état* du 9 juin 2021, il a déclaré que les Américains qui remettaient en question ses déclarations étaient, au fond, antiscience. « Les attaques dirigées contre moi », a-t-il expliqué, « très franchement, sont des attaques contre la science »[11]. Cette idée qu'il a exprimée nous rappelle que la foi aveugle en l'autorité est le propre de la religion, non de la science. À l'instar de la démocratie, la science fleurit sur le terreau du scepticisme vis-à-vis des orthodoxies officielles. La répugnance d'écolier du Dr Fauci à citer des sources, et le fait qu'il ait reconnu dans les colonnes du *New York Times* qu'il avait menti deux fois aux Américains pour promouvoir ses mesures – à propos du masque et de l'immunité collective –, ont fait poindre la possibilité que certaines de ses autres affirmations « scientifiques » étaient aussi de *nobles mensonges* à un public crédule qu'il croit indigne de l'autodétermination[12,13].

En août 2021, le médecin de la chaîne CNN Peter Hotez, acolyte du Dr Fauci, a publié un article dans une revue scientifique appelant à une législation pour « étendre les protections fédérales contre les crimes de haine », afin de faire de la critique du Dr Fauci un délit[14]. En déclarant qu'il n'avait aucun conflit d'intérêts, le Dr Hotez, qui soutient que les sceptiques vis-à-vis des vaccins devraient être éliminés[15], a évidemment oublié les millions de dollars de subventions qu'il a reçus du NIAID du Dr Fauci depuis 1993[16], et les plus de 15 millions de dollars de Bill Gates – autre partenaire du Dr Fauci – pour son Institut de médecine tropicale de l'université Baylor[17,18]. Comme nous le verrons, le contrôle direct et indirect exercé par le Dr Fauci (via les NIH, la Fondation Bill et Melinda Gates et le Wellcome Trust) sur quelque 57 % du financement mondial de la recherche biomédicale[19] lui permet de recevoir ce genre d'hommage obséquieux de la part de chercheurs de premier plan, de maîtriser et diffuser le narratif médical dominant internationalement, et de renforcer l'idée qu'il serait la science incarnée.

---

d. Référence à la devise officielle des États-Unis « In God We Trust » (« Nous avons foi en Dieu »). (N.d.T.)

e. Figurines à la tête surdimensionnée qui s'agitent lorsqu'on les touche. (N.d.T.)

f. « *America's Doctor* ». (N.d.T.)

Des hommes de main médiatiques comme Hotez, très présents sur les plateaux télé, ainsi que le contrôle financier exercé par l'industrie pharmaceutique sur les médias via la publicité, ont rendu les déclarations du Dr Fauci indiscutables, et ont conféré au directeur du NIAID des vertus personnelles et une gravité médicale qui ne sont fondées ni sur la science ni sur son bilan en matière de santé publique. Selon cette dernière métrique, son règne de cinquante années a été calamiteux pour la santé publique et la démocratie. Sa gestion de la pandémie de COVID a été, elle aussi, un désastre.

Sous le regard de la planète entière, Tony Fauci a édicté une série de mesures qui ont de loin causé le plus grand nombre de décès, et l'un des pourcentages de morts COVID-19 les plus élevés parmi toutes les nations du monde. Seule une propagande implacable et une censure totale ont permis de dissimuler sa mauvaise et catastrophique gestion au cours de la première année de la COVID-19. Avec 4 % de la population mondiale, les États-Unis ont eu à déplorer 14,5 % du nombre total de décès liés à la COVID. Au 30 septembre 2021, le taux de mortalité aux États-Unis avait grimpé à 2 107/1 000 000, contre 139/1 000 000 au Japon.

Le bulletin de notes d'Anthony Fauci

Taux de mortalité de la COVID par million d'habitants, au 30 septembre 2021[20] :

États-Unis	2 107 morts/1 000 000	Iran	1 449 morts/1 000 000
Suède	1 444 morts/1 000 000	Allemagne	1 126 morts/1 000 000
Cuba	650 morts/1 000 000	Pakistan	128 morts/1 000 000
Jamaïque	630 morts/1 000 000	Kenya	97 morts/1 000 000
Danemark	455 morts/1 000 000	Corée du Sud	47 morts/1 000 000
Inde	327 morts/1 000 000	Congo	35 morts/1 000 000
Finlande	194 morts/1 000 000	Hong	28 morts/1 000 000[21]
Vietnam	197 morts/1 000 000	Chine	3 morts/1 000 000
Norvège	161 morts/1 000 000	Tanzanie	0,86 morts/1 000 000
Japon	139 morts/1 000 000		

Après avoir obtenu ces résultats absolument catastrophiques, « *Teflon Tony* » est parvenu, grâce à son savoir-faire médiatique et à ses talents en matière d'intrigue, à convaincre le futur président Joe Biden de le nommer directeur de la nouvelle administration appelée COVID Response[g].

Aveuglés par la peur copieusement alimentée d'une maladie mortelle contre laquelle le Dr Fauci semblait être le seul rempart fiable, les Américains n'ont pas vu s'accumuler les preuves que sa stratégie ne permettait pas d'atteindre les résultats promis, tandis qu'il s'évertuait à accroître les profits de l'industrie pharmaceutique et les pouvoirs bureaucratiques, au lieu de la santé publique – en berne. Comme nous allons le voir dans cette saga de cinquante ans, les remèdes du Dr Fauci sont souvent plus mortels que les maladies qu'ils

g. Que l'on peut traduire par Lutte contre la COVID. (N.d.T.)

sont censés guérir. Ses prescriptions contre la COVID n'ont pas fait exception. En se focalisant sur la solution de la vaccination de masse, le Dr Fauci n'a jamais mentionné aucun des nombreux autres coûts associés à ses mesures.

Anthony Fauci semble ne pas avoir envisagé que son confinement de personnes bien-portantes – du jamais vu – tuerait bien plus de gens que la COVID, plomberait l'économie mondiale, plongerait des millions de gens dans la pauvreté et la banqueroute, et porterait gravement atteinte à la démocratie constitutionnelle dans le monde entier. On n'a aucun moyen de savoir combien de personnes sont mortes d'isolement, de chômage, de soins médicaux différés, de dépression, de maladie mentale, d'obésité, de stress, d'overdose, de suicide, de dépendance, d'alcoolisme et des accidents qui accompagnent si souvent le désespoir. Pour autant, on ne peut pas balayer les accusations selon lesquelles les confinements de Fauci se sont avérés plus mortels que le virus. Une étude du *BMJ* du 24 juin 2021[22] a montré que l'espérance de vie aux États-Unis a diminué de 1,9 an pendant le confinement. Étant donné que les décès dus à la COVID concernaient principalement les personnes âgées, et que l'âge moyen des personnes mortes de la COVID au Royaume-Uni était de 82,4 ans (ce qui était supérieur à la durée de vie moyenne[23]), le virus ne pouvait pas avoir provoquer cette étonnante baisse à lui seul. Comme nous le verrons, les Hispano-Américains et les Afro-Américains paient souvent le plus lourd tribut dans les aventures sanitaires du Dr Fauci. Or, ses mesures pour lutter contre la COVID-19 n'ont pas fait exception. Entre 2018 et 2020, l'Hispano-Américain moyen a perdu environ 3,9 ans d'espérance de vie, tandis que la durée de vie moyenne d'un Afro-Américain a diminué de 3,25 ans[24].

L'Amérique est le seul pays à avoir connu cette baisse spectaculaire. Entre 2018 et 2020, la diminution de 1,9 an de l'espérance de vie moyenne à la naissance aux États-Unis était environ 8,5 fois supérieure à la diminution moyenne dans 16 pays comparables, toutes ayant été mesurées en mois et non en années[25].

« Je pensais naïvement que la pandémie ne ferait pas une grande différence dans l'écart, car je pensais qu'il s'agissait d'une pandémie mondiale, donc que tous les pays allaient être également touchés », a déclaré Steven Woolf, directeur émérite du Center on Society and Health de la Virginia Commonwealth University. « Ce que je n'avais pas prévu, c'est à quel point les États-Unis allaient mal gérer la pandémie. Ce sont des chiffres que nous n'avons pas du tout l'habitude de voir en la matière ; 0,1 an est quelque chose qui retient normalement l'attention dans le domaine, alors 3,9 ans, 3,25 ans et même 1,4 an, c'est tout bonnement horrible », a-t-il poursuivi. « Nous n'avons pas connu de baisse de cette ampleur depuis la Seconde Guerre mondiale. »[26]

Le coût des confinements : des vies humaines

Alors que les mesures du Dr Fauci s'imposaient à l'échelle mondiale, 300 millions d'êtres humains ont sombré dans la pauvreté, l'insécurité alimentaire et la famine. « À l'échelle mondiale, l'impact des confinements sur les programmes de santé, la production alimentaire et les chaînes d'approvisionnement a plongé des millions de personnes dans une situation de faim et de malnutrition graves », a déclaré Alex Gutentag dans le magazine *Tablet*[27]. Selon l'Associated Press (AP), au cours de l'année 2020, 10000 enfants sont morts de la faim chaque mois à cause du virus et des blocages mondiaux. En outre, 500000 enfants par mois souffriront d'émaciation et de retard de croissance à cause de la malnutrition – soit 6,7 millions de plus que les 47 millions de l'année dernière – ce qui peut « causer des dommages physiques et mentaux permanents aux enfants, transformant des tragédies individuelles en une catastrophe générationnelle »[28]. En 2020, les perturbations des services de santé et de nutrition ont tué 228000 enfants en Asie du Sud[29]. Les traitements médicaux différés des cancers, de l'insuffisance rénale et du diabète ont tué des centaines de milliers de personnes et ont créé des épidémies de maladies cardiovasculaires et de cancers non diagnostiqués. L'onde de choc du chômage devrait causer 890000 décès supplémentaires au cours des quinze prochaines années[30,31].

Le confinement a désintégré les chaînes d'approvisionnement alimentaires vitales, a fait augmenter de façon spectaculaire les cas de maltraitance d'enfants, de suicide, de toxicomanie, d'alcoolisme, d'obésité, de maladie mentale, ainsi que les retards de développement débilitants, l'isolement, la dépression et les graves déficits éducatifs chez les jeunes enfants. Un tiers des adolescents et des jeunes adultes ont signalé une détérioration de leur santé mentale pendant la pandémie. Selon une étude de l'université d'État de l'Ohio[32], le taux de suicide chez les enfants a augmenté de 50 %[33]. Une étude réalisée le 11 août 2021 par l'université Brown a révélé que les nourrissons nés pendant le confinement avaient en moyenne un déficit de 22 points de QI, selon les tests de l'échelle de Baylor[34]. Quelque 93000 Américains sont morts d'overdose en 2020, soit une augmentation de 30 % par rapport à 2019[35]. « Les overdoses d'opioïdes synthétiques ont augmenté de 38,4 %[36], et 11 % des adultes américains envisageaient le suicide en juin 2020[37]. Trois millions d'enfants ont disparu des radars des écoles publiques, et les urgences ont fait face à une augmentation de 31 % des admissions d'adolescents pour des problèmes de santé mentale »[38,39], selon *Gutentag*. Un nombre inédit de jeunes enfants n'ont pas atteint les étapes cruciales de leur développement[40,41]. Des millions de patients d'hôpitaux et de maisons de retraite sont morts seuls, sans réconfort ni un dernier adieu de leur famille. Le Dr Fauci a admis qu'il n'avait jamais évalué les coûts de la désolation, de la pauvreté, de l'isolement malsain et de la dépression, qui ont été favorisés par ses mesures sanitaires. « Je ne me mêle pas des questions économiques »[42], a-t-il argué. « Je ne donne pas de conseils sur quoi que ce soit d'autre que la santé publique », a-t-il poursuivi, alors qu'il fait si clairement partie des responsables des dommages collatéraux économiques et sociaux.

Ruine économique et concentration des richesses vers le haut

Pendant la pandémie de COVID, le Dr Fauci a joué le rôle de maître de cérémonie dans la ruine organisée de l'économie américaine. Son confinement a, comme on pouvait s'y attendre, brisé le moteur économique jadis florissant de la nation, mettant 58 millions d'Américains au chômage[43], et *mettant définitivement en faillite les petites entreprises, y compris 41 % des entreprises appartenant à des Noirs, dont certaines existaient depuis plusieurs générations*[44]. Les fermetures d'entreprises ont contribué à l'augmentation du déficit public – les paiements d'intérêts à eux seuls coûteront près de 1 000 milliards de dollars par an[45]. Cette dette ruineuse mettra probablement en faillite de façon permanente les programmes du New Deal – le filet de sécurité sociale qui, depuis 1945, a renforcé, nourri et soutenu la classe moyenne américaine si enviée. Les responsables gouvernementaux ont déjà commencé à liquider les héritages quasi centenaires du New Deal, de la New Frontier, de la Great Society et de l'Obamacare, pour payer les dettes accumulées à cause des confinements. Allons-nous dire adieu aux repas scolaires, aux soins de santé, à WIC, à Medicaid, à Medicare, aux bourses universitaires et aux autres programmes d'assistance ancrés depuis si longtemps dans notre paysage social ?

Enrichir les classes aisées

Les fermetures d'entreprises du Dr Fauci ont pulvérisé la classe moyenne américaine et ont entraîné le plus grand transfert de richesse vers le haut de l'histoire de l'humanité. En 2020, les travailleurs ont perdu 3,7 milliards de dollars, tandis que les milliardaires en ont gagné 3,9[46]. Quelque 493 personnes ont rejoint le club des milliardaires[47], tandis que 8 millions d'Américains supplémentaires sont passés sous le seuil de pauvreté[48]. Les plus grands gagnants dans cette affaire sont les barons voleurs – les entreprises mêmes qui plaidaient pour les confinements du Dr Fauci et censuraient ses détracteurs : Big Technology, Big Data, Big Telecom, Big Finance, les géants des médias (Michael Bloomberg, Rupert Murdoch, Viacom et Disney) et les titans de l'Internet de la Silicon Valley comme Jeff Bezos, Bill Gates, Mark Zuckerberg, Eric Schmidt, Sergey Brin, Larry Page, Larry Ellison et Jack Dorsey.

Les mêmes sociétés de l'Internet qui nous ont toutes fait miroiter la promesse de la démocratisation de l'information ont interdit aux Américains de critiquer leur gouvernement ou de mettre en doute la sûreté des produits pharmaceutiques. Ces sociétés ont soutenu toutes les déclarations officielles, tout en réduisant au silence la moindre voix dissidente. Les mêmes barons voleurs de la Tech/Data et des Telecom, se repaissant des cadavres de notre classe moyenne anéantie, ont rapidement transformé la démocratie américaine (autrefois fière) en un État policier de censure et de surveillance dont ils profitent à chaque instant.

Le PDG Satya Nadella s'est vanté que Microsoft, en travaillant avec le CDC et le Johns Hopkins Center for Biosecurity financé par Gates, s'était servi de la pandémie de COVID pour accomplir « deux ans de transformation numérique en deux mois »[49]. Le nombre d'utilisateurs de Microsoft Teams a explosé pour atteindre 200 millions de participants à des réunions en une seule journée, avec une moyenne de plus de 75 millions d'utilisateurs actifs, contre 20 millions d'utilisateurs en novembre 2019[50]. Et la valeur boursière de l'entreprise s'est envolée. Oracle, la société de Larry Ellison qui s'est associée à la CIA pour créer de nouveaux services informatiques en nuage, a remporté le contrat de traitement de toutes les données de vaccination du CDC[51]. La fortune d'Ellison a augmenté de 34 milliards de dollars en 2020; celle de Mark Zuckerberg de 35 milliards de dollars; celle de Sergey Brin, de Google, de 41 milliards de dollars; celle de Jeff Bezos de 86 milliards de dollars; celle de Bill Gates de 22 milliards de dollars[52] et celle de Michael Bloomberg de près de 7 milliards de dollars[53].

Ellison, Gates et les autres membres de ce partenariat gouvernement/industrie ont exploité le confinement pour accélérer la construction de leur réseau 5G[54] de satellites, d'antennes, de reconnaissance faciale biométrique et d'infrastructures de «*track-and-trace*»[h], qu'ils peuvent utiliser (ainsi que leurs partenaires du gouvernement et des agences de renseignement) pour exploiter et monétiser nos données, réprimer davantage la dissidence, contraindre à l'obéissance à des diktats arbitraires et contenir la rage des Américains, qui réalisent enfin que cette bande de hors-la-loi a volé notre démocratie, nos droits civils, notre pays et notre mode de vie, pendant que nous étions prostrés dans la peur orchestrée d'un virus comparable à la grippe.

Les craintes relatives à la COVID copieusement entretenues, le recul dramatique et constant des droits constitutionnels et la fomentation d'un coup d'État mondial contre la démocratie, la ruine de notre économie, l'anéantissement d'un million de petites entreprises, la disparition de la classe moyenne, l'éviscération de notre Déclaration des droits, le raz-de-marée du capitalisme de surveillance, la montée en puissance de l'État biosécuritaire et les stupéfiants transferts de richesse et de pouvoir au profit d'une oligarchie naissante de barons voleurs de la Silicon Valley, tout cela semblait être un prix raisonnable à payer en échange de la sécurité, pour une Amérique hébétée et crédule. Et puis, de toute façon, nous a-t-on dit, c'est juste pour 15 jours, ou peut-être 15 mois, ou le temps qu'il faudra au Dr Fauci pour «étudier les chiffres» jusqu'à ce qu'il statue de nouveau.

Constance dans l'échec

L'incapacité catastrophique du Dr Fauci à obtenir de bons résultats en termes de santé pendant la crise de la COVID-19 est cohérente avec les régressions désastreuses de la santé publique qui ont été observées pendant son demi-siècle à la tête du NIAID. Pour quiconque aurait pu supposer que les bureaucrates fédéraux et de la santé publique survivent et prospèrent en faisant progresser cette dernière, la longévité du Dr Fauci au NIAID est un rappel à l'ordre décourageant. À tout point de vue, il a constamment échoué.

Le «J. Edgar Hoover de la santé publique» a présidé à des reculs phénoménaux de cette dernière, notamment à l'explosion d'une épidémie de maladies chroniques qui a fait de la «génération Fauci» (les enfants nés après son accession au poste de chef du NIAID en 1984) la génération la plus malade de l'histoire américaine, et qui a fait des Américains les citoyens en moins bonne

h. Littéralement: suivi et traçage. (N.d.T.)

santé de la planète. Sa servilité obséquieuse à l'égard des grandes entreprises agricoles, alimentaires et pharmaceutiques a laissé nos enfants se noyer dans une soupe toxique de résidus de pesticides, de sirop de maïs et d'aliments transformés, en même temps qu'elle les a transformés en pelotes à épingles : 69 doses de vaccins obligatoires avant l'âge de 18 ans, dont aucun n'a été correctement testé du point de vue de la sécurité[55].

Quand le Dr Fauci a pris ses fonctions, l'Amérique était encore classée parmi les populations les plus saines du monde. Une étude réalisée en août 2021 par le Commonwealth Fund a déclassé le système de soins de santé américain au dernier rang des nations industrialisées, avec la mortalité infantile la plus élevée et l'espérance de vie la plus faible. « Si les soins de santé étaient un sport olympique, les États-Unis pourraient ne pas se qualifier dans une compétition avec d'autres nations à revenu élevé »[56], déplore l'auteur principal de l'étude, Eric Schneider, qui est directeur adjoint en charge des grandes orientations et de la recherche au Commonwealth Fund.

Après la Seconde Guerre mondiale, l'espérance de vie aux États-Unis a augmenté pendant cinq décennies, classant les Américains parmi les citoyens du monde développé vivant le plus longtemps. Le QI a également augmenté régulièrement de trois points par décennie depuis 1900. Mais parce que Tony Fauci a consacré les années 1990 à développer le paradigme pharmaceutique et chimique – au lieu de la santé publique –, les progrès en termes de durée de vie et d'intelligence ont ralenti. La diminution de l'espérance de vie a creusé un écart de près de cinq ans entre les États-Unis et leurs semblables[57], et les enfants américains ont perdu sept points de QI depuis 2000[58].

Sous les offices du Dr Fauci, les maladies allergiques, auto-immunes et chroniques (que le NIAID a été spécifiquement chargé par le Congrès d'étudier et de prévenir) se sont développées jusqu'à toucher 54 % des enfants, contre 12,8 % au moment où il prenait la tête du NIAID en 1984[59]. Le Dr Fauci n'a jamais expliqué pourquoi les maladies allergiques comme l'asthme, l'eczéma, les allergies alimentaires, la rhinite allergique et l'anaphylaxie ont soudainement explosé à partir de 1989, cinq ans après son arrivée au pouvoir. Sur son site Internet, le NIAID se targue que les maladies auto-immunes sont l'une de ses principales priorités. Or, quelque 80 maladies auto-immunes, dont le diabète juvénile et la polyarthrite rhumatoïde, la maladie de Graves et la maladie de Crohn, qui étaient quasi inconnues avant 1984, sont soudainement devenues des épidémies sous sa présidence[60,61,62]. L'autisme, que de nombreux scientifiques considèrent désormais comme une maladie auto-immune[63,64,65], a explosé, passant d'entre 2/10 000 à 4/10 000 Américains[66] au moment où Tony Fauci a rejoint le NIAID à 1/34 aujourd'hui. Les maladies neurologiques telles que les TDA/TDAH, les troubles du langage et du sommeil, la narcolepsie, les tics faciaux et le syndrome de Gilles de la Tourette sont devenus monnaie courante chez les petits Américains[67]. Les coûts humains, sanitaires et économiques des maladies chroniques éclipsent les coûts de toutes les maladies infectieuses aux États-Unis. L'obésité, le diabète et le prédiabète sont en passe de toucher 85 % des citoyens américains d'ici la fin de la décennie[68]. L'Amérique figure parmi les dix pays les plus obèses de la planète. Les impacts sanitaires de ces épidémies – qui touchent principalement les jeunes – éclipsent même les impacts sanitaires les plus exagérés de la COVID-19.

Qu'est-ce qui est à l'origine de ce cataclysme ? Puisque les gènes ne provoquent pas d'épidémies, il doit s'agir de toxines environnementales. Or, nombre de ces maladies sont devenues épidémiques à la fin des années 1980, après que les fabricants de vaccins aient obtenu une clause de non-responsabilité de la part du gouvernement et aient ensuite accéléré l'homologation de nouveaux vaccins[69]. Les notices des 69 doses de vaccins énumèrent chacune des maladies désormais courantes (pas moins de 170 au total) qui en sont des effets secondaires[70]. Les vaccins sont donc un coupable potentiel, mais pas le seul. Les autres coupables possibles (ou complices) qui répondent au critère – une épidémie soudaine dans toutes les catégories démographiques à partir de 1989 – sont le sirop de maïs, les retardateurs de flamme PFOA, les aliments transformés, les téléphones portables et les rayonnements EMF, le chlorpyrifos, les ultrasons et les pesticides néonicotinoïdes.

La liste est longue, et il serait aisé de concevoir les études qui nous donneraient les réponses. Or, retracer l'étiologie de ces maladies par le biais de la recherche épidémiologique, des études d'observation, des études en laboratoire et de la recherche sur les animaux est exactement ce que le Congrès a chargé le Dr Fauci de faire. Mais Tony Fauci a la mainmise sur les comptes bancaires de la santé publique, et n'a montré que peu d'intérêt pour le financement de la recherche fondamentale sur ces questions.

Est-ce parce que toute enquête sérieuse sur les sources de l'épidémie de maladies chroniques impliquerait certainement les puissantes sociétés pharmaceutiques et les multinationales de la chimie, de l'agriculture et des aliments transformés, que le Dr Fauci et son partenaire commercial depuis vingt ans, Bill Gates, ont consacré leur carrière à favoriser ? Comme nous le verrons, sa capacité à s'attirer les faveurs de ces marchands de pilules, poudres, potions, poisons, pesticides, polluants et seringues a été la clef de sa longévité au HHS.

Est-il juste de blâmer le Dr Fauci pour une crise qui, évidemment, a de nombreux autres responsables ? En raison de sa grande discrétion budgétaire, de ses entrées politiques privilégiées, de son emprise sur le HHS et ses différentes agences, de son autorité morale, de sa flexibilité morale et de sa fibre tyrannique, Tony Fauci a plus de pouvoir que n'importe qui d'autre pour mobiliser l'appareil étatique et solutionner les problèmes. Or, il en use dans le sens inverse. Au lieu de s'efforcer à identifier les étiologies de la pandémie de maladies chroniques, nous verrons que le Dr Fauci a délibérément et systématiquement utilisé son pouvoir colossal sur la recherche scientifique étatique, les facultés de médecine, la presse médicale et les carrières des scientifiques pour faire échouer l'enquête et entraver les recherches qui pourraient apporter des réponses.

La « Pharmanation » du Dr Fauci

Alors que certains républicains se méfiaient de la concentration de pouvoir entre les mains du Dr Fauci, ainsi que de ses déclarations apparemment arbitraires, le jeu du tribalisme politique et la terreur de la COVID-19 attisée sans relâche ont persuadé les démocrates envoûtés de fermer les yeux sur les preuves accablantes que ses mesures anti-COVID-19 étaient un échec terrible et dangereux.

En tant que défenseur de la santé publique, d'une science solide et d'autorités régulatrices indépendantes, libres de toute corruption et de tout lien financier avec l'industrie pharmaceutique, j'ai combattu le Dr Fauci pendant de nombreuses années. Je le connais personnellement, et l'impression que j'ai de lui est très différente de celle qu'ont mes collègues démocrates, qui l'ont d'abord connu comme la star des conférences de presse COVID télévisées de la Maison Blanche ; poli, humble, sérieux, attachant et endurant la critique sans broncher. Le Dr Fauci a joué un rôle historique en tant qu'architecte principal de la « capture des agences » – la prise de contrôle des agences de santé publique américaines par l'industrie pharmaceutique.

Hélas, l'incapacité du Dr Fauci à atteindre les objectifs de santé publique pendant la pandémie de COVID n'est pas surprenante. Elle découle d'un schéma trop classique dans lequel la santé et la sécurité publiques sont sacrifiées sur l'autel des profits pharmaceutiques et de l'intérêt personnel. Il a toujours fait primer les profits de l'industrie pharmaceutique sur la santé publique. Les lecteurs de ces pages apprendront comment, en exaltant la médecine brevetée, le Dr Fauci a, toute sa longue carrière durant, régulièrement falsifié la science, trompé le peuple et les médecins, et menti sur les questions d'innocuité et d'efficacité. Cet ouvrage, qui détaille les malversations du Dr Fauci, inclut ses crimes contre les centaines d'orphelins et enfants placés, noirs et hispaniques, auxquels il a infligé des expériences médicales cruelles et mortelles. Il traite également de son rôle – avec Bill Gates – dans la transformation de centaines de milliers d'Africains en rats de laboratoire pour des essais cliniques à moindre coût de médicaments expérimentaux dangereux qui, une fois approuvés, restent financièrement hors de portée de la plupart des autochtones. Vous apprendrez comment le Dr Fauci et Gates ont transformé le continent Africain en un dépotoir de médicaments périmés, néfastes et inefficaces, dont beaucoup ont été abandonnés pour des raisons de sécurité aux États-Unis et en Europe.

Vous découvrirez comment l'étrange fascination du Dr Fauci pour les expériences dites de « gain de fonction », visant à créer des superbactéries pandémiques, ainsi que ses généreuses subventions en faveur de ces essais, rendent plausible l'éventualité ironique qu'il ait pu jouer un rôle dans le déclenchement de la pandémie mondiale – dont deux présidents américains lui ont confié la gestion. Vous découvrirez également la stratégie qu'il a appliquée pendant 20 ans pour promouvoir de fausses pandémies dans le but de promouvoir de nouveaux vaccins, de nouveaux médicaments et de faire plaisir aux entreprises pharmaceutiques. Vous découvrirez comment il a dissimulé une contamination généralisée du sang et des vaccins, ses vendettas destructrices contre les scientifiques remettant en question le paradigme pharmaceutique, son sabotage délibéré des remèdes brevetés contre les maladies infectieuses (du VIH à la COVID-19) afin de laisser la voie libre à des remèdes moins efficaces – mais plus rentables. Vous découvrirez le nombre sidérant de cadavres qui se sont accumulés dans son sillage, parce qu'il a de sang-froid accordé la priorité aux profits de Big Pharma au détriment de la santé publique. Toutes les stratégies qu'il a fait adopter contre la COVID (falsifier la science pour mettre sur le marché des médicaments dangereux et inefficaces, supprimer et saboter les traitements concurrents dont les marges bénéficiaires sont plus faibles – même si le prix à payer est de prolonger les pandémies et de perdre des milliers de vies) ont un dénominateur commun : la dévotion myope à Big Pharma. Ce livre vous montrera que Tony Fauci ne fait pas de la santé publique ; c'est un homme d'affaires qui a utilisé sa fonction pour enrichir ses partenaires de l'industrie pharmaceutique et élargir sa sphère d'influence. Elle fait de lui le médecin le plus puissant – et le plus despotique – de l'histoire de l'humanité. Pour certains lecteurs, arriver à cette conclusion nécessitera de franchir de nouveaux ponts. Quant à ceux qui connaissent intuitivement le vrai visage d'Anthony Fauci, ils ont seulement besoin d'avoir sous les yeux les faits éclairés et organisés.

J'ai écrit ce livre pour que les Américains, qu'ils soient démocrates ou républicains, puissent comprendre le rôle pernicieux du Dr Fauci, qui permet aux entreprises pharmaceutiques d'asservir notre gouvernement et de subvertir notre démocratie. Je l'ai aussi écrit pour relater le rôle clef joué par le Dr Fauci dans le coup d'État qui se joue actuellement contre la démocratie.

Références

1. Google Patents, Assignee : Centers for Disease Control and Prevention, https://www.google.com/search ?tbo=p&tbm=pts&hl=en&q=vaccine+inassignee :centers+inassignee :for+inassignee :disease+inassigne e :control&tbs=,ptss :g&num=100
2. Centers for Disease Control and Prevention, « President's Budget FY 2020, 2019 Enacted Column », 2020, https://www.cdc.gov/budget/documents/fy2020/fy-2020-detail-table.pdf
3. Centers for Disease Control and Prevention, « Dept. of HHS FY 2020 Centers for Disease Control and Prevention-Justification of Estimates for Appropriation Committees – FY 2019 Enacted », 2020, p. 42-43, https://www.cdc.gov/budget/documents/fy2020/fy-2020-cdc-congressional-justification.pdf
4. Cornell Law School, Legal Information Institute, 15 U.S. Code § 3710c – Distribution of royalties received by Federal agencies, https://www.law.cornell.edu/uscode/text/15/3710c
5. FDA, « Fact Sheet : FDA at a Glance », FDA (18 nov. 2020), https://www.fda.gov/about-fda/fda-basics/ fact-sheet-fda-glance
6. Dr Anthony S. Fauci, Biography, NIAID, https://www.niaid.nih.gov/about/anthony-s-fauci-md-bio
7. Adam Andrezejewski, « Dr. Anthony Fauci : The Highest Paid Employee in the Entire U.S. Federal Government », *FORBES* (25 janv. 2021), https://

www.forbes.com/sites/ adamandrzejewski/2021/01/25/dr-anthony-fauci-the-highest-paid-employee-in-the-entire-us-federal- government/?sh=5e-d2512386f0

8. *Saturday Night Live*, « Dr. Anthony Fauci Cold Open – SNL, YOUTUBE » (25 avril 2020), https:// www.youtube.com/watch?v=uW56CL0pk0g
9. Zack Budryk, « AIDS activists recruit Barbra Streisand for surprise Fauci birthday party on Zoom », *THE HILL* (24 déc. 2020, 17h36), https://thehill.com/policy/healthcare/531636-aids-activists- recruit-barbra-streisand-for-surprise-zoom-birthday-party
10. Michael Specter, « How Anthony Fauci Became America's Doctor », *The New Yorker* (10 avril 2020), https://www.newyorker.com/magazine/2020/04/20/how-anthony-fauci-became-americas-doctor
11. Peter Sullivan, « Fauci : Attacks on me are really also 'attacks on science' », *The Hill* (9 juin 2021), https://thehill.com/policy/healthcare/557602-fauci-attacks-on-me-are-really-also-attacks-on-science
12. Donald G. McNeil Jr., « How Much Herd Immunity Is Enough ? », *New York Times* (24 déc. 2020, mis à jour le 2 avril 2021), https://www.nytimes.com/2020/12/24/health/herd-immunity-covid- coronavirus.html
13. Tiana Lowe, « Fauci lies about lying about the efficacy of masks », MSN (21 juin 2021), https://www. msn.com/en-us/health/medical/fauci-lies-about-lying-about-the-efficacy-of-masks/ar-AALhCrp
14. Peter Hotez, « Mounting antiscience aggression in the United States », *PLOS BIOLOGY* (28 juil. 2021), https://journals.plos.org/plosbiology/article?id=10.1371/journal.pbio.3001369
15. Peter Hotez, « Will an American-Led Anti-Vaccine Movement Subvert Global Health ? », *Scientific American* (3 mars 2017), https://blogs.scientificamerican.com/guest-blog/will-an-american-led-anti- vaccine-movement-subvert-global-health/
16. National Institutes of Health, *National Institutes of Health Awards by Location and Organization,* (2021), https://childrenshealthdefense.org/citation/niaid-grants-to-baylor-by-year-since-1993/
17. *Philanthropy News Digest*, « Sabin Institute Receives $12 Million From Gates Foundation to Develop Hookworm Vaccine » (1er juil. 2011), https://philanthropynewsdigest.org/news/sabin-institute-receives- 12-million-from-gates-foundation-to-develop-hookworm-vaccine
18. Vipul Naik, « Bill and Melinda Gates Foundation donations made to Baylor College of Medicine », https://donations.vipulnaik.com/donorDonee.php?donor=Bill+and+Melinda+Gates+Foundation&do nee=Baylor+College+of+Medicine
19. Rebecca G. Baker, « Bill Gates Asks NIH Scientists for Help in Saving Lives And Explains Why the Future Depends on Biomedical Innovation », *THE NIH CATALYST* (janv.-févr. 2014), https://irp.nih. gov/catalyst/v22i1/bill-gates-asks-nih-scientists-for-help-in-saving-lives
20. Statista, « Coronavirus (COVID-19) deaths worldwide per one million population as of September 30, 2021, by country » (6 oct. 2021), https://www.statista.com/statistics/1104709/coronavirus-deaths- worldwide-per-million-inhabitants/
21. « *Reported* Cases and Deaths by Country or Territory », WORLDOMETER (4 oct. 2021), https://www. worldometers.info/coronavirus/
22. S. H. Woolf *et al.*, « Effect of the covid-19 pandemic in 2020 on life expectancy across populations in the USA and other high income countries : simula-

tions of provisional mortality data », *BMJ*, 2021 ; 373, n1343 (24 juin 2021), https://www.bmj.com/content/373/bmj.n1343

23. Jemima Kelly, « Covid kills, but do we overestimate the risk ? », *Financial Times* (20 nov. 2020), https://www.ft.com/content/879f2a2b-e366-47ac-b67a-8d1326d40b5e
24. S. H. Woolf *et al.*, *op. cit.*
25. Kaitlin Sullivan, « U.S. Life Expectancy Decreased by an 'alarming' amount during pandemic », NBC NEWS (23 juin 2021), https://www.nbcnews.com/health/health-news/u-s-life-expectancy- decreased-alarming-amount-during-pandemic-n1272206
26. *Ibid.*
27. Alex Gutentag, « The War on Reality », *TABLET MAGAZINE* (28 juin 2021), https://www. tabletmag.com/sections/news/articles/the-war-on-reality-gutentag
28. Lori Hinnant et Sam Mednick, « Virus-linked hunger tied to 10,000 child deaths each month », AP (27 juillet 2020), https://apnews.com/article/virus-outbreak-africa-ap-top-news-understanding-the- outbreak-hunger-5cbee9693c52728a3808f4e7b4965cbd
29. BBC News, « Covid-19 disruptions killed 228,000 children in South Asia, says UN report », *BBC* (17 mars 2021), https://www.bbc.com/news/world-asia-56425115
30. Megan Henney, « COVID's economic fallout could elevate US mortality rate for years, study shows », *FOX BUSINESS* (5 janv. 2021), https://www.foxbusiness.com/economy/economic-fallout-from- coronavirus-pandemic-could-elevate-us-mortality-rate-for-years
31. Francesco Bianchi, Giada Bianchi et Dongho Song, « The Long-term Impact Of The Covid-19 Unemployment Shock On Life Expectancy And Mortality Rates », *National Bureau of Economic Research* (déc. 2020, rev. sept. 2021), https://www.nber.org/system/files/working_papers/w28304/ w28304.pdf
32. Ohio State University, « A third of teens, young adults reported worsening mental health during pandemic », communiqué de presse de l'OSU (12 juil. 2021), https://www.eurekalert.org/news-releases/545757
33. CDC, « Emergency Department Visits for Suspected Suicide Attempts Among Persons Aged 12-25 Years Before and During the COVID-19 Pandemic – United States, Jan. 2019-May 2021 » (18 juin 2021), https://www.cdc.gov/mmwr/volumes/70/wr/mm7024e1.htm
34. Sean CL Deoni *et al.*, « Impact of the COVID-19 Pandemic on Early Child Cognitive Development : Initial Findings in a Longitudinal Observational Study of Child Health », *medRxiv*, 2021.08.10, 21261846 ; doi : https://doi.org/10.1101/2021.08.10.21261846
35. Bill Chappell, « Drug Overdoses Killed A Record Number Of Americans In 2020, Jumping By Nearly 30 %, NPR (14 juil. 2021), https://www.npr.org/2021/07/14/1016029270/drug-overdoses-killed-a- record-number-of-americans-in-2020-jumping-by-nearly-30
36. CDC Health Alert Network, « Increase in Fatal Drug Overdoses Across the United States Driven by Synthetic Opioids Before and During the COVID-19 Pandemic », CDC (20 déc. 2020), https:// emergency.cdc.gov/han/2020/han00438.asp
37. Andrea Petersen, « Amid Pandemic, More U.S. Adults Say They Considered Suicide » (13 août 2020, 19h42), https://www.wsj.com/articles/amid-pandemic-more-u-s-adults-say-they-considered- suicide-11597362131

38. Rebecca T. Leeb *et al.*, « Mental Health–Related Emergency Department Visits Among Children Aged <18 Years During the COVID-19 Pandemic – United States, 1st jan.-Oct. 17th 2020 », CDC (13 nov. 2020), https://www.cdc.gov/mmwr/volumes/69/wr/mm6945a3.htm
39. Alex Gutentag, « The War on Reality », *TABLET MAGAZINE* (28 juin 2021), https://www.tabletmag. com/sections/news/articles/the-war-on-reality-gutentag
40. *Ibid.*
41. Amarica Rafanelli, « Growing Up in a Pandemic : How Covid is Affecting Children's Development », *DIRECT RELIEF* (19 janv. 2021, 10h41), https://www.directrelief.org/2021/01/growing-up-in- the-midst-of-a-pandemic-how-covid-is-affecting-childrens-development/
42. James Freeman, « The Limits of Anthony Fauci's Expertise », *WALL STREET JOURNAL* (13 mai 2020, 13h52) https://www.wsj.com/articles/the-limits-of-anthony-faucis-expertise-11589392347
43. Nigel Chiwaya et Jiachuan Wu, « Unemployment claims by state : See how COVID-19 has destroyed the job market », NBC NEWS (14 avril 2020, mis à jour le 27 août 2020), https://www.nbcnews.com/ business/economy/unemployment-claims-state-see-how-covid-19-has-destroyed-job-n1183686
44. Anne Sraders et Lance Lambert, « Nearly 100,000 establishments that temporarily shut down due to the pandemic are now out of business », *FORTUNE* (28 sept. 2020), https://fortune.com/2020/09/28/ covid-buisnesses-shut-down-closed/
45. Deficit Tracker, BIPARTISAN POLICY (20 sept. 2021), https://bipartisanpolicy.org/report/deficit- tracker/
46. « *Viral* Inequity : Billionaires Gained $3.9tn, Workers Lost $3.7tn in 2020 », *TRT WORLD* (28 janv. 2021), https://www.trtworld.com/magazine/viral-inequality-billionaires-gained-3-9tn-workers-lost-3- 7tn-in-2020-43674
47. Chase Peterson-Withorn, « Nearly 500 People Became Billionaires During The Pandemic Year », *FORBES* (6 avril 2021), https://www.forbes.com/sites/kerryadolan/2021/04/06/forbes-35th-annual-worlds- billionaires-list-facts-and-figures-2021/?sh=4c7b81775e58
48. Heather Long, « Nearly 8 million Americans have fallen into poverty since the summer », *WASHINGTON POST* (16 déc. 2020), https://www.washingtonpost.com/business/2020/12/16/poverty-rising/
49. Jared Spataro, « 2 Years of Digital Transformation in 2 Months », MICROSOFT (30 avril 2020), https:// www.microsoft.com/en-us/microsoft-365/blog/2020/04/30/2-years-digital-transformation-2- months/
50. *Loc. cit.*
51. « Oracle Cloud Manages COVID-19 Vaccination Program in the United States », communiqué de presse d'ORACLE (15 déc. 2020), https://www.oracle.com/news/announcement/oracle-cloud-manages- covid-19-vaccination-program-121520.html
52. Chase Petersen-Withorn, « How Much Money America's Billionaires Have Made During The Covid-19 Pandemic », *FORBES* (30 avril 2021), https://www.forbes.com/sites/chasewithorn/2021/04/30/ american-billionaires-have-gotten-12-trillion-richer-during-the-pandemic/?sh=461b1067f557
53. Samuel Stebbins et Grant Suneson, « Jeff Bezos, Elon Musk among US billionaires getting richer during coronavirus pandemic, *USA TODAY* (1er déc. 2020), https://www.usatoday.com/story/ money/2020/12/01/american-billionaires-that-got-richer-during-covid/43205617/

54. Sue Halpern, « The Terrifying Potential of the 5G Network », *THE NEW YORKER* (26 avril 2019), https://www.newyorker.com/news/annals-of-communications/the-terrifying-potential-of-the-5g- network

55. « *Recommended* Child and Adolescent Immunization Schedule for ages 18 years or younger, United States,2021 », CDC, https://www.cdc.gov/vaccines/schedules/hcp/imz/child-adolescent.html

56. Joseph Guzman, « Stunning new report ranks US dead last in health care among richest countries-despite spending the most », *THE HILL* (6 août 2021), https://thehill.com/changing-america/well-being/ longevity/566715-stunning-new-report-ranks-us-dead-last-in-healthcare

57. Kaitlin Sullivan, « U.S. Life Expectancy Decreased by an 'alarming' amount during pandemic », NBC NEWS (23 juin 2021), https://www.nbcnews.com/health/health-news/u-s-life-expectancy- decreased-alarming-amount-during-pandemic-n1272206

58. Dr Robert Gorter, Dr Joseph Mercola *et al.*, « Why are IQ scores declining over the previous 20 years ? », *The Gorter Model* (1er juil. 2018), https://www.gorter-model.org/iq-scores-declining-previous- 20-years/

59. « *Could* Goldman Sachs Report Be Exposing Pharma's Real End Game of Drug Dependency vs. Curing Disease », CHD (18 avril 2018), https://childrenshealthdefense.org/news/could-goldman-sachs-report- be-exposing-pharmas-real-end-game-of-drug-dependency-vs-curing-disease/

60. Lana Andelane, « Autism may be an autoimmune disorder – study », *NEWSHUB* (20 oct. 2019). https://www.newshub.co.nz/home/lifestyle/2019/10/autism-may-be-an-autoimmune-disorder-study.html

61. Children's Health Defense, Campaign to Restore Child Health, CHILDREN'S HEALTH DEFENSE (2018), https://childrenshealthdefense.org/campaign-restore-child-health/

62. Gianna Melillo, « Study Highlights Prevalence of Comorbid Autoimmune Diseases, T1D in Pediatric Populations », *AJMC* (9 sept. 2020), https://www.ajmc.com/view/study-highlights-prevalence-of- comorbid-autoimmune-diseases-t1d-in-pediatric-populations

63. J. B. Handley, *How to End the Autism Epidemic*, Chelsea Green Publishing, 2018

64. Elizabeth Edmiston *et al.*, « Autoimmunity, Autoantibodies, and Autism Spectrum Disorder », *BIOLOGICAL PSYCHIATRY* (1er mars 2017), https://www.biologicalpsychiatryjournal.com/article/ S0006-3223(16)32739-1/fulltext

65. Heather K. Hughes *et al.*, « Immune Dysfunction and Autoimmunity as Pathological Mechanisms in Autism Spectrum Disorders », *FRONTIERS IN CELLULAR NEUROSCIENCE* (13 nov. 2018). https://www.frontiersin.org/articles/10.3389/fncel.2018.00405/full

66. Thomas F. Boat et Joe T. Wu, éd., « MENTAL DISORDERS AND DISABILITIES AMONG LOW-INCOME CHILDREN », 241, National Academies Press (28 oct. 2015), https:// www.ncbi.nlm.nih.gov/books/NBK332896/

67. Dr Elizabeth « Mumper, Increasing Rates of Childhood Neurological Illness », THE INSTITUTE FOR FUNCTIONAL MEDICINE (2017). https://www.ifm.org/news-insights/increasing-rates- childhood-neurological-illness/

68. Adela Hruby et Frank B. Hu, « The Epidemiology of Obesity : A Big Picture », *PHARMACOECONOMICS* (1er juil. 2016), https://www.ncbi.nlm.nih.gov/pmc/articles/ PMC4859313/

69. Michael E. McDonald et John F. Paul, « Timing of Increased Autistic Disorder Cumulative Incidence », *ENVIRONMENTAL SCIENCE & TECHNOLOGY* (16 févr. 2010), https://pubs.acs.org/doi/ abs/10.1021/es902057k

70. Centers for Disease Control and Prevention, « Table 1. Recommended Child and Adolescent Immunization Schedule for ages 18 years or younger, United States, 2021 » (2021), https://www.cdc.gov/ vaccines/schedules/downloads/ child/0-18yrs-child-combined-schedule.pdf

ChildrensHealthDefense.org/fauci-book
childrenshd.org/fauci-book

Pour les mises à jour, les nouvelles citations, références et informations :

CHAPITRE 1

DE LA MAUVAISE GESTION D'UNE PANDÉMIE

« Cher ami, avez-vous déjà été dans une ville en quarantaine ? Vous ne réalisez pas ce que vous me demandez de faire. Jeter une telle malédiction sur San Francisco serait pire que cent incendies et tremblements de terre, or j'aime trop cette ville pour lui infliger un tel malheur. »

Rupert Blue, responsable du Public Health Service en charge de la gestion de l'épidémie de peste de 1907. Par la suite, Blue sera le quatrième administrateur de la Santé publique des États-Unis et président de l'American Medical Association.

I : DES DÉCISIONS ARBITRAIRES, OU LA MÉDECINE LIBÉRÉE DE LA SCIENCE

La stratégie du Dr Fauci pour maîtriser la pandémie de COVID-19 consistait à stopper la propagation virale par le port obligatoire du masque, la distanciation sociale, la mise en quarantaine des personnes en bonne santé (également connue sous le nom de confinement), tout en demandant à celles ayant la COVID de rentrer chez elles et de ne rien faire – de ne recevoir aucun traitement – jusqu'à ce que des difficultés respiratoires les reconduisent à l'hôpital, où on les plaçait sous oxygène et sous remdesivir en intraveineuse. Cette façon de mettre fin à la propagation d'une maladie infectieuse était du jamais vu en matière de santé publique, et reposait sur des fondements scientifiques anémiques. Or, comme on pouvait s'y attendre, elle a été d'une inefficacité criante ; l'Amérique a enregistré le nombre de morts le plus élevé au monde.

Des médicaments contre la COVID étaient déjà disponibles – des médicaments peu coûteux et sûrs. Ils auraient évité des centaines de milliers d'hospitalisations et sauvé autant de vies si seulement nous les avions utilisés dans ce pays. Mais le Dr Fauci et ses copains de l'industrie pharmaceutique ont délibérément supprimé ces traitements pour servir leur unique objectif : que l'Amérique attende le salut de leurs nouveaux vaccins coûtant des milliards de dollars. L'idéalisme inné des Américains les rendra peu enclins à croire que les mesures de leur gouvernement en matière de COVID étaient si grotesquement mal conçues, si pauvrement fondées scientifiquement et si liées à des intérêts financiers qu'elles ont causé des centaines de milliers de morts qui auraient pu être évités. Pourtant, comme vous le verrez ci-dessous, les faits parlent d'eux-mêmes.

La science évaluée par les pairs n'a apporté qu'une caution minime voire nulle au port du masque, aux confinements et à la distanciation sociale, et le Dr Fauci n'a fourni aucune référence ou justification à l'appui de ses diktats. Tant le bon sens que le poids des preuves scientifiques suggèrent que toutes ces stratégies – et, sans conteste, la mise à l'arrêt de l'économie mondiale – ont causé beaucoup plus de problèmes de santé et de décès qu'elles n'en ont évité.

Le Dr Fauci était parfaitement conscient que ses mesures sur les masques étaient contraires à la science. En juillet 2020, après avoir changé de cap pour recommander l'obligation du port du masque, le Dr Fauci avait déclaré à Norah O'Donnell, du magazine *InStyle*, que son rejet antérieur de l'efficacité des masques était justifié « dans le contexte du moment où [il l'avait] dit », et qu'il visait à empêcher une ruée des gens sur les masques, qui aurait pu entraîner leur pénurie pour les intervenants de première ligne[1]. Pourtant, les courriels du Dr Fauci révèlent qu'il tenait le même discours en privé. En outre, les explications détaillées qu'il a fournies à la population et aux hautes autorités de santé indiquent qu'il croyait sincèrement que les masques ordinaires étaient peu ou pas efficaces contre les infections virales. Par exemple, dans un courriel du 5 février 2020, il a conseillé son prétendu ancien patron, la secrétaire à la Santé et aux Services sociaux du président Obama, Sylvia Burwell, sur la futilité de masquer les personnes en bonne santé[2]. Le 17 février, il exposait le même raisonnement dans une interview accordée à *USA Today* :

> Un masque est beaucoup plus indiqué pour une personne infectée, et il s'agit plus de l'empêcher d'infecter d'autres personnes que de vous protéger contre l'infection. Si vous regardez les masques qu'on achète en pharmacie, les fuites sur les côté font qu'ils protègent peu. Actuellement, aux États-Unis, il n'y a absolument aucune raison de porter un masque.[3]

Lors d'un discours prononcé le 28 janvier devant les responsables du HHS, il a expliqué l'inutilité de masquer les personnes asymptomatiques.

> L'une des choses que les gens doivent historiquement comprendre, c'est que même s'il y a une certaine transmission asymptomatique, dans toute l'histoire des virus respiratoires, quels qu'ils soient, la transmission asymptomatique n'a jamais été le vecteur des épidémies. Ce sont les personnes symptomatiques qui ont toujours été le vecteur des épidémies. Même si une personne asymptomatique peut exceptionnellement transmettre le virus, une épidémie n'est pas alimentée par des porteurs asymptomatiques.[4]

Conformément aux déclarations antérieures du Dr Fauci, la littérature scientifique évaluée par les pairs a résolument refusé de cautionner le port du masque pour les personnes en bonne santé comme barrière efficace contre la propagation virale. Le Dr Fauci a d'ailleurs fourni une référence pour justifier son changement d'avis : une étude exhaustive menée en décembre 2020 auprès des 10 millions d'habitants de Wuhan, qui a confirmé son affirmation du 28 janvier 2020 selon laquelle la transmission asymptomatique de la COVID-19 est infiniment rare[5]. En outre, quelque 52 études (toutes disponibles sur le site Internet du NIH) ont démontré que le masquage ordinaire (utilisation d'un appareil respiratoire inférieur à la norme N95) ne réduit pas les taux d'infection virale, même dans des environnements institutionnels comme les hôpitaux et les salles d'opération, étonnamment[6,7]. De plus, quelque 25 autres études attribuent au port du masque une sinistre série d'effets néfastes, notamment des maladies respiratoires et du système immunitaire, ainsi que des problèmes dermatologiques, dentaires, gastro-intestinaux et psychologiques[8]. Quatorze de ces études sont des études randomisées contrôlées par placebo et évaluées par les pairs. Or, il n'existe aucune étude bien construite suggérant de façon convaincante que les masques ont une réelle efficacité contre la COVID-19, qui justifierait d'accepter les préjudices associés à leur port. Enfin, les études rétrospectives sur les mesures du Dr Fauci ayant rendu leur port obligatoire confirment qu'ils n'ont servi à rien. « L'analyse régionale aux États-Unis ne montre pas que les mesures [relatives au port du masque] ont eu un effet sur le nombre de cas, malgré une conformité de 93 %. De plus, selon les données du CDC, 85 % des personnes ayant contracté la COVID-19 ont déclaré porter un masque »[9], selon *Gutentag*.

En mars 2020, le Dr Fauci disait que la seule véritable efficacité des masques résidait peut-être dans le fait qu'ils « rassurent un petit peu les gens »[10]. Il avait sans doute compris que ce qui manquait au masque en termes d'efficacité contre la transmission était compensé par de puissants effets psychologiques. Ces pouvoirs symboliques présentaient des avantages stratégiques pour le projet plus vaste consistant à encourager la population à se conformer à des directives médicales draconiennes. Le changement d'avis du Dr Fauci en faveur du port du masque, après l'avoir d'abord déconseillé, est intervenu à un moment de polarisation politique croissante, et le masque est rapidement devenu un important signe d'appartenance – marque de civisme pour ceux qui suivaient le Dr Fauci, et stigmate d'une obéissance aveugle à une autorité illégitime pour les hésitants. De plus, en amplifiant la peur de chacun, le masquage a contribué à vacciner la population contre la pensée critique. En nous rappelant constamment que chacun de nos concitoyens était une menace potentiellement dangereuse et un porteur de germes, le masque a aggravé l'isolement social et favorisé les divisions et l'atomisation, empêchant ainsi une résistance politique organisée. L'impact du masque sur la psyché nationale m'a rappelé les effets subtiles des exercices de « *duck-and-cover* »[a] de ma jeunesse, qui ont entretenu et cimenté l'idéologie militariste de la guerre froide. Ces simulations futiles ont renforcé ce que le secrétaire à la Défense

a. Au début des années 1950, les écoles américaines entraînaient les élèves à plonger sous leurs bureau et à se protéger la tête. Ces exercices de « mise à couvert et protection » simulaient le comportement à adopter en cas d'attaque nucléaire. (N.d.T.)

de mon oncle John F. Kennedy, Robert McNamara, appelait la « psychose nationale de masse ». En suggérant aux Américains qu'une guerre nucléaire à grande échelle était possible, mais aussi qu'on pouvait y survivre, on justifiait les investissements ruineux dans ce programme. Ce narratif absurde a rapporté des milliards de crédits au gouvernement et aux mandarins du complexe militaro-industriel.

Les règles de distanciation sociale reposaient également sur une base scientifique douteuse. En septembre 2021, l'ancien commissaire de la FDA, le Dr Scott Gotleib, a admis que la règle de la distance d'un mètre que le Dr Fauci et ses collègues du HHS ont imposée aux Américains était « arbitraire » et n'était pas, en fin de compte, fondée sur la science. « Le processus d'élaboration de ce choix politique », poursuit Gotleib, « est un parfait exemple du manque de rigueur dans la manière dont les CDC ont formulé leurs recommandations. »[11,12]

Enfin, le confinement des personnes en bonne santé était si inédit que les protocoles officiels de l'OMS en matière de pandémie le déconseillaient. Certains responsables de l'organisation se sont pris de passion pour le sujet, notamment le professeur David Nabarro, délégué senior à la COVID-19, un poste rattaché au directeur général. Le 8 octobre 2020, il déclarait :

> À l'Organisation mondiale de la santé, nous ne préconisons pas le confinement comme moyen principal de lutte contre ce virus. Nous pourrions bien avoir un doublement de la pauvreté dans le monde d'ici l'année prochaine. Nous aurons au moins un doublement de la malnutrition infantile parce que les enfants ne reçoivent pas de repas à l'école et que leurs parents, dans les familles pauvres, n'ont pas les moyens de leur en servir un. Il s'agit en fait d'une catastrophe mondiale terrible, épouvantable, et nous lançons donc un appel à tous les dirigeants du monde : cessez d'utiliser le confinement comme principal moyen de lutte... Les confinements ont une seule conséquence qu'il ne faut jamais minimiser : rendre les pauvres encore plus pauvres.[13]

Comme nous l'avons vu plus haut, le Dr Fauci et d'autres responsables n'ont pas cherché à savoir si les confinements causaient plus de dommages et de décès qu'ils ne permettaient d'en éviter. Des études ultérieures ont fortement suggéré que les confinements n'avaient eu aucun impact sur la réduction des taux d'infection. En effet, il n'y a pas de différence substantielle en matière d'infections et de décès dus à la COVID entre les régions adeptes du laissez-faire et celles ayant imposé des confinements stricts et le port du masque[14].

Nobles mensonges et chiffres trompeurs

Les salades du Dr Fauci à propos des masques ont compté parmi une foule d'autres « nobles mensonges » qui, selon ses détracteurs, dénotent un tempérament manipulateur et menteur, guère souhaitable chez un responsable de la santé publique censé être impartial. Le Dr Fauci a expliqué au *New York Times* qu'il avait gonflé son estimation de la couverture vaccinale nécessaire pour assurer l'« immunité collective » de 70 % en mars à 80-90 % en septembre, non sur la base de données scientifiques mais plutôt en réaction à des sondages indiquant une hausse des taux d'acceptation des vaccins[15]. Il a régulièrement expliqué être convaincu que l'immunité post-infection était hautement probable (avec des hésitations occasionnelles à ce sujet), bien qu'il ait adopté publiquement la position selon laquelle l'immunité naturelle ne contribuait pas à protéger la population. Il a promu les vaccins COVID pour les Américains déjà infectés, en dépit des preuves scientifiques accablantes montrant que les vaccinations post-COVID étaient à la fois inutiles et dangereuses[16,17]. Interrogé le 9 septembre 2021, le Dr Fauci a concédé qu'il ne pouvait fournir aucune justification scientifique à cette politique[18]. En septembre 2021, dans une déclaration en faveur de l'administration du vaccin COVID aux écoliers, le Dr Fauci a évoqué le souvenir de ses propres vaccins contre la rougeole et les oreillons en primaire – souvenir peu probable, puisque ces vaccins n'étaient pas disponibles avant 1963 et 1967, or le Dr Fauci fréquentait les bancs de l'école dans les années 1940[19]. Ses petits parjures sur le masque, la rougeole, les oreillons, l'immunité de groupe et l'immunité naturelle témoignent de sa volonté consternante de manipuler les faits pour servir un agenda politique. Si la pandémie de COVID-19 a bien révélé une chose, c'est que les responsables de la santé publique ont basé leurs nombreuses directives calamiteuses sur des croyances vacillantes et dénuées de fondement scientifique, au sujet des masques, des confinements, des taux d'infection et de mortalité, de la transmission asymptomatique ainsi que de la sécurité et de l'efficacité des vaccins. Elles sont parties dans tous les sens et ont semé la confusion, la division et la discorde tant au sein de la population que parmi les experts médicaux.

L'approche très désinvolte du Dr Fauci à l'égard des faits a peut-être contribué à ce qui – pour moi – a été la caractéristique la plus troublante et la plus exaspérante de toutes les mesures de santé publique contre la COVID. La manipulation flagrante et constante des chiffres pour servir l'agenda vaccinal est devenue l'apogée d'une année de fautes professionnelles stupéfiantes. Les conditions *sine qua non* d'une gestion efficace de la santé publique sont : des chiffres d'une grande fiabilité et transparents, clairement documentés, communiqués en temps utile et accessibles au public. Dans le cadre d'une pandémie, des données fiables et complètes sont cruciales pour déterminer l'action de l'agent pathogène, identifier les populations à risque, évaluer rapidement l'efficacité des mesures prises, mobiliser la communauté médicale autour d'une gestion de pointe de la maladie et susciter la coopération de la population. En l'occurrence, la qualité scandaleusement faible d'à peu près toutes les données utiles relatives à la COVID-19, le charlatanisme, l'opacité, les informations biaisées et la perversion manifeste auraient scandalisé, offensé et humilié toutes les générations précédentes de responsables américains de la santé publique. Or, trop souvent, le Dr Fauci était au cœur de ces tromperies systémiques. Les « erreurs » allaient toujours dans le même sens : exagérer les risques du coronavirus et la sécurité et l'efficacité des vaccins, afin d'alimenter la peur des gens à l'égard de la COVID et susciter une adhésion massive. Les excuses qu'il a fournies par rapport à ses erreurs vont du blâme de la population (qui à son tour blâme les non vaccinés) au blâme des politiciens, tout en justifiant ses revirements par la phrase « Il faut évoluer en même temps que la science »[20].

Au début de la pandémie, le Dr Fauci a utilisé une modélisation extrêmement inexacte qui surestimait de 525 % le nombre de décès aux États-Unis[21,22]. C'est l'escroc et inventeur de pandémies Neal Ferguson, de l'Imperial College de Londres, qui en était l'auteur, ayant bénéficié pour cela d'un financement de la Fondation Bill et Melinda Gates (BMGF) de 148,8 millions de dollars[23]. Or, le Dr Fauci s'est basé sur ce modèle pour justifier ses confinements.

Le Dr Fauci a accepté les opportuns changements de protocole des CDC pour remplir les certificats de décès de sorte à gonfler le nombre de morts imputables à la COVID, et donc de sorte à gonfler son taux de mortalité. Par la suite, les CDC ont admis que seuls 6 % des décès dus à la COVID avaient concerné des personnes en parfaite santé. Les 94 % restants souffraient en moyenne de 3,8 comorbidités potentiellement mortelles[24].

Les autorités ont utilisé les tests PCR à mauvais escient. Or, tardivement (en août 2021), le CDC a admis qu'ils ne permettaient pas de distinguer la COVID d'autres maladies virales. Le Dr Fauci a toléré leur utilisation à des niveaux inappropriés de 37 et jusqu'à 45, bien qu'il avait dit à Vince Racaniello que les tests avec des seuils de cycle de 35 et plus étaient très peu susceptibles d'indiquer la présence d'un virus vivant capable de se répliquer[25]. En juillet 2020, Fauci avait fait remarquer qu'à ces niveaux, un résultat positif n'est « qu'un nucléotide mort, point final »[26]. Pour autant, il n'a rien fait pour modifier les tests afin qu'ils soient plus précis. En tant que tsar américain de la COVID, le Dr Fauci ne s'est jamais plaint de la décision du CDC de ne pas autopsier les morts attribués aux vaccins. Cela a permis au CDC de soutenir mordicus que tous les décès consécutifs à une vaccination étaient « sans rapport avec le vaccin ». Le CDC a également refusé de mener des enquêtes médicales de suivi auprès des personnes affirmant avoir gardé des séquelles d'une injection. Influencés par de fortes incitations à classer chaque patient comme une victime de la COVID-19, les hôpitaux ont perçu de Medicare 39 000 $ par respirateur[27] utilisé dans chaque cas de COVID-19 et seulement 13 000 $ pour les diverses infections respiratoires courantes[28] – les hôpitaux ont pris part à la duperie. Et, une fois de plus, le Dr Fauci a cautionné la fraude.

Le refus du Dr Fauci de réparer le Système de surveillance des dommages liés aux vaccins (VAERS) du HHS, notoirement dysfonctionnel, constitue une négligence impardonnable. Les propres études du HHS indiquent que le VAERS pourrait sous-estimer les dommages dus aux vaccins de plus de 99 %[29].

Les chiffres sur les taux de mortalité liés à l'infection ou sur les risques liés à la COVID en fonction de l'âge n'ont jamais été communiqués à la population avec la clarté qui aurait pu lui permettre – ainsi qu'aux médecins – d'évaluer ses propres risques sur la base de preuves. Au lieu de ça, les agents fédéraux ont exploité le flou et usé de la tromperie pour surestimer imprudemment les dangers de la COVID dans chaque groupe d'âge. Toutes ces malversations ont émaillé pratiquement tous les reportages des médias grand public – en particulier ceux de CNN et du *New York Times* – laissant aux gens une idée largement exagérée et inexacte sur la létalité du virus. Des enquêtes d'opinion ont montré que, tout comme les téléspectateurs de Fox News avaient été choqués par la désinformation après les attentats du 11 septembre, ceux de CNN et les lecteurs du *New York Times* ont été scandaleusement mal informés sur les faits concernant la COVID-19 en 2020. Des sondages Gallup ont successivement montré que le démocrate moyen croyait que 50 % des infections de la COVID entraînaient des hospitalisations. Le chiffre réel était inférieur à 1 %[30].

Faites confiance aux experts

Au lieu d'exiger des études scientifiques fiables sur l'innocuité et d'encourager un débat scientifique honnête, ouvert et responsable, les autorités gouvernementales de la santé, sérieusement corrompues et chargées de gérer la pandémie de COVID-19, ont travaillé main dans la main avec les grands médias et les réseaux sociaux pour étouffer les discussions sur les questions clefs de santé publique. Elles ont réduit au silence les médecins qui proposaient des traitements précoces susceptibles de concurrencer les vaccins, ou qui refusaient d'accorder une foi aveugle à des vaccins expérimentaux testés de façon bâclée par des laboratoires exonérés de toute responsabilité.

La collecte et l'interprétation chaotique et confuse des données ont permis aux autorités de faire passer leurs diktats arbitraires en parlant de « consensus scientifique ». Au lieu de citer des études ou des données claires pour justifier le port du masque, les confinements et les vaccins, nos responsables de la santé publique ont cité le Dr Fauci ou l'OMS, le CDC, la FDA et les NIH (des agences sous contrôle de Big Pharma) pour légitimer l'exercice de nouveaux pouvoirs dangereux par la technocratie médicale.

Les aficionados du Dr Fauci, y compris le président Biden et les présentateurs des chaînes d'information publiques et privées, ont appelé les Américains à « faire confiance aux experts ». Un tel conseil est à la fois antidémocratique et antiscience. En effet, la science est dynamique. Les « experts » ont souvent des avis divergents sur les questions scientifiques, et leurs opinions peuvent varier selon les exigences de la politique, les pressions du pouvoir et des intérêts financiers. Quasi tous les procès que j'ai intentés ont opposé des experts hautement qualifiés de deux camps antagonistes, qui avaient tous prêté serment sur des positions diamétralement opposées basées sur les mêmes ensembles de faits. Aussi, dire aux gens de « faire confiance aux experts » est soit naïf, soit de la manipulation, soit les deux.

Toutes les mesures liberticides du Dr Fauci, ainsi que son maniement trompeur des données, ont eu tendance à alimenter la peur et à amplifier le désespoir des gens face à l'arrivée prématurée de vaccins qui allaient entraîner le transfert de milliards de dollars d'argent public dans la poche des gros bonnets et actionnaires de l'industrie pharmaceutique. Certains des scientifiques américains les plus accomplis, ainsi que les médecins qui ont mené la bataille contre la COVID dans les tranchées, en sont venus à croire que l'obsession d'Anthony Fauci pour les nouveaux vaccins à ARNm – et pour le remdesivir, antiviral breveté de Gilead – l'a poussé à ignorer voire à retirer du marché les traitements précoces efficaces, causant des centaines de milliers de décès inutiles, tout en faisant durer la pandémie.

Renforcer les systèmes immunitaires

Dans les premiers mois de la COVID-19, j'ai été frappé par le fait que le « docteur de l'Amérique », apparemment obnubilé par sa solution unique du vaccin, ne faisait pas grand-chose pour expliquer aux Américains comment renforcer leur système immunitaire. Lors de ses briefings quotidiens à la Maison Blanche, de mars à mai 2020, il n'a jamais pris le temps de dire à ses concitoyens d'éviter le tabac (le tabagisme et les e-cigarettes/le *vaping* doublent les taux de mortalité dus à la COVID)[31] ; de beaucoup prendre le soleil et de maintenir de bons niveaux de vitamine D (« Près de 60 % des patients COVID-19 présentaient une carence en vitamine D lors de leur hospitalisation, les hommes aux stades avancés de la pneumonie due à la COVID-19 présentant le déficit le plus important »)[32] ; ou de suivre un régime, de faire de l'exercice et de perdre du poids (78 % des Américains hospitalisés en raison de la COVID-19 étaient en surpoids ou obèses)[33]. Au contraire, les mesures de confinement du Dr Fauci ont fait prendre aux Américains en moyenne deux kilos par mois et réduit de 27 % le nombre de leurs pas quotidiens[34]. Il n'a pas recommandé d'éviter le sucre et les boissons gazeuses, les aliments transformés et les résidus chimiques, qui tous aggravent l'inflammation, compromettent la réponse immunitaire et perturbent la flore intestinale qui régit le système immunitaire. Au cours des siècles pendant lesquels la science a vainement cherché des remèdes contre le coronavirus (alias le rhume), seul le zinc a prouvé son efficacité à plusieurs reprises dans des études évaluées par les pairs. Le zinc entrave la réplication virale, ce qui permet de prévenir les rhumes et d'en abréger la durée[35]. Dans les pharmacies conventionnelles, les étagères croulant sous le poids des remèdes contre le rhume à base de zinc témoignent de son extraordinaire efficacité. Pourtant, Anthony Fauci n'a jamais conseillé aux Américains de prendre du zinc après avoir été infectés.

La négligence du Dr Fauci à l'égard de la réponse immunitaire naturelle était cohérente avec l'hostilité ambiante – très prégnante au niveau des autorités fédérales – à l'égard de tout acte médical autre que la vaccination. Le 30 avril 2021, l'Ordre des médecins et chirurgiens de l'Ontario a menacé de retirer son droit d'exercer à tout médecin qui prescrirait des traitements non vaccinaux, y compris de la vitamine D[36]. « Ils essaient d'effacer toute notion d'immunité naturelle », selon le Dr Jessica Rose, chercheuse canadienne sur les vaccins. « Très vite, les mensonges et la propagande incessants auront réussi à inculquer aux masses que le seul espoir de rester en vie passe par la piqûre, la prise de pilules, autrement dit : pas par l'immunité naturelle. » Dans une interview podcast du 1er octobre 2021, la journaliste du *Washington Post*

Ashley Fetters Maloy a prétendu dénoncer la « désinformation » sur la COVID-19 en diffusant elle-même de la désinformation :

> Il existe une idée répandue selon laquelle votre corps et votre système immunitaire peuvent être suffisamment sains pour repousser la COVID-19, dont nous savons, bien sûr, qu'il s'agit d'un nouveau coronavirus. Personne n'a un organisme qui en serait capable. Personne n'a un organisme suffisamment sain pour le reconnaître et le repousser totalement sans vaccin.[37]

Il s'agissait clairement d'une fausse information. Tout au long de l'année 2020, avant que les vaccins ne soient disponibles, quelque 99,9 % des systèmes immunitaires naturels des personnes ont protégé leurs propriétaires de maladies graves et de la mort. Les CDC et l'Organisation mondiale de la santé, voire l'ensemble des autorités sanitaires de la planète, ont reconnu que les personnes en bonne santé, dont le système immunitaire est sain, ne courent qu'un risque minime face à la COVID. En effet, selon nos autorités sanitaires, de nombreuses personnes ont une réponse immunitaire suffisante au point de ne pas savoir qu'elles ont la COVID. Par conséquent, l'affirmation de Maloy selon laquelle les gens ne peuvent pas combattre la COVID-19 sans vaccin est de la désinformation pure et simple.

Au lieu de nous appeler au calme et de nous dire, comme Roosevelt le fit aux heures les plus sombres de la Grande Dépression, que « nous n'avons rien à craindre d'autre que la peur elle-même », toutes les prescriptions et communications du Dr Fauci semblaient destinées à maximiser le stress et le traumatisme : isolement forcé, masque obligatoire, fermetures d'entreprises, expulsions et faillites, confinement, séparation des enfants des parents et des parents des grands-parents[38,39]. Nous savons maintenant que la peur, le stress et le traumatisme font des ravages sur notre système immunitaire.

Traitement précoce

Pour les détracteurs du Dr Fauci, sa stratégie consistant à « ralentir la propagation, aplatir la courbe, attendre le vaccin » (tout ceci dans le but de gagner un pari à long terme sur des vaccins non éprouvés) représentait un changement radical et sans précédent par rapport aux pratiques de santé publique habituelles. Mais le plus troublant était sa politique consistant à ignorer et carrément supprimer le traitement précoce des patients infectés, qui étaient souvent terrifiés. « Les meilleures pratiques pour vaincre une épidémie de maladie infectieuse », selon l'épidémiologiste de Yale Harvey Risch, « dictent de mettre les malades en quarantaine et de les traiter, de protéger les plus vulnérables, de mettre le paquet sur le développement de médicaments thérapeutiques repositionnés et d'utiliser des protocoles de traitement précoce pour éviter les hospitalisations. »

Risch est l'une des principales autorités mondiales en matière de protocoles de traitement clinique. Il est le rédacteur en chef de deux revues très réputées, et l'auteur de plus de 350 publications évaluées par les pairs. Elles ont été citées plus de 44000 fois par d'autres chercheurs[40]. Risch souligne une dure vérité qui aurait dû guider notre stratégie de lutte contre la COVID: « À moins d'être une nation insulaire prête à se fermer au monde, on ne peut pas arrêter une pandémie virale mondiale, en revanche on peut la rendre moins mortelle. Notre objectif aurait dû être de concevoir des traitements permettant de réduire les hospitalisations et les décès. Nous aurions pu facilement transformer la COVID-19 pour qu'elle soit moins mortelle qu'une grippe saisonnière. Nous aurions pu le faire très rapidement. Nous aurions pu sauver des centaines de milliers de vies. »

Le Dr Peter McCullough est du même avis: « Une fois qu'un virus hautement transmissible comme la COVID a une cible dans une population, il est inévitable qu'il se propage à chaque individu non immunisé. On peut ralentir la propagation, mais on ne peut pas l'empêcher – pas plus qu'on ne peut empêcher la marée de monter. » McCullough était interniste et cardiologue au Baylor University Medical Center et au Baylor Heart and Vascular Hospital à Dallas, au Texas. Ses 600 articles évalués par les pairs dans la National Library of Medicine font de lui le médecin le plus publié de l'histoire dans le domaine des maladies rénales liées aux maladies cardiaques, une conséquence mortelle de la COVID-19. Avant la COVID-19, il était rédacteur en chef de deux grandes revues. Parmi ses publications récentes, plus de 40 portent sur la COVID-19, dont deux études marquantes sur les soins intensifs de la maladie. Ses deux articles révolutionnaires sur le traitement précoce de la COVID-19, parus en 2020 dans *The American Journal of Medicine*[41] et *Reviews in Cardiovascular Medicine*[42], sont de loin les documents les plus téléchargés sur le sujet. « J'ai moi-même eu la COVID-19 avec une atteinte pulmonaire », m'a-t-il confié. « Ma femme l'a attrapée. Du côté de ma belle-famille, nous avons eu à déplorer un décès... Je crois que j'ai autant autant sinon plus d'autorité médicale que n'importe qui dans le monde pour donner mon opinion. »

McCullough observe que « nous aurions pu réduire considérablement le nombre de décès et d'hospitalisations liés à la maladie en recourant à des protocoles de traitement précoce et des médicaments repositionnés, notamment l'ivermectine et l'hydroxychloroquine, et bien d'autres encore. » Le Dr McCullough a traité quelque 2000 patients atteints de la COVID avec ces thérapies. Il souligne que des centaines d'études évaluées par les pairs montrent à présent qu'un traitement précoce aurait pu éviter environ 80 % des décès attribués à la COVID. « Dès le départ, la stratégie aurait dû consister à mettre en œuvre des protocoles visant à diminuer les hospitalisations, grâce à un traitement précoce des Américains dont le test de dépistage de la COVID était positif mais qui étaient encore asymptomatiques. Si nous avions fait cela, nous aurions pu faire baisser les taux de létalité en dessous de ceux observés avec la grippe saisonnière, et mettre fin à l'engorgement de nos hôpitaux. Nous aurions dû développer des médicaments rapidement disponibles sur le marché, à l'innocuité prouvée, et les soumettre à une approbation rigoureuse en termes de risques et avantages », poursuit-il. « En utilisant des médicaments repositionnés, nous aurions pu mettre fin à cette pandémie en mai 2020 et sauver 500000 vies américaines, mais c'était sans compter sur la vision étroite et bornée du Dr Fauci sur les nouveaux vaccins et le remdesivir. »

Le Dr Pierre Kory, spécialiste des maladies pulmonaires et des soins intensifs, est d'accord avec l'estimation de McCullough. « L'efficacité de certains de ces médicaments en prophylaxie est presque miraculeuse, en outre une intervention précoce dans la semaine suivant l'exposition stoppe la réplication virale, empêche le développement de la tempête de cytokines et l'entrée dans la phase pulmonaire », explique le Dr Kory. « Nous aurions pu briser la pandémie dans son élan au printemps 2020. »

Risch, McCullough et Kory font partie du grand chœur des experts (qui compte aussi le Prix Nobel Luc Montagnier) soutenant qu'en traitant les patients infectés à domicile pendant les premiers stades de la maladie, nous aurions pu éviter les catastrophiques confinements et trouver des solutions médicales pour protéger les populations vulnérables, tout en encourageant la propagation de la maladie dans les groupes d'âge à risque extrêmement faible afin d'obtenir une immunité collective durable. Ils soulignent que l'immunité naturelle, dans tous les cas connus, est supérieure à l'immunité induite par le vaccin, étant à la fois plus durable (elle dure souvent toute la vie) et à spectre plus large – ce qui signifie qu'elle constitue un bouclier contre les éventuels variants ultérieurs. Pour le Dr Kory, « Vacciner les citoyens possédant une immunité naturelle n'aurait jamais dû faire partie de notre politique de santé publique. »

La stratégie du Dr Fauci a engagé des centaines de milliards d'argent public dans un pari à haut risque pour développer des vaccins de nouvelle technologie, mais n'a pratiquement rien affecté au développement de médicaments repositionnés efficaces contre la COVID. « Cette stratégie a suspendu le traitement médical pendant une année entière à l'échelle mondiale, alors qu'un virus respiratoire facilement traitable ravageait les populations », souligne Kory. « Il est absolument choquant qu'il n'ait recommandé aucun soin ambulatoire, pas même de la vitamine D malgré le fait qu'il en prenne lui-même et qu'une grande partie du pays présente une carence en vitamine D. »

Le Dr Kory[43] est président de Front Line COVID-19 Critical Care Alliance, ancien professeur agrégé et directeur médical du centre de traumatologie et de réanimation de l'hôpital de la faculté de médecine de l'université du Wisconsin, et chef du service de soins intensifs de l'Aurora St. Luke's Medical Center, à Milwaukee. Ses travaux majeurs sur l'échographie en soins intensifs lui ont valu le President's Choice Award de la British Medical Association en 2015.

Risch, McCullough et Kory font également partie des centaines de scientifiques et médecins qui se disent choqués par le fait que le Dr Fauci n'ait rien fait pour identifier des médicaments repositionnés. Kory a déclaré : « Je trouve consternant qu'il n'y ait pas eu de processus de consultation avec les médecins traitants. La médecine est une affaire de consultation. Birx, Fauci et Redfield donnaient des conférences de presse tous les jours et imposaient des diktats arbitraires, alors qu'aucun d'entre eux n'avait jamais traité un patient COVID ou travaillé aux urgences ou dans une unité de soins intensifs. Ils ne savaient rien. »

« Alors que je regardais le groupe de travail de la Maison Blanche à la télévision », se souvient le Dr McCullough, « pas un seul de ses membres n'a dit que les hospitalisations et les décès étaient le mauvais résultat de la COVID-19, et qu'ils mettraient en place une équipe de médecins pour identifier les protocoles et les traitements propres à freiner ces hospitalisations et décès. »

Le Dr McCullough soutient qu'en tant que tsar de la COVID, le Dr Fauci aurait dû créer un réseau d'entraide international reliant les 11 millions de médecins de première ligne dans le monde, afin de recueillir des conseils en temps réel, des protocoles de sécurité innovants et de développer les meilleures pratiques en matière de prophylaxie et de traitement précoce. « Il aurait dû créer des lignes d'assistance téléphonique et des sites Internet spécifiques pour que les professionnels de santé puissent appeler et poser des questions sur les traitements, et pour consulter, collecter, cataloguer et diffuser les dernières découvertes, que ce soit en matière de prophylaxie des personnes vulnérables et exposées ou en matière de traitement précoce des infections, afin d'éviter les hospitalisations. » Le Dr Kory le rejoint : « Ce que nous aurions dû essayer de prévenir, ce sont les hospitalisations. On ne peut pas rester assis et attendre qu'un patient infecté tombe malade. Les stratégies de traitement du Dr Fauci ont toutes commencé une fois que tous ces patients sous-médicalisés ont été hospitalisés. À ce moment-là, il était trop tard pour beaucoup d'entre eux. C'était insensé. C'était pervers. C'était contraire à l'éthique. »

Selon le Dr McCullough, le Dr Fauci aurait dû créer des centres de traitement pour les patients ambulatoires et des cliniques de campagne spécialisées dans le traitement des cas COVID asymptomatiques ou à un stade précoce. « Il aurait dû encourager les médecins à utiliser des cliniques satellites pour mener de petits essais cliniques ambulatoires afin d'identifier rapidement les protocoles, les médicaments et les thérapeutiques les plus efficaces. »

Le professeur Risch est du même avis : « Nous aurions dû déployer des équipes de médecins dans le monde entier pour effectuer des essais cliniques à court terme, tester des médicaments prometteurs et rendre compte des protocoles efficaces. Les objectifs étaient simples : prévenir les hospitalisations et les décès. » En plus de n'avoir pas développé rapidement et mis à jour continuellement les protocoles et les traitements, McCullough et Kory affirment que le gouvernement n'a pas rempli le devoir essentiel qui est celui d'un organisme de réglementation de la santé publique lors des pandémies modernes, à savoir : publier les meilleurs protocoles de traitement précoce sur le site Internet du NIH, puis mettre en place des centres d'appels pour favoriser la consultation et le partage d'informations, ainsi que des pages Internet pour partager, diffuser et mettre à jour les derniers traitements et accroître en continu les connaissances du public sur les méthodes les plus efficaces.

Le Dr McCullough ajoute : « Nous aurions dû créer des centres d'information et de communication où les médecins traitants et les hôpitaux auraient pu obtenir des bulletins d'information actualisés 24 heures sur 24. Hélas, les médecins qui voulaient offrir à leurs patients infectés un traitement précoce n'ont pas eu cette chance. »

Maisons de retraite et centres d'isolement

Selon le Dr Risch, outre l'élaboration de protocoles de traitement précoce, les responsables de la santé publique auraient dû veiller à ce que les patients âgés restent dans des hôpitaux de quarantaine jusqu'à ce qu'ils ne soient plus contagieux. « Il est évident que nous aurions dû disposer d'installations de quarantaine pour ne pas envoyer les patients infectés dans des maisons de retraite surpeuplées. Au lieu de ça, nous aurions dû les héberger dans des installations sûres et les protéger avec des traitements de pointe. » Risch souligne que les contribuables ont dépensé 660 millions de dollars pour construire des hôpitaux de campagne dans tout le pays[44]. Des gouverneurs démocrates comme Andrew Cuomo ont gardé ces installations vides, afin de conserver des lits disponibles en prévision de l'afflux de patients prédit de manière inexacte par les modèles alarmistes, élaborés par deux organisations financées par Gates, l'IMHE et le Royal College of London, puis consacrés comme parole d'évangile par le Dr Fauci – manifestement dans le cadre de la croisade visant à générer la panique générale. Avec leurs centres de quarantaine vides, ces gouverneurs ont renvoyé les personnes âgées infectées dans des maisons de retraite bondées, où elles ont propagé la maladie au sein de la population la plus vulnérable, avec des conséquences mortelles. Risch souligne : « La moitié des décès à New York et un tiers au niveau national[45] concernaient des résidents d'établissements de soins pour personnes âgées. »

Le Dr Fauci a fait un autre choix politique inexplicable en ne fournissant pas aux maisons de retraite les anticorps monoclonaux, alors qu'ils auraient pu sauver des milliers de vies. « Grâce à l'opération Warp Speed, nous disposions d'anticorps monoclonaux de haute technologie et entièrement approuvés par la FDA en novembre 2020 – bien avant les vaccins », explique le Dr McCullough.

« Les anticorps monoclonaux sont très efficaces, toutefois ils ne sont pas adaptés aux patients externes, car ils doivent être administrés par voie intraveineuse. Ils sont donc parfaits pour les maisons de retraite. Aux États-Unis, au cours de la pandémie, environ un tiers des décès dus à la COVID sont survenus dans des maisons de retraite et des établissements de soins de longue durée[46]. Le Dr Fauci aurait dû fournir des anticorps monoclonaux aux maisons de retraite et aux centres de quarantaine », selon Risch. Au lieu de ça, il a empêché ces institutions d'en administrer. « Refuser ce remède aux établissements de soins pour personnes âgées à un moment où ces dernières mouraient au rythme de 10 000 par semaine était une sorte d'acte cruel ahurissant d'incompétence et de négligence. »

McCullough de conclure : « En somme, il faut faire le contraire de tout ce qu'ils ont fait. On a bien de la peine à identifier ne serait-ce qu'une chose qu'ils aient faite correctement. »

La montée au créneau de médecins indépendants

Au tout début de la pandémie, Kory et son mentor, le Dr Paul Marik, professeur de médecine et chef du département de médecine pulmonaire et de soins intensifs à l'Eastern Virginia Medical School, ont commencé à rassembler les spécialistes des soins intensifs les plus publiés et les plus accomplis au monde pour développer rapidement des traitements efficaces contre la COVID. Chacun des cinq fondateurs de la Front Line COVID-19 Critical Care Alliance (FLCCC) est mondialement reconnu pour avoir apporté des contributions significatives à la science des soins intensifs et des maladies pulmonaires avant l'apparition de la COVID. Au début de la pandémie, ces médecins ont pris le relai des agences gouvernementales et des centres de lutte contre le virus, et ont commencé à coordonner le développement de traitements précoces à l'aide de médicaments repositionnés. Ils ont rapidement prouvé qu'ils pouvaient réduire considérablement la létalité de la COVID. Mais, au lieu d'être applaudis en tant que guérisseurs, leur succès dans le traitement de la COVID en a fait des ennemis d'État.

Bien avant d'entendre parler de Pierre Kory ou de la FLCCC, le Dr Peter McCullough est arrivé aux mêmes conclusions sur la futilité et l'immoralité de la politique fédérale. Il a ressenti la même indignation et la même détermination à changer les choses. « En avril et mai, j'ai remarqué une tendance inquiétante », se souvient-il. « La tendance était : aucun effort pour traiter les patients atteints de la COVID-19 à domicile ou dans les maisons de retraite. On avait presque l'impression que les patients n'étaient volontairement pas traités, qu'on leur demandait de rester chez eux jusqu'à ce qu'ils atteignent le point où ils ne pourraient plus respirer et devraient être admis à l'hôpital. »

Le Dr Fauci a adopté le protocole inouï consistant à dire aux médecins de laisser les patients testés positivement rentrer chez eux, sans traitement – les abandonnant à la crainte et propageant la maladie – jusqu'à ce que des difficultés respiratoires les obligent à retourner à l'hôpital. Là, ils devaient affronter deux remèdes mortels : le remdesivir et les respirateurs.

Cette politique déconcertante m'a moi-même frustré. En décembre 2020, quand j'ai demandé au médecin de ma mère âgée de 93 ans de me présenter son plan de traitement si elle obtenait un PCR positif, il m'a répondu : « Il n'y a vraiment rien que nous puissions faire, sauf si elle commence à avoir des difficultés à respirer. Dans ce cas, nous l'enverrons au Mass General pour qu'elle soit placée sous oxygène. » Lorsque je l'ai interrogé sur l'utilisation de l'ivermectine ou de l'hydroxychloroquine, il a haussé les épaules. Il n'avait jamais entendu parler de leur utilisation chez les patients atteints de COVID. « Il n'y a pas de traitement précoce contre la COVID », m'assura-t-il.

Le choix du Dr Fauci de priver les Américains infectés d'un traitement précoce n'était pas seulement une mauvaise stratégie de santé publique ; c'était, selon McCullough, « un acte de cruauté à l'échelle d'une population ». « Jamais dans l'histoire des médecins n'ont délibérément traité des patients avec une telle barbarie », a-t-il déclaré.

« Je me suis dit, 'je ne vais pas tolérer ça – dans ma pratique, au niveau national ou mondial' », m'a confié le Dr McCullough. Réalisant que la COVID devait être combattue sur plusieurs fronts, il commença à contacter des médecins d'autres pays qui faisaient état de succès contre la maladie, notamment des médecins italiens, grecs, canadiens, de toute l'Europe, ainsi que des médecins bangladais et d'Afrique du Sud.

McCullough poursuit : « S'il s'était agi de toute autre forme de pneumonie, de maladie respiratoire ou de toute autre maladie infectieuse, nous savons que si nous commençons tôt nous pouvons en fait traiter beaucoup plus facilement que lorsqu'on attend que les patients soient très malades. » Il affirme que la règle vaut pour la COVID-19 : « Nous avons rapidement appris qu'il faut environ deux semaines à une personne infectée par la COVID pour être suffisamment malade chez elle, et pour qu'une hospitalisation s'impose. »

Les médecins cliniciens de première ligne ont rapidement constaté que la maladie agissait par de multiples voies, chacune nécessitant son propre protocole de traitement. « Il y avait trois points majeurs concernant la maladie », selon McCullough : « 1) le virus se répliquait jusqu'à deux semaines, 2) il y avait une inflammation majeure dans l'organisme, et 3) cela était suivi par la coagulation du sang ». Il ajoute : « En avril 2020, la plupart des médecins ont compris qu'un seul médicament ne suffirait pas à traiter cette maladie. Nous devions administrer une combinaison de médicaments. »

« Nous avons rapidement établi trois principes », explique McCullough ; son protocole en trois étapes était le suivant :

- Utiliser des médicaments pour ralentir le virus ;
- Utiliser des médicaments pour atténuer ou réduire l'inflammation ;
- Remédier à la coagulation du sang.

McCullough et ses confrères internationaux ont rapidement identifié toute une pharmacopée de traitements prêts à l'emploi, démontrant une efficacité extraordinaire contre chaque stade de la COVID quand ils sont administrés à un stade précoce de la maladie.

McCullough relate la rapidité avec laquelle les médecins de première ligne ont découvert des remèdes efficaces contre la COVID. Les premières études du HHS avaient confirmé l'efficacité de l'hydroxychloroquine contre le coronavirus dès 2005 ; en mars 2020, les médecins, de New York à l'Asie, l'utilisaient contre la COVID avec une efficacité extraordinaire. Ce mois-là, McCullough et d'autres praticiens de son centre médical ont mis au point avec la FDA l'un des premiers protocoles prophylactiques utilisant l'hydroxychloroquine. « Au début de l'été 2020, nous avions des données formidables sur l'ivermectine, provenant d'équipes médicales au Bangladesh et ailleurs. À ce moment-là, nous avions donc deux génériques bon marché. » McCullough et son équipe croissante de plus de cinquante médecins de première ligne ont découvert que si l'HCQ et l'IVM fonctionnaient bien contre la COVID, l'ajout d'autres médicaments améliorait considérablement les résultats. Il s'agit de l'azithromycine ou de la doxycycline, du zinc, de la vitamine D, du Celebrex, de la bromhexine, de la NAC, de la vitamine C en IV et de la quercétine. L'équipe de McCullough s'est rendu compte que, comme l'hydroxychloroquine et l'ivermectine, la quercétine – ce nutraceutique qu'on trouve partout dans les rayons des pharmacies – est un ionophore, c'est-à-dire qu'elle facilite l'absorption du zinc par les cellules, annihilant ainsi la capacité de réplication du coronavirus. « Les Canadiens ont débarqué avec la colchicine dans un essai de grande qualité basé sur un premier essai grec », poursuit McCullough. « Les experts de l'UCLA et d'ailleurs nous en ont appris davantage sur la coagulation sanguine et la nécessité de l'aspirine et des anticoagulants. Nous avons obtenu une approbation accélérée pour les anticorps monoclonaux. On a appris par la suite que la fluvoxamine et la famotidine pouvaient toutes deux jouer un rôle dans le traitement de la polychimiothérapie. » Paul Harch, professeur à la LSU Medical School, a découvert des articles publiés dans des revues à comité de lecture en Chine, où des chercheurs avaient utilisé des chambres hyperbares (OHB) avec un succès remarquable[48]. Entre avril et mai, un groupe de chercheurs de l'université de New York a reproduit ce succès en débranchant des patients des respirateurs et en récupérant rapidement 18 des 20 cas ventilés grâce à l'OHB[49]. (Yale mène actuellement la phase III avec d'excellents résultats préliminaires.)

Il y avait de nombreux autres traitements prometteurs. Les pays asiatiques pratiquaient le lavage nasal avec solution saline avec beaucoup de succès pour réduire les charges virales et la transmission[50]. McCullough a découvert qu'il pouvait administrer des traitements préventifs à ses patients, réduire la charge virale et prévenir la transmission avec une variété d'autres lavages oraux/nasaux et d'agents virucides dilués, y compris la povidone iodée, le peroxyde d'hydrogène, l'hypochlorite et la Listerine ou le bain de bouche avec du chlorure de cétylpyridinium. Le Dr Michael Callahan, spécialiste des maladies infectieuses au Mass General, a vu des centaines de patients à Wuhan en janvier 2020, et y a constaté l'efficacité impressionnante du Pepcid, médicament en vente libre contre l'indigestion. Les Japonais utilisaient déjà le Prednisone, le Budesonide et la Famotidine avec des résultats époustouflants.

Le 1er juillet, McCullough et son équipe ont élaboré le premier protocole basé sur des signes d'amélioration et de sécurité acceptables. Ils ont soumis le protocole à l'*American Journal of Medicine*. Cette étude, intitulée « The Pathophysiologic Basis and Clinical Rationale for Early Ambulatory Treatment of COVID-19 »[51], est rapidement devenue le document le plus téléchargé au monde pour aider les médecins à traiter la COVID-19.

« Il est incroyable que le Dr Fauci n'ait jamais publié un seul protocole de traitement avant cela », dit McCullough, « et que le 'docteur de l'Amérique' n'ait jamais, à ce jour, publié quoi que ce soit sur la façon de traiter un patient atteint de la COVID. Cela heurte la conscience qu'il n'y ait toujours pas de protocole officiel. Quiconque tente de publier un nouveau protocole de traitement voit se fermer hermétiquement les revues spécialisées, toutes sous le contrôle de Fauci. »

Les Chinois ont publié leur propre protocole de traitement précoce le 3 mars 2020[52,53] en utilisant plusieurs des mêmes catégories de médicaments prophylactiques et de traitement précoce découverts par McCullough – chloroquine (un cousin de l'hydroxychloroquine), antibiotiques, anti-inflammatoires, antihistaminiques, une variété de stéroïdes et de probiotiques pour stabiliser et fortifier le système immunitaire, ainsi que des médicaments traditionnels chinois, des vitamines et des minéraux, dont une variété de composés contenant de la quercétine, du zinc et des précurseurs du glutathion[54]. Les Chinois ont fait du traitement précoce la priorité centrale de leur stratégie COVID. Ils ont pratiqué une surveillance intense et intrusive pour identifier puis hospitaliser et traiter immédiatement tous les Chinois infectés par la COVID. Un traitement précoce leur a permis de mettre fin à leur pandémie en avril 2020. « Nous aurions pu faire de même », note McCullough.

Bien que le Dr McCullough soit désormais souvent censuré, l'AMA répertorie toujours son étude comme l'article le plus téléchargé en 2020. L'Association of American Physicians and Surgeons (AAPS) a même téléchargé l'article de McCullough et en a fait son guide de traitement officiel[55]. Le directeur de l'AAPS, le Dr Jeremy Snavely, m'a dit en août 2021 que le guide avait été téléchargé 122 000 fois : « Nous estimons qu'il a été vu par plus d'un million de personnes. C'est le seul guide digne de confiance. Notre téléphone n'arrête pas de sonner. La plupart des appels proviennent de médecins et de patients qui cherchent désespérément l'aide qu'ils ne trouvent nulle part sur le site Internet du HHS. »

À l'automne, les médecins de première ligne avaient constitué une pharmacopée de médicaments repositionnés, tous efficaces contre la COVID.

À cette époque, plus de 200 études soutenaient le traitement à base d'hydroxychloroquine, et 60 plaidaient en faveur de l'ivermectine. « Nous avons combiné ces médicaments avec la doxycycline et l'azithromycine pour supprimer l'infection », précise McCullough. Une autre méta-analyse a promu l'utilisation de la prednisone, de l'hydrocortisone et d'autres stéroïdes largement disponibles pour combattre l'inflammation[56]. Trois études ont soutenu l'utilisation du budésonide inhalé contre la COVID ; une étude de l'université d'Oxford publiée en février 2021 a démontré que ce traitement pouvait réduire les hospitalisations de 90 % chez les patients à faible risque[57], et une publication d'avril 2021 a démontré que la guérison était également plus rapide pour les patients à haut risque[58]. En outre, une étude de très grande envergure a confirmé que la colchicine est anti-inflammatoire[59]. Enfin, l'équipe en pleine expansion de McCullough disposait de données d'observation sur le traitement tardif des patients hospitalisés avec une dose complète d'aspirine et d'antithrombotiques, notamment l'énoxaparine, l'apixaban, le rivaroxaban, le dabigatran, l'edoxaban, et une dose complète d'anticoagulant avec de l'héparine de faible poids moléculaire pour les caillots sanguins[60].

« Nous avons pu montrer que les médecins peuvent travailler avec quatre à six médicaments en combinaison, complétés par des vitamines et des nutraceutiques, notamment le zinc, les vitamines D et C, et la quercétine. Or, ils peuvent guider les patients à domicile, même les personnes âgées les plus à risque, et éviter l'issue redoutée de l'hospitalisation et de la mort », a expliqué McCullough.

Travaillant avec un grand cabinet dans le secteur Plano/Frisco, au nord de Dallas, McCullough et son équipe ont administré ce protocole à quelque 800 patients et ont fait état d'une réduction de 85 % des hospitalisations et des décès. Un autre cabinet dirigé par le légendaire Dr Vladimir Zelenko, à Monroe, dans l'État de New York, a pareillement obtenu des résultats spectaculaires[61].

Des médecins indépendants, non affiliés au gouvernement ou aux universités qui dépendent tellement des bonnes grâces du Dr Fauci, découvraient chaque jour de nouveaux traitements contre la COVID. Des chercheurs ont traité 738 patients COVID-19 brésiliens sélectionnés au hasard avec un autre adjuvant, la fluvoxamine, identifié au début de la pandémie pour son potentiel de réduction des tempêtes de cytokines[62]. Entre le 20 janvier et le 6 août 2021, 733 autres ont reçu un placebo. Les chercheurs ont suivi pendant 28 jours chaque patient recevant de la fluvoxamine dans le cadre de l'essai ; ils ont constaté une réduction d'environ 30 % des événements chez ceux qui en recevaient par rapport à ceux qui n'en recevaient pas. Comme presque tous les autres remèdes, il est bon marché et sa sécurité a été prouvée par son utilisation de longue date. La fluvoxamine coûte environ 4 $ par cure de 10 jours. Elle est utilisée depuis les années 1990 et son profil d'innocuité est bien connu[63]. « L'hydroxychloroquine et l'ivermectine ne sont ni nécessaires ni suffisantes à elles seules – il existe de nombreuses molécules qui soignent la COVID », déclare McCullough. « Même si l'hydroxychloroquine et l'ivermectine sont devenues si politisées que personne ne voulait autoriser leur administration, nous aurions pu utiliser d'autres médicaments, des anti-inflammatoires, des antihistaminiques, ainsi que des anticoagulants, réellement arrêter la maladie et, encore une fois, la traiter pour réduire les hospitalisations et les décès. »

Quand la pandémie a commencé, la plupart des autres cabinets médicaux de la région de Detroit ont fermé leurs portes, ainsi que me l'a raconté le Dr David Brownstein. « J'ai organisé une réunion avec mon personnel et mes six associés. Je leur ai dit : 'Nous allons rester ouverts et traiter la COVID'. Ils voulaient savoir comment. J'ai répondu : 'Ici, nous traitons les maladies virales depuis 25 ans. La COVID ne peut pas être différente.' Toutes ces années durant, notre cabinet n'avait jamais perdu un seul patient à cause de la grippe ou d'un syndrome grippal. Nous avons traité les gens dans leur voiture avec des vitamines A, C et D par voie orale et de l'iode. Tout l'hiver, nous avons administré notre solution intraveineuse à l'extérieur, devant le cabinet, à base de peroxyde d'hydrogène et de vitamine C. Nous demandions aux personnes de nous présenter leur derrière depuis leur voiture et nous leur administrions de l'ozone par voie intramusculaire. On les nébulisait avec du peroxyde d'hydrogène et de l'iode de Lugol. On n'utilisait que rarement l'ivermectine et l'hydroxychloroquine. Nous avons traité 715 patients et n'avons eu que dix hospitalisations, et aucun décès. Le traitement précoce était la clef. On n'avait pas le droit d'en parler. L'ensemble de l'establishment médical essayait d'interdire le traitement précoce et de faire taire tous les médecins qui parlaient de succès. Une génération entière de médecins a tout bonnement cessé de pratiquer la médecine. Quand nous en avons parlé, tout le cartel nous est tombé dessus. Je suis en procès avec l'Ordre des médecins depuis un an. Quand nous avons publié des vidéos de certains de nos patients guéris, elles sont devenues virales. Il y en a une qui a totalisé un million de vues. La FTC a déposé une motion contre nous, et nous avons dû tout retirer. » En juillet 2020, Brownstein et ses sept collègues ont publié un article revu par les pairs décrivant leur succès phénoménal en matière de traitement précoce. La FTC lui a envoyé une lettre le sommant de le retirer. « Personne ne voulait que les Américains sachent qu'on n'avait pas à mourir de la COVID. C'est 100 % traitable », assure le Dr Brownstein. « Nous l'avons prouvé. Personne n'a eu à mourir. »

« Entre-temps », ajoute le Dr Brownstein, « nous avons constaté de nombreux effets secondaires très graves du vaccin chez nos patients. Nous avons eu sept accidents vasculaires cérébraux, certains s'étant soldés par une paralysie grave. Nous avons eu trois cas d'embolie pulmonaire, deux caillots sanguins, deux cas de maladie de Basedow, et un décès. »

Comme le montre le dossier, les médicaments repositionnés auraient également pu réduire considérablement la mortalité des patients hospitalisés. L'un des cofondateurs de la FLCCC, le Dr Joe Varon, médecin-chef du Houston Memorial Medical Center, a travaillé 400 jours d'affilée, voyant entre 20 et 30 patients par jour. En utilisant l'ivermectine et un cocktail d'anti-inflammatoires, de stéroïdes et d'anticoagulants depuis le printemps 2020, il a réduit la mortalité hospitalière des patients de l'USI COVID à environ 4,1 %, alors qu'elle était au-delà de 23 % au niveau national. « Même dans les unités de soins intensifs où les patients arrivaient sous-traités, nous avons pu réduire considérablement la mortalité », précise le Dr Kory.

« Quasi tout ce que vous faites dans les maisons de retraite, c'est-à-dire toute combinaison des divers composants de ces protocoles, réduit les décès d'au moins 60 % », m'a expliqué McCullough. Un article paru en 2021 dans *Medical Hypotheses* soutient son affirmation[64]. Cette étude menée et coécrite par 12 médecins montre que diverses combinaisons de plusieurs de ces médicaments et d'autres de nature similaire ont considérablement réduit les taux de mortalité dans diverses maisons de retraite. L'étude conclut que même les combinaisons les plus modestes de traitements précoces étaient associées à une réduction de 60 % de la mortalité. Selon le Dr McCullough, « Le nihilisme thérapeutique était le véritable tueur des aînés américains. »

Les conclusions de McCullough étaient peut-être prudentes. Au début de la pandémie, deux maisons de retraite espagnoles ont simultanément expérimenté un traitement précoce à base de médicaments disponibles et bon marché, et ont obtenu un taux de survie de 100 % parmi les résidents et le personnel infectés. En effet, entre mars et avril 2020, la COVID-19 avait frappé deux établissements de soins pour personnes âgées à Yepes, dans la province de Tolède. L'âge moyen des résidents de ces établissements était de 85 ans, et 48 % avaient plus de 80 ans. En trois mois, 100 % des résidents des deux établissements avaient contracté le virus. À la fin du mois de juin, 100 % des résidents et la moitié du personnel étaient séropositifs à la COVID, ce qui signifie qu'ils avaient enduré l'infection et s'étaient rétablis. Aucun d'entre eux n'est allé à l'hôpital ni n'est mort. Aucun n'a eu d'effets indésirables liés aux médicaments. Les médecins locaux avaient rapidement découvert un traitement précoce avec le même genre de remèdes que ceux dont McCullough se faisait le champion : antihistaminiques, stéroïdes, antibiotiques, anti-inflammatoires, aspirine, lavages nasaux, bronchodilatateurs et anticoagulants. Pourtant, les données regroupées montrent que 28 % des résidents de maisons de soins comparables de la même région, au cours de la même période, sont morts. Cette étude confirme donc l'expérience des médecins de première ligne, selon laquelle des médicaments disponibles à bas prix et repositionnés peuvent facilement prévenir les hospitalisations et les décès[65].

En décembre 2020, le Dr McCullough a publié avec 57 de ses collègues une deuxième étude, dans un numéro spécial de *Reviews In Cardiovascular Medicine*. L'article, intitulé « Multifaceted highly targeted sequential multidrug treatment of early ambulatory high-risk SARS-CoV-2 infection (COVID-19) », décrit le fantastique éventail de médicaments efficaces que ces médecins avaient alors mis au point[66].

En recueillant les données du vaste réseau international de médecins, ils ont ajouté des dizaines de nouveaux composés à l'arsenal, chacun ayant prouvé son efficacité contre la COVID-19. Le Dr Kory m'a confié être profondément troublé par le fait que les efforts extrêmement fructueux déployés par des dizaines de médecins de première ligne pour développer des médicaments repositionnés pour traiter la COVID n'ont pas reçu le moindre soutien de la part d'un seul gouvernement dans le monde – seulement de l'hostilité, orchestrée en grande partie par le Dr Fauci et les agences sanitaires américaines. Les grandes universités qui dépendent des centaines de millions de dollars de financement annuel des NIH se sont également montrées hostiles. « Pas une seule institution académique n'a proposé un seul protocole », a souligné le Dr McCullough. « Ils n'ont même pas essayé. Harvard, Johns Hopkins, Duke, et j'en passe. Pas un seul centre médical n'a mis en place ne serait-ce qu'une tente pour essayer de traiter les patients, prévenir les hospitalisations et les décès. En Amérique, il n'y avait pas une once de traitement expérimental disponible pour combattre la COVID – à part les vaccins. » Toutes ces universités sont profondément tributaires des milliards de dollars qu'elles reçoivent des NIH. Comme nous allons le voir, ces institutions vivent dans la terreur d'offenser Anthony Fauci, et cette peur les a paralysées au cœur de la pandémie.

« Le Dr Fauci a refusé de promouvoir ces modes de traitement », affirme Kory. « Le problème n'est pas simplement qu'il n'a fait aucun effort pour trouver des remèdes efficaces disponibles dans le commerce – il les a supprimés de manière active. »

Au lieu de soutenir les travaux de McCullough, le NIH et les autres autorités fédérales de réglementation ont commencé à censurer activement les informations portant sur cette gamme de remèdes efficaces. Les médecins qui ont simplement tenté d'ouvrir la discussion sur les avantages potentiels des traitements précoces de la COVID se sont retrouvés lourdement et inexplicablement censurés. Le Dr Fauci a travaillé avec Mark Zuckerberg (de Facebook) et d'autres réseaux sociaux pour museler le débat sur les remèdes. La FDA a envoyé une lettre d'avertissement indiquant que la N-acétyle-L-cystéine (NAC) ne pouvait être légalement commercialisée en tant que complément alimentaire, après des décennies d'accès libre dans les rayons de produits diététiques, et a supprimé la vitamine C IV, que les Chinois utilisaient avec une redoutable efficacité.

En septembre, le Dr McCullough a utilisé ses deniers personnels pour réaliser une vidéo YouTube montrant quatre diapositives tirées de ses articles de l'American Medical Association évalués par les pairs, pour enseigner aux médecins les avantages miraculeux d'un traitement précoce à base d'HCQ et d'autres remèdes. Sa vidéo est devenue virale, avec des centaines de milliers de téléchargements ; YouTube l'a supprimée deux jours plus tard.

Des médecins et des scientifiques éminents, y compris certains des médecins les plus publiés et les plus chevronnés du pays, ainsi que des spécialistes de première ligne de la COVID, tels que McCullough, Kory, Ryan Cole, David Brownstein et Risch, pensent que 80 % des décès attribués à la COVID sont imputables à l'exclusion par le Dr Fauci des traitements précoces et des remèdes non brevetés. Les cinq médecins m'ont dit la même chose chacun de leur côté. La faute professionnelle répétée consistant à refuser délibérément les traitements précoces efficaces contre la COVID et à contraindre à l'utilisation du remdesivir toxique pourrait avoir tué inutilement jusqu'à 500 000 Américains dans les hôpitaux.

Le Dr Kory le dit clairement : « La suppression des traitements précoces par le Dr Fauci entrera dans l'histoire comme ayant causé la mort d'un demi-million d'Américains dans les unités de soins intensifs. »

Ryan Cole fait partie des médecins qui ont adopté les protocoles de McCullough au début de la pandémie. Le Dr Cole est un pathologiste anatomique et clinique certifié par le conseil d'administration de la Mayo Clinic et de l'université Columbia. Il est le PDG/directeur médical de Cole Diagnostics, le plus grand laboratoire indépendant de l'Idaho. Il a diagnostiqué plus de 350 000 patients au cours de sa carrière. Le Dr Cole a découvert les travaux de McCullough au cours de sa propre recherche de traitements précoces, après que son frère en surpoids l'ait appelé depuis un État voisin, alors qu'il se rendait aux urgences avec un test PCR positif, une respiration difficile, un taux d'oxygène dans le sang de 86 et une gêne thoracique qu'il évaluait à 9/10. « Il a un diabète de type 1 », explique le Dr Cole. Le Dr Cole a redirigé son frère vers une pharmacie locale et a demandé une ordonnance d'ivermectine. « Dans les six heures, la douleur thoracique de mon frère est passée à 2/10 grâce à l'effet interféron de l'ivermectine, et dans les 24 heures qui ont suivi la prise d'ivermectine son oxygène était à 98, et il s'est ensuite complètement rétabli». Cole m'a dit: «Une ampoule s'est allumée.»

Le Dr Cole a supervisé ou aidé à réaliser plus de 125 000 tests COVID pendant la pandémie. Après avoir sauvé son frère, il a rencontré de nombreux patients aux premiers stades de la maladie. «Presque aucun d'entre eux n'arrivait à trouver un médecin à proximité pour les traiter», m'a-t-il dit. «Je suis intervenu pour fournir un traitement précoce à plus de 300 patients positifs, dont la moitié présentaient des comorbidités et un risque élevé.» Parmi cette cohorte, aucun n'a été hospitalisé et aucun n'est décédé. «Le traitement précoce contre la COVID-19 sauve des vies, un point c'est tout. Si le corps médical avait été avant-gardiste et pragmatique, et s'était concentré sur cette maladie, avec une approche multi-médicamenteuse précoce en ambulatoire, sachant que la COVID-19 est une maladie inflammatoire de la coagulation, des centaines de milliers de vies auraient pu être sauvées aux États-Unis.»

«Jamais dans l'histoire de la médecine», souligne le Dr Cole, «le traitement précoce d'un patient, quelle que soit sa maladie, n'a été aussi ouvertement négligé par la profession médicale à une si grande échelle.»

Cole ajoute: «Ne pas traiter, surtout en présence d'une maladie mortelle hautement transmissible, c'est nuire.»

Il affirme que la seule pandémie vraiment mortelle est «la pandémie du sous-traitement». Selon lui: «La relation sacrée médecin-patient doit être arrachée des griffes d'Anthony Fauci et du complexe gouvernemental/médical/pharmaceutique. Les médecins doivent revenir à leur serment. Les patients doivent exiger de la médecine leur droit à être traités. Cette année a révélé les innombrables failles d'un système médical qui a perdu son sens et son âme.»

Cole souligne que «Si vous avez moins de 70 ans et que vous n'avez pas de maladie grave préexistante, vous pouvez difficilement mourir [de l'infection par le SRAS-CoV-2]. Il n'y a donc pas de taux de létalité qui puisse être réduit. Quant aux personnes âgées qui ont une maladie préexistante», ajoute-t-il, «comme nous le savons grâce aux travaux du Dr Peter McCullough et de ses collègues, il existe des médicaments incroyablement efficaces pour traiter ce virus, de sorte que les taux de létalité diminuent encore de 70 à 80 %, ce qui signifie qu'il n'y a aucune raison de recourir à l'urgence. C'est une énorme menace pour le cartel des vaccins et pour le remdesivir.»

Seuls les médecins indépendants comme Ryan Cole, qui n'étaient pas tributaires des largesses du Dr Fauci et qui se sont lancés dans un combat corps à corps contre la COVID-19, ont découvert des modes de traitement facilement disponibles: «Nous avons eu des médecins héros qui ont vraiment dû rompre avec la doxa académique», explique McCullough. Enfin, un groupe d'organisations indépendantes, dont l'Association of American Physicians and Surgeons, Front-Line Critical Care Consortium et America's Front-line Doctors, se sont mobilisées pour organiser le pays en quatre services nationaux de télémédecine et trois services régionaux similaires. Après le témoignage explosif du Dr Kory au Sénat, des milliers de médecins et de patients terrifiés par la COVID ont commencé à appeler les numéros d'assistance pour obtenir un traitement. « Nous avons pris en main les soins de santé », dit McCullough.

« Dans de nombreux pays et régions du monde, des baisses répétées et marquées du nombre de cas et de décès sont survenues très peu de temps après la distribution d'ivermectine ou l'annonce des recommandations des ministères en charge de la santé concernant l'ivermectine », a déclaré le Dr Kory. Il semble qu'un lien de causalité similaire ait été observé aux États-Unis.

Par la suite, le Dr Fauci et les propagandistes de l'industrie ont attribué le déclin de janvier des cas de COVID, des hospitalisations et des décès à leurs vaccins, dont le déploiement avait commencé mi-décembre 2020.

Cependant, même les médecins des médias grand public ont reconnu à contrecœur que cette baisse ne pouvait pas être un effet du vaccin. Au 1er février, seuls 25,2 millions d'Américains, soit 7,6 %, avaient reçu la première dose[67]. Or, le CDC reconnaît qu'il n'y a pas d'effet avant plusieurs semaines après la deuxième injection COVID.

La décision de Tony Fauci de refuser les traitements précoces a sans aucun doute prolongé et intensifié la pandémie. McCullough fait remarquer qu'un traitement précoce ne permet pas seulement de prévenir l'hospitalisation ; il permet de tuer rapidement les virus en arrêtant leur propagation. « Le traitement précoce réduit la période d'infectivité de 14 jours à environ quatre jours », explique-t-il. « Il permet également à une personne de rester chez elle afin qu'elle ne contamine pas les gens à l'extérieur. Et puis, il a cet effet remarquable de réduire l'intensité et la durée des symptômes, de sorte que les patients ne sont pas si essoufflés, ils ne sont pas pris de panique au point de devoir rompre le confinement et aller à l'hôpital. » Selon McCullough, ces séjours à l'hôpital sont l'amorce de pandémies, d'autant plus qu'à ce moment-là le patient est au sommet de l'infectivité, avec des charges virales abondantes. « Chaque hospitalisation en Amérique – et il y en a eu des millions – a été un événement de super-propagation. Les patients malades contaminent leurs proches, les ambulanciers, les chauffeurs Uber, les gens de la clinique et des bureaux. Cela devient une pagaille totale. » McCullough affirme qu'en traitant la COVID-19 à domicile, les médecins peuvent réellement éteindre la pandémie.

« C'est donc l'histoire de héros américains. C'est l'histoire d'un succès mondial. » Le groupe de McCullough fait désormais partie d'un réseau international de médecins de première ligne qui utilisent des médicaments repositionnés pour sauver des vies dans le monde entier. Ces médecins ont construit des réseaux et des banques d'informations en dehors de l'hégémonie des agences gouvernementales et des universités, permettant aux médecins de pratiquer réellement l'art de guérir. Leur réseau comprend la coalition médicale BIRD au Royaume-Uni, et le groupe Treatment Domiciliare COVID-19 en Italie, qui organisent des rassemblements pour célébrer l'absence d'hospitalisation grâce à cette approche multi-médicamenteuse. « Nous avons PANDA en Afrique du Sud, le réseau médical Covid en Australie. Et ainsi de suite », dit McCullough. « Malgré le fait que les différentes agences gouvernementales et les institutions médicales de la tour d'ivoire n'aient littéralement pas levé le petit doigt, les médecins indépendants COVID-19 et les organisations héros ont donné un coup de pied dans la fourmilière. »

« Et à présent, nous sommes au cœur de l'épidémie de Delta. Devinez qui traite les patients Delta ? Une fois encore, ce ne sont pas les centres médicaux universitaires, ni le gouvernement, ni même les grands groupes de médecins. Ils ne s'occupent pas de ces patients. Une fois encore, ce sont les médecins indépendants. Ce sont des médecins indépendants qui font preuve de compassion et utilisent ce que nous appelons le principe de précaution. Ils utilisent leur meilleur jugement médical et les meilleures données scientifiques pour appliquer la thérapie sans tarder et pratiquer l'art de guérir. À tous nos collègues universitaires qui ont dit : 'Dr McCullough, il faut attendre les grands essais randomisés', j'ai toujours répondu : 'Écoutez, il s'agit d'un phénomène de masse. Les gens meurent à l'heure où nous parlons. Ils sont hospitalisés à l'heure où nous parlons. Nous ne pouvons pas nous permettre d'attendre de grands essais randomisés. Nous devons être des médecins. Nous devons commencer à guérir les gens. »

II : LA MISE HORS CIRCUIT DE L'HYDROXYCHLOROQUINE

La plupart de mes camarades démocrates voient bien que le Dr Fauci a mené une action visant délibérément à priver l'Amérique de médicaments qui auraient pu sauver des centaines de milliers de vies et écourter considérablement la pandémie. Aucun autre aspect de la crise de la COVID ne révèle plus limpidement les mauvaises intentions du puissant cartel des vaccins conduit par le Dr Fauci et Bill Gates, à savoir : faire durer la pandémie et amplifier ses effets mortels pour promouvoir leurs inoculations malveillantes.

Dès le début, l'hydroxychloroquine (HCQ) et d'autres traitements ont représenté une véritable menace pour le projet de vaccin COVID du Dr Fauci et de Bill Gates, évalué à 48 milliards de dollars – en particulier pour leur médicament de luxe, le remdesivir, dont Gates détient un gros portefeuille d'actions[1]. Or, selon la loi fédérale, les nouveaux vaccins et médicaments ne peuvent pas bénéficier d'une autorisation d'utilisation d'urgence (EUA) si un médicament existant approuvé par la FDA s'avère efficace contre la même maladie :

> Pour que la FDA délivre une EUA (autorisation d'utilisation d'urgence), il ne doit pas exister d'alternative adéquate, approuvée et disponible au produit candidat pour diagnostiquer, prévenir ou traiter la maladie ou l'affection [...][2]

Ainsi, si un médicament approuvé par la FDA comme l'hydroxychloroquine (ou l'ivermectine) s'avérait efficace contre la COVID, les entreprises pharmaceutiques ne seraient plus légalement autorisées à accélérer la mise sur le marché de leurs vaccins (qui coûtent des milliards de dollars) via une autorisation d'utilisation d'urgence. Au lieu de ça, les vaccins subiraient un retard de plusieurs années, qui a toujours accompagné les procédures de test de sécurité et d'efficacité. Cela voudrait dire moins de profits, plus d'incertitude, des délais de commercialisation plus longs et une fin décevante pour la lucrative ruée vers l'or du vaccin COVID-19. Le Dr Fauci a investi 6 milliards de dollars d'argent public rien que dans le vaccin de Moderna[3]. Son agence est copropriétaire[4] du brevet et s'apprête à empocher une fortune en royalties. Au moins quatre des adjoints triés sur le volet du Dr Fauci sont en passe de percevoir des royalties à hauteur de 150 000 $ par an grâce au succès de Moderna, ceci en plus des salaires que leur verse déjà le peuple américain[5,6].

Par conséquent, il y avait de bonnes raisons pour que des potentats très puissants du cartel médical s'en prennent à l'hydroxychloroquine bien avant que le président Trump ne s'éprenne de ce remède contre la malaria. Son approbation de l'HCQ le 19 mars 2020[7] a hyper politisé le débat et a permis à la campagne de diffamation du Dr Fauci contre l'HCQ d'être bien reçue dans le camp démocrate et les médias. Les détracteurs de Trump ont relégué toute nouvelle déclaration sur l'efficacité de l'HCQ dans la même poubelle antiscientifique que son déni du changement climatique et sa fameuse recommandation d'utiliser de l'eau de Javel pour soigner la COVID. C'est ainsi que l'HCQ, qui avait pourtant un long historique d'utilisation médicale sûre, s'est perdue dans la politique et la propagande.

L'HCQ avant la campagne de dénigrement du Dr Fauci

Le défi du Dr Fauci – prouver que l'HCQ est dangereuse – était de taille, car l'hydroxychloroquine est une formule vieille de 65 ans, que les autorités sanitaires du monde entier ont approuvée il y a longtemps comme étant sûre et efficace contre toute une variété de maladies. L'HCQ est un dérivé de la quinine contenue dans l'écorce du quinquina. George Washington l'utilisait pour protéger ses troupes du paludisme. Depuis des décennies, l'OMS considère l'HCQ comme un « médicament essentiel », dont l'efficacité contre une longue liste d'affections a été prouvée[8]. C'est un médicament sur ordonnance généralement bénin, bien plus sûr – selon la notice du fabricant – que de nombreux médicaments en vente libre.

Des générations entières ont utilisé l'HCQ des milliards de fois à travers le monde, quasi sans restriction. Lors de mes nombreux voyages d'enfance en Afrique, je prenais quotidiennement de l'HCQ en prévention de la malaria. C'est un rituel auquel se plient des millions d'autres visiteurs et résidents africains. Une utilisation de longue date a donc permis d'établir la sécurité et l'efficacité de l'HCQ, à tel point que la plupart des pays africains permettent sa vente en libre-service. Les Africains l'appellent « Sunday-Sunday »[10] car ils sont des millions à le prendre religieusement, une fois par semaine, en prévention du paludisme. Ce n'est probablement pas une coïncidence si ces nations ont connu des taux de mortalité COVID parmi les plus bas du monde. L'HCQ est le premier médicament le plus utilisé en Inde, le deuxième pays le plus peuplé de la planète (1,3 milliard d'habitants). Avant la pandémie de COVID, l'HCQ et son géniteur, la chloroquine (CQ), étaient en vente libre dans la plupart des pays du monde, notamment en France, au Canada, en Iran, au Mexique, au Costa Rica, au Panama, et j'en passe.

Aux États-Unis, la FDA a approuvé l'HCQ sans restriction il y a 65 ans, ce qui signifie que les médecins peuvent la prescrire pour toute utilisation non indiquée. D'après la fiche d'information du CDC, l'hydroxychloroquine est sans danger pour les femmes enceintes, les femmes allaitantes, les enfants, les nourrissons, les personnes âgées et les patients immunodéprimés, ainsi que pour les personnes en bonne santé de tout âge[11]. Le CDC ne fixe aucune limite à l'utilisation prolongée et indéfinie de l'hydroxychloroquine dans la prévention du paludisme. À tel point qu'en Afrique et en Inde de nombreuses personnes en prennent toute leur vie. Puisque son protocole recommandé dans le traitement de la COVID ne requiert qu'une semaine d'utilisation, la soudaine révélation de sa dangerosité par le Dr Fauci était au mieux spécieuse.

Selon le Dr Peter McCullough : « À ce jour, il n'y a pas eu une seule étude crédible indiquant que le médicament augmente le risque de décès chez les patients COVID-19 lorsqu'il est prescrit par des médecins compétents qui connaissent son profil de sécurité »[12].

L'efficacité de l'HCQ contre le coronavirus en protocole de traitement précoce

Quelque 200 études évaluées par les pairs (*C19Study.com*), menées par des chercheurs publics et indépendants, considèrent que l'HCQ est sûre et efficace contre le coronavirus, en particulier lorsqu'elle est prise en prophylaxie ou dans les premiers stades de la maladie avec du zinc et du Zithromax.

Le tableau ci-dessous répertorie 32 études sur le traitement ambulatoire précoce de la COVID avec de l'hydroxychloroquine. Trente-et-une d'entre elles ont montré un bénéfice, et une seule a montré un préjudice. Cette dernière est due à un seul patient du groupe de traitement qui a dû être hospitalisé. Lorsqu'on rassemble toutes les études, malgré des mesures de résultats différentes, le bénéfice moyen est de 64 %. Cela signifie que seuls 36 % des sujets ayant reçu de l'hydroxychloroquine étaient plus susceptibles d'atteindre les résultats négatifs que les sujets des groupes témoins.

C'est en 2004 que la littérature scientifique a suggéré pour la première fois que l'HCQ ou la CQ pouvaient être des traitements efficaces contre les coronavirus[13]. À cette époque, suite à une épidémie, les gouvernements chinois et occidentaux avaient investi des millions de dollars dans un effort visant à identifier les médicaments existants (c'est-à-dire « repositionnés ») qui étaient efficaces contre les coronavirus. Or, avec l'HCQ, ils étaient tombés sur le Saint Graal. En 2004, des chercheurs belges avaient découvert que la chloroquine tue les virus à des doses équivalentes à celles utilisées pour traiter la malaria, autrement dit des doses inoffensives[14]. Une étude des CDC publiée en 2005 dans le *Virology Journal* (« Chloroquine is a Potent Inhibitor of SARS Coronavirus Infection and Spread ») avait démontré que la CQ avait rapidement éliminé les coronavirus dans des cultures de cellules de primates pendant l'épidémie de SRAS. Cette étude concluait : « Nous rapportons [...] que la chloroquine a des effets antiviraux puissants sur l'infection des cellules de primates par le coronavirus du SRAS [...] [à la fois] avant ou après l'exposition au virus, suggérant un avantage à la fois prophylactique et thérapeutique »[15]. Cette conclusion était particulièrement inquiétante pour les fabricants de vaccins car elle implique que la chloroquine fonctionne à la fois comme un « vaccin » préventif et comme un remède contre le coronavirus du SRAS. Le bon sens voudrait qu'elle soit efficace contre d'autres souches de coronavirus. Pire encore pour le Dr Fauci et ses amis fabricants de vaccins : une étude du NIAID[16] et un article hollandais[17], tous deux datant de 2014, avaient confirmé que la chloroquine était efficace contre le MERS – un énième coronavirus.

Suite à ces études, les médecins du monde entier ont découvert au début de la pandémie qu'ils pouvaient traiter avec succès les patients COVID-19 à haut risque en ambulatoire, dans les cinq à sept premiers jours suivant l'apparition des symptômes, avec un médicament à base de chloroquine, seul ou avec un « cocktail » composé d'hydroxychloroquine, de zinc et d'azithromycine (ou de doxycycline). De multiples contributions à la littérature ont rapidement confirmé l'efficacité de l'hydroxychloroquine et du traitement combiné à base d'hydroxychloroquine, lorsqu'ils sont administrés dans les jours suivant les premiers symptômes COVID. Ces études ont été menées en Chine[18], en France[19], en Arabie Saoudite[20], en Iran[21], en Italie[22], en Inde[23], à New York[24], dans le nord de l'État de New York[25], dans le Michigan[26] et au Brésil[27].

Le premier champion éminent de l'HCQ a été le Dr Didier Raoult, professeur français et figure emblématique des maladies infectieuses. Il a publié plus de 2 700 articles et est célèbre pour avoir découvert 100 micro-organismes, dont l'agent pathogène responsable de la maladie de Whipple. Le 17 mars 2020, le Dr Raoult a fourni un rapport préliminaire sur 36 patients traités avec succès à l'hydroxychloroquine et parfois à l'azithromycine, dans son laboratoire de Marseille[28].

En avril, le Dr Vladimir (Zev) Zelenko, médecin du nord de l'État de New York et l'un des premiers adeptes de l'HCQ, a reproduit les « succès bluffants » du Dr Didier Raoult en réduisant drastiquement les mortalités attendues chez 800 patients en les traitant avec le cocktail à base d'HCQ[29].

À la fin du mois d'avril 2020, les médecins américains prescrivaient largement l'HCQ à leurs patients et à leurs proches, rapportant des résultats exceptionnels, et en prenaient eux-mêmes à titre prophylactique.

En mai 2020, le Dr Harvey Risch a publié l'étude la plus complète à ce jour sur l'efficacité de l'HCQ contre la COVID. Risch est l'illustre professeur d'épidémiologie de l'université de Yale, une sommité mondiale incontestée en matière d'analyse des bases de données cliniques. Or, il a conclu que les preuves soutiennent sans équivoque l'utilisation précoce et sûre du cocktail à base d'HCQ. Le Dr Risch a publié son travail – une méta-analyse examinant cinq études sur les patients ambulatoires – en collaboration avec la Johns Hopkins Bloomberg School of Public Health dans l'*American Journal of Epidemiology*, sous le titre pressant « Early Outpatient Treatment of Symptomatic,

High-Risk COVID-19 Patients that Should be Ramped-Up Immediately as Key to Pandemic Crisis »[b] [30].

Les 32 études sur le traitement précoce de la COVID-19 à l'hydroxychloroquine hcqmeta.com Oct.11, 2021

	Improvement, RR [CI]		*Treatment*	*Control*	*Dose (4d)*
Gautret	66% 0.34 [0.17-0.68]	viral+	6/20	14/16	2.4g
Huang (RCT)	92% 0.08 [0.01-1.32]	no recov.	0/10	6/12	4.0g (c)
Esper	64% 0.36 [0.15-0.87]	hosp.	8/412	12/224	2.0g
Ashraf	68% 0.32 [0.10-1.10]	death	10/77	2/5	1.6g
Huang (ES)	59% 0.41 [0.26-0.64]	viral time	32 (n)	37 (n)	2.0g (c)
Guérin	61% 0.39 [0.02-9.06]	death	0/20	1/34	2.4g
Chen (RCT)	72% 0.28 [0.11-0.74]	viral time	18 (n)	12 (n)	1.6g
Derwand	79% 0.21 [0.03-1.47]	death	1/141	13/377	1.6g
Mitjà (RCT)	16% 0.84 [0.35-2.03]	hosp.	8/136	11/157	2.0g
Skipper (RCT)	37% 0.63 [0.21-1.91]	hosp./death	5/231	8/234	3.2g
Hong	65% 0.35 [0.13-0.72]	viral+	42 (n)	48 (n)	n/a
Bernabeu-Wittel	59% 0.41 [0.36-0.95]	death	189 (n)	83 (n)	2.0g
Yu (ES)	85% 0.15 [0.02-1.05]	death	1/73	238/2,604	1.6g
Ly	56% 0.44 [0.26-0.75]	death	18/116	29/110	2.4g
Ip	55% 0.45 [0.11-1.85]	death	2/97	44/970	n/a
Heras	96% 0.04 [0.02-0.09]	death	8/70	16/30	n/a
Kirenga	26% 0.74 [0.47-1.17]	recov. time	29 (n)	27 (n)	n/a
Sulaiman	64% 0.36 [0.17-0.80]	death	7/1,817	54/3,724	2.0g
Guisado-Vasco (ES)	67% 0.33 [0.05-1.55]	death	2/65	139/542	n/a
Szente Fonseca	64% 0.36 [0.20-0.67]	hosp.	25/175	89/542	2.0g
Cadegiani	81% 0.19 [0.01-3.88]	death	0/159	2/137	1.6g
Simova	94% 0.06 [0.00-1.13]	hosp.	0/33	2/5	2.4g
Omrani (RCT)	12% 0.88 [0.26-2.94]	hosp.	7/304	4/152	2.4g
Agusti	68% 0.32 [0.06-1.67]	progression	2/87	4/55	2.0g
Su	85% 0.15 [0.04-0.57]	progression	261 (n)	355 (n)	1.6g
Amaravadi (RCT)	60% 0.40 [0.13-1.28]	no recov.	3/15	6/12	3.2g
Roy	2% 0.98 [0.45-2.20]	recov. time	14 (n)	15 (n)	n/a
Mokhtari	70% 0.30 [0.20-0.45]	death	27/7,295	287/21,464	2.0g
Million	83% 0.17 [0.06-0.48]	death	5/8,315	11/2,114	2.4g
Sobngwi (RCT)	52% 0.48 [0.09-2.53]	no recov.	2/95	4/92	1.6g
Rodrigues (RCT)	-200% 3.00 [0.13-71.6]	hosp.	1/42	0/42	3.2g
Sawanpanyalert	42% 0.58 [0.18-1.91]	progression	n/a	n/a	varies
Traitement précoce	**64% 0.36 [0.29-0.46]**		148/20,390	996/34,231	

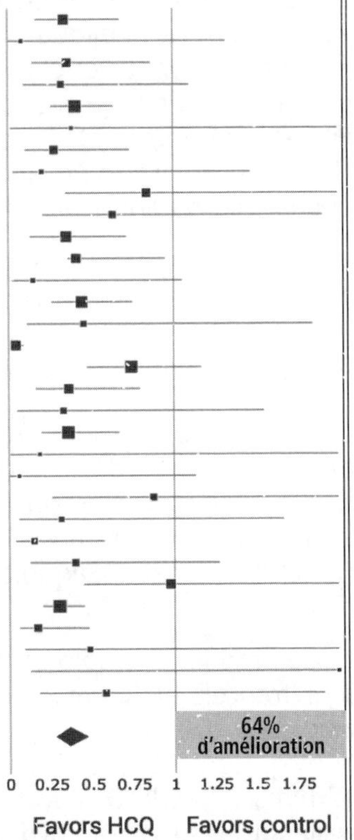

Tau² = 0.20; I² = 52.9%; Z = 8.20 Effect extraction pre-specified, see appendix

En outre, il a démontré avec précision comment les détracteurs de l'HCQ (essentiellement financés par Bill Gates et le Dr Tony Fauci[31]) ont mal interprété, mal formulé et mal rapporté les résultats négatifs en recourant à des protocoles erronés, dont la plupart montraient l'efficacité de l'HCQ pourtant administrée sans zinc ni Zithromax, réputés utiles. Leur principale entourloupe pour s'assurer que les protocoles échouent était d'attendre jusqu'à un stade avancé de la maladie avant d'administrer l'HCQ, alors qu'on sait qu'elle est inefficace dans ces conditions. Le Dr Risch a ainsi fait remarquer que les preuves contre l'HCQ administrée à un stade avancé ne sont pas pertinentes. Tout en reconnaissant que les très solides études françaises du Dr Didier Raoult démontrant l'efficacité de l'HCQ n'étaient pas randomisées, le Dr Risch a fait valoir que les résultats étaient néanmoins si stupéfiants qu'ils compensaient largement cette lacune : « La première étude sur HCQ + AZ [...] a montré que le bénéfice de HCQ + AZ était multiplié par 50 par rapport au traitement standard [...] Cette différence est tellement énorme qu'elle ne

b. En français : « Le traitement ambulatoire précoce des patients symptomatiques à haut risque du COVID-19, qui devrait être intensifié immédiatement, est la clef de la crise pandémique. » (N.d.T.)

peut être ignorée malgré l'absence de randomisation. »[32] Risch a souligné que la prétendue nécessité d'essais randomisés contrôlés par placebo est un shibboleth[c]. En 2014, la Cochrane Collaboration a prouvé, dans une méta-analyse historique de 10 000 études, que les études d'observation du type de celles produites par Didier Raoult ont une capacité prédictive égale à celle des essais randomisés contrôlés par placebo[33]. En outre, Risch a souligné qu'il est tout à fait contraire à l'éthique de refuser aux patients des médicaments prometteurs pendant une pandémie – en particulier ceux qui, à l'instar de l'HCQ, ont prouvé leur innocuité de longue date.

Cependant, malgré tout ce que je viens de partager ici, le Dr Fauci a apporté la réponse suivante : l'hydroxychloroquine ne doit pas être utilisée parce que nous ne comprenons pas son mécanisme d'action pour vaincre la COVID – un autre shibboleth jeté sans vergogne à la face du bon sens. Certes, les autorités régulatrices ne comprennent pas le mécanisme d'action de nombreux médicaments, néanmoins elles autorisent ceux qui sont efficaces et sûrs. Or, le fait est que nous en savons plus sur la façon dont l'HCQ vient à bout de la COVID que sur les modes d'action de nombreux autres médicaments, y compris – notamment – les chouchous du Dr Fauci, à savoir les vaccins à ARNm et le remdesivir.

Au demeurant, un article publié en août 2020 par l'université Baylor et écrit par le Dr Peter McCullough *et al.* décrit les mécanismes par lesquels les composants du « cocktail HCQ » exercent des effets antiviraux[34]. McCullough montre que l'efficacité du cocktail HCQ repose sur la pharmacologie de l'ionophore hydroxychloroquine agissant comme le « canon » et le zinc comme la « balle », tandis que l'azithromycine potentialise l'effet antiviral. Une méta-analyse encore plus large, en date du 30 septembre 2020, synthétise les recherches plus récentes et conclut que TOUTES les études sur l'administration précoce d'HCQ dans la semaine suivant l'infection démontrent une efficacité, tandis que celles portant sur l'HCQ administrée plus tard dans la maladie montrent des résultats mitigés[35].

En mars 2020, *Nature* a publié un article démontrant les mécanismes spécifiques par lesquels la chloroquine avait inhibé la reproduction virale dans des tissus de culture[36].

En avril 2020, une équipe de scientifiques chinois a publié une réédition d'un essai sur l'hydroxychloroquine contrôlé par placebo, mené sur 62 patients, qui a permis de démontrer une amélioration du temps de guérison et une moindre évolution vers des formes graves dans le groupe traité[37].

En mai 2020, un groupe de consensus d'experts chinois a recommandé aux médecins d'utiliser systématiquement la chloroquine pour les cas légers, modérés et graves de pneumonie COVID-19[38].

Une étude nationale menée en Finlande en mai 2021 a montré une efficacité cinq fois supérieure[39]. Et des études nationales menées au Canada et en Arabie Saoudite ont montré une efficacité trois fois supérieure[40].

---

c. Épreuve décisive par laquelle on prétend juger de la capacité de quelqu'un. (N.d.T.)

Je vais m'arrêter là – cela pourrait durer longtemps – et simplement demander au lecteur : l'hydroxychloroquine était-elle une idée folle et sans fondement, ou bien est-ce que les autorités régulatrices auraient dû l'étudier honnêtement comme un remède potentiel alors qu'une pandémie faisait rage ?

La guerre de Big Pharma contre l'HCQ

La perspective d'un médicament thérapeutique existant (dont le brevet avait expiré) qui pouvait surpasser n'importe quel vaccin dans la guerre contre la COVID représentait une menace considérable pour le cartel pharmaceutique. Parmi les caractéristiques des traitements qu'il déteste par-dessus tout, il y a le faible coût, or l'HCQ coûte environ 10 $ la dose[41]. Comparez cela aux 3 000 $ par traitement du remdesivir, si cher au Dr Fauci[42].

Sans surprise, le lobby pharmaceutique a lancé sa croisade internationale préventive pour freiner et discréditer l'HCQ dès janvier 2020, des mois avant que l'OMS ne déclare une pandémie, et plus longtemps encore avant son approbation controversée le 19 mars par le président Trump. Le 13 janvier, lorsque les rumeurs de grippe COVID-19 à Wuhan ont commencé à circuler, le gouvernement français a pris la mesure étrange, inexplicable, sans précédent et hautement suspecte de faire passer l'HCQ d'un médicament en vente libre à un médicament sur ordonnance[43]. Sans citer aucune étude, les responsables français de la santé ont discrètement reclassé l'HCQ en « substance toxique de la liste II » et ont interdit sa vente en libre-service[44]. Cette coïncidence absolument remarquable s'est répétée quelques semaines plus tard au Canada, où les autorités de santé publique ont fait exactement la même chose, retirant discrètement le médicament des rayons des pharmacies[45].

Un médecin de Zambie a rapporté au Dr Harvey Risch que dans certains villages et villes, des groupes organisés d'acheteurs raflaient les stock d'HCQ des pharmacies pour ensuite les brûler dans des feux de joie à l'extérieur des villes. L'Afrique du Sud a détruit deux tonnes d'hydroxychloroquine à la fin de l'année 2020, soi-disant en raison de la violation d'une loi sur l'importation[46]. En 2021, le gouvernement américain a ordonné la destruction de plus de 500 kg d'HCQ, parce qu'elle n'aurait pas été importée dans les règles[47]. « Les fédéraux se démènent pour que tout soit détruit et ne soit pas utilisé pour sauver une seule vie dans le monde », a déclaré un avocat qui cherche à résister à cet ordre insensé.

En mars, des médecins de première ligne du monde entier rapportaient spontanément des résultats stupéfiants à la suite d'un traitement précoce à l'HCQ, ce qui faisait monter l'inquiétude du côté de Big Pharma. Le 13 mars, un médecin et trader du Michigan, le Dr James Todaro, a tweeté son avis sur l'HCQ, la qualifiant de traitement efficace contre la COVID, en mettant un lien vers un document Google public[48,49]. Google a discrètement supprimé le mémo du Dr Todaro. Cela s'est passé six jours *avant* que le président n'approuve l'HCQ. Apparemment, Google ne voulait pas que les utilisateurs pensent que le message de Todaro avait *disparu* ; Big Tech voulait plutôt que le public croie qu'il n'avait jamais *existé*. Google est depuis longtemps coutumier des suppressions d'informations nuisibles aux profits de l'industrie vaccinale. Alphabet, la société mère de Google, possède plusieurs entreprises dans ce secteur, dont Verily, ainsi que Vaccitech, qui mise sur les vaccins contre la grippe, le cancer de la prostate et la COVID[50,51]. Google a conclu des partenariats lucratifs avec tous les grands fabricants de vaccins, dont un de 715 millions de dollars avec GlaxoSmithKline[52]. Verily est également propriétaire d'une entreprise de tests COVID[53]. Google n'est pas la seule plateforme de médias sociaux à interdire les contenus contredisant le récit officiel sur l'HCQ. Facebook, Pinterest, Instagram, YouTube, MailChimp et pratiquement toutes les autres plateformes de Big Tech ont commencé à supprimer les informations démontrant l'efficacité de l'HCQ, pour les remplacer par de la propagande industrielle générée par l'une des agences de santé publique contrôlées par le Dr Fauci/Gates : le HHS, le NIH et l'OMS. Lorsque le président Trump a suggéré plus tard que le Dr Fauci ne disait pas la vérité sur l'hydroxychloroquine, les réseaux sociaux ont réagi en supprimant ses messages.

C'est lors d'une conférence de presse en mars 2020 que le Dr Fauci a sonné l'assaut organisé contre l'HCQ. À la question de savoir si l'HCQ pouvait être utilisée en prophylaxie contre la COVID, il a répondu en criant : « La réponse est non et les preuves dont vous parlez sont anecdotiques. »[54] Ses fidèles alliés du *New York Times* ont alors lancé une campagne de diffamation à l'encontre du Dr Raoult[55].

Au beau milieu d'une pandémie mortelle, quelqu'un de très puissant voulait qu'un médicament en vente libre depuis des décennies et connu pour son efficacité contre les coronavirus soit soudainement mais silencieusement retiré des rayons – du Canada à la Zambie.

En mars, à la demande du HHS, plusieurs grandes entreprises pharmaceutiques (Novartis, Bayer, Sanofi et d'autres) ont fait don de leurs stocks, soit un total de 63 millions de doses d'hydroxychloroquine et 2 millions de doses de chloroquine, à la Strategic National Stockpile, gérée par la BARDA, une agence dépendant du secrétaire adjoint du HHS pour la « préparation et la réponse » à la COVID[56]. Le directeur de la BARDA, le Dr Rick Bright, a déclaré par la suite que les médicaments à base de chloroquine étaient mortels et qu'il devait en protéger le public américain[57]. Bright s'est entendu avec la FDA pour en limiter l'administration aux patients hospitalisés. La FDA a rendu publique l'autorisation en employant un langage qui a amené la plupart des médecins à croire que la prescription du médicament à n'importe quelle fin était interdite.

Néanmoins, au début du mois de juin, sur la base d'essais cliniques dans lesquels on avait sciemment administré des doses excessives et trop tardivement à des patients hospitalisés, la FDA a pris la mesure sans précédent de révoquer l'autorisation d'urgence de l'HCQ[58], rendant cet énorme stock de pilules précieuses inaccessible aux Américains, tout en indemnisant grassement les sociétés pharmaceutiques pour leurs pertes de stock via une réduction d'impôt pour leurs dons.

Après 65 ans d'utilisation généralisée et sans contre-indication du médicament, la FDA avait étrangement ressenti le besoin de sonner l'alerte le 15 juin 2020, indiquant que l'HCQ était dangereuse et nécessitait un niveau de surveillance uniquement possible dans le cadre hospitalier[59]. Dans une logique pour le moins tordue, les responsables fédéraux ont continué à encourager les médecins à utiliser sans restriction le médicament (devenu soudainement dangereux) pour le lupus, la polyarthrite rhumatoïde, la maladie de Lyme et la malaria. Mais pour la COVID, non. Poussés par le Dr Fauci et d'autres fonctionnaires du HHS, de nombreux États ont simultanément imposé des restrictions à l'utilisation de l'HCQ.

Les études frauduleuses de l'industrie

Avant la COVID-19, pas une seule étude n'avait fourni de preuve *défavorable* à l'utilisation de l'HCQ pour des raisons de sécurité.

En réponse au tsunami grandissant selon lequel l'HCQ était sûre et efficace contre la COVID, Gates, le Dr Fauci et leurs acolytes de Big Pharma ont déployé une armée de chercheurs à la solde de l'industrie pour produire des preuves factices de ses dangers.

En 2020, nous le verrons, Bill Gates exerçait un contrôle étroit sur l'OMS et l'a utilisé dans son effort pour discréditer l'HCQ[60].

Le Dr Fauci, Bill Gates et l'OMS ont financé un groupe de chercheurs mercenaires pour réaliser une série de près de vingt études, toutes recourant à des protocoles frauduleux délibérément conçus pour présenter l'HCQ comme dangereuse. Dans les 17 études de l'OMS, au lieu d'utiliser la dose de traitement standard de 400 mg/jour, on avait administré une dose *quotidienne* à la limite de la létalité, en commençant à 2 400 mg[61] le premier jour et 800 mg/jour par la suite. Dans le cadre d'une croisade cynique, sinistre et littéralement meurtrière contre l'HCQ, une équipe d'agents de la BMGF a joué un rôle clef dans la conception et la mise en place de ces doses exceptionnellement élevées. Ils se sont assurés que les essais « Recovery » menés par le gouvernement britannique sur 1 000 patients âgés dans plus d'une douzaine d'hôpitaux anglais, gallois, irlandais et écossais, et l'étude « Solidarity » des Nations Unies sur 3 500 patients dans 400 hôpitaux de 35 pays, ainsi que dans d'autres sites dans 13 pays (l'essai « Remap-COVID »), utilisaient tous ces dosages dangereux et inédits[62]. Il s'agissait d'une entreprise pour le moins audacieuse visant à « prouver » la dangerosité de la chloroquine, or il avait été prouvé que les patients âgés pouvaient mourir de surdoses élevées. « L'objectif semblait très clairement d'empoisonner les patients et de mettre les décès sur le compte de l'HCQ », souligne le Dr Meryl Nass, médecin, historien de la médecine et expert en guerre biologique.

Dans chacun de ces deux essais (Solidarity et Recovery), le groupe hydroxychloroquine a connu, comme on pouvait s'y attendre, 10 à 20 % de décès de plus que le groupe témoin (le groupe témoin étant constitué des patients suffisamment chanceux pour recevoir les traitements de soutien standards)[63].

Le gouvernement britannique, le Wellcome Trust et la Fondation Bill et Melinda Gates ont cofinancé l'essai Recovery[64]. L'investigateur principal (IP), Peter Horby, était membre de SAGE et président du NERVTAG, le New and Emerging Respiratory Virus Threats Advisory Group, deux comités importants qui conseillent le gouvernement britannique sur les moyens de juguler la pandémie[65,66]. La volonté d'Horby de risquer la mort de patients auxquels on avait administré des doses toxiques d'HCQ a favorisé son ascension ultérieure dans la hiérarchie médicale d'outre-Manche. Il a bénéficié d'une avalanche de promotions exceptionnelles après avoir orchestré les empoisonnements massifs de personnes âgées. La reine Elizabeth II l'a récemment fait Lord[67].

Les empreintes digitales de Gates sont partout sur ce projet sanguinaire. Malgré des pages manquantes suspectes, les comptes-rendus publiés des réunions partiellement secrètes de l'OMS de mars et avril montrent ces apprentis-sorciers de la médecine en train de définir le dosage mortel des chloroquines (CQ et HCQ) pour l'essai clinique Solidarity de l'OMS. Seuls quatre participants ont assisté à la deuxième réunion de l'OMS visant à déterminer la dose d'HCQ et de CQ pour ledit essai. L'un d'entre eux était Scott Miller, responsable en chef des programmes de la BMGF. Le rapport admet que l'essai Solidarity utilisait une dose supérieure à celle utilisée dans tous les autres essais récents[68].

Le rapport reconnaît : « La BMGF a développé un modèle de pénétration de la chloroquine dans les tissus pour le paludisme. »[69] Or, le modèle unique de dosage de la BMGF pour ces études a délibérément surestimé la quantité d'HCQ nécessaire pour atteindre des concentrations adéquates dans les tissus pulmonaires. Dans son rapport, l'OMS confesse que « Ce modèle n'est cependant pas validé ». Ainsi, la tromperie meurtrière de Gates a permis à la FDA de déclarer à tort que l'HCQ serait inefficace à des niveaux sûrs.

Le procès-verbal de cette réunion du 13 mars 2020 suggère que la BMGF connaissait le dosage approprié du médicament et la nécessité d'une administration précoce. Pourtant, ces mêmes chercheurs ont ensuite participé à l'administration délibérée d'une dose potentiellement mortelle, en omettant de doser en fonction du poids, en manquant la fenêtre précoce pendant laquelle le traitement était réputé efficace, et en l'administrant à des sujets déjà gravement malades avec des comorbidités qui rendaient plus probable qu'ils ne supporteraient pas la dose élevée. La conception de l'essai Solidarity s'est également écartée des protocoles standards en ne recueillant aucune donnée sur la sécurité, à part l'éventuel décès du patient et la durée de son hospitalisation. Les chercheurs n'ont recueilli aucune information sur les complications survenues à l'hôpital. Cette stratégie a permis à l'OMS de ne pas recueillir d'informations susceptibles d'imputer les effets indésirables au dosage.

Le rapport de l'essai HCQ de l'OMS souligne que les chercheurs de l'organisation n'ont pas conservé les formulaires de consentement des patients âgés qu'ils surdosaient, comme l'exige pourtant la loi dans la plupart des pays. Du reste, ils prétendent de façon ahurissante que certains patients auraient signé des formulaires de consentement « rétrospectivement » – procédure étonnante et a priori contraire à l'éthique. Dans leur compte-rendu intermédiaire sur l'essai, les chercheurs de l'OMS énoncent : « *Les formulaires de consentement ont été signés et* ***conservés par les patients****;* [procédure extrêmement peu orthodoxe et suspecte qui suggère qu'il n'y a peut-être pas eu de consentements formels] *mais notent pour mémoire que le consentement était généralement prospectif, et pouvait (lorsque cela était approuvé localement) être* ***rétrospectif****.* » On peut se demander si les chercheurs ont informé les familles de la dose élevée qu'ils administraient à leurs parents et grands-parents âgés dans des salles COVID fermées à double tour, auxquelles ils en refusaient l'accès.

Les chercheurs ont prouvé leur culpabilité en dissimulant les dossiers de recherche contenant les doses qu'ils ont utilisées dans le cadre de Solidarity lorsqu'ils ont déposé leurs rapports d'essai. Ils ont également omis les numéros de dose dans le rapport de la réunion de l'OMS qui avait pour objet de définir la dose, et ont omis les détails concernant la dose dans le dossier de l'essai Solidarity de l'OMS.

Un autre groupe de chercheurs administrant de la chloroquine en surdose a publié son étude sous forme de préimpression mi-avril 2020 (rapidement mise sous presse) dans le *JAMA* (*The Journal of the American Medical Association*), revue de référence. Dans ce projet de crime crapuleux, des chercheurs brésiliens avaient administré une dose de 1 200 mg/jour de CQ pendant 10 jours[70]. Or, selon une revue de 2020 sur la toxicité de la CQ et de l'HCQ : « Des doses aussi faibles que 2 à 3 g de chloroquine peuvent être fatales aux patients adultes, bien que la dose létale la plus fréquemment rapportée chez les adultes soit de 3 à 4 g. » Comme on pouvait s'y attendre, un si grand nombre de sujets étant morts dans le cadre de l'étude brésilienne avec la dose élevée (16 des 41 sujets ayant reçu cette dose, soit 39 %) que les chercheurs ont dû l'interrompre. L'âge moyen des patients n'était que de 55 ans[71]. Leurs dossiers médicaux ont révélé des modifications de l'ECG caractéristiques de la toxicité de la CQ.

Les coordinateurs des essais de l'OMS et du Royaume-Uni connaissaient forcément cette information, mais ils n'ont rien fait pour suspendre leurs propres essais surdosés, ni pour diminuer les doses.

Bien que Gates n'ait pas financé directement l'étude du *JAMA* (il est fort possible qu'il l'ait financée indirectement via un ensemble nébuleux de bailleurs de fonds), son auteur senior (et dernier auteur), Marcus Vinícius Guimarães Lacerda, est un chercheur que Gates a financé sur de nombreux projets. En outre, la BMGF a financé de multiples projets de la fondation médicale où il travaille avec le premier auteur, ou auteur « principal », Borba, de Manaus, au Brésil[72]. (Traditionnellement, le premier auteur cité est généralement considéré comme l'auteur principal et le responsable de l'étude.)

Gates et ses acolytes ont utilisé tout un arsenal d'autres artifices pour s'assurer que l'HCQ apparaisse non seulement comme mortelle mais aussi comme inefficace. Chacune des études financées par Gates a omis d'inclure le Zithromax et le zinc, éléments importants des protocoles HCQ. Toutes les études de Fauci, de Gates et de l'OMS, Solidarity, Recovery et Remap-COVID, ont administré l'HCQ à des stades tardifs de l'infection COVID, en contradiction avec les recommandations en vigueur qui considèrent que l'HCQ n'est efficace que si les médecins l'administrent tôt[73,74]. Face à ce sabotage orchestré, les critiques ont accusé les bénéficiaires des subventions Gates d'avoir délibérément conçu ces études pour, au mieux, qu'elles échouent, et, au pire, pour assassiner[75]. Les procureurs brésiliens ont accusé les auteurs de l'étude d'avoir commis un homicide en empoisonnant volontairement les sujets âgés de leur essai avec de fortes doses de chloroquine[76].

Tout au long de l'année 2020, Bill Gates et Fauci ont dénigré l'HCQ dès qu'ils en avaient l'occasion. En mars, au début de la pandémie, Bill Gates avait écrit une tribune dans le *Washington Post*[77]. En plus d'y appeler à un confinement total dans chaque État, ainsi qu'à l'accélération des tests et du développement des vaccins, Gates avait lancé un avertissement: « Les dirigeants peuvent aider en n'alimentant pas les rumeurs ou les achats de panique. Bien avant que le médicament hydroxychloroquine ne soit approuvé comme traitement d'urgence de la COVID-19, les gens ont commencé à le stocker, ce qui a compromis la survie des patients atteints de lupus, qui en ont besoin. »[78]

Ceci, bien sûr, était un mensonge. Les seuls à accumuler de l'HCQ étaient le Dr Fauci et Rick Bright, qui avaient mis sous clef 63 millions de doses dans le Strategic National Stockpile[79] – plus qu'il n'en faut pour approvisionner quasi tous les patients en gérontologie d'Amérique. Malgré ces efforts pour créer une pénurie, aucune n'est survenue. L'HCQ est bon marché, rapide et facile à produire. Or, son brevet ayant expiré, des dizaines de fabricants dans le monde pouvaient rapidement accroître leur production pour répondre à la demande croissante.

En juillet, Gates a approuvé la censure des recommandations en faveur de l'HCQ après qu'une vidéo vantant son efficacité contre le coronavirus ait totalisé des dizaines de millions de vues[80]. Gates a qualifié la vidéo de « scandaleuse » et a félicité Facebook et YouTube de l'avoir rapidement retirée. Il s'est néanmoins plaint que si « on ne peut pas la trouver directement sur ces plateformes, tout le monde partage le lien parce qu'elle est encore sur Internet »[81]. Comme Gates l'a dit à *Yahoo News*, cela met en exergue une faiblesse bien connue des réseaux. « Leur capacité à arrêter les choses avant qu'elles ne se répandent, ils auraient probablement dû l'améliorer », tempêta Gates.

Interrogé par *Bloomberg News* à la mi-août sur la façon dont la Maison Blanche de Trump avait fait la promotion de l'HCQ « malgré le fait qu'il ait été démontré à plusieurs reprises qu'elle était inefficace et, en fait, qu'elle causait des problèmes cardiaques chez certains patients », Gates a joyeusement répondu: « Nous sommes à l'ère de la science, mais parfois, on n'en a pas l'impression. Dans l'éprouvette, l'hydroxychloroquine semblait bonne. D'un autre côté, il y a beaucoup de bons médicaments thérapeutiques qui arrivent sur le marché, à l'efficacité prouvée et sans effets secondaires graves. »[82] Gates a ensuite fait la promotion du remdesivir de Gilead comme étant la meilleure option, malgré ses résultats médiocres comparé à l'HCQ. Il a omis de mentionner qu'il détenait une part importante dans Gilead[83], qui pourrait lui rapporter des milliards si le Dr Fauci parvenait à faire passer le remdesivir à travers les mailles réglementaires.

Des journalistes obséquieux ont constamment encouragé Gates à se présenter comme un expert objectif, et Gates a utilisé cette interview pour discréditer l'HCQ – et votre serviteur. Son interlocuteur de *Bloomberg* a démarré l'interview en lui servant une balle molle typique : « Pendant des années, les gens ont dit que si les antivax avaient vécu une pandémie, à l'instar de leurs grands-parents, ils penseraient différemment. » Gates lui a répondu : « Les deux fois où je suis allé à la Maison Blanche [depuis 2016], on m'a dit que je devais aller écouter les antivax comme Robert F. Kennedy, Jr. Donc, oui, il est ironique que les gens remettent en question les vaccins et que nous devions en fait dire : 'Oh, mon Dieu, comment sortir autrement d'une terrible pandémie ?' »[84]

Si seulement il m'avait demandé… Je lui aurais expliqué !

Le « *Lancet*gate »

Le mystère demeure entier quant à savoir quel(s) personnage(s) puissant(s) a/ont incité les deux revues scientifiques les plus prestigieuses du monde, le *Lancet* et le *New England Journal of Medicine* (*NEJM*), à publier des études ouvertement fallacieuses, provenant d'une base de données inexistante appartenant à une société inconnue au bataillon. Anthony Fauci et le cartel vaccinal ont célébré les articles du *Lancet* et du *NEJM* le 22 mai 2020 comme le dernier clou dans le cercueil de l'hydroxychloroquine[85,86].

Les deux études publiées dans ces journaux respectés s'appuyaient sur les données de la Surgisphere Corporation, obscure société de « formation médicale » ayant son siège dans l'Illinois. Elle prétendait curieusement détenir une extraordinaire base de données mondiale donnant accès aux informations médicales de 96 000 patients dans plus de 600 hôpitaux[87]. Fondée en 2008, cette entreprise modeste comptait 11 employés, dont un écrivain médiocre de science-fiction et une star du porno/hôtesse d'accueil. Surgisphere prétendait avoir analysé les données de six continents et de centaines d'hôpitaux qui avaient traité des patients avec de l'HCQ ou de la CQ en temps réel. Quelqu'un persuada le *Lancet* et le *New England Journal of Medicine* de publier deux études de Surgisphere dans des articles distincts les 1er et 22 mai. Comme les autres études soutenues par Gates, l'article du *Lancet* présentait l'HCQ comme inefficace et dangereuse. Il affirmait que les données de Surgisphere prouvaient que l'HCQ augmentait la mortalité cardiaque chez les patients COVID-19. Sur la base de cette étude, la FDA retira sa recommandation d'EUA le 15 juin 2020[88], et l'OMS et le Royaume-Uni suspendirent leurs essais cliniques sur l'hydroxychloroquine le 25 mai[89]. Ils reprirent brièvement avant d'être définitivement arrêtés en juin, au motif que l'HCQ n'était pas efficace[90]. Trois nations européennes interdirent immédiatement l'utilisation de l'HCQ, et en quelques semaines d'autres leur emboîtèrent le pas[91].

Cela aurait normalement dû en rester là, si 200 scientifiques indépendants n'avaient pas rapidement révélé que les études du *Lancet* et du *NEJM* étaient des escroqueries d'une maladresse crasse[92]. Les ensembles de données de Surgisphere ayant servi de base aux études étaient si ridiculement erronés qu'ils ne pouvaient être qu'une invention grossière Pour ne citer qu'une seule des nombreuses anomalies, le nombre de décès signalés parmi les patients prenant de l'hydroxychloroquine dans un hôpital australien dépassait le nombre total de décès pour l'ensemble du pays. Une bronca internationale révéla rapidement que la base de données Surgisphere n'existait pas, et, peu après, Surgisphere elle-même disparut d'Internet. L'université de l'Utah démit de ses fonctions Amit Patel, l'un des auteurs de l'article. Le fondateur de Surgisphere, Sapan S. Desai, disparut du poste qu'il occupait dans un hôpital de Chicago.

Même le *New York Times* rapporta que « Plus de 100 scientifiques et cliniciens [avaient] mis en doute l'authenticité » de la base de données et l'honnêteté de l'étude[93]. Malgré le flot de critiques stupéfaites, le *Lancet* tint bon pendant deux semaines avant d'y céder. Trois des quatre coauteurs du journal demandèrent le retrait de l'article, et finalement, le *Lancet* et le *NEJM,* tout honteux, retirèrent leurs études. Quelqu'un au sommet du cartel médical avait fait des clefs de bras, donné des coups de pied dans les entrejambes et fait craquer des rotules pour forcer ces périodiques à abandonner leurs politiques, à oublier leur éthique et à dépenser leurs siècles de crédibilité durement gagnée dans une tentative désespérée de torpiller l'HCQ. À ce jour, ni les auteurs ni les revues n'ont dit qui les avait incités à cosigner et à publier la fraude la plus importante de l'histoire de l'édition scientifique.

Le titre d'une enquête détaillée parue dans *The Guardian* exprime le choc général de la communauté scientifique face à la corruption de haut niveau des mastodontes de la publication scientifique : « Le *Lancet* a procédé à l'un des plus grands retraits de l'histoire moderne. Comment cela a-t-il pu arriver ? »[94] Les auteurs du *Guardian* ont ouvertement accusé le *Lancet* de promouvoir la fraude : « Le nombre de choses qui ont mal tourné ou qui ont disparu, et leur ampleur, est trop énorme pour être attribué à une simple incompétence. » L'article continue : « Ce qui est incroyable, c'est que les rédacteurs en chef de ces revues estimées aient encore un emploi – c'est dire à quel point les données censées sous-tendre les études étaient inouïes. »

La capacité de leurs suzerains de Big Pharma à faire pression sur les deux plus grandes revues médicales du monde, le *NEJM* et le *Lancet*, pour qu'elles cautionnent des recherches criminelles[95,96] et publient simultanément des articles manifestement frauduleux au beau milieu d'une pandémie, témoigne de l'influence et de l'impitoyabilité hallucinantes du cartel. Il est désormais communément admis que les fabricants de médicaments tiennent l'édition médicale, et que le *Lancet*, le *NEJM* et le *JAMA* sont totalement à leur botte. Le rédacteur en chef du *Lancet*, Richard Horton, confirme que « les revues se sont transformées en annonceurs de l'industrie pharmaceutique »[97]. Le Dr Marcia Angell, qui a été rédactrice en chef du *NEJM* pendant 20 ans, affirme que les revues sont « avant tout un outil marketing »[98]. Selon elle, l'industrie pharmaceutique a coopté les membres de « toutes les institutions susceptibles de lui barrer la route. »[99,100]

La cabale contre l'HCQ : un moyen de maintenir le nombre de décès à un niveau élevé

Le 27 mai, dans une interview sur CNN, le Dr Fauci a déclaré à propos de l'hydroxychloroquine, en se référant à l'étude Surgisphere du *Lancet*: « Les données scientifiques sont vraiment très évidentes maintenant quant au manque d'efficacité. »[101] Ainsi, même après que le scandale ait été révélé et que les revues aient retiré leurs articles, le Dr Fauci maintenait son mensonge. Au lieu de mener une enquête sur cette fraude majeure et lourde de conséquences, commise par les deux plus grandes revues médicales du monde, et au lieu de s'excuser publiquement, le Dr Fauci et l'establishment médical ont tout bonnement ignoré ces agissements illicites, et ont persévéré dans leur projet de priver les populations du monde entier de l'accès à l'HCQ.

Ces retraits historiques d'articles sont passés quasi inaperçus dans la presse grand public, servile et scientifiquement inculte, qui a continué à alimenter la propagande sur la COVID. Les gros titres ont continué à mettre les décès sur le compte de l'HCQ, au lieu d'accuser les chercheurs délibérément perfides qui ont administré des doses toxiques de médicaments à des patients malades, âgés et fragilisés. Le plus remarquable reste que la FDA n'est absolument pas revenue sur son avis défavorable à l'HCQ. D'autres pays ont également continué à diaboliser ce médicament qui pourtant sauve des vies.

Une fois que la FDA a approuvé un médicament sur ordonnance, les lois fédérales permettent à tout médecin américain de prescrire ledit médicament dûment approuvé pour n'importe quelle raison. Or, 21 % de toutes les ordonnances rédigées par les médecins américains dans l'exercice de leur expertise concernent des utilisations hors indication[102].

Ainsi, même après que la FDA ait retiré l'autorisation d'utilisation d'urgence et publié l'avertissement mensonger sur son site Internet[103], de nombreux médecins de première ligne à travers le pays ont continué à prescrire l'HCQ et à rapporter des bénéfices importants avec des doses appropriées. En réponse, le Dr Fauci a pris des mesures sans précédent pour dissuader les médecins d'en prescrire.

En mars, alors que les patients mouraient au rythme de 10 000 par semaine, le Dr Fauci a déclaré que l'hydroxychloroquine ne pouvait être utilisée que dans le cadre d'essais cliniques[104]. Pour la première fois dans l'histoire américaine, un fonctionnaire du gouvernement passait outre le jugement médical de milliers de médecins traitants, et leur ordonnait de cesser de pratiquer la médecine comme ils l'entendaient. Vigoureusement et opiniâtrement, le Dr Fauci a continué à déclarer que « les preuves écrasantes d'essais cliniques randomisés correctement menés n'[indiquaient] aucune efficacité thérapeutique de l'hydroxychloroquine (HCQ) »[105]. Il omettait de préciser qu'AUCUN des essais qu'il avait invoqués en guise de motivation de cette déclaration ne concernait des médicaments administrés dans les cinq à sept premiers jours après l'apparition des symptômes. Au contraire, tous ces essais contrôlés randomisés concernaient des patients qui étaient déjà suffisamment malades pour être hospitalisés.

Les personnes qui souhaitaient être traitées au cours de la première semaine critique de la maladie et éviter d'être hospitalisées n'avaient quasi aucune chance, car le Dr Fauci avait décidé d'empêcher les patients de recevoir le remède salvateur pendant la fenêtre de traitement où la science et l'expérience avaient démontré son efficacité.

Le 2 juillet, après les retraits humiliants des articles susvisés, le Henry Ford Health System de Detroit a publié une étude évaluée par les pairs montrant que l'hydroxychloroquine réduisait de manière significative les taux de mortalité, même dans les cas de COVID de stade moyen à avancé, et sans aucun effet secondaire cardiaque[106]. Fauci est alors monté au créneau pour sauver son projet vaccinal. Le 30 juillet, il déclarait devant le Congrès que les résultats du Michigan étaient « erronés »[107].

La révocation de l'EUA par la FDA et la réponse cinglante du Dr Fauci à l'essai du Michigan ont servi de couverture à 33 gouverneurs dont les États ont décidé de restreindre la prescription ou la délivrance d'HCQ[108].

Dans l'État de New York, le gouverneur Andrew Cuomo a fait grimper le nombre de décès en ordonnant aux médecins de ne prescrire l'HCQ qu'aux patients hospitalisés[109]. Dans le Nevada, le gouverneur Steven Sisolak a interdit la prescription et la distribution de chloroquine pour la COVID-19[110]. Les commissions médicales des États ont menacé de porter plainte pour « conduite non professionnelle » contre les médecins qui ne se conformeraient pas à la loi (une menace à leur droit d'exercer) et de « sanctionner » ceux qui prescriraient le médicament[111]. La plupart des pharmaciens avaient peur de vendre de l'HCQ et, le 15 juin, les commissions pharmaceutiques des États de l'Arizona, de l'Arkansas, du Michigan, du Minnesota, du New Hampshire, de New York, de l'Oregon et de Rhode Island ont commencé à refuser les commandes des médecins et des détaillants[112]. Les hôpitaux ont ordonné aux médecins de cesser de traiter leurs patients avec de l'HCQ à partir du 15 juin 2020[113]. En juin 2020, le NIAID a mis fin à un essai clinique du médicament sur des patients externes, soit un mois seulement après son lancement, car il avait recruté seulement 20 personnes sur les 2 000 escomptées[114]. La FDA a bloqué l'accès aux millions de doses d'HCQ et de CQ que Sanofi et d'autres fabricants de médicaments avaient données au Strategic National Stockpile (avec les avantages fiscaux correspondants)[115]. Sanofi a annoncé qu'il ne fournirait plus le médicament pour le traitement de la COVID. Le Dr Fauci et ses amis du HHS ont décrété que le médicament devait pourrir dans des entrepôts pendant que des Américains tombaient inutilement malades et mouraient de la COVID-19.

Le 17 juin, l'OMS – dont Gates est le plus grand bailleur de fonds après les États-Unis, et sur laquelle Gates et le Dr Fauci exercent un contrôle étroit – a demandé l'arrêt des essais sur l'HCQ dans des centaines d'hôpitaux à travers le monde[116]. Le directeur de l'OMS, Tedros Adhanom Ghebreyesus, a ordonné aux nations de cesser d'utiliser l'HCQ et la CQ. C'est ainsi que le Portugal, la France, l'Italie et la Belgique ont interdit l'HCQ pour le traitement de la COVID-19[117].

La situation à l'étranger

Conformément à la recommandation de l'OMS, la Suisse a interdit l'utilisation de l'HCQ. Cependant, environ deux semaines après l'interdiction, les taux de mortalité ont triplé pendant environ 15 jours, jusqu'à ce que la Confédération helvétique réhabilite l'HCQ. Les décès dus à la COVID sont ensuite retombés à leur niveau initial[118]. L'« expérience naturelle » de la Suisse a fourni un autre argument de poids en faveur de l'HCQ.

De même, le médecin panaméen et conseiller du gouvernement Sanchez Cardenas souligne que lorsque le Panama a interdit l'HCQ, les décès ont grimpé en flèche, jusqu'à ce que le gouvernement ne revienne sur sa décision. Les décès sont alors retombés au niveau initial[119].

Sept mois après le début de la pandémie, les nations qui utilisaient largement l'HCQ et la mettaient à la disposition de leurs citoyens ont démontré nettement que l'HCQ permettait d'anéantir la COVID-19.

Dans un document déposé au tribunal le 2 juin 2020 et soutenant l'utilisation d'HCQ contre la COVID, l'Association of American Physicians & Surgeons (AAPS) a comparé les taux de mortalité nationaux entre des pays ayant des politiques différentes en matière d'accès à l'HCQ. De nombreux pays dotés de systèmes de soins de santé sous-développés utilisaient l'HCQ à un stade précoce et obtenaient des taux de mortalité bien inférieurs à ceux des États-Unis, où le HHS et la FDA entravaient l'accès à l'HCQ[120]. Le conseiller général de l'AAPS, Andrew Schlafly, a observé que « les citoyens philippins, polonais, israéliens et turcs [avaient] tous un meilleur accès à l'HCQ que les citoyens américains » et qu'ils obtenaient des résultats supérieurs en matière de morbidité. Et d'ajouter : « Au Venezuela, l'HCQ est en vente libre sans ordonnance, tandis qu'aux États-Unis les pharmaciens ne peuvent pas faire d'ordonnance pour l'HCQ. »[121]

D'autres études étrangères avancent de solides arguments en faveur de l'HCQ. Une étude de Nova a démontré que les pays utilisant l'HCQ avaient des taux de mortalité inférieurs de 80 % à ceux des pays qui l'avaient interdite[122].

Une méta-analyse de 58 études d'observation évaluées par les pairs et réalisées par des médecins chercheurs en Espagne, en Italie, en France et en Arabie Saoudite a révélé que l'hydroxychloroquine réduisait considérablement la mortalité due à la COVID, tandis que d'autres études conduites par des médecins en Turquie, au Canada et aux États-Unis ont révélé que la toxicité cardiaque de l'HCQ était négligeable. (Voir *c19study.com* pour une compilation de 99 études, dont 58 revues par les pairs, sur les médicaments à base de chloroquine en matière de COVID-19.)[123]

De plus, les données de mortalité et de morbidité de plus de six douzaines de pays indiquent une forte relation entre l'accès à l'HCQ et les taux de mortalité liés à la COVID-19[124,125]. Bien qu'une telle relation ne prouve pas le lien de cause à effet, il serait insensé d'ignorer la réalité et de supposer qu'il n'y a pas de rapport.

Pays par pays, les données associent systématiquement un accès plus large à l'HCQ à une mortalité plus faible. Les pays les plus pauvres – quand ils utilisaient l'HCQ – avaient des taux de mortalité bien inférieurs à ceux des pays riches qui ne le faisaient pas. Même les nations africaines les plus démunies, où les « experts » comme Bill Gates prédisaient les taux de mortalité les plus élevés, présentaient des taux de mortalité radicalement inférieurs à ceux des nations qui avaient interdit l'HCQ. Le Sénégal et le Nigéria, par exemple, utilisent tous deux l'hydroxychloroquine et affichent des taux de mortalité liés à la COVID nettement inférieurs à ceux enregistrés aux États-Unis[126].

De même, malgré le fait que les conditions d'hygiène dans ces pays soient souvent bien inférieures, en Éthiopie[127], au Mozambique[128], au Niger[129], au Congo[130] et en Côte d'Ivoire[131], il y a beaucoup moins de décès par habitant qu'aux États-Unis. Dans ces États, les taux de mortalité variaient entre 8 et 47,2 décès par million d'habitants au 24 septembre 2021. En revanche, dans les pays occidentaux qui ont refusé l'accès à l'HCQ, le nombre de décès dus au coronavirus par million d'habitants se situe entre 220 par million aux Pays-Bas[132], 2 000 par million aux États-Unis et 850 par million en Belgique[133]. Le Dr Meryl Nass a fait remarquer que « si les habitants de ces pays où sévit la malaria renforçaient leur système immunitaire avec du zinc, de la vitamine C et de la vitamine D, le nombre de décès dus au coronavirus diminuerait encore plus ».

De même, le Bangladesh CFR, le Sénégal, le Pakistan, la Serbie, le Nigeria, la Turquie et l'Ukraine autorisent tous l'utilisation sans restriction de l'HCQ et présentent tous des taux de létalité ridicules par rapport aux pays qui l'interdisent[134]. Les démocraties plus riches ou les pays ayant des protocoles particulièrement restrictifs en matière d'HCQ – Irlande, Canada, Espagne, Pays-Bas, Royaume-Uni, Belgique et France – sont des environnements mortels en comparaison.

Andrew Schlafly a observé que « le taux de mortalité dû à la COVID-19 dans les pays qui autorisent l'accès à l'HCQ n'est que le dixième du taux de mortalité dans les pays où son accès est restreint, comme les États-Unis. Dans certaines régions d'Amérique centrale, des fonctionnaires font même du porte-à-porte pour distribuer de l'HCQ. Ces pays ont réussi à limiter la mortalité due à la COVID-19 à une petite fraction de ce qu'elle est dans les pays plus riches. »[135]

Tandis que le binôme industrie/gouvernement intensifiait sa campagne pour empêcher le peuple de se procurer de l'HCQ, de nombreux médecins ont contre-attaqué. Le 23 juillet, le Dr Harvey Risch, virologue à Yale, a cette fois-là persisté dans un article de *Newsweek* intitulé « La clef pour vaincre la COVID-19 existe déjà. Nous devons commencer à l'utiliser. »[136] Il y implorait les autorités : l'HCQ sauve des vies et son utilisation pourrait rapidement mettre fin à la pandémie. À cette époque, le Dr Risch avait mis à jour son analyse rigoureuse du traitement précoce de la COVID-19 avec l'hydroxychloroquine, le zinc et l'azithromycine. Il citait maintenant douze études cliniques suggérant que l'administration précoce d'HCQ pouvait réduire le taux de mortalité de 50 %. Dans ces conditions, la COVID-19 pouvait avoir un taux de létalité inférieur à celui de la grippe saisonnière. « Nous aurions quand même eu une pandémie » m'a dit Harvey Risch, « mais nous n'aurions pas eu ce carnage ».

En juin 2020, faisant état de pas moins de 50 études sur l'HCQ, le Dr Meryl Nass a abondé dans le sens de Risch : « Si les gens étaient traités de manière prophylactique avec ce médicament (à raison de seulement 2 comprimés par semaine) comme cela se fait dans certaines régions et certains groupes professionnels en Inde, il y aurait probablement au moins 50 % de cas en moins après une exposition »[137]. Mais briser la pandémie dans son élan semblait être la dernière chose que Tony Fauci voulait. Grâce à lui, la plupart des États américains avaient alors interdit le traitement à l'HCQ, y compris le Maine, État d'origine du Dr Nass, qui l'avait interdite pour la prophylaxie mais qui l'autorisait pour les formes graves. Le Dr Nass a émis l'hypothèse que les « actes visant à prohiber l'utilisation de l'HCQ [étaient] soigneusement orchestrés » et que « ces événements [pouvaient] avoir été planifiés pour entretenir la pandémie et vendre des médicaments et vaccins coûteux à une population captive »[138].

Dans le même article, publié le 27 juin 2020[139], le Dr Meryl Nass, qui a beaucoup étudié l'HCQ, soulignait qu'avec un traitement prophylactique à l'HCQ « au début de leur maladie, plus de 99 % des patients viendraient rapidement à bout de l'infection, évitant la progression vers le stade avancé de la maladie caractérisé par une tempête de cytokines, une thrombophilie et une défaillance des organes. Malgré les affirmations contraires, ce traitement est très sûr, et pourtant le traitement ambulatoire est interdit aux États-Unis. »

À partir du 27 juin 2020, le Dr Nass a commencé à dénoncer les stratégies trompeuses que la bande Fauci/Pharma/Gates a utilisées pour contrôler le récit sur l'hydroxychloroquine et refuser aux Américains l'accès à ce remède efficace. La liste s'est allongée et compte aujourd'hui 58 stratégies distinctes[140]. « Il est remarquable », observe-t-elle, « qu'une vaste série d'événements survenus au cours des derniers mois ait produit un message unique sur l'hydroxychloroquine (HCQ) et ait abouti à des politiques identiques concernant ce médicament aux États-Unis, au Canada, en Australie, en Nouvelle-Zélande et en Europe occidentale. Le message est que l'hydroxychloroquine générique et bon marché (produire un traitement complet ne coûte que 1 $) est dangereuse »[141].

Les jeux hypocrites du Dr Fauci à propos de l'HCQ

Au début de la lutte contre le SIDA, le Dr Fauci avait critiqué la FDA, la jugeant inhumaine, pour avoir exigé des études randomisées en double aveugle contrôlées par placebo au plus fort de la pandémie. Aujourd'hui, il fait ce qu'il avait lui-même condamné en bloquant un traitement efficace simplement parce qu'il serait en concurrence avec son médicament coûteux protégé par un brevet – le remdesivir – et avec les vaccins.

Le Dr Fauci a insisté à plusieurs reprises sur le fait qu'il n'autoriserait pas l'utilisation de l'HCQ pour la COVID-19 tant que son efficacité n'aurait pas été prouvée par des « études randomisées en double aveugle contrôlées par placebo »[142]. Le Dr Risch qualifie cette position de « simulacre de transparence ». Le Dr Fauci savait que jamais l'industrie et ses investigateurs principaux ne parraineraient des essais pour un produit dont les brevets avaient expiré. Il est intéressant de noter que pendant que le Dr Fauci déplorait le manque de preuves de l'efficacité de l'HCQ, il refusait de commander ses propres essais pour étudier l'utilisation précoce des remèdes à base d'hydroxychloroquine, de zinc et de Zithromax. Le Dr Fauci lui-même, alors qu'il dépensait 48 milliards de dollars pour des vaccins avec clause de décharge, a d'abord refusé d'allouer quoi que ce soit pour une étude randomisée contrôlée par placebo de l'HCQ. Pire encore : il a mis fin à deux essais parrainés par le NIAID sur l'HCQ en ambulatoire avant qu'ils ne soient achevés[143].

L'hypocrisie du Dr Fauci concernant l'HCQ est évidente pour quiconque observe les déclarations mouvantes qu'il a effectuées au cours de sa longue carrière. Il a toujours insisté sur les essais randomisés en double aveugle contrôlés par placebo pour les médicaments qu'il n'aime pas (ceux qui gênent ses remèdes brevetés) et a modifié l'étude du NIAID sur le remdesivir en changeant les critères d'évaluation en cours de route pour qu'elle lui soit plus favorable. Le Dr Fauci n'a ni parrainé ni encouragé les essais randomisés sur les masques, les confinements ou la distanciation sociale. En outre, au cours des décennies qui se sont écoulées depuis qu'il a pris la tête du NIAID, il n'a jamais exigé d'études randomisées pour confirmer l'innocuité des 69 doses de vaccins combinées actuellement inscrites au calendrier vaccinal des enfants. Chacun de ces vaccins est tellement considéré comme « inévitablement dangereux » – selon les termes de la loi sur les vaccins de 1986 (*NCVIA*) et de la Cour suprême – que leurs fabricants ont demandé (et obtenu) une clause de non-responsabilité.

En 2013, lors d'une interview accordée à *USA Today*, le Dr Fauci avait évoqué des remèdes contre un autre coronavirus mortel, le MERS, qui était à l'origine d'une épidémie au Qatar et en Arabie saoudite, avec un taux de mortalité de plus de 30 %[144]. Il avait alors chanté un tout autre refrain que celui qu'il chante désormais à propos de l'hydroxychloroquine. En effet, il avait suggéré d'utiliser une combinaison de médicaments antiviraux, la ribavirine et l'interféron alpha 2b, pour traiter le MERS, même si l'innocuité et l'efficacité de ce traitement n'avaient jamais été testées chez l'homme. Dans ces circonstances, le NIAID du Dr Fauci avait découvert que le traitement pouvait empêcher le virus MERS de se reproduire dans des cellules cultivées en laboratoire. Et, bien évidemment, le NIAID l'avait breveté[145].

« Nous n'avons pas besoin de commencer à mettre au point de nouveaux médicaments », a déclaré le Dr Fauci aux journalistes[146]. « La prochaine fois que quelqu'un se présentera dans une salle d'urgence au Qatar ou en Arabie Saoudite, vous aurez des médicaments facilement disponibles. Et au moins, vous aurez quelques données. »[147] Même si le traitement n'a pas été soumis à des essais, le Dr Fauci a insisté pour qu'il soit massivement utilisé : « Si j'étais médecin dans un hôpital et que quelqu'un était en train de mourir, plutôt que de ne rien faire, j'essaierais de voir si cela fonctionne. »[148]

Cependant, pour la COVID, il a instauré une toute autre règle du jeu, obligeant les médecins à rester sur la touche pendant que les patients mouraient, et leur interdisant d'essayer des combinaisons de produits thérapeutiques repositionnés pour « voir si cela fonctionne ».[149]

Revenons en 2013 : lorsque le Dr Fauci a approuvé l'utilisation de la ribavirine/Interferon pour lutter contre le MERS, ce remède à deux coups contre l'hépatite C était, selon le NIH, terriblement dangereux, avec des effets néfastes sur tous les patients qui avaient pris la mixture. Il provoque une anémie hémolytique, un syndrome de fatigue chronique et une série de malformations congénitales et/ou la mort d'enfants à naître. La ribavirine est génotoxique, mutagène et potentiellement cancérigène[150].

Néanmoins, en 2013, le Dr Fauci a préconisé cette thérapie, malgré l'absence totale d'essais cliniques randomisés et contrôlés par placebo, et malgré l'absence de toute donnée humaine sur l'utilisation de cette combinaison contre le MERS.

Les vaccins COVID qui ont obtenu une autorisation d'utilisation d'urgence comprennent de nouvelles formules comme l'ARNm et l'ADN, sans profil de sécurité connu. D'autres utilisent des adjuvants toxiques comme le squalène et l'aluminium, ou de nouveaux adjuvants, avec des risques avérés et des taux potentiellement élevés de préjudices graves. Or, les essais cliniques randomisés de deux mois qui ont justifié les autorisations européennes de mise sur le marché des vaccins COVID étaient beaucoup trop courts pour détecter des lésions survenant au cours de périodes d'incubation plus longues[151,152,153]. Les vaccins sont si risqués que le secteur des assurances a refusé de les couvrir[154], et que les fabricants refusent de les produire sans une décharge totale de responsabilité[155]. Bill Gates, qui est le principal investisseur d'un grand nombre de ces nouveaux vaccins COVID, a dit que leur risque est si élevé qu'il ne les fournirait pas aux gens à moins que chaque gouvernement ne le protège des poursuites judiciaires[156].

Pourquoi donc l'HCQ devrait-elle être le seul remède à devoir franchir cet obstacle artificiellement élevé ? Après tout, elle a moins besoin d'études randomisées contrôlées par placebo que n'importe lequel de ces vaccins ou du remdesivir ; sa sécurité a été établie il y a plus de 60 ans. Or, alors que les vaccins sont administrés à des personnes en bonne santé qui courent un faible risque d'attraper la maladie, l'HCQ est administrée à des personnes qui sont réellement malades, avec un risque quasi nul pour le patient. Si un médicament est sûr et peut fonctionner, si des gens meurent et qu'il n'y a pas d'autres bonnes options, ne devons-nous pas l'essayer ?

L'intérêt fluctuant du Dr Fauci pour la sécurité des médicaments est conjoncturel et intéressé. Le 31 juillet, il a déclaré à propos de l'HCQ : « Si cet essai placebo randomisé montre une efficacité, je serai le premier à l'admettre et à en faire la promotion, mais ce n'est pas le cas... Je dois donc me plier aux données. Je n'ai aucun intérêt dans cette affaire, que ce soit dans un sens ou dans l'autre ; je m'en tiens aux données. »[157]

En fait, le Dr Fauci a toujours eu une écurie de chevaux dans la course. L'un d'entre eux est le remdesivir, même après que l'essai randomisé contrôlé par placebo de l'OMS ait montré qu'il était inefficace contre la COVID[158]. De plus, le remdesivir a un profil de sécurité catastrophique[159].

Son deuxième poulain est le vaccin de Moderna, dans lequel il a investi des années et six milliards de dollars d'argent public. Il a parrainé avec enthousiasme un essai sur l'homme d'un vaccin COVID de Moderna (appartenant en partie à son agence) avant que ne soient disponibles des données de sécurité et d'efficacité issues d'études sur les animaux – ce qui va à l'encontre des règlements de la FDA. Il a ensuite fait pression pour que des centaines de millions de personnes reçoivent des vaccins EUA avant que les essais randomisés contrôlés par placebo ne soient achevés. Voilà pour ce qui est de l'exigence du Dr Fauci de disposer de preuves formelles avant de risquer l'utilisation de médicaments et de vaccins sur l'homme.

La volte-face éthique du Dr Fauci sur la nécessité de tests d'innocuité rigoureux est particulièrement gênante dans la mesure où il défend un produit concurrent dont son agence et ses employés attendent un résultat financier lucratif.

En plein cœur d'une pandémie, avec des centaines de milliers de décès attribués à la COVID et une économie en chute libre, la suggestion du Dr Fauci de refuser des traitements prometteurs au profil d'innocuité établi – à des patients qui ont une maladie potentiellement mortelle – en attendant les résultats d'essais cliniques contrôlés randomisés, est hautement malhonnête et totalement contraire à l'éthique. Il n'est pas médicalement éthique de permettre à un patient atteint de la COVID-19 de voir son état se dégrader aux premiers stades de l'infection alors qu'il existe un traitement à l'HCQ peu coûteux, sûr et dont l'efficacité a été démontrée, et dont les études du CDC et du NIAID montrent qu'il inhibe la réplication du coronavirus. Il serait tout aussi contraire à l'éthique de faire participer des personnes malades à de telles études – comme le propose le Dr Fauci – dans lesquelles la moitié des patients infectés recevraient un placebo.

L'hypocrisie du Dr Fauci est d'autant plus crasse que le *21st Century Cures Act*, adopté en 2016 par le Congrès, ordonne justement à la FDA, dans le cadre de l'autorisation de nouveaux produits, d'accepter les preuves du « monde réel » plutôt que des essais cliniques contrôlés[160]. En l'occurrence, celles rapportées par des médecins traitants comme Zelenko, Raoult, Risch, Kory, McCullough, Gold et les médecins chinois.

Le *Cure Act*[161] reconnaît que les médecins et les scientifiques peuvent découvrir des informations très utiles en traitant leurs patients et en observant les résultats en dehors du cadre d'un essai formel.

Pour Big Pharma, pendant la pandémie, rien n'était plus important que de mettre l'HCQ hors circuit pour empêcher son utilisation salvatrice à grande échelle.

L'incohérence choquante du Dr Fauci et ses manquements à l'éthique s'inscrivent dans le droit fil de son lourd passif de promotion des traitements brevetés les plus rentables de Big Pharma, mais aussi d'utilisation de son pouvoir et de son influence pour faire progresser ses plans, au mépris de la santé publique. Le rôle moteur du Dr Fauci dans ce scandale criminel est cohérent avec son long CV de dénigrement de thérapies concurrençant les vaccins et autres produits pharmaceutiques brevetés.

Grâce à l'habile campagne du Dr Fauci, la plupart des Américains ne peuvent toujours pas se procurer d'HCQ pour le traitement précoce de la COVID-19. Encore moins d'Américains peuvent y avoir accès en tant que traitement préventif. Et encore moins d'Américains connaissent ses vertus.

Le comportement bizarre et inexplicable du Dr Fauci donne du crédit aux soupçons de nombreux Américains selon lesquels il cherche à prolonger l'épidémie afin d'imposer des médicaments et des vaccins brevetés coûteux à une population captive, pendant une pandémie qui a fait s'effondrer l'économie mondiale, provoqué des famines et détruit des vies. Sa propre agence a attribué plus d'un demi-million de morts Américains à la COVID, survenus alors que le Dr Fauci nous prenait en otage, en attendant des vaccins qui se sont avérés imparfaits.

Le professeur Risch est convaincu que le Dr Fauci a sciemment menti au sujet de l'hydroxychloroquine, et qu'il a usé de son influence pour que la FDA la supprime parce que lui et d'autres bureaucrates « sont cul et chemise avec d'autres forces qui les amènent à prendre des décisions qui ne sont pas fondées sur la science [et qui] tuent des Américains »[162].

De plus, le Dr Risch affirme explicitement que Fauci et la FDA ont causé « la mort de centaines de milliers d'Américains qui auraient pu être sauvés par » l'HCQ[163].

III : L'IVERMECTINE

Au cours de l'été 2020, des médecins de première ligne avaient découvert un autre remède COVID qui égalait la fantastique efficacité de l'HCQ à sauver des vies.

Cinq ans plus tôt, deux scientifiques de Merck avaient remporté le prix Nobel pour avoir mis au point l'ivermectine (IVM), un médicament doté d'une puissance de feu sans précédent contre un large éventail de parasites de l'homme, dont l'ascaris, l'ankylostome, la cécité des rivières et la filariose lymphatique[1]. Cette reconnaissance était le seul prix décerné par le comité Nobel à un médicament contre les maladies infectieuses en l'espace de 60 ans. En 1996, la FDA a approuvé l'IVM comme étant sûre et efficace pour l'usage humain. L'OMS l'inclut (avec l'HCQ) dans son inventaire des « médicaments essentiels » – sa liste de remèdes nécessaires, sûrs, efficaces et abordables au point que l'OMS considère leur accès comme étant indispensable « pour satisfaire les besoins prioritaires de la population en matière de soins de santé »[2]. L'OMS a recommandé l'administration d'ivermectine à des populations entières pour traiter les personnes susceptibles de contracter des infections parasitaires – ce qui signifie qu'elle considère que ce médicament est suffisamment sûr pour être administré à des personnes qui n'ont même pas été diagnostiquées[3]. Des millions de personnes ont consommé des milliards de doses d'IVM comme antiparasitaire, avec des effets secondaires minimes. La notice de l'ivermectine suggère qu'elle est au moins aussi sûre que les médicaments en vente libre les plus populaires, notamment le Tylenol et l'aspirine.

En 2011, au Japon, des chercheurs de l'Institut Kitasato ont publié un article décrivant l'IVM en des termes presque jamais utilisés pour un autre médicament :

> Peu de médicaments peuvent sérieusement prétendre au titre de « médicament miracle », la pénicilline et l'aspirine étant les deux médicaments qui ont peut-être eu les plus grands effets bénéfiques sur la santé et le bien-être de l'humanité. Cependant, l'ivermectine peut également être considérée comme l'un de ces dignes prétendants, en raison de sa polyvalence, de son innocuité et des effets bénéfiques qu'elle a eu et continue d'avoir dans le monde entier – en particulier sur des centaines de millions de personnes parmi les plus pauvres du monde.[4]

Trois statues rendent hommage au développement de l'ivermectine – au Centre Carter, au siège de la Banque mondiale et au siège de l'Organisation mondiale de la santé.

En effet, depuis 2012, de multiples études in-vitro ont démontré que l'IVM inhibe la réplication d'un large éventail de virus. En 2020, *Nature Magazine* a publié une étude qui passe en revue 50 ans de recherche ; elle conclut que l'IVM est « très efficace contre les micro-organismes, y compris certains virus ». Au demeurant, elle fait état des résultats d'études animales ayant démontré « les effets antiviraux de l'ivermectine sur des virus tels que le Zika, la dengue, la fièvre jaune, le Nil occidental… »[5].

Le 3 avril 2020, un article intitulé « Lab experiments show anti-parasitic drug, ivermectin, eliminates SARS-CoV-2 in cells in 48 hours »[6], écrit par des chercheurs australiens des universités Monash et Melbourne et de l'hôpital Royal Melbourne, a attiré l'attention du monde entier sur l'IVM en tant que traitement potentiel de la COVID. La presse internationale s'est d'abord extasiée sur le fait que ce médicament sûr, peu coûteux, bien connu et facilement disponible avait détruit le SRAS-CoV-2 dans des cultures cellulaires. « Nous avons constaté que même une seule dose pouvait presque éliminer tout l'ARN viral en 48 heures, et que même après 24 heures il y avait une réduction vraiment significative », selon la chercheuse principale, le Dr Kylie Wagstaff[7]. Sur la base de cette étude, le 8 mai 2020, le Pérou – alors assailli par une terrible épidémie de COVID – a adopté l'ivermectine dans ses directives nationales. « Les médecins péruviens connaissaient déjà le médicament, ils le prescrivaient largement pour les parasites, et les autorités sanitaires savaient qu'il était sûr et étaient à l'aise avec lui », se souvient le Dr Pierre Kory. Les décès dus à la COVID ont chuté de manière significative – divisés par 14 – dans les régions où le gouvernement péruvien a effectivement distribué de l'ivermectine. La baisse des décès était en corrélation avec l'étendue des distributions d'IVM dans les 25 régions péruviennes. Puis, en décembre 2020, sous la pression de l'OMS, le nouveau président du pays a sévèrement restreint l'accès à l'IVM, et les cas de COVID ont de nouveau explosé, avec une multiplication par 13 des décès[8].

Dans les études de prophylaxie, l'ivermectine a montré à plusieurs reprises une efficacité bien plus grande contre la COVID que les vaccins, et ce, pour une fraction de leur prix.

Par exemple, en Argentine, au cours de l'été 2020, le Dr Hector Carvallo a conduit un essai randomisé contrôlé par placebo sur l'ivermectine en tant que moyen de prévention. Il a constaté une efficacité de 100 % contre la COVID. Son équipe n'a trouvé aucune infection parmi les 788 travailleurs qui avaient pris un traitement prophylactique hebdomadaire à base d'ivermectine, alors que 58 % des 407 patients du groupe témoin avaient attrapé la COVID-19[9].

Une étude d'observation ultérieure[10] réalisée au Bangladesh – portant également sur l'ivermectine en tant que prophylaxie préexposition à la COVID-19 chez les professionnels de santé – a donné des résultats quasi aussi spectaculaires : seuls quatre des 58 volontaires ayant pris une dose très faible d'ivermectine (12 mg une fois par mois pendant quatre mois) ont développé des symptômes légers de COVID-19, contre 44 des 60 professionnels de santé qui avaient refusé le médicament.

De plus, une étude réalisée en 2021 a suggéré qu'un mécanisme biologique clef de l'IVM – la liaison compétitive avec la protéine Spike du SRAS-CoV-2 – n'est spécifique à aucun variant du coronavirus et que, par conséquent, contrairement aux vaccins, l'ivermectine serait probablement efficace contre tous les variants futurs[11].

Dès le 1er mars 2020, certains médecins de première ligne des services de soins intensifs et des urgences ont commencé à utiliser l'ivermectine en association avec l'HCQ dans les premiers protocoles de traitement. Le Dr Jean-Jacques Rajter[12], médecin belge travaillant à Miami, a commencé à utiliser cette méthode le 15 mars. Il a immédiatement constaté une augmentation des guérisons. Il a publié un excellent papier le 9 juin. Dans le même temps, deux médecins occidentaux utilisant l'ivermectine au Bangladesh ont également rapporté un taux très élevé de guérisons, même parmi les patients dans les derniers stades de la maladie[13].

Depuis mars 2020, date à laquelle les médecins ont utilisé pour la première fois l'IVM contre la COVID-19, plus de 20 essais cliniques randomisés (ECR) ont confirmé son efficacité miraculeuse contre la maladie, aussi bien dans le cadre de traitements hospitaliers que dans le cadre de traitements ambulatoires. Six des sept méta-analyses d'ECR sur le traitement à l'IVM réalisées en 2021 ont révélé des réductions notables de la mortalité due à la COVID-19. Les études pertinentes « ont toutes montré un bénéfice significatif pour les patients à haut risque », a déclaré l'éminent épidémiologiste de Yale, le Dr Harvey Risch. Les seules études dont les résultats n'ont pas été exceptionnels sont celles ayant examiné l'efficacité du traitement chez des patients à des stades très avancés de la maladie.

Toutefois, même les patients à un stade avancé en ont profité dans quasi toutes les études, bien que les bénéfices aient parfois été moins spectaculaires. Selon une revue de 2020 de McCullough *et al.* : « De nombreuses études cliniques – y compris des essais contrôlés randomisés évalués par les pairs – ont montré des avantages énormes de l'ivermectine en prophylaxie, en traitement précoce mais également dans la gestion de la maladie à un stade avancé. Pris dans leur ensemble [...] les dizaines d'essais cliniques qui dorénavant émergent dans le monde entier sont suffisamment importants pour établir de manière fiable l'efficacité clinique et en déduire des signes d'amélioration avec une sécurité acceptable. »[14]

Début janvier 2021, le Dr David Chesler, spécialisé en gériatrie, qui avait traité 191 patients infectés depuis le printemps précédent dans sept maisons de retraite de Virginie, a écrit au Dr Fauci en affirmant qu'il avait obtenu un taux de mortalité de 8 % en utilisant l'ivermectine, soit la moitié (et 146 000 décès de moins) de la moyenne américaine dans les établissements de soins pour personnes âgées. Chesler a joint à sa lettre une étude de cas évaluée par les pairs, documentant des rapports d'efficacité similaire dans d'autres pays. Mais ni le Dr Fauci ni personne d'autre au NIAID n'a répondu à la lettre du Dr Chesler[15].

Les *Annals of Dermatology and Venereology* ont rapporté que dans une maison de retraite française, les 69 résidents – âgés moyen : 90 ans – et les 52 membres du personnel ont survécu à une épidémie de COVID-19[16,17]. Il s'avère qu'ils avaient tous pris de l'ivermectine pour une infestation de gale. Tandis que la COVID a décimé la communauté environnante, seuls sept résidents et quatre membres du personnel ont été touchés, or tous n'ont été que légèrement malades. Personne n'a eu besoin d'être placé sous oxygène ou d'être hospitalisé.

Les recherches suggèrent que l'ivermectine pourrait agir par le biais de vingt mécanismes différents. Notamment, elle fonctionne comme un « ionophore », facilitant l'acheminement du zinc vers les cellules, ce qui inhibe la réplication virale. L'ivermectine arrête la réplication de la COVID-19, de la grippe saisonnière et de nombreux autres virus grâce à ce mécanisme, et à d'autres. Par exemple, une étude réalisée en mars 2021 par Choudhury *et al.* a révélé que « l'ivermectine bloque la réplicase virale, la protéase et le TMPRSS2 humain, ce qui pourrait être la base biophysique de son efficacité antivirale. »[18] De plus, elle réduit l'inflammation par de multiples voies, prémunissant ainsi contre les dommages causés aux organes. Elle réduit aussi la capacité de la protéine Spike à se fixer au récepteur ACE2 des membranes cellulaires humaines, empêchant ainsi l'entrée du virus. Au demeurant, l'IVM prévient la formation de caillots sanguins en se liant à la protéine Spike, et empêche cette dernière de se lier au CD147 des globules rouges, sans quoi des caillots se formeraient. Lorsque les patients prennent l'IVM avant l'exposition, elle empêche l'infection, ce qui casse la transmission et contribue à protéger l'ensemble de la communauté.

En mars 2021, une étude publiée par Peter McCullough et 57 autres médecins de première ligne de plusieurs pays a révélé que « notre régime de traitement ambulatoire précoce était associé à des réductions *des hospitalisations et des décès estimées à 87,6 % et 74,9 %* »[19].

De nombreuses autres études font écho aux résultats du Dr McCullough. La réduction moyenne de la mortalité, basée sur 18 essais, est de 75 %[20], selon une méta-analyse présentée en janvier 2021 au NIH COVID-19 Treatment Guidelines Panel. Une méta-analyse de 11 études financée par l'OMS[21] suggère également que l'ivermectine peut réduire la mortalité due à la COVID-19 de 83 %. Vous trouverez ci-dessous une compilation de sept méta-analyses portant sur l'effet de l'ivermectine sur la mortalité. Chacune d'entre elles a révélé un bénéfice important, allant de 57 % à 83 % de réduction des décès :

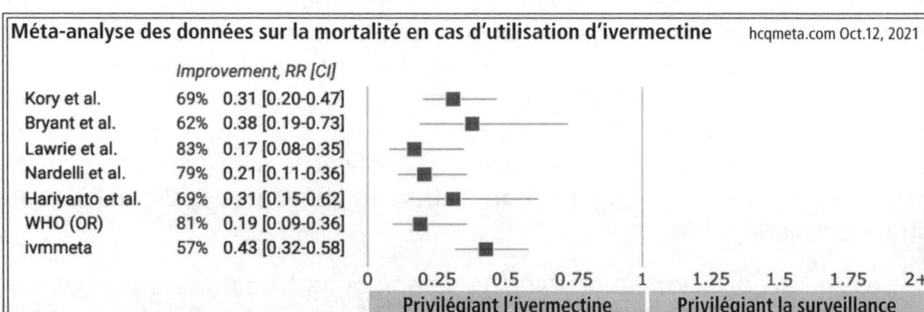

Vous trouverez ci-dessous une compilation des études sur l'ivermectine utilisée comme moyen de prévention de la COVID. En moyenne, utilisée à titre prophylactique, l'ivermectine a permis de prévenir 86 % des effets indésirables. Sur l'ensemble de ces études, l'ivermectine a protégé 6 personnes sur 7 qui l'ont utilisée à titre préventif.

Or, sur 29 études portant sur le traitement précoce de la COVID à l'aide d'ivermectine, listées sur la page ci-contre, le bénéfice moyen était de 66 %. Les trois tableaux présentés ici, et leurs diagrammes en arbre, sont disponibles sur *ivmmeta.org*. Ils font partie d'un site Internet qui a compilé toutes les études achevées et validées pour chacun des 27 traitements différents de la COVID-19, *c19study.com*.

Une étude publiée en janvier 2021 dans le *Lancet* a révélé que l'ivermectine réduit considérablement l'intensité et la durée des symptômes, ainsi que la charge virale[22].

En mars 2020, le Dr Paul Marik, chef du service de soins intensifs de l'Eastern Virginia Medical School, a commencé à publier des directives de traitement pour la prise en charge des patients COVID. Le Dr Marik, l'un des professeurs de médecine de soins intensifs les plus célèbres et les plus publiés, a recruté une équipe de praticiens de premier plan pour inventorier toutes les approches possibles de ce nouveau virus. Très vite, son organisation, Front Line COVID-19 Critical Care Alliance (FLCCC), a créé un site Internet, et a mis en ligne ses premiers protocoles de traitement à la mi-avril 2020. En novembre 2020, les médecins de la FLCCC estimaient que les preuves étaient suffisantes pour intégrer l'ivermectine à leurs protocoles[23]. « Les données montrent la capacité de l'ivermectine à prévenir la COVID-19, à empêcher les personnes présentant des symptômes précoces de progresser vers la phase hyper-inflammatoire de la maladie, et même à aider les patients gravement malades à se rétablir. »[24] Les pairs ont donné leur feu vert à la justification clinique et scientifique des protocoles hospitaliers de la FLCCC, et le *Journal of Intensive Care Medicine* les a publiés à la mi-décembre 2020[25]. La FLCCC a également publié sur son site Internet un résumé d'une page (régulièrement mis à jour) des preuves fournies par les essais cliniques sur l'ivermectine[26].

En décembre 2020, le président et médecin en chef de la FLCCC, le Dr Pierre Kory, spécialiste des maladies pulmonaires et des soins intensifs, a témoigné des avantages de l'ivermectine devant un certain nombre d'instances COVID-19, dont le Comité sénatorial sur la sécurité intérieure et les affaires gouvernementales[27] :

> Six études portant sur un total de plus de 2 400 patients, toutes montrant une prévention quasi parfaite de la transmission du virus chez les personnes exposées à la COVID-19 [...] Trois études contrôlées randomisées et plusieurs grandes séries de cas impliquant plus de 3 000 patients montrant une guérison étonnante chez les patients hospitalisés et quatre grands essais contrôlés randomisés impliquant 3 000 patients montrant tous des réductions importantes et statistiquement significatives de la mortalité lorsqu'ils sont traités à l'ivermectine.

Deux semaines plus tard, le 6 janvier 2021, le Dr Kory s'est adressé au National Institutes of Health COVID-19 Treatment Guidelines Panel[28]. L'« Éminence grise », le Dr Paul Marik, et d'autres membres de la Front Line CO-

VID-19 Critical Care Alliance, ont également présenté des données plaidant pour l'ivermectine, tout comme l'auteur de la méta-analyse de l'OMS, le Dr Andrew Hill, qu'ils avaient invité à se joindre à eux.

Le *Financial Times* leur a emboîté le pas avec un article citant les recherches d'Hill pour l'OMS à l'université de Liverpool. La méta-analyse d'Hill de six études sur l'ivermectine a montré une réduction cumulative de 75 % du risque de décès dans un sous-ensemble de patients ayant une forme modérée à sévère de la COVID-19, chez lesquels le médicament a réduit l'inflammation et accéléré l'élimination du virus[29].

Kory a témoigné que « l'IVM pourrait réduire les hospitalisations de près de 90 % et les décès de près de 75 % ». Il fait partie de la multitude de médecins de premier plan, dont McCullough, l'administrateur de la Santé publique de Floride Joe Ladopo, le professeur Paul Marik, le Dr Joseph Varone et l'inventeur du vaccin à ARNm le Dr Robert Malone, et beaucoup, beaucoup d'autres, qui pensent qu'un traitement précoce à l'ivermectine aurait permis d'éviter 75 à 80 % des décès, et d'économiser à notre pays un trillion de dollars de dépense publique.

« La COVID a entraîné environ 6 millions d'hospitalisations et plus de 700 000 décès en Amérique », déplore le Dr Kory. « Si l'HCQ et l'IVM avaient été largement utilisées au lieu d'être systématiquement mises de côté, nous aurions pu éviter 75 % des décès (soit au moins 500 000) et 80 % des hospitalisations (soit 4,8 millions). Nous aurions pu épargner aux États des centaines de milliards de dollars de dépense. »

Le 14 janvier, soit dix jours après la conférence de la FLCCC, le comité COVID-19 Treatment Guidelines du NIH a modifié sa recommandation défavorable à l'ivermectine en la remplaçant par « ni pour ni contre », ouvrant ainsi un peu la porte à l'utilisation de l'IVM en tant qu'option thérapeutique. Les membres du comité du NIH ont émis la même recommandation neutre pour les traitements par anticorps monoclonaux et par plasma convalescent. Bien que l'on ait espéré que ces deux derniers traitements seraient efficaces s'ils étaient utilisés tôt, le plasma convalescent, « un favori de quasi tous les centres médicaux universitaires du pays, a lamentablement échoué à démontrer son efficacité dans de nombreux essais cliniques », souligne le Dr Kory, alors que les anticorps monoclonaux se sont avérés efficaces pour prévenir l'hospitalisation.

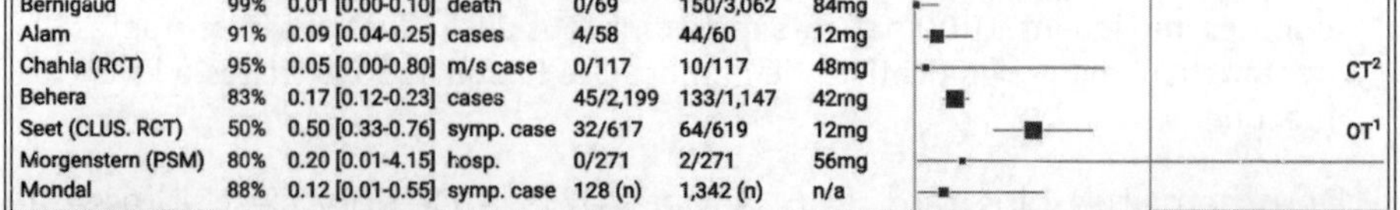

La « non-recommandation » neutre du NIH du 14 janvier 2021[30], publiée en dépit des preuves solides de l'innocuité et de l'efficacité de l'ivermectine par rapport à la COVID-19, a été le premier signal évident de la détermination de l'agence à mettre l'IVM hors d'état de guérir. Le NIH a affirmé qu'il n'y avait « pas assez de preuves pour recommander ou non l'utilisation de l'ivermectine pour le traitement de la COVID-19 ».

Le NIH a entouré de secret le processus qui lui a permis d'arriver à cette non-recommandation, refusant de divulguer le nom des membres du groupe ayant pris part aux délibérations sur l'ivermectine, et expurgeant leurs noms des documents que diverses demandes fondées sur la loi sur la liberté d'information ont contraint l'agence à produire. Pendant un certain temps, seuls le Dr Fauci, Francis Collins et les membres du comité eux-mêmes connaissaient leur identité. Le NIH a pris des mesures extrêmes pour garder les noms confidentiels, se battant jusque devant le tribunal fédéral pour soustraire ses débats à la transparence[32,33].

Alors que Collins et le Dr Fauci s'efforçaient d'empêcher la lumière d'éclairer leurs affaires, les Centers for Disease Control and Prevention (CDC), en réponse à un recours distinct fondé sur la loi sur la liberté d'information, ont divulgué l'identité des neuf membres du groupe de travail[34]. Trois d'entre eux, *Adaora Adimora*, *Roger Bedimo* et *David V. Glidden*, avaient déclaré des liens financiers avec Merck.

Un quatrième membre du Guidelines Committee du NIH, Susanna Naggie, a reçu une subvention de 155 millions de dollars[35] pour mener des études supplémentaires sur l'ivermectine après la non-recommandation du NIH. Naggie aurait eu peu de chances de recevoir cette somme inespérée de la part du NIAID si le comité avait voté en faveur de l'IVM.

Aujourd'hui, alors que le Dr Fauci incite les États-Unis à abandonner toute utilisation de l'ivermectine, d'autres pays font tout l'inverse.

En février 2021, le responsable de l'Association médicale de la métropole de Tokyo a tenu une conférence de presse pour demander l'ajout de l'ivermectine à son protocole de traitement ambulatoire. Plusieurs États indiens avaient ajouté l'ivermectine à leur liste de médicaments essentiels pour lutter contre la COVID-19[36]. Le gouvernement indonésien a non seulement autorisé l'utilisation du médicament, mais a également créé un site Internet indiquant sa disponibilité en temps réel[37]. Israël, après avoir distribué trois doses de rappel du vaccin COVID-19 de Pfizer, mais en constatant toujours des taux élevés d'hospitalisations et de décès liés à la COVID-19, a officiellement commencé à utiliser l'ivermectine en septembre 2021, les compagnies d'assurance maladie distribuant gratuitement l'ivermectine aux citoyens à haut risque[38].

Les pays dont les habitants ont facilement accès à l'ivermectine constatent invariablement une baisse immédiate et spectaculaire des décès dus à la COVID. En Indonésie, les hôpitaux ont commencé à utiliser l'ivermectine le 22 juillet 2021. Dès la première semaine d'août, le nombre de cas et de décès était en chute libre[39].

Une étude réalisée en décembre 2020 a montré que les pays d'Afrique et d'Asie qui utilisaient largement l'ivermectine pour traiter et prévenir diverses maladies parasitaires présentaient des taux d'infection et de mortalité parmi les plus bas du monde[40]. Après avoir pris en compte les facteurs de confusion, notamment l'indice de développement humain (IDH), les 11 nations africaines membres de l'APOC, le Programme africain pour l'onchocercose (alias « cécité des rivières », pour laquelle l'ivermectine est le traitement standard), affichent un taux de mortalité inférieur de 28 % à celui des pays africains ne faisant pas partie de l'APOC, et un taux d'infection COVID-19 inférieur de 8 %.

Le 20 avril 2021, les sociétés médicales indiennes ont ajouté l'ivermectine au protocole national. Selon les informations indiennes et internationales, une campagne agressive menée par le gouvernement de l'État indien de New Delhi, où la COVID faisait rage, a connu un succès éclatant. *The Desert Review* a rapporté qu'en avril 2021 New Delhi connaissait une crise épidémique de COVID ; le gouvernement de l'État a éliminé 97 % des cas de Delhi en distribuant de l'ivermectine[41]. « L'IVM a éradiqué la COVID à New Delhi », a écrit le Dr Justus R. Hope[42]. Après l'introduction de l'IVM, selon *TrialSite News*, le nombre de cas a chuté de façon spectaculaire. « Au niveau national, la vague qui a submergé le pays au début du mois d'avril a diminué de façon exponentielle après l'introduction du nouveau protocole COVID-19, qui comprend l'utilisation d'ivermectine et de budésonide. »[43] L'Inde a montré qu'une thérapie combinée précoce – budésonide, ivermectine, doxycycline et zinc, coûtant entre 2 et 5 $ – faisait disparaître les symptômes de la COVID en trois à cinq jours. En janvier 2021, dans un pays de plus de 1,3 milliard d'habitants dont le taux de couverture vaccinale était d'à peine 7,6 % à l'échelle nationale[44], on n'avait enregistré que 150 000 décès COVID[45]. En comparaison, les États-Unis, avec une population de 331 millions d'habitants, avaient enregistré 357 000 décès[46]. De nombreux responsables et médecins indiens considèrent l'ivermectine comme un médicament miracle pour juguler l'épidémie. Une expérience naturelle impliquant deux États indiens, l'Uttar Pradesh et le Tamil Nadu, avec des stratégies de lutte contre la COVID opposées, a contribué à cimenter cette impression.

Avec ses 241 millions d'habitants, l'Uttar Pradesh compte l'équivalent des deux tiers de la population des États-Unis. Selon l'*Indian Express*[47] : « L'Uttar Pradesh a été le premier État du pays à introduire l'utilisation prophylactique et thérapeutique de l'ivermectine à grande échelle. En mai-juin 2020, une équipe d'Agra [quatrième plus grande ville de l'Uttar Pradesh], dirigée par le Dr Anshul Pareek, a administré de l'ivermectine à titre expérimental à tous les membres de l'équipe RRT du district. Aucun d'entre eux n'a développé la COVID-19 malgré un contact quotidien avec des patients dont le test de dépistage du virus était positif[48]. Vikssendu Agrawal, responsable de la surveillance dans l'État de l'Uttar Pradesh, a ajouté que, sur la base des résultats obtenus à Agra, le gouvernement de l'État a autorisé l'utilisation de l'ivermectine à titre prophylactique pour tous les contacts des patients atteints de la COVID, et a commencé à administrer des doses aux personnes infectées. En septembre, le gouvernement de l'Uttar Pradesh a annoncé que les 33 districts de l'État étaient pratiquement dépourvus de cas actifs, malgré un taux de vaccination de seulement 5,8 %[49]. L'*Hindustan Times* a rapporté : « Dans l'ensemble, l'État compte un total de 199 cas actifs, tandis que le taux de positivité est descendu à moins de 0,01 %. Le taux de guérison, quant à lui, s'est amélioré jusqu'à atteindre 98,7 %. »[50] Lorsque le taux de vaccination américain était de 54 %, les cas continuaient d'augmenter et les gouvernements imposaient toujours des restrictions draconiennes. Au 10 août 2021, les États-Unis avaient enregistré 161 990 nouveaux cas et 1 049 nouveaux décès[51]. En revanche, l'Uttar Pradesh n'avait enregistré que 19 nouveaux cas et un décès, soit plus de 1 000 fois moins que les États-Unis[52].

Le Dr Agrawal attribue la fin de la première vague de COVID à l'introduction opportune de l'ivermectine : « Bien que nous soyons l'État le plus peuplé et que notre densité de population soit élevée, nous avons maintenu un taux de positivité et un nombre de cas par million d'habitants relativement faibles. »[53]

Selon *TrialSite News*, malgré le succès du gouvernement indien dans l'utilisation de l'ivermectine et du budésonide, « les médias n'ont pas jugé bon de partager cette nouvelle. Au lieu de ça, les commentaires continuent de promouvoir le remdesivir comme un médicament efficace, et les quelques médias qui font référence à l'ivermectine la qualifient de 'médicament non éprouvé' ou de 'traitement obsolète'. C'est comme s'il existait deux réalités de traitement différentes, l'une sur le terrain et l'autre dans les systèmes de santé locaux. Des millions de patients reçoivent aujourd'hui de l'ivermectine, mais il est impossible de le savoir quand on n'écoute que les médias dominants. »[54]

Pendant ce temps, l'État indien du Tamil Nadu a continué à appliquer la stratégie d'Anthony Fauci, consistant à administrer du remdesivir, à interdire l'ivermectine et à décourager le traitement précoce. Selon l'*Indian Times*, le Tamil Nadu connaît toujours des cas et des décès qui correspondent parfaitement à la catastrophe américaine[55].

Les preuves massives et incontestables en faveur de l'ivermectine comprennent la méta-analyse évaluée par les pairs du Dr Tess Lawrie, scientifique très respectée.

Le Dr Lawrie a évalué 15 essais et a constaté que le bénéfice cumulé de l'IVM sur la réduction des décès était de 62 %. Bien que la qualité des données des études sur la prévention par l'ivermectine soit moins bonne, elles ont montré que la prophylaxie par l'ivermectine réduisait les infections COVID de 86 %[56].

Le Dr Lawrie, chercheuse de données et consultante de renommée mondiale, est une sommité dans le monde scientifique et les agences de santé publique du monde entier. La revue *The Desert Review* l'a surnommée « la conscience de la médecine »[57] en raison de sa réputation de compétence, de précision et d'intégrité. La société de consulting de Lawrie, Evidence-Based Medicine Consultancy Ltd., effectue les examens scientifiques qui permettent d'élaborer et de soutenir les lignes directrices des agences mondiales de santé publique, notamment l'OMS et les gouvernements européens, ainsi que pour les consortiums scientifiques et sanitaires internationaux comme la Cochrane Collaboration. Elle compte parmi ses clients la quasi-totalité des grands organismes de réglementation gouvernementaux qui s'affairent actuellement à supprimer l'IVM et d'autres médicaments repositionnés. À la fin du mois de décembre 2020, le Dr Lawrie est tombée sur une vidéo YouTube du témoignage de Pierre Kory devant le Sénat à propos de l'ivermectine. Piquée au vif, elle a procédé à un « rapide examen pragmatique » entre Noël et le jour de l'An pour valider les 27 études de la littérature médicale citées par Kory, en évaluant la qualité et la puissance de chacune d'entre elles.

« Au bout d'une semaine, j'ai compris que c'était du costaud. L'innocuité de l'IVM était bien établie en tant que vermifuge largement utilisé », m'a-t-elle dit. « J'ai été surprise par la richesse de ses vertus. Une multitude d'études avaient clairement établi son efficacité contre la COVID. J'ai pensé à toutes ces personnes qui étaient en train de mourir, et que c'était une obligation morale – ce médicament aurait dû être déployé. » Le 4 janvier, le Dr Lawrie envoya une lettre urgente au ministre britannique de la Santé, Matt Hancock, en y joignant son examen rapide. Elle n'a jamais eu de réponse de sa part. Néanmoins, par une étrange coïncidence, quelqu'un divulgua au *Daily Mail* une méta-analyse réalisée par Andrew Hill, chercheur à l'OMS[58]. Trois jours plus tard, Hill publiait une pré-impression de son étude. Un mois après avoir témoigné avec enthousiasme aux côtés du Dr Kory en faveur de l'ivermectine devant le panel du NIH du 13 janvier, Hill avait fait une volte-face à s'arracher le cou. Cumulativement, les sept études de la méta-analyse originelle d'Hill montraient toujours une réduction spectaculaire des hospitalisations et des décès chez les patients recevant de l'IVM. La version de la méta-analyse d'Hill qui a fuité comprenait exactement les mêmes articles qui avaient auparavant appuyé sa promotion enthousiaste de l'IVM comme remède miraculeux contre la COVID. Hill n'avait modifié que ses conclusions. Il affirmait maintenant que ces études constituaient une preuve de faible qualité et que, bien qu'elles aient donné un résultat hautement positif, il ne lui reconnaissait qu'une « faible certitude ». Il pouvait alors déclarer que l'OMS ne devait pas recommander l'IVM sans effectuer au préalable des études sur le long terme, randomisées et contrôlées par placebo, ce qui prendrait de nombreux mois, voire davantage. « Quelqu'un a réussi à l'atteindre », suggère Kory. « Quelqu'un lui a envoyé un mémo. Andrew Hill a été soumis par des forces vraiment obscures. »

Le 7 janvier, le Dr Lawrie a résumé les preuves accablantes de son examen rapide dans une vidéo destinée au Premier ministre britannique Boris Johnson, l'exhortant à sortir de l'impasse et à déployer immédiatement l'IVM. Sa vidéo, dit-elle, était « absolument convaincante ». Elle a transmis l'appel vidéo aux Premiers ministres britannique et sud-africain le même jour. Elle n'a eu aucune nouvelle de l'un ou l'autre.

Le 13 janvier 2021, le Dr Lawrie a utilisé son pouvoir fédérateur pour réunir un symposium (sur invitation uniquement), rassemblant vingt des plus grands experts mondiaux, dont des chercheurs, des médecins, des groupes de défense des patients et des conseillers du gouvernement, afin d'examiner sa méta-analyse et de formuler des recommandations fondées sur des données probantes concernant l'utilisation de l'ivermectine pour prévenir et traiter la COVID-19. Elle a appelé cette conférence l'étude British ivermectin Recommendation Development (BIRD).

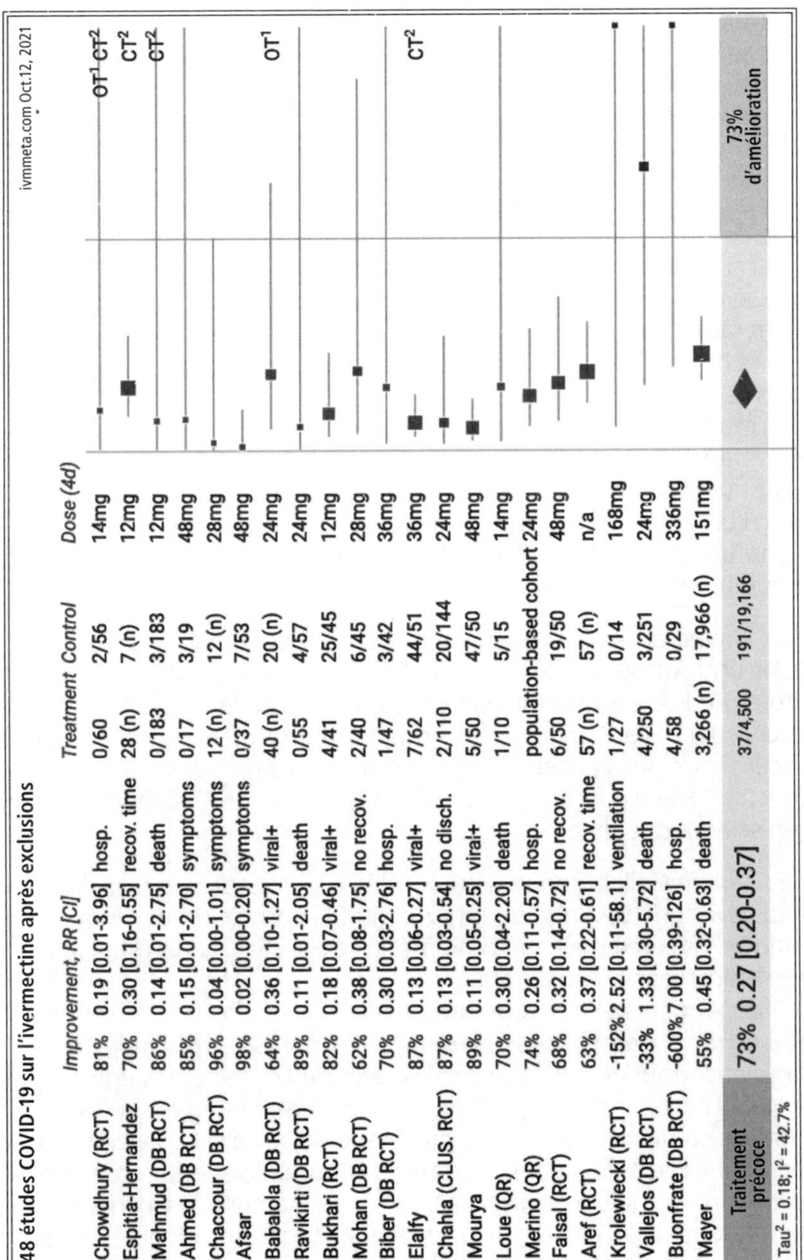

« Tess Lawrie a fait exactement ce que l'OMS aurait dû faire », selon le Dr Kory. « Elle a effectué un examen approfondi, sans a priori et transparent de toutes les preuves scientifiques. »

Au cours de la conférence, qui a duré une journée, les participants ont examiné chaque étude de la méta-analyse rapide du Dr Lawrie, et ont convenu que les preuves justifiaient un déploiement immédiat de l'IVM. Avant de lever la séance, le Dr Lawrie et le groupe de travail ont convenu d'effectuer une méta-analyse complète de type Cochrane de toute la littérature scientifique. En raison des urgences vitales, ils se sont engagés à se réunir à nouveau en un groupe beaucoup plus important le lendemain.

Entre-temps, le Dr Lawrie avait réussi à joindre Andrew Hill par téléphone, le 6 janvier, deux jours après la fuite de sa méta-analyse dans le *Daily Mail*. Elle l'avait informé que certaines des plus grandes figures de la science avaient accepté de collaborer à une méta-analyse Cochrane, et elle lui avait proposé de participer à l'effort en tant que collaborateur. Elle avait offert de partager ses données avec lui et, après l'appel, elle lui avait envoyé ses feuilles de calcul. Le Dr Lawrie avait coordonné de nombreux examens Cochrane pour l'OMS et figurait incontestablement parmi les meilleurs experts mondiaux en matière d'examen systématique des données d'études. Le Dr Lawrie invitait Hill à corédiger l'étude Cochrane et à assister à la prochaine réunion de la BIRD le 13 janvier[59]. Dans des circonstances normales, Hill aurait saisi cette chance d'être l'auteur principal, aux côtés de certains des chercheurs les plus prestigieux du monde, d'un cadre professionnel d'évaluation des données probantes et à toute épreuve pour l'OMS. Cependant, il refusa. Il accepta néanmoins d'examiner le tableur du Dr Lawrie.

Le Dr Lawrie et ses collègues ont entrepris un effort de marathonien pour effectuer un tout nouvel examen de l'ensemble des études publiées dans la littérature médicale en partant de zéro, en évaluant la puissance et la partialité de chacune. Elle a présenté son projet au groupe exclusif de la BIRD à la mi-janvier. Tous ont convenu que l'approche la plus sensée était de libérer l'ivermectine. Elle a soumis le protocole à la Cochrane Collaboration pour un examen scientifique externe.

La Cochrane Collaboration a été fondée par des scientifiques britanniques et scandinaves en 1993 afin de lutter contre la corruption de l'industrie pharmaceutique, qui était devenue omniprésente dans les essais cliniques de nouveaux médicaments. Aujourd'hui, elle est une coalition de 30 000 scientifiques indépendants et de 53 grandes institutions de recherche qui se portent volontaires pour examiner régulièrement les données de l'industrie en utilisant la science fondée sur des preuves, afin de conseiller les autorités de réglementation[60]. L'organisation cherche à restaurer l'intégrité et les méthodes scientifiques standardisées dans le marécage des essais de développement de médicaments. Elle recourt à des paramètres normalisés et des méthodologies rigoureuses pour évaluer les preuves. Les examinateurs de Cochrane évaluent systématiquement la puissance de chaque étude individuelle au sein de la méta-analyse, en interprétant les données afin d'identifier et d'écarter les biais, de classer chaque étude comme preuve de certitude « élevée », « modérée » ou « faible », et de déterminer s'il est acceptable de regrouper les données dans une seule méta-analyse.

Le Dr Lawrie savait que pour déterminer la dose d'ivermectine, l'OMS s'appuierait sur l'étude d'Hill et sur une autre étude de l'université McMaster connue sous le nom « Together Trial ». Mais cet établissement est irrémédiablement empêtré dans des conflits d'intérêts. En effet, le NIH lui a versé 1 081 541 $ sur 2020 et 2021[61]. Un groupe distinct de scientifiques de l'université McMaster était à l'époque engagé dans le développement de son propre vaccin COVID – un effort qui ne porterait jamais ses fruits si l'OMS recommandait l'ivermectine comme norme de soins. La Fondation Bill et Melinda Gates finançait le gigantesque essai « Together » visant à évaluer l'efficacité de l'ivermectine, de l'HCQ et d'autres médicaments potentiels contre la COVID, au Brésil et ailleurs. La critique a accusé Gates et les chercheurs de McMaster d'avoir conçu cette étude pour mettre en échec l'ivermectine. Entre autres facteurs, l'étude ciblait une population qui prenait déjà beaucoup l'ivermectine, créant une variable de confusion (les patients recevant le placebo pouvaient obtenir de l'ivermectine en vente libre) qui masquerait clairement l'efficacité. Les chercheurs de l'université McMaster savaient pertinemment qu'une recommandation favorable à l'IVM coûterait des centaines de millions à leur université. L'architecte de l'essai Together était Ed Mills, le concepteur d'essai de Gates, un scientifique ayant de gros conflits d'intérêts avec l'industrie pharmaceutique, et une réputation de « biostituée » de l'industrie.

Le Dr Lawrie savait que la seule façon de rectifier les lignes directrices de l'OMS et de produire une étude scientifique de haute qualité était de persuader Mills de faire faire une méta-analyse Cochrane Collaboration complète. La semaine suivante, elle parla de nouveau à Hill, cette fois via Zoom.

L'appel Zoom a été enregistré.

Lors de sa première conversation avec Hill, le Dr Lawrie avait conclu que les techniques qu'il avait employées tout au long de sa méta-analyse étaient « profondément défectueuses » et qu'il n'avait pas l'expérience nécessaire pour effectuer une revue systématique ou une méta-analyse : « J'étais surprise qu'on lui ait confié ce travail. »

En fait, la transcription de sa conversation du 13 janvier suggère qu'Hill n'était absolument pas au fait des exigences d'un examen systématique, qui nécessite que les chercheurs évaluent et notent chaque étude en utilisant des critères uniformes pour évaluer la puissance et le risque de biais, et qu'ils effectuent une « analyse de sensibilité » pour exclure les études présentant un risque élevé de biais. Ce type d'examen évalue nécessairement la fiabilité des auteurs de chaque étude incluse. Les examinateurs de Cochrane doivent être prêts à porter des jugements sévères sur la qualité du travail, l'intégrité et les préjugés potentiels de chaque coauteur répertorié de toutes les études incluses dans leur examen, en se basant en partie sur leur compétence individuelle et sur les conflits d'intérêts financiers pouvant affecter chacun. Néanmoins, curieusement, Hill avait inclus les noms de tous les auteurs de ces sept études accumulées dans la liste des co-auteurs de sa méta-analyse. « C'est comme demander au receveur d'une équipe de baseball de jouer également le rôle d'arbitre », observe le Dr Kory. « Aucune personne connaissant un tant soit peu la discipline ne ferait cette erreur. Hill était censé juger ces auteurs. Au lieu de ça, il les a traités comme ses collaborateurs. »

Le Dr Lawrie a gentiment fait savoir à Hill que c'était « contraire à la méthodologie d'une méta-analyse ». Et d'ajouter : « Lorsqu'on fait une revue systématique, on n'inclut généralement pas les auteurs des études parce que cela biaise intrinsèquement les conclusions. Il faut que ce soit indépendant. » Le Dr Lawrie a expliqué que l'article d'Hill, en plus de mentionner comme co-auteurs les chercheurs dont il était censé évaluer le travail, ne prétendait pas classer systématiquement les preuves selon des protocoles standardisés. Ces lacunes le rendait tout à fait impropre, a-t-elle expliqué, à fournir des « directives cliniques à l'OMS ». En outre, la méta-analyse d'Hill ne s'intéressait qu'à un seul résultat, le décès des patients COVID, or il ne représentait qu'un petit sous-ensemble des critères et paramètres des études qu'il avait analysées. Elle dit à Hill : « On ne peut pas parler de méta-analyse... quand il y a tous ces autres résultats que vous n'avez même pas méta-analysés. Vous avez simplement méta-analysé le résultat de la mort [en n'utilisant qu'une fraction des preuves disponibles], et puis [vous avez dit], 'Oh, on a besoin de plus d'études.' »

Le Dr Lawrie demanda à Hill d'expliquer sa volte-face sur l'ivermectine, que sa propre analyse avait jugée extrêmement efficace. « Comment pouvez-vous faire ça ? » demanda-t-elle poliment. « Vous causez un préjudice irréparable. »

Hill expliqua qu'il se trouvait dans une « situation délicate » car ses sponsors avaient fait pression sur lui. Hill est un virologue de l'université de Liverpool qui sert de conseiller à Bill Gates et à la Fondation Clinton. « Il m'a dit que son sponsor était Unitaid ». Unitaid est une organisation quasi-gouvernementale, financée par la BMGF et plusieurs pays européens (la France, le Royaume-Uni, la Norvège, le Brésil, l'Espagne, la Corée du Sud et le Chili) pour faire pression sur les gouvernements afin qu'ils financent l'achat de médicaments auprès de multinationales pharmaceutiques pour les distribuer aux pauvres d'Afrique. Son objectif premier semble être de protéger les brevets et les droits de propriété intellectuelle des entreprises pharmaceutiques (ce qui, comme nous le verrons, est la passion n° 1 de Bill Gates) et d'assurer leur paiement rapide et intégral. Environ 63 % de son financement provient d'une surtaxe sur les billets d'avion. La Fondation Bill et Melinda Gates siège au conseil d'administration et préside le comité exécutif d'Unitaid, et elle a donné 150 millions de dollars à Unitaid depuis 2005[62]. Diverses organisations satellites et écrans financées par Gates, comme le Fonds mondial, la GAVI et l'UNICEF, sont également des contributeurs, à l'instar de l'industrie pharmaceutique. La BMGF et Gates possèdent personnellement des parts considérables dans de nombreuses sociétés pharmaceutiques qui profitent de ce gâchis. Gates utilise également Unitaid pour financer la science corrompue de chercheurs domestiqués et compromis comme Hill, qui légitiment ses directives politiques à l'OMS. Unitaid a donné 40 millions de dollars à l'employeur d'Andrew Hill – l'université de Liverpool – quatre jours avant la publication de l'étude de ce dernier.

Hill, titulaire d'un doctorat, a avoué que les commanditaires faisaient pression sur lui pour orienter sa conclusion. Quand le Dr Lawrie lui a demandé qui essayait de l'influencer, Hill a répondu : « Je veux dire... je... je pense que je suis dans une position très délicate... »

Dr Tess Lawrie : « Beaucoup de gens sont dans des positions délicates, ils sont à l'hôpital, dans des unités de soins intensifs en train de mourir, et ils ont besoin de ce médicament. »

Dr Andrew Hill : « Écoutez... »

Dr Tess Lawrie : « C'est ce que je ne comprends pas, vous voyez, parce que vous n'êtes pas médecin. Vous ne voyez pas des gens mourir tous les jours. Or ce médicament permet de réduire les décès de 80 %. Donc 80 % des personnes qui meurent aujourd'hui n'ont pas besoin de mourir parce qu'il y a l'ivermectine. »

Dr Andrew Hill : « Il y a beaucoup, comme je l'ai dit, beaucoup d'opinions différentes à ce sujet. Comme je l'ai dit, certaines personnes ont simplement... »

Dr Tess Lawrie : « Nous ne nous intéressons qu'aux données ; ce que disent les autres n'a pas d'importance. Nous sommes ceux qui sont chargés d'examiner les données et de rassurer tout le monde sur le fait que ce traitement efficace et bon marché sauvera des vies. C'est simple. Vous n'avez pas besoin de dire, euh, untel dit ceci, et untel dit cela. C'est absolument clair comme de l'eau de roche. Nous pouvons sauver des vies aujourd'hui. Si nous pouvons convaincre le gouvernement d'acheter de l'ivermectine. »

Dr Andrew Hill : « Eh bien, je ne pense pas que ce soit aussi simple que ça, il y a des essais qui... »

Dr Tess Lawrie : « C'est aussi simple que ça. Nous n'avons pas besoin d'attendre des études... nous avons... nous avons maintenant suffisamment de preuves qui montrent que l'ivermectine sauve des vies, qu'elle évite les hospitalisations. Elle évite au personnel hospitalier de se rendre au travail tous les jours, [et] d'être exposé. Et franchement, je suis choquée de voir que vous n'assumez pas la responsabilité de cette décision. Et vous ne m'avez toujours pas dit qui vous [influence]. Qui vous souffle cette opinion ? Parce que vous continuez à dire que vous êtes dans une position délicate. Je comprends que vous soyez dans une position délicate, si vous êtes payé pour quelque chose et qu'on vous demande [de soutenir] un certain récit, *c'est* une position délicate. Aussi, quelque part, vous devez décider. 'Est-ce que j'accepte ce paiement ?' Parce qu'en fait, [vous] pouvez voir que [vos] fausses conclusions vont nuire aux gens. Alors peut-être que vous devriez dire : 'je refuse d'être payé pour ça, je peux voir les preuves, et je vais rejoindre l'équipe Cochrane en tant que bénévole, puisque tout le monde dans l'équipe Cochrane est bénévole. Personne n'est payé pour ce travail. »

Dr Andrew Hill: « Je pense que fondamentalement, nous arrivons à la [même] conclusion sur le bénéfice en termes de survie. Nous trouvons tous les deux un effet significatif sur la survie. »

Dr Tess Lawrie: « Non, je consigne mes preuves. Je dis que je suis sûre de cette preuve. Je dis que je suis absolument sûre qu'elle empêche les décès. Il n'y a rien d'aussi efficace que ce traitement. D'où vient votre réticence ? De qui est cette conclusion ? »

Hill se plaint alors à nouveau que des personnes extérieures l'influencent.

Dr Tess Lawrie: « Vous n'arrêtez pas de faire référence à d'autres personnes. C'est comme si vous n'aviez pas confiance en vous. Si vous aviez confiance en vous, vous sauriez que vous avez fait une erreur et que vous devez la corriger, car vous savez, au fond de vous, que ce traitement empêche la mort. »

Dr Andrew Hill: « Eh bien, je sais, je tiens pour un fait que les données actuelles ne vont pas permettre d'obtenir l'approbation du médicament. »

Dr Tess Lawrie: « Mais, Andy, je sais que ça va se savoir, ça va se savoir qu'il y avait toutes ces barrières pour que la vérité soit dite au public et que les preuves soient présentées. Alors s'il vous plaît, c'est l'occasion de reconnaître [la vérité] dans votre étude, de modifier vos conclusions et de vous rallier à cette étude Cochrane, qui sera définitive. Ce sera la méta-analyse qui montrera l'évidence et donnera la preuve. Tel était le consensus de la réunion de mercredi soir avec vingt experts. »

Hill argue que le NIH n'acceptera pas de recommander l'IVM.

Dr Tess Lawrie: « Oui, parce que le NIH est dans la main du lobby des vaccins. »

Dr Andrew Hill: « Je n'ai pas la connaissance d'une chose pareille. »

Dr Tess Lawrie: « Eh bien, tout ce que je dis, c'est que ça sent la corruption et que vous vous êtes fait avoir. »

Dr Andrew Hill: « Je ne pense pas. »

Dr Tess Lawrie: « Très bien, dans ce cas vous n'avez aucune excuse parce que votre travail dans cette analyse est mauvais. Il est bâclé. Il est mal construit. »

Le Dr Lawrie fait remarquer à Hill que son étude ne tient pas compte d'une foule de résultats cliniques qui affectent les patients.

Elle reproche à Hill d'ignorer les effets bénéfiques de l'IVM dans le cadre prophylactique, ses effets rapides sur la négativité des tests PCR, sur le besoin d'assistance respiratoire, sur la réduction des admissions dans les unités de soins intensifs et d'autres résultats cliniquement significatifs.

Elle ajoute : « C'est de la mauvaise recherche… de la mauvaise recherche. Alors, à ce stade, je ne sais pas… Vous avez l'air d'un type sympa, mais je suis vraiment, vraiment inquiète pour vous. »

Dr Andrew Hill : « Oui. Bon. Je veux dire, c'est… c'est une situation délicate. »

Dr Tess Lawrie : « Non, vous pourriez être dans une situation difficile. Je ne le suis pas, parce que personne ne me soudoie. Je peux dire la vérité… Comment pouvez-vous délibérément essayer de tout gâcher… Vous voyez ce que je veux dire ? »

Dr Andrew Hill : « Ce n'est pas tout gâcher. C'est simplement dire qu'on a besoin d'un peu de temps pour examiner d'autres études… »

Dr Tess Lawrie : « Alors, combien de temps allez-vous laisser les gens continuer à mourir inutilement ? À vous de me dire ? Quel est… quel est le délai d'attente que vous jugez raisonnable pour cela, dans ce cas ? »

Dr Andrew Hill : « Eh bien, je pense… je pense que cela revient à l'OMS, au NIH, à la FDA et à l'EMEA. Et c'est à eux de décider quand ce sera bon. »

Dr Tess Lawrie : « Comment décident-ils ? Parce qu'en fait il n'y a personne qui leur donne une bonne synthèse des preuves, parce qu'en fait la vôtre n'est clairement pas bonne. »

Dr Andrew Hill : « Eh bien, quand la vôtre sortira, ce qui ne saurait tarder… en même temps, d'autres essais donneront des résultats qui, avec un peu de chance, permettront d'y arriver. Et alors nous serons là. »

Dr Tess Lawrie : « La messe est déjà dite. »

Dr Andrew Hill : « Non, ce… ce n'est pas l'avis de l'OMS et de la FDA. »

Dr Tess Lawrie : « Vous préférez… risquer la vie de beaucoup de gens. Vous savez que si vous et moi étions ensemble sur ce coup, on pourrait présenter un front uni et on pourrait obtenir ce truc. Nous pourrions faire en sorte que ça arrive. Nous pourrions sauver des vies ; nous pourrions empêcher [les médecins et les infirmières du British National Health Service] les gens d'être infectés. Nous pourrions éviter la mort aux personnes âgées. »

Dr Tess Lawrie : « Ce sont des études menées dans le monde entier, dans plusieurs pays différents. Et elles disent toutes la même chose. De plus, il y a toutes sortes d'autres preuves qui montrent que ça marche. Les essais contrôlés randomisés n'ont pas besoin d'être la panacée. Mais [même] sur la base des essais contrôlés randomisés, il est clair que l'ivermectine fonctionne… Elle prévient les décès, elle prévient les préjudices et elle améliore les résultats pour les gens… Je vois que nous n'arrivons à rien parce que vous avez un agenda, que vous le vouliez ou non, que vous l'admettiez ou non, vous avez un agenda. Et l'ordre du jour, c'est de rejeter la question aussi loin que possible. Alors… nous essayons de sauver des vies. C'est ce que nous faisons. Je suis médecin et je vais sauver autant de vies que possible. Et je vais le faire en faisant passer le message sur l'ivermectine, vous comprenez ? Malheureusement, votre travail va nuire à cela, et vous semblez être capable de porter le fardeau de beaucoup, beaucoup de morts, ce que je suis incapable de faire. »

Puis elle lui demande à nouveau :

Dr Tess Lawrie : « Allez-vous enfin me le dire ? J'aimerais savoir qui vous paie comme consultant via l'OMS. »

Dr Andrew Hill : « UNITAID. »

Dr Tess Lawrie : « Très bien. Alors qui a aidé… ? De qui sont les conclusions de l'étude que vous avez faite ? Qui n'apparaît pas comme auteur ? Qui y a réellement contribué ? »

Dr Andrew Hill : « Eh bien, je veux dire, je ne veux pas vraiment entrer dans… je veux dire… c'… UNITAID… »

Dr Tess Lawrie : « Je pense que… Il faut que ce soit clair. J'aimerais savoir qui, qui sont ces autres voix qui sont dans votre document sans être mentionnées. Est-ce qu'UNITAID a son mot à dire ? Influencent-ils ce que vous écrivez ? »

Dr Andrew Hill : « UNITAID a son mot à dire sur les conclusions de l'article. Ouais. »

Dr Tess Lawrie : « Ok. Alors, qui est-ce à UNITAID ? Qui vous donne son avis sur vos preuves ? »

Dr Andrew Hill : « Eh bien, c'est simplement les gens là-bas. Je n'ai pas… »

Dr Tess Lawrie : « Ils ont donc leur mot à dire dans vos conclusions. »

Dr Andrew Hill : « Ouais. »

Dr Tess Lawrie : « Pourriez-vous me donner le nom de quelqu'un à UNITAID à qui je pourrais parler, afin que je puisse lui faire part de mes preuves et espérer essayer de les persuader de les comprendre ? »

Dr Andrew Hill : « Oh, je vais réfléchir à un nom à… à vous donner… Mais je veux dire, c'est très difficile parce que je suis, vous savez, j'ai, j'ai ce rôle où je suis censé produire ce document et nous sommes dans une position très difficile, délicate… »

Le **Dr Lawrie l'interrompt** : « Qui sont ces gens ? Qui sont ces gens qui disent ça ? »

Dr Andrew Hill : « Eh bien… c'est un lobby très puissant… »

Dr Tess Lawrie : « Bon. Écoutez. Je vois bien qu'on est dans une impasse, parce que vous semblez avoir un tas d'excuses, mais, hum… vous savez… que pour… pour justifier des recherches contraires à la déontologie. Donc je suis vraiment, vraiment désolée pour ça, Andy. Je souhaite vraiment, vraiment, et vous m'avez expliqué très clairement, à la fois dans ce que vous avez dit et dans votre langage corporel, que vous n'êtes pas entièrement à l'aise avec vos conclusions, et que vous êtes dans une position délicate en raison de l'influence que les gens exercent sur vous, et notamment les personnes qui vous ont payé et qui ont en fait écrit cette conclusion à votre place. »

Dr Andrew Hill : « Vous devez comprendre que je suis dans une position difficile. J'essaie de trouver un juste milieu et c'est extrêmement difficile. »

Dr Tess Lawrie : « Ouais. Le juste milieu. Le juste milieu n'est pas un juste milieu… [Vous] avez pris une position jusqu'à l'autre extrême en demandant de nouveaux essais qui vont tuer des gens. Donc ça va se savoir, et vous serez coupable. Et je ne comprends pas pourquoi vous ne le voyez pas, parce que les preuves sont là et que vous ne vous contentez pas de les nier, votre travail consiste en fait à cacher activement la vérité. Et ça va se savoir. Alors je suis vraiment désolée… Comme je l'ai dit, vous semblez être un type bien, mais je pense que vous avez été induit en erreur d'une manière ou d'une autre. »

Hill promet qu'il fera tout ce qui est en son pouvoir pour faire approuver l'ivermectine si elle lui donne six semaines.

Dr Andrew Hill : « Eh bien, ce que j'espère, c'est que cette… cette impasse dans laquelle nous sommes ne durera pas trop longtemps. Qu'elle ne durera que quelques semaines. Et je vous garantis que je vais faire pression pour que cela dure le moins longtemps possible. »

Dr Tess Lawrie : « Alors, combien de temps pensez-vous que l'impasse va durer ? Combien de temps pensez-vous que vous serez payé pour que l'impasse… continue ? »

Dr Andrew Hill : « De mon côté. Bon… Je pense que fin février, on en aura pour six semaines. »

Dr Tess Lawrie : « Combien de personnes meurent chaque jour ? »

Dr Andrew Hill : « Ah, d'accord. Je dirais quelque chose comme 15 000 personnes par jour. »

Dr Tess Lawrie : « 15 000 personnes par jour pendant six semaines… Parce que pendant ce temps, tous les autres pays se procurent de l'ivermectine, à l'exception du Royaume-Uni et des États-Unis, car le Royaume-Uni, les États-Unis et l'Europe sont à la solde du lobby vaccinal. »

Dr Andrew Hill : « Mon objectif est de faire approuver le médicament et de faire tout ce qui est en mon pouvoir pour qu'un maximum de gens puissent en bénéficier. »

Dr Tess Lawrie : « Vous ne faites pas tout ce que vous pouvez, parce que tout ce que vous pouvez impliquerait de dire aux personnes qui vous paient 'Je constate que cela empêche les décès. Donc je ne vais plus soutenir cette conclusion, et je vais dire la vérité'. »

Dr Andrew Hill: « Quoi… Je dois prendre mes responsabilités pour obtenir le plus de soutien possible afin que ce médicament soit approuvé le plus rapidement possible. »

Dr Tess Lawrie: « Eh bien, vous ne l'obtiendrez pas de la manière dont vous avez écrit cette conclusion. Vous vous êtes tiré une balle dans le pied, et vous nous avez tous tiré une balle dans le pied. À tous ceux qui essaient de faire quelque chose de bien. En fait, vous avez complètement ruiné tout ça. »

Dr Andrew Hill: « Ok. Eh bien, c'est là que nous allons… je suppose que nous allons devoir accepter que nous ne sommes pas du même avis. »

Dr Tess Lawrie: « Ça c'est sûr. En tout cas, je ne sais pas comment vous arrivez à dormir la nuit, franchement. »

À la fin de la conférence BIRD du 14 janvier, le Dr Lawrie a prononcé un discours de clôture d'anthologie qui devrait figurer parmi les discours les plus importants des annales de l'histoire de la médecine. Le Dr Lawrie s'est exprimée au prix de risques personnels considérables, puisque son gagne-pain et sa carrière dépendent en grande partie des organismes qu'elle a critiqués.

Le Dr Lawrie a commencé par vanter l'efficacité miraculeuse de l'IVM.

> Si l'ivermectine avait été utilisée en 2020, lorsque des collègues médecins du monde entier ont alerté les autorités sur son efficacité, des millions de vies auraient pu être sauvées, et la pandémie, avec toutes les souffrances et les pertes qu'elle a entraînées, aurait pu prendre fin rapidement.

Le Dr Lawrie a déclaré à l'assistance que la suppression de l'ivermectine était le signe que la corruption omniprésente de l'industrie pharmaceutique avait transformé un cartel médical en une organisation œuvrant contre les patients et contre l'humanité.

> L'affaire de l'ivermectine a mis en évidence le fait que nous nous trouvons à un moment charnière de l'histoire de la médecine. Les outils que nous utilisons pour soigner, et le lien que nous entretenons avec nos patients, sont systématiquement mis à mal par une désinformation incessante résultant de la cupidité des entreprises. L'histoire de l'ivermectine montre que nous, le peuple, avons trop fait confiance aux autorités et avons sous-estimé la mesure dans laquelle l'argent et le pouvoir corrompent.

Le Dr Lawrie a appelé à une réforme de la méthodologie utilisée pour examiner les preuves scientifiques.

> Ceux qui conçoivent les essais et contrôlent les données contrôlent également les résultats. Il faut donc mettre un terme à ce système d'essais monopolisés par l'industrie. Les données des essais en cours et futurs des nouveaux traitements COVID doivent être contrôlées et analysées de manière indépendante. Tout ce qui n'est pas une transparence totale n'est pas digne de confiance.

Le Dr Lawrie a dénoncé la corruption de la médecine moderne par Big Pharma et d'autres intérêts, et a attribué la suppression barbare de l'IVM à l'obsession de vaccins plus rentables.

> Depuis lors, des centaines de millions de personnes ont été impliquées dans la plus grande expérience médicale de l'histoire de l'humanité. La vaccination de masse était un nouveau traitement non éprouvé. Big Pharma a piqué des centaines de milliards dans les poches de la population. Avec des politiciens et d'autres individus n'appartenant pas au corps médical qui nous dictent ce que nous sommes autorisés à prescrire aux malades, nous, médecins, avons été placés dans une position telle que notre capacité à respecter le serment d'Hippocrate est menacée.

Elle a fait allusion au rôle de Gates dans la suppression de l'IVM.

> À ce moment fatidique, nous devons donc choisir : continuerons-nous à être pris en otage par des organisations corrompues, des autorités sanitaires, Big Pharma et des sociopathes milliardaires, ou ferons-nous notre devoir moral et professionnel de ne pas nuire et de toujours faire de notre mieux pour ceux dont nous avons la charge ? Dans ce dernier cas, il est urgent d'entrer en contact avec nos collègues du monde entier pour discuter des médicaments anciens, sûrs, éprouvés et testés qui peuvent être utilisés contre la COVID.
>
> Jamais auparavant notre rôle de médecin n'a été aussi important, car jamais auparavant nous n'avons été complices d'un tel crime.

Enfin, le Dr Lawrie a suggéré que les médecins forment une nouvelle Organisation mondiale de la santé qui représenterait les intérêts des gens, et non ceux des entreprises et des milliardaires ; une organisation centrée sur les gens.

Le 1er octobre 2021, Hill a refait surface sur Twitter pour faire la promotion de sa prochaine conférence, ironiquement intitulée « Effets de la partialité et de la fraude médicale potentielle dans la promotion de l'ivermectine ». Comme le dit Pierre Kory avec dégoût : « À présent, Andrew gagne apparemment sa vie en accusant les médecins et les scientifiques qui soutiennent l'ivermectine de fraude médicale. » Il ajoute : « Hill et ses soutiens sont parmi les pires personnes de l'histoire de l'humanité. Ils sont responsables de la mort de millions de personnes. »

L'émergence d'Andrew Hill n'est qu'un front dans la guerre menée par le NIH et le cartel médical/médiatique pour empêcher les médecins d'utiliser l'IVM. La FDA a émis son premier avertissement sur l'IVM le 10 avril 2020, en réaction aux études sur l'ivermectine menées par l'université australienne Monash et le médecin américain Jean-Jacques Rajter, affirmant sur son site Internet : « Des tests supplémentaires sont nécessaires pour déterminer si l'ivermectine peut être sûre ou efficace pour prévenir ou traiter le coronavirus ou la COVID-19. »

Lorsque le témoignage explosif du Dr Kory au Sénat, le 8 décembre 2020[63], décrivant la science évaluée par les pairs soutenant l'ivermectine, est devenu viral, les prescriptions d'ivermectine par les médecins américains ont explosé. Les gens ont fait exécuter jusqu'à 88 000 ordonnances authentiques en une seule semaine dans les pharmacies.

La vérité sur les avantages du médicament se répandait comme une traînée de poudre, or la dernière chose que le Dr Fauci et consorts pouvaient tolérer était un traitement efficace contre la COVID. Il fallait agir. Bloquer l'utilisation de l'ivermectine. Ce que le gouvernement a fait de manière agressive. Le 24 décembre, dans ce qui semblait être un ballon d'essai, le gouvernement sud-africain a discrètement interdit l'importation d'IVM. YouTube a rapidement supprimé la vidéo de Kory[64] et Facebook a suspendu son compte. Puis, en mars 2021, la FDA américaine, l'Association européenne des médicaments (EMA) et l'OMS ont publié des déclarations déconseillant l'utilisation de l'ivermectine pour la COVID-19. L'EMA a déclaré qu'il ne fallait pas l'utiliser du tout. L'OMS, remettant en œuvre sa stratégie d'élimination de l'hydroxychloroquine, a déclaré que l'utilisation de l'ivermectine devait être limitée aux essais cliniques (les coûts élevés des essais cliniques et leur dépendance à l'égard des financements des NIH, du NIAID, de Gates ou des entreprises pharmaceutiques signifient que leurs résultats peuvent être facilement contrôlés). La FDA a quant à elle émis une directive beaucoup plus ferme : « Vous ne devez pas utiliser l'ivermectine pour traiter ou prévenir la COVID-19. »[65]

> Voici les directives de la FDA :
>
> La FDA n'a ni autorisé ni approuvé l'utilisation de l'ivermectine pour prévenir ou traiter la COVID-19 chez l'homme ou l'animal. L'ivermectine est autorisée chez l'homme pour traiter les infections causées par certains vers parasites et les poux de tête, ainsi que les affections cutanées comme la rosacée. Les données actuellement disponibles ne montrent pas que l'ivermectine est efficace contre la COVID-19.
>
> Des essais cliniques[66] évaluant les comprimés d'ivermectine pour la prévention ou le traitement de la COVID-19 chez l'homme sont en cours.
> La prise de doses importantes d'ivermectine est dangereuse.
> Si votre médecin traitant vous prescrit de l'ivermectine, confiez l'ordonnance à un professionnel légitime, comme une pharmacie, et prenez-la *exactement* comme prescrite.

Le 28 juillet 2021, le *Wall Street Journal* a titré en une : « Pourquoi la FDA s'attaque-t-elle à un médicament sûr et efficace ? »[67].

Le 16 août 2021, deux semaines après l'article du *Wall Street Journal*, les CDC ont ordonné aux médecins de ne plus prescrire d'IVM. Le 17 août, le NIAID a recommandé de ne pas utiliser l'ivermectine pour combattre le nouveau coronavirus. Le 26 août, les CDC ont envoyé un message d'urgence via leur réseau d'alerte sanitaire[68].

Début septembre 2021, suivant l'exemple de la FDA/CDC/NIAID, l'American Medical Association (AMA), l'American Pharmacists Association (APhA) et l'American Society of Health-System Pharmacists (ASHP) ont appelé les médecins à cesser immédiatement de prescrire de l'ivermectine pour la COVID en dehors des essais cliniques[69]. Ces organisations influentes dépendent en grande partie des largesses de l'industrie pharmaceutique.

Le 2 septembre 2021, sur *MSNBC Tonight*, Chris Hayes a interviewé le président de l'AMA, le Dr Gerald Harmon, qui a déclaré que l'association déconseille désormais aux médecins de prescrire de l'ivermectine, sauf dans le cadre d'essais cliniques. Il a expliqué que l'AMA a pris cette mesure sans précédent parce que l'ivermectine n'est pas « approuvée » par la FDA pour le traitement de la COVID-19. Il a omis de mentionner que jusqu'à 30 % des ordonnances rédigées par les médecins américains sont destinées à des utilisations non autorisées par la FDA. L'AMA, quant à elle, a ignoré le nombre croissant de dommages et de décès causés par les piqûres de Big Pharma, tout en approuvant la notion révolutionnaire selon laquelle la FDA devrait être l'arbitre de ce que les médecins peuvent ou ne peuvent pas utiliser pour soigner leurs patients. Les médecins ont traditionnellement une autorité illimitée pour prescrire des médicaments approuvés par la FDA pour n'importe quel usage, tant qu'ils expliquent les risques et les avantages à leurs patients. Soudain, l'AMA, ses mécènes de l'industrie et ses autorités régulatrices captives avaient décidé de limiter le pouvoir du médecin de traiter ses patients. Or, la FDA n'a pas le pouvoir de réglementer la pratique de la médecine. Comme l'a souligné en octobre 2020 Stephen Hahn, le dernier commissaire de la FDA (personne ne l'a remplacé à ce poste depuis son départ), la prescription hors indication est une affaire entre un médecin et son patient.

Ce triste épisode, qui n'est pas terminé, soulève des questions qui devraient venir à la bouche des médecins :

- L'ivermectine est-elle un médicament sûr ?
- Est-elle dangereuse ?
- Sommes-nous dans une situation où les autorités n'ont pas fourni de traitement éprouvé de la COVID-19 ?
- Les médecins traitants ont-ils la liberté d'essayer des médicaments dont ils ont des raisons de croire qu'ils pourraient être utiles, en particulier lorsqu'il n'y a aucune raison de croire que le médicament sera nuisible ?

Les médecins qui ont répondu eux-mêmes à ces questions et qui ont prescrit de l'ivermectine après le début du mois de septembre ont été confrontés à une surveillance accrue et à des méthodes autoritaristes, notamment la censure, des menaces concernant leur droit d'exercer et leur certificat de spécialisation et d'autres politiques répressives de la part des gouvernements et autres instances médicales. Les pharmaciens, y compris les grandes chaînes comme CVS et Walmart, ont refusé d'exécuter les ordonnances. « Pour la première fois dans l'histoire, les pharmacies disaient aux médecins ce qu'ils pouvaient ou ne pouvaient pas prescrire », explique le Dr McCullough. Ces directives ont ébranlé la relation traditionnelle sacrée entre les médecins et les patients, que la profession avait entretenue et protégée depuis Hippocrate. La profession médicale a longtemps dit aux médecins que leur seule obligation était envers leurs patients. La déclaration de l'AMA a contribué à faire entrer les médecins dans un nouveau rôle d'agents de la politique de l'État. Or, la politique de l'État consiste à prescrire des traitements, non pas en fonction des intérêts de la santé du patient, mais en fonction des meilleurs intérêts de l'État.

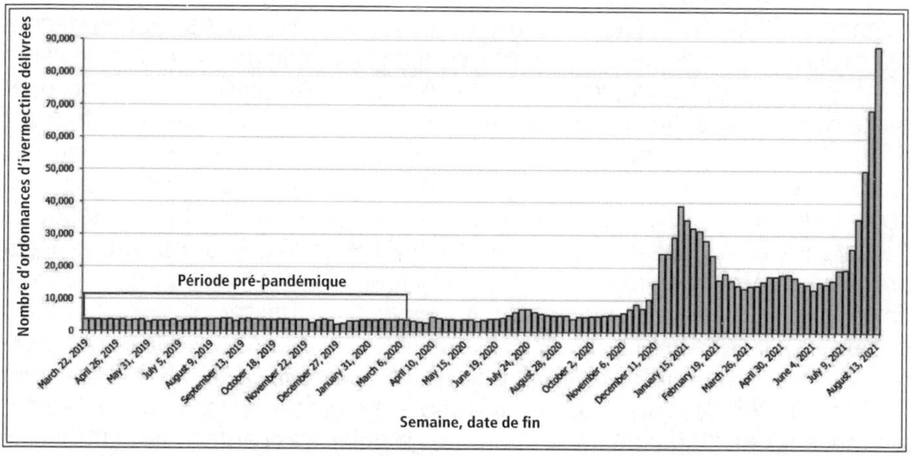

Estimation du nombre d'ordonnances d'ivermectine délivrées en consultation externe par les pharmacies de détail – États-Unis, du 16 mars 2019 au 13 août 2021*.

« La suppression de l'HCQ et de l'IVM est l'une des plus grandes tragédies et l'un des plus grands crimes de l'ère moderne », m'a dit le Dr Peter Breggin. Le Dr Breggin, qui a été surnommé « la conscience de la psychiatrie » par l'auteur Candace Pert, est l'auteur de *Talking Back to Prozac* et *COVID-19 and the Global Predators*[70].

En Floride et en Caroline du Sud, Blue Cross Blue Shield (BCBS) a envoyé massivement des courriers aux médecins pour les informer que BCBS ne paierait plus les demandes de prise en charge de l'IVM, et a menacé de conseil disciplinaire tout médecin qui rédigerait des ordonnances pour ce médicament. En janvier 2021, Ralph Lorigo, avocat à Syracuse (New York), a déposé une demande d'injonction au nom d'une patiente hospitalisée gravement malade – la mère d'un de ses clients – contre un hôpital local qui résistait aux demandes de la famille de la traiter à l'ivermectine. Un juge de la Cour supérieure de l'État a immédiatement accédé à la demande de Lorigo. Dans les 12 heures suivant la prise d'ivermectine, la mourante a miraculeusement commencé à se rétablir. Deux semaines plus tard, Lorigo a obtenu une deuxième injonction pour un client dans la même situation, qui a également connu un rétablissement miraculeux. Lorsque les médias locaux ont rapporté les victoires de Lorigo dans le domaine de l'IVM, le téléphone de son cabinet n'a pas arrêté de sonner. Pendant plusieurs semaines, il a travaillé 20 heures par jour, s'efforçant de suivre le rythme de sa nouvelle activité artisanale consistant à déposer des injonctions auprès des tribunaux des États de New York et de l'Ohio pour aider les patients mourants à avoir accès à l'ivermectine. À ce jour, Lorigo a plaidé devant 30 tribunaux. « Les personnes à qui j'ai pu faire parvenir l'ivermectine à temps ont toutes survécu ; les autres sont mortes. » Il a obtenu des dizaines d'injonctions pour des patients, permettant un grand nombre de guérisons soudaines. « Les médecins d'hôpital sont tellement arrogants. Ils laissent les gens mourir. Il reçoivent 37 000 $ pour les mettre sous respirateur, et ils les laissent mourir. »

Les moyens déployés par Merck pour tuer son bébé

Au cours de la première offensive de l'industrie contre l'HCQ, l'un des principaux fabricants du médicament, Sanofi, avait soudainement détecté des « problèmes de sécurité » par rapport à cette dernière qu'il n'avait jamais remarqués pendant les décennies de production rentable avant la pandémie. Le 4 février 2021, Merck a découvert de la même manière – coïncidence incroyable – « un manque inquiétant de données de sécurité dans la majorité des études » concernant l'IVM[71]. Merck était le fabricant d'origine de l'ivermectine et s'était autrefois vanté d'en faire son « remède miracle ».

Pendant les quarante ans où Merck a commercialisé le médicament dans le monde entier, il n'a jamais eu connaissance de ces signaux de sécurité alarmants. Depuis 1987, Merck a distribué des milliards de doses aux pays en développement pour lutter contre la gale, la cécité des rivières[72], la filariose lymphatique, l'éléphantiasis et divers parasites, sans aucune alerte de sécurité. En 2016, Merck a distribué 900 millions de doses rien qu'en Afrique. « Le médicament est sûr et a des effets secondaires mineurs », avait déclaré un porte-parole de Merck à l'époque.

> Contrairement aux traitements précédents, qui avaient des effets secondaires graves, parfois mortels, l'ivermectine est sûre et peut être utilisée à grande échelle. C'est également un traitement très efficace, qui a transformé à lui seul la vie de millions de personnes...

Qu'est-ce qui a motivé les soudaines inquiétudes de Merck en matière de sécurité ?

Les droits exclusifs de Merck sur le brevet de l'ivermectine ont expiré en 1996[73], et des dizaines de fabricants de médicaments génériques produisent désormais de l'IVM, pour environ 40 centimes/dose, ce qui réduit considérablement le profil de rentabilité de l'ivermectine pour Merck. De plus, dix jours seulement avant que Merck ne s'inquiète de la sécurité de l'IVM, l'entreprise avait signé un partenariat de production du vaccin COVID de Novavax et Emergent BioSolutions, alors qu'il entrait dans la phase finale des essais.

En outre, en décembre 2020, Merck avait annoncé un accord d'approvisionnement de 356 millions de dollars selon lequel le NIAID acceptait d'acheter 60 000 à 100 000 doses d'une pilule COVID expérimentale appelée MK 7110. Merck a déboursé 425 millions de dollars pour acheter la société Oncoimmune, qui a développé le médicament dans le cadre de l'accord. L'organisation quasi-gouvernementale de Bill Gates, l'International AIDS Vaccine Initiative (IAVI), a accepté de distribuer le produit dans les pays en développement.

Surtout, l'ivermectine était aussi un concurrent peu rentable d'une autre nouveauté de Merck contre la COVID-19 – un médicament antiviral très coûteux, le molnupiravir, pour lequel Merck avait les plus grandes ambitions financières. Ironiquement, le molnupiravir, une formule similaire, utilise un mécanisme d'action identique à celui de l'ivermectine[74]. Ce médicament pouvait se vendre au détail environ 700 $ la dose[75], à condition que Merck parvienne à éliminer son rival bon marché.

Il vaut la peine de s'arrêter un instant sur le pedigree du molnupiravir. En effet, ce médicament est issu d'un sombre marché noir impliquant des espions, des banquiers de l'industrie pharmaceutique, des professionnels de la biosécurité et des partenaires du Pentagone ayant joué un rôle clef dans la militarisation et la monétisation de la pandémie de COVID (vous les rencontrerez plus loin dans ce livre). L'officier de la CIA et développeur d'armes biologiques Michael Callahan, l'un des principaux mécènes du molnupiravir, a surnommé ce groupe d'opérateurs d'armes biologiques louches son « Secret Handshake Club »[d]. Le molnupiravir est un inhibiteur de protéase qui imite les propriétés antivirales de l'ivermectine. Contrairement à cette dernière, le molnupiravir a présenté des signaux de sécurité si alarmants que certains de ses concepteurs de l'université Emory ont protesté contre son passage aux essais de phase I sur l'homme. Entre autres problèmes, ils citent la possibilité qu'il provoque des malformations congénitales.

Le patron de Callahan, l'enthousiaste des armes biologiques et ancien secrétaire adjoint du HHS chargé de la Préparation et de la réponse à la COVID, le Dr Robert Kadlec – un promoteur inconditionnel du « gain de fonction » ayant des antécédents dans l'armée et les services de renseignement, qui a construit sa carrière en tirant profit de pandémies médiatisées – a créé presque tout seul le National Strategic Stockpile, d'une valeur de 7 milliards de dollars, et le gère comme un fief privé pour enrichir ses amis et relations. Kadlec dirige également le très secret Comité P3CO au sein du NIH, qui donne son feu vert (et ne le refuse jamais) aux projets de recherche sur les armes biologiques à gain de fonction de Tony Fauci. Par « gain de fonction », on entend les expériences qui modifient intentionnellement un agent pathogène pour lui donner la capacité de provoquer ou d'aggraver une maladie, d'améliorer la transmissibilité et/ou de créer de nouvelles souches susceptibles de se propager à l'échelle mondiale chez l'homme[76]. L'un des nombreux partenaires commerciaux douteux de Kadlec est John Clerici[77], un avocat de Washington, un lobbyiste et une crapule habile qui, après le 11 septembre, a presque créé à lui seul la Biomedical Advanced Research and Development Authority (BARDA), une nouvelle agence sous l'égide du HHS Office of the Assistant Secretary for Preparedness and Response (ASPR), dont Kadlec était le directeur sous l'administration Trump. La BARDA est un fonds d'investissement alimenté par les contribuables, qui achète et développe des technologies pour le stock stratégique de Kadlec et les menaces futures postulées. Clerici se vante que « si quelqu'un veut obtenir de l'argent de la BARDA, il doit passer par [lui] ».

d. Que l'on peut traduire par « Club de la poignée de main secrète ». (N.d.T.)

D'après son profil LinkedIn, « John a aidé plus de trois douzaines d'entreprises à obtenir près de 3 milliards de dollars de financement et de recherche pour le développement et l'acquisition de moyens de santé publique pour le gouvernement fédéral, y compris la majorité des financements accordés dans le cadre du projet BioShield, l'initiative du gouvernement américain pour préparer la nation aux attaques biologiques ».

Clerici se vante également d'être l'auteur innovant de la loi PREP, un gâchis d'aide aux entreprises qui accorde une immunité aux fabricants et aux fournisseurs de vaccins et de tous les autres moyens de lutte contre la pandémie, afin de les protéger d'éventuelles poursuites judiciaires. En effet, en vertu de ladite loi, quelle que soit la négligence ou l'imprudence de l'entreprise, et quelle que soit la gravité des dommages subis par les victimes, les entreprises ne peuvent être tenues pour responsables, à moins que la partie lésée ne puisse prouver une faute intentionnelle. Or, même dans ce cas, une action en justice ne peut être engagée qu'avec l'approbation du secrétaire du HHS.

La Defense Threat Reduction Agency (DTRA)[78], une autre agence du Pentagone dédiée aux armes biologiques et à un programme d'aide sociale aux entreprises militaires, a versé 10 millions de dollars à l'université Emory en 2013 et 2015, pour développer le molnupiravir en tant que médicament vétérinaire pour les chevaux (contre l'encéphalite équine). Le NIAID a contribué à hauteur de 19 millions de dollars[79] puis a cédé à prix d'or le médicament toxique à Merck et à une autre société pharmaceutique, Ridgeback Biotherapeutics, en même temps qu'un marché sûr et des rendements confortables. Comme nous le verrons dans les chapitres suivants, le DTRA était l'un des principaux bailleurs de fonds d'EcoHealth Alliance, l'« organisation caritative » de Peter Daszak qui recherchait des virus animaux mortels dans le monde entier, récupérant les plus redoutables pour le Pentagone.

En juin 2021, alors que la FDA et le NIAID redoublaient d'hostilité contre l'IVM, le HHS a accepté d'acheter 1,7 million de traitements de 5 jours de molnupiravir à Merck pour 1,2 milliard de dollars[80] – dans l'espoir que le médicament décroche une approbation de la FDA (éventualité quasi garantie tant qu'Anthony Fauci est le faiseur de rois des médicaments à Washington).

Le 9 juin 2021, le président Biden a obligeamment réitéré l'engagement du gouvernement américain d'acheter à Merck environ 1,7 million de doses du médicament financé par le NIAID[81]. La BARDA a collaboré avec une clique d'autres instances véreuses du ministère de la Défense, notamment le Joint Program Executive Office for Chemical, Biological, Radiological and Nuclear Defense (JPEO-CBRND) du ministère de la Défense et l'Army Contracting Command, pour cet achat de 1,2 milliard de dollars. Non seulement le médicament a été développé avec l'argent public, mais son prix de 712 $ par dose pour le contribuable est 40 fois supérieur au coût de production de 17,64 $ de Merck. Merck, qui s'attend à gagner 7 milliards de dollars par an avec ce nouveau produit phare, a vu le cours de ses actions grimper en flèche à l'annonce de la nouvelle du contrat gouvernemental et après le discours télévisé du président Biden.

Avec autant de parrains puissants et importants, et le président des États-Unis pleinement engagé, il serait incroyable que la FDA n'accorde pas l'autorisation au molnupiravir, quels que soient les résultats désastreux des essais cliniques. Merck est tellement certain d'obtenir l'approbation de la FDA qu'en septembre 2020, il intensifiait déjà la fabrication, même si ses essais cliniques sont encore en cours.

En octobre 2021, Merck a annoncé que le molnupiravir avait donné des résultats « spectaculaires » contre la COVID lors d'essais cliniques, réduisant les hospitalisations et les décès de 50 % par rapport à un placebo. « La nouvelle de l'efficacité de cet antiviral est évidemment très bonne », a claironné le conseiller médical en chef de la Maison Blanche et porte-parole de l'industrie pharmaceutique, Anthony Fauci. « La FDA examinera les données et, comme d'habitude, de manière très efficace, les évaluera aussi rapidement que possible, puis elle prendra le relai. »

Des médicaments pour chevaux

Alors que Merck s'apprêtait à mettre sur le marché son nouveau médicament pour chevaux, le molnupiravir, l'autre mastodonte américain – Pfizer – était au coude à coude avec Merck avec sa propre pilule antivirale : le PF-07321332[82], une contrefaçon de l'ivermectine si proche de cette dernière (sauf, bien sûr, en termes de prix) que d'aucun l'appellent ironiquement « Pfizermectine »[83]. Comme l'IVM, il s'agit d'un antiparasitaire inhibiteur de la prolifération des parasites. Ces deux nouveaux médicaments étant sur le point d'être approuvés simultanément par la FDA, l'ensemble du cartel médical/médiatique en profita pour lancer un dernier assaut coordonné contre l'IVM, en la qualifiant de dangereux médicament pour chevaux. Les principaux médias américains et étrangers ont docilement publié des articles faisant la promotion du bobard.

À la fin du mois d'août 2021, le NIH, la FDA et le CDC ont lancé une toute nouvelle campagne visant à dénigrer l'ivermectine en la qualifiant de « vermifuge pour chevaux » que seuls des nigauds imprudents et crédules étaient prêt à prendre. Reprenant ces thèmes, *The Independent* a titré : « Ivermectine : pourquoi les antivax américains vantent-ils les mérites d'un vermifuge pour chevaux comme remède contre la COVID ? ».

Business Insider a averti que les gens « s'empoisonnaient en essayant de traiter ou de prévenir la COVID-19 avec un vermifuge pour chevaux ».

Associated Press a assuré à ses lecteurs que « rien ne [prouvait] que l'ivermectine soit un médicament miracle contre la COVID-19 ».

Le 15 août, la FDA a indiqué sur son site Internet : « Vous n'êtes pas des chevaux. » Dans un message Twitter du 21 août 2021[84], elle a élargi le bestiaire : « Vous n'êtes pas un cheval. Vous n'êtes pas une vache. Franchement, s'il vous plaît. Soyons sérieux. » La Maison Blanche et CNN ont également exhorté les auditeurs à éviter les produits vétérinaires. Le CDC a joint sa voix au chœur, exhortant les Américains à ne pas risquer leur santé en consommant un « vermifuge pour chevaux ». Ailleurs sur son site Internet, le CDC invite les migrants de couleur à faire le plein d'ivermectine. « Tous les réfugiés du Moyen-Orient, d'Asie, d'Afrique du Nord, d'Amérique latine et des Caraïbes doivent recevoir un traitement préventif à base d'ivermectine, deux doses de 200 mcg/kg par voie orale une fois par jour pendant deux jours avant leur départ pour les États-Unis[85]. On ignore encore si cette mesure est destinée à les vermifuger ou à prévenir la transmission de la COVID pendant leur voyage vers les États-Unis.

Seul *Green Med Info*, un site d'information et de nouvelles sur la santé, n'était pas dupe : « Une campagne de diffamation médiatique menée pour ouvrir le marché au médicament jumeau de l'ivermectine de Pfizer, qui sera salué comme un 'miracle' ».

La diabolisation de l'IVM en tant que « médicament pour chevaux » était, bien sûr, ironique, étant donné que le NIAID a initialement développé le traitement de remplacement de Merck, le molnupiravir, en tant que médicament pour chevaux. En outre, qualifier l'ivermectine de médicament pour chevaux revient à qualifier les antibiotiques de médicaments pour chevaux. En effet, de nombreux médicaments de base utilisés de longue date sont, bien sûr, efficaces chez tous les mammifères parce qu'ils agissent sur notre biologie commune. Cependant, qu'importent les faits ? Les groupes médiatiques ont appelé tout le monde sur le pont pour promouvoir ces sornettes. L'efficacité redoutable de l'ivermectine contre les infections causées par des parasites et son innocuité prouvée depuis 40 ans en ont fait le médicament vétérinaire le plus prescrit au monde – mais son plus grand mérite tient aux milliards de fois où elle a aidé les humains. Les avertissements ridicules du gouvernement par rapport à sa sécurité étaient bien sûr spécieux.

Comparez le bilan de sécurité de l'ivermectine aux deux remèdes COVID choisis par le Dr Fauci, le remdesivir (que les infirmières hospitalières ont surnommé « *Run-death-is-near* »[e]) et les vaccins COVID. En 30 ans, l'ivermectine n'a été associée qu'à 379 décès signalés, soit un rapport décès/dose impressionnant de 1/10 584 408. En revanche, au cours des 18 mois qui se sont écoulés depuis que le remdesivir a décroché une EUA, environ 1,5 million de patients ont reçu du remdesivir, avec 1 499 décès signalés (un rapport sinistre de 1/1 000). Entre-temps, parmi les personnes ayant reçu les vaccins COVID aux États-Unis au cours des 10 mois ayant suivi leur déploiement, quelque 17 000 décès sont survenus après la vaccination, soit un rapport de 1/13 250. L'ivermectine est donc des milliers de fois plus sûre que le remdesivir et les vaccins COVID. La science indique également qu'elle est beaucoup plus efficace.

Le Dr Fauci lui-même s'est chargé très tôt de répandre la rumeur selon laquelle l'ivermectine empoisonnait des Américains qui avaient été trompés. « Ne le faites pas », a-t-il dit au propagandiste pharmaceutique Jake Tapper de CNN dans une interview du 29 août 2021. « Il n'y a pas la moindre preuve que cela fonctionne, et cela pourrait potentiellement présenter une toxicité…

e. Que l'on peut traduire par « Fuyez-la-mort-arrive ». (N.d.T.)

pour des personnes qui sont allées dans des centres antipoison parce qu'elles ont pris le médicament à une dose insensée et ont fini par tomber malades. Il n'y a aucune preuve clinique indiquant que cela fonctionne. »

Jake Tapper, qui a ressemblé davantage à un représentant de l'industrie pharmaceutique qu'à un journaliste au fur et à mesure que le confinement s'est prolongé, a servilement répété comme un perroquet la nouvelle rengaine du Dr Fauci[86] : « Les centres antipoison signalent un pics d'appels dans des endroits comme le Mississippi et l'Oklahoma, parce que certains Américains essaient d'utiliser un médicament antiparasitaire pour chevaux appelé ivermectine pour traiter le coronavirus, afin d'éviter de contracter le coronavirus. » Le fait que les autorités du Mississippi et de l'Oklahoma aient rapidement nié que quiconque dans leur État ait été hospitalisé pour un empoisonnement à l'IVM n'a pas semblé les gêner.

Un article de l'AP affirmait que 70 % des appels au centre antipoison du Mississippi concernaient des overdoses d'ivermectine. Or, il s'est avéré que cela ne concernait effectivement que 2 % des appels. Mais on n'a pas tellement lu ou entendu de déclaration rectificative gênée[87].

D'autres articles de presse ont parlé de prétendues augmentations des cas d'overdoses d'ivermectine dans d'autres États. Cependant, ces cas ont également été exagérés. Le centre antipoison du Kentucky a reconnu une légère augmentation des appels concernant des overdoses d'ivermectine à usage vétérinaire – environ six par an contre une moyenne d'un par an. Malgré les allégations d'empoisonnement massif, les médias n'ont pas été capables de trouver un seul cas d'IVM ayant entraîné la mort ou l'hospitalisation. Les gens ne mouraient pas d'overdoses d'ivermectine équine. Ils ne mouraient certainement pas de l'ivermectine orale correctement dosée et prescrite. En revanche, beaucoup mouraient de la COVID-19 non traitée.

La GAVI, organisation de la nébuleuse de Bill Gates, interrogeait dans un communiqué de presse : « Comment un médicament utilisé à l'origine pour traiter les parasites des vaches en est-il venu à intéresser les médecins dans le traitement de la COVID-19 ? ». L'assertion était particulièrement malhonnête : à ce moment-là, la fondation Gates et la GAVI distribuaient chaque année des millions de doses d'ivermectine aux enfants indiens contre la filariose, et aux Africains contre la cécité des rivières et la filariose.

Ce n'était pas seulement le médicament sûr et les médecins bienveillants qui étaient ainsi attaqués. Lorsqu'en septembre 2021, le célèbre humoriste et animateur de podcasts Joe Rogan a annoncé qu'il avait vaincu la COVID en quelques jours grâce à un cocktail de médicaments, dont l'ivermectine, la presse mondiale, le gouvernement et le lobby pharmaceutique se sont unis pour le dénoncer, le vilipender et le faire taire. La NPR, qui a reçu 3 millions de dollars de la Fondation Bill et Melinda Gates, a sauté sur l'occasion et a insinué de manière trompeuse que Rogan avait pris un traitement destiné aux chevaux[88].

> **Joe Rogan a déclaré à ses followers sur Instagram qu'il avait pris de l'ivermectine – un vermifuge vétérinaire conçu pour être utilisé chez les vaches et les chevaux**

> – pour combattre le coronavirus. La Food and Drug Administration a mis en garde contre la prise de ce médicament, affirmant que des doses animales du médicament peuvent provoquer des nausées, des vomissements et, dans certains cas, une hépatite grave.

Mais Rogan n'a jamais pris de comprimé d'ivermectine vétérinaire. Il a dit qu'il avait consulté « plusieurs médecins » qui lui avaient conseillé de prendre le médicament. Il a suivi leurs conseils et il s'est rétabli, à une vitesse remarquable.

En 2021, le magazine *Rolling Stone*, ancien étendard de la contre-culture, s'est mué en porte-parole zélé des dogmes du cartel médical[89]. En octobre, il annonçait avoir retiré de son site Internet un article de 2005 établissant un lien entre le mercure contenu dans les vaccins et les lésions cérébrales chez les enfants. Il a également rapporté que des Oklahomiens en overdose de vermifuge pour chevaux à base d'ivermectine provoquaient « un tel engorgement des services d'urgence que les blessés par balle avaient du mal à avoir accès » aux établissements de santé. La photo qui accompagnait l'article était censée montrer une longue file de blessés par balle ambulatoires, attendant d'être pris en charge dans une salle d'urgence de l'Oklahoma déjà pleine à craquer de cinglés empoisonnés au vermifuge pour chevaux[90].

L'article de *Rolling Stone*[91] s'est répandu comme une traînée de poudre dans les principaux médias du monde, dont le *Daily Mail*[92], *Business Insider*, *Newsweek*[93], *Yahoo News*, *The Guardian*[94] et *The Independent*[95], dont beaucoup dépendent de la générosité de la Fondation Gates. L'animatrice de MSNBC, Rachel Maddow, a déclaré à ses auditeurs que « les patients [faisaient] des overdoses d'ivermectine, ce qui [engorgeait] les hôpitaux ruraux de l'Oklahoma et les services d'ambulance »[96].

« L'ivermectine est faite pour des chevaux de taille moyenne », a-t-elle expliqué. Elle a répété que les victimes avaient d'abord gobé les fausses allégations des antivax avant de se gaver de vermifuge pour chevaux. « Les urgences sont tellement engorgées que les victimes de blessures par balle avaient du mal à se rendre dans des établissements où elles pouvaient recevoir des soins définitifs et être prises en charge. »

Bien sûr, cette histoire était un tissu de mensonges. Quelques jours plus tard, les services de santé de Sequoyah Northeastern d'Oklahoma publiaient un démenti catégorique sur leur site Internet, rejetant en bloc l'histoire comme étant une pure invention. La photo de *Rolling Stone* montrant les longues files d'attente était un vieux cliché de l'Associated Press, datant du mois de janvier précédent, montrant des personnes faisant la queue pour se faire vacciner. Or, il s'avère qu'en Oklahoma pas un seul patient n'a été traité pour une overdose d'ivermectine.

Au lieu de retirer l'article, *Rolling Stone* a simplement publié une « mise à jour » (en haut de l'article) pour attirer l'attention sur le démenti de l'hôpital[97]. Le *Guardian* a publié de la même façon une mise à jour anodine en bas de son article[98].

La FDA est revenue à la charge en affirmant que l'IVM peut causer des « dommages graves », qu'elle est « hautement toxique » et qu'elle peut provoquer des « crises », « un coma et même la mort »[99].

Comme nous le verrons, ce type d'avertissement s'applique bien davantage aux injections COVID. Il n'empêche que le CDC a publié un numéro spécial le 26 août 2021 priant les médecins et les pharmaciens de ne pas prescrire d'ivermectine[100].

À l'approche du lancement du molnupiravir, la guerre contre l'IVM s'est intensifiée. Le 23 septembre, le Colorado Department of Law a émis une ordonnance mettant en demeure une clinique médicale de Loveland de cesser de commercialiser l'ivermectine, et lui infligeant une amende de 40 000 $ pour avoir « commercialisé l'ivermectine et exagéré son efficacité ». Les pharmaciens qui étaient encore enclins à en délivrer se sont heurtés à un nouveau problème. En effet, les grossistes ont commencé à distribuer quelques pilules d'un seul coup, mais pas assez pour une seule ordonnance par semaine. Toutes ces ruses diaboliques semblaient être l'œuvre d'une puissante main cachée, sans qu'aucune société ou agence fédérale n'assume clairement la responsabilité d'une politique visant délibérément à supprimer un médicament vital.

Le 28 septembre, le *New York Times* a essayé une nouvelle tactique. Il a signalé que la demande d'ivermectine émanant des fêlés qui tentaient de traiter la COVID avec avait créé sa pénurie pour les fins vétérinaires, avertissant que, d'un jour à l'autre, les animaux pourraient commencer à en pâtir[101].

Peter McCullough se moque de cette propagande en ces termes : « L'ivermectine est une molécule qui est miraculeusement efficace contre les parasites et les infections virales grâce à de multiples voies et mécanismes d'action. C'est une molécule. Peu importe qu'elle soit utilisée chez le cheval, la vache ou l'homme. Les règles de la physique et de la chimie sont les mêmes pour toutes les espèces. »

Pierre Kory est du même avis : « L'ivermectine a de multiples propriétés. Elle agit contre la COVID via une multitude de voies. En plus d'être antiparasitaire, elle possède de puissantes propriétés antivirales et protège même contre les dommages causés par la protéine Spike du SRAS-CoV-2. »

Le Dr Joseph Mercola, ostéopathe, a fait l'observation suivante[102] : « L'idée que l'ivermectine est un vermifuge pour chevaux présentant un risque mortel pour l'homme est du pur crottin, qu'on nous refourgue dans le but de dissuader les gens d'utiliser un médicament sûr et efficace contre la COVID-19. L'intention est claire. Ce que nos soi-disant agences sanitaires et les médias essaient de faire, c'est d'induire les gens en erreur en les amenant à considérer l'ivermectine comme un « médicament vétérinaire », ce qui est tout bonnement faux. En fin de compte, ce qu'ils essaient de faire, c'est de soutenir le discours de Big Pharma selon lequel la seule chose à votre disposition est l'injection COVID. »

IV : LE REMDESIVIR

Anthony Fauci a dû employer tout son courage et toutes ses obscures manœuvres bureaucratiques – dont il a acquis la maîtrise pendant son demi-siècle au NIH – pour obtenir l'approbation par la FDA de son médicament chéri, le remdesivir. Selon toutes les études sérieuses, le remdesivir n'a aucune efficacité clinique contre la COVID. Pire : il s'agit d'un poison mortel, et d'un poison coûteux à 3 000 $ le traitement[1]. En fait, le coût de gros du remdesivir est environ 1 000 fois supérieur à celui de l'hydroxychloroquine et de l'ivermectine. Pour relever le défi, le Dr Fauci a d'abord dû saboter l'HCQ et l'IVM. Selon les règles fédérales vues précédemment, la reconnaissance par la FDA de l'efficacité de l'HCQ et de l'IVM aurait automatiquement tué les espoirs d'obtenir une EUA pour le remdesivir. Or, même si le Dr Fauci parvenait à obtenir une licence de la FDA pour le remdesivir, la demande pour ce produit, que les médecins administraient tardivement dans la maladie puisqu'il devait être administré par voie intraveineuse à l'hôpital, s'effondrerait si l'HCQ ou l'IVM arrêtait les infections dues à la COVID-19 à un stade précoce.

Pourquoi le Dr Fauci cherchait-il à affaiblir tout médicament qui pouvait concurrencer le remdesivir ? Cela pourrait-il avoir un rapport avec le fait que le NIAID et le CDC venaient de dépenser 79 millions de dollars[2] pour développer le remdesivir pour Gilead, une société dans laquelle la Fondation Bill et Melinda Gates détient une participation de 6,5 millions de dollars ?[3,4] La BMGF est engagée dans d'autres grands contrats de développement de médicaments avec la société, y compris un investissement cofinancé de 55 millions de dollars dans un traitement contre le paludisme, développé par Lyndra Therapeutics. Gates a également financé la promotion du Truvada de Gilead, au Kenya[5,6]. Un autre partenaire de Gilead, l'Institut de recherche médicale sur les maladies infectieuses de l'armée américaine à Fort Detrick, dans le Maryland (USAMRIID), où le médicament a été testé sur des singes, a également contribué à hauteur de plusieurs millions au développement du remdesivir[7]. Au début de l'épidémie de coronavirus, le remdesivir n'était qu'une molécule parmi tant d'autres appartenant à l'industrie pharmaceutique, dont la FDA n'avait jamais reconnu l'innocuité et l'efficacité pour quelque usage que ce soit. En 2016, le remdesivir avait montré des propriétés antivirales moyennes contre le Zika, mais la maladie avait disparu avant que le coûteux non-médicament ne soit mis au point[8]. Après que la menace du Zika se soit évanouie, le NIAID avait investi la bagatelle de 6,9 millions de dollars dans l'identification d'une nouvelle pandémie contre laquelle déployer le remdesivir. En 2018, Gilead avait inscrit le remdesivir dans un essai clinique financé par le NIAID contre Ebola en Afrique[9].

C'est ainsi que nous savons qu'Anthony Fauci connaissait parfaitement la toxicité du remdesivir lorsqu'il a orchestré son approbation pour les patients COVID. Le NIAID a sponsorisé ce projet. Le Dr Fauci avait un autre médicament incubé par le NIAID, le ZMapp, dans le même essai clinique, pour tester son efficacité contre Ebola aux côtés de deux médicaments à anticorps monoclonaux expérimentaux. Les chercheurs prévoyaient d'administrer les quatre médicaments à des patients atteints d'Ebola dans toute l'Afrique sur une période de quatre à huit mois[10,11].

Cependant, six mois après le début de l'étude Ebola, le comité d'examen de la sécurité de l'essai avait soudainement retiré le remdesivir et le ZMapp de l'essai[12]. Il s'était avéré que le remdesivir était terriblement dangereux. En l'espace de 28 jours, les sujets ayant pris du remdesivir avaient présenté des effets secondaires mortels, notamment une défaillance de plusieurs organes, une insuffisance rénale aiguë, un choc septique et une hypotension, et 54 % des sujets du groupe remdesivir étaient décédés – le taux de mortalité le plus élevé parmi les quatre médicaments expérimentaux[13]. Le médicament d'Anthony Fauci, le ZMapp, avait enregistré le deuxième taux de mortalité le plus élevé : 44 %. Le NIAID était le principal bailleur de fonds de cette étude, et ses chercheurs ont publié les mauvaises nouvelles concernant le remdesivir dans le *New England Journal of Medicine* en décembre 2019[14]. À ce moment-là, la COVID-19 circulait déjà à Wuhan. Mais deux mois plus tard, le 25 février 2020, le Dr Fauci annonçait, en grande pompe, qu'il enrôlait des patients hospitalisés atteints de la COVID dans un essai clinique pour étudier l'efficacité du remdesivir[15]. Élément contextuel capital : c'était un mois avant que l'OMS ne déclare la nouvelle pandémie, à un moment où il n'y avait que 14 cas confirmés de COVID aux États-Unis, la plupart provenant du paquebot de croisière Diamond Princess. Ces personnes faisaient partie de la première vague d'hospitalisations liées à la COVID-19, parmi lesquelles le NIAID a recruté les 400 volontaires américains pour l'essai du remdesivir du Dr Fauci[16]. Le communiqué de presse de ce dernier indiquait seulement que le remdesivir « s'[était] révélé prometteur dans des modèles animaux pour le traitement du syndrome respiratoire du Moyen-Orient (MERS) »[17]. On ignore donc si le NIAID a informé ces âmes effrayées que, moins d'un an auparavant, un comité d'examen de la sécurité avait jugé le remdesivir inacceptablement toxique. Quoi qu'il en soit, mis à part son effet mortel sur les patients, le remdesivir était une option stratégique parfaite pour le Dr Fauci. Cela exigeait que le NIH consacre certaines ressources aux médicaments thérapeutiques antiviraux, car les critiques donneraient de la voix s'il dépensait des milliards pour les vaccins et rien pour les autres options. Cependant, tout antiviral autorisé et repositionné qui serait efficace contre la COVID pour la prévention ou le traitement précoce (comme l'IVM ou l'HCQ) pourrait ruiner tout son agenda vaccinal, car la FDA ne pourrait pas accorder à ses vaccins une autorisation d'utilisation d'urgence. Le remdesivir, pour sa part, était un remède de type IV, uniquement approprié pour les patients hospitalisés aux derniers stades de la maladie. Il ne serait donc pas en concurrence avec les vaccins, ce qui permettait au Dr Fauci de le soutenir sans compromettre son activité principale. De plus, alors que l'HCQ et l'IVM n'étaient plus sous brevet et étaient disponibles sous forme générique, le remdesivir se trouvait dans une position privilégiée puisqu'encore breveté. Le potentiel de profit était colossal. La fabrication du remdesivir coûtait 10 $ par dose à Gilead[18,19]. Toutefois, en accordant une EUA à la société, les régulateurs pouvaient forcer les assureurs privés, Medicare et Medicaid à débourser environ 3 120 $ par traitement, soit des centaines de fois le coût du médicament[20,21]. Gilead prévoyait que le remdesivir rapporterait 3,5 milliards de dollars rien qu'en 2020[22].

Le Dr Fauci n'a pas soudainement eu l'idée en janvier 2020 que le remdesivir pourrait fonctionner contre le coronavirus. Dans l'une de ses nombreuses et extraordinaires prouesses d'une prévoyance troublante, à partir de 2017, le Dr Fauci a versé 6 millions de dollars à son gourou du gain de fonction, Ralph Baric – microbiologiste de l'université de Caroline du Nord – pour accélérer l'utilisation du remdesivir comme remède au coronavirus au laboratoire de biosécurité chinois de Wuhan[23,24]. Baric a utilisé des cultures de coronavirus prélevées dans des grottes de chauves-souris par des virologues chinois travaillant avec l'EcoHealth Alliance de Peter Daszak, autre bénéficiaire du financement du Dr Fauci[25,26]. Le Dr Fauci a démontré son intérêt personnel pour ces expériences en dépêchant ses lieutenants les plus fidèles, Hugh Auchincloss en 2018 et Cliff Lane en 2020, pour négocier avec le gouvernement chinois et superviser les expériences de Baric au laboratoire de Wuhan et ailleurs en Chine[27]. Baric a affirmé que ses études sur les souris montraient que le remdesivir entravait la réplication du SRAS, suggérant qu'il pourrait inhiber d'autres coronavirus. Les chercheurs chinois du laboratoire de Wuhan et de l'Institut de médecine militaire de l'Académie des sciences militaires de l'armée populaire de libération ont déposé leur propre demande de brevet pour le remdesivir[28]. Les hauts gradés de l'armée chinoise ont déclaré que la demande conjointe de brevet visait à « protéger les intérêts nationaux de la Chine »[29].

Au début du mois de mars 2020, la Fondation Gates a sorti 125 millions de dollars de subventions déductibles des impôts pour aider les fabricants de médicaments à développer des traitements contre le coronavirus[30]. Gates et/ou sa fondation détenaient des participations importantes dans nombre des sociétés pharmaceutiques ayant reçu ces fonds, y compris Gilead. Le 24 avril 2020, le porte-parole bénévole de Gilead – j'ai nommé Bill Gates – a déclaré : « Pour le nouveau coronavirus, le principal médicament candidat dans cette catégorie est le remdesivir de Gilead. »[31]

Pour l'HCQ, le Dr Fauci avait exigé des essais randomisés en double aveugle bien conçus et contrôlés par placebo[32,33], et il avait mis en garde contre l'utilisation thérapeutique de l'IVM[34]. Pour le remdesivir, en revanche, il a donné son feu vert malgré des études dans lesquelles le groupe témoin n'avait pas reçu de véritable placebo[35]. Au lieu de ça, les chercheurs de Fauci n'avaient pas utilisé de placebo chez les patients les plus gravement atteints et avaient donné aux autres patients un « comparateur actif » contenant les mêmes agents du protocole de traitement que ceux utilisés dans le groupe remdesivir, sauf qu'ils avaient remplacé le remdesivir par le sulfobutyl comme agent test[36]. L'utilisation de placebos dits « toxiques » ou « dopés » – également connus sous le nom de « faux-cebos » – est une astuce frauduleuse que le Dr Fauci et ses chercheurs en médicaments ont mise au point il y a plus de 40 ans pour dissimuler les effets secondaires indésirables des médicaments toxiques pour lesquels ils demandent une autorisation. Le Dr Fauci a fini par recruter 400 volontaires américains hospitalisés pour les essais du remdesivir du NIAID. Toutefois, malgré cette astuce des faux-cebos, les chercheurs du Dr Fauci n'ont tout simplement pas pu faire en sorte que le remdesivir montre une quelconque amélioration de la survie en cas de COVID[37].

Malgré ses résultats décevants, le Dr Fauci a travaillé main dans la main avec l'équipe remdesivir de Gilead pour guider l'essai vers un résultat satisfaisant. Selon Vera Sharav, présidente et fondatrice de l'Alliance for Human Research Protection (AHRP), « le National Institute of Allergy and Infectious Diseases (NIAID) avait un contrôle total sur l'essai et prenait toutes les décisions concernant sa conception et sa mise en œuvre. Les employés de Gilead Sciences ont participé aux discussions sur le développement des prototypes et aux appels hebdomadaires de l'équipe chargée du protocole avec le NIAID. »

L'organisation de Sharav, l'Alliance for Human Research Protection (AHRP), contrôle la qualité et l'éthique des essais cliniques. En l'espèce, le critère d'évaluation initial de l'essai du remdesivir du NIAID était logique : pour être approuvé, le médicament devait montrer une « réduction de la mortalité due à la COVID ». Or, le médicament n'avait pas apporté le bénéfice escompté. Bien que le nombre de décès avait diminué chez les patients traités au remdesivir, ces derniers étaient également beaucoup moins malades que les sujets sous placebo au début de l'essai. L'équipe du Dr Fauci décida donc de changer les règles du jeu. En fait, les chercheurs ont modifié deux fois les « critères d'évaluation » de l'essai dans le but de créer un semblant de bénéfice. Les nouveaux critères du Dr Fauci ont permis au médicament de montrer un bénéfice, non pas en améliorant les chances de survie à la COVID, mais en raccourcissant la durée des hospitalisations[38]. Pourtant, il s'agissait là aussi d'une escroquerie : il s'est avéré que près de deux fois plus de sujets sous remdesivir que de sujets sous placebo ont dû être réhospitalisés après leur sortie de l'hôpital, ce qui laisse penser que l'amélioration du temps de rétablissement selon Fauci était due – au moins en partie – à la sortie prématurée des patients sous remdesivir. La modification des protocoles en plein milieu d'une étude est une ingérence communément appelée « fraude scientifique » ou « falsification ». Le professeur d'épidémiologie de l'UCLA, Sander Greenland, explique : « Vous n'êtes pas censé changer votre objectif en cours de route. C'est mal vu. » Vera Sharav le rejoint : « Changer les résultats primaires après le début d'une étude est considéré comme douteux et suspect. »[39]

Néanmoins, le Dr Fauci avait peu de raisons de s'inquiéter que les initiés se plaignent de la corruption de l'étude, puisque son adjoint de confiance, Cliff Lane, présidait le comité Treatment Guidelines du NIH[40]. Lane était doublement en conflit, puisqu'il avait personnellement supervisé les essais du remdesivir en Chine, et il pouvait potentiellement partager les récompenses et les redevances liées aux brevets du médicament[41]. En plus de Lane, sept des membres du comité avaient des relations financières avec Gilead – et huit autres de ses membres avaient eu des relations financières avec Gilead avant les 11 derniers mois, qu'ils étaient tenus de déclarer[42]. « Est-il étonnant que le remdesivir soit le seul médicament recommandé pour la COVID ? » demande Vera Sharav, survivante de l'Holocauste qui a consacré sa vie à défendre l'éthique dans l'industrie notoirement corrompue des essais cliniques[43,44,45,46,47].

Avant que son étude ne soit achevée ou examinée par les pairs, et encore moins publiée, le Dr Fauci apprit que le *Lancet* venait de publier une étude chinoise contrôlée par placebo qui montrait que le remdesivir était totalement inefficace pour maintenir en vie les patients hospitalisés OU pour réduire la durée des hospitalisations[48]. Plus important : le remdesivir ne réduisait pas la présence du virus dans le sang. Encore pire : l'étude chinoise confirmait la toxicité mortelle du remdesivir. Les autorités et les chercheurs chinois avaient même mit fin à cet essai en raison des effets secondaires potentiellement mortels. Le remdesivir avait causé des dommages graves à 12 % des patients, contre 5 % des patients du groupe placebo[49]. Contrairement à l'essai du Dr Fauci, l'étude chinoise était une étude randomisée, en double aveugle, contrôlée par placebo, multicentrique et évaluée par les pairs, publiée dans la revue scientifique n° 1 mondiale, *The Lancet*. Toutes les données sous-jacentes étaient à la disposition de la presse inculte et du public non averti.

En revanche, l'étude NIAID-Gilead du Dr Fauci n'avait pas encore été publiée, n'avait pas fait l'objet d'un examen par les pairs et elle n'avait pas été dévoilée en détail. Elle utilisait un placebo factice et son protocole sommaire avait été changé à mi-parcours. En avril, les Chinois avaient annulé deux essais cliniques en cours avec le NIAID (en Chine), parce qu'ils avaient réussi à mettre fin à l'épidémie de COVID dans le pays, et parce que les chercheurs ne pouvaient plus identifier suffisamment de patients COVID pour les inscrire à l'étude[50].

En tout cas, l'étude chinoise sonnait le glas du remdesivir. Il était maintenant « D.O.A. »[f] à la FDA – titre mélodieux, n'est-ce pas ? Mais le Dr Fauci n'a jamais accepté cela. L'inimitable maestro de la lutte réglementaire a répondu à la crise par une action habile et audacieuse qui allait miraculeusement sauver son produit en perdition : il s'est présenté à l'une de ses conférences de presse habituelles à la Maison Blanche, cette fois dans le bureau ovale. Assis sur le canapé à côté de Deborah Birx et en face du président Trump, le Dr Fauci fit une annonce surprise.

Depuis ce plateau prestigieux, le Dr Fauci proclama solennellement la victoire. Les données de l'essai clinique du NIAID sur le remdesivir montrent « d'assez bonnes nouvelles », a-t-il déclaré, passant sous silence l'incapacité du médicament à démontrer un quelconque avantage en termes de mortalité[51]. Il se vanta du fait que la durée médiane d'hospitalisation était de 11 jours pour les patients prenant du remdesivir, contre 15 jours dans le groupe placebo. Il déclara à la presse crédule : « Les données montrent que le remdesivir a un effet positif, significatif et clair sur la diminution du temps de rémission. » Il affirma que le remdesivir était si remarquablement bénéfique pour les patients COVID (comme son étude venait de le prouver) qu'il serait contraire à l'éthique de nier les avantages de ce médicament miracle pour les Améri-

f. Pour « Denial of Approval », c'est-à-dire refus d'autorisation. (N.d.T.)

cains. Il était en train, déclara-t-il, de lever l'insu[g] et de mettre fin à l'étude, et de donner du remdesivir au groupe placebo. Le remdesivir serait la nouvelle « norme de soins »[52] pour la COVID en Amérique. Bien sûr, tout cela n'était qu'un mensonge.

Le 1er mai, la FDA a accordé la première autorisation d'utilisation d'urgence d'un médicament COVID dans le cadre de la pandémie, ouvrant les traitements au remdesivir aux patients hospitalisés avec une forme sévère de COVID-19[53,54].

Sur la base des déclarations du Dr Fauci, le président Trump a acheté l'intégralité du stock mondial de remdesivir pour les Américains[55]. L'Union européenne a signé un « accord d'approvisionnement commun » avec Gilead pour faire la queue dans le pipeline pour 500 000 doses[56]. Le lendemain de l'annonce du Dr Fauci à la Maison Blanche, l'université de Caroline du Nord a publié un communiqué de presse intitulé « Le remdesivir, développé dans le cadre d'un partenariat entre l'UNC et Chapel Hill, s'avère efficace contre la COVID-19 dans les essais cliniques du NIAID sur l'homme »[57] : « Le Dr Ralph Baric, conseiller du Dr Fauci en matière de gain de fonction, a qualifié cette annonce de 'changement de la donne pour le traitement des patients atteints de la COVID-19'. »[58]

Vera Sharav fait remarquer que dans un monde normal, un poison comme le remdesivir n'aurait aucune chance d'obtenir une autorisation de mise sur le marché – à moins, bien sûr, que l'entreprise ne parvienne à détourner l'attention des preuves scientifiques catastrophiques en poussant le responsable de la santé le plus puissant du monde (l'homme qui a mené l'essai clinique) à déclarer que le médicament est un « remède miracle » lors d'une conférence de presse suivie dans le monde entier, tout en se prélassant sur un divan du bureau ovale aux côtés du président des États-Unis. Selon Sharav, « Peut-on faire meilleure publicité gratuite ? »[59]

Sharav ajoute : « Le Dr Fauci avait un intérêt direct dans le remdesivir. Il a parrainé l'essai clinique dont les résultats détaillés n'ont pas été soumis à l'examen par les pairs qu'il a exigé pour les médicaments qu'il considérait comme des concurrents, dont l'hydroxychloroquine et l'ivermectine. Au lieu de présenter des données transparentes et des résultats convaincants, il a fait de la 'science' par décret. Il a simplement déclaré que les résultats décevants étaient 'hautement significatifs' et que le remdesivir était la nouvelle 'norme de soins'. Fauci a fait cette déclaration promotionnelle alors qu'il était assis sur un canapé à la Maison Blanche, sans fournir de communiqué de presse détaillé, sans briefing lors d'une réunion médicale, ni examen par les pairs pour publication dans une revue scientifique – comme c'est la norme et l'usage, pour permettre aux scientifiques et aux chercheurs d'examiner les données. »

g. La levée de l'insu est la divulgation au participant et/ou à l'équipe de l'étude du traitement reçu par le participant pendant un essai en double aveugle contrôlé par placebo. (N.d.T.)

« Norme de soins »

La reconnaissance par la FDA du remdesivir comme nouvelle « norme de soins » pour la COVID signifiait que Medicaid et les compagnies d'assurance ne pouvaient pas légalement le refuser aux patients et devaient payer le prix exorbitant de Gilead pour un produit dont le développement avait à ce moment-là coûté aux contribuables américains au moins 85 millions de dollars[60]. Améliorant encore les affaires de Gilead, les médecins et les hôpitaux qui n'utilisaient pas le remdesivir pouvaient désormais être poursuivis pour mauvaise pratique, ce qui a conduit certains experts médicaux à penser que le fait de contraindre les patients COVID à utiliser ce médicament dangereux et de moindre valeur a de façon quasi certaine coûté la vie à des dizaines de milliers d'Américains.

Comme nous le verrons, le scénario chorégraphié du Dr Fauci pour obtenir l'autorisation de mise sur le marché du remdesivir est une copie du script corné et grotesque qu'il a mis au point pendant ses premières années SIDA, qu'il a ensuite réutilisé à plusieurs reprises tout au long de sa carrière pour faire approuver des médicaments mortels et inefficaces. À maintes reprises, il a mis fin aux essais cliniques de ses médicaments préférés au moment où ils commençaient à montrer une toxicité délétère. D'abord, il affirme de manière absurde que son médicament du moment s'est avéré si miraculeusement efficace qu'il serait contraire à l'éthique d'en priver les gens, puis il fait pression sur la FDA pour qu'elle accorde les autorisations. Seulement, cette fois-ci, l'effronterie de la fraude a valu au Dr Fauci quelques rares critiques, même dans le courant dominant de la science et de la presse, et de la part d'institutions académiques qui ont l'habitude de garder le silence sur ses manigances étant donné qu'elles dépendent des financements du NIH et de la BMGF.

Le 24 octobre 2020, Umair Irfan a noté que « la FDA [faisait] une fois de plus la promotion d'une thérapie COVID-19 basée sur des preuves douteuses. »[61]

Le *British Medical Journal* a souligné qu'« aucun des essais contrôlés randomisés publiés jusqu'à présent n'a cependant montré que le remdesivir sauve significativement plus de vies que les soins médicaux standards. »[62]

Eric Topol, du Scripps Research Translational Institute, a déclaré : « C'est très, très mauvais pour l'image de la FDA, et les tractations entre Gilead et l'UE ne font qu'aggraver la situation. »[63]

Angela Rasmussen, virologue à la Mailman School of Public Health de l'université de Columbia, a déclaré à un journaliste : « J'ai été vraiment surprise quand j'ai vu cette nouvelle. »[64]

Science Magazine a écrit que la décision du Dr Fauci avait « déconcerté les scientifiques ayant suivi de près le déroulement des essais cliniques du remdesivir au cours des six derniers mois – et qui se posent de nombreuses questions sur la valeur de ce dernier. »[65]

Duncan Richard, professeur de thérapeutique clinique à l'université d'Oxford, a fait remarquer que « les recherches basées sur ce type d'utilisation doivent être traitées avec une extrême prudence car il n'y a pas de groupe de contrôle ou de randomisation, qui font partie des bonnes pratiques dans les essais cliniques. »[66]

Le professeur Stephen Evans, spécialiste en pharmaco-épidémiologie à la London School of Hygiene & Tropical Medicine (financée par Gates), a fait un commentaire particulièrement cinglant : « Les données de cet article sont presque ininterprétables. Il est très surprenant, peut-être même contraire à l'éthique, que le *New England Journal of Medicine* l'ait publié. Il serait plus approprié de publier ces données sur le site Internet de la société pharmaceutique qui a parrainé et rédigé l'étude. Au moins, Gilead a été clair sur le fait que cela n'a pas été fait comme un article scientifique de haute qualité serait rédigé. »[67]

Même Bill Gates a haussé un sourcil devant l'audace de la manœuvre. En août 2020, quand le magazine *Wired* lui a demandé quel traitement thérapeutique il réclamerait s'il était hospitalisé pour la COVID-19, il n'a pas hésité. « Remdesivir », a-t-il répondu, ajoutant un commentaire qui a éclairé le rôle qu'il a joué dans le fiasco embarrassant des essais cliniques. « Malheureusement, les essais aux États-Unis ont été si chaotiques que l'effet réel prouvé est plutôt faible. Potentiellement, l'effet est beaucoup plus important que cela. C'est fou à quel point les essais ici aux États-Unis ont été confus. »[68]

Puis, le 19 octobre 2020, trois jours avant l'approbation du remdesivir par la FDA, l'Organisation mondiale de la santé a publié une étude définitive sur le remdesivir impliquant 11 266 patients atteints de COVID-19 dans 405 hôpitaux et 30 pays[69,70]. La puissance de cette étude a éclipsé le projet de Fauci/Gilead, qui avait recruté 1 062 patients. Dans l'essai de l'OMS, le remdesivir n'a pas réussi à réduire la mortalité, ni à diminuer le besoin en oxygène OU la durée des hospitalisations. Les chercheurs de l'organisation n'ont trouvé aucun bénéfice détectable du remdesivir et ont recommandé de ne pas l'utiliser chez les patients de l'étude COVID-19[71]. L'OMS a publié son réquisitoire dévastateur contre le remdesivir un mois après que la FDA ait émis l'AMM du remdesivir pour les enfants de moins de 12 ans. Le Dr Fauci et la FDA étaient au courant de l'étude de l'OMS avant que la FDA ne délivre l'UEA pour le remdesivir, et il est à peu près sûr qu'ils ont lu les prétirages et compris les conclusions. En fait, il semble que le Dr Fauci ait une fois de plus hâté l'approbation par la FDA afin d'éviter la sortie d'une étude négative en amont.

Le 15 juillet 2021, une vaste étude du centre Johns Hopkins parue dans *Original Investigation | Infectious Diseases* a une fois de plus confirmé que « le traitement au remdesivir n'était pas associé à une amélioration de la survie mais à des séjours hospitaliers plus longs »[72]. (C'est nous qui soulignons.) Le 2 octobre 2020, l'Union européenne a publié sa propre étude sur la sécurité du remdesivir. Elle fait état de graves effets secondaires[73,74].

« Tous les essais indépendants randomisés et contrôlés du remdesivir ont montré soit une absence de bénéfice, soit une tendance claire à la nocivité », souligne le Dr Pierre Kory. « Seules ces deux études de l'industrie pharmaceutique (et du Dr Fauci) montrent des bénéfices, or même là ils sont mineurs. »

« Cela n'a aucun sens d'administrer un antiviral à un stade avancé d'une infection virale », ajoute le Dr Kory. « La réplication virale a principalement lieu avant le septième jour. Si un antiviral est efficace, c'est à ce moment-là qu'il faut l'administrer. Le remdesivir pourrait être efficace à un stade précoce, mais nous n'en savons rien, car il est administré par voie intraveineuse et on ne peut pas vraiment le faire avec des patients en ambulatoire. »

Un remède pire que le mal

Dès le début du mois de mai 2020, les médecins et les hôpitaux ont commencé à utiliser le remdesivir chez les patients hospitalisés dont le test PCR était positif à la COVID. Le 9 novembre 2021, date de publication de cet ouvrage, le site Internet du CDC ne mentionnait que deux médicaments approuvés pour le traitement de la COVID-19 : le remdesivir et le corticostéroïde dexaméthasone[75,76,77]. Les médecins les utilisent souvent en association. Or, il est difficile d'évaluer l'impact du remdesivir sur les patients hospitalisés pour la COVID-19, en partie parce que, comme la COVID-19, le remdesivir provoque une toxicité extrême pour les poumons et les reins[78], et imite plusieurs des autres symptômes mortels de la maladie, notamment la défaillance de plusieurs organes[79]. De nombreux médecins pensent que le nombre record de décès imputables à la COVID-19 dans notre pays est au moins en partie dû à l'utilisation généralisée du remdesivir depuis 2020. « Nous avons eu le plus grand nombre de décès au monde », rappelle le Dr Ryan Cole. « C'est une question lancinante : combien de ces Américains ont été victimes du remdesivir ? »

Pendant plusieurs mois, nous avons été le seul pays à traiter les gens avec un médicament avéré mortel. Cette année-là, en 2020, nous avons enregistré presque le double de décès par mois par rapport à la plupart des autres pays. Le Brésil, l'une des premières nations à avoir massivement utilisé le remdesivir, a enregistré le deuxième plus grand nombre de décès[80,81].

En mai 2020, des médecins new-yorkais se sont étonnés à plusieurs reprises de la tendance de la COVID-19 à provoquer une insuffisance rénale, ce qu'aucun autre virus respiratoire ne fait. Ils ont commencé à constater des insuffisances rénales aiguës les troisième, quatrième et cinquième jours après admission à l'hôpital[82]. Les hôpitaux à court de respirateurs ont également manqué de machines de dialyse. Le Dr Ryan Cole, médecin et directeur de laboratoire, est l'un des nombreux praticiens qui pensent que nombre de ces cas sont imputables au remdesivir. « La COVID-19 peut affecter les reins », affirme-t-il. « Nous le savons car on peut retrouver la protéine Spike dans l'urine. Mais il est douteux que l'ampleur de l'insuffisance rénale aiguë que nous avons observée chez les patients COVID hospitalisés puisse être attribuée uniquement à l'infection par le coronavirus. »

Le Dr Cole m'a dit que dans les études animales, un quart des animaux étaient morts d'insuffisance rénale. Il explique que l'effondrement des reins peut entraîner des accumulations de liquide dans les poumons et ailleurs, et aboutir à une défaillance de plusieurs organes et à une septicémie – qui sont toutes des conséquences de la COVID. « Le remdesivir ne devrait pas être sur le marché », a-t-il ajouté.

L'étude Ebola 2019 du Dr Fauci a prouvé que le remdesivir, aux troisième, quatrième et cinquième jours, avait provoqué une insuffisance rénale aiguë chez plus de 31 % des patients. En moins de cinq jours de traitement au remdesivir, 8 % des personnes étaient mortes ou avaient présenté une défaillance de plusieurs organes ou une insuffisance rénale si grave qu'elles avaient dû interrompre le traitement. « Ce n'est donc peut-être pas une coïncidence si à peu près le même nombre de patients hospitalisés pour la COVID, soit 8 à 10 fois plus, sont morts au cours de la première semaine », souligne Cole.

Le Dr McCullough nous livre un résumé clair et net : « Le remdesivir présente deux problèmes. Premièrement, il ne fonctionne pas. Deuxièmement, il est toxique et il tue des gens. »

V. L'ULTIME ALTERNATIVE : LA PIQÛRE OU LES MENOTTES

« La seule façon de lutter contre la peste, c'est l'honnêteté. »

✍ Albert Camus, *La Peste* (1947)

Au printemps 2020, le Dr Fauci et Bill Gates ont bombardé leur message sur les ondes, prédisant avec optimisme qu'un « vaccin miraculeux » allait stopper la transmission de la COVID, prévenir la maladie, mettre fin à la pandémie et libérer l'humanité de son assignation à résidence. Même les plus ardents défenseurs de la vaccinologie, les vrais croyants comme les docteurs Peter Hotez et Paul Offit, considéraient ces prévisions comme farfelues et téméraires[1,2]. Après tout, pendant des décennies, deux obstacles périlleux et apparemment insurmontables avaient contrecarré toutes les tentatives de création d'un vaccin contre le coronavirus.

Des vaccins qui fuient

Le premier obstacle était la tendance du coronavirus à muter rapidement et à produire des variants résistants au vaccin. Les concepteurs de vaccins comme Hotez et Offit doutaient qu'après des décennies d'efforts vains, les chercheurs puissent soudain mettre au point un vaccin contre la COVID qui procurerait une « immunité stérilisante », c'est-à-dire qu'il oblitérerait complètement les colonies virales chez les individus vaccinés et empêcherait à la fois la transmission et la mutation.

En mai de la même année, comme pour confirmer ces craintes, le plus grand vaccinologue britannique, Andrew Pollard, a admis que le vaccin AstraZeneca, financé par la direction de l'université d'Oxford et faisant l'objet d'un battage patriotique, n'avait pas réussi à obtenir une immunité stérilisante chez les singes. Les macaques inoculés, même asymptomatiques, continuaient à avoir des charges virales élevées dans leur pharynx nasal[3]. Puis, au mois d'août, le Dr Fauci a fait de la nouvelle consternante des échecs similaires de tous les candidats en lice une sorte de bravade festive. Au lieu de reconnaître sa défaite et de retourner plancher sur le sujet, il a annoncé joyeusement qu'aucun des vaccins COVID de première génération n'était susceptible d'empêcher la transmission[4]. Cette nouvelle aurait dû faire capoter tout le projet. D'éminents virologues, dont le lauréat du prix Nobel Luc Montagnier, avaient souligné qu'un vaccin non stérilisant, ou « non étanche », ne pouvait pas arrêter la transmission et ne parviendrait donc pas à stopper la pandémie[5]. Pire encore : les personnes vaccinées, avait-il averti, deviendraient des porteurs asymptomatiques et des « usines à mutants » produisant des versions de la maladie résistantes au vaccin, ce qui risquait de prolonger et d'intensifier la pandémie au lieu de l'abréger.

Mais Tony Fauci et son compère Bill Gates semblaient avoir un plan pour neutraliser la menace des variants. Les deux hommes avaient investi des milliards de dollars d'argent public et fiscalement déductibles dans le développement d'un modèle ARNm pour les vaccins qui, en théorie, leur permettrait de produire rapidement de nouveaux « boosters » pour combattre chaque nouvel « échappement immunitaire ». Ce projet était le Saint Graal de Big Pharma. Les vaccins sont l'un des rares produits commerciaux qui, par défaut, rapportent. Chaque nouveau rappel double les revenus de la première injection. Le NIAID étant copropriétaire du brevet de l'ARNm[6], l'agence pouvait gagner des milliards avec son pari sur le coronavirus, en produisant des rappels successifs pour chaque nouveau variant; plus il y en a, mieux c'est! La bonne nouvelle pour l'industrie pharmaceutique, c'est que l'ensemble de l'humanité serait en permanence dépendante de rappels semestriels, voire triennaux. Le Dr Peter McCullough a prévenu que la vaccination de masse avec un vaccin non étanche lors d'une pandémie « placerait le monde sur un tapis roulant de rappels sans fin »[7]. Ce genre de discours a fait sauter les bouchons de champagne chez Big Pharma. En octobre 2021, Pfizer a annoncé qu'il prévoyait des revenus ahurissants de 26 milliards de dollars pour ses rappels COVID[8].

L'amorçage pathogène

L'obstacle le plus redoutable pour les vaccins contre les coronavirus était leur tendance à induire un « amorçage pathogène » – également connu sous le nom de « renforcement dépendant des anticorps » (ADE) –, une surstimulation de la réponse du système immunitaire qui peut provoquer des dommages graves et la mort lorsqu'ensuite les personnes vaccinées rencontrent les virus sauvages. Dans les premières expériences, les vaccins contre les coronavirus avaient produit une réponse immunitaire forte chez les animaux et les enfants – ce qui avait temporairement réjoui les chercheurs, mais qui avait ensuite tué tragiquement les personnes vaccinées lors d'une nouvelle exposition au virus sauvage, ou les avait rendues vulnérables à des infections débilitantes singulières. Au début de l'année 2020, les commissaires les plus intransigeants de la vaccinologie ont mis en garde contre cet écueil, alors que le Dr Fauci donnait le feu vert à l'industrie, avec des milliards de dollars de fonds publics, pour injecter des vaccins COVID à un rythme record. Dans son témoignage du 5 mars 2020 devant le Comité des sciences, de l'espace et de la technologie sur le coronavirus de la Chambre des représentants, le porte-parole rémunéré de Bill Gates, le Dr Peter Hotez, a averti[9] :

> L'une des choses dont nous n'entendons pas beaucoup parler est le potentiel unique problème de sécurité des vaccins contre les coronavirus. Avec certains types de vaccins contre les virus respiratoires, vous êtes immunisé, puis lorsque vous êtes réellement exposé au virus, vous obtenez ce genre de phénomène paradoxal de renforcement immunitaire.[10]

Le Dr Hotez a avoué au comité que ses collègues avaient tué un certain nombre d'enfants à cause de l'amorçage pathogène lors d'expériences avec les vaccins contre le virus respiratoire syncytial (VRS) en 1966. De plus, il a raconté que lors de ses propres travaux antérieurs sur les vaccins contre le coronavirus, il avait constaté le même effet sur des furets :

> Nous avons commencé à développer des vaccins contre le coronavirus et nos collègues – nous avons remarqué chez les animaux de laboratoire qu'ils commençaient à présenter une partie de la même pathologie immunitaire. Alors on s'est dit : « Oh mon Dieu, ça va être problématique. »

Dans une interview du 26 avril 2020 avec le Dr Zubin « ZDogg » Damania, le principal promoteur de vaccins de Merck, le Dr Paul Offit, a amplifié ces inquiétudes[11] :

> Les anticorps peuvent être dangereux et causer ce qu'on appelle un renforcement dépendant des anticorps. Et nous l'avons vu. Je veux dire, nous l'avons vu avec le vaccin contre la dengue [financé par Gates]. Mais avec le vaccin contre la dengue, chez les enfants qui n'avaient jamais été exposés à la dengue auparavant, leur état a empiré lorsqu'ils ont été exposés au virus naturel. Pire encore : les enfants vaccinés âgés de moins de neuf ans, qui n'avaient jamais été exposés à la dengue auparavant, **étaient plus susceptibles de mourir s'ils avaient été vaccinés que s'ils n'avaient pas été vaccinés.**[12]

Même le Dr Anthony Fauci, lors de son briefing sur les coronavirus à la Maison Blanche le 26 mars 2020, a reconnu les dangers de l'amorçage pathogène[13] :

> Je veux m'assurer que le peuple américain comprend la question de la sécurité : est-ce que le vaccin aggrave votre état ? Or il existe des maladies pour lesquelles vous vaccinez quelqu'un, il est infecté par ce dont vous essayez de le protéger [sic] et vous renforcez l'infection. **C'est la pire chose que l'on puisse faire – vacciner quelqu'un pour prévenir une infection et en fait l'aggraver.** [Les caractères gras sont de notre fait.]

Le Dr Fauci a dû se rendre compte que, puisque les fabricants de vaccins bénéficiaient d'une exonération de responsabilité [qu'il avait aidé à mettre en place] et qu'ils jouaient, pour ainsi dire, avec l'argent du ménage [qu'ils avaient détourné via le NIH], ces sociétés n'étaient guère incitées à investir dans le type d'études à long terme nécessaires pour éliminer le risque d'amorçage pathogène. Rétrospectivement, il semble que le Dr Fauci et ses comparses avaient au moins six stratégies pour faire face à ce sinistre risque. Elles impliquaient de cacher les preuves de l'ADE si celui-ci se produisait :

1) La première stratégie du Dr Fauci consistait à réduire les essais cliniques de trois ans à une durée de six mois, puis à vacciner les patients du groupe témoin – préemption empêchant la détection des lésions à long terme, y compris l'amorçage pathogène. Les autorités réglementaires avaient initialement prévu que l'essai vaccinal de Pfizer se poursuivrait pendant trois années complètes, jusqu'au 2 mai 2023[14]. Comme la FDA a autorisé Pfizer à lever l'insu et à mettre fin à son étude au bout de six mois – et à proposer le vaccin aux personnes du groupe placebo –, nous ne saurons jamais si les personnes vaccinées dans le cadre de l'essai ont subi des lésions à long terme, notamment un amorçage pathogène, qui ont annulé les avantages à court terme. La science et l'expérience nous disent que de nombreux vaccins peuvent causer des lésions comme des cancers, des maladies auto-immunes, des allergies, des problèmes de fertilité et des maladies neurologiques avec des horizons diagnostics à long terme ou de longues périodes d'incubation. Une étude de six mois dissimule ces préjudices.

2) Deuxièmement, en tant que tsar de la COVID, le Dr Fauci a obstinément refusé de corriger le Système de surveillance des dommages liés aux vaccins (VAERS) du HHS – conçu pour échouer –, qui supprime systématiquement la déclaration de la plupart des dommages liés aux vaccins. Le Vaccine Adverse Event Reporting System (VAERS) est un système passif et participatif, géré conjointement par les CDC et la FDA, qui accepte les remontées de n'importe qui. Une étude menée en 2010 par le HHS sur le VAERS, notoirement dysfonctionnel, a conclu que le VAERS détecte « moins de 1 % des dommages liés aux vaccins »[15]. En d'autres termes, le VAERS passe à côté de PLUS de 99 % des dommages causés par les vaccins, donnant ainsi l'illusion de la sécurité aux inoculations les plus mortelles. En 2010, l'Agence fédérale pour la qualité de la recherche sur les soins de santé (AHRQ) a conçu et testé sur le terrain un système de comptage automatique (IA) de pointe, comme alternative efficace au VAERS. En testant le système pendant plusieurs années au sein de la Harvard Pilgrim HMO, l'AHRQ a prouvé qu'il pouvait consigner la plupart des dommages liés aux vaccins. L'AHRQ prévoyait initialement de déployer le système dans tous les autres HMO, mais après avoir pris connaissance des résultats effrayants de l'AHRQ (les vaccins causaient des dommages graves chez 1 personne sur 40), le CDC a mis fin au projet et a rangé le nouveau système sur une étagère poussiéreuse. Le Dr Fauci a gardé ce système au chaud pendant toute la durée de la pandémie, permettant au système participatif défaillant du HHS de continuer à dissimuler les lésions causées par les vaccins, y compris toute preuve d'amorçage pathogène.

3) Troisièmement, l'atout du Dr Fauci était sa capacité à mobiliser les médias grand public et les réseaux sociaux pour faire disparaître des ondes, des journaux, d'Internet – et donc de la conscience publique – les rapports sur les dommages et les décès. Facebook, Google et les groupes télévisuels ont retiré le micro aux médecins et scientifiques qui avaient signalé l'amorçage pathogène, et ont censuré les rapports sur les vagues d'autres lésions vaccinales. En tant que fonctionnaire fédéral ayant juré pendant quatre décennies de faire respecter la Constitution, le Dr Fauci aurait dû être le champion de la liberté d'expression et du débat acharné pendant la pandémie. Au lieu de ça, il a travaillé en symbiose avec Bill Gates, Mark Zuckerberg et d'autres titans de la technologie pour censurer ses détracteurs pendant ses divers mandats, et faire disparaître les informations sur les lésions dues aux vaccins, y compris les discussions sur l'amorçage pathogène[16,17]. Les échanges de courriels montrent que le Dr Fauci était en collusion directe avec Mark Zuckerberg et les réseaux sociaux pour censurer les médecins qui pointaient les échecs, les dommages et les décès dus aux vaccins, pour déloger les défenseurs de la santé publique comme moi, et pour expulser et museler les patients qui signalaient leurs propres lésions. Les revues scientifiques, totalement dépendantes de la publicité de l'industrie pharmaceutique, ont obligeamment refusé de publier des études sur la vague de réactions mortelles et débilitantes aux vaccins. L'organisation de vérification des faits financée par Bill Gates, Politifact[18], a travaillé avec des *fact-checkers* financés par l'industrie pharmaceutique, comme FactCheck, qui reçoit des fonds de la Fondation Robert Wood Johnson, et dont le PDG actuel est Richard Besser, ancien directeur par intérim du CDC, qui possède 1,8 milliard de dollars d'actions Johnson & Johnson[19,20], pour « démystifier » les histoires et les études sur les dommages dus aux vaccins.

Le 7 octobre 2021, le Dr Robert Malone, inventeur du vaccin à ARNm, s'est plaint dans un tweet que la population américaine était presque totalement aveugle aux flots d'événements vaccinaux indésirables qui tuaient et débilitaient leurs compatriotes : « Le vrai problème ici, c'est cette foutue presse et les géants de l'Internet. La presse et ces acteurs technologiques œuvrent à fabriquer et renforcer le 'consensus' autour de récits soigneusement sélectionnés et approuvés. Et ensuite, c'est utilisé comme une arme pour attaquer les dissidents, y compris les médecins hautement qualifiés. »[21]

4) Quatrièmement, le Dr Fauci a permis au CDC de décourager les autopsies dans les cas de décès consécutifs à une vaccination. Le CDC a refusé de préconiser des autopsies pour les décès signalés au VAERS. Cette omission a permis à l'agence de faire à plusieurs reprises la déclaration audacieuse et frauduleuse que les 16 000 décès signalés à la suite d'une vaccination d'ici octobre 2021 n'étaient « pas liés aux vaccins ». Les autorités ont ainsi aboli par fiat les décès et les dommages liés aux inoculations.

Au lieu de dénoncer ce genre de tromperie grossière de la part des autorités gouvernementales, les médias et leurs auxiliaires des médias sociaux ont enhardi le HHS jusqu'à atteindre de nouveaux sommets en matière de malversations réglementaires. En janvier 2021, la superstar du baseball Hank Aaron, que je connaissais, est mort 17 jours après avoir reçu le vaccin COVID lors d'une conférence de presse organisée par les CDC à Atlanta. Dans un article du *Defender*[22], j'avais souligné que la mort d'Aaron faisait partie d'une vague de décès chez les personnes âgées après des injections de COVID. C'était vrai, mais le *New York Times* m'a néanmoins vilipendé pour avoir diffusé des « informations erronées » et a affirmé que le Fulton County Coroner avait établi que la mort d'Aaron n'était « pas liée aux vaccins ». *USA Today*, *Newsweek*, *TIME*, *Daily Beast*, ABC, CNN et CBS ont repris l'affirmation du *Times*[23]. Cependant, lorsque j'ai téléphoné pour vérifier leur affirmation, le Fulton County Coroner m'a dit que le bureau n'avait jamais vu le corps d'Aaron et qu'aucune autopsie n'avait jamais été pratiquée. La famille d'Aaron avait enterré le héros du *home-run*[h] sans qu'aucune autopsie n'ait été pratiquée. La fable du *Times* faisait partie de la campagne systématique de tromperie, de propagande et

h. Au baseball, coup par lequel le batteur envoie la balle directement en dehors des limites du terrain. Elle est alors irrécupérable par l'équipe adverse, et le batteur peut tranquillement passer par toutes les bases. (N.d.T.)

de censure menée par les responsables du HHS en partenariat avec les médias grand public – quasi sans précédent dans l'histoire américaine –, qui a contribué à dissimuler le tsunami de dommages et de décès causés par les vaccins.

« Anthony Fauci est un type formidable, de la même façon qu'Harvey Weinstein l'était », a dit Jeff Hanson, président d'une grande entreprise de santé cotée en bourse. « Tout a changé lorsque des informations privées largement répandues à son sujet ont franchi le seuil de la connaissance publique. Weinstein, lui aussi, était protégé par de puissants médias grand public. »

Soit dit en passant, les rapports d'autopsie d'autres pays révèlent exactement le type d'informations que le CDC, à juste titre, veut cacher aux Américains.

En septembre 2021, des pathologistes et professeurs allemands chevronnés, le Dr Arne Burkhardt, qui a été directeur de l'Institut de pathologie de Reutlingen pendant 18 ans, et le Dr Walter Lang, chef d'un institut de pathologie pulmonaire de premier plan pendant 35 ans, ont pratiqué des autopsies sur 10 cadavres de personnes décédées après avoir été vaccinées, et ont constaté que cinq d'entre elles étaient très probablement (et deux assez probablement) liées au vaccin[24].

Dans trois cas, ils ont trouvé des preuves sérieuses d'une inflammation multi-systémique mortelle et d'un emballement de l'auto-immunité, y compris des maladies auto-immunes rares, comme la maladie d'Hashimoto, une hypothyroïdie déclenchée par l'auto-immunité ; la vascularite leucocytoclasique, une réaction inflammatoire dans les capillaires qui entraîne des saignements de la peau, et le syndrome de Sjögren, une inflammation des glandes salivaires et lacrymales. « Trois maladies auto-immunes sur un total de 10 est un taux étonnamment élevé », a déclaré le professeur Lang. Les médecins ont également découvert de grands amas de cellules endothéliales détachées des parois des vaisseaux sanguins, des amas de globules rouges qui provoquent des thromboses et des cellules géantes qui se sont formées autour de corps étrangers piégés. Lang a dit qu'il n'avait rien vu de tel que ces amas de lymphocytes dans des centaines de milliers d'études pathologiques : « Les lymphocytes se déchaînent dans tous les organes. » Lang a reproché aux autorités gouvernementales d'entraver les autopsies sur les réactions aux vaccins : « Nous passons à côté de 90 % des cas. »

5) Cinquièmement, le Dr Fauci a placé dans les principales instances de la FDA et des CDC des financiers et des fidèles du NIAID, du NIH et de la Fondation Gates, afin d'assurer l'approbation automatique de ses vaccins à ARNm, sans aucune étude des lésions à long terme. Plus de la moitié du comité VRBPAC de la FDA, qui a approuvé les EUA de Moderna, Johnson & Johnson et Pfizer, et a accordé l'homologation finale du vaccin Pfizer, était composé de bénéficiaires de subventions du NIH, du NIAID, de la BMGF et de sociétés pharmaceutiques[25,26]. Plus de la moitié des participants au comité ACIP du CDC étaient également en situation de conflit d'intérêts.

6) Sixièmement, en vaccinant l'ensemble de la population, le Dr Fauci semble s'efforcer d'éliminer le groupe de contrôle, afin de dissimuler les dommages vaccinaux. Dans une interview de 2015, il avait déclaré :

> Je veux dire que si un parent est vraiment opposé à la [vaccination], il peut obtenir une exemption. Il n'y a donc jamais de situation où quelqu'un va vous attacher et vous faire vacciner ou vous dire que vous ne pouvez aller dans aucune école si vous n'êtes pas vacciné. Nulle part vous ne devez forcer quelqu'un à faire quoi que ce soit.[27]

Au cours de la période précédant le déploiement du vaccin, le Dr Fauci a fréquemment répété son rejet éthique de la vaccination obligatoire. Cependant, une fois que le marché volontaire a eu atteint la saturation, ses scrupules ont fondu comme neige au soleil et, suivant ses conseils, les politiques fédérales ont commencé à traiter les opposants à la vaccination comme de dangereux ennemis publics. « Notre patience a des limites », a averti Joe Biden lors d'un discours national le 9 septembre 2021[28].

Le Dr Fauci a présidé à une progression vers des formes de coercition de plus en plus draconiennes pour contraindre l'ensemble de la population à se faire vacciner. Avec son encouragement explicite, les universités, les écoles, les entreprises, les hôpitaux, les administrations et une litanie d'autres centres de pouvoir de la société ont lancé simultanément des campagnes abrutissantes et employé des méthodes musclées pour contraindre les Américains réticents à se soumettre à la vaccination, y compris des menaces de discrimination, de perte d'emploi, d'exclusion des écoles, des parcs, des activités sportives et de loisir, des bars, des restaurants, du service militaire, des emplois publics, de privation de voyage et de soins de santé. Les non vaccinés ont fait l'expérience de l'exclusion, de la marginalisation, de la diffamation, des purges par les réseaux sociaux et les médias grand public, ainsi que des menaces de violence, d'incarcération, de représailles légales et de privation de droits. En octobre 2021, le gouverneur de l'État de New York, Kathy Hochul, a promis de refuser le permis de conduire et l'immatriculation des véhicules aux personnes non vaccinées. Le maire de New York, Bill de Blasio, a menacé d'exclure les non vaccinés des métros, des salles de sport, des bars et des commerces. Un hôpital du Colorado a annoncé qu'il retirait les patients non vaccinés de ses listes de personnes éligibles pour des transplantations d'organes. Constatant qu'environ 25 % des Afro-Américains n'étaient pas vaccinés, le leader des droits civiques Kevin Jenkins a déclaré : « C'est le nouveau Jim Crow. »[i]

Que ce soit intentionnel ou non, l'effet de cette escalade était, de plus en plus, d'éliminer le groupe de contrôle – ce qui, par une heureuse coïncidence, dissimulerait à jamais les preuves des dommages imputables aux vaccins. Cette motivation explique à elle seule l'opiniâtreté irréfléchie et féroce du Dr Fauci à vacciner tous les Américains, jusqu'au dernier, même ceux naturel-

i. Les lois Jim Crow ont été votées par des États du Sud des États-Unis entre 1877 et 1964 pour entraver l'exercice des droits constitutionnels des Afro-Américains, acquis au lendemain de la guerre de Sécession. (N.d.T.)

lement immunisés et qui n'ont rien à gagner à être vaccinés, les Américains de moins de 50 ans, même les enfants de maternelle qui ne courent aucun risque avec la COVID, et les femmes enceintes, malgré l'absence quasi totale d'informations sur l'impact du vaccin sur le fœtus. Le Dr Fauci a continué à insister sur le fait que la vaccination de l'ensemble de la population était le seul moyen de mettre fin à la pandémie. Cette affirmation faisait fi du fait que les vaccins COVID n'empêchent ni la transmission, ni l'infection, et ne font pas baisser la charge virale. La science a prouvé de manière incontestable que les personnes vaccinées sont autant susceptibles de propager la maladie que les non vaccinées. Une étude israélienne de septembre 2021 démontrant que l'immunité naturelle offre une protection 27 fois meilleure que le vaccin Pfizer n'est que l'une des 29 études récemment publiées et évaluées par les pairs qui attestent de la supériorité de l'immunité naturelle[29,30]. Qu'est-ce qui motive donc la campagne acharnée visant à vacciner de manière coercitive les 25 % de personnes résistantes au vaccin, si ce n'est une stratégie visant à éliminer le groupe témoin, afin de dissimuler les décès et les dommages ?

En novembre 2021, cette panoplie d'artifices a largement réussi à cacher à la population les faits bien établis que les vaccins du Dr Fauci ne prévenaient ni la maladie ni sa transmission, et qu'ils tuaient et causaient des atteintes à un nombre record d'Américains. La diffusion incessante de rapports effrayants et volontairement gonflés sur les décès dus à la COVID a alimenté la peur de la contagion. Cette dernière a convaincu de nombreux Américains de croire le mantra du gouvernement selon lequel les vaccins COVID sont « sûrs et efficaces » et que, quand bien même ils ne le seraient pas, « les vaccins font plus de bien que de mal ».

Les médecins et les scientifiques ont pointé le fait que le battage autour des vaccins du Dr Fauci constituait une vaste expérience inédite à l'échelle de la population, avec une tenue douteuse des dossiers, et sans groupe de contrôle. Pendant ce temps, les données réelles suggéraient que les vaccins COVID causaient beaucoup plus de décès qu'ils ne permettaient d'en éviter.

Un coup d'oeil lucide aux données choquantes du vaccin Pfizer

En novembre 2021, au moment de la publication de ce livre, seul le vaccin COVID de Pfizer, connu sous le nom de Comirnaty, avait obtenu l'approbation de la FDA. Bien que le Comirnaty ne soit pas encore administré aux États-Unis, son homologue, le Pfizer-BioNTech – le même vaccin sous une dénomination différente –, l'est. C'est pourquoi je vais me concentrer sur ce dernier. Au 6 octobre, les autorités sanitaires américaines en avaient injecté plus de 230 millions de doses, contre 152 millions de doses du Moderna et 15 millions de doses du Johnson & Johnson[31].

La synthèse des données de l'essai clinique de six mois de Pfizer (document que Pfizer a soumis à la FDA pour obtenir l'approbation) a révélé un point capital qui aurait dû conduire à abandonner ce vaccin à jamais : au cours des essais cliniques, beaucoup plus de personnes sont mortes dans le groupe vacciné que dans le groupe placebo. Le fait que la FDA n'ait jamais accordé l'approbation totale à Pfizer, et que la communauté médicale ait adopté et prescrit cette injection aux gens, est un témoignage éloquent de la résilience des produits pharmaceutiques, même les plus mortels et inefficaces. Il illustre également le pouvoir hallucinant qu'ont l'industrie pharmaceutique et ses alliés gouvernementaux de contrôler le narratif, via des autorités régulatrices captives, des médecins dociles et la manipulation des médias, et d'écraser le bon sens élémentaire d'une grande partie de l'humanité.

L'essai vaccinal de Pfizer est une leçon sur les dangers qu'il y a à ignorer la « mortalité toutes causes confondues » comme critère d'approbation d'un vaccin. Toutefois, avant de parler de « mortalité toutes causes confondues », examinons les preuves qui ont convaincu la FDA d'accorder l'autorisation à Pfizer.

Risque relatif et risque absolu : chicanerie mathématique

La page suivante présente le tableau S4 de Pfizer, qui résume les données relatives aux décès survenus au cours des six mois de son essai clinique. Il s'agit de son rapport final à la FDA ; l'étude était alors terminée et sans double aveugle[32]. Comme on peut le constater, Pfizer a obtenu l'approbation de la FDA malgré la démonstration plutôt pathétique que son vaccin pouvait prévenir un décès dû à la COVID sur 22 000 personnes vaccinées.

Comment Pfizer a bien pu transformer son bilan pas franchement brillant d'élimination d'un seul décès dû à la COVID parmi 22 000 sujets vaccinés en une *success story* à 5 milliards de dollars l'an ? En roulant le public avec un concept fallacieux appelé « risque relatif », au lieu de la mesure présumée et bien plus utile du « risque absolu ».

Le tableau montre qu'au cours de l'essai de six mois, deux personnes du groupe placebo, comptant 22 000 patients, et une seule du groupe vacciné, de taille similaire, sont mortes de la COVID. Croyez-le ou non, ces chiffres sont à l'origine de l'affirmation de Pfizer selon laquelle le vaccin est efficace à 100 % contre la mort. Puisqu'une seule personne est décédée de la COVID dans le groupe vacciné et deux dans le groupe placebo, Pfizer peut techniquement affirmer que le vaccin a permis une amélioration de 100 % par rapport au placebo. Après tout, le chiffre « 2 » est 100 % plus grand que le chiffre « 1 », n'est-ce pas ? Les médias complices ont repris cette supercherie, en rapportant obligeamment l'extraordinaire allégation d'efficacité de 100 % de Pfizer. Au moins, certains journalistes ont dû penser que la plupart des Américains entendant cette statistique croiraient naturellement que le vaccin empêcherait 100 % des décès. Cependant, une façon plus honnête (et plus utile) d'aborder l'efficacité du vaccin Pfizer est de considérer que 22 000 vaccins doivent être administrés pour empêcher un seul décès de la COVID. Il est tout aussi préoccupant que n'importe quel virologue et expert en maladies infectieuses savait que la réduction réelle du risque de 1/22 000 – soit environ

0,01 %, comme l'a rapporté le *BMJ* – était bien trop insignifiante pour que le vaccin constituât une barrière, même mineure, contre la propagation de la COVID. Il est évident que tout vaccin qui n'empêche pas la transmission et qui n'épargne qu'une personne sur 22 000 de mourir d'une épidémie donnée ne saurait arrêter une pandémie[33]. « L'essai clinique ayant montré que les vaccins réduisent le risque absolu de moins de 1 % (voir Brown R. *et al.*, Waterloo, Canada), ces vaccins ne peuvent vraisemblablement pas influencer les courbes épidémiques. C'est mathématiquement impossible », explique Peter McCullough. Cela n'a évidemment pas empêché le Dr Fauci de continuer à présenter le vaccin comme l'arme fatale.

Causes de décès déclarées[a]	BNT162b2 (N=21,926) n	Placebo (N=21,921) n
Décès	15	14
Insuffisance respiratoire aiguë	0	1
Rupture aortique	0	1
Artériosclérose	2	0
Cancer biliaire métastatique	0	1
COVID-19	0	2
Pneumonie COVID-19	1	0
Arrêt cardiaque	4	1
Insuffisance cardiaque congestive	1	0
Arrêt cardiorespiratoire	1	1
Maladie pulmonaire obstructive chronique	1	0
Mort	0	1
Démence	0	1
Cholécystite emphysémateuse	1	0
AVC hémorragique	0	1
Maladie cardiaque hypertensive	1	0
Cancer du poumon métastatique	1	0
Métastases au foie	0	1
Non déclarée	0	1
Syndrome de défaillance multiviscérale	0	2
Infarctus du myocarde	0	2
Overdose	0	1
Pneumonie	0	2
Septicémie	1	0
Choc septique	1	0
Septicémie due à la Shigellose	1	0
Évènement indéfini	1	0

* Pfizer a signalé cinq décès supplémentaires dans le groupe vacciné avant de lever l'insu de l'étude, que la société n'a pas comptabilisés dans le tableau S4.

Tableau S4 – Causes de décès de la Dose 1 jusqu'à la levée de l'insu (groupe de sûreté ≥ 16 ans). a. Plusieurs causes de décès ont pu être rapportées pour chaque participant. Il n'y a eu aucun décès parmi les participants âgés de 12 à 15 ans.

Toute la justification que Gates et le Dr Fauci avaient claironnée pendant un an – à savoir que leurs vaccins mettraient fin à la pandémie – ne tenait plus. Néanmoins, le Dr Fauci a continué à affirmer que la vaccination complète de l'ensemble de la population était le seul moyen de mettre fin à la pandémie.

Il justifiait ainsi son insistance pour que les Américains se soumettent à une vaccination massive.

Mais l'histoire est pire que cela. Comme le montre le tableau S4, le maigre avantage de la prévention d'un seul décès dû à la COVID sur 22 000 personnes vaccinées (1/22 000) est entièrement annulé par une multiplication par cinq du nombre d'arrêts cardiaques et d'insuffisances cardiaques congestives mortels chez les personnes vaccinées (5/22 000). Pfizer et le Dr Fauci, son prestidigitateur de la régulation, ont utilisé de la fumée et des miroirs pour détourner l'attention du public de cette question si fondamentale de la mortalité toutes causes confondues.

La mortalité toutes causes confondues

La « mortalité toutes causes confondues » devrait être la mesure clef pour évaluer la valeur de toute intervention médicale. Cette seule mesure indique si les personnes vaccinées bénéficient de meilleurs résultats et d'une vie plus longue que les personnes non vaccinées. En effet, les médicaments et les vaccins qui à première vue semblent efficaces contre la maladie ciblée peuvent, à plus long terme, provoquer des décès dus à des causes inattendues : accidents, cancers, crises cardiaques, crises d'épilepsie, voire dépression et suicide – ou amorçage pathogène – qui annulent les avantages à court terme de l'intervention. Comme nous le verrons dans les deux chapitres suivants, le Dr Fauci a appris, dès le début de sa carrière, à trouver des excuses pour abréger les essais cliniques de médicaments toxiques, afin de masquer les mortalités à long terme et de brouiller les évaluations globales des risques et bénéfices.

Les données cliniques de Pfizer sur les six mois d'essai du vaccin suggèrent que, bien que le vaccin ait permis d'éviter un seul décès dû à la COVID-19, le groupe vacciné a subi quatre fois plus de crises cardiaques mortelles que le groupe non vacciné. En d'autres termes, les vaccins n'ont eu aucun effet bénéfique sur la mortalité ; pour chaque vie sauvée de la COVID, il y a eu quatre décès supplémentaires dus à des crises cardiaques[34]. Parmi les 22 000 bénéficiaires du groupe vacciné avec le Pfizer, 20 personnes sont mortes « toutes causes confondues », contre seulement 14 dans le groupe placebo numériquement comparable. (De toute évidence, Pfizer était tellement alarmé par le nombre total de décès dans sa cohorte vaccinale qu'il a omis cinq d'entre eux dans le tableau S4, et ne les a indiqués qu'en petits caractères noyés dans son rapport.) Cela signifie qu'il y a eu 42,8 % de décès en plus dans les groupes vaccinés que dans les groupes placebo. Selon les directives de la FDA, les chercheurs doivent attribuer à l'intervention (le vaccin) tous les dommages et tous les décès survenus au sein du groupe d'étude pendant les essais cliniques, jusqu'à preuve du contraire[35]. Selon cette règle, la FDA doit supposer que les personnes qui reçoivent le vaccin ont un risque de mourir accru de 42,8 %.

Le rapport sur cette étude de six mois relative à l'innocuité du vaccin était si accablant qu'il aurait dû clore l'affaire. Mais c'était sans compter sur des fonctionnaires sous contrôle de la FDA, qui ont malgré tout donné leur approbation à Pfizer. Le système VAERS défaillant, les médias grand public et les réseaux sociaux ont tous conspiré pour dissimuler les preuves du crime lorsque les Américains vaccinés ont commencé à mourir en masse. Et le CDC a mis en œuvre sa propre série de machinations pour dissimuler l'hécatombe réelle.

Le nombre de cas et de décès aux États-Unis a-t-il diminué après le début de la campagne nationale de vaccination ?

Le Dr Fauci et le lobby des vaccins ont opportunément lancé une campagne de manipulation en revendiquant le mérite de leurs vaccins au moment où le nombre de décès dus à la COVID-19 a brusquement chuté à la mi-décembre 2020, juste après le début du déploiement du vaccin. Cependant, au 1er février, le premier vaccin Pfizer n'avait atteint que 27 millions d'Américains (environ 8 % de la population). Or, selon le CDC, il faut au moins 60 jours pour être protégé. Les vaccins n'avaient donc pas grand-chose à voir dans la baisse. À la mi-avril, seuls 31 % des Américains étaient vaccinés, et au 15 juin seulement 48 % avaient été piqués.

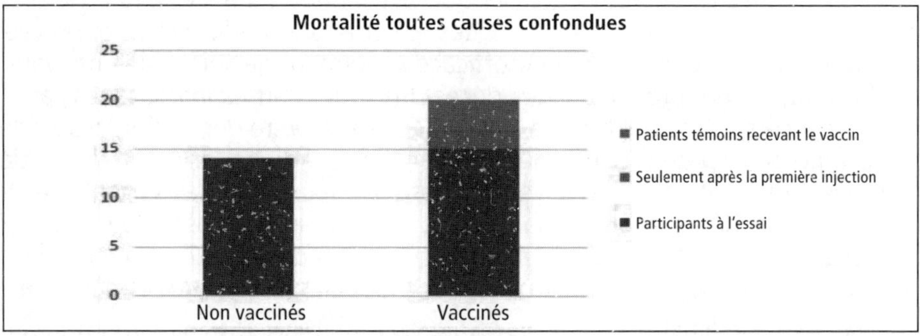

La baisse de janvier est probablement due à l'immunité de groupe naturelle – grâce à la propagation des infections naturelles au cours de l'année précédente –, à l'utilisation généralisée de l'ivermectine et de l'hydroxychloroquine après le témoignage de Pierre Kory au Sénat le 5 décembre[36], et au développement de six cliniques nationales de télémédecine et de plusieurs grands réseaux de médecins indépendants qui ont commencé le traitement précoce d'environ un quart à un tiers de tous les nouveaux cas en janvier.

Les Américains n'allaient pas voir les véritables impacts des vaccins sur la mortalité américaine avant l'été. Mais, avant cela, voyons ce qu'il s'est passé dans d'autres pays où le déploiement du vaccin a été plus rapide, où les autorités ont été moins rusées et où la collecte et la communication des données ont été plus scrupuleuses.

Augmentation des infections après l'administration des vaccins COVID, selon les bases de données internationales

Pratiquement tous les pays ayant mis en œuvre des campagnes de vaccination rapides et agressives contre la COVID-19 ont connu des pics spectaculaires d'infections COVID. Cette susceptibilité accrue à la COVID parmi les populations fortement vaccinées, telle qu'elle a été documentée, laisse entrevoir le début du redoutable amorçage pathogène dans les mois qui suivent la vaccination de masse[37].

Gibraltar

La nation la plus vaccinée au monde, Gibraltar, a piqué de manière agressive ses 34000 habitants, atteignant en juillet 2021 une couverture vaccinale de 115 % (les autorités ayant également vacciné les touristes espagnols). En décembre 2020, avant le déploiement du vaccin, l'agence sanitaire de Gibraltar n'avait enregistré que 1 040 cas confirmés et cinq décès dus à la COVID-19. Après le *blitz* de vaccination, le nombre de nouvelles infections a été multiplié par cinq (5 314) et le nombre de décès par 19[38].

Malte

Malte, un autre champion européen de la vaccination, a administré 800000 doses à ses 500000 habitants, atteignant une couverture vaccinale de près de 84 % en six mois. Cependant, à partir de juillet 2021, le nombre de cas et de décès a bondi, obligeant les autorités à imposer de nouvelles restrictions et à admettre que la vaccination était impropre à protéger la population contre la COVID[39].

Islande

En juillet 2021, l'Islande avait administré une dose à 80 % de ses 360000 habitants et deux doses à 75 %. Cependant, à la mi-juillet, les nouvelles infections quotidiennes étaient passées d'une dizaine à environ 120, avant de se stabiliser à un taux supérieur à celui de la période ayant précédé la vaccination. Cette récurrence soudaine a convaincu l'épidémiologiste en chef islandais, Þórólfur Guðnason, de l'impossibilité d'atteindre l'immunité collective par la vaccination[40]. « C'est un mythe », a-t-il déclaré publiquement. « En Islande, les gens ne croient plus à l'immunité de groupe », selon le Dr Gérard Delépine, oncologue et statisticien[41].

Belgique

En juin 2021, la Belgique avait vacciné près de 75 % de ses 11,5 millions d'habitants avec une dose et 65 % avec deux. Cependant, à la fin du mois de juin 2021, les nouvelles infections quotidiennes étaient passées de moins de 500 à près de 2000. Les autorités sanitaires belges ont reconnu que les vaccins actuels sont impropres à arrêter la COVID et à protéger les citoyens belges[42].

Singapour

À la fin du mois de juillet 2021, Singapour avait vacciné près de 80 % de sa population de 5703600 habitants avec au moins une dose. Néanmoins, fin août, le pays a été confronté à une reprise épidémique exponentielle. Les cas quotidiens sont passés d'une dizaine en juin à plus de 150 fin juillet, et à 1 246 le 24 septembre[43].

Royaume-Uni

En juillet 2021, le Royaume-Uni avait vacciné plus de 70 % des 67 millions de Britanniques avec une dose, et 59 % avec les deux. Néanmoins, à la mi-juillet, il enregistrait 60 000 nouveaux cas par jour[44]. Face à ces flambées virales records, le principal vaccinologue britannique, Andrew Pollard, chef de file de l'Oxford Vaccine Group, l'a reconnu devant le Parlement : l'immunité collective par la vaccination est un mythe[45].

Plus inquiétant encore, les données britanniques compilées par Will Jones pour le *Daily Sceptic* à partir d'août 2020 montrent une EFFICACITÉ NÉGATIVE du vaccin de -53 % pour la tranche des plus de 40 ans. C'est parmi les personnes doublement vaccinées que les infections signalées sont les plus élevées. Cela signifie que les personnes entièrement vaccinées de ce groupe d'âge ont connu un taux d'infection déclaré de 53 % SUPÉRIEUR à celui des personnes non vaccinées ce mois-là. ***Plutôt que de prévenir les cas, le vaccin pourrait favoriser la transmission.*** Ce nombre disproportionné de personnes vaccinées qui semblent tomber malades et mourir suggère fortement que le monde commence à voir l'expression redoutée de l'amorçage pathogène[46].

Israël

Israël, championne de l'injection Pfizer et pionnière des mesures draconiennes de vaccination de masse, avait injecté, en juin 2021, au moins une dose à 70 % de ses 9 millions d'habitants, et deux doses à près de 90 % des personnes à risque. Israël, qui se targuait autrefois d'être le modèle d'une efficacité vaccinale impitoyable, est désormais le modèle mondial de l'échec vaccinal[47].

En Israël, l'épidémie a rebondi plus fort que jamais en juillet, avec un record national de 11 000 nouveaux cas enregistrés en un seul jour (14 septembre 2021), dépassant de près de 50 % les précédents pics enregistrés en janvier 2021 lors de l'épidémie qui a suivi les premières injections de Pfizer[48].

Le 1er août 2021, la directrice des services de santé publique d'Israël, le Dr Sharon Alroy-Preis, a annoncé que la moitié de toutes les infections COVID-19 concernaient des personnes entièrement vaccinées. Des signes de maladie plus grave apparaissent également chez les personnes entièrement vaccinées, a-t-elle dit, en particulier chez les plus de 60 ans[49].

68 nations et 3 000 comtés américains

Une étude réalisée le 3 octobre 2021 par des scientifiques de la T. H. Chan School of Public Health de Harvard a comparé les taux de vaccination de 68 nations et de 2 947 comtés américains au 21 septembre. Elle les a mis en relation avec les nombres de cas de COVID-19 par million d'habitants. Leur rapport conclut que les nations et les comtés ayant des taux de vaccination plus élevés ne connaissent pas moins de cas de Sars-CoV-2 par habitant[50,51].

Amorçage pathogène ? Le lien de causalité entre les vaccins COVID et l'augmentation des décès et des hospitalisations

En août 2021, le Dr Fauci, le CDC et les responsables de la Maison Blanche ont concédé à contrecœur que la vaccination n'arrêterait ni la maladie ni la transmission. Ils ont néanmoins assuré aux Américains que, quoi qu'il en soit, le vaccin les protégerait contre les formes graves de la maladie ou la mort. (Il convient de mentionner que l'HCQ et l'IVM auraient pu atteindre ce même objectif pour une infime fraction de son prix.) Le Dr Fauci et le président Biden, vraisemblablement sous l'impulsion du premier, ont dit aux Américains que 98 % des cas graves, des hospitalisations et des décès concernaient des personnes non vaccinées. C'était un mensonge. Les données du monde réel provenant de pays ayant des taux élevés de vaccination COVID montrent l'exact inverse de ce récit. En effet, la reprise des infections dans tous ces pays s'est accompagnée d'une explosion des hospitalisations, des cas graves et des décès **parmi les vaccinés !** En fait, la mortalité dans le monde entier a suivi les résultats des essais cliniques mortels de Pfizer, les vaccinés mourant en plus grand nombre que les non vaccinés. Ces données ont renforcé les soupçons selon lesquels le phénomène redouté de l'amorçage pathogène se concrétise et fait maintenant des ravages.

Gibraltar

Immédiatement après la mise en place de ce vaccin pionnier, Gibraltar a connu un pic de décès, avec 2 853 décès par million d'habitants, le record européen de mortalité par habitant. Au cours des premiers jours de la campagne, qui a commencé par les personnes âgées, 84 d'entre elles sont mortes immédiatement après avoir été vaccinées. Le gouverneur général de Gibraltar, sous le choc, a déclaré qu'il s'agissait du plus grand nombre de décès jamais enregistré dans le pays, dépassant même ceux de la Seconde Guerre mondiale.

Angleterre

Sur une période de sept mois précédant octobre 2021, environ 60 % des 2 542 Britanniques décédés de la COVID étaient doublement vaccinés. Au Royaume-Uni, au cours des sept derniers mois, parmi les personnes hospitalisées pour la COVID, 157 000 étaient doublement vaccinées[52]. Il y a eu plus de décès par habitant parmi les personnes « pleinement » vaccinées que parmi les personnes non vaccinées[53]. Le dernier rapport de l'Office for National Statistics du gouvernement britannique sur les taux de mortalité selon le statut vaccinal COVID montre que pour le taux de mortalité ajusté à l'âge, le taux de décès en octobre 2021 était plus élevé parmi les personnes vaccinées que parmi les personnes non vaccinées[54].

Pays de Galles

Selon les données d'octobre 2021 fournies par les responsables de la santé publique du Pays de Galles, au Royaume-Uni, les personnes vaccinées représentaient 87 % de toutes les nouvelles hospitalisations liées à la COVID[55].

Seuls 80 % des Gallois étaient alors complètement vaccinés. En d'autres termes, seuls 13 % des cas graves ayant nécessité une hospitalisation n'étaient pas vaccinés, ce qui suggère que les personnes ayant reçu le vaccin expérimental sont plus susceptibles de subir des effets indésirables et d'être hospitalisées à cause de la COVID-19.

Écosse

En Écosse, les données officielles sur les hospitalisations et les décès pour le mois d'octobre 2021 ont montré que 87 % des personnes décédées de la COVID-19 lors de la troisième vague qui a débuté début juillet étaient vaccinées. Seuls 70 % des Écossais étaient, à l'époque, complètement vaccinés[56].

Israël

En Israël, une augmentation des hospitalisations a accompagné la reprise féroce de l'épidémie. Les vaccinés représentaient la majorité des personnes hospitalisées. Fin juillet, quelque 71 % des 118 Israéliens gravement malades étaient entièrement vaccinés ! Cette proportion de personnes vaccinées gravement malades est beaucoup plus élevée que la proportion de personnes totalement vaccinées : 61 %. Selon le rapport officiel d'Israël, les décès du mois d'août ont été plus fréquents chez les patients entièrement vaccinés (679) que chez les patients non vaccinés (390), démentant les affirmations officielles sur l'effet protecteur du vaccin contre les décès. Le 5 août 2021, le Dr Kobi Haviv, directeur de l'hôpital Herzog de Jérusalem, a déclaré sur la chaîne 13 News que 95 % des patients gravement malades de la COVID-19 étaient entièrement vaccinés, et que les Israéliens vaccinés représentaient 85 à 90 % de l'ensemble des hospitalisations liées à la COVID[57]. Alors que les patients doublement vaccinés submergeaient les hôpitaux israéliens, le gouvernement a annoncé en août un nouveau plan pour faire face à la « pandémie des vaccinés ». Israël a déclaré qu'elle allait « actualiser » sa définition de la « vaccination complète » pour exiger trois voire quatre injections. « Nous actualisons ce que signifie être vacciné », a déclaré le tsar israélien de la COVID, Salman Zarka.

Vermont

Le Vermont est l'État américain le plus vacciné. Le 10 octobre 2021, alors que 86 % de ses citoyens étaient entièrement vaccinés (selon le COVID Dashboard), les pouvoirs publics du Vermont ont néanmoins signalé le taux d'infections le plus élevé jamais enregistré – et ont révélé que plus des trois quarts des décès dus à la COVID-19 survenus dans le Vermont en septembre concernaient des personnes « entièrement vaccinées ». Les personnes non vaccinées n'ont représenté que huit des 33 décès dus au virus dans l'État ce mois-là, et les responsables ont refusé de dire si ces huit personnes étaient partiellement vaccinées. Un porte-parole du ministère a expliqué à *Lifesite News* que les nouveaux cas peuvent refléter une efficacité insuffisante du vaccin, car les personnes décédées étaient probablement « parmi les toutes premières à avoir été vaccinées ». Alors qu'on s'approchait du pic d'hospitalisations de la pandémie, septembre est devenu le deuxième mois le plus meurtrier de la pandémie dans le Vermont, selon l'Associated Press.

Cape Cod

À Cape Cod, ma ville natale, dans le Massachusetts, une enquête du CDC sur une épidémie dans le comté de Barnstable, entre le 6 et le 25 juillet, a révélé que 74 % des personnes ayant reçu un diagnostic COVID-19 et 80 % des personnes hospitalisées faisaient partie des gens entièrement vaccinés[58].

La résurgence de la COVID et la montée en flèche des cas ont frappé la plupart des régions fortement vaccinées de la Nouvelle-Angleterre, y compris le Massachusetts, dont le taux de vaccination est presque aussi parfait que celui du Vermont. Les cas de COVID-19 étaient plus de quatre fois plus nombreux dans le *Bay State*[j] en septembre 2021 par rapport au mois de septembre précédent. La moitié des décès ont été enregistrés parmi les personnes entièrement vaccinées ; pour ce qui est des personnes partiellement vaccinées, le nombre est inconnu.

IRLANDE

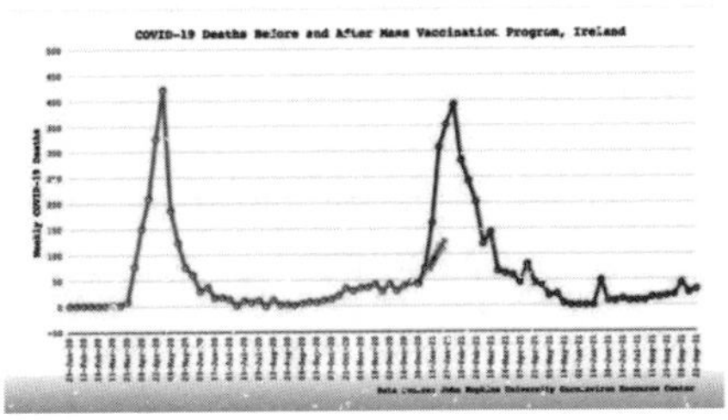

PORTUGAL

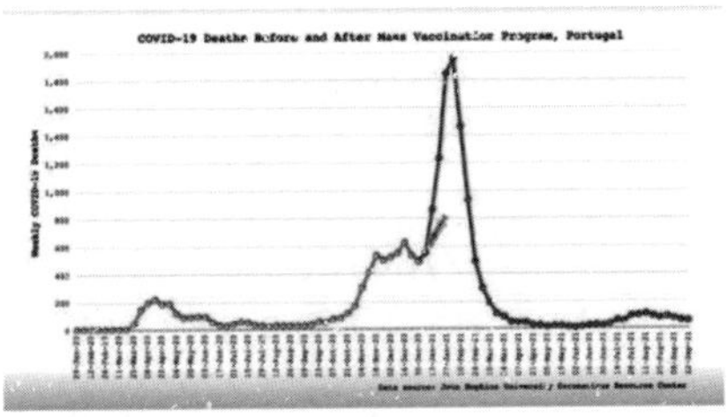

ISRAËL

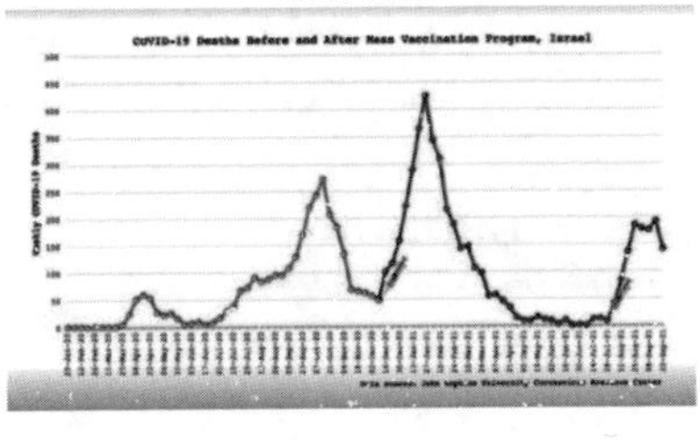

THAÏLANDE

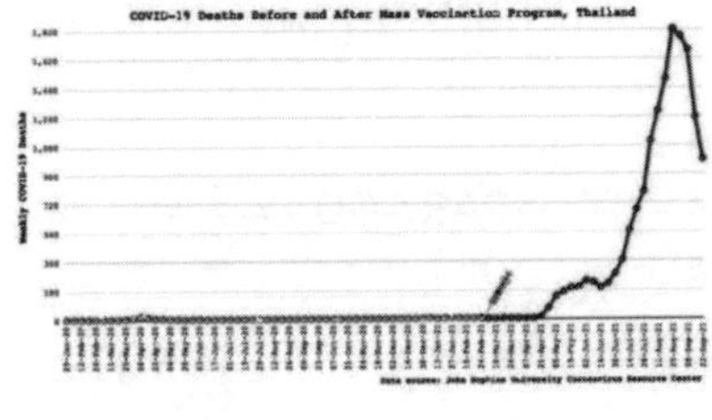

MALAISIE

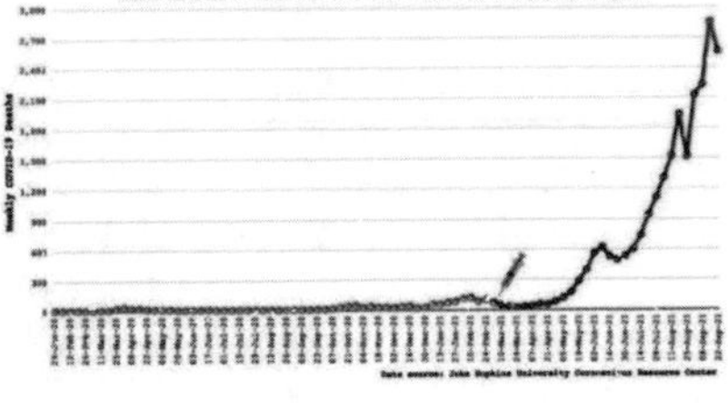

OUGANDA

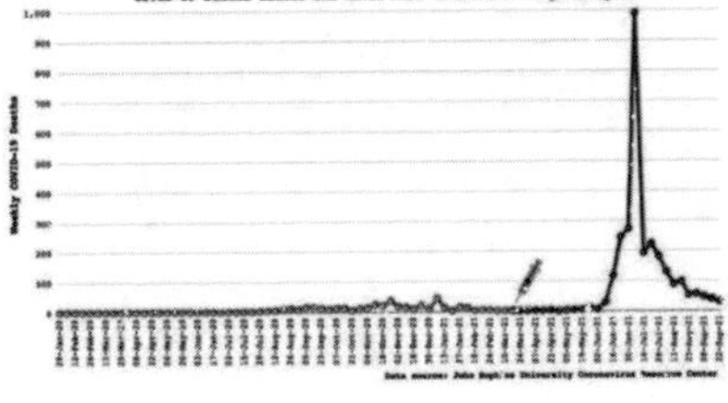

j. Surnom de l'État du Massachusetts, dû aux nombreuses baies qui caractérisent sa côte. (N.d.T.)

ROYAUME-UNI

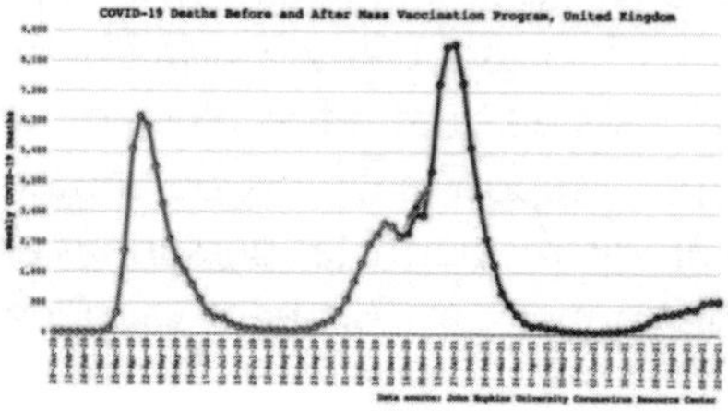

NÉPAL

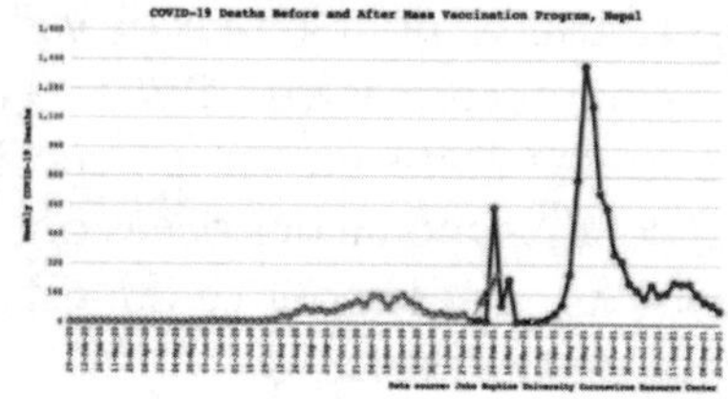

NAMIBIE

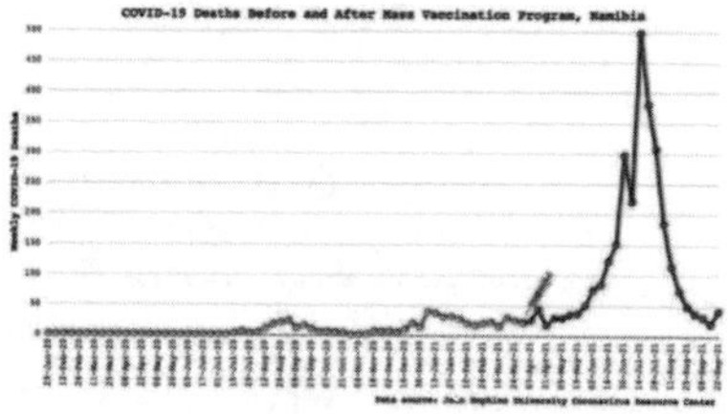

MONGOLIE

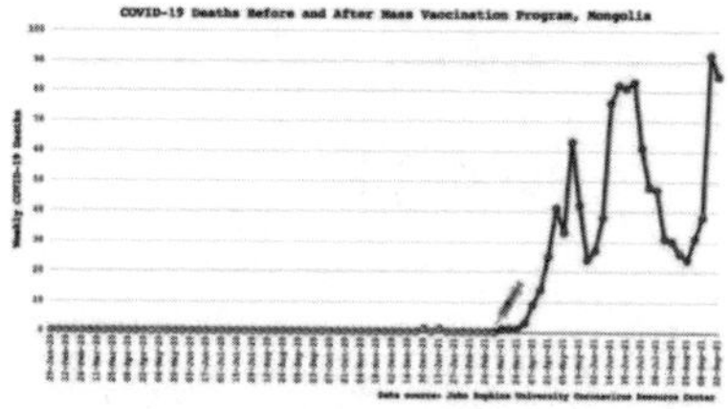

ZAMBIE

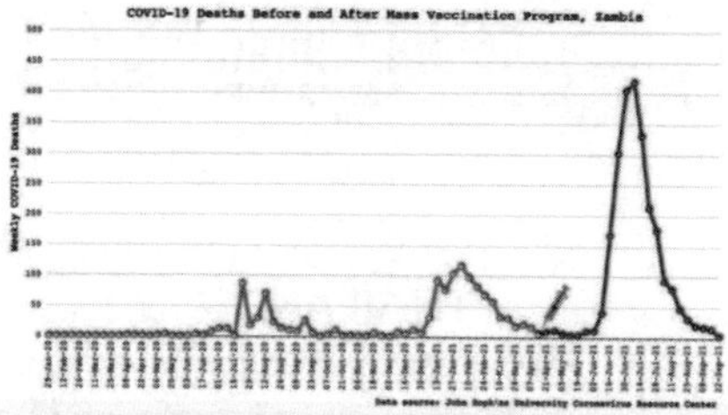

BAHREÏN

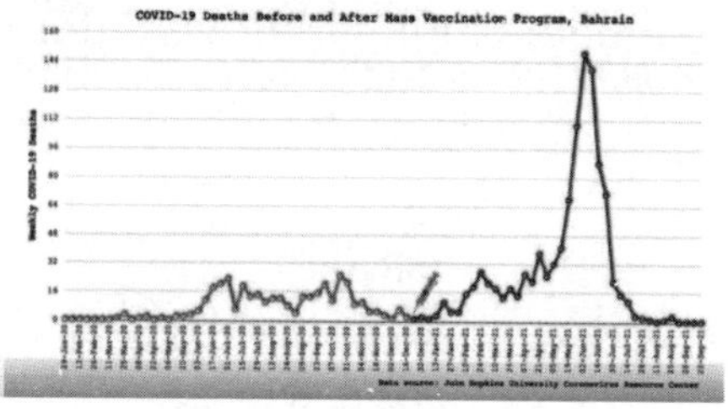

PARAGUAY

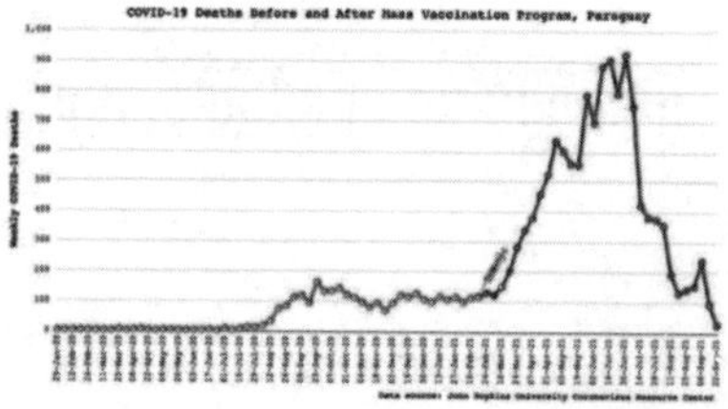

URUGUAY

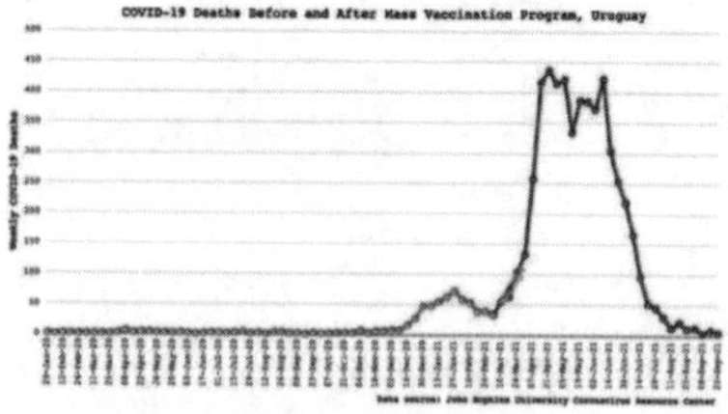

TAÏWAN

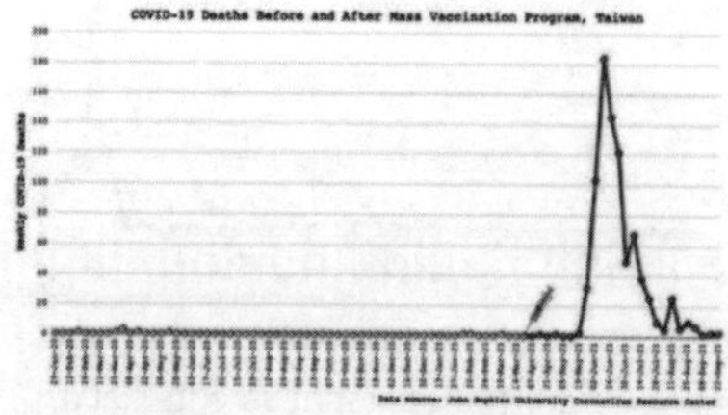

VIETNAM

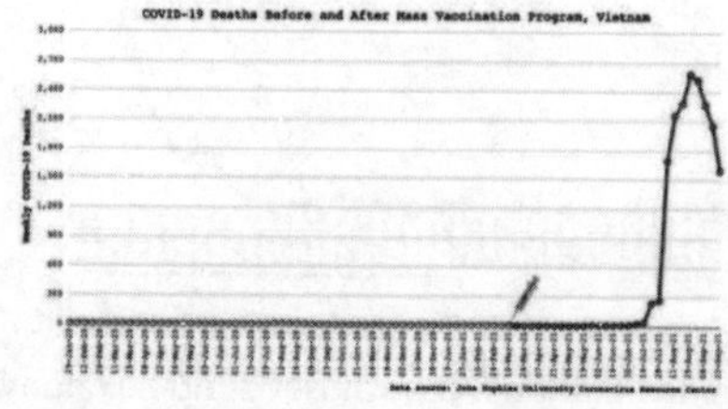

BAHAMAS

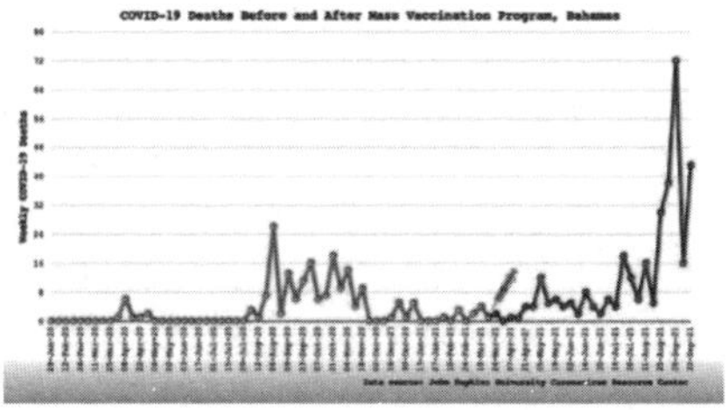

SRI LANKA

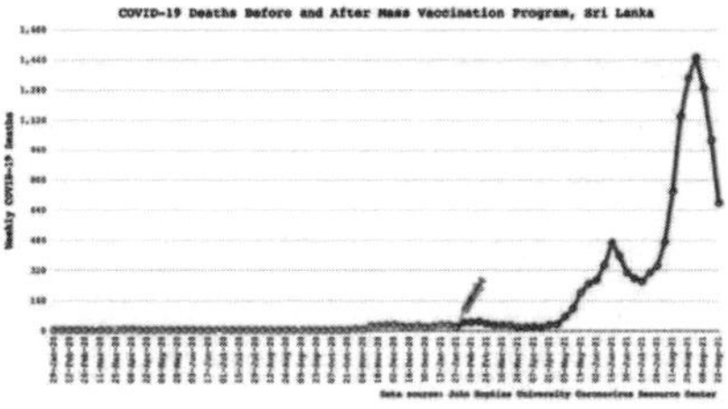

AFGHANISTAN

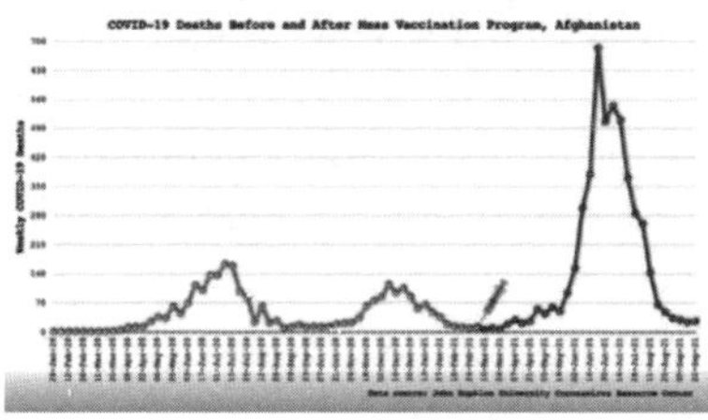

TUNISIE

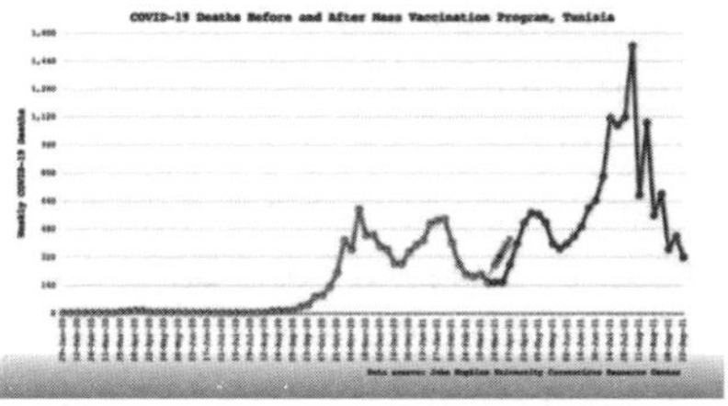

BANGLADESH

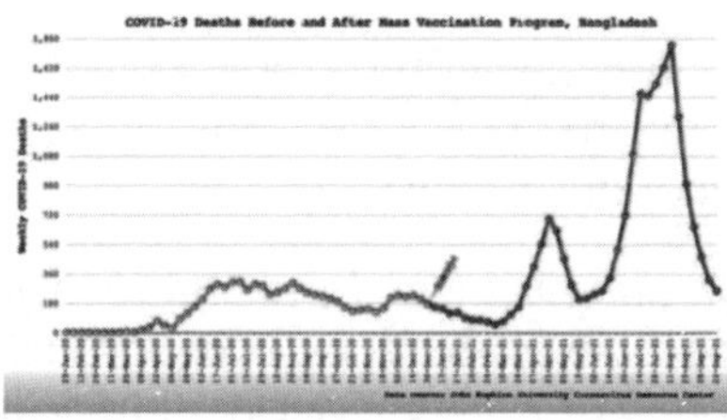

BIRMANIE

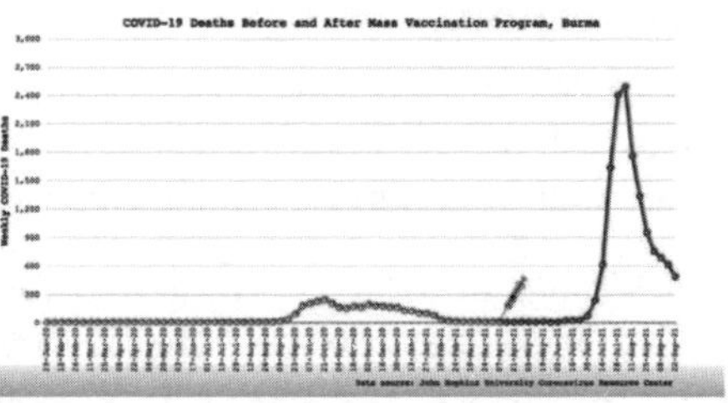

FIJI

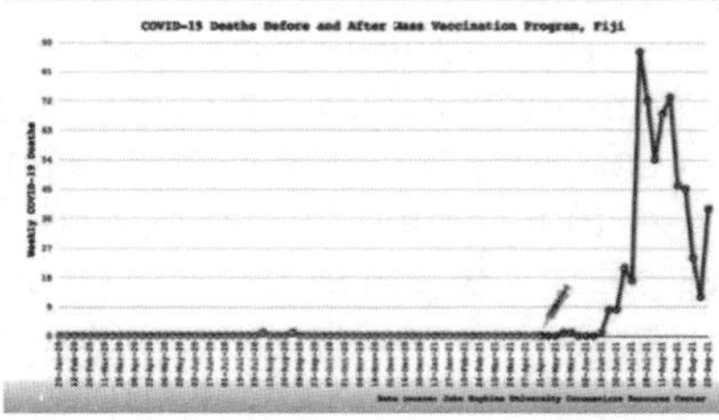

CAMBODGE

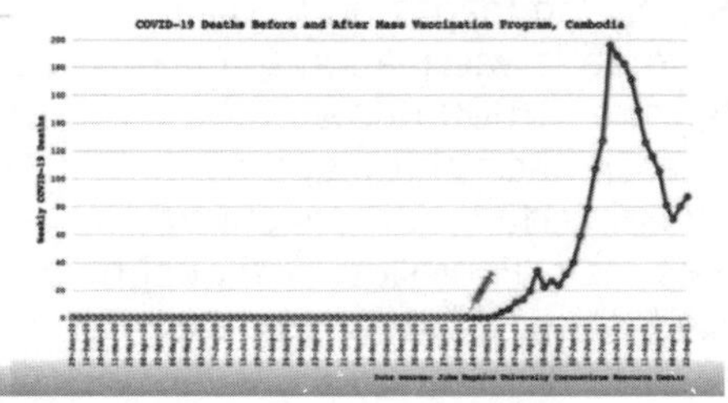

L'échec du vaccin COVID en Nouvelle-Angleterre reflète une tendance nationale alarmante. Un rapport de septembre du ministère américain de la Défense a révélé que 71 % des personnes hospitalisées pour la COVID-19 à la fin du mois d'août étaient entièrement vaccinées. Le ministère n'a pas dit combien il restait de personnes partiellement vaccinées.

Les critiques suggèrent que l'augmentation impressionnante et prévisible des décès dus à la COVID après la vaccination est l'expression de l'amorçage pathogène redouté depuis longtemps. Les autorités n'ont offert aucune autre explication convaincante au fait que le vaccin entraîne systématiquement des dommages et des décès disproportionnés chez les personnes vaccinées. Ici, mon but n'est pas de résoudre cette énigme. Je veux simplement partager les graphiques précédents parce que les tendances qu'ils illustrent contredisent le récit officiel. C'est la raison qui explique que vous ne verrez pas de reportages sur ce phénomène alarmant dans les médias grand public. C'est le Coronavirus Resource Center de l'université Johns Hopkins qui a rassemblé les données de ces graphiques. Johns Hopkins est un pilier de la médecine traditionnelle, et un promoteur agressif des vaccins COVID en particulier. Elle a reçu des dizaines de millions de dollars de la Fondation Bill et Melinda Gates, et plus d'un milliard de dollars du NIAID et du NIH de Tony Fauci[59,60]. Malgré cela, les données de Johns Hopkins démontrent clairement que les décès dus à la COVID connaissent généralement un pic dans de nombreux pays immédiatement après une vaccination de masse. Le groupe de médecins sud-africains PANDA a rassemblé les données de Johns Hopkins pour chaque pays dans une vidéo à la portée de tous[61]. Les graphiques de PANDA illustrent cette effrayante «*dead zone*»[k] qui suit immédiatement les campagnes de vaccination dans la plupart des pays du monde.

Le nombre record de décès causés par les vaccins COVID aux États-Unis

Malgré les efforts des CDC pour cacher l'hécatombe aux États-Unis, même le système défectueux VAERS a enregistré des vagues sans précédent de décès, recensés dans la foulée des vaccinations COVID.

En 1976, les autorités de réglementation américaines avaient retiré le vaccin contre la grippe porcine après qu'il ait été lié à 25 décès[62]. En revanche, entre le 14 décembre 2020 et le 1er octobre 2021, les médecins américains et les familles endeuillées ont signalé plus de 16000 décès et un total de 778685 dommages au Vaccine Adverse Event Reporting System (VAERS) à la suite de la vaccination COVID[63,64]. Les sites de surveillance européens ont enregistré 40000 décès et 2,2 millions d'effets indésirables. En raison d'une sous-estimation chronique par le VAERS et son système jumeau européen, il est quasi certain que ces chiffres ne représentent qu'une fraction des dommages réels. Pour illustrer à quel point ces préjudices et ces décès sont sans précédent, voyez l'effet «crosse de hockey» dans le propre graphique des CDC sur l'historique de 30 ans des décès signalés au VAERS tous vaccins confondus.

Les agents de santé ont administré plusieurs milliards de doses au cours des vingt-deux dernières années. Pourtant, en huit mois seulement, les vaccins COVID ont blessé et tué beaucoup plus d'Américains que tous les autres vaccins réunis en trois décennies. Les données du VAERS montrent les énormes pics de décès survenant dans les deux semaines suivant la vaccination (69,84 %[65]), dont 39,48 % dans les 24 heures suivant les injections[66]. Selon les données du CDC sur les décès, un vaccin COVID a 98 fois plus de chances de tuer qu'un vaccin contre la grippe[67].

k. Littéralement, «zone de mort». (N.d.T.)

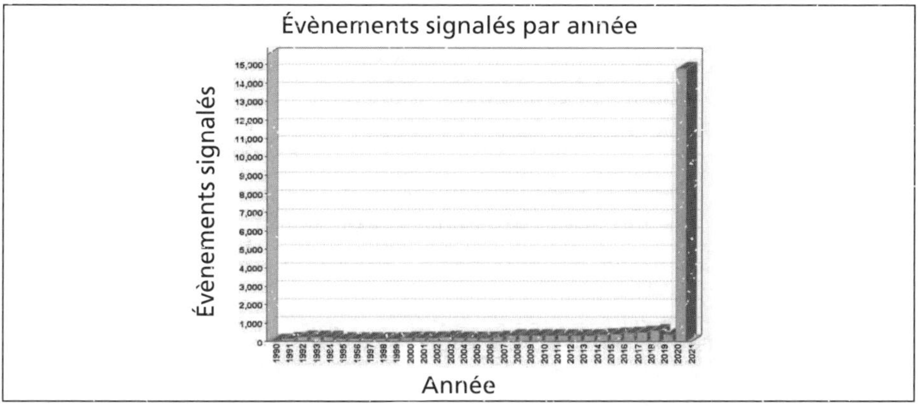

Sans surprise, d'autres bases de données ont donné des projections de décès liés au vaccin COVID beaucoup plus élevées que celles du VAERS.

Une étude récente évaluée par les pairs et publiée dans la revue *Toxicology Reports* d'Elsevier, qui fait autorité, a révélé que les vaccins COVID-19 tuent plus de personnes qu'ils n'en sauvent dans chaque groupe d'âge. Selon cette étude, le « meilleur scénario » est un nombre de décès cinq fois supérieur à celui des décès attribuables à chaque vaccination par rapport à ceux imputables à la COVID-19 dans le groupe démographique le plus vulnérable des plus de 65 ans[68].

De même, une analyse réalisée en septembre 2021 par une équipe d'éminents scientifiques et mathématiciens réunis par l'entrepreneur de la Silicon Valley Steve Kirsch – à partir d'une demi-douzaine de bases de données sur la population et les systèmes de surveillance, dont le VAERS –, utilisant huit méthodes indépendantes différentes, attribue 150 000 décès aux vaccins COVID aux États-Unis depuis janvier 2020. Kirsch a offert une récompense d'un million de dollars à quiconque trouverait une erreur dans ce calcul[69,70]. L'étude de Kirsch, qui a révélé que les vaccins tuent plus de personnes qu'ils n'en sauvent dans toutes les tranches d'âge, est cohérente avec les résultats de l'essai clinique de six mois de Pfizer, selon lesquels les personnes qui avaient reçu le vaccin étaient plus susceptibles de mourir que celles qui ne l'avaient pas reçu (il y a eu un total de 20 décès chez les personnes qui ont reçu le vaccin contre 14 décès chez les personnes qui ne l'ont pas reçu)[71].

Dans une autre tentative de calcul de la surmortalité due aux vaccinations à partir d'une base de données autre que celle du VAERS, l'avocat Thomas Renz, dans l'Ohio, a utilisé la base de données Medicare (Centers for Medicare & Medicaid Services). Résultat : il y a eu 48 465 décès parmi les bénéficiaires de Medicare/Medicaid dans les 14 jours suivant l'administration d'une première ou d'une deuxième dose de vaccin COVID-19[72,73]. Or, il y a environ 59,4 millions d'Américains couverts par Medicare, ce qui ne représente que 18,1 % de la population. Ces chiffres provisoires sont donc à peu près comparables à l'estimation de 150 000 pour l'ensemble de la population faite par Steve Kirsch.

Comment le CDC a caché la vague de décès dus aux vaccins

Selon le Dr Fauci, les Centers for Disease Control and Prevention, la Maison Blanche et la plupart des médias grand public, nous avons maintenant une « pandémie de personnes non vaccinées »[74], 95 à 99 % des hospitalisations et des décès liés à la COVID étant attribués à ces dernières. Comme je l'ai mentionné plus haut, ces estimations sont le fruit d'une tromperie systématique de la population – et sans doute du président – par les principaux organismes de réglementation américains. Comment le CDC a-t-il fait pour tromper le président Biden ?

L'une des tromperies éhontées des CDC consiste à noyer les décès dus aux vaccins dans les données américaines en comptabilisant toutes les personnes comme « non vaccinées », à moins que leur décès ne survienne plus de deux semaines APRÈS le deuxième vaccin[75]. (Ironiquement, les CDC doublent cette fraude en comptant nombre de ces décès dus aux vaccins comme des décès dus à la COVID.) Ainsi, le CDC met toute cette vague de décès survenus après la vaccination sur le dos des « non vaccinés ». Ce n'est qu'une des nombreuses chicaneries statistiques auxquelles le CDC recourt pour cacher les dommages dus aux vaccins et alimenter les craintes de la population vis-à-vis de la COVID.

Le CDC a utilisé une ficelle encore plus grosse pour soutenir l'affirmation du président Joe Biden selon laquelle 98 % des hospitalisations et des décès dus au vaccin concerneraient des personnes non vaccinées. Dans une déclaration vidéo du 5 août, la directrice du CDC, le Dr Rochelle Walensky, a révélé par inadvertance le principal stratagème de l'agence pour fabriquer cette statistique. Elle a expliqué de manière fallacieuse que les CDC ont inclus dans leurs calculs les données relatives aux hospitalisations et à la mortalité de janvier à juin 2021[76]. La grande majorité de la population américaine n'était bien sûr pas vaccinée à cette époque ; il est donc logique que presque toutes les hospitalisations ne concernent que des non vaccinés. Tout bonnement parce qu'il n'y avait presque pas d'Américains vaccinés pendant cette période ! Au 1er janvier, seulement 0,4 % de la population américaine avait reçu une injection COVID[77]. À la mi-avril, on estime que 37 % avaient reçu une ou plusieurs injections[78], et au 15 juin seulement 43,34 % étaient complètement « vaccinés »[79]. L'utilisation de ces données était donc une escroquerie intellectuelle manifeste. Bien entendu, le CDC n'a jamais précisé qu'il présentait aux Américains des données vieilles de huit mois, nous laissant croire qu'il s'agissait des taux d'hospitalisation actuels au mois d'août. Pour aggraver son cas, le CDC s'est rendu coupable d'une tromperie encore plus éhontée : il a omis les données actuelles (au mois d'août) relatives aux hospitalisations liées au variant Delta, qui a conduit les personnes vaccinées à l'hôpital de manière disproportionnée dans les autres pays pour lesquels nous disposons de données plus fiables.

La promotion par le CDC de ce tour de passe-passe statistique était de toute évidence grossièrement trompeuse. En supposant que le président Biden ne mentait pas délibérément au peuple américain, il est clair que le CDC mentait au président Biden et l'utilisait pour nous tromper tous.

Autres dommages causés par les vaccins COVID

Malgré les difficultés de recensement, le VAERS a enregistré près de 800000 dommages vaccinaux au cours des neuf mois et demi entre le 14 décembre 2020 et octobre 2021, dont 112000 classés comme « graves ». Pfizer s'est gardé de signaler plusieurs lésions graves (engageant le pronostic vital) au cours des essais cliniques, ou a minimisé leur gravité notamment : des lésions neurologiques, une thrombocytopénie, des caillots sanguins, des accidents vasculaires cérébraux, des embolies, des anévrismes, une myocardite, une paralysie de Bell, un syndrome de Guillain-Barré, une défaillance de plusieurs organes, une amputation, une cécité, une paralysie, des acouphènes et des troubles menstruels. Plus de 30000 femmes au Royaume-Uni[80] et 6000 aux États-Unis se sont plaintes de ces derniers[81].

Le 28 septembre, la revue scientifique *JAMA Neurology* a rapporté une nouvelle série de cas de thrombose du sinus veineux cérébral (TSVC) liés aux vaccins COVID-19[82], confirmant la gravité de la réaction et le taux de mortalité élevé qui y est associé. Une autre étude a confirmé la reprise de l'hépatite C chez un patient à cause du vaccin[83].

Le nombre et la diversité de ces dommages graves continuent probablement à être dramatiquement sous-déclarés. Steve Kirsch a enquêté sur plusieurs grands subterfuges auxquels Pfizer a recouru pour dissimuler les dommages subis par le groupe vacciné au cours de son essai clinique. Par exemple, nous savons grâce au courage de Maddie et de ses parents, que Maddie de Garay, une adolescente de 14 ans ayant participé à l'essai de Pfizer, a subi de graves lésions neurologiques, notamment des crises d'épilepsie et une paralysie permanente. Cependant, Pfizer a seulement rapporté que Maddie avait souffert de maux d'estomac.

Le vaccin de Pfizer a obtenu une autorisation d'urgence pour être administré aux enfants simplement parce que la société a manipulé les données des essais et commis des infractions graves, notamment la dissimulation des dommages subis par Maddie de Garay.

Étant donné que Maddie n'était qu'une adolescente sur 2300 participants à l'essai de Pfizer, le préjudice était potentiellement très important. En extrapolant un taux de dommage d'une personne sur 2300 aux 86 millions d'adolescents que Pfizer et le Dr Fauci ont ciblés pour la vaccination, on peut s'attendre à ce qu'environ 36000 de ces dommages potentiellement débilitants se développent à l'échelle nationale. Si la COVID peut tuer des personnes âgées[84], il apparaît à travers le cas de Maddie que le vaccin tue et blesse également les jeunes.

Les données cliniques de Pfizer prévoyaient une myocardite potentiellement mortelle chez un adolescent sur 318. Les données post-commercialisation confirment des taux astronomiques de myocardite. Le 1er octobre 2021, une équipe de chercheurs médicaux et de statisticiens a constaté que les taux de myocardite signalés dans le VAERS étaient nettement plus élevés chez les adolescents que ce que Pfizer avait indiqué dans ses données cliniques.

Selon le Vaccine Adverse Event Reporting System, 7 537 cas de myocardite et de péricardite ont été signalés à la suite de l'administration des vaccins COVID[85], dont 5 602 cas attribués à Pfizer[86]. Quelque 476 de ces rapports ont concerné des enfants âgés de 12 à 17 ans[87].

Selon un article paru dans *Current Trends in Cardiology*: « Dans les huit semaines qui ont suivi l'ouverture de la vaccination à la tranche d'âge 12-15 ans, nous avons constaté un nombre de cas de myocardite 19 fois supérieur au nombre attendu chez les volontaires vaccinés par rapport aux taux de myocardite de référence pour cette tranche d'âge. »[88] Cependant, même ces chiffres alarmants peuvent sous-estimer les cas de myocardite. Les données israéliennes et américaines présentées au comité consultatif des CDC le 23 juin 2021 ont également révélé que le taux de cas déclarés de myocardite chez les adolescents vaccinés âgés de 12 à 17 ans est au moins 25 fois plus élevé que prévu et 50 fois plus élevé que le taux déclaré chez les hommes vaccinés de plus de 65 ans.

Ces chiffres stupéfiants signifient que la myocardite est loin d'être un effet secondaire « rare », comme le Dr Fauci et Pfizer aiment à le prétendre. Elle n'est pas non plus inoffensive. Une étude récente suggère que la myocardite est associée à une mortalité de 50 % dans les cinq ans[89]. Un adolescent a effectivement un risque nul de mourir de la COVID mais un risque substantiel de mourir de la vaccination.

En octobre 2021, la Suède, le Danemark et la Finlande ont annoncé qu'ils allaient suspendre l'utilisation du vaccin COVID de Moderna pour les enfants de moins de 18 ans, après une augmentation des rapports de maladies inflammatoires telles que la myocardite et la péricardite[90,91]. La même semaine, l'Islande a carrément interdit le vaccin de Moderna en raison du risque d'inflammation cardiaque.

En outre, les données du VAERS peuvent également sous-évaluer de façon spectaculaire les myocardites et autres dommages.

Juste avant que je ne publie ce livre, à la fin du mois d'octobre 2021, la FDA a fait un aveu extraordinaire dans une lettre adressée à Pfizer[92] pour expliquer la sous-déclaration chronique des dommages et des décès graves mais courants causés par les vaccins. En effet, elle a finalement admis que le VAERS ne vaut rien pour détecter les dommages dues aux vaccins.

> *Nous avons déterminé qu'une* **analyse** *des événements indésirables post-commercialisation [rapports VAERS] rapportés spontanément en vertu de la section 505(k) (1) du FDCA [Federal Food, Drug and Cosmetic Act]* **ne sera pas suffisante pour évaluer les risques graves** *connus de myocardite et de péricardite, et pour identifier un risque grave inattendu de myocardite subclinique. En outre,* **le système de pharmacovigilance que la FDA est tenue de maintenir en vertu de la section 505(k)(3) de la FDCA n'est pas suffisant pour évaluer ces risques graves.**

Au mieux, cette lettre est l'aveu choquant que les autorités n'ont aucun moyen d'évaluer si leurs vaccins tuent et blessent plus d'humains qu'ils n'en protègent. Dans un monde réglementaire normal, l'aveu alarmant de la FDA exigerait l'arrêt instantané du déploiement des vaccins.

Seul le Dr Anthony Fauci peut répondre à la question suivante : « Pourquoi, compte tenu de l'aveu stupéfiant de la FDA selon lequel l'Amérique n'a pas de système de surveillance fonctionnel, le ministère de la Santé n'a-t-il pas immédiatement suspendu le déploiement du vaccin COVID ? » La réponse, bien sûr, est que le Dr Fauci sait que les médias américains achetés, lobotomisés et scientifiquement ignorants ne le forceront jamais à répondre à cette question.

La perte d'efficacité des vaccins

La preuve incontestable que l'efficacité des vaccins COVID chute rapidement quasi immédiatement après la vaccination ne fait qu'aggraver les inquiétudes suscitées par l'aveu de la FDA, selon lequel les Américains n'ont aucun moyen d'évaluer les risques liés aux vaccins COVID.

Pfizer et la FDA ont peut-être décidé de mettre fin à l'essai clinique de la société après six mois (le plan optionnel prévoyait un essai de 3 ans devant se terminer en décembre 2023) après s'être rendu compte que le vaccin causait des préjudices importants et que son efficacité en chute libre rendrait l'analyse coûts/avantages impossible si l'étude se poursuivait. En d'autres termes, la courbe des dommages croise quasi immédiatement celle des avantages.

Une étude publiée le 3 octobre 2021 dans la revue à comité de lecture *BioRxiv*, réalisée par des scientifiques des universités de Stanford et d'Emory, suggère que les niveaux d'anticorps générés par le vaccin Pfizer-BioNTech peuvent être divisés par 10 sept mois après la deuxième dose[93]. Or, les scientifiques préviennent que la chute brutale des niveaux d'anticorps compromettra la capacité du corps à se défendre contre la COVID-19 si l'individu y est exposé.

Une deuxième étude publiée la même semaine a confirmé que la protection immunitaire offerte par deux doses du vaccin COVID-19 de Pfizer chute après seulement deux mois ![94]

En octobre, une autre étude financée par le gouvernement a confirmé le déclin de l'efficacité des vaccins en Angleterre[95] et a constaté que la réduction de la transmission « a diminué au fil du temps depuis la deuxième vaccination, pour Delta, atteignant des niveaux similaires à ceux des personnes non vaccinées au bout de 12 semaines pour [le vaccin AstraZeneca] et s'atténuant considérablement pour [Pfizer] ». En d'autres termes, en l'espace de trois mois seulement, l'AstraZeneca n'a rien fait pour prévenir la transmission, et le Pfizer n'a fait guère mieux[96].

L'étude parue dans le *Lancet* confirme que l'efficacité des vaccins contre les infections disparaît si vite qu'elle est éphémère. L'étude à puissance forte a porté sur 3 436 957 patients de Kaiser Permanente Southern California et a comparé les infections et les admissions à l'hôpital liées à la COVID-19 de personnes de plus de 12 ans entièrement vaccinées et non vaccinées sur une période allant jusqu'à six mois[97].

Les chercheurs ont constaté que l'efficacité du vaccin contre l'infection était passée de 88 % au cours du premier mois suivant la double vaccination à 47 % après cinq mois. Les chercheurs ont constaté que l'efficacité du vaccin contre l'infection par le virus Delta était de 93 % au cours du premier mois suivant la double vaccination, mais qu'elle chutait à 53 % après quatre mois[98].

Cette information devrait rendre malade tout médecin qui a déjà administré l'un de ces vaccins à un patient lui faisant confiance. Cela signifie que ces produits ne présentent aucun avantage pour les individus ou la société et que leurs coûts à long terme sont inquiétants et largement inconnus. Comment cela a-t-il pu arriver ?

Vacciner les enfants est contraire à l'éthique

Notre nausée collective ne peut que s'aggraver quand nous demandons : « Pourquoi vaccinons-nous les enfants ? » Le modèle de Kirsch estime que 600 enfants sont déjà morts à cause des vaccins COVID en septembre 2021. Une étude récente du *Lancet* montre qu'un enfant en bonne santé n'a aucun risque de contracter la COVID, ce qui suggère que la plupart de ces enfants meurent inutilement[99]. Environ 86 % des enfants ont souffert d'une réaction indésirable au vaccin COVID de Pfizer lors des essais cliniques. Et un enfant sur neuf a souffert d'une réaction suffisamment grave pour le rendre inapte à pratiquer ses activités quotidiennes. Comment peut-on alors justifier le fait de forcer des enfants en bonne santé à recevoir un vaccin dont il est absolument certain qu'il causera des atteintes à nombre d'entre eux et en tuera certains, tout en ne leur apportant aucun bénéfice ? « Comment peut-on considérer comme éthique », demande Kirsch, « de mettre un enfant en danger, sous prétexte que cela pourrait protéger un adulte ? Montrez-moi un adulte qui pense que c'est acceptable, et je vous montrerai un monstre ! »

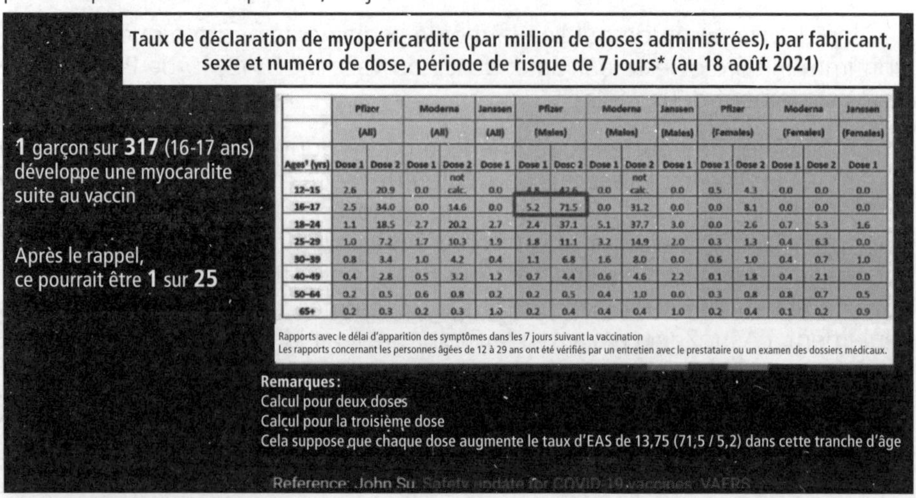
Taux de déclaration de myopéricardite (par million de doses administrées), par fabricant, sexe et numéro de dose, période de risque de 7 jours* (au 18 août 2021)

	Pfizer (All)		Moderna (All)		Janssen (All)	Pfizer (Males)		Moderna (Males)		Janssen (Males)	Pfizer (Females)		Moderna (Females)		Janssen (Females)
Ages¹ (yrs)	Dose 1	Dose 2	Dose 1	Dose 2	Dose 1	Dose 1	Dose 2	Dose 1	Dose 2	Dose 1	Dose 1	Dose 2	Dose 1	Dose 2	Dose 1
12–15	2.6	20.9	0.0	not calc.	0.0	4.8	42.6	0.0	not calc.	0.0	0.5	4.3	0.0	0.0	0.0
16–17	2.5	34.0	0.0	14.6	0.0	5.2	71.5	0.0	31.2	0.0	0.0	8.1	0.0	0.0	0.0
18–24	1.1	18.5	2.7	20.2	2.7	2.4	37.1	5.1	37.7	3.0	0.0	2.6	0.7	5.3	1.6
25–29	1.0	7.2	1.7	10.3	1.9	1.8	11.1	3.2	14.9	2.0	0.3	1.3	0.4	6.3	0.0
30–39	0.8	3.4	1.0	4.2	0.4	1.1	6.8	1.6	8.0	0.0	0.6	1.0	0.4	0.7	1.0
40–49	0.4	2.8	0.5	3.2	1.2	0.7	4.4	0.6	4.6	2.2	0.1	1.8	0.4	2.1	0.0
50–64	0.2	0.5	0.6	0.8	0.2	0.2	0.5	0.4	1.0	0.0	0.3	0.8	0.8	0.7	0.5
65+	0.2	0.3	0.2	0.3	1.0	0.2	0.4	0.4	0.4	1.0	0.2	0.4	0.1	0.2	0.9

Rapports avec le délai d'apparition des symptômes dans les 7 jours suivant la vaccination
Les rapports concernant les personnes âgées de 12 à 29 ans ont été vérifiés par un entretien avec le prestataire ou un examen des dossiers médicaux.

Les vaccins COVID-19 ont provoqué des arrêts cardiaques, des cécités et des paralysies chez des enfants américains. Le British Health Service rapporte que les appels d'urgence pour arrêt cardiaque n'ont jamais été aussi nombreux depuis que le gouvernement a commencé à offrir le vaccin COVID-19 aux adolescents. Il ne protège pas les enfants contre les hospitalisations ou les décès associés à la COVID-19, car les enfants en bonne santé ne sont pas hospitalisés ou ne meurent pas à cause de la COVID-19 [statistiques du NHS]. Les enfants ne gagneront rien à se faire vacciner car les vaccins ne préviennent pas l'infection ou la transmission, comme le montrent trois études récentes publiées par les CDC, le gouvernement britannique et l'université d'Oxford. Il n'existe aucune preuve que les vaccins aient empêché le décès d'un seul enfant.

Des statistiques troublantes de l'Office for National Statistics (ONS) du Royaume-Uni confirment ces craintes : les décès d'adolescents au cours de l'été 2021 ont augmenté de manière significative par rapport à l'année précédente, ce qui coïncide avec le déploiement du vaccin. Selon une analyse parue dans *The Exposé* de Will Jones[100], entre la 23e et la 37e semaine de 2021, c'est-à-dire au moment de l'introduction du vaccin, 252 décès ont été enregistrés chez les jeunes de 15 à 19 ans en Angleterre et au Pays de Galles, contre 162 au cours de la même période en 2020, soit une augmentation de 90, ou 56 %. Chiffre très élevé qui mérite une explication.

Pourquoi vaccine-t-on les enfants contre la COVID-19 ?

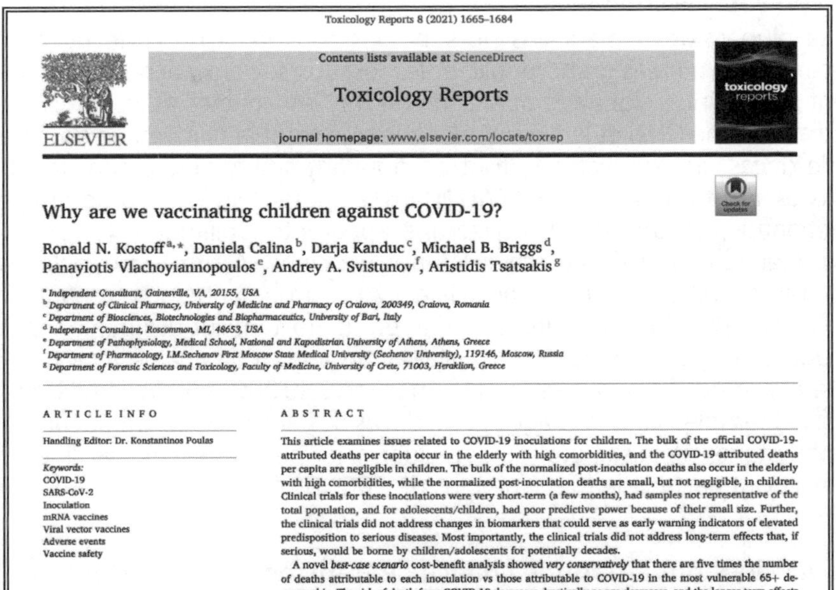

Toxicology Reports 8 (2021) 1665–1684

Contents lists available at ScienceDirect

Toxicology Reports

journal homepage: www.elsevier.com/locate/toxrep

Why are we vaccinating children against COVID-19?

Ronald N. Kostoff[a,*], Daniela Calina[b], Darja Kanduc[c], Michael B. Briggs[d], Panayiotis Vlachoyiannopoulos[e], Andrey A. Svistunov[f], Aristidis Tsatsakis[g]

[a] *Independent Consultant, Gainesville, VA, 20155, USA*
[b] *Department of Clinical Pharmacy, University of Medicine and Pharmacy of Craiova, 200349, Craiova, Romania*
[c] *Department of Biosciences, Biotechnologies and Biopharmaceutics, University of Bari, Italy*
[d] *Independent Consultant, Roscommon, MI, 48653, USA*
[e] *Department of Pathophysiology, Medical School, National and Kapodistrian University of Athens, Athens, Greece*
[f] *Department of Pharmacology, I.M.Sechenov First Moscow State Medical University (Sechenov University), 119146, Moscow, Russia*
[g] *Department of Forensic Sciences and Toxicology, Faculty of Medicine, University of Crete, 71003, Heraklion, Greece*

ARTICLE INFO

Handling Editor: Dr. Konstantinos Poulas

Keywords:
COVID-19
SARS-CoV-2
Inoculation
mRNA vaccines
Viral vector vaccines
Adverse events
Vaccine safety

ABSTRACT

This article examines issues related to COVID-19 inoculations for children. The bulk of the official COVID-19-attributed deaths per capita occur in the elderly with high comorbidities, and the COVID-19 attributed deaths per capita are negligible in children. The bulk of the normalized post-inoculation deaths also occur in the elderly with high comorbidities, while the normalized post-inoculation deaths are small, but not negligible, in children. Clinical trials for these inoculations were very short-term (a few months), had samples not representative of the total population, and for adolescents/children, had poor predictive power because of their small size. Further, the clinical trials did not address changes in biomarkers that could serve as early warning indicators of elevated predisposition to serious diseases. Most importantly, the clinical trials did not address long-term effects that, if serious, would be borne by children/adolescents for potentially decades.

A novel *best-case scenario* cost-benefit analysis showed *very conservatively* that there are five times the number of deaths attributable to each inoculation vs those attributable to COVID-19 in the most vulnerable 65+ demographic. The risk of death from COVID-19 decreases drastically as age decreases, and the longer-term effects of the inoculations on lower age groups will increase their risk-benefit ratio, perhaps substantially.

Il est important de noter qu'il n'y a pas de hausse similaire chez les jeunes enfants âgés de un à quatre ans, groupe d'âge qui n'a pas été vacciné. Au contraire, 2020 a été une année de faible mortalité pour ce dernier. La COVID ne peut être tenue pour responsable de la hausse soudaine des décès chez les jeunes de 15 à 19 ans au cours de l'été 2021, car les données de l'Office of National Statistics (ONS) montrent que sur cette période et dans ce groupe d'âge, il n'y a eu que neuf décès dus à la COVID. Ces données réelles suggèrent qu'au cours de l'été, les vaccins ont tué neuf fois plus de jeunes de 15 à 19 ans que la COVID – 81 contre neuf. « Si ce n'est pas le cas », demande Jones, « quelles sont les autres explications possibles, et quelle est leur probabilité ? »

Les décès d'adolescents de 15 à 19 ans ont augmenté de 47 % au Royaume-Uni depuis qu'ils ont commencé à recevoir le vaccin COVID-19, selon les données officielles de l'ONS[101].

Étant donné que le vaccin cause presque certainement plus de décès et de blessures chez les adolescents que la COVID-19, vacciner cette tranche d'âge[102] est hautement contraire à l'éthique, et tout médecin qui pique un enfant en bonne santé commet une grave faute médicale.

Qu'à cela ne tienne : Anthony Fauci insiste pour que les enfants soient vaccinés dans les écoles sans le consentement des parents, malgré une montagne de preuves montrant que les vaccins COVID-19 tuent les enfants américains et ne leur apportent aucun bénéfice.

Les rapports sur les décès imputables aux vaccins censurés par les médias

La plupart des Américains ne sont pas conscients de cette hécatombe parce que les médias grand public et les réseaux sociaux cachent immédiatement les atteintes signalées par les médecins, les victimes et les familles. Des médias comme CNN et le *New York Times* ignorent le tsunami de dommages et de décès dus aux vaccins, tout en gonflant systématiquement les décès qu'ils peuvent imputer à la COVID. Dans le cadre d'un vaste programme de propagande, ils rapportent – avec une apparente jubilation – les décès occasionnels dus à la COVID chez les non vaccinés. À titre d'exemple, le 10 septembre 2021, à Detroit, une filiale d'ABC a demandé sur sa page Facebook à ce qu'on lui communique toute étude portant sur des personnes non vaccinées décédées de la COVID. Mal lui en a pris ! La chaîne a reçu la dernière chose qu'elle aurait souhaitée : plus de 230 000 messages relatant des histoires terribles de dommages et de décès dus aux vaccins. Or, aucun de ces commentaires ne faisait état de décès parmi les personnes non vaccinées. Les lecteurs ont partagé le message plus de 200 000 fois en 10 jours[103].

Les vaccinés ont autant de chance de transmettre la COVID que les non vaccinés

La théologie officielle du Dr Fauci fait des « non vaccinés » le bouc émissaire national de l'Amérique, estimant qu'ils sont plus susceptibles de propager des maladies et ne devraient donc pas être autorisés à participer à la vie civique. Pourtant, les données provenant de multiples sources et études dépeignent une réalité très différente.

En juillet 2021, les CDC ont constaté que les personnes entièrement vaccinées qui contractent l'infection ont une charge virale aussi élevée dans leurs voies nasales que les personnes non vaccinées qui sont infectées. Cela signifie que les personnes vaccinées sont tout aussi infectieuses que les personnes non vaccinées. Une autre étude réalisée en Indonésie a confirmé cette observation, en notant que les personnes vaccinées ont une charge virale de Delta et d'autres variants 251 fois plus élevée qu'à l'époque pré-vaccinale. En d'autres termes, comme l'a fait remarquer le Dr Peter McCullough, « chaque personne vaccinée est désormais une sorte de *Typhoid Mary* de la COVID[I], propageant des charges virales concentrées de variants résistants au vaccin aux personnes vaccinées et non vaccinées. »[104] Les CDC reconnaissent que les personnes vaccinées abritent au moins autant de germes de la COVID dans leur nez que les personnes non vaccinées[105]. Ils ont avancé ce fait pour justifier leur mesure d'août 2021 concernant les masques[106].

Une enquête menée en octobre 2021 par les autorités médicales israéliennes sur un épisode épidémique de COVID-19 au sein d'une population hautement vaccinée de travailleurs de la santé au Centre médical Meir de Sheba a révélé que 23,3 % des patients et 10,3 % du personnel étaient infectés, malgré un taux de vaccination de 96,2 % parmi les personnes exposées[107]. De plus, les chercheurs ont enregistré de multiples transmissions entre personnes entièrement vaccinées, qui portaient un masque chirurgical et, dans un cas, un EPI complet comprenant un masque N95, un écran facial, une blouse et des gants[108].

Références – Des décisions arbitraires, ou la médecine libérée de la science

1. Norah McDonnell, « Dr. Fauci Says, 'With All Due Modesty, I Think I'm Pretty Effective' », *InStyle* (15 juil. 2020). https://www.instyle.com/news/dr-fauci-says-with-all-due-modesty-i-think-im-pretty- effective
2. Darragh Roche, « Fauci Said Masks 'Not Really Effective in Keeping Out Virus,' Email Reveals », *Newsweek* (2 juin 2021), https://www.newsweek.com/fauci-said-masks-not-really-effective-keeping- out-virus-email-reveals-1596703
3. *USA Today*, « Danger of getting coronavirus now is just minisculely low », vidéo *USA Today* (17 févr. 2020), https://www.usatoday.com/story/opinion/2020/02/17/new-coronavirus-what-dont-we-know- dr-anthony-fauci-q-a-opinion/4790996002/
4. US Dept HHS, 00:44:12, « Update on the New Coronavirus Outbreak First Identified in Wuhan, China | 28 janvier 2020 », YouTube, https://www.youtube.com/watch?v=w6koHkBCoNQ&t=2605s

I. « Typhoid Mary » est le surnom donné à Mary Mallon, qui fut la première personne aux États-Unis à être identifiée comme porteur sain de la fièvre typhoïde début 1900. Elle doit sa célébrité aux 51 personnes qu'elle a infectées en passant d'une maison à une autre en tant que cuisinière. Sa notoriété a été renforcée par son déni de sa responsabilité dans la transmission de la maladie, ainsi que par son refus de cesser son travail. (N.d.T.)

5. Shaun Griffin, « Covid-19 : Asymptomatic cases may not be infectious, Wuhan study indicates », *BMJ* (1er déc. 2020), https://www.bmj.com/content/371/bmj.m4695

6. Children's Health Defense, « The Science of Masks » (2020-2021), https://childrenshealthdefense.org/ the-science-of-masks/

7. Jeffrey D. Smith *et al.*, « Effectiveness of N95 respirators versus surgical masks in protecting health care workers from acute respiratory infection : a systematic review and meta-analysis », *CMAJ* (17 mai 2016), https://childrenshealthdefense.org/wp-content/uploads/Effectiveness-of-N95-respirators-versus-surgical-masks-in-protecting-health-care-workers-from-acute-respiratory-infection-a- systematic-review-and-meta-analysis.pdf

8. *Loc. cit.*

9. Alex Gutentag, « The War on Reality », *Tablet* (28 juin 2021), https://www.tabletmag.com/sections/ news/articles/the-war-on-reality-gutentag

10. Edmund DeMarche, « Fauci's controversial '60 Minutes' interview about mask-wearing was one year ago », *FOX News* (8 mars 2021). https://www.foxnews.com/health/faucis-controversial-60-minutes- interview-about-mask-wearing-was-one-year-ago

11. Graison Dangor, « CDC's Six-Foot Social Distancing Rule Was 'Arbitrary', Says Former FDA Commissioner », *Forbes* (19 sept. 2021), https://www.forbes.com/sites/graisondangor/2021/09/19/ cdcs-six-foot-social-distancing-rule-was-arbitrary-says-former-fda-commissioner/ ?sh=238cdd32e8e6

12. Face The Nation, « Gottlieb calls CDC's six-foot distancing recommendation 'arbitrary' », *Twitter* (19 sept. 2021), https://twitter.com/FaceTheNation/status/1439582587173941248

13. Spectator TV, « WHO Special Envoy on COVID – Dr David Nabarro on Lockdowns (8 oct. 2020) », *YouTube... of Record,* 00 :09 :39, https://www.youtube.com/watch ?v=YdSpiLBQWV0

14. Centers for Disease Control and Prevention, « Association of State-Issued Mask Mandates and Allowing On-Premises Restaurant Dining with County-Level COVID-19 Case and Death Growth Rates – United States, 1er mars-31 décembre 2020 », *MMWR* (12 mars 2021), https://www.cdc. gov/mmwr/volumes/70/wr/mm7010e3.htm

15. Donald G. McNeil Jr., « How Much Herd Immunity Is Enough ? », *New York Times* (24 déc. 2020), https://www.nytimes.com/2020/12/24/health/herd-immunity-covid-coronavirus. html ?searchResultPosition=2

16. Wen Shi Li *et al.*, « Antibody-dependent enhancement and SARS-CoV-2 vaccines and therapies », *Nature Microbiology* (9 sept. 2020), https://sci-hubtw.hkvisa.net/10.1038/s41564-020-00789-5

17. Nouara Yahi *et al.*, « Infection-enhancing anti-SARS-CoV-2 antibodies recognize both the original Wuhan/D614G strain and Delta variants. A potential risk for mass vaccination ? », *Journal of Infection* (9 août 2021), https://www.journalofinfection.com/article/S0163-4453(21)00392-3/fulltext

18. Jordan Lancaster, « Fauci Doesn't Have An Answer To Why Those Who Recovered From Covid Are Required To Take Vaccine », *The Daily Caller* (10 sept. 2021). https://dailycaller.com/2021/09/10/ fauci-doesnt-answer-recovered-covid-required-take-vaccine/

19. Disclose.tv, « Dr. Fauci calls for unvaccinated Americans to be banned from air travel and to mandate #COVID19 vaccines for school children », *Twitter* (13 sept. 2021). https://twitter.com/disclosetv/ status/1437382113548980232

20. Nieman Foundation, « Dr. Anthony Fauci : 'You've Got to Evolve with the Science. Science Is a Self-Correcting Process' », *Nieman Reports* (30 juin 2021). https://niemanreports.org/articles/dr- anthony-fauci-youve-got-to-evolve-with-the-science/
21. Alan Reynolds, « How One Model Simulated 2.2 Million U.S. Deaths from COVID-19 », Cato Institute (21 avril 2020, 15h05). https://www.cato.org/blog/how-one-model-simulated-22- million-us-deaths-covid-19
22. Ryan Chatelain, « U.S. COVID deaths in 2021 surpass 2020 total », *Spectrum News NY1* (6 oct. 2021). https://www.ny1.com/nyc/all-boroughs/health/2021/10/06/u-s--covid-deaths-in-2021- top-2020-total *Les modèles prédisaient 2,2 millions de décès ; 352 000 décès ont été recensés en 2020, soit une différence de 1 848 000 décès, ou une surestimation de 525 % des décès liés à la COVID-19 selon les modèles invoqués par les autorités pour justifier les confinements.
23. BMGF Committed Grants, « Imperial College London 2016-2020 », BMGF Grants Database, https:// www.gatesfoundation.org/about/committed-grants ?q=imperial %20college&yearAwardedEnd=2020 &yearAwardedStart=2016
24. Centers for Control and Prevention, Weekly Updates by Select Demographic and Geographic Characteristics (6 oct. 2021). https://www.cdc.gov/nchs/nvss/vsrr/covid_weekly/index.htm ?fbclid=IwAR3-wrg3tTKK5-9tOHPGAHWFVO-3DfslkJ0KsDEPQpWmPbKtp6EsoVV2Qs1Q
25. Vincent Racaniello et Rich Condit, « COVID-19 with Dr. Anthony Fauci-Episode 641 », *TWiV* (17 juil. 2020), https://www.youtube.com/watch ?v=a_Vy6f-gaBPE&t=27s
26. Daniel Payne, « In little noticed July interview, Fauci warned that widely used COVID tests may pick up 'dead' virus », *Just the News* (10 déc. 2020). https://justthenews.com/politics-policy/coronavirus/ newly-surfaced-video-july-fauci-tests-dead-virus
27. Michelle Rogers, « Fact check : Hospitals get paid more if patients listed as COVID-19, on ventilators- Senator Scott Jensen video », *USA TODAY* (24 avril 2020), https://www.usatoday.com/ story/news/factcheck/2020/04/24/fact-check-medicare-hospitals-paid-more-covid-19-patients- coronavirus/3000638001/
28. *Ibid.*
29. Ross Lazarus *et al.*, « Medicare paid hospitals $39,000 per deaths from treating COVID-19 », The Agency for Healthcare Research and Quality (AHRQ), (2010). https://digital.ahrq.gov/sites/default/ files/docs/publication/r18hs017045-lazarus-final-report-2011.pdf
30. Jonathan Rothwell, « U.S. Adults' Estimates of COVID-19 Hospitalization Risk », *GALLUP* (27 sept. 2021). https://news.gallup.com/opinion/gallup/354938/adults-estimates-covid-hospitalization-risk. aspx
31. Elizabeth Fernandez, « Smoking Nearly Doubles the Rate of COVID-19 Progression », *UCSF* (12 mai 2020), https://www.ucsf.edu/news/2020/05/417411/smoking-nearly-doubles-rate-covid-19- progression
32. Becky McCall, « Vitamin D Deficiency in COVID-19 Quadrupled Death Rate », *Medscape* (11 déc. 2020), https://www.medscape.com/viewarticle/942497
33. Berkeley Lovelace Jr., « CDC study finds about 78 % of people hospitalized for Covid were overweight or obese », *CNBC* (8 mars 2021), https://www.cnbc.com/2021/03/08/covid-cdc-study- finds-roughly-78percent-of-people-hospitalized-were-overweight-or-obese.html

34. Carolyn Crist, « Study : In U.S., Lockdowns Added 2 Pounds per Month », *WebMD,* (23 mars 2021). https://www.webmd.com/lung/news/20210323/lockdown-weight-gain-study
35. M. Science, J. Johnstone *et al.*, « Zinc for the treatment of the common cold : a systematic review and meta-analysis of randomized controlled trials », *CMAJ,* 2012 ; 184(10), E551-E561. Doi : 10.1503/ cmaj.111990 https://www.ncbi.nlm.nih.gov/pmc/articles/PMC3394849/
36. College of Physicians and Surgeons, Statement on Public Health Information (30 avril 2021). https://www.cpso.on.ca/News/Key-Updates/Key-Updates/COVID-misinformation
37. Emma Talkoff & Ashley Fetters Maloy, « The anti-vax wellness influencers », *Post Reports-Podcast* (1er oct. 2021), 00 :10 :11, https://www.washingtonpost.com/podcasts/post-reports/the-antivax-wellness- influencers/ https://open.spotify.com/episode/2N9m96jw8o9QtrMHPol5Aa (00 :10 :25)
38. Gabby Landsverk, « Long-term quarantines can weaken your immune system due to loneliness and stress. Here's how to cope », *Insider* (12 mai 2020), https://www.insider.com/staying-inside-could- weaken-the-immune-system-from-stress-loneliness-2020-5
39. « Stress Weakens the Immune System », APA (26 févr. 2006), https://www.apa.org/research/action/ immune
40. Yale, « Harvey Risch, MD, PhD Biography », Yale School of Public Health (15 juil. 2019), https://ysph. yale.edu/profile/harvey_risch/
41. Peter A. McCullough *et al.*, « The Pathophysiologic Basic and Clinical Rationale for Early Ambulatory Treatment of COVID-19 », V :134 I :1, *The American Journal of Medicine*, pp. 16-22 (1er janv. 2021). DOI : https://doi.org/10.1016/j.amjmed.2020.07.003. https://www.amjmed.com/article/S0002- 9343(20)30673-2/fulltext
42. Peter A. McCullough *et al.*, « Multifaceted highly targeted sequential multidrug treatment of early ambulatory high-risk SARS-CoV-2 infection (COVID-19) », 30 ; 21(4), pp. 517-530, *Rev. Cardiovasc. Med.* (déc. 2020). Doi : 10.31083/j.rcm.2020.04.264, https://pubmed.ncbi.nlm.nih.gov/33387997/
43. FLCCC, « Dr. Pierre Kory, M.P.A., M.D. curriculum vitae », FLCCC Alliance, https:// covid19criticalcare.com/wp-content/uploads/2021/01/FLCCC-Alliance-member-CV-Kory.pdf
44. Joel Rose, « U.S. Field Hospitals Stand Down, Most Without Treating Any COVID-19 Patients », NPR (7 mai 2020). https://www.npr.org/2020/05/07/851712311/u-s-field-hospitals-stand-down-most- without-treating-any-covid-19-patients
45. « New York Times staff, Nearly One-Third of U.S. Coronavirus Deaths Are Linked to Nursing Homes » (1er juin 2021), *New York Times*, https://www.nytimes.com/interactive/2020/us/coronavirus-nursing- homes.html
46. Ibid.
47. The FLCCC Alliance, FLCCC (2021), https://covid19criticalcare.com/network-support/the-flccc- alliance/
48. Paul G. Harch, « Hyperbaric oxygen treatment of novel coronavirus (COVID-19) respiratory failure », *Medical Gas Research* (avril-juin 2020). https://www.ncbi.nlm.nih.gov/labs/pmc/articles/ PMC7885706/
49. Scott A Gorenstein *et al.*, « Hyperbaric oxygen therapy for COVID-19 patients with respiratory distress : treated cases versus propensity-matched controls », *Undersea & Hyperbaric Medical Society* (3e trimestre 2020). https://pubmed.ncbi.nlm.nih.gov/32931666/

50. Saikiran Kannan, « Did nasal rinsing help ASEAN control pandemic or swift action ? », *India Today* (24 juil. 2020). https://www.indiatoday.in/news-analysis/story/did-nasal-rinsing-help-asean-control- pandemic-or-swift-action-1703801-2020-07-24
51. Peter A. McCullough *et al.*, « The Pathophysiologic Basic and Clinical Rationale for Early Ambulatory Treatment of COVID-19 », V:134 I:1, *The American Journal of Medicine*, pp. 16-22, (1er janvier 2021). DOI : https://doi.org/10.1016/j.amjmed.2020.07.003. https://www.amjmed.com/article/S0002-9343(20)30673-2/fulltext
52. Jianjun Gao *et al.*, « Breakthrough : Chloroquine phosphate has shown apparent efficacy in treatment of COVID-19 associated pneumonia in clinical studies », *BioScience Trends* (26 mars 2020)
53. National Health Commission & State Administration of Traditional Chinese Medicine, « Diagnosis and Treatment Protocol for Novel Coronavirus Pneumonia » (3 mars 2020). https://www. chinalawtranslate.com/wp-content/uploads/2020/03/Who-translation.pdf
54. Aimee Quin, entretien avec Robert F. Kennedy Jr. (1er oct. 2021)
55. AAPS, « Physician List & Guide to Home-Based COVID Treatment », AAPS (28 août 2021). https:// aapsonline.org/covidpatientguide/
56. The WHO Rapid Evidence Appraisal for COVID-19 Therapies (REACT) Working Group, « Association Between Administration of Systemic Corticosteroids and Mortality Among Critically Ill Patients With COVID-19 A Meta-analysis » (22 sept. 2020). https://jamanetwork.com/journals/jama/ fullarticle/2770279
57. Université d'Oxford, « Common asthma treatment reduces need for hospitalisation in COVID-19 patients, study suggests » (9 févr. 2021)
58. Ly-Mee Yu, DPhil *et al.*, « Inhaled budesonide for COVID-19 in people at high risk of complications in the community in the UK (PRINCIPLE) : a randomised, controlled, open-label, adaptive platform trial », *The Lancet* (10 août 2021). https://www.thelancet.com/journals/lancet/article/PIIS0140- 6736(21)01744-X/fulltext
59. Aaron Z. Reyes *et al.*, « Anti-inflammatory therapy for COVID-19 infection : the case for colchicine », *Annals of the Rheumatic Diseases* (mai 2021). https://pubmed.ncbi.nlm.nih.gov/33293273/
60. Peter A. McCullough *et al.*, « Multifaceted highly targeted sequential multidrug treatment of early ambulatory high-risk SARS-CoV-2 infection (COVID-19) », *Reviews in Cardiovascular Medicine* (2020). https://rcm.imrpress.com/article/2020/2153-8174/RCM2020264.shtml
61. R. Derwanda, M. Scholzb et V. Zelenko, « COVID-19 outpatients : early risk-stratified treatment with zinc plus low-dose hydroxychloroquine and azithromycin : a retrospective case series study », *International Journal of Antimicrobial Agents*, volume 56, no 6, déc. 2020, pp. 106-214, https:// doi.org/10.1016/j.ijantimicag.2020.106214, https://www.sciencedirect.com/science/article/pii/ S0924857920304258
62. McMaster University, « Antidepressant fluvoxamine can save COVID-19 patients, McMaster-led research shows » (17 août 2021). https://brighterworld.mcmaster.ca/articles/antidepressant- fluvoxamine-can-save-covid-19-patients-mcmaster-led-research-shows/
63. Gilmar Reis *et al.*, « Effect of Early Treatment With Hydroxychloroquine or Lopinavir and Ritonavir on Risk of Hospitalization Among Patients With COVID-19 : The TOGETHER Randomized Clinical Trial », *JAMA Netw. Open*, 4(4),

e216468 (22 avril 2021), doi : 10.1001/ jamanetworkopen.2021.6468. https:// jamanetwork.com/journals/jamanetworkopen/ fullarticle/2779044

64. Paul E. Alexander *et al.*, « Early multidrug treatment of SARS-CoV-2 infection (COVID-19) and reduced mortality among nursing home (or outpatient/ ambulatory) residents », V : 153 ISSN : 0306- 9877 (août 2021), https://doi.org/10.1016/j.mehy.2021.110622.
65. Juan IgnacioMorán Blanco *et al.*, « Antihistamines and azithromycin as a treatment for COVID-19 on primary health care – A retrospective observational study in elderly patients », V : 67 ISSN 1094-5539 (avril 2021), https://doi.org/10.1016/j.pupt.2021.101989.
66. Peter A. McCullough *et al.*, « Multifaceted highly targeted sequential multidrug treatment of early ambulatory high-risk SARS-CoV-2 infection (COVID-19) », 30 ; 21(4), pp. 517-530, *Rev. Cardiovasc. Med.* (déc. 2020), doi : 10.31083/j.rcm.2020.04.264, https://pubmed.ncbi.nlm.nih.gov/33387997/
67. *The New York Times*, « See How the Vaccine Rollout Is Going in Your State », *NYT* (31 janvier 2021), https://web.archive.org/web/20210201124039/https:// www.nytimes.com/interactive/2020/us/covid- 19-vaccine-doses.html

Références – La mise hors circuit de l'hydroxychloroquine

1. Bill & Melinda Gates Foundation, 2018 Form 990, Attachment C, page 4 (2018). https://www. causeiq.com/organizations/view_990/911663695/011be-856013f829aa3c948c35c2aa163
2. U.S. Food & Drug Administration, « Emergency Use Authorization of Medical Products and Related Authorities » (janv. 2017). https://www.fda.gov/regulatory-information/search-fda-guidance-documents/emergency-use-authorization-medical-products-and-related-authorities#preeua
3. Jonathan Saltzman, « US Government Has Invested $6 Billion In Moderna's COVID-19 Vaccine », *STAT News* (30 avril 2021). https://www.statnews.com/2021/04/30/u-s-government-has-invested-6- billion-in-modernas-covid-19-vaccine/https://www.statnews.com/2021/04/30/u-s-government-has-invested-6-billion-in-modernas-covid-19-vaccine/
4. Bob Herman, « NIH-Moderna Confidential Disclosure Agreement », *AXIOS* (6 nov. 2015) https:// www.documentcloud.org/documents/6935295-NIH-Moderna-Confidential-Agreements.html
5. Zain Rizvi, « The NIH Vaccine », *PUBLIC CITIZEN* (25 juin 2020). https://www.citizen.org/article/ the-nih-vaccine/#_ftn2
6. Legal Information Institute, 15 U.S. Code § 3710c – Distribution of royalties received by Federal agencies, CORNELL LAW SCHOOL, https://www.law.cornell.edu/uscode/text/15/3710c
7. Marisa Taylor et Aram Roston, « Pressed by Trump, U.S. pushed unproven coronavirus treatment guidance », *REUTERS* (4 avril 2020). https://www.reuters.com/article/us-health-coronavirus-usa- guidance-exclu/exclusive-pressed-by-trump-u-s-pushed-unproven-coronavirus-treatment-guidance-idUSKBN21M0R2
8. Organisation mondiale de la santé, « Unedited Report of the 18th Expert Committee on the Selection and Use of Essential Medicines » (21-25 mars 2011). https://www.who.int/selection_medicines/ Complete_UNEDITED_TRS_18th.pdf ?ua=1
9. Concordia Pharmaceuticals Inc, PLAQUENIL® HYDROXYCHLOROQUINE SULFATE TABLETS, USP (janv. 2017). https://www.accessdata.fda.gov/drugsatfda_docs/label/2017/009768s0 37s045s047lbl.pdf

10. Stella Immanuel, *LET AMERICA LIVE : EXPOSING THE HIDDEN AGENDA BEHIND THE 2020 PANDEMIC : MY JOURNEY*, chapitre 1 (Charisma House, 2021)
11. Centers for Disease Control and Prevention, Medicines for the Prevention of Malaria While Traveling Hydroxychloroquine (Plaquenil™), https://www.cdc.gov/malaria/resources/pdf/fsp/drugs/ hydroxychloroquine.pdf
12. Peter A. McCullough, « Why doctors and researchers need access to hydroxychloroquine », *THE HILL* (7 août 2020). https://thehill.com/opinion/healthcare/510700-why-doctors-and-researchers- need-access-to-hydroxychloroquine
13. Els Keyaerts *et al.*, « In vitro inhibition of severe acute respiratory syndrome coronavirus by chloroquine », *BIOCHEMICAL AND BIOPHYSICAL RESEARCH COMMUNICATIONS*, 8 oct. 2004.
14. Els Keyaerts *et al.*, « In vitro inhibition of severe acute respiratory syndrome coronavirus by chloroquine Biochemical and biophysical research communications », vol. 323, 1 (2004), pp. 264-8. Doi : 10.1016/j. bbrc.2004.08.085, https://www.ncbi.nlm.nih.gov/pmc/articles/PMC7092815/pdf/main.pdf
15. Martin J. Vincent *et al.*, « Chloroquine is a potent inhibitor of SARS coronavirus infection and spread » (22 août 2005). https://www.ncbi.nlm.nih.gov/pmc/articles/PMC1232869/
16. Julie Dyall *et al.*, « Repurposing of clinically developed drugs for treatment of Middle East respiratory syndrome coronavirus infection », volume 58, no 8, *ANTIMICROBIAL AGENTS AND CHEMOTHERAPY*, pp. 4885-93 (2014), https://www.ncbi.nlm.nih.gov/pmc/articles/PMC4136000/
17. Adriaan H. de Wilde *et al.*, « Screening of an FDA-Approved Compound Library Identifies Four Small- Molecule Inhibitors of Middle East Respiratory Syndrome Coronavirus Replication in Cell Culture », vol. 58, no 8, *ASM JOURNALS ANTIMICROBIAL AGENTS AND CHEMOTHERAPY*, pp. 4875- 4884 (2014), https://doi.org/10.1128/AAC.03011-14
18. Yi Su *et al.*, « Efficacy of early hydroxychloroquine treatment in preventing COVID-19 pneumonia aggravation, the experience from Shanghai, China », *BIOSCIENCE TRENDS* (23 janv. 2021). https://pubmed.ncbi.nlm.nih.gov/33342929/
19. Jean-Christophe Lagier *et al.*, « Outcomes of 3,737 COVID-19 patients treated with hydroxychloroquine/azithromycin and other regimens in Marseille, France : A retrospective analysis », *TRAVEL MEDICINE AND INFECTIOUS DISEASE* (juil.-août 2020). https://www.ncbi.nlm.nih. gov/pmc/articles/PMC7315163/
20. Saja H. Almazrou *et al.*, « Comparing the impact of Hydroxychloroquine based regimens and standard treatment on COVID-19 patient outcomes : A retrospective cohort study », *SAUDI PHARMACEUTICAL JOURNAL* (déc. 2020). https://www.ncbi.nlm.nih.gov/pmc/articles/ PMC7527306/
21. Majid Mokhtaria *et al.*, « Clinical outcomes of patients with mild COVID-19 following treatment with hydroxychloroquine in an outpatient setting », *INTERNATIONAL IMMUNOPHARMACOLOGY* (juil. 2021). https://www.sciencedirect.com/science/article/pii/S1567576921002721
22. « The COVID-19 RISK and Treatments (CORIST) Collaboration, Use of hydroxychloroquine in hospitalised COVID-19 patients is associated with reduced mortality : Findings from the observational multicentre Italian CORIST study », *EUROPEAN JOURNAL OF INTERNAL MEDICINE* (1er déc. 2020). https://www.ejinme.com/article/S0953-6205(20)30335-6/fulltext

23. Awadhesh Kumar Singh *et al.*, « Chloroquine and hydroxychloroquine in the treatment of COVID-19 with or without diabetes : A systematic search and a narrative review with a special reference to India and other developing countries », *DIABETES & METABOLIC SYNDROME : CLINICAL RESEARCH AND REVIEWS* (mai-juin 2020). https://www.sciencedirect.com/science/article/abs/pii/S1871402120300515# !
24. Alyssa Paolicelli, « Drug Combo with Hydroxychloroquine Promising : NYU Study », *SPECTRUM NEWS NY1* (20 mai 2021, 07h18), https://www.ny1.com/nyc/all-boroughs/news/2020/05/12/nyu- study-looks-at-hydroxychloroquine-zinc-azithromycin-combo-on-decreasing-covid-19-deaths
25. Roland Derwand, Martin Scholz et Vladimir Zelenko, « COVID-19 outpatients : early risk-stratified treatment with zinc plus low-dose hydroxychloroquine and azithromycin : a retrospective case series study », *INTERNATIONAL JOURNAL OF ANTIMICROBIAL AGENTS* (déc. 2020). https:// pubmed.ncbi.nlm.nih.gov/33122096/
26. Samia Arshad, « Treatment with hydroxychloroquine, azithromycin, and combination in patients hospitalized with COVID-19 », *INTERNATIONAL JOURNAL OF INFECTIOUS DISEASES* (août 2020). https://www.ncbi.nlm.nih.gov/pmc/articles/PMC7330574/
27. Fabricio Souza Neves, « Correlation of the rise and fall in COVID-19 cases with the social isolation index and early outpatient treatment with hydroxychloroquine and chloroquine in the state of Santa Catarina, southern Brazil : A retrospective analysis », *TRAVEL MEDICINE AND INFECTIOUS DISEASE* (mai-juin 2021). https://pubmed.ncbi.nlm.nih.gov/33667717/
28. Didier Raoult *et al.*, « Hydroxychloroquine and azithromycin as a treatment of COVID-19 : results of an open-label non-randomized clinical trial », *INTERNATIONAL JOURNAL OF ANTIMICROBIAL AGENTS* (juil. 2020). https://www.ncbi.nlm.nih.gov/pmc/articles/ PMC7102549/
29. Roland Derwand, Martin Scholz et Vladimir Zelenko, « COVID-19 outpatients : early risk-stratified treatment with zinc plus low-dose hydroxychloroquine and azithromycin : a retrospective case series study », *INTERNATIONAL JOURNAL OF ANTIMICROBIAL AGENTS* (déc. 2020). https:// pubmed.ncbi.nlm.nih.gov/33122096/
30. Harvey A. Risch, « Early Outpatient Treatment of Symptomatic, High-Risk COVID-19 Patients That Should Be Ramped Up Immediately as Key to the Pandemic Crisis », *AMERICAN JOURNAL OF EPIDEMIOLOGY* (2 nov. 2020). https://pubmed.ncbi.nlm.nih.gov/32458969/
31. Wesley H. Self *et al.*, « Effect of Hydroxychloroquine on Clinical Status at 14 Days in Hospitalized Patients With COVID-19 », *JAMA* (9 nov. 2020). https://jamanetwork.com/journals/jama/fullarticle/2772922 ?utm_campaign=articlePDF&utm_medium=articlePDFlink&utm_ source=articlePDF&utm_content=jama.2020.22240
32. Harvey A. Risch, « Early Outpatient Treatment of Symptomatic, High-Risk COVID-19 Patients That Should Be Ramped Up Immediately as Key to the Pandemic Crisis », *AMERICAN JOURNAL OF EPIDEMIOLOGY* (2 nov. 2020). https://pubmed.ncbi.nlm.nih.gov/32458969/
33. A. Anglemyer, H. T. Horvath et L. Bero, « Healthcare outcomes assessed with observational study designs compared with those assessed in randomized trials », *Cochrane Database of Systematic Reviews 2014*, no 4, art. no : MR000034. DOI : 10.1002/14651858.MR000034.pub2. Consulté le 11 octobre 2021. https://www.cochranelibrary.com/cdsr/doi/10.1002/14651858.MR000034.pub2/full

34. Peter A. McCullough *et al.*, « Multifaceted highly targeted sequential multidrug treatment of early ambulatory high-risk SARS-CoV-2 infection (COVID-19) », *REVIEWS IN CARDIOVASCULAR MEDICINE* (2020). https://rcm.imrpress.com/article/2020/2153-8174/RCM2020264.shtml
35. Joseph A. Ladapo *et al.*, « Randomized Controlled Trials of Early Ambulatory Hydroxychloroquine in the Prevention of COVID-19 Infection, Hospitalization, and Death : Meta-Analysis », *MEDRXIV* (30 sept. 2020), https://doi.org/10.1101/2020.09.30.20204693
36. Jia Liu *et al.*, « Hydroxychloroquine, a less toxic derivative of chloroquine, is effective in inhibiting SARS-CoV-2 infection in vitro », *NATURE* (18 mars 2020). https://www.nature.com/articles/ s41421-020-0156-0#citeas
37. Zhaowei Chen *et al.*, « Efficacy of hydroxychloroquine in patients with COVID-19 : results of a randomized clinical trial », *MEDRXIV* (10 avril 2020). https://www.medrxiv.org/content/10.1101/2020.03.22.20 040758v3
38. Wei Tang *et al.*, « Hydroxychloroquine in patients with mainly mild to moderate coronavirus disease 2019 : open label, randomised controlled trial », *BMJ* (14 mai 2020). https://www.bmj.com/ content/369/bmj.m1849
39. Lotta Ulander *et al.*, « Hydroxychloroquine reduces interleukin-6 levels after myocardial infarction : The randomized, double-blind, placebo-controlled OXI pilot trial », 15 ; 337, pp. 21-27, *Int. J. Cardiol.* (4 mai 2021). Doi : 10.1016/j.ijcard.2021.04.062. https://pubmed.ncbi.nlm.nih.gov/33961943/
40. Abdulrhman Mohana *et al.*, « Hydroxychloroquine safety outcome with an approved therapeutic protocol for COVID-19 outpatients in Saudi Arabia », *INTERNATIONAL JOURNAL OF INFECTIOUS DISEASE* (2021). https://www.ijidonline.com/article/S1201-9712(20)32235-9/pdf
41. Drugs.com, « Hydroxychloroquine Prices, Coupons and Patient Assistance Programs », *DRUGS.COM* (1er sept. 2021), https://www.drugs.com/price-guide/hydroxychloroquine
42. Allison Inserro, « Gilead Sciences Sets US Price for COVID-19 Drug at $2340 to $3120 Based on Insurance », *AJMC* (29 juin 2020), https://www.ajmc.com/view/gilead-sciences-sets-us-price-for- covid19-drug-at-2340-to-3120-based-on-insurance
43. et Nathalie Boudet-Gizardin, « Can Hydroxychloroquine Be Legally Prescribed in France for Patients with COVID-19 ? », Ginestié Magellan Paley-Vincent (4 juil. 2020). https://www.ginestie.com/en/ covid-19-can-hydroxychloroquine-be-legally-prescribed-in-France-for-patients-with-covid-19/
44. *Ibid.*
45. Public Health Agency of Canada, « Chloroquine and hydroxychloroquine can have serious side effects. These drugs should be used only under the supervision of a physician » (25 avril 2020). https:// healthycanadians.gc.ca/recall-alert-rappel-avis/hc-sc/2020/72885a-eng.php
46. Barry Bateman, « Illegally imported chloroquine destroyed », *ENCA.COM* (23 sept. 2020). https://www. enca.com/news/illegally-imported-chloroquine-destroyed
47. Bethany Rodgers, « Feds want a Utah pharmacist who illegally imported malaria drugs to destroy them. He's pitching a different plan. », *THE SALT LAKE TRIBUNE* (24 avril 2021). https://www.sltrib.com/ news/2021/04/24/feds-want-utah-pharmacist/
48. Joan Donovan *et al.*, « Trading Up the Chain : The Hydroxychloroquine Rumor », *MEDIA MANIPULATION* (mars 2020). https://mediamanipulation.org/case-studies/trading-chain- hydroxychloroquine-rumor

49. James Todaro, HCQ Tweet, TWITTER (13 mars 2020). https://twitter.com/JamesTodaroMD/status/1238553266369318914?s=20
50. Ben Hirschler, « Google venture arm backs UK universal flu vaccine company », *Reuters* (14 janv. 2018), https://www.reuters.com/article/us-health-flu-vaccine/google-venture-arm-backs-uk-universal-flu- vaccine-company-idUSKBN1F400H
51. Project Vaseline by Verily, « Building a research community of engaged participants to aid scientists in the fight against COVID-19 », https://verily.com/solutions/covid-19-research/
52. Ben Hirschler, « GSK and Google parent forge $715 million bioelectronic medicines firm », *REUTERS* (1er août 2016). https://www.reuters.com/article/us-gsk-alphabet/gsk-and-google-parent-forge-715- million-bioelectronic-medicines-firm-idUSKCN10C1K8
53. Christina Farr, « Alphabet's Verily builds its own lab to speed up coronavirus test results », CNBC, https:// www.cnbc.com/2020/08/11/alphabets-verily-builds-its-own-coronavirus-testing-lab.html
54. Kayla Epstein, « Trump keeps touting a decades-old malaria pill as a coronavirus 'game changer', undercutting his top infectious-disease expert », *BUSINESS INSIDER* (21 mars 2020). https://www. businessinsider.com/trump-undercuts-fauci-on-whether-chloroquine-can-treat-coronavirus-2020-3
55. Scott Sayare, « He was a Science Star. Then He Promoted a Questionable Cure for COVID-19. », *NEW YORK TIMES MAGAZINE* (21 mai 2020). https://www.nytimes.com/2020/05/12/magazine/ didier-raoult-hydroxychloroquine.html
56. Elizabeth Cohen & Wesley Bruer, « US stockpile stuck with 63 million doses of hydroxychloroquine », CNN (17 juin 2020), https://www.cnn.com/2020/06/17/health/hydroxychloroquine-national- stockpile/index.html
57. BBC News, « 'Ousted' US vaccine expert Rick Bright to file whistleblower complaint », BBC NEWS (24 avril 2020). https://www.bbc.com/news/world-us-canada-52400721
58. FDA News Release, « Coronavirus (COVID-19) Update : FDA Revokes Emergency Use Authorization for Chloroquine and Hydroxychloroquine », FDA (15 juin 2020), https://www.fda.gov/news-events/ press-announcements/coronavirus-covid-19-update-fda-revokes-emergency-use-authorization- chloroquine-and
59. U.S. Food and Drug Administration, Coronavirus (COVID-19), « Update : FDA Revokes Emergency Use Authorization for Chloroquine and Hydroxychloroquine » (15 juin 2020). https://www.fda.gov/news- events/press-announcements/coronavirus-covid-19-update-fda-revokes-emergency-use-authorization- chloroquine-and
60. Organisation mondiale de la santé, « WHO discontinues hydroxychloroquine and lopinavir/ritonavir treatment arms for COVID-19 » (4 juil. 2020). https://www.who.int/news/item/04-07-2020-who-discontinues- hydroxychloroquine-and-lopinavir-ritonavir-treatment-arms-for-covid-19
61. Meryl Nass, « Covid-19 Has Turned Public Health Into a Lethal, Patient-Killing Experimental Endeavor », ALLIANCE FOR HUMAN RESEARCH PROTECTION (20 juin 2020). https://ahrp. org/covid-19-has-turned-public-health-into-a-lethal-patient-killing-experimental-endeavor/
62. *Id.*
63. Meryl Nass, « WHO and UK trials use potentially lethal hydroxychloroquine dose-according to WHO consultant », ANTHRAX VACCINE-POSTS BY ME-

RYL NASS (14 juin 2020), https:// anthraxvaccine.blogspot.com/2020/06/who-trial-using-potentially-fatal.html

64. RECOVERY : Randomized Evaluation of COVID-19 Therapy (2021). https://www.recoverytrial. net/

65. Transparency data : List of participants of SAGE and related sub-groups, *GOV.UK* (18 juin 2021), https://www.gov.uk/government/publications/scientific-advisory-group-for-emergencies-sage- coronavirus-covid-19-response-membership/list-of-participants-of-sage-and-related-sub-groups

66. Member Bios Update, NERVTAG (nov. 2018), https://assets.publishing.service.gov.uk/government/ uploads/system/uploads/attachment_data/file/756256/NERVTAG_Member_Bios_update_ November2018.pdf

67. Tess de la Mare, « Zoonotic disease needs to be stopped at source, top scientist warns » (11 juin 2021). https://www.belfasttelegraph.co.uk/news/uk/zoonotic-disease-needs-to-be-stopped-at-source-top- scientist-warns-40529238.html

68. Organisation mondiale de la santé, « WHO R&D Blueprint COVID-19 Informal consultation on the dose of chloroquine and hydroxychloroquine for the SOLIDARITY Clinical Trial », pp. 5-6 (8 avril 2020). https:// www.who.int/docs/default-source/documents/r-d-blueprint-meetings/rd-blueprint-expert-group-on- cq-dose-call-apr8.pdf

69. Organisation mondiale de la santé, « WHO R&D Blueprint COVID-1 Informal consultation on the potential role of chloroquine in the clinical management of COVID 19 infection » (13 mars 2020). https:// www.who.int/blueprint/priority-diseases/key-action/RD-Blueprint-expert-group-on-CQ-call-Mar-13-2020.pdf

70. Mayla G. S. Borba *et al.*, « Effect of High vs Low Doses of Chloroquine Diphosphate as Adjunctive Therapy for Patients Hospitalized With Severe Acute Respiratory Syndrome Coronavirus 2 (SARS-CoV-2) Infection : A Randomized Clinical Trial », 3(4), e208857, *JAMA* (24 avril 2020), https://jamanetwork.com/journals/jamanetworkopen/fullarticle/2765499

71. *Ibid.*

72. Marcus Vinicius Guimarães de Lacerda, ESCAVADOR, https://www.escavador.com/sobre/3931344/ marcus-vinicius-guimaraes-de-lacerda

73. Ruanne V. Barnabas *et al.*, « Hydroxychloroquine as Postexposure Prophylaxis to Prevent Severe Acute Respiratory Syndrome Coronavirus 2 Infection », *ANNALS OF INTERNAL MEDICINE* (8 décembre 2020). https://www.ncbi.nlm.nih.gov/pmc/articles/PMC7732017/

74. Christine Johnston *et al.*, « Hydroxychloroquine with or without azithromycin for treatment of early SARS-CoV-2 infection among high-risk outpatient adults : A randomized clinical trial », *CLINICAL MEDICINE* (publié par *THE LANCET*) (26 févr. 2021). https://pubmed.ncbi.nlm.nih. gov/33681731/

75. « *Researchers Overdosing COVID-19 Patients on Hydroxychloroquine, States Association of* American Physicians & Surgeons (AAPS) », *CISION PR NEWSWIRE* (17 juin 2020), https://www.prnewswire. com/news-releases/researchers-overdosing-covid-19-patients-on-hydroxychloroquine-states- association-of-american-physicians--surgeons-aaps-301078986.html

76. Lindzi Wessel, « 'It's a nightmare.' How Brazilian scientists became ensnared in chloroquine politics », *SCIENCE* (22 juin 2020). https://www.science.org/news/2020/06/it-s-nightmare-how-brazilian- scientists-became-ensnared-chloroquine-politics

77. Bill Gates, « Opinion : Bill Gates : Here's how to make up for lost time on covid-19 », *WASHINGTON POST* (31 mars 2020). https://www.washingtonpost.com/opinions/bill-gates-heres-how-to-make- up-for-lost-time-on-covid-19/2020/03/31/ab5c3cf2-738c-11ea-85cb-8670579b863d_story.html
78. *Ibid.*
79. Elizabeth Cohen et Wesley Bruer, « US stockpile stuck with 63 million doses of hydroxychloroquine », CNN (17 juin 2020), https://www.cnn.com/2020/06/17/health/hydroxychloroquine-national-stockpile/ index.html
80. America's Front Line Doctors, « This Virus Has a Cure » (27 juin 2020). https://www.dailymotion.com/ video/x7vbtzf
81. Max Zahn, « Bill Gates : Spread of 'Outrageous' Coronavirus Video Shows Flaw in Social Media Platforms », *YAHOO* (29 juil. 2020). https://www.yahoo.com/now/bill-gates-spread-of-outrageous-coronavirus- video-shows-flaw-in-social-media-platforms-124710983.html
82. Dina Bass et Candy Cheng, « Bill Gates on Covid Vaccine Timing, Hydroxychloroquine, and That 5G Conspiracy Theory », *BLOOMBERG* (13 août 2020). https://www.bloomberg.com/ features/2020-bill-gates-covid-vaccine/
83. Bill & Melinda Gates Foundation, 2018 Form 990, Attachment C, page 4, (2018). https://www. causeiq.com/organizations/view_990/911663695/011be856013f829aa3c948c35c2aa163
84. Dina Bass et Candy Cheng, « Bill Gates on Covid Vaccine Timing, Hydroxychloroquine, and That 5G Conspiracy Theory », *BLOOMBERG* (13 août 2020). https://www.bloomberg.com/ features/2020-bill-gates-covid-vaccine/
85. Mandeep Mehra *et al.*, « RETRACTED : Hydroxychloroquine or chloroquine with or without a macrolide for treatment of COVID-19 : a multinational registry analysis », *THE LANCET* (22 mai 2020), https://www.thelancet.com/journals/lancet/article/PIIS0140-6736(20)31180-6/fulltext
86. Mandeep Mehra *et al.*, « RETRACTED : Cardiovascular Disease, Drug Therapy, and Mortality in Covid-19 », 382, e102, *NEJM* (mai 2020), https://www.nejm.org/doi/full/10.1056/NEJMoa2007621
87. Melissa Davey et Stephanie Kirchgaessner, « Surgisphere : governments and WHO changed Covid-19 policy based on suspect data from tiny US company », *THE GUARDIAN* (3 juin 2020). https://www.theguardian.com/world/2020/jun/03/covid-19-surgisphere-who-world-health-organization- hydroxychloroquine
88. Denise M. Hinton, « Letter revoking EUA for chloroquine phosphate and hydroxychloroquine sulfate », U.S. FOOD AND DRUG ADMINISTRATION (15 juin 2020). https://www.fda.gov/ media/138945/download
89. BBC, « Coronavirus : WHO halts trials of hydroxychloroquine over safety fears » (25 mai 2020). https:// www.bbc.com/news/health-52799120
90. Jacqueline Howard, « UK Covid-19 trial ends hydroxychloroquine study because there's no evidence the drug benefits patients »
91. Matthias Blamont, Alistair Smout et Emilio Parodi, « EU governments ban malaria drug for COVID-19, trial paused as safety fears grow », *REUTERS* (27 mai 2020). https://www.reuters.com/ article/health-coronavirus-hydroxychloroquine-fr/eu-governments-ban-malaria-drug-for-covid-19- trial-paused-as-safety-fears-grow-idUSKBN2340A6
92. Kelly Servick et Martin Enserink, « A mysterious company's coronavirus papers in top medical journals may be unraveling », *SCIENCE* (2 juin 2020), https://www.science.org/news/2020/06/mysterious- company-s-coronavirus-papers-top-medical-journals-may-be-unraveling

93. Roni Caryn Rabin, « Scientists Question Validity of Major Hydroxychloroquine Study », *NYT* (29 mai 2020), https://www.nytimes.com/2020/05/29/health/coronavirus-hydroxychloroquine.html
94. James Heathers, « *The Lancet* has made one of the biggest retractions in modern history. How could this happen ? », *THE GUARDIAN* (5 juin 2020), https://www.theguardian.com/ commentisfree/2020/jun/05/lancet-had-to-do-one-of-the-biggest-retractions-in-modern-history- how-could-this-happen
95. OMS, Consortium Solidarity, « Repurposed Antiviral Drugs for Covid-19 – Interim WHO Solidarity Trial Results », 384, pp. 497-511, *NEJM* (2 déc. 2020), DOI : 10.1056/NEJMoa2023184. https://www.nejm.org/doi/full/10.1056/nejmoa2023184
96. The RECOVERY Collaborative Group, « Effect of Hydroxychloroquine in Hospitalized Patients with Covid-19 », 383, pp. 2030-2040, *NEJM* (8 oct. 2020), DOI : 10.1056/NEJMoa2022926. https://www. nejm.org/doi/full/10.1056/NEJMoa2022926
97. Richard Smith, « Medical journals are an extension of the marketing arm of pharmaceutical companies », 2.5, *PLOS MEDICINE*, e138 (mai 2005). Doi :10.1371/journal.pmed.0020138. https://www.ncbi. nlm.nih.gov/pmc/articles/PMC1140949/
98. *Ibid.*
99. *Ibid.*
100. R. Horton (2004), « The dawn of McScience », *New York Rev. Books*, 51(4), pp. 7-9. M. Angell (2005), *The Truth About Drug Companies : How They Deceive Us And What To Do About It*, New York : Random House.
101. Devan Cole, « Fauci : Science shows hydroxychloroquine is not effective as a coronavirus treatment », CNN (27 mai 2020), https://www.cnn.com/2020/05/27/politics/anthony-fauci- hydroxychloroquine-trump-cnntv/index.html
102. Christopher M. Wittich *et al.*, « Ten common questions (and their answers) about off-label drug use », 87(10), *MAYO CLINIC PROCEEDINGS*, pp. 982-990, https://doi.org/10.1016/j. mayocp.2012.04.017
103. FDA, « FDA cautions against use of hydroxychloroquine or chloroquine for COVID-19 outside of the hospital setting or a clinical trial due to risk of heart rhythm problems », FDA (1er juillet 2020), https://www.fda.gov/drugs/drug-safety-and-availability/fda-cautions-against-use-hydroxychloroquine-or-chloroquine-covid-19-outside-hospital-setting-or
104. George C. Fareed *et al.*, « Open letter to Dr. Anthony Fauci regarding the use of hydroxychloroquine for treating COVID-19 », *THE DESERT REVIEW* (13 août 2020), https://www.thedesertreview.com/ opinion/columnists/open-letter-to-dr-anthony-fauci-regarding-the-use-of-hydroxychloroquine-for- treating-covid-19/article_31d37842-dd8f-11ea-80b5-bf80983bc072.html
105. *Ibid.*
106. Samia Arshad *et al.*, « Treatment with hydroxychloroquine, azithromycin, and combination in patients hospitalized with COVID-19 », 97, *IJID* (août 2020), pp. 396-403, doi : 10.1016/j.ijid.2020.06.099. https://www.ncbi.nlm.nih.gov/pmc/articles/PMC7330574/
107. Beth LeBlanc, « Fauci : Henry Ford Health's hydroxychloroquine study 'flawed' », *THE DETROIT NEWS* (1er août 2020), https://www.detroitnews.com/story/news/local/michigan/2020/07/31/ anthony-fauci-henry-ford-health-hydroxychloroquine-study-flawed/5559367002/

108. « Boards of pharmacy and other actions relating to COVID-19 prescribing », AMA (2020), https:// www.ama-assn.org/system/files/2020-04/board-of-pharmacy-covid-19-prescribing.pdf
109. Valerie Richardson, « Rudy Giuliani urges Andrew Cuomo to lift hydroxychloroquine restrictions for coronavirus », *THE WASHINGTON TIMES* (5 avril 2020). https://www.washingtontimes.com/ news/2020/apr/5/rudy-giuliani-urges-andrew-cuomo-lift-hydroxychlor/
110. News 4 and FOX 11 Digital Team, « Gov. Sisolak signs emergency regulation restricting drug distribution during COVID-19 », (24 mars 2020). https://mynews4.com/news/local/gov-sisolak-signs-emergency- regulation-restricting-drug-distribution-during-covid-19
111. American Medical Association, « Boards of pharmacy and other actions relating to COVID-19 prescribing », *AMA ADVOCACY RESOURCE CENTER* (27 avril 2020). https://www.ama-assn.org/system/ files/2020-04/board-of-pharmacy-covid-19-prescribing.pdf
112. *Free Republic*, « Is HCQ banned in your state ? (probably not) » (18 août 2020). https://freerepublic.com/ focus/f-news/3875427/posts ?q=1& ;page=1
113. FDA FAQ, « Frequently Asked Questions on the Revocation of the Emergency Use Authorization for Hydroxychloroquine Sulfate and Chloroquine Phosphate », FDA (15 juin 2021), https://www.fda.gov/ media/138946/download
114. National Institute of Allergy and Infectious Diseases, « BULLETIN – NIH Clinical Trial Evaluating Hydroxychloroquine and Azithromycin for COVID-19 Closes Early » (20 juin 2020). https://www.niaid. nih.gov/news-events/bulletin-nih-clinical-trial-evaluating-hydroxychloroquine-and-azithromycin- covid-19
115. Denise M. Hinton, « Letter revoking EUA for chloroquine phosphate and hydroxychloroquine sulfate », U.S. FOOD AND DRUG ADMINISTRATION (15 juin 2020). https://www.fda.gov/media/138945/ download
116. OMS, « Coronavirus disease (COVID-19) : Solidarity Trial and hydroxychloroquine » (19 juin 2020). https://www.who.int/news-room/q-a-detail/coronavirus-disease-covid-19- hydroxychloroquine
117. Natasha Donn, « Covid-19 : Portugal becomes 4th country to suspend use of hydroxychloroquine », *PORTUGAL RESIDENT* (29 mai 2020). https://www.portugalresident.com/covid-19-portugal- becomes-4th-country-to-suspend-use-of-hydroxychloroquine/
118. Michel Jullian et Xavier Azalbert, « Covid-19 : hydroxychloroquine works, a proof ? », *FRANCE SOIR* (13 juil. 2020). https://www.francesoir.fr/societe-sante/covid-19-hydroxychloroquine-works- irrefutable-proof
119. Catherine Perea, « Doctor Sánchez Cárdenas believes that the use of hydroxychloroquine in Panama has yielded results », *TELEMETRO* (26 août 2020). https://www.telemetro.com/nacionales/2020/08/26/ doctor-sanchez-cardenas-dice-hidroxicloroquina/3169570.html
120. Association of American Physicians & Surgeons (AAPS), « AAPS vs. Food & Drug Administration *et al.* » (2 juin 2020). https://aapsonline.org/judicial/aaps-v-fda-hcq-6-2-2020.pdf
121. Association of American Physicians & Surgeons, « More Evidence Presented for Why Hydroxychloroquine Should be Made Available, in a New Court Filing by AAPS », *AAPS ONLINE* (22 juil. 2020). https:// aapsonline.org/more-evidence-presented-for-why-hydroxychloroquine-should-be-made-available-in-a-new-court-filing-by-aaps/
122. Jo Nova, « Countries that use Hydroxychloroquine may have 80 % lower Covid death rates », *JONOVA* (8 août 2020), https://joannenova.com.au/2020/08/

countries-that-use-hydroxychloroquine-may- have-80-lower-covid-death-rates/

123. *C19Study.com*, « COVID-19 treatment studies for Hydroxychloroquine » (20 sept. 2020). https://c19hcq. com/
124. *C19Study.com*, « Countries based on current HCQ/CQ usage », https://c19hcq. com/countries.html
125. Statista, « Coronavirus (COVID-19) deaths worldwide per one million population as of September 21, 2021, by country » (21 sept. 2121) https://www. statista.com/statistics/1104709/coronavirus-deaths- worldwide-per-million-inhabitants/
126. George C. Fareed *et al.*, « Open letter to Dr. Anthony Fauci regarding the use of hydroxychloroquine for treating COVID-19 », *THE DESERT REVIEW* (13 août 2020), https://www.thedesertreview.com/ opinion/columnists/open-letter-to-dr-anthony-fauci-regarding-the-use-of-hydroxychloroquine-for- treating-covid-19/article_31d37842-dd8f-11ea-80b5-bf80983bc072.html
127. Statista, « Coronavirus (COVID-19) deaths worldwide per one million population as of September 24, 2021, by country » (24 sept. 2021). https://www. statista.com/statistics/1104709/coronavirus-deaths- worldwide-per-million-inhabitants/
128. *Ibid.*
129. *Ibid.*
130. *Ibid.*
131. « *Reported* Cases and Deaths by Country or Territory », *WORLDOMETER* (24 sept. 2021), https://www. worldometers.info/coronavirus/
132. *The Global Economy*, « Netherlands : Covid new deaths per million » (2021). https://www.theglobaleconomy.com/Netherlands/covid_new_deaths_per_million/
133. Marine Strauss, « Belgium, once hard-hit, reports zero coronavirus deaths for first time since March », *REUTERS* (14 juil. 2020). https://www.reuters.com/ article/us-health-coronavirus-belgium/belgium- once-hard-hit-reports-zero-coronavirus-deaths-for-first-time-since-march-idUSKCN24F0U7
134. *Statista*, « Coronavirus (COVID-19) deaths worldwide per one million population as of September 24, 2021, by country » (24 sept. 2021). https://www. statista.com/statistics/1104709/coronavirus-deaths- worldwide-per-million-inhabitants/
135. « *More Evidence Presented for Why Hydroxychloroquine Should be Made Available, in a New Court* Filing by the Association of American Physicians & Surgeons (AAPS) », *CISION PR NEWSWIRE* (22 juil. 2020), https://www. prnewswire.com/news-releases/more-evidence-presented-for-why-hydroxychloroquine-should-be-made-available-in-a-new-court-filing-by-the-association-of-american- physicians--surgeons-aaps-301098030.html
136. Harvey Risch, « The Key to Defeating COVID-19 Already Exists. We Need to Start Using It », *NEWSWEEK* (23 juil. 2020), https://www.newsweek.com/key-defeating-covid-19-already-exists-we- need-start-using-it-opinion-1519535
137. Meryl Nass, « How a False Hydroxychloroquine Narrative was created, and more », publication sur le vaccin contre l'anthrax (27 juin 2020), https://anthraxvaccine.blogspot. com/2020/06/how-false-hydroxychloroquine-narrative. html
138. *Ibid.*
139. *Ibid.*

140. *Ibid.*

141. *Ibid.*

142. Ronald L. Trowbridge, « Anthony Fauci : A Product of His Training », *THE INDEPENDENT* (27 avril 2020), https://www.independent.org/news/article.asp ?id=13129

143. « NIH ends key COVID-19 studies of hydroxychloroquine », *BIOPHARMADIVE* (22 juin 2020), https://www.biopharmadive.com/news/nih-hydroxychloroquine-coronavirus-trial-halt/580270/

144. Meryl Nass, « Fauci the Hypocrite. Do NIAID royalties cloud his thinking ? TRUTH IN THE AGE OF COVID » (19 avril 2020). https://merylnassmd.com/fauci-hypocrite-do-niaid-royalties/

145. Darryl Falzarano, Emmie de Wit *et al.*, « Treatment with interferon-a2b and ribavirin improves outcome in MERS-CoV-infected rhesus macaques », 19(10), *NAT MED*, pp. 1313-1317 (2013), doi : 10.1038/ nm.3362 https://pubmed.ncbi.nlm.nih.gov/24013700/

146. Liz Szabo, « Scientists fight deadly new coronavirus », *USA TODAY* (18 avril 2013), https://www. usatoday.com/story/news/nation/2013/04/18/scientists-develop-possible-treatment-for-new-sars-like- virus/2091443/

147. *Ibid.*

148. *Ibid.*

149. *Ibid.*

150. U.S. Food and Drug Administration, Package Insert, PEG-IntronTM (Peginterferon alfa-2b) Powder for Injection, Schering Corporation (3 oct. 2001). https://www.accessdata.fda.gov/drugsatfda_docs/ label/2001/pegsche080701LB.htm#warn

151. Pfizer and BioNTech, FDA Briefing Document Pfizer-BioNTech COVID-19 Vaccine, Vaccines and Related Biological Products Advisory Committee Meeting (10 déc. 2020). https://www.fda.gov/ media/144245/download

152. ModernaTX, Inc., FDA Briefing Document Moderna COVID-19 Vaccine, Vaccines and Related Biological Products Advisory Committee Meeting (17 déc. 2020). https://www.fda.gov/ media/144434/download

153. Janssen, Ad26.COV2.S Vaccine for the Prevention of COVID-19, Vaccines and Related Biological Products Advisory Committee Meeting (26 févr. 2021). https://www.fda.gov/media/146217/ download

154. Christopher J. Boggs, « Insurance Implications of Required Vaccines », *INSURANCE JOURNAL* (22 févr. 2021). https://www.insurancejournal.com/blogs/big-i-insights/2021/02/22/602123.htm

155. Kevin J. Hickey, « The PREP Act and COVID-19 : Limiting Liability for Medical Countermeasures », *CONGRESSIONAL RESEARCH SERVICE* (mis à jour le 19 mars 2021), https://crsreports.congress. gov/product/pdf/LSB/LSB10443

156. Children's Health Defense Team, « Here's why Bill Gates wants indemnity… Are you willing to take the risk ? », CHILDREN'S HEALTH DEFENSE (11 avril 2020), https://childrenshealthdefense.org/ news/heres-why-bill-gates-wants-indemnity-are-you-willing-to-take-the-risk/

157. « *Dr.* Anthony Fauci : No placebo-controlled trial has shown hydroxychloroquine is effective », 1 :17, YOUTUBE CNBC (31 juil. 2020), https://www.youtube.com/watch ?v=xDjVwXM8ESE

158. OMS, « WHO recommends against the use of remdesivir in COVID-19 patients », WHO NEWSROOM (20 nov. 2020) https://www.who.int/news-room/

feature-stories/detail/who-recommends-against- the-use-of-remdesivir-in-covid-19-patients

159. Jaykaran Charan *et al.*, « Rapid review of suspected adverse drug events due to remdesivir in the WHO database ; findings and implications », 14, 1, *EXPERT REVIEW OF CLINICAL PHARMACOLOGY* , pp. 95-103 (2021), PMID : 33252992. Doi : 10.1080/17512433.2021.1856655
160. Real-World Evidence, « Real-world data (RWD) and real-world evidence (RWE) are playing an increasing role in health care decisions », FDA (16 juil. 2021), https://www.fda.gov/science-research/science-and- research-special-topics/real-world-evidence
161. FDA, « 21st Century Cures Act », US FOOD & DRUG ADMINISTRATION (31 janv. 2020), https:// www.fda.gov/regulatory-information/selected-amendments-fdc-act/21st-century-cures-act
162. Michael Thau, « COVID19 : Top Yale Professor Says 'Decisions Not Based On Science' », *PRINCIPIA SCIENTIFIC* (14 oct. 2020). https://principia-scientific.com/covid19-top-yale-professor-says- decisions-not-based-on-science/
163. *Id.*

Références – L'ivermectine

1. « The Nobel Prize in Physiology or Medicine 2015 », communiqué de presse du Prix Nobel (5 oct. 2015), https://www.nobelprize.org/prizes/medicine/2015/press-release/
2. OMS, « Executive summary : the selection and use of essential medicines 2021 : report of the 23rd WHO Expert Committee on the selection and use of essential medicines », OMS (30 sept. 2021), https://www.who.int/publications/i/item/WHO-MHP-HPS-EML-2021.01
3. « World Health Organization Model List of Essential Medicines – 22nd List », OMS (2021), https://apps.who.int/iris/bitstream/handle/10665/345533/WHO-MHP-HPS-EML-2021.02-eng.pdf
4. Andy Crump et Satoshi Ōmura, « Ivermectin, 'Wonder drug' from Japan : the human use perspective », *Proceedings of the Japan Academy*, série B (10 févr. 2011), https://www.ncbi.nlm.nih. gov/labs/pmc/articles/PMC3043740/
5. Fatemeh Heidary et Reza Gharebaghi, « Ivermectin : a systematic review from antiviral effects to COVID-19 complementary regimen », *The Journal of Antibiotics* (12 juin 2020), https://www.nature. com/articles/s41429-020-0336-z
6. « Lab experiments show anti-parasitic drug, Ivermectin, eliminates SARS-CoV-2 in cells in 48 hours », Monash Biomedicine Discovery Institute (3 avril 2020), https://www.monash.edu/ discovery-institute/news-and-events/news/2020-articles/Lab-experiments-show-anti-parasitic-drug,- Ivermectin,-eliminates-SARS-CoV-2-in-cells-in-48-hours
7. *Ibid.*
8. Juan Chamie-Quintero *et al.*, « Ivermectin for COVID in Peru : 14-fold reduction in nationwide excess deaths, p<0.002 for effect by state, then 13-fold increase after ivermectin use restricted », *OSF Preprints* (8 mars 2021), https://osf.io/9egh4/
9. Hector Carvallo *et al.*, « Study of the Efficacy and Safety of Topical Ivermectin + IotaCarrageenan in the Prophylaxis against COVID-19 in Health Personnel », *Journal of Biomedical Research and Clinical Investigation*, V. 2 I 1 at 1007 (17 nov. 2020), https://www.medicalpressopenaccess.com/ single_article.php ?refid=82

10. Alam *et al.*, « Ivermectin as Pre-exposure Prophylaxis for COVID-19 among Healthcare Providers in a Selected Tertiary Hospital in Dhaka – An Observational Study », *European Journal of Medical & Health Sciences*, vol. 2, no 6 (publié le 15 déc. 2020)
11. AD Santin *et al.*, « Ivermectin : a multifaceted drug of Nobel prize-honoured distinction with indicated efficacy against a new global scourge », 43, 100924, *New Microbes New Infect.* (3 août 2021). Doi : 10.1016/j.nmni.2021.100924, https://pubmed.ncbi.nlm.nih.gov/34466270/
12. Statement to U.S. Committee on Homeland Security and Governmental Affairs : « Early Outpatient Treatment : An Essential Part of the COVID-19 Solution, Part II », THE ICON STUDY : Dr. Jean- Jacques Rajter Reviews Ivermectin, *Hope Pressworks* (18 janv. 2021), https://hopepressworks.org/f/ the-icon-study-dr-jean-jacques-rajter-reviews-ivermectin
13. Alam *et al.*, « Ivermectin as Pre-exposure Prophylaxis for COVID-19 among Healthcare Providers in a Selected Tertiary Hospital in Dhaka – An Observational Study », Alam *et al.*, *European Journal of Medical & Health Sciences*, vol. 2, no 6 (publié le 15 déc. 2020), https://www.ejmed.org/ index.php/ejmed/article/view/599
14. Peter A. McCullough *et al.*, « Multifaceted highly targeted sequential multidrug treatment of early ambulatory high-risk SARS-CoV-2 infection (COVID-19) », *Reviews in Cardiovascular Medicine*, 2020, vol. 21, no 4, pp. 517-530 https://rcm.imrpress.com/EN/10.31083/j.rcm.2020.04.264
15. *Ivermectineforcovid.com*, « A Letter to NIH and Dr. Anthony Fauci. Is Anybody Home ? », *Ivermectin for COVID* (4 mars 2021), https://ivermectinforcovid.com/a-letter-to-nih-and-dr-anthony-fauci-is- anybody-home/
16. C. Bernigaud *et al.*, « Bénéfice de l'ivermectine : de la gale à la COVID-19, un exemple de sérendipité », *Annales de Dermatologie et de Vénéréologie* (déc. 2020), https://www.sciencedirect. com/science/article/abs/pii/S015196382030627X ?via %3Dihub
17. C. Bernigaud *et al.*, « Ivermectin benefit : from scabies to COVID-19, an example of serendipity », *Annals of Dermatology and Venereology* (déc. 2020), https://c19ivermectin.com/bernigaud.html
18. Choudhury, Abhigyan *et al.*, »Exploring the Binding Efficacy of Ivermectin against the Key Proteins of SARS-CoV-2 Pathogenesis : An in Silico Approach », *Future Virology* (25 mars 2021), https:// www.ncbi.nlm.nih.gov/pmc/articles/PMC7996102/
19. Peter A. McCullough *et al.*, « Early Ambulatory Multidrug Therapy Reduces Hospitalization and Death in High-Risk Patients with SARS-CoV-2 (COVID-19) », vol. 6, no 3 (mars 2021), pp. 219-221
20. « FLCCC Alliance Invited to the National Institutes of Health (NIH) COVID-19 Treatment Guidelines Panel to Present Latest Data on Ivermectin », communiqué de presse, Front Line COVID-19 Critical Care Alliance (FLCCC) (7 janv. 2021), https://covid19criticalcare.com/wp-content/ uploads/2021/01/FLCCC-PressRelease-NIH-C19-Panel-FollowUp-Jan7-2021.pdf
21. Andrew Hill, « Covid-19 : WHO-sponsored preliminary review indicates Ivermectin effectiveness », *Swiss Policy Research* (31 déc. 2020), https://swprs.org/who-preliminary- review-confirms-Ivermectin-effectiveness/
22. Carlos Chaccour, « The effect of early treatment with ivermectin on viral load, symptoms and humoral response in patients with non-severe COVID-19 : A pilot, double-blind, placebo-controlled, randomized clinical trial », EClinical

Medicine publié par le *Lancet* (19 janv. 2021), https://www. thelancet.com/ journals/eclinm/article/PIIS2589-5370(20)30464-8/fulltext

23. Pierre Kory *et al.*, « Review of the Emerging Evidence Demonstrating the Efficacy of Ivermectin in the Prophylaxis and Treatment of COVID-19 », Front Line COVID-10 Critical Care Alliance (16 janv. 2021), https://covid19criticalcare.com/ wp-content/uploads/2020/11/FLCCC-Ivermectin-in-the- prophylaxis-and-treatment-of-COVID-19.pdf
24. « Dr. Pierre Kory, president of the FLCCC Alliance testifies before Senate Committee on Homeland Security and Governmental Affairs looking into early outpatient COVID-19 treatment », communiqué de presse, Front Line COVID-19 Critical Care Alliance (FLCCC) (8 décembre 2020), https://www. newswise.com/coronavirus/dr-pierre-kory-president-of-the-flccc-alliance-testifies-before-senate- committee-on-homeland-security-and-governmental-affairs-looking-into-early-outpatient-covid-19- treatment
25. Pierre Kory *et al.*, « Clinical and Scientific Rationale for the 'MATH+' Hospital Treatment Protocol for COVID-19 », *Journal of Intensive Care Medicine* (15 déc. 2020), https://journals.sagepub. com/doi/10.1177/0885066620973585
26. « One Page Summary of the Clinical Trials Evidence for Ivermectin in COVID-19 », Front Line COVID-19 Critical Care Alliance (FLCCC) (11 janv. 2021), https://covid19criticalcare.com/wp-content/uploads/2020/12/One-Page-Summary-of-the-Clinical-Trials-Evidence-for-Ivermectin-in- COVID-19.pdf
27. « Testimony by Dr. Pierre Kory to the U.S. Senate Committee on Homeland Security and Governmental Affairs » (2020), Front Line COVID-19 Critical Care Alliance (FLCCC), https:// covid19criticalcare.com/senate-testimony/
28. « FLCCC Alliance Invited to the National Institutes of Health (NIH) COVID-19 Treatment Guidelines Panel to Present Latest Data on Ivermectin », communiqué de presse, Front Line COVID-19 Critical Care Alliance (FLCCC) (7 janv. 2021), https://covid19criticalcare.com/wp-content/ uploads/2021/01/FLCCC-PressRelease-NIH-C19-Panel-FollowUp-Jan7-2021.pdf
29. Donato Paolo Mancini, « Cheap antiparasitic could cut chance of Covid-19 deaths by up to 75 % », *The Financial Times* (19 janv. 2021), https://www. ft.com/content/e7cb76fc-da98-4a31-9c1f- 926c58349c84
30. « NIH Updates its Position on Ivermectin », COVEXIT : COVID-19 News & Policy Analysis (14 janv. 2021), https://covexit.com/nih-updates-its-position-on-ivermectin/
31. « Ivermectin is not approved by the FDA for the treatment of any viral infection », National Institutes of Health COVID-19 Treatment Guidelines (dernière mise à jour : 11 févr. 2021), https://www. covid19treatmentguidelines.nih.gov/ therapies/antiviral-therapy/ivermectin/
32. Peter Yim, « Federal Judge Allows NIH Ivermectin Deception Case to Proceed », *TrialSite News* (28 août 2021), https://trialsitenews.com/federal-judge-allows-nih-ivermectin-deception-case-to- proceed/
33. Courriel de Safia Kuruiakose des NIH, « PharmD to partially redacted list of recipients » (5 janv. 2021). Courriel obtenu grâce au *Freedom of Information Act*. https://drive. google.com/file/d/1qh9U0FvrF-lNnNyuZ9_ljPS8PCXpAdzR/ view ?usp=sharing
34. Courriel d'Andy Pavia (des NIH) au Dr. Susanna Naggie, avec en copie Safia Kuruiakose, « PharmD and partially redacted list of recipients » (6 janv. 2021). Courriel obtenu grâce au *Freedom of Information Act*. https://drive.google. com/file/d/18OfEy2byeYQBxY_ xRuQjgmwtRS8m23zu/view ?usp=sharing

35. « Large clinical trial to study repurposed drugs to treat COVID-19 symptoms », communiqué de presse des National Institutes of Health (19 avril 2021), https://www.nih.gov/news-events/news-releases/large-clinical- trial-study-repurposed-drugs-treat-covid-19-symptoms

36. *TrialSite News* staff, « Chairman of Tokyo Metropolitan Medical Association Declares During Surge, Time for Ivermectin is Now », *TrialSite News* (16 août 2021), https://trialsitenews.com/chairman-of-tokyo-metropolitan-medical-association-declares-during-surge-time-for-ivermectin-is-now/

37. *TrialSite News* staff, « Ivermectin Authorized in Indonesia as Pharma Issued License for Production to Battle COVID-19 », *TrialSite News* (24 juin 2021), https://trialsitenews.com/ivermectin-authorized-in- indonesia-as-pharma-issued-license-for-production-to-battle-covid-19/

38. *World Tribune* staff, « Media mum on India's Ivermectin success story ; El Salvador offers it free to citizens », *World Tribune* (19 sept. 2021), https://www.worldtribune.com/media-mum-on-indias- ivermectin-success-story-el-salvador-offers-it-free-to-citizens/

39. Nick Corbishley, « As US Prepares to Ban Ivermectin for Covid-19, More Countries in Asia Begin Using It », *Naked Capitalism* (7 sept. 2021), https://www.nakedcapitalism.com/2021/09/ as-us-prepares-to-ban-ivermectin-for-covid-19-more-countries-in-asia-begin-using-it.html ?utm_ source=dlvr.it&utm_medium=twitter

40. Rodrigo Guerrero *et al.*, « COVID-19 : The Ivermectin African Enigma », Europe PMC, doi : 10.25100/cm.v51i4.4613 (30 déc. 2020), https://europepmc.org/article/PMC/PMC7968425

41. Justus R. Hope, « Ivermectin obliterates 97 percent of Delhi cases », *The Desert Review* (1er juin 2021, mis à jour le 7 juin 2021), https://www.thedesertreview.com/news/national/ivermectin-obliterates- 97-percent-of-delhi-cases/article_6a3be6b2-c31f-11eb-836d-2722d2325a08.html

42. Justus R. Hope, « Ivermectin crushes Delhi cases », *The Desert Review* (18 mai 2021 ; mis à jour le 8 sept. 2021), https://www.thedesertreview.com/opinion/letters_to_editor/ivermectin-crushes- delhi-cases/article_31f3afcc-b7fa-11eb-9585-0f6a290ee105.html

43. Voir la vidéo à 6 :58. Cependant, la vidéo n'était plus disponible au 25 septembre 2021. https://youtu.be/ pko4LIdUQCI

44. Bhuma Shrivastava et Malavika Kaur Makol, « Forecaster who predicted India's COVID peak sees new wave coming », *Boston Globe* (1er août 2021), https://www.bostonglobe.com/2021/08/01/business/ forecaster-who-predicted-indias-covid-peak-sees-new-wave-coming/

45. The Hindu Net Desk, « Coronavirus updates | January 1, 2021 », *The Hindu* (1er janv. 2021), https:// www.thehindu.com/news/national/coronavirus-updates-january-1-2021/article33469047.ece

46. Maria Caspani et Peter Szekely, « U.S. tops 21 million COVID-19 cases with record hospitalizations as states ramp up vaccinations », *Reuters* (6 janv. 2021), https://ph.news.yahoo.com/u-sets-covid-19- hospitalization-161111470.html

47. Maulshree Seth, « Uttar Pradesh government says early use of Ivermectin helped to keep positivity, deaths low », *The Indian Express* (12 mai 2021), https://indianexpress.com/article/cities/lucknow/ uttar-pradesh-government-says-ivermectin-helped-to-keep-deaths-low-7311786/

48. « Uttar Pradesh government says early use of Ivermectin helped to keep positivity, deaths low », *MSN* (12 mai 2021), https://www.msn.com/en-in/news/

other/uttar-pradesh-government-says-early-use-of- ivermectin-helped-to-keep-positivity-deaths-low/ar-BB1gDp5U

49. « India State of 241 MILLION People Declared COVID-Free After Government Promotes Ivermectin », *Infowars.com* (18 sept. 2021), https://www.infowars.com/posts/india-province- of-241-million-people-declared-covid-free-after-government-promotes-ivermectin/
50. « 33 districts in Uttar Pradesh are now Covid-free : State govt », *Hindustan Times*, New Delhi (10 sept. 2021), https://www.hindustantimes.com/cities/lucknow-news/33-districts-in-uttar- pradesh-are-now-covid-free-state-govt-101631267966925.html
51. Justin R. Hope, « Ivermectin A Success In Indian States Where It Is Used », *Peckford 42* (22 août 2021), https://peckford42.wordpress.com/2021/08/22/ivermectin-a-success-in-indian-states-where- it-is-used/
52. *Ibid.*
53. Stefan J. Bos, « India's Largest State Nearly COVID-Free After Using Alternative Drug », *Worthy News* (13 sept. 2012), https://www.worthynews.com/61607-indias-largest-state-nearly-covid-free-after- using-alternative-drug
54. Justus R. Hope, « India's Ivermectin Blackout : Part II », *The Desert Review* (13 août 2021), https:// www.thedesertreview.com/news/national/indias-ivermectin-blackout-part-ii/article_a0b6c378-fc78- 11eb-83c0-93166952f425.html
55. Justus R. Hope, « Tamil Nadu leads India in new infections, denies citizens ivermectin », *The Desert Review* (21 mai 2021, mis à jour le 8 sept. 2021), https://www.thedesertreview.com/ opinion/letters_to_editor/tamil-nadu-leads-in-dia-in-new-infections-denies-citizens-Ivermectin/ article_32634012-ba66-11eb-9211-ab378d521f9a.html
56. https://journals.lww.com/americantherapeutics/fulltext/2021/08000/ivermectin_for_prevention_ and_treatment_of.7.aspx
57. Justus R. Hope, « Dr. Tess Lawrie : The Conscience of Medicine », *The Desert Review* (4 mai 2021), https://www.thedesertreview.com/opinion/letters_to_editor/dr-tess-lawrie-the-conscience-of- medicine/article_ff673eca-ac2d-11eb-adaa-ab952b1d2661.html
58. Luke Andrews, « Cheap hair lice drug may cut the risk of hospitalized Covid patients dying by up to 80 %, study finds », *Daily Mail* (4 janvier 2021), https://www.dailymail.co.uk/news/article-9110301/ Cheap-hair-lice-drug-cut-risk-hospitalised-Covid-patients-dying-80-study-finds.html
59. Tess Lawrie, « Who are the BIRD Group ? », *BIRD* (janv. 2021), https://bird-group.org/who-are-bird/
60. *TrialSite News* staff, « Are the Independent Actually Dependent ? Is Cochrane's Ivermectin Analysis Biased ? », *TrialSite News* (6 mai 2021), https://trialsite-news.com/are-the-independent-actually- dependent-is-cochranes-ivermectin-analysis-biased/
61. National Institutes of Health, NIH Awards by Location and Organization, https://report.nih.gov/award/index.cfm ?ot=&fy=2021&state=&ic=&fm=&orgid=4997001&distr=&rfa=&om=y&pid=&vi ew=state
62. Communiqué de presse d'*Unitaid*, « Unitaid hails new US$ 50 million contribution from the Bill & Melinda Gates Foundation », *Unitaid* (7 déc. 2017), https://unitaid.org/news-blog/unitaid-hails-new-us-50- million-contribution-bill-melinda-gates-foundation/#en
63. « Early Outpatient Treatment : An Essential Part of a COVID-19 Solution, Part II », Testimony by Dr. Pierre Kory to U.S. Senate Homeland Security and Go-

vernmental Affairs Committee (8 déc. 2020), https://www.hsgac.senate.gov/early-outpatient-treatment-an-essential-part-of-a-covid-19- solution-part-ii

64. U.S. Sen. Ron Johnson, « Google/YouTube censor Senate hearing on ivermectin and early treatment of Covid-19 », *Wall Street Journal* (4 févr. 2021), https://anthraxvaccine.blogspot.com/2021/02/ googleyoutube-censor-senate-hearing-on.html
65. « Currently available data do not show ivermectin is effective against COVID-19 », « Why You Should Not Use Ivermectin to Treat or Prevent COVID-19 », *U.S. Food and Drug Administration* (3 sept. 2021), https://www.fda.gov/consumers/consumer-updates/why-you-should-not-use-ivermectin- treat-or-prevent-covid-19
66. « Ivermectin COVID-19 Search Results », *ClinicalTrials.gov*, https://www.clinicaltrials.gov/ct2/results ?cond=COVID-19&term=ivermectin&cntry=&state=&city=&dist=&Sea rch=Search
67. David R. Henderson et Charles L. Hooper, « Why Is the FDA Attacking a Safe, Effective Drug ? », *Wall Street Journal* (28 juil. 2021)
68. « Rapid Increase in Ivermectin Prescriptions and Reports of Severe Illness Associated with Use of Products Containing Ivermectin to Prevent or Treat COVID-19 », Centers for Disease Control and Prevention (26 août 2021), https://emergency.cdc.gov/han/2021/han00449.asp
69. « AMA, APhA, ASHP statement on ending use of ivermectin to treat COVID-19 », communiqué de presse, *American Medical Association* (1er sept. 2021). https://www.ama-assn.org/press-center/press- releases/ama-apha-ashp-statement-ending-use-ivermectin-treat-covid-19
70. « Psychiatric Drug Facts : What your doctor may not know », COVID-19 and Coronavirus Resource Center, with Peter R. Breggin MD, https://breggin.com/coronavirus-resource-center/
71. Merck, « Merck Statement on Ivermectin use During the COVID-19 Pandemic », *Merck* (4 févr. 2021), https://www.merck.com/news/merck-statement-on-ivermectin-use-during-the-covid-19- pandemic/
72. Numéro spécial du *New York Times*, « Merck Offers Free Distribution of New River Blindness Drug », *New York Times* (22 oct. 1987), https://www.nytimes.com/1987/10/22/world/merck-offers-free- distribution-of-new-river-blindness-drug.html
73. Rick Speare et David Durrheim, « Mass treatment with ivermectin : an underutilized public health strategy », *Bulletin de l'OMS* (août 2004), https://www.who.int/bulletin/ volumes/82/8/562.pdf
74. Staff reporter, « Merck and AstraZeneca to start COVID-19 drug trials in Japan », *The Japan Times* (13 mars 2021), https://www.japantimes.co.jp/news/2021/03/13/national/science-health/merck- astrazeneca-clinical-trials/
75. Annalisa Merelli, « Merck's new Covid-19 drug could be one of the most lucrative drugs ever », *Quartz* (1er oct. 2021), https://qz.com/2068247/merck-could-make-up-to-7-billion-from-its-covid-19-drugs- in-2021/
76. Marc Lipsitch, « Why Do Exceptionally Dangerous Gain-of-Function Experiments in Influenza ? », https://pubmed.ncbi.nlm.nih.gov/30151594/
77. Jon Cohen et Charles Piller, « Emails Offer Look Into Whistleblower Charges of Cronyism Behind Potential COVID-19 Drug », *Science Insider* (13 mai 2020), https://www.science.org/news/2020/05/ emails-offer-look-whistleblower-charges-cronyism-behind-potential-covid-19-drug
78. U.S. Government Defense Threat Reduction Agency (DTRA), https://www.dtra.mil/

79. Sharon Lerner, « Merck Sells Federally Financed COVID Pill to U.S. for 40 Times What it Costs to Make », *The Intercept* (5 oct. 2021), https://theintercept.com/2021/10/05/covid-pill-drug-pricing- merck-ridgeback/
80. U.S. Department of Health and Human Services, « Biden Administration announces U.S. government procurement of Merck's investigational antiviral medicine for COVID-19 treatment », (9 juin 2021), https://www.hhs.gov/about/news/2021/06/09/biden-administration-announces-us- government-procurement-mercks-investigational-antiviral-medicine-covid-19-treatment.html
81. *Ibid.*
82. Manojna Maddipatla et Amruta Khandekar, Bengaluru, « Pfizer begins study of oral drug for prevention of COVID-19 », *Reuters* (27 sept. 2021), https://www.reuters.com/business/ healthcare-pharmaceuticals/pfizer-begins-study-covid-19-antiviral-drug-2021-09-27/
83. Tyler Durden, « Pfizer Launches Final Study For COVID Drug That's Suspiciously Similar to 'Horse Paste' », *Zero Hedge* (28 sept. 2021), https://www.zerohedge.com/covid-19/pfizer-launches- final-study-covid-drug-thats-suspiciously-similar-ivermectin
84. « You are not a horse. You are not a cow. Seriously, y'all. Stop it. », U.S. FDA @US_FDA Twitter post (21 août 2021 à 06h57), https://twitter.com/us_fda/status/1429050070243192839
85. « Intestinal Parasite Guidance : Summary of Recommendations. All Middle Eastern, Asian, North African, Latin American, and Caribbean refugees should receive presumptive therapy with : Albendazole, single dose of 400 mg (200 mg for children 12-23 months) AND Ivermectin, two doses 200 mcg/Kg orally once a day for 2 days before departure to the United States », CDC Immigrant, Refugee, and Migrant Health website (au 26 septembre 2021), https://www.cdc.gov/ immigrantrefugeehealth/guidelines/overseas-guidelines.html
86. Jake Tapper, « 'Don't do it' : Dr. Fauci warns against taking Ivermectin to fight Covid-19 », vidéo de CNN (29 août 2021), https://www.cnn.com/videos/health/2021/08/29/dr-anthony-fauci-ivermectin- covid-19-sotu-vpx.cnn
87. Leah Willingham, « Livestock medicine doesn't work against COVID, doctors warn », *AP News* (25 août 2021), https://apnews.com/article/health-coronavirus-pandemic-69c5f6d4476ca9b25bc7038e99a 4a075
88. Vanessa Romo, « Joe Rogan Says He Has COVID-19 And Has Taken The Drug Ivermectin », NPR (1er sept. 2021), https://www.npr.org/2021/09/01/1033485152/joe-rogan-covid-ivermectin
89. Tyler Durden, « *Rolling Stone* Issues 'Update' After Horse Dewormer Hit-Piece Debunked », *Zero Hedge* (5 sept. 2021), https://www.zerohedge.com/covid-19/rolling-stone-horse-dewormer-hit- piece-debunked-after-hospital-says-no-ivermectin
90. Ken Miller, « Dozens line up at Oklahoma City church for COVID vaccine », Associated Press (26 janv. 2021), https://apnews.com/article/race-and-ethnicity-baptist-oklahoma-city-oklahoma- coronavirus-pandemic-ec6293de7e118079141e90b8874533a8
91. Peter Wade, « One Hospital Denies Oklahoma Doctor's Story of Ivermectin Overdoses Causing ER Delays for Gunshot Victims : The hospital says it hasn't experienced any care backlog due to patients overdosing on a drug that's been falsely peddled as a covid cure », *Rolling Stone* (mis à jour le 5 sept. 2021, 20h55 pm ET), https://www.rollingstone.com/politics/politics-news/gunshot-victims-horse- dewormer-ivermectin-oklahoma-hospitals-covid-1220608/

92. « Video : Livestock feed stores are reporting shortages of ivermectin as many Americans buy up the anti-parasite drug and misuse it to treat Covid », *The Daily Mail* (17 sept. 2021), https://www. dailymail.co.uk/video/health/ video-2504931/Ivermectin-Explained-Anti-Parasite-Drug-Emerged. html
93. Jon Jackson, « Patients Overdosing on Ivermectin Are Clogging Oklahoma Ers : Doctor », *Newsweek* (2 sept. 2021), https://www.newsweek.com/pa-tients-overdosing-ivermectin-are-clogging- oklahoma-ers-doctor-1625631
94. Martin Pengelly and agencies, « Ivermectin misuse adding to Covid pressures at Oklahoma hospitals, doctor says : Jason McElyea says people overdosing on anti-parasitic drug that some people believe without evidence can cure or treat Covid », *The Guardian* (13 sept. 2021), https://www. theguardian.com/ world/2021/sep/04/oklahoma-doctor-ivermectin-covid-coronavirus
95. Graig Graziosi, « Doctor says gunshot victims forced to wait for treatment as Oklahoma hospitals overwhelmed by coronavirus patients. (First para-graph : 'People poisoning themselves with a drug most commonly used as a horse dewormer are turning up hospitals in rural Oklahoma, a doctor has claimed') », *The Independent* (4 sept. 2021), https://www.independent. co.uk/news/world/ americas/us-politics/gunshot-oklahoma-hospitals-ivermec-tin-overdose-b1914322.html.
96. « Patients overdosing on ivermectin backing up rural Oklahoma hospitals, ambulances : 'The scariest one I've heard of and seen is people coming in with vision loss,' he said. » Twitter repost by Rachel Maddow, MSNBC @maddow (2 sept. 2021), https://twitter.com/maddow/ status/1433521336282976256
97. Tyler Durden, « *Rolling Stone* Issues 'Update' After Horse Dewormer Hit-Pie-ce Debunked », *Zero Hedge* (5 sept. 2021), https://www.zerohedge.com/ covid-19/rolling-stone-horse-dewormer- hit-piece-debunked-after-hospi-tal-says-no-ivermectin
98. Martin Pengelly, « Oklahoma hospitals deluged by ivermectin overdoses, doc-tor says », *The Guardian* (4 sept. 2021), https://archive.is/iIYB7
99. U.S. Food & Drug Administration, « Why You Should Not Use Ivermectin to Treat or Prevent Covid-19 », https://www.fda.gov/consumers/consumer-up-dates/why-you-should-not-use-ivermectin- treat-or-prevent-covid-19
100. Centers for Disease Control and Prevention, « Rapid Increase in Ivermectin Prescriptions and Reports of Severe Illness Associated with Use of Products Containing Ivermectin to Prevent or Treat COVID-19 » (26 août 2021). https:// emergency.cdc.gov/han/2021/han00449.asp
101. Erin Woo, « How Covid Misinformation Created a Run on Animal Medicine », *The New York Times* (28 sept. 2021), https://www.nytimes.com/2021/09/28/ technology/ivermectin-animal- medicine-shortage.html ?searchResultPosi-tion=1
102. Eddy Bettermann, « Massive 'horse' lies about Nobel prize winning treat-ment » (27 sept. 2021), https://dreddymd.com/2021/09/27/massive-horse-lies-about-nobel-prize-winning- treatment/

Références – Le remdesivir

1. Sydney Lupkin, « Remdesivir Priced At More Than $3,100 For A Course Of Treatment », NPR (8 mai 2020). https://www.npr.org/sections/health-shots/2020/05/08/851632704/putting-a-price-on-covid- 19-treatment-remde-sivir
2. Kathryn Ardizzone, « Role of the Federal Government in the Development of Remdesivir », KEI Briefing Note 2020 :1., (20 mars 2020). https://www.keion-

line.org/wp-content/uploads/KEI- Briefing-Note-2020_1GS-5734-Remdesivir.pdf

3. Bill & Melinda Gates Foundation, Form 990-PF, 2016. https://docs.gatesfoundation.org/ Documents/A-1_2016_Form_990-PF_Signed.pdf
4. United States Securities and Exchange Commission, Gilead Sciences, Inc. Form 10-K https://www. sec.gov/Archives/edgar/data/882095/000119312506045128/d10k.htm
5. Allison DeAngelis, « Gilead, Gates Foundation join Watertown biotech's $55M financing round », *Boston Business Journal* (2018). https://www.bizjournals.com/boston/news/2019/01/29/gilead-gates- foundation-join-watertown-biotechs.html
6. Bill & Melinda Gates Foundation, University of California San Francisco (sept. 2016). https://www. gatesfoundation.org/about/committed-grants/2016/09/opp1159068
7. Christopher Rowland, « Taxpayers paid to develop remdesivir but will have no say when Gilead sets the price », *Washington Post*, https://www.washingtonpost.com/business/2020/05/26/remdesivir- coronavirus-taxpayers/
8. Gilead Sciences, « GlobalData offers view on Gilead's suspension of Covid-19 trials in China », *News Medical Life Sciences* (29 avril 2020), https://www.globaldata.com/gileads-suspension-of-covid-19- trials-in-china-should-serve-as-bellwether-for-studies-in-other-countries-says-globaldata/https://www. news-medical.net/news/20200429/GlobalData-offers-view-on-Gileade28099s-suspension-of-Covid- 19-trials-in-China.aspx
9. ClinicalTrials.gov, Investigational Therapeutics for the Treatment of People With Ebola Virus Disease, (October 28, 2018). https://clinicaltrials.gov/ct2/show/NCT03719586
10. *Ibid.*
11. Erika Check Hayden, « Experimental drugs poised for use in Ebola outbreak », *Nature* (18 mai 2018), https://www.nature.com/articles/d41586-018-05205-x
12. « National Institutes of Health, Investigational Drugs Reduce Risk of Death from Ebola Virus Disease », communiqué du NIH (27 nov. 2019). https://www.nih.gov/news-events/news-releases/ investigational-drugs-reduce-risk-death-ebola-virus-disease
13. Sabue Mulangu, « A Randomized, Controlled Trial of Ebola Virus Disease Therapeutics, *New England Journal of Medicine* » (12 déc. 2019). https://www.nejm.org/doi/full/10.1056/ NEJMoa1910993
14. *Ibid.* au tableau 2. Comparaison des décès à 28 jours avec le groupe de traitement.
15. Communiqué de presse du NIH, « NIH clinical trial of remdesivir to treat COVID-19 begin », *NIH*, (25 févr. 2020), https://www.nih.gov/news-events/news-releases/nih-clinical-trial-remdesivir-treat-covid-19- begins
16. *Ibid.*
17. *Ibid.*
18. Andres Hill *et al.*, « Minimum costs to manufacture new treatments for COVID-19 », *ScienceDirect* Journal of Virus Eradication, Volume 6, no 2, avril 2020, pp. 61-69, https://www.sciencedirect. com/science/article/pii/S2055664020300182
19. Angus Liu, « Fair price for Gilead's COVID-19 med remdesivir ? $4,460, cost watchdog says », *FIERCE PHARMA* (4 mai 2020) https://www.fiercepharma.

com/marketing/gilead-s-covid-19- therapy-remdesivir-worth-4-460-per-course-says-pricing-watchdog

20. Matthew Herper, « Gilead announces long-awaited price for Covid-19 drug remdesivir », *STAT* (29 juin 2020), https://www.statnews.com/2020/06/29/gilead-announces-remdesivir-price-covid-19/
21. Angus Liu, « Gilead banks on blockbuster remdesivir with sunnier 2020 outlook », *FirecePharma* (21 juil. 2020). https://www.fiercepharma.com/pharma/gilead-buoyed-by-potential-remdesivir-covid-19- sales-elevates-2020-outlook-despite-weak-base
22. *Ibid.*
23. « Gillings School researchers receive $6M+ grant to fight infectious diseases », UNC Gillings School of Global Public Health (31 août 2017), https://sph.unc.edu/sph-news/gillings-researchers-receive-6m- grant-to-fight-infectious-disease/
24. NIH Funding : Awards by Location & Organization, Ralph S. Baric : summary for Fiscal Year 2017, https://report.nih.gov/award/index.cfm ?ot=&fy=2017&state=NC,46&ic=&fm=&orgid=578206&di str=&rfa=&pid=1885536&om=n#tab5
25. Reality Check Team, « Coronavirus : Was US money used to fund risky research in China ? », BBC (2 août 2021), https://www.bbc.com/news/57932699
26. Understanding The Risk Of Bat Coronavirus Emergence, Award No. R01AI110964, US Dept. HHS, https://taggs.hhs.gov/Detail/AwardDetail ?arg_AwardNum=R01AI110964&arg_ ProgOfficeCode=104
27. Jon Cohen, « Quarantined at home now, U.S. scientist describes his visit to China's hot zone », *SCIENCE* (6 mars 2020), https://www.science.org/news/2020/03/quarantined-scientist-reveals- what-it-s-be-china-s-hot-zone
28. Zhang Yan et David Stanway, « China lab seeks patent on use of Gilead's coronavirus treatment », *Reuters* (4 févr. 2020), https://www.reuters.com/article/us-china-health-patent/china-lab-seeks- patent-on-use-of-gileads-coronavirus-treatment-idUSKBN1ZZ0RL
29. *Ibid.*
30. Communiqué de presse de la BMGF, « Bill & Melinda Gates Foundation, Wellcome, and Mastercard Launch Initiative to Speed Development and Access to Therapies for COVID-19 », *BMGF* (Mar. 10, 2020), https://www.gatesfoundation.org/Ideas/Media-Center/Press-Releases/2020/03/COVID-19-Therapeutics-Accelerator
31. Matt Krantz, « Bill Gates' Coronavirus Manifesto Reveals 5 Forecasts For Investors », *Investor's Business Daily* (24 avril 2020 01h48 ET) https://www.investors.com/etfs-and-funds/sectors/bill-gates- coronavirus-manifesto-reveals-forecasts-investors/
32. Associated Press, « Fauci calls Henry Ford study on hydroxychloroquine and COVID-19 'flawed' », (31 juillet 2020). https://www.wxyz.com/news/coronavirus/fauci-calls-henry-ford-study-on- hydroxychloroquine-and-covid-19-flawed
33. CNBC, « Dr. Anthony Fauci : No placebo-controlled trial has shown hydroxychloroquine is effective » (31 juil. 2020). https://www.youtube.com/watch ?v=xDjVwXM8ESE
34. CNN, « Dr. Fauci warns against taking Ivermectin to fight Covid-19 » (29 août 2021). https://www. cnn.com/videos/health/2021/08/29/dr-anthony-fauci-ivermectin-covid-19-sotu-vpx.cnn

35. Jason D. Goldman *et al.*, « Remdesivir for 5 or 10 Days in Patients with Severe Covid-19 », *NEJM* (27 mai 2020). https://www.nejm.org/doi/10.1056/NEJMoa2015301
36. European Medicines, Assessment Report : Vaklury (25 juin 2020). https://www.ema.europa.eu/en/ documents/assessment-report/veklury-epar-public-assessment-report_en.pdf
37. NIAID, « A Multicenter, Adaptive, Randomized Blinded Controlled Trial of the Safety and Efficacy of Investigational Therapeutics for the Treatment of COVID-19 in Hospitalized Adults », *NIH Clinical Trials .GOV* (2 avril 2020), https://clinicaltrials.gov/ct2/show/NCT04280705 (https://clinicaltrials. gov/ProvidedDocs/05/NCT04280705/Prot_001.pdf)
38. John H. Beigel *et al.*, « Remdesivir for the Treatment of Covid-19 – Final Report », *New England J. Med.*, 2020 ; 383, pp. 1813-1826, DOI : 10.1056/NEJMoa2007764, https://www.nejm.org/doi/ full/10.1056/NEJMoa2007764
39. Health News Review, « Primary Outcome Measures : Screenshot of ClinicalTrials.gov », *Health NewsReview* (30 avril 2020, 15h18), https://www.healthnewsreview.org/wp-content/ uploads/2020/04/Screen-Shot-2020-04-30-at-3.18.42-PM.png https://www.healthnewsreview. org/2020/04/what-the-public-didnt-hear-about-the-nih-remdesivir-trial/
40. COVID-19 Treatment Guidelines Panel Members, (dernière mise à jour le 4 août 2021*)*, https://www. covid19treatmentguidelines.nih.gov/about-the-guidelines/panel-roster/
41. Jon Cohen, « Quarantined at home now, U.S. scientist describes his visit to China's hot zone », *SCIENCE* (6 mars 2020), https://www.science.org/news/2020/03/quarantined-scientist-reveals- what-it-s-be-china-s-hot-zone
42. COVID-19 Treatment Guidelines Panel. Coronavirus Disease 2019 (COVID-19) Treatment Guidelines. National Institutes of Health. Available athttps://www.covid19treatmentguidelines.nih. gov/about-the-guidelines/panel-financial-disclosure/Accessed October 1, 2021.
43. AHRP, « Brazilian Scientists Speak Out Against Corrupted 'Science' & the Use of Inhumane Study Methods », *AHRP* (27 mai 2020), https://ahrp.org/brazilian-scientists-speak-out-against-corrupted- science-the-use-of-inhumane-study-methods/
44. AHRP, « Dissolving Illusions – 'Authoritative' Medical Information Sources Are Corrupted », *AHRP* (26 nov. 2017), https://ahrp.org/dissolving-illusions-medical-information-sources-are-corrupted/
45. AHRP, « Nobody Should Volunteer for Clinical Trials As Long As Research Data Is Secret », *AHRP* (12 avril 2012), https://ahrp.org/nobody-should-volunteer-for-clinical-trials-as-long-as-research- data-is-secret/
46. AHRP, « Medical Journals Complicit in Corruption of Medicine », *AHRP* (13 nov. 2010), https:// ahrp.org/medical-journals-complicit-in-corruption-of-medicine/
47. AHRP, « *BMJ* Demands Raw Data From Pharma Clinical Trials », *AHRP* (10 déc. 2009), https:// ahrp.org/bmj-demands-raw-data-from-pharma-clinical-trials/
48. Yeming Wang *et al.*, « Remdesivir in adults with severe COVID-19 : a randomised, double-blind, placebo-controlled, multicentre trial », vol. 395, I 10236, pp. 1569-1578 (16 mai 2020), https://doi. org/10.1016/S0140-6736(20)31022-9
49. *Ibid.*

50. Phil Taylor, « Gilead slides as second Chinese trial of remdesivir is stopped », *PHARMAPHORUM* (15 avril 2020), https://pharmaphorum.com/news/gilead-slides-as-two-chinese-trials-of-remdesivir- are-stopped/
51. Erika Edwards, « Remdesivir shows promising results for coronavirus, Fauci says », NBC (29 avril 2020). https://www.nbcnews.com/health/health-news/coronavirus-drug-remdesivir-shows-promise- large-trial-n1195171
52. Gina Kolata, Peter Baker et Noah Weiland, « Remdesivir Shows Modest Benefits in Coronavirus Trial », *New York Times* (29 avril 2020, mise à jour le 29 oct. 2020), https://www.nytimes. com/2020/04/29/health/gilead-remdesivir-coronavirus.html
53. FDA, « EUA Letter of Approval Veklury (remdesivir) », *RADM Denise M. Hinton-FDA,* (1er mai 2020 revu le 22 oct. 2020), https://www.fda.gov/media/137564/download
54. Veklury (remdesivir), « Information for US Healthcare Professionals », https://www.vekluryhcp.com/
55. Sarah Boseley, « US secures world stock of key Covid-19 drug remdesivir », *The Guardian*, (30 juin 2020). https://www.theguardian.com/us-news/2020/jun/30/us-buys-up-world-stock-of-key-covid- 19-drug
56. Francesco Guarascio, « EU makes 1 billion-euro bet on Gilead's COVID drug before trial results », *Reuters* (13 oct. 2020.) https://www.reuters.com/article/us-health-coronavirus-eu-remdesivir/eu- makes-1-billion-euro-bet-on-gileads-covid-drug-before-trial-results-idUSKBN26Y25K
57. *Gillings School News*, « Remdesivir, developed through a UNC-Chapel Hill partnership, proves effective against COVID-19 in NIAID human clinical trials », UNC Gillings School of Global Public Health (29 avril 2020). https://sph.unc.edu/sph-news/remdesivir-developed-at-unc-chapel-hill- proves-effective-against-covid-19-in-niaid-human-clinical-trials/
58. *Ibid.*
59. AHRP, « Fauci's Promotional Hype Catapults Gilead's Remdesivir », *AHRP* (6 mai 2020), https:// ahrp.org/faucis-promotional-hype-catapults-gileads-remdesivir/
60. Public Citizen, « The Public Already Has Paid for Remdesivir », *Public Citizen,* (7 mai 2020), https://www.citizen.org/news/the-public-already-has-paid-for-remdesivir/
61. Umair Irfan, « The FDA approved remdesivir to treat Covid-19. Scientists are questioning the evidence. », *Vox* (24 oct. 2020), https://www.vox.com/21530401/remdesivir-approved-by-fda-covid- 19-fda-gilead-veklury
62. Jeremy Hsu, « Covid-19 : What now for remdesivir ? », 371, m4457, *BMJ* (20 nov. 2020), https://www. bmj.com/content/371/bmj.m4457
63. Jon Cohen & Kai Kupferschmidt, « The 'very, very bad look' of remdesivir, the first FDA-approved COVID-19 drug », *Science* (28 oct. 2020), https://www.science.org/news/2020/10/very-very-bad- look-remdesivir-first-fda-approved-covid-19-drug
64. Umair Irfan, « The FDA approved remdesivir to treat Covid-19. Scientists are questioning the evidence », *Vox* (24 oct. 2020) https://www.vox.com/21530401/remdesivir-approved-by-fda-covid- 19-fda-gilead-veklury
65. Jon Cohen et Kai Kupferschmidt, « The 'very, very bad look' of remdesivir, the first FDA-approved COVID-19 drug », *SCIENCE* (28 oct. 2020), https://www.science.org/news/2020/10/very-very- bad-look-remdesivir-first-fda-approved-covid-19-drug

66. « Science Media Centre, expert reaction to a study about compassionate use of remdesivir for patients with severe COVID-19 » (11 avril 2020). https://www.sciencemediacentre.org/expert-reaction-to-a- study-about-compassionate-use-of-remdesivir-for-patients-with-severe-covid-19/
67. *Ibid.*
68. Steven Levy, « Bill Gates on Covid : Most US Tests Are 'Completely Garbage », *Wired* (7 août 2020). https://www.wired.com/story/bill-gates-on-covid-most-us-tests-are-completely-garbage/
69. Owen Dyer, « Covid-19 : Remdesivir has little or no impact on survival, WHO trial shows », *BMJ* 2020, 371, m4057 (publié le 19 oct. 2020). https://www.bmj.com/content/371/bmj.m4057 ?ijk ey=f9301c3ac0aca0af6e1df53f-1c90e72b9dc769cd&keytype2=tf_ipsecsha
70. Communiqué de la FDA, « FDA Approves First Treatment for COVID-19 », *FDA* (22 oct. 2020), https://www.fda.gov/news-events/press-announcements/fda-approves-first-treatment-covid-19
71. Kari Oakes, « WHO backs off on remdesivir as FDA issues another EUA », *Regulatory Focus* (19 nov. 2020). https://www.raps.org/news-and-articles/news-articles/2020/11/who-backs-off- on-remdesivir-as-fda-issues-another
72. Michael E. Ohl *et al.*, « Association of Remdesivir Treatment With Survival and Length of Hospital Stay Among US Veterans Hospitalized With COVID-19 », *JAMA*, 4(7), e2114741 (2021). Doi : 10.1001/jamanetworkopen.2021.14741, https://jamanetwork.com/journals/jamanetworkopen/ fullarticle/2781959
73. PRAC reviews a signal with Veklury, PRAC (2 oct. 2020), https://www.ema.europa.eu/en/news/meeting-highlights-pharmacovigilance-risk-assessment-committee-prac-28-september-1- october-2020
74. « EU medicines agency studies effect of COVID-19 drug on kidneys », *Euronews* (2 oct. 2020), https://www.euronews.com/2020/10/02/eu-medicines-agency-studies-effect-of-covid-19-drug-on- kidneys
75. CDC, « Interim Clinical Guidance for Management of Patients with Confirmed Coronavirus Disease (COVID-19) : Clinical Management and Treatment », Centers for Disease Control and Prevention (16 févr. 2120), https://www.cdc.gov/coronavirus/2019-ncov/hcp/clinical-guidance-management-patients. html
76. NIH, « COVID-19 Treatment Guidelines : Therapeutic Management of Hospitalized Adults With COVID-19 », NIH (25 août 2021), https://www.covid19treatmentguidelines.nih.gov/management/ clinical-management/hospitalized-adults--therapeutic-management/
77. NIH, « COVID-19 Treatment Guidelines : General Management of Nonhospitalized Patients With Acute COVID-19 », NIH (8 juil. 2021), https://www.covid19treatmentguidelines.nih.gov/ management/clinical-management/non-hospitalized-adults--therapeutic-management/
78. Sanna Gevers *et al.*, « Remdesivir in COVID-19 Patients with Impaired Renal Function », *JASN* (févr. 2021), 32(2), pp. 518-519. DOI : https://doi.org/10.1681/ASN.2020101535
79. Jonathan Grein *et al.*, « Compassionate Use of Remdesivir for Patients with Severe Covid-19 », *N. Engl. J. Med.* 2020 ; 382, pp. 2327-2336. DOI : 10.1056/NEJMoa2007016 https://www.nejm.org/ doi/10.1056/NEJMoa2007016
80. Tavares, « Remdesivir is approved for testing on coronavirus patients in Brazil and Europe », https:// www.tavaresoffice.com.br/en/remdesivir-is-approved-for-testing-on-coronavirus-patients-in-brazil- and-europe/
81. Lisandra Paraguassu, Ricardo Brito, « After record COVID-19 deaths, Bolsonaro tells Brazilians to stop 'whining' », *Reuters* (5 mars 2021). https://www.reuters.

com/article/us-health-coronavirus-brazil/ after-record-covid-19-deaths-bolsonaro-tells-brazilians-to-stop-whining-idUSKBN2AX114

82. « Kidney problems more prevalent in NYC COVID-19 patients », Columbia (8 juin 2020), https:// www.cuimc.columbia.edu/news/kidney-problems-more-prevalent-nyc-covid-19-patients

Références – L'ultime alternative : la piqûre ou les menottes

1. Robert Kuznia, « The timetable for a coronavirus vaccine is 18 months. Experts say that's risky », CNN (1er avril 2020), https://www.cnn.com/2020/03/31/us/coronavirus-vaccine-timetable-concerns- experts-invs/index.html
2. Stuart A. Thompson, « How Long Will a Vaccine Really Take ? », *NYT* (30 avril 2020), https://www. nytimes.com/interactive/2020/04/30/opinion/coronavirus-covid-vaccine.html
3. Luke Andrews, « 'It can prevent pneumonia' : Oxford professor running coronavirus vaccine trial comes out in its defence after all of the monkeys given the treatment catch the disease », *The Daily Mail* (22 mai 2020). https:// www.dailymail.co.uk/sciencetech/article-8347391/It-prevents-pneumonia-Oxford-professor-defences-coronavirus-vaccine.html
4. Sara G. Miller, « 'The looming question' : Fauci says studies suggest vaccines slow virus spread », NBC News (17 févr. 2021). https://www.nbcnews.com/ health/health-news/looming-question-fauci-says- studies-suggest-vaccines-slow-virus-spread-n1258142
5. Veronika Kyrylenko, « Nobel Prize Winner Warns Vaccines Facilitate Development of Deadlier COVID Variants, Urges Public to Reject Jabs », *The New American* (20 mai 2021). https:// thenewamerican.com/french-nobel-prize-winner-warns-vaccines-facilitate-development-of-deadlier- covid-variants-urges-the-public-to-reject-jabs/
6. Zane Rizvi, « The NIH Vaccine », *The Public Citizen* (25 juin 2020), https:// www.citizen.org/article/ the-nih-vaccine/#_ftn29
7. Alex Newman, « Dr Peter McCullough on Vaccine Death Rate », *Raccoon Medicine* (29 mai 2021). https://raccoonmedicine.com/wp/2021/05/29/dr-peter-mccullough-vaccine-death-rate-ignored/
8. Associated Press, « COVID-19 Vaccine Boosters Could Mean Billions for Drugmakers », *USNews* (25 sept. 2021), https://www.usnews.com/news/business/ articles/2021-09-25/covid-19-vaccine- boosters-could-mean-billions-for-drugmakers
9. Peter Hotez, 5 mars 2020, témoignage devant le House Science, Space and Technology Committee on Coronavirus. Hotez à environ 25 :00. https:// www.c-span.org/video/ ?470035-1/ house-science-space-technology-committee-hearing-coronavirus
10. *Ibid.*
11. « The Reality About Coronavirus Vaccine » (W/Dr. Paul Offit), entretien du Dr. Paul Offit avec le Dr. Zubin « ZDogg » Damania (5 avril 2020). https://zdoggmd.com/paul-offit-2/
12. *Ibid.*
13. Dr. Anthony Fauci, 00 :57 :48, « White House coronavirus briefing (March 26, 2020) », *YouTube,* https://www.youtube.com/watch ?v=uOruI8Rs-0pg&t=3465s
14. *ClinicalTrials.gov*, « Study to Describe the Safety, Tolerability, Immunogenicity, and Efficacy of RNA Vaccine Candidates Against COVID-19 in Healthy Indivi-

duals » (30 avril 2020), https:// clinicaltrials.gov/ct2/show/NCT04368728 ?term=NCT04368728&draw=2&rank=1

15. Ross Lazarus, « Electronic Support for Public Health – Vaccine Adverse Event Reporting System » (ESP : VAERS) (30 sept. 2010), https://digital.ahrq.gov/sites/default/files/docs/publication/ r18hs017045-lazarus-final-report-2011.pdf
16. Jerry Dunleavy, « Republicans press Facebook for documents on COVID-19 origins 'censorship' and Fauci emails », *Yahoo News* (9 juin 2021), https://www.yahoo.com/now/republicans-press-facebook- documents-covid-230200549.html
17. Leopold, NIH FOIA : Anthony Fauci Emails, pp. 2065-2068, https://s3.documentcloud.org/ documents/20793561/leopold-nih-foia-anthony-fauci-emails.pdf
18. « Who Pays for Politifact » (févr. 2021). https://www.politifact.com/who-pays-for-politifact/
19. « Our Funding », *FactCheck.org* (2021), https://www.factcheck.org/our-funding/
20. « Facebook Fact-Checkers Secretly Funded by Johnson and Johnson », *Vision News* (6 mai 2021), https://www.visionnews.online/post/facebook-fact-checkers-secretly-funded-by-johnson-and-johnson
21. @RWMalone Twitter (7 oct. 2021, 09h18), https://twitter.com/RWMaloneMD/status/1446100124267057160
22. Children's Health Defense Team, « Home Run King Hank Aaron Dies of 'Undisclosed Cause' 18 Days After Receiving Moderna Vaccine », *The Defender-Children's Health Defense* (22 janv. 2021), https://childrenshealthdefense.org/defender/hank-aaron-dies-days-after-receiving-moderna-vaccine/
23. Robert F. Kennedy, Jr., « National Media Pushes Vaccine Misinformation – Coroner's Office Never Saw Hank Aaron's Body », *The Defender-Children's Health Defense* (12 févr. 2021), https:// childrenshealthdefense.org/defender/hank-aaron-dies-days-after-receiving-moderna-vaccine/
24. « 'Die Lymphozyten laufen Amok' – Pathologen untersuchen Todesfälle nach COVID-19-Impfung », *RT Question More* (21 sept. 2021). https://de.rt.com/inland/124390-lymphozyten-laufen- amok-pathologen-untersuchen-todesfaelle-nach-impfung/
25. National Institutes of Health, NIH Awards by Location and Organization, https://report.nih.gov/ award/index.cfm
26. Bill & Melinda Gates Foundation Committed Grants Database, https://www.gatesfoundation.org/ about/committed-grants
27. Frontline, « Dr. Anthony Fauci : Risks From Vaccines Are 'Almost Nonmeasurable' », *Frontline*, (23 mars 2015). https://www.pbs.org/wgbh/frontline/article/anthony-fauci-risks-from-vaccines-are-almost- nonmeasurable/
28. Katie Rogers et Sheryl Gay Stolberg, « Biden Mandates Vaccines for Workers, Saying, 'Our Patience Is Wearing Thin' », *New York Times*, https://www.nytimes.com/2021/09/09/us/politics/biden- mandates-vaccines.html
29. Sivan Gazit, Roei Shlezinger *et al.*, « Comparing SARS-CoV-2 natural immunity to vaccine-induced immunity : reinfections versus breakthrough infections », *medRxiv* (24 août 2021), pp. 2126-2415. Doi : https:// doi.org/10.1101/2021.08.24.21262415
30. Brownstone Institute, « Natural Immunity and Covid-19 : Twenty-Nine Scientific Studies to Share with Employers, Health Officials, and Politicians », Brownstone Institute (10 oct. 2021), https:// brownstone.org/articles/natural-

immunity-and-covid-19-twenty-nine-scientific-studies-to-share-with- employers-health-officials-and-politicians/

31. « COVID-19 vaccine doses administered by manufacturer, United States », Our World in Data, https://ourworldindata.org/grapher/covid-vaccine-doses-by-manufacturer ?country=~USA
32. Stephen J. Thomas *et al.*, « Six Month Safety and Efficacy of the BNT162b2 mRNA COVID-19 Vaccine », *medRxiv*, parution anticipée (28 juil. 2021). https://www.medrxiv.org/ content/10.1101/2021.07.28.21261159v1.full.pdf
33. Ronald B. Brown, « Outcome Reporting Bias in COVID-19 mRNA Vaccine Clinical Trials », *Medicina* (26 févr. 2021). https://pubmed.ncbi.nlm.nih.gov/33652582/
34. Stephen J. Thomas *et al.*, « Six Month Safety and Efficacy of the BNT162b2 mRNA COVID-19 Vaccine », *medRxiv*, parution anticipée (28 juil. 2021). https://www.medrxiv.org/ content/10.1101/2021.07.28.21261159v1.full.pdf
35. U.S. Food & Drug Administration, « Good Review Practice : Clinical Review of Investigational New Drug Applications » (déc. 2013). https://www.fda.gov/media/87621/download
36. Senate Testimony, Dr. Pierre Kory, FLCCC (8 déc. 2020) https://covid19criticalcare.com/senate- testimony/
37. Gérard Delépine, « High Recorded Mortality in Countries Categorized as 'Covid-19 Vaccine Champions'. Increased Hospitalization », *Freedom of Speech* (1er oct. 2021). https://fos-sa. org/2021/10/01/high-recorded-mortality-in-countries-categorized-as-covid-19-vaccine-champions- increased-hospitalization/
38. *Ibid.*
39. *Ibid.*
40. « COVID-19 in Iceland : Vaccination Has Not Led to Herd Immunity, Says Chief Epidemiologist », Jelena Ćirič, *Iceland Review* (3 août 2021), https://www.icelandreview.com/society/covid-19-in- iceland-vaccination-has-not-led-to-herd-immunity-says-chief-epidemiologist/
41. Delépine, *op. cit.*
42. *Ibid.*
43. *Ibid.*
44. *Ibid.*
45. Holly Ellyatt, « Here's why herd immunity from Covid is 'mythical' with the delta variant », CNBC (12 août 2021), https://www.cnbc.com/2021/08/12/herd-immunity-is-mythical-with-the-covid- delta-variant-experts-say.html
46. « Vaccine Effectiveness Drops Further in the Over-40s, To as Low as Minus 53 %, New PHE Report Shows – And That's a Fact », Will Jones, *The Daily Sceptic* (24 sept. 2021). https://dailysceptic. org/2021/09/24/vaccine-effectiveness-drops-further-in-the-over-40s-as-low-as-minus-53-new-phe- report-shows-and-thats-a-fact/
47. Delépine, *op. cit.*
48. *Ibid.*
49. *Ibid.*
50. « Population Wide Epidemiological Geography Demonstrates Vaccination Doesn't Correlate to Reduction in SARS-CoV-2 Infection », *TrialSite News* (3 oct. 2021). https://trialsitenews.com/ population-wide-epidemiological-geography-demonstrates-vaccination-doesnt-correlate-to-reduction- in-sars-cov-2-infection/

51. S. V. Subramanian et A. Kumar, « Increases in COVID-19 are unrelated to levels of vaccination across 68 countries and 2947 counties in the United States », *European Journal of Epidemiology* (30 sept. 2021), https://link.springer.com/article/10.1007/s10654-021-00808-7
52. « A comparison of age adjusted all-cause mortality rates in England between vaccinated and unvaccinated », Norman Fenton & Martin Neil, *Probability and Risk* (23 sept. 2021). https:// probabilityandlaw.blogspot.com/2021/09/all-cause-mortality-rates-in-england.html
53. « SARS-CoV-2 variants of concern and variants under investigation in England. Technical briefing 23 », *Public Health England* (17 sept. 2021). https://assets.publishing.service.gov.uk/government/ uploads/system/uploads/attachment_data/file/1018547/Technical_Briefing_23_21_09_16.pdf
54. *Ibid.*
55. « Breakthrough Cases Surge : Vaccinated Individuals Accounted for 87 % of Covid Hospitalizations Over the Past Week in Wales UK ; 99 % of All New Cases Were Under 60 Years Old », Julian Conradson, *Gateway Pundit* (30 sept. 2021). https://www.thegatewaypundit.com/2021/09/ ready-breakthrough-cases-surge-vaccinated-individuals-accounted-87-covid-hospitalizations-past- week-wales-uk-99-new-cases-60-years-old/
56. Senedd Research, COVID-19 vaccination data (10 juil. 2021). https://research.senedd.wales/ research-articles/covid-19-vaccination-data/
57. « Nosocomial outbreak caused by the SARS-CoV-2 Delta variant in a highly vaccinated population, Israel, July 2021 », Pnina Shitrit *et al.*, *Eurosurveillance* (Vol. 26, numéro 39, 30 sept. 2021). https:// www.eurosurveillance.org/content/10.2807/1560-7917.ES.2021.26.39.2100822
58. Centers for Diseases Control and Prevention, Outbreak of SARS-CoV-2 infections, Including COVID-19 Vaccine Breakthrough Infections, Associated with Large Public Gatherings – Barnstable County, Massachusetts, juillet 2021, MMWR (6 août 2021)
59. Committed Grants Johns Hopkins University, Bill & Melinda Gates Foundation, https://www. gatesfoundation.org/about/committed-grants ?q=johns %20 hopkins %20university
60. National Institutes of Health, NIH Awards by Location and Organization, Johns Hopkins University, https://report.nih.gov/award/indexcfm ?ot=&fy=2020&state=&ic=&fm=&orgid=4134401&distr=&r fa=&om=y&pid=&view=state
61. World Snapshot, PANDA Pandemics Data & Analytics, https://rb.gy/vsyfnv
62. Shari Roan, « Swine flu 'debacle' of 1976 is recalled », *Los Angeles Times* (27 avril 2009). https://www. latimes.com/archives/la-xpm-2009-apr-27-sci-swine-history27-story.html
63. Found 16,310 cases where Vaccine is COVID19 and Patient Died, NVIC (extrait du communiqué du 1er oct. 2021 du VAERS), https://www.medalerts.org/vaersdb/findfield.php ?TABLE=ON&GROUP1=AGE& EVENTS=ON&VAX=COVID19&DIED=Yes
64. 778 685 cas concernant le vaccin COVID-19, NVIC (extrait du communiqué du 1er oct. 2021 du VAERS), https://www.medalerts.org/vaersdb/findfield.php ?TABLE=ON&GROUP1=CAT&EVENTS= ON&VAX=COVID19
65. Med Alerts, 14 925 cas de décès consécutifs à un vaccin COVID-19 (10 sept. 2021). https://medalerts.org/vaersdb/findfield.php ?TABLE=ON&GROUP1=O-2D&EVENTS=ON &VAX=COVID19&DIED=Yes
66. *Ibid.*

67. COVID-19 Vaccinations 98 Times More Deadly Than Flu Vaccines (According to VAERS Reports), *TrialSite News* (28 août 2021). Consultable sur : https://web.archive.org/web/20210913051243/ https://trialsitenews.com/covid-19-vaccinations-98-times-more-deadly-than-flu-vaccines-according- to-vaers-reports/
68. Ronald Kostoff, « Why Are We Vaccinating Children Against COVID19 ? », *Toxicology Reports*, vol. 8 2021, pp. 1165-1684, https://www.sciencedirect.com/science/article/pii/S221475002100161X
69. Steve Kirsch, « Vaccine Safety Evidence » (20 juil. 2021). https://www.skirsch.com/covid/Vaccine.pdf
70. U.S. Food and Drug Administration, Vaccines and Related Biological Products Advisory Committee Meeting, Steve Kirsch Segment (17 sept. 2021). *YouTube*, 04 :20 :16, https://youtu.be/WFph7- 6t34M
71. U.S. Food and Drug Administration, Vaccines and Related Biological Products Advisory Committee Meeting, Steve Kirsch Segment (17 sept. 2021). *YouTube*, 04 :21 :33, https://youtu.be/WFph7- 6t34M
72. « Whistleblower Lawsuit ! Government Medicare Data Shows 48,465 DEAD Following COVID Shots—Remdesivir Drug has 25 % Death Rate ! », Brian Shilhavy, *Health Impact News* (28 sept. 2021). https://medicalkidnap.com/2021/09/28/whistleblower-lawsuit-government-medicare-data- shows-48465-dead-following-covid-shots-remdesivir-drug-has-25-death-rate/
73. « Attorney Files Lawsuit Against CDC Based on 'Sworn Declaration' from Whistleblower Claiming 45,000 Deaths are Reported to VAERS—All Within 3 Days of COVID-19 Shots », *Health Impact News* (2021). https://healthimpactnews.com/2021/attorney-files-lawsuit-against-cdc-based-on- sworn-declaration-from-whistleblower-claiming-45000-deaths-are-reported-to-vaers-all-within-3- days-of-covid-19-shots/
74. « How CDC Manipulated Data to Create 'Pandemic of the Unvaxxed' Narrative », Dr. Joseph Mercola, *The Defender* (16 août 2021). https://childrenshealthdefense.org/defender/cdc- manipulated-data-create-pandemic-unvaxxed-narrative/
75. Public health investigations of COVID-19 vaccine breakthrough cases, CDC, https://www.cdc.gov/ vaccines/covid-19/downloads/COVID-vaccine-breakthrough-case-investigations-Protocol.pdf
76. Virginia Langmaid, « Data on hospitalizations and deaths in the unvaccinated do not reflect Delta variant, CDC director says », CNN (5 août 2021), https://www.cnn.com/us/live-news/coronavirus- pandemic-vaccine-updates-08-05-21/h_82f976bb0f238323e3e0482af5d2d563
77. Our World in Data, « COVID-19 vaccination doses administered per 100 people, Jan 1, 2021 », *Our World in Data* (1er janv. 2021), https://ourworldindata.org/explorers/coronavirus-data-explorer ?zoom ToSelection=true&time=2021-01-01&facet=none&pickerSort=asc&pickerMetric=location&Metric= People+vaccinated+ %28by+dose %29&Interval=7-day+rolling+average&Relative+to+Population=tru e&Align+outbreaks=false&country=ARE~PRT~ESP~SGP~URY~DNK~CHL~IRL~CAN~FIN~CH N~IND~USA~IDN~PAK~BRA~NGA~BGD~RUS~MEX~JPN~ETH~PHL~EGY~VNM~TUR~I RN~DEU~THA~GBR~FRA~TZA~ITA~ZAF~KEN~OWID_WRL
78. Our World in Data, « COVID-19 vaccination doses administered per 100 people, Apr 15, 2021 », *Our World in Data* (15 avril 2021), https://ourworldindata.org/explorers/coronavirus-data-explore r ?zoomToSelection=true&time=2021-04-15&facet=none&pickerSort=asc&pickerMetric=location&

Metric=People+vaccinated+ %28by+dose %29&Interval=7-day+rolling+average&Relative+to+Populat ion=true&Align+outbreaks=-false&country=ARE~PRT~ESP~SGP~URY~DNK~CHL~IRL~CAN~FIN~CHN~IND~USA~IDN~PAK~BRA~NGA~BGD~RUS~MEX~JPN~ETH~PHL~EGY~VNM~ TUR~IRN~DEU~THA~GBR~FRA~TZA~ITA~ZAF~KEN~OWID_WRL

79. Our World in Data, « COVID-19 vaccination doses administered per 100 people, June 15, 2021 », *Our World in Data* (15 juin 2021), https://ourworldindata.org/explorers/coronavirus-data-explore r ?zoomToSelection=true&-time=2021-06-15&facet=none&pickerSort=asc&pickerMetric=location&Metric=People+vaccinated+ %28by+dose %29&Interval=7-day+rolling+average&Relative+to+Populat ion=true&Align+outbreaks=-false&country=ARE~PRT~ESP~SGP~URY~DNK~CHL~IRL~CAN~FIN~CHN~IND~USA~IDN~PAK~BRA~NGA~BGD~RUS~MEX~JPN~ETH~PHL~EGY~VNM~ TUR~IRN~DEU~THA~GBR~FRA~TZA~ITA~ZAF~KEN~OWID_WRL

80. Victoria Male, « Menstrual changes after covid-19 vaccination », *BMJ* (2021), 374. Doi : https://doi. org/10.1136/bmj.n2211

81. MedAlerts, « 5,990 cases where Location is U.S., Territories, or Unknown and Vaccine is COVID19 and Symptom is Amenorrhoea or Dysmenorrhoea or Menopausal disorder or Menopausal symptoms or Menopause or Menopause delayed or Menstrual discomfort or Menstrual disorder or Menstruation delayed or Menstruation irregular », *MedAlerts*/VAERS (1er oct. 2021), https://medalerts.org/vaersdb/findfield.php ?TABLE=ON&GROUP1=AGE&EVENTS=ON&SYM PTOMS[]=Amenorrhoea+ %2810001928 %29&SYMPTOMS[]=Dysmenorrhoea+ %281001 3935 %29&SYMPTOMS[]=Menopausal+disorder+ %2810058825 %29&SYMPTOMS[]=Menopausal+symptoms+ %2810027304 %29&SYMPTOMS[]=Menopause+ %2810027308 %29&SYMPTOMS[]=Menopause+delayed+ %2810027310 %29&SYMPTOMS[]=Menstrual+ discomfort+ %2810056344 %29&SYMPTOMS[]=Menstrual+disorder+ %2810027327 %29 &SYMPTOMS[]=Menstruation+delayed+ %2810027336 %29&SYMPTOMS[]=Menstruat ion+irregular+ %2810027339 %29&VAX=COVID19&STATE=NOTFR

82. Sue Hughes, « CVST After COVID-19 Vaccine : New Data Confirm High Mortality Rate », *MEDSCAPE* (30 sept. 2021) https://www.medscape.com/viewarticle/959992#vp_3

83. Ruud Lensen *et al.*, « Hepatitis C Virus Reactivation Following COVID-19 Vaccination – A Case Report », *Int. Med. Case Rep. J.*, 2021 ; 14, pp. 573-576, https://www.ncbi.nlm.nih.gov/pmc/articles/ PMC8412816/

84. Centers for Disease Control and Prevention, « Severe Outcomes Among Patients with Coronavirus Disease 2019 (COVID-19) – United States, February 12–March 16, 2020 », MMWR (27 mars 2020). https://www.cdc.gov/mmwr/volumes/69/wr/mm6912e2.htm

85. MedAlerts, « Found 7,537 cases where Vaccine is COVID19 and Symptom is Myocarditis or Myopericarditis or Pericarditis », *MedAlert*/VAERS (1 oct. 2021), https://medalerts.org/vaersdb/ findfield.php ?TABLE=ON&GROUP1=AGE&EVENTS=ON&SYMPTOMS[]=Myocarditis+ %28 10028606 %29&SYMPTOMS[]=Myopericarditis+ %2810028650 %29&SYMPTOMS[]=Pericardit is+ %2810034484 %29&VAX=COVID19

86. MedAlerts, « Found 5,602 cases where Vaccine is COVID19 and Manufacturer is PFIZER/ BIONTECH and Symptom is Myocarditis or Pericarditis », MedAlert/VAERS (1er oct. 2021), https://medalerts.org/vaersdb/findfield.php ?TABLE=ON&GROUP1=AGE&EVENTS=ON&SYM PTOMS[]=Myocardi-

tis+ %2810028606 %29&SYMPTOMS[]=Pericarditis+ %2810034484 %29&VAX=COVID19&VAXMAN=PFIZER/BIONTECH

87. MedAlerts, « Found 476 cases where Age is 12-or-more-and-under-18 and Vaccine is COVID19 and Manufacturer is PFIZER/BIONTECH and Symptom is Myocarditis or Pericarditis », https://medalerts.org/vaers-db/findfield.php ?TABLE=ON&GROUP1=AGE&EVENTS=ON&SYMPTOMS[]=Myocarditis+ %2810028606 %29&SYMPTOMS[]=Pericarditis+ %2810034484 %29&VAX=COV ID19&VAXMAN=PFIZER/BIONTECH&WhichAge=range&LOWAGE=12&HIGHAGE=18

88. « A Report on Myocarditis Adverse Events in the U.S. Vaccine Adverse Events Reporting System (VAERS) in Association with COVID-19 Injectable Biological Products », Jessica Rose et Peter A. McCullough, *Current Problems in Cardiology*. En cours d'impression (1er oct. 2021). https://www.sciencedirect.com/science/article/abs/pii/ S0146280621002267# !

89. Michael Kang, « Viral Myocarditis, StatPearls » (mis à jour le 11 août 2021), https://www.ncbi.nlm.nih.gov/ books/NBK459259/

90. Megan Redshaw, « Sweden, Denmark Pause Moderna's COVID Vaccine for Younger Age Groups Citing Reports of Myocarditis », *The Defender* (6 oct. 2021), https://childrenshealthdefense.org/ defender/sweden-denmark-pause-moderna-covid-vaccine-myocarditis/

91. Essi Lehto, « Finland joins Sweden and Denmark in limiting Moderna COVID-19 vaccine », *Reuters* (7 oct. 2021), https://www.reuters.com/world/europe/finland-pauses-use-moderna-covid-19- vaccine-young-men-2021-10-07/

92. Lettre à Amit Patel, Pfizer Inc., BioNTech Manufacturing GmbH from U.S. Food & Drug Administration (23 août 2021). https://www.fda.gov/media/151710/download

93. Mehul Suthar *et al.*, « Durability of immune responses to the BNT162b2 mRNA vaccine », *BioRxiv* , publication anticipée (octobre 2021), https://www.biorxiv.org/content/10.1101/2021.09.30.462488v1

94. Maggie Fox, « Studies confirm waning immunity from Pfizer's Covid-19 vaccine », CNN (7 oct. 2021), https://www.cnn.com/2021/10/06/health/pfizer-vaccine-waning-immunity/index.html

95. Sara Y. Tartof *et al.*, « Effectiveness of mRNA BNT162b2 COVID-19 vaccine up to 6 months in a large integrated health system in the USA : a retrospective cohort study », *The Lancet* (4 oct. 2021), https://www.thelancet.com/journals/lancet/article/PIIS0140-6736(21)02183-8/fulltext

96. Will Jones, « New *Lancet* Study Confirms Plummeting Vaccine Effectiveness », *The Daily Sceptic* (7 oct. 2021), https://dailysceptic.org/2021/10/06/new-lancet-study-confirms-plummeting- vaccine-effectiveness/

97. Sara Y Tartof *et al.*, « Effectiveness of mRNA BNT162b2 COVID-19 vaccine up to 6 months in a large integrated health system in the USA : a retrospective cohort study » (4 oct. 2021). https://www. thelancet.com/journals/lancet/article/PIIS0140-6736(21)02183-8/fulltext

98. *Ibid.*

99. Sunil S Bhopal *et al.*, « Children and young people remain at low risk of COVID-19 mortality », (1er mai 2021). https://www.thelancet.com/journals/lanchi/article/PIIS2352-4642(21)00066-3/fulltext

100. « Investigation : Deaths among Teenagers have increased by 47 % in the UK since they started getting the Covid-19 Vaccine according to official ONS data », Will Jones, *The Exposé* (2 oct. 2021). https://theexpose.uk/2021/09/30/

deaths-among-teenagers-have-increased-by-47-percent-since-covid- vaccination-began/

101. *Ibid.*
102. Sunil S. Bhopal *et al.*, « Children and young people remain at low risk of COVID-19 mortality », *The Lancet*, (mai 2021).https://www.thelancet.com/action/showPdf ?pii=S2352-4642 %2821 %2900066-3
103. Page Facebook de WXYZ-TV Channel 7, consulté le 20 septembre 2021 : https://www.facebook. com/wxyzdetroit/posts/10158207967261135
104. Nguyen Van Vinh Chau *et al.*, « Transmission of SARS-CoV-2 Delta Variant Among Vaccinated Healthcare Workers, Vietnam », pré-impression du *Lancet* (10 août 2021). https://papers.ssrn.com/ sol3/papers.cfm ?abstract_id=3897733
105. Lindsey Tanner, Mike Stobbe et Philip Marcelo, « Study : Vaccinated people can carry as much virus as others », *AP News* (30 juil. 2021) https://apnews.com/article/science-health-coronavirus- pandemic-d9504519a8ae081f-785ca012b5ef84d1
106. Apoorva Mandavilli, « C.D.C. Internal Report Calls Delta Variant as Contagious as Chickenpox », *The New York Times* (30 juil. 2021, mis à jour le 1er sept. 2021), https://www.nytimes. com/2021/07/30/health/covid-cdc-delta-masks.html
107. Pnina Shitrit *et al.*, « Nosocomial outbreak caused by the SARS-CoV-2 Delta variant in a highly vaccinated population », *Israel*, juillet 2021 (30 sept. 2021). https://www.eurosurveillance.org/ content/10.2807/1560-7917.ES.2021.26.39.2100822#html_fulltext
108. *Ibid.*

ChildrensHealthDefense.org/fauci-book
childrenshd.org/fauci-book

Pour les mises à jour, les nouvelles citations, références et informations :

CHAPITRE 2

LES PROFITS DE L'INDUSTRIE PHARMACEUTIQUE AU DÉTRIMENT DE LA SANTÉ PUBLIQUE

« De toutes les tyrannies, celle exercée sincèrement pour le bien de ses victimes peut être la plus oppressive. Il vaut mieux vivre sous le règne de barons voleurs que sous le règne d'agents moraux omnipotents. La cruauté du baron voleur peut parfois se mettre en sommeil, sa cupidité peut finir par être assouvie ; mais ceux qui nous tourmentent pour notre bien nous tourmenteront sans fin car ils le font avec l'approbation de leur propre conscience. »

C. S. Lewis

Pendant cinq décennies, le Dr Anthony Fauci a exercé un pouvoir incroyable pour renforcer la croissance exponentielle de l'industrie pharmaceutique et son influence corrosive sur nos agences régulatrices gouvernementales, ainsi que sur la politique de santé publique. Au cours de ses 50 ans de carrière, il a entretenu un réseau complexe d'ententes financières avec les entreprises pharmaceutiques et le National Institute of Allergy and Infectious Diseases (NIAID) et ses employés, qui a transformé ledit institut en une filiale acquise à la cause de Big Pharma. Le plus naturellement du monde, le Dr Fauci met en avant son idylle avec cette dernière comme un « partenariat public-privé »[1].

Depuis son perchoir du NIAID, le Dr Fauci s'est servi de son budget annuel de 6 milliards de dollars[2] pour soumettre et contrôler une longue liste d'agences et d'instances dirigeantes, dont les Centers for Disease Control and Prevention (CDC), la Food and Drug Administration (FDA), les agences de la Santé et des Services sociaux (HHS), les Instituts nationaux de la santé (NIH), le Pentagone, la Maison Blanche, l'Organisation mondiale de la santé (OMS), l'Organisation des nations unies (ONU), jusqu'aux opulentes fondations de Clinton et de Gates et au Wellcome Trust britannique.

Un budget discrétionnaire annuel monstrueux donne au Dr Fauci le pouvoir de faire et de défaire des carrières, d'enrichir – ou de châtier – des centres de recherche universitaires, de manipuler des revues scientifiques et de dicter non seulement les sujets et les protocoles d'étude, mais aussi les résultats de la recherche scientifique dans le monde entier. Depuis 2005, l'Agence pour les projets de recherche avancée de la Défense (DARPA) a versé 1,7 milliard de dollars supplémentaires[3] au budget annuel du Dr Fauci afin de blanchir des financements douteux pour la recherche sur les armes biologiques, souvent aux frontières de la légalité. Ce financement du Pentagone porte le total annuel des subventions accordées par le Dr Fauci à la somme incroyable de 7,7 milliards de dollars, soit près de deux fois les dons annuels de la Fondation Bill et Melinda Gates. Travaillant en cheville avec des sociétés pharmaceutiques et d'autres grands bailleurs de fonds, y compris Bill Gates – le plus grand financeur des vaccins dans le monde –, le Dr Fauci a constamment utilisé son impressionnant pouvoir pour définancer, intimider, réduire au silence, interdire d'exercer et ruiner les scientifiques dont les recherches menacent le paradigme pharmaceutique, et, à l'inverse, pour récompenser ceux qui le soutiennent. En effet, le Dr Fauci récompense leur loyauté en leur offrant des sinécures prestigieuses au sein de comités stratégiques du HHS lorsqu'ils continuent à défendre ses intérêts. Quand les soi-disant groupes d'experts « indépendants » autorisent et recommandent de nouveaux produits pharmaceutiques, le contrôle du Dr Fauci sur ces groupes lui donne le pouvoir d'accélérer le franchissement des barrières réglementaires par ses médicaments et vaccins favoris, en sautant souvent des étapes clefs comme les tests sur les animaux ou les études de sécurité fonctionnelle sur l'homme. Les stratégies de financement du Dr Fauci dénotent un parti pris pour le développement et la promotion de médicaments et vaccins brevetés, ainsi que pour le sabotage et le dénigrement des médicaments non brevetés, de la nutrition, des vitamines et des médecines naturelles, fonctionnelles et intégratives. Sous ses offices, les entreprises pharmaceutiques ont provoqué la crise des opioïdes et ont fait des citoyens américains la population la plus surmédicalisée au monde[4]. Au cours de son demi-siècle en tant que pape de la santé des États-Unis, le Dr Fauci a joué un rôle central dans l'édification d'un monde où les Américains paient le prix le plus élevé pour les médicaments[5], mais dans lequel ils ont de moins bons résultats en matière de santé que les autres pays riches[6]. Les effets indésirables des médicaments figurent parmi les quatre principales causes de décès dans le pays, après le cancer et les crises cardiaques[7,8]. L'impressionnante longévité du Dr Fauci à la tête du NIAID est en grande partie due à son enthousiasme à promouvoir son agenda pro industrie pharmaceutique.

Le NIAID : succursale de Big Pharma

Sous la direction du Dr Fauci, le NIAID est devenu le centre névralgique d'un réseau de liens financiers corrupteurs avec l'industrie pharmaceutique. Le NIAID du Dr Fauci ressemble beaucoup plus à une entreprise pharmaceutique qu'à une quelconque agence chargée de faire progresser la science.

« J'ai interviewé des scientifiques pendant longtemps dans ce pays, et laissez-moi vous dire une chose. Il y en a de deux sortes : ceux qui sont des serfs d'Anthony Fauci et ceux qui sont de véritables scientifiques. La catégorie des serfs embrasserait n'importe lequel des lyssenkismes[a] de Fauci et du NIAID. Ils ne veulent pas perdre leurs financements », explique Celia Farber, dont l'article paru en 2006 dans *Harper's*, « Out of Control : AIDS and the Destruction of Medical Science », a jeté une lumière crue sur la culture du sordide, de la corruption et de la violence au sein de la Division of AIDS (DAIDS), qui est motivée par la vendetta. « Ces derniers [les véritables scientifiques] constituent une minorité. Ils ont l'apparence, la voix et le comportement de scientifiques. Or, à des degrés divers, ils vivent tous dans un climat de chantage, tant économique que par rapport à leur réputation. Peter Duesberg en est un exemple très célèbre, mais il y en a d'autres. Le système de vendetta de Fauci a de nombreuses façons de briser les élans scientifiques naturels – de les remettre en question et d'exiger des preuves. Il est stupéfiant de constater qu'en raison de l'influence de Fauci depuis 1984, cette tradition ait été quasi étouffée aux États-Unis. 'Tout le monde a peur.' Combien de fois ai-je entendu cette phrase ? »

Au dire de tous, Anthony Fauci a mis en place un système de conflits d'intérêts dysfonctionnels et une culture du service rendu qui ont fait du NIAID une indéfectible succursale de Big Pharma. En fait, les rapports entre le NIAID et les fabricants de médicaments sont entretenus dans l'obscurité la plus totale. Il est impossible de dire où finit Big Pharma et où commence le NIAID. Pour Farber, « Ça rappelle *Ozark* »[b].

Les chercheurs des laboratoires du NIAID arrondissent leurs fins de mois avec des honoraires qu'ils gagnent en participant à des séminaires de l'industrie pharmaceutique, et en informant le personnel des sociétés pharmaceutiques des progrès de la recherche sur les nouveaux médicaments en cours de développement au NIAID[9]. Les employés du Dr Fauci travaillent régulièrement sur des projets privés (pour les sociétés pharmaceutiques) dans leurs labos du NIAID, et acceptent des contrats pour mener des essais cliniques sur les nouveaux médicaments de l'industrie pharmaceutique. Le journaliste et auteur Bruce Nussbaum rapporte qu'il est courant pour les employés du Dr Fauci d'empocher assez d'argent pour gagner l'équivalent de 10 à 20 % de leur salaire du NIAID pour ce genre de travail. Les responsables du NIAID justifient cette pratique controversée en faisant valoir que l'afflux de dollars en provenance de l'industrie pharmaceutique renforce ses laboratoires, et permet à l'agence de fidéliser un personnel talentueux. En outre, le NIAID déduit également 40, 50 voire 60 % du montant de ces contrats de ses « frais généraux », cimentant ainsi le partenariat de l'agence avec l'industrie[10]. Il n'est pas surprenant qu'une enquête de 2004 de l'Office of Government Ethics ait reproché au Dr Fauci de ne pas avoir contrôlé les liens corrupteurs entre son personnel et les sociétés pharmaceutiques[11,12]. Ce rapport reprochait au NIAID de ne pas avoir examiné et résolu d'éventuels conflits éthiques affectant deux tiers de ses employés, qui travaillaient au noir pour l'industrie.

a. Science corrompue par l'idéologie, qui dissimule les faits ou les interprète de manière scientifiquement erronée. (N.d.T.)

b. *Ozark* est une série télé américaine mettant en scène les aventures d'un couple impliqué dans le blanchiment d'argent d'un cartel de la drogue mexicain. (N.d.T.)

Les enquêteurs ont également constaté[13] que le NIAID n'avait pas obtenu d'autorisation pour 66 % des « activités extérieures » entreprises au cours de la période considérée. D'après le NIH[14], les activités extérieures « impliquent généralement la fourniture d'un service ou d'une fonction à une organisation extérieure, avec ou sans rémunération ou autre compensation ». Il peut s'agir de générer des revenus à partir d'un brevet d'une société pharmaceutique, de consulter l'industrie, d'obtenir une participation tacite ou une participation au capital de sociétés de biotechnologie, ou de donner des conférences et organiser des séminaires rémunérés. Les méthodes de gestion du Dr Fauci consistent à créer de nombreuses occasions pour son agence et ses employés de participer à des projets rentables avec des sociétés pharmaceutiques.

L'activité de développement de médicaments du Dr Fauci est truffée d'autres conflits d'intérêts corrupteurs. Par exemple, la plupart des Américains seraient surpris d'apprendre que les entreprises pharmaceutiques versent régulièrement des redevances extravagantes au Dr Fauci et à ses employés, ainsi qu'au NIAID lui-même. Voici comment fonctionne le système de redevances : au lieu de rechercher les causes des épidémies croissantes de maladies allergiques et auto-immunes (ce pour quoi les contribuables américains lui versent son salaire), le Dr Fauci consacre la majeure partie de son budget de 6 milliards de dollars à la recherche et au développement de nouveaux médicaments. Souvent, il commence par financer des études mécanistiques initiales sur des molécules prometteuses dans les laboratoires du NIAID, avant de confier les essais cliniques à un réseau de quelque 1 300 « investigateurs principaux » (IP) universitaires, qui mènent des essais sur l'homme dans des centres de recherche et des hôpitaux de formation affiliés à des universités, ainsi que dans des centres de recherche étrangers. Une fois que ces chercheurs financés par le NIAID ont mis au point un potentiel nouveau médicament, le NIAID transfère une partie ou la totalité de sa part de la propriété intellectuelle à des sociétés pharmaceutiques privées, par l'intermédiaire de l'Office of Technology Transfer du HHS. L'université et ses investigateurs principaux peuvent également revendiquer leur part des droits de brevet et de redevance, cimentant ainsi la loyauté de la médecine universitaire envers le Dr Fauci.

Une fois le produit commercialisé, la société pharmaceutique verse des redevances – une sorte de pot-de-vin légalisé – via un système informel permettant à l'industrie pharmaceutique de verser les bénéfices des ventes de médicaments au NIAID et à ses fonctionnaires ayant travaillé sur le produit. En vertu d'une politique secrète et non promulguée du HHS, le Dr Fauci et ses subalternes du NIAID peuvent personnellement empocher jusqu'à 150 000 $ par an pour des médicaments qu'ils ont contribué à développer aux frais de la princesse[15,16,17].

Le département américain de la Santé et des Services sociaux (HHS) est le propriétaire désigné d'au moins 4 400 brevets. Le 22 octobre 2020, le Government Accountability Office (GAO) des États-Unis a publié un rapport intitulé « BIOMEDICAL RESEARCH : NIH Should Publicly Report More Information about the Licensing of Its Intellectual Property ». Dans ce document, les auteurs rapportent que le NIH a reçu « jusqu'à 2 milliards de dollars en redevances [...] depuis 1991, date à laquelle la FDA a approuvé le premier de ces médicaments. Trois licences ont chacune généré plus de 100 millions de dollars pour l'agence. »[18]

Cependant, le Dr David Martin a signalé que les dossiers de licence du NIH Office of Technology Transfer[19] suggèrent que le NIH a été moins que transparent avec les enquêteurs du GAO. En effet, le rapport du GAO omet de mentionner plus de 130 brevets du NIH relatifs à des composés actifs générant des milliards de dollars de revenus.

Les subventions du NIAID ont donné lieu à 2 655 brevets et demandes de brevets, dont seulement 95 incluent une cession au département de la Santé et des Services sociaux en tant que propriétaire[20]. Le Dr Fauci a cédé la plupart de ces brevets à des universités, rendant ainsi totalement opaque l'identité des ultimes bénéficiaires commerciaux. Dans le même temps, il s'assure la loyauté inestimable des facultés de médecine américaines et des médecins les plus influents de la nation, à lui-même et à ses politiques.

De manière quelque peu surprenante, l'un des plus grands détenteurs de brevets générés par le NIAID est SIGA Technologies (NASDAQ : SIGA)[21]. SIGA a publiquement reconnu une étroite relation avec le NIAID. Toutefois, le GAO omet toute mention de SIGA dans son rapport. Le PDG de SIGA, le Dr Phillip L. Gomez, a travaillé pendant neuf ans pour le Dr Fauci au NIAID, où il a développé les programmes vaccinaux de Fauci pour le VIH, le SRAS, l'Ebola, le virus du Nil occidental et la grippe, avant de partir dans le privé. Bien que le NIAID ait clairement développé le système de SIGA, la société déclare des revenus provenant du NIAID mais aucune redevance ou paiement commercial au NIH ou à l'un de ses programmes.

Huit brevets américains mentionnent le Dr Anthony Fauci en tant qu'inventeur. Cependant, aucun n'apparaît dans les rapports sur les licences actives du NIAID, du NIH et du GAO, nonobstant que le Dr Fauci ait reconnu avoir perçu des redevances pour son « invention » de l'interleukine-2[22].

Du reste, le GAO n'a mentionné aucun des brevets du NIAID, alors qu'il est clairement établi que Gilead Sciences et Janssen Pharmaceuticals (une branche de Johnson & Johnson) ont généré plus de 2 milliards de dollars par an de ventes résultant directement des technologies financées par le NIAID[23]. Le rapport du GAO omet deux brevets pour le Velcade® de Janssen qui ont généré des ventes de plus de 2,18 milliards de dollars par an pendant de nombreuses années. Le rapport du GAO ne mentionne pas non plus les brevets du Yescarta®, du Lumoxiti® ou du Kepivance®, en violation des articles §410.10 et §202(a) du Code des États-Unis. Au moins 13 des 21 brevets mentionnés dans le rapport du GAO, y compris celui du vaccin de Moderna du Dr Fauci, omettent illégalement de divulguer l'intérêt du gouvernement malgré leur indiscutable lien de parenté avec le NIH.

Quelle est l'ampleur de l'activité de développement de médicaments du Dr Fauci ? Depuis son arrivée au NIH, l'agence a dépensé environ 856,90 milliards de dollars[24,25]. Entre 2010 et 2016, chaque médicament ayant reçu l'approbation de la FDA (210 produits pharmaceutiques différents) provenait, au moins en partie, de recherches financées par le NIH[26].

Après l'approbation d'un médicament, le Dr Fauci continue de collaborer avec ses partenaires pharmaceutiques pour promouvoir, fixer le prix et tirer profit de leur nouveau produit. Au cours des décennies qui se sont écoulées depuis que le Dr Fauci a pris la tête du NIAID, l'agence a mis en place un processus élaboré de négociation défavorable au contribuable américain pour permettre à l'industrie pharmaceutique de tirer un maximum de profits des médicaments mis au point par le NIAID. Avec l'aide de ce dernier, l'heureuse société pharmaceutique fait passer le nouveau médicament par une approbation accélérée de la FDA. Lors de négociations secrètes, le CDC fixe ensuite des prix de détail obscènes pour ces produits, fruits de la collaboration. De tels offres de fidélité (aux frais du contribuable et du consommateur), avec les approbations accélérées, apporter des avantages financiers directs au NIAID, aux employés privilégiés du Dr Fauci, voire au Dr Fauci lui-même[27].

Le Dr Fauci a lancé sa carrière en permettant à Burroughs Wellcome (aujourd'hui GlaxoSmithKline) de facturer l'azidothymidine (AZT) 10000 $ par an[28], un médicament antirétroviral développé exclusivement par le NIH, testé et approuvé par le Dr Fauci en personne. Or, il savait que la fabrication de ce produit ne coûtait à Burroughs Wellcome que 5 $ par dose[29]. Des profits plus élevés pour les « partenaires » de l'industrie signifient souvent des paiements de redevances plus extravagants pour ses copains du NIAID et du NIH.

Un autre médicament antiviral mis au point par l'atelier du Dr Fauci, le remdesivir, fournit un exemple récent d'un stratagème similaire, visant à faire gagner de l'argent à l'industrie pharmaceutique, avec l'aide du NIAID/NIH. Quand le remdesivir s'est avéré sans valeur contre la COVID, le Dr Fauci a modifié les protocoles d'étude pour donner l'illusion que son médicament fétiche était efficace[30,31]. Malgré l'opposition de la FDA et de l'OMS, le Dr Fauci a déclaré depuis la Maison Blanche que le remdesivir « [serait] la norme de soins » pour la COVID, garantissant à son fabricant un marché mondial gigantesque. Le Dr Fauci a ensuite ignoré les prix abusifs pratiqués par Gilead ; la société a vendu la dose de remdesivir entre 3300 et 5000 $ pendant la pandémie de COVID, alors que les matières premières nécessaires à la fabrication du remdesivir lui coûtaient moins de 10 $. Or, selon la loi, Medicaid doit couvrir tous les médicaments approuvés par la FDA ; ce sont donc les contribuables qui paient la facture. Avec tous ces gaspillages, Anthony Fauci est devenu le principal et providentiel investisseur de l'industrie pharmaceutique.

L'instruction à géométrie variable des dossiers par les agences fédérales de santé, selon que les traitements COVID-19 sont brevetés ou non brevetés et moins coûteux, montre de manière limpide la préférence historique du Dr Fauci pour les médicaments brevetés à prix élevé, qui favorisent les profits colossaux de l'industrie pharmaceutique au détriment de la santé publique[32].

Une étude publiée en 2017 dans l'*Emory Corporate Governance and Accountability Review* résume la façon dont des responsables fédéraux de la santé publique, compromis à l'instar du Dr Fauci, ont transformé le NIAID, les NIH, les CDC et la FDA en machines à commercialiser des produits pharmaceutiques[33]. Les chercheurs de l'Emory décrivent les fabricants de médicaments et de vaccins comme des « voleurs invétérés », les responsables du HHS non comme des régulateurs mais des « facilitateurs, ou peut-être pire encore, [ils sont] complices d'activités douteuses ou éthiquement condamnables parce qu'ils sont mus par des motifs intéressés… » Selon le Dr Michael Carome, ancien fonctionnaire du HHS et directeur de l'ONG Public Citizen, « Au lieu d'avoir un organisme de réglementation et une industrie réglementée, nous avons maintenant un partenariat. Cette relation a fait basculer l'agence [le HHS] d'une perspective de santé publique à une perspective pro industrie. »[34] Or, le Dr Fauci incarne cette dynamique corrompue.

Sous la direction de ce dernier, les aspects commerciaux de ce partenariat ont éclipsé la mission de son agence, qui est de faire avancer la science. Au NIAID, c'est maintenant la queue de l'industrie pharmaceutique qui remue le chien de la santé publique. Le Dr Fauci n'a pratiquement rien fait pour faire avancer la mission fondamentale du NIAID de rechercher les causes de la montée dévastatrice des épidémies de maladies allergiques et auto-immunes chroniques. Or, sous son mandat, elles ont explosé. Elles touchent désormais 54 % des enfants[35], contre 12,8 % à l'époque où il a pris la tête du NIAID. Tout en ignorant le boom des maladies allergiques, le Dr Fauci a fait du NIAID le principal incubateur de nouveaux produits pharmaceutiques, dont beaucoup, ironiquement, profitent de la pandémie en cascade de maladies chroniques.

Au cours de ses cinquante dernières années au NIH, le Dr Fauci a joué un rôle de premier plan dans la démolition de la santé et de la démocratie américaines par les grands laboratoires pharmaceutiques. Il a travaillé de concert avec les sociétés pharmaceutiques pour surmonter les obstacles réglementaires fédéraux et transformer le NIH et le NIAID en instruments de développement, de promotion et de commercialisation de produits pharmaceutiques brevetés, vaccins et produits apparentés compris.

La plupart d'entre nous aimeraient que le « docteur de l'Amérique » diagnostique correctement nos maladies en s'appuyant sur les meilleures données scientifiques disponibles, puis qu'il nous explique comment retrouver la santé. Et si, au lieu de dépenser tout leur budget à développer des produits pharmaceutiques rentables, le Dr Fauci et les directeurs d'autres instituts des NIH mobilisaient des chercheurs pour explorer les liens entre le glyphosate dans l'alimentation et l'explosion des allergies au gluten, le lien entre les résidus de pesticides et l'épidémie de maladies neurologiques et de cancers, les liens de causalité entre l'aluminium et la maladie d'Alzheimer, entre le mercure provenant des usines de charbon et la montée en flèche des taux d'autisme, et le lien entre les particules en suspension dans l'air et l'épidémie d'asthme ? Et si les NIH finançaient des recherches pour explorer le lien entre les vaccins infantiles et l'explosion du diabète juvénile, de l'asthme et de la polyarthrite rhumatoïde, ainsi que les liens entre les adjuvants vaccinaux à base d'aluminium et les épidémies d'allergies alimentaires et de rhinites allergiques ? Et s'ils étudiaient l'impact du sucre et des boissons gazeuses sur l'obésité et le diabète, et le lien entre les perturbateurs endocriniens, les aliments transformés, les fermes industrielles et les OGM sur le déclin spectaculaire de la santé publique ? À quoi ressembleraient les Américains si, pendant 50 ans, un défenseur de la santé publique avait dirigé l'une de nos principales agences sanitaires, au lieu d'un représentant de l'industrie pharmaceutique ? Que se serait-il passé si nous avions consacré ces centaines de milliards de dollars à la vraie science, plutôt qu'au développement de médicaments ? Le Dr Fauci semble uniquement disposé à nous servir des diagnostics et des remèdes qui profitent à Big Pharma – plutôt qu'à la santé publique – et à brouiller les pistes avec des artifices.

Les détracteurs du Dr Fauci l'ont comparé à un bureaucrate ayant eu la même longévité à la tête d'une autre agence fédérale : J. Edgar Hoover, qui, cinq décennies durant, a instrumentalisé son pouvoir dictatorial sur le FBI pour transformer l'agence en une organisation de protection du crime organisé, pour renforcer ses partenaires politiques corrompus, opprimer les Noirs-Américains, surveiller ses ennemis politiques, supprimer la liberté d'expression et la dissidence, et qui, avec son égo surdimensionné, s'en est servi de piédestal pour son propre culte de la personnalité. Plus récemment, le biographe de toujours du Dr Fauci, Charles Ortleb, a comparé sa carrière et sa propension pathologique à mentir à celles des escrocs sociopathes Bernie Madoff et Charles Ponzi[37]. Un autre de ses détracteurs, l'auteur J. B. Handley, a qualifié le Dr Fauci de « vendeur d'huile de serpent » et de « plus grand charlatan médical que Raspoutine »[38]. L'économiste et auteur Peter Navarro, ancien directeur de la Politique commerciale et industrielle, a déclaré lors d'une interview sur une chaîne de télévision nationale en avril 2021 que « Fauci est un sociopathe et un menteur »[39].

Sa blouse blanche, son titre officiel et ses étagères pleines à craquer de prix décernés par ses associés du cartel médical permettent au Dr Fauci de se faire passer pour un scientifique neutre et impartial, et un fonctionnaire désintéressé animé par un engagement sans faille en faveur de la santé publique. Pourtant, on ne peut pas dire que le Dr Fauci fasse vraiment de la santé publique. Dans tous les domaines, sa gouvernance de 50 ans a été une catastrophe pour la santé des Américains. En revanche, en tant qu'homme d'affaires, son succès a été phénoménal.

En 2010, le Dr Fauci a déclaré à Michael Specter, écrivain vedette du *New Yorker*, que son livre d'intrigue politique préféré était *Le Parrain* de Mario Puzo[40]. Il a spontanément cité sa réplique préférée dans la saga : « Il n'y a rien de personnel, c'est strictement professionnel. »

Références

1. « Coronavirus Response », 116e Congrès des États-Unis, 12 mai 2020, témoignage du Dr Anthony Fauci, https://www.rev.com/blog/transcripts/dr-anthony-fauci-cdc-director-senate-testimony- transcript-may-12 at 34:06
2. « NIAID Budget Data Comparisons », NIH/NIAID (2021), https://www.niaid.nih.gov/grants- contracts/niaid-budget-data-comparisons

3. David E. Martin, « The Fauci/COVID-19 Dossier » (18 janv. 2021) https://f.hubspotusercontent10. net/hubfs/8079569/The %20FauciCOVID-19 %20Dossier.pdf
4. Teresa Carr, « Too Many Meds ? America's Love Affair with Prescription Medication », *Consumer Reports,* 3 août 2017, https://www.consumerreports.org/prescription-drugs/too-many-meds- americas-love-affair-with-prescription-medication/#nation
5. M. Jackson Wilkinson, « Lies, Damn Lies, and Prescriptions », *MJACKSONW.COM*, 6 nov. 2015, https://mjacksonw.com/lies-damn-lies-and-prescriptions-f86fca4d05c
6. Maggie Fox, « United States Comes in Last Again on Health, Compared to Other Countries », *NBC News*, 16 nov. 2016, https://www.nbcnews.com/health/health-care/united-states-comes-last-again- health-compared-other-countries-n684851
7. Peter C. Gøtzsche, « Prescription drugs are the third leading cause of death », *THE BMJ OPINION*, 16 juin 2016, https://blogs.bmj.com/bmj/2016/06/16/peter-c-gotzsche-prescription-drugs-are-the- third-leading-cause-of-death/
8. « Preventable Adverse Drug Reactions : A Focus on Drug Interactions », U.S. Food and Drug Administration, 6 mars 2018, https://www.fda.gov/drugs/drug-interactions-labeling/preventable- adverse-drug-reactions-focus-drug-interactions
9. Bruce Nussbaum, *Good Intentions : How Big Business and the Medical Establishment are Corrupting the Fight Against AIDS* (Atlantic Monthly Press, 1990), p. 162
10. *Ibid.*, pp. 162-163
11. Daniel Payne et John Solomon, « Fauci Files : Celebrated doc's career dotted with ethics, safety controversies inside NIH », *Just the News* (23 juil. 2020), https://justthenews.com/accountability/ political-ethics/fauci-says-americans-should-trust-doctors-himself-his-career
12. Marilyn L. Glynn, « Letter to Edgar M. Swindell », 26 juil. 2004, https://justthenews.com/sites/default/ files/2020-07/OGE-2004NIHEthicsReview_0.pdf
13. *Ibid.*
14. National Institutes of Health, Visiting Scientists, Outside Activity, https://www.ors.od.nih.gov/pes/ dis/VisitingScientists/Pages/OutsideActivityJ-1.aspx
15. J. Solomon, « Researchers mum on financial interests », CBS News (Associated Press), 10 janv. 2005. https://www.nbcnews.com/health/health-news/report-researchers-mumon-financial-interests- flna1c9475821
16. « *Information* for NIH Inventors, Inventor Royalties », NIH Office of Technology Transfer, https://www. ott.nih.gov/royalty/information-nih-inventors
17. J. H. Tanne, « Royalty payments to staff researchers cause new NIH troubles », *BMJ*, 22 janv. 2005, https://www.ncbi.nlm.nih.gov/pmc/articles/PMC545012/
18. « Biomedical Research : NIH Should Publicly Report More Information about the Licensing of Its Intellectual Property », US Government Accountability Office, 22 octobre 2020, https://www.gao. gov/products/GAO-21-52
19. Martin, *op. cit.*
20. *Ibid.*
21. *Ibid.*
22. Tanne, *op. cit.*

23. Martin, *op. cit.*

24. « Proposed 1969 Budget Asks $1,196.6 Million Appropriation for NIH », *NIH Record*, 6 févr. 1968. https://nihrecord.nih.gov/sites/recordNIH/files/pdf/1968/NIH-Record-1968-02-06.pdf

25. Appropriations History by Institute/Center (1938 to Present), NIH Office of Budget, https:// officeofbudget.od.nih.gov/approp_hist.html

26. Ekaterina Galkina Cleary *et al.*, « Contribution of NIH funding to new drug approvals 2010-2016 », *PNAS*, 6 mars 2018 ; publié pour la première fois le 12 févr. 2018. https://doi.org/10.1073/pnas.1715368115

27. Tanne, *op.cit.*

28. Mark H. Furstenberg, « AZT the First AIDS Drug », *Washington Post*, 15 sept. 1987, https://www. washingtonpost.com/archive/lifestyle/wellness/1987/09/15/azt-the-first-aids-drug/f38de60b-1332- 4bb3-a49f-277036b1baf2/

29. Philip J. Hiltz, « AIDS Drug Maker Cuts Price by 20 % », *New York Times*, 19 sept. 1989, https:// www.nytimes.com/1989/09/19/us/aids-drug-s-maker-cuts-price-by-20.html

30. Meryl Nass, « Faking results : Fauci's NIAID-paid Remdesivir Study changed its Outcome Measures Twice, in order to show even a whiff of benefit », Anthrax Vaccine-Posts by Meryl Nass, 2 mai 2020, https://anthraxvaccine.blogspot.com/2020/05/faking-results-faucis-niaid-paid.html

31. Changes (Side-by-Side) for Study : NCT04280705, 20 mars 2020 (v10), 23 avril 2020 (v16), NIH, https://clinicaltrials.gov/ct2/history/NCT04280705 ?A=10&B=16&C=Side-by- Side#StudyPageTop

32. Elizabeth L. Vliet, « A Tale of Two Drugs : Money vs. Medical Wisdom », American Association of Physicians and Surgeons, 7 mai 2020, https://aapsonline.org/a-tale-of-two-drugs-money-vs- medical-wisdom/

33. Leslie E. Sekerka et Lauren Benishek, « Thick as Thieves ? Big Pharma Wields Its Power with the Help of Government Regulation », *Emory Law Scholarly Commons*, vol. 5, no 2 (2018), https:// scholarlycommons.law.emory.edu/ecgar/vol5/iss2/4/

34. Caroline Chen, « FDA Repays Industry by Rushing Risky Drugs to Market », *PROPUBLICA* (26 juin 2018) https://www.propublica.org/article/fda-repays-industry-by-rushing-risky-drugs-to-market

35. Christina D. Bethell, Michael D. Kogan *et al.*, « A National and State Profile of Leading Health Problems and Health Care Quality for US Children : Key Insurance Disparities and Across-State Variations », *Academic Pediatrics* (mai-juin 2011), https://doi.org/10.1016/j.acap.2010.08.011

36. Jeanne Van Cleave, Steven L. Gortmaker et James M. Perrin, « Dynamics of Obesity and Chronic Health Conditions Among Children and Youth », *JAMA* (17 févr. 2010), doi : 10.1001/ jama.2010.104

37. Charles Ortleb, *Fauci : The Bernie Madoff of Science and the HIV Ponzi Scheme That Concealed the Chronic Fatigue Syndrome Epidemic* (HHV-6 University Press, 2020), p. 27, p. 39, p. 41

38. Robert F. Kennedy, Jr., « 'TRUTH' with Robert F. Kennedy, Jr. – Episode 7 », entretient avec J. B. Handley, *Children's Health Defense*, 9 juillet 2020. https://childrenshealthdefense.org/news/truth-with- robert-f-kennedy-jr-episode-7/

39. Sinéad Baker, « Trump advisor Peter Navarro went on a wild rant on Fox News, calling Fauci the 'father' of the coronavirus », *Business Insider* (31 mars 2021),

https://www.businessinsider.com/peter- navarro-trump-advisor-calls-fauci-father-of-coronavirus-fox-news-rant-2021-3

40. Cory Steig, « Dr. Fauci uses this line from 'The Godfather' to help deal with stress and politicians », *CNBC* (21 oct. 2020). https://www.cnbc.com/2020/10/01/dr-anthony-fauci-on-lesson-from-the- godfather-book-.html

ChildrensHealthDefense.org/fauci-book
childrenshd.org/fauci-book

Pour les mises à jour, les nouvelles citations, références et informations :

CHAPITRE 3

LE VIH, OU L'AVÈNEMENT D'UN MODÈLE PANDÉMIQUE SUR MESURE POUR BIG PHARMA

« Les types comme Fauci se lèvent et commencent à parler, mais vous voyez tout de suite qu'il ne sait rien de rien, et je lui dirais si je l'avais en face de moi. Il ne sait pas de quoi il parle. Le gars pense qu'on peut prendre un échantillon de sang et le mettre dans un microscope électronique et que s'il y a un virus dedans, on le verra… Il ne comprend pas la microscopie électronique et il ne comprend pas la médecine. Et il ne devrait pas occuper le poste qu'il occupe. La plupart de ces types au sommet ne sont que des administratifs et ils ne savent rien de ce qui se passe à la base. Ces gens ont un projet, qui n'est pas celui que nous aimerions qu'ils aient, étant donné que nous les payons pour prendre soin de notre santé d'une certaine manière. Ils ont un agenda personnel. Ils inventent leurs propres règles au fur et à mesure, ils les changent quand bon leur semble, et ils ne se gênent pas – Tony Fauci le premier – pour aller sur les plateaux télé, devant les gens qui leur paient leur salaire, et mentir sans vergogne face caméra. »

✍ **Dr Kary Mullis**, Prix Nobel de chimie 1993 pour son invention de la technologie de la réaction en chaîne par polymérase (PCR), extrait d'un entretien avec Gary Null en 1993

« Bien sûr ! Je vous dirai toujours la vérité. Posez-moi simplement la question et je vous dirai la vérité. Au moins dans la mesure où je pense qu'elle l'est [rires]. »

✍ **Dr Fauci**, *Der Spiegel*, septembre 2020

« Scientifiquement, dit-il [Harvey Bialy], le cancer reste une question intéressante. Cela fait quinze ans que le SIDA n'est plus une question intéressante. »
« Pourquoi dites-vous cela ? »

> *« Parce que ça a été un livre fermé pendant quinze ans. Il est clair depuis quinze ans qu'il s'agit d'une affection non infectieuse qui trouve sa cause dans toute une série de produits chimiques. »*
> *Il hausse le ton. « Le livre ne démontre-t-il pas très clairement que, scientifiquement, il ne s'est rien passé entre 1994 et 2003 ? Rien. Absolument rien, à part une succession de prédictions épidémiologiques erronées, une succession de médicaments empoisonnés ratés. 0 000 000 de guéris. Pas de vaccin, ni même un faux vaccin. C'est un échec total. Cela fait maintenant dix-sept ans que nous tordons la virologie dans tous les sens pour accommoder cette hypothèse à la con. Ça suffit. »*
>
> ✍ Extrait de *Serious Adverse Event : An Uncensored History of AIDS*, de **Celia Farber**

> *Avant 1987, pas une seule demande de subvention de Peter Duesberg n'avait été rejetée par le NIH. Depuis 1987, il a rédigé un total de 30 propositions de recherche ; chacune d'entre elles a été rejetée. Il a soumis plusieurs propositions sur l'aneuploïdie, pas plus tard que l'année dernière – elles ont également été rejetées.*
> *« Ils l'ont tout simplement mis sur la touche », note Richard Strohman, un biologiste retraité de l'UC Berkeley. « Ils l'ont exclu sur-le-champ. »*
> *« Le système fonctionne », observe Dave Rasnick. « C'est aussi efficace qu'une balle dans la tête. »*
>
> ✍ Extrait de *Serious Adverse Events : An Uncensored History of AIDS*, de **Celia Farber**

Les débuts d'Anthony Fauci

Anthony Stephen Fauci est né dans le quartier de Dyker Heights, à Brooklyn, le 4 décembre 1940. Trois de ses grands-parents étaient italiens d'origine ; son grand-père maternel venait de la région italophone de la Suisse. Tous les quatre sont arrivés aux États-Unis à la fin du XIXe siècle. Ses deux parents sont nés à New York. Son père, Stephen Fauci, est sorti diplômé de la faculté de pharmacie de l'université de Columbia. Sa mère, Eugenia, est allée au Brooklyn College et au Hunter College. Ils se sont mariés à 18 ans. Il est tentant de lier l'émergence du Dr Fauci en tant que champion moderne du paradigme pharmaceutique au fait que ses parents possédaient une pharmacie. Son père remplissait les ordonnances, sa mère tenait la caisse, et le jeune Tony a fait son apprentissage sur son vélo Schwinn en vue d'une carrière de livreur de médicaments qui durera toute sa vie.

Anthony a fréquenté la Our Lady of Guadeloupe Grammar School à Brooklyn, ainsi que la Regis High School, un établissement jésuite élitiste où sa ténacité l'a distingué en classe comme sur le terrain de basket. Le programme de Regis était fortement axé sur les humanités : « Nous avons fait quatre ans de grec, quatre ans de latin, trois ans de français, d'histoire ancienne, de théologie, etc. », a-t-il déclaré à un historien oral du NIH en 1989. Il était bon athlète, dans un quartier où les as du *stickball* étaient nombreux. Fan de la première heure des Yankees, il préférait les champions fiables aux héros de sa ville natale, et se décrit comme « un peu un paria du sport parmi [ses] amis, qui étaient tous des fans des Dodgers de Brooklyn »[1]. Les Dodgers, outsiders, ont perdu huit des onze rencontres des World Series contre les Bombers du Bronx. Les idoles de Tony étaient Joe DiMaggio, Mickey Mantle et le grand Duke Snider des Mets/Dodgers/Giants. Son appétit pour la victoire totale et la domination faisait de lui un concurrent féroce. Malgré sa petite taille (il mesure 1m73), il a joué au basket et au foot. C'était un meneur de jeu vedette, et le capitaine de l'équipe de basket de Regis en 1958. Tony marquait un score impressionnant de 10 points par match, selon son *yearbook*[a]. Mais cela n'avait pas suffi ; les Raiders avaient terminé la saison avec un triste record de 2-16. Un de ses coéquipiers, Bob Burns, se souvient qu'« il était prêt à écraser quiconque se trouvait sur son chemin ». Un autre, John Zeman, a déclaré au journaliste Ben Cohen du *Wall Street Journal* : « C'était une boule de feu. Il pouvait littéralement dribbler à travers un mur de briques. »[2]

Le Dr Fauci est entré au Holy Cross College en 1958, où il a étudié la philosophie, le français, le grec et le latin. Il y a obtenu une licence en 1962. « Je suis toujours passionné par les humanités », a-t-il déclaré en 1989 lors d'un entretien avec le Dr Victoria Harden, directrice du NIH Historical Office[3]. Le Dr Fauci a grandi dans l'Église catholique romaine : « J'accorde beaucoup de crédit à la formation jésuite en matière de précision de la pensée et de concision, pour résoudre et exprimer un problème et présenter une solution de manière très succincte et précise. Cela a eu une influence majeure et positive sur le fait que j'aime beaucoup et suis assez doué pour expliquer des principes scientifiques ou des principes de recherche fondamentale et clinique sans être très prolixe et sans prendre la tangente »[4]. Peut-être la raison est-elle devenue l'ennemie de sa foi – ou peut-être la rigueur jésuite a-t-elle ôté au catéchisme son caractère amusant. Aujourd'hui, le Dr Fauci balaie les questions sur son catholicisme, se présentant comme un humaniste[5].

Le Dr Fauci n'a jamais douté qu'il voulait être médecin. Il explique qu'au lycée « Il n'y avait vraiment aucun doute sur le fait [qu'il deviendrait] médecin. [Il] pense qu'il y avait une stimulation subliminale de [sa] mère, qui, dès [sa] venue au monde, voulait [qu'il fût] médecin. »[6]

Le Dr Fauci a obtenu son diplôme de médecine à Cornell en 1966, en finissant major de promotion. À l'instar de sa femme, le Dr Christine Grady, immunologue et directrice du département de bioéthique du NIH, le Dr Fauci est un germophobe de longue date, mais il avoue s'être lancé dans la virologie et l'immunologie moins pour tuer des microbes que pour éviter d'être envoyé au Vietnam : « J'ai quitté Cornell et commencé mon internat et ma résidence en 1966. C'était au moment de la phase exponentielle de la guerre du Viet-

a. Aux États-Unis (et dans les pays anglo-saxons en général), le *yearbook* est une grande tradition dans les écoles. Il s'agit d'un album retraçant les événements majeurs de l'année scolaire écoulée, souvent édité par les élèves eux-mêmes. (N.d.T.)

nam, et tous les médecins faisaient leur service militaire. Je me souviens très clairement qu'on nous avait rassemblés dans l'auditorium de Cornell au début de notre quatrième année d'école de médecine. Le recruteur des forces armées était venu nous dire : 'Croyez-le ou non, lorsque vous serez diplômés de l'école de médecine à la fin de l'année, à l'exception des deux femmes, tout le monde dans cette salle sera soit dans l'armée de terre, soit dans l'armée de l'air, soit dans la marine, soit dans le Service de Santé publique. Donc, vous allez devoir faire votre choix. Inscrivez-vous et indiquez vos préférences.' J'ai donc indiqué le Service de Santé publique comme premier choix, puis la marine. En fait, je me suis rabattu sur le NIH parce que je n'avais pas le choix. »[7]

L'US Public Health Service était une agence de santé publique fortement militarisée, dirigée par un contingent d'officiers en uniforme – son directeur compris –, qui s'était formée à partir des hôpitaux militaires gérés par la marine de première génération. Le NIH était son bras de recherche créé pendant la Seconde Guerre mondiale pour prendre soin de la santé des soldats durant le conflit. Alors que la mortalité due aux maladies infectieuses diminuait rapidement aux États-Unis au milieu des années 1950, le NIH avait maintenu sa légitimité en déclarant la guerre au cancer[8,9].

« J'ai eu beaucoup de chance car je savais que c'était une opportunité scientifique phénoménale. Je voulais apprendre les bases de l'immunologie cellulaire dans le but ultime de m'orienter vers ce qui est mon sujet de prédilection depuis 21 ans : l'immunobiologie humaine et la régulation du système immunitaire humain. »[10]

Après avoir effectué son internat au Cornell Medical Center, le Dr Fauci rejoignit le NIH en 1968 en tant qu'associé clinique au NIAID, l'une des deux douzaines de sous-agences du NIH. En 1977, il devint directeur clinique adjoint du NIAID. Curieusement, sa spécialité était la recherche appliquée sur les maladies à médiation immunitaire – sujet de préoccupation nationale de plus en plus grave. Il passera les cinquante années suivantes à ignorer largement l'explosion de l'incidence[11] des maladies auto-immunes et allergiques, sauf quand elles créent des marchés rentables pour de nouveaux produits pharmaceutiques. Le Dr Fauci est devenu directeur du NIAID le 2 novembre 1984, au moment où la crise du SIDA devenait incontrôlable.

Le NIAID : une agence dormante et désœuvrée

À l'époque où le Dr Fauci a pris la direction du NIAID, l'agence se mourait. Les troubles allergiques et auto-immuns faisaient à peine partie de la vie des Américains. Les allergies aux arachides, l'asthme et les maladies auto-immunes (par exemple, le diabète et la polyarthrite rhumatoïde) étaient encore si rares que leur apparition occasionnelle chez des écoliers constituait un événement. La plupart des Américains n'avaient jamais vu d'enfant autiste ; seule une infime partie d'entre eux connaissaient le terme, jusqu'à ce que le film *Rain Man* de 1988 ne l'introduise dans le langage courant. Le cancer était la maladie qu'ils redoutaient de plus en plus. Le NIH y consacrait quasi toute son attention et le National Cancer Institute (NCI) captait la majeure partie des fonds fédéraux destinés à la santé.

Pire encore : à l'époque de l'ascension du Dr Fauci au NIAID en tant que bureaucrate ambitieux, les maladies infectieuses n'étaient plus une cause importante de décès en Amérique. Des améliorations spectaculaires en matière de nutrition, d'assainissement et d'hygiène avaient en grande partie mis fin aux effrayantes mortalités dues aux oreillons, à la diphtérie, à la variole, au choléra, à la rubéole, à la coqueluche, à la fièvre puerpérale, à la grippe, à la tuberculose et à la scarlatine[12]. La létalité dévastatrice de ces fléaux anciens, qui avaient décimé les générations précédentes d'Américains, avait diminué. De 1900 – où un tiers de tous les décès étaient liés à des maladies infectieuses (par exemple, la pneumonie, la tuberculose, la diarrhée et l'entérite) – à 1950, la mortalité due aux maladies infectieuses avait baissé de façon spectaculaire (à l'exception de la grippe espagnole de 1918), pour se stabiliser dans les années 1950 au niveau que nous connaissons aujourd'hui, soit environ 5 % de tous les décès aux États-Unis[13].

Dans les années 1980, les décès annuels dus aux maladies contagieuses sont tombés à environ 50/100 000 habitants, contre 800/100 000 en 1900[14]. Au XXe siècle, les décès dus à la vieillesse et aux crises cardiaques étaient plus nombreux que ceux dus aux maladies contagieuses[15].

Au NIAID et au CDC, son agence sœur, les chasseurs de microbes glissaient vers l'insignifiance. L'âge d'or du NIAID n'était plus qu'un lointain souvenir. Il avait été à l'avant-garde de la guerre contre les pestes mortelles ; le NIH avait mobilisé ses scientifiques pour traquer les épidémies de choléra, de fièvre tachetée des Rocheuses et la grippe espagnole de 1918, qui avait infecté et tué des millions de personnes dans le monde.

Aujourd'hui, les CDC et le NIAID promeuvent l'orthodoxie en vigueur : les intrépides autorités de santé publique, armées de vaccins révolutionnaires, ont joué un rôle clef dans l'abolition de la mortalité due à ces maladies contagieuses. Cependant, il se trouve que la science et l'histoire rejettent cette mythologie intéressée comme étant sans fondement. En effet, il s'avère que les pilules, potions, poudres, chirurgies et seringues de la médecine moderne n'ont joué qu'un rôle marginal dans l'abolition historique de la mortalité due aux maladies infectieuses.

Une étude exhaustive réalisée en 2000 par des scientifiques du CDC et de l'université Johns Hopkins, publiée dans *Pediatrics*, journal officiel de l'Académie américaine de pédiatrie, a conclu que « la vaccination n'explique donc pas la baisse impressionnante de la mortalité due aux maladies infectieuses observée dans la première moitié du [XXe] siècle [...] près de 90 % de la baisse de la mortalité due aux maladies infectieuses chez les enfants américains est intervenue avant 1940, alors que peu d'antibiotiques ou de vaccins étaient disponibles. »[16]

De même, une étude exhaustive réalisée en 1977 par McKinlay et McKinlay, qui était autrefois une lecture obligatoire dans presque toutes les facultés de médecine américaines, a révélé que toutes les interventions médicales, y compris les vaccins, les opérations chirurgicales et les antibiotiques, n'ont contribué qu'à environ 1 % de la baisse, 3,5 % tout au plus[17]. Le CDC et les McKinlay ont tous deux attribué la disparition de la mortalité due aux maladies infectieuses non pas aux médecins et aux responsables de la santé, mais à l'amélioration de la nutrition et de l'hygiène. Or, on doit cette dernière à une réglementation stricte de la préparation des aliments, aux réfrigérateurs électriques, au traitement des eaux usées et à l'eau chlorée. Les McKinlay se sont joints à Edward Kass, pionnier emblématique des maladies infectieuses à Harvard, pour mettre en garde contre le fait qu'un cartel médical cupide tenterait un jour de s'attribuer le mérite de ces progrès de santé publique pour imposer des interventions médicales injustifiées (par exemple, des vaccins) au peuple américain.

Comme l'avaient prédit les McKinlay et Kass[18], les vaccinologues ont réussi à s'approprier l'étonnante réussite de la première moitié du XXe siècle, à savoir la baisse spectaculaire de 74 % de la mortalité due aux maladies infectieuses, et à s'en servir pour revendiquer pour eux-mêmes, et en particulier pour les vaccins, un prestige vénéré et sanctifié (et scientifiquement usurpé), échappant à toute critique, tout questionnement ou tout débat.

Une agence en quête d'une nouvelle raison d'être

En 1955, alors que les décès dus aux maladies épidémiques diminuaient, l'organisation précurseur du NIAID aux NIH, l'Institut national de microbiologie (NMI), fut intégrée au NIAID[19], reflétant la diminution de l'importance nationale des maladies infectieuses et l'augmentation inexpliquée des maladies allergiques et du système immunitaire. Le Congrès chargea le NIAID de soutenir « des approches scientifiques innovantes pour s'attaquer aux causes de ces maladies et trouver de meilleurs moyens de les prévenir et de les traiter ».

Les allergies alimentaires et l'asthme étaient encore suffisamment rares pour être considérés comme remarquables. L'eczéma était quasi inconnue, tout comme la plupart des maladies auto-immunes, notamment les diabètes, la polyarthrite rhumatoïde, le lupus, la maladie de Graves, la maladie de Crohn et la myélite[20,21].

Dès 1949, les projets de loi du Congrès visant à supprimer le CDC en raison de la baisse spectaculaire de la mortalité due aux maladies infectieuses avaient été adoptés à deux reprises par des majorités écrasantes[22]. À partir du milieu des années 1970, le CDC avait cherché à justifier son existence en aidant les services de santé des États à repérer les petites épidémies de rage et une maladie de la souris appelée hantavirus, et en se greffant aux projets d'armes biologiques de l'armée. En 1994, Paul Cummings, agent de la Croix-Rouge, avait déclaré au *San Francisco Chronicle* que « le CDC avait de plus en plus besoin d'une épidémie majeure » pour justifier son existence[23]. Selon Peter Duesberg, auteur de *L'Invention du virus du SIDA*, la théorie du VIH/SIDA a été la planche de salut des autorités américaines en charge des épidémies[24].

James Curran, chef de l'unité des maladies sexuellement transmissibles du CDC, a décrit le désespoir qui régnait dans l'administration de la santé publique au début des années 1980 : « Il y avait une inflation à deux chiffres, un taux de chômage très élevé, un budget militaire en nette augmentation et une menace de réduction de tous les programmes nationaux, ce qui avait entraîné des réductions de personnel au sein du Service de Santé publique, en particulier au sein des CDC. »[25] Le Prix Nobel Kary Mullis a également évoqué le désespoir institutionnel qui régnait à l'époque de l'administration Reagan. Il a déclaré à propos des CDC : « Ils espéraient un nouveau fléau. La polio était terminée. Des notes de service circulaient dans l'agence, disant : 'Nous devons trouver la nouvelle peste', 'Nous devons trouver quelque chose pour effrayer les Américains afin qu'ils nous allouent davantage de crédits.' »[26]. Le Dr Robert Gallo, scientifique du NIH qui allait devenir le partenaire, le co-conspirateur et le confident du Dr Fauci, a dressé un constat similaire : « Le CDC d'Atlanta était menacé de réduction et même théoriquement de fermeture. »[27]

Susciter la peur de la population face à des pandémies périodiques était un moyen naturel pour les bureaucrates du NIAID et du CDC de maintenir la raison d'être de leurs agences. Le supérieur hiérarchique et prédécesseur du Dr Fauci au poste de directeur du NIAID, Richard M. Krause, a contribué à mettre en place cette nouvelle stratégie en 1976, au cours de la première année du Dr Fauci au sein de l'agence. Krause était le champion de ce qu'il appelait la stratégie du « Retour des microbes »[28], qui visait à redonner aux microbes leur ancien statut de géniteurs redoutés de maladies mortelles. Cette année-là, les autorités fédérales concoctèrent une fausse épidémie de grippe porcine qui fit temporairement naître l'espoir au sein du CDC d'une résurrection de sa réputation de super-héros sauveur de vies[29].

Même à cette époque idéaliste, les autorités permettaient à l'industrie pharmaceutique d'élaborer des politiques de santé publique à huis clos. Le directeur Krause, auquel le Dr Fauci allait bientôt succéder, invitait les dirigeants de Merck à assister aux réunions de planification interne en tant que collaborateurs[30]. En partenariat avec Merck, le NIAID[31] utilisait les fonds publics pour subventionner le développement et la distribution de vaccins[32], ainsi que pour commercialiser à la hâte des produits non testés[33]. Toutefois, la pandémie de grippe porcine fut un échec, et la réponse du HHS fut un embarras mondial. La « pandémie » n'avait fait qu'une seule victime, un soldat de Fort Dix[34], et le vaccin expérimental de Merck avait déclenché une épidémie nationale de syndrome de Guillain-Barré, forme dévastatrice de paralysie ressemblant à la polio, avant que les autorités ne rappellent le vaccin[35]. Les quatre fabricants de vaccins – Merck & Co, Merrell, Wyeth et Parke-Davis -- avaient refusé de vendre les vaccins au gouvernement à moins qu'on ne leur garantisse des bénéfices et une immunité. Ils furent traduits en justice pour un préjudice de 19 millions de dollars dans les mois qui suivirent la campagne de vaccination. Le ministère de la Justice se chargea des poursuites[36].

Avant 1997, la FDA interdisait la publicité pharmaceutique à la télévision, et les sociétés pharmaceutiques n'avaient pas encore transformé les journalistes télé en VRP de Big Pharma. En bref, les journalistes avaient encore le droit de faire du journalisme. *Sixty Minutes* diffusa un reportage cinglant dans lequel Mike Wallace dénonce impitoyablement la corruption, l'incompétence et les dissimulations au sein du HHS qui avaient conduit à la fausse pandémie de grippe porcine et à la vague de victimes du vaccin expérimental du NIH[37]. Le scandale contraignit le directeur du CDC David Sencer à démissionner, en raison de son rôle dans l'orchestration de la fausse pandémie et la promotion du dangereux vaccin[38]. De même, le chef du NIAID Richard Krause démissionna discrètement en 1984, cédant son siège à son fidèle adjoint, Tony Fauci[39].

Symbole poignant de la montée en puissance du paradigme pharmaceutique sous la direction du Dr Fauci, le reportage de *Sixty Minutes* sur la déferlante pandémique de 1976 a maintenant largement disparu d'Internet. Il reste visible sur le site de Children's Health Defense.

Le VIH/SIDA

Malgré ces résultats catastrophiques, le Dr Fauci semble avoir appris de la crise de la grippe porcine de 1976 que les pandémies étaient des opportunités d'accroître le pouvoir et la visibilité de l'agence, de sceller des partenariats avantageux avec les mastodontes pharmaceutiques et de faire progresser sa carrière. Quatre ans plus tard, la pandémie de SIDA s'est avérée être un tournant rédempteur pour le NIAID, ainsi que la rampe de lancement pour l'ascension fulgurante du Dr Fauci. Les leçons qu'il a tirées de l'orchestration de la réponse réglementaire à la crise du SIDA allaient devenir des classiques pour la gestion des pandémies futures.

Tony Fauci a passé le demi-siècle suivant à élaborer des réponses publiques à une série d'épidémies virales réelles et inventées[40,41] – le VIH/SIDA[42] en 1983; le SRAS[43] en 2003; le MERS[44,45,46] en 2014; la grippe aviaire[47,48] en 2005; la grippe porcine (« nouveau H1N1 »)[49] en 2009; la dengue[50,51] en 2012; Ebola[52] en 2014-2016; Zika[53] en 2015-2016; et la COVID-19[54] en 2020. Quand les épidémies authentiques ne se sont pas matérialisées, le Dr Fauci est devenu un expert dans l'art d'exagérer la gravité des contagions pour effrayer la population et faire avancer sa carrière.

Or, déjà à cette époque, Anthony Fauci avait perfectionné son style singulier de «*peur-blicité*», en agitant des possibilités lointaines, à faible probabilité, irréalistes et exagérées pour terrifier les gens. Fauci a contribué à affoler des millions de personnes en leur faisant croire qu'elles risquaient de contracter le SIDA, alors que ce n'était pas le cas. Il met de l'emphase dans ses déclarations pour accentuer ses avertissements et cultiver l'incertitude:

> La longue période d'incubation de cette maladie, nous commençons ***peut-être*** à voir, comme cela ***semble*** être le cas, au fil des mois, d'autres groupes qui ***peuvent*** être impliqués, or le fait de le constater chez les enfants est vraiment très inquiétant. Si le contact étroit de l'enfant est un contact familial, ***peut-être*** y aura-t-il un ***certain nombre*** d'individus qui vivent simplement avec et en contact étroit avec une personne atteinte du SIDA ***ou à risque***, qui n'auront ***pas nécessairement*** besoin d'avoir un contact sexuel intime ou de partager une aiguille, mais simplement un contact étroit ordinaire que l'on voit dans des

relations interpersonnelles normales. Maintenant, cela ***peut être*** exagéré dans le sens où il n'y a pas eu de cas reconnu ***jusqu'à présent*** dans lequel des individus ont eu un simple contact occasionnel, étroit ***ou non***, avec une personne atteinte du SIDA qui, ***par exemple***, a contracté le SIDA. ***Par exemple, pour l'instant***, aucun cas n'a été signalé concernant le personnel hospitalier, qui a des contacts ***assez*** étroits avec des patients atteints du SIDA. Il n'y a pas eu de rapports de cas où ils aient contracté le SIDA; mais ***la communauté scientifique n'est pas encore fixée*** sur ce point, car la situation ***évolue*** constamment et la période d'incubation est très longue, comme vous le savez. C'est une **moyenne d'environ** 14 mois, ***allant de*** six à 18 mois. Ainsi, ce qui ***va préoccuper*** – préoccupe les chercheurs médicaux et les responsables des services de santé publique, c'est que ce que ***nous pensions*** être les limites de la transmissibilité va maintenant ***s'assouplir et s'élargir*** de sorte que ***quelque chose*** de moins qu'un contact vraiment intime ***peut*** conduire à la transmission de cette maladie.

Le message que les gens ont retenu de ces 250 mots décousus et déconcertants : « Quelque chose de moins qu'un contact vraiment intime peut vous donner cette maladie. »

Traduit en français, cependant, ce ne sont qu'une douzaine de mots de vérité : il n'y a eu aucun cas de SIDA transmis par un contact étroit ordinaire.

Les détracteurs les plus virulents du Dr Fauci lui reprochent que, dès ses premiers jours à la tête du NIAID, il n'était ni un gestionnaire aguerri ni un scientifique particulièrement compétent ou dévoué. Son talent résidait dans son aptitude aux luttes intestines bureaucratiques, son tempérament fougueux, sa tendance à flagorner et à amadouer les puissants, sa nature vindicative et dominatrice envers les subordonnés et les contradicteurs, son avidité pour les projecteurs et, enfin, sa langue bien pendue et ses costumes toujours impeccables. Il a gagné ses premiers galons en arrachant la compétence sur la crise du SIDA au *big boss* des NIH, l'Institut national du cancer (NCI)[55].

En 1981, les CDC ont constaté pour la première fois l'émergence d'une nouvelle maladie que les responsables de la santé baptisèrent syndrome d'immunodéficience acquise (SIDA), chez une cinquantaine d'hommes homosexuels à Los Angeles, San Francisco et New York. La crise du SIDA est d'abord revenue au NCI parce que le symptôme le plus prononcé de la maladie était le sarcome de Kaposi, qui était alors considéré comme un cancer de la peau mortel associé à l'immunodépression.

Dix ans plus tôt, en 1971, le président Nixon avait lancé la « guerre contre le cancer »[56]. L'establishment médical promettait un remède contre le cancer pour 1976[57]. Au lieu de ça, l'industrie pharmaceutique a rapidement fait du NCI sa vache à lait, tandis que les autorités capturées injectaient des centaines de milliards de dollars dans des remèdes contre le cancer brevetés et à usage unique, ainsi que dans la production de médicaments miracles que l'agence développait avec des partenaires de l'industrie pharmaceutique. L'argent a enrichi l'industrie pharmaceutique, les chercheurs, les médecins et les universités, mais n'a apporté que peu d'avantages nets à la santé publique. Cinquante ans et 150 milliards de dollars plus tard[58,59], les cancers des tissus mous et des non-fumeurs ont augmenté de façon spectaculaire[60]. Le

NCI, toujours soucieux de ne point offenser Big Pharma, Big Food, Big Ag et Big Chemical[b], n'a presque rien dépensé pour lutter contre l'exposition de la population aux substances cancérigènes provenant des médicaments, des vaccins, des viandes, des aliments transformés, du sucre et de l'agriculture à coup de pesticides. Selon la recherche sur le cancer, un tiers de tous les cancers pourraient être éliminés en changeant de mode de vie. Mais selon le cancérologue Samuel Epstein, le NCI a dépensé « seulement 1 million, soit 0,02 % de son budget de 4,7 milliards de dollars en 2005, pour la sensibilisation, les communiqués de presse et les relations publiques afin d'encourager » de meilleures habitudes alimentaires permettant de prévenir le cancer[61].

Dans le cadre de ce fléau universel, les seules expositions par rapport auxquelles le NIH tolère que soient formulées des critiques et soient conduites des recherches sont celles au tabac et au soleil (ils ne paient pas de lobbyistes). La critique débridée du NIH à l'encontre des rayons UV a fait des lotions solaires une autre source croissante de profit pour Big Pharma.

Pour l'industrie pharmaceutique et ses régulateurs/complices du NCI, la crise du SIDA ressemblait à un énième distributeur automatique de billets. Or, en 1984, Robert Gallo, un scientifique du NIH, a établi un lien entre le SIDA et son virus, le HTLV-III, qui allait être rebaptisé « virus de l'immunodéficience humaine » (VIH). Le Dr Fauci a alors pris des mesures énergiques pour orienter cette source de revenus vers son agence. Cette année-là, lors d'une confrontation intense avec Sam Broder, du NCI, il fit valoir de manière convaincante que, le SIDA étant une maladie infectieuse, il revenait de droit au NIAID. Sa victoire sur le NCI dans cette affaire a permis au Dr Fauci de capter le flot soudain de crédits du Congrès pour le SIDA, qui affluait vers le NIH grâce au lobbying habile d'une communauté SIDA bien organisée, qui assiégeait alors le Capitole pour obtenir des ressources afin d'étudier et de traiter la « peste gay ».

En 1982, les fonds alloués par le Congrès à la lutte contre le SIDA ne représentaient qu'une maigre somme de 297 000 $[62]. En 1986, ce chiffre est passé à 63 millions de dollars[63]. L'année suivante, il était de 146 millions de dollars[64]. En 1990, le budget annuel du NIAID consacré au SIDA s'élevait à 3 milliards de dollars. Mais l'hypothèse du VIH/SIDA de Gallo s'est également avérée être une aubaine en termes de communication pour le Dr Fauci. « L'endroit le plus dangereux en Amérique est entre Tony et un micro », se souvient celui qui suit Fauci depuis ses débuts, Charles Ortleb, qui a été directeur du *New York Native*, le journal gay qui a couvert les premiers temps de l'épidémie de SIDA. « Une fois que les gens ont accepté l'idée que l'épidémie était causée par un virus », se souvient James Curran, du CDC, « l'attention des médias est passée d'une absence totale de couverture à l'événement le plus médiatisé de l'histoire. Les gens sont passés de l'indifférence à la peur et à la panique. »[65]

b. À l'instar de l'expression « Big Pharma » qui désigne les géants de l'industrie pharmaceutique, « Big Food » désigne les géants de l'industrie alimentaire, « Big Ag » les géants de l'agriculture et « Big Chemical » les géants de la chimie. (N.d.T.)

L'augmentation du flux d'argent a été synonyme d'opportunité pour le Dr Fauci. « Le SIDA était sa grande chance », a écrit l'historien et journaliste Bruce Nussbaum, auteur de l'histoire définitive des premières recherches sur le SIDA, *Good Intentions: How Big Business and the Medical Establishment are Corrupting the Fight Against AIDS*[66]. « Il n'était pas connu comme un scientifique brillant, et il avait peu d'expérience dans la direction d'une grande administration ; mais Fauci avait de l'ambition et de la volonté à revendre. Ce scientifique terne était sur le point de trouver sa véritable vocation : bâtir un empire. »[67]

« *Teflon Tony* »

L'activiste le plus connu de la crise du SIDA (et le critique le plus virulent de la politique du NIH), le dramaturge Larry Kramer, a peut-être été le premier à faire le constat froid de la capacité gagnante du Dr Fauci à combiner le charme et la flatterie avec la fuite, la mauvaise orientation et la désinformation pour éblouir les médias et les amener à mettre de côté leur scepticisme, et à ignorer son incompétence avérée. « La principale raison pour laquelle Fauci s'en est tiré à si bon compte », observait Kramer en 1987, « c'est qu'il est séduisant, beau et élégant, qu'il parle extrêmement bien et qu'il ne répond jamais à vos questions »[68]. Les historiens Torsten Engelbrecht (auteur de *Virus Mania*) et Konstantin Demeter appellent Fauci le « Dr Baron du mensonge »[69].

Lorsqu'on lui a demandé de donner son avis sur Fauci, Celia Farber, journaliste chevronnée de la « guerre » du SIDA, a pris du recul et a adopté une vue d'ensemble. Elle a dit :

> Les gens connaissent le concept d'Arendt de la « banalité du mal ».
>
> Vous vous êtes fixé la formidable tâche de le démystifier [Fauci]. Pourquoi est-il « nuisible » ? (Car il l'est effectivement.)
>
> Ce n'est pas parce qu'il est si « banal », si bureaucratique, si *ennuyeux*. C'est parce qu'il avance masqué.
>
> En fait, c'est un révolutionnaire – un révolutionnaire très dangereux, qui s'est glissé derrière les grilles au moment où personne ne comprenait ce qu'il introduisait avec lui.
>
> Qu'apportait-il ? Il apportait – en tant que jésuite de formation et mondialiste engagé – une nouvelle potion qui permettrait d'atteindre tous les objectifs de Big Pharma et des puissances qu'il servait. Cette potion était alors connue sous le nom de Politiquement Correct – aujourd'hui appelé « woke ».
>
> Fauci a changé l'ensemble du champ lexical de la science américaine, passant du « parler » classique au « parler » de la guerre. En fait, il a introduit la *cancel culture,* avant même que quiconque ne puisse imaginer ce que c'était. Pour les vrais scientifiques, c'était trop tordu d'imaginer qu'une telle chose puisse se mélanger à la science, ils ne pouvaient pas le croire, ou le concevoir. Comme un viol. C'était incroyablement déroutant. C'est ce que j'ai documenté, sur le terrain, cette horreur et cette confusion parmi les vrais scientifiques, alors que la science américaine changeait si radicalement sous leurs yeux, pour faire le lit du VIH.

Farber poursuit :

> Permettez-moi de développer un peu. Le règne de Fauci commence en 1984, une année de changement radical. Tout change, soudainement. Gallo est envoyé avec Margaret Heckler pour faire la déclaration par fiat du gouvernement américain que la « cause probable du SIDA » a été « découverte » et qu'il s'agit d'une sorte de fusion transatlantique qui ressemble à un « virus » sur le grand écran, mais qui n'était en réalité ni un virus convaincant ni un agent pathogène. Si ça a « pris », pour reprendre le terme d'Harvey Bialy [rédacteur en chef fondateur de *Nature Bio/Technology*], c'est parce que tout avait déjà changé. On avait compris, sans le dire ouvertement, que le « cancer gay » qui avait affolé tout le monde ne pouvait être considéré comme une maladie toxique complexe ayant une cause complexe. L'ensemble des médias américains avaient compris ce qu'il fallait dire et ne pas dire – pas seulement à cause de l'allégeance au gouvernement de l'ombre, mais parce que l'ère de la science classique était révolue. Elle s'est terminée ce jour-là. Désormais, ce serait un crime contre la décence que de parler, par exemple, de tout ce qui peut rendre les homosexuels malades en dehors de l'hypothèse d'un « virus ».
>
> Ce n'est pas de la « mauvaise science ». C'est du politiquement correct dans les règles de l'art. Or ils sont diamétralement opposés, dans le sens biblique du bien et du mal.
>
> Fauci a fait du politiquement correct la nouvelle devise de son empire financier. Peter Duesberg n'avait pas « tort » à propos du VIH et du SIDA, il était politiquement incorrect à ce sujet et c'est *pour ce motif* que Fauci l'a banni – condamné à mort par coupure de financements et réputation ruinée, comme s'il avait fait quelque chose de *vraiment mal* en s'opposant à la théorie du VIH. Arrêtez-vous un instant et pensez à quel point c'est insensé. Un virologue d'élite spécialisé dans le cancer, venu de l'Institut Max Planck en Allemagne, dont les références sont *si* remarquables, qui était en bonne voie pour résoudre la génétique du cancer... soudainement abattu par une fatwah, émise par ce... Mufti ? Qui était-*il* pour lancer une fatwah contre le meilleur virologue américain spécialiste du cancer ? En tout cas, il l'a fait. Il a empêché tout dollar de recherche fédérale d'arriver à Duesberg après 1987, parce que Duesberg avait rejeté l'idéologie *woke* de l'empire du VIH de Fauci, dans quelques paragraphes d'un article scientifique qui portait sur autre chose. Il a maintenu l'attaque/vendetta économique et contre sa réputation pendant les trois décennies suivantes. Sans sourciller. C'est vraiment une histoire incroyable. Elle ferait bouillir le sang des Américains s'ils la connaissaient, car presque tous ont perdu quelqu'un de leur famille à cause du cancer.
>
> En 1987, lorsque Duesberg a écrit l'article paru dans *Cancer research* qui a scellé son destin scientifique, Fauci disposait d'un appareil comprenant les médias de masse, les opérations psychologiques, la santé publique – cette pieuvre qui a tout simplement étranglé toute la tradition scientifique de la civilisation occidentale. La science fondée sur des preuves et la culture du débat contradictoire qui va avec – disparues. C'est ce qu'il a fait. Ce n'est pas un mince exploit. Il a détruit la science américaine en étouffant son esprit, l'esprit d'enquête sans a priori, de preuve et de *standards*.
>
> Si tant d'éminents scientifiques ont prêté leur nom pour s'opposer à la vendetta de Fauci contre Duesberg, ce n'est pas nécessairement parce que la cause du SIDA leur importait ; il s'agissait, pour eux, d'une bataille pour l'âme même de

> la science. Kary Mullis [l'inventeur de la PCR] a fondu en larmes lors d'une interview que j'ai réalisée avec lui en 1994, en parlant de ce que Fauci avait fait à Peter Duesberg et de ce que cela signifiait.
>
> Les *vrais* scientifiques étaient horrifiés. Soudain, une guillotine était installée sur la place. Nouvelle et étrange terreur. Les gens étaient « coupables » de crimes de la pensée comme le « négationnisme du VIH ». Fauci avait fait du politiquement correct le nouveau langage révolutionnaire, vous voyez ? Et cela signifiait que si vous étiez « mauvais », si vous ne souteniez pas la science qui était à l'ordre du jour, *tout* vous était retiré. Et les médias applaudissaient. Et quiconque ne le faisait pas était détruit, vilipendé, harcelé, viré ; en un mot : annulé.[c]

Ses dons pour déformer, déboussoler et semer la confusion, et peut-être son charme enfantin, confèrent au Dr Fauci une qualité Teflon – qu'il partageait avec le président Ronald Reagan, sous lequel il est arrivé au pouvoir. Quelque chose lui permet d'échapper à toute responsabilité (ou même à une légère remise en question) par rapport à son chapelet interminable de décisions douteuses, ses affirmations confiantes non étayées par des preuves scientifiques, son flot incessant de mensonges et de prédictions ratées, et ses piètres résultats en matière de santé des Américains.

En tant que tsar du SIDA nouvellement nommé, le Dr Fauci était désormais le garant d'à peu près toutes les recherches sur le SIDA. Le NCI avait déjà une longue expérience et une infrastructure solide pour mener des essais cliniques sur de nouveaux médicaments. Le NIAID, lui, n'avait ni l'un ni l'autre. Néanmoins, reprenant les promesses du NCI de guérir le cancer, le Dr Fauci promit au Congrès qu'il produirait rapidement des médicaments et des vaccins pour éradiquer le SIDA. Dans son livre de 1990, Nussbaum a conclu que le triomphe de Fauci sur le NCI avait coûté la vie à plusieurs milliers d'Américains pendant la crise du SIDA[70]. Une myriade de critiques contemporains se sont ralliés à cette analyse.

Les IP : armée de mercenaires de Big Pharma/Fauci

L'incapacité du NIAID à développer des médicaments en interne a permis au Dr Fauci de mettre sur pied son nouveau programme, en confiant la recherche sur les médicaments à un réseau d'« investigateurs principaux » contrôlés de fait par les entreprises pharmaceutiques. Aujourd'hui, lorsqu'on parle du « cartel médical », il s'agit principalement des entreprises pharmaceutiques, du réseau hospitalier, des organismes d'assurance maladie et des assureurs, des revues médicales et des organismes de réglementation de la santé publique. Mais le mortier qui maintient toutes ces institutions ensemble, et leur permet de marcher au pas, est l'armée d'IP qui agissent comme des lobbyistes, des porte-parole, des agents de liaison et des exécutants. Tony Fauci a joué un rôle historique central en permettant à cette cohorte de dominer la politique de santé publique.

c. Référence à la *cancel culture*, ou culture de l'annulation. (N.d.T.)

Les IP sont de puissants médecins et chercheurs universitaires qui utilisent les subventions fédérales et les contrats de l'industrie pharmaceutique pour bâtir des empires féodaux dans les universités et les hôpitaux de recherche, réalisant principalement des essais cliniques – étape cruciale du processus d'homologation – pour les nouveaux produits pharmaceutiques. Grâce aux largesses des NIH, et en particulier du NIAID, un tout petit réseau d'investigateurs principaux – quelques centaines – détermine le contenu et l'orientation de quasi toute la recherche biomédicale américaine.

En 1987, quelque 4,6 milliards de dollars des 6,1 milliards de budget des NIH ont été versés à ces investigateurs hors campus[71]. En 1992, le budget des NIH est passé à 8,9 milliards de dollars[72], dont 5 ont été versés à des scientifiques extérieurs dans 1 300 universités, laboratoires et autres instituts d'élite[73,74]. Aujourd'hui, le NIAID du Dr Fauci contrôle à lui seul 7,6 milliards de dollars de dépenses discrétionnaires annuelles, qu'il distribue principalement aux investigateurs principaux du monde entier[75].

Les IP sont des délégués de Big Pharma jouant un rôle prépondérant dans la promotion du paradigme pharmaceutique. Ils font office de grands prêtres de toutes ses orthodoxies, dont ils assurent le prosélytisme avec un zèle de missionnaire. Ils utilisent leurs sièges dans les conseils médicaux et les présidences de départements universitaires pour propager le dogme et éradiquer l'hérésie. Ils imposent les mots d'ordre, bâillonnent les critiques, censurent les opinions contraires et châtient les dissidents. Ils siègent au Data and Safety Monitoring Boards (DSMB) qui influence la conception des protocoles d'essais cliniques et guident l'interprétation des résultats et des conclusions des essais cliniques; au comité consultatif externe de la FDA, le Vaccines and Related Biological Products Advisory Committee (VRBPAC), qui détermine si les nouveaux vaccins sont « sûrs et efficaces » et méritent d'être homologués (commercialisés); et au comité du CDC, l'Advisory Committee on Immunization Practices (ACIP), dont le rôle consiste grosso modo à imposer les vaccins aux enfants. Ce sont les experts médicaux accrédités et dignes de confiance qui font des pronostics sur les chaînes de télévision (qui sont dorénavant cruellement tributaires des recettes publicitaires des sociétés pharmaceutiques) pour promouvoir du contenu pharmaceutique. Ces « experts » – Paul Offit, Peter Hotez, Stanley Plotkin, Ian Lipkin, William Schaffner, Kathleen Edwards, Arthur Caplan, Stanley Katz, Greg Poland et Andrew Pollard – apparaissent entre deux publicités de l'industrie pharmaceutique dans les émissions d'information des chaînes publiques et du câble, pour promouvoir les vaccins annuels contre la grippe et la rougeole, pour susciter des craintes au sujet de la COVID et pour s'en prendre aux « antivax ». Ils rédigent le flux constant d'éditoriaux qui paraissent dans les journaux locaux et nationaux pour renforcer les orthodoxies éculées du paradigme pharmaceutique – « tous les vaccins sont sûrs et efficaces », etc. Ils éradiquent l'hérésie en siégeant dans les conseils médicaux des États – les tribunaux de l'Inquisition – qui censurent les médecins dissidents et leur retirent leur droit d'exercer. Ils contrôlent les revues médicales et le contenu des revues à comité de lecture pour soutenir le programme de Big Pharma. Ils enseignent dans les facultés de médecine, peuplent les comités de rédaction des revues et dirigent des départements universitaires. Ils sont aux manettes des cliniques et des hôpitaux. Ils interviennent en tant que témoins experts pour les entreprises pharmaceutiques devant les tribunaux civils et le tribunal fédéral des vaccins. Ils se remettent des prix entre eux.

La réunion de 2006 de l'ACIP, des CDC, illustre bien la manière dont Tony Fauci et ses partenaires pharmaceutiques utilisent leurs IP pour contrôler les principaux groupes d'experts de la FDA et des CDC, qui accordent des licences et « recommandent » de nouveaux vaccins à ajouter au calendrier vaccinal des enfants. En 2006, le comité de l'ACIP a recommandé deux nouveaux vaccins à succès de Merck : le vaccin Gardasil contre le VPH pour toutes les filles âgées de neuf à 26 ans[76], et trois doses d'un vaccin contre le rotavirus de Merck, le Rotateq, pour les nourrissons âgés de deux, quatre et six mois[77]. Bill Gates[78] et Tony Fauci (par l'intermédiaire du NIAID)[79] ont tous deux fourni des fonds de lancement et d'essais cliniques pour le développement du Gardasil et du vaccin contre le rotavirus[80,81]. Merck a maintenu qu'il n'avait pas testé l'un ou l'autre des vaccins par rapport à un placebo inerte lors d'essais préalables à l'homologation, de sorte que personne ne pouvait prédire scientifiquement si les vaccins éviteraient plus de dommages ou de cancers qu'ils n'en causeraient. Néanmoins, le comité jumeau de la FDA, le VRBPAC, a approuvé le Gardasil – pour prévenir le cancer du col de l'utérus – sans exiger la preuve que le vaccin prévenait tout type de cancer, et malgré les preuves solides de l'essai clinique de Merck selon lesquelles le Gardasil pourrait augmenter considérablement les risques de cancer et d'auto-immunité chez certaines jeunes filles[82]. L'ACIP a malgré tout rendu les deux vaccins obligatoires. Le Gardasil allait être le vaccin le plus cher de l'histoire, coûtant aux patientes 420 $ pour les trois doses et générant des revenus de plus d'un milliard de dollars par an pour Merck[83].

Cette année-là, neuf des treize membres du comité de l'ACIP et de leurs institutions ont collectivement reçu plus de 1,6 milliard de dollars de subventions des NIH et du NIAID.

Des conflits d'intérêts systémiques

Big Pharma et le Dr Fauci truquent de la sorte à peu près tous les comités d'approbation des médicaments essentiels, la stratégie consistant à y placer des investigateurs principaux qui, liés par leur fidélité financière à l'industrie pharmaceutique et aux bailleurs de fonds du NIAID, approuvent les yeux fermés quasi tous les nouveaux médicaments sur lesquels ils statuent – études de sécurité ou pas.

De 1999 à 2000, le président du Government Oversight Committee (GOC), le député républicain Dan Burton, a enquêté sur la corruption systémique de ces panels pendant deux ans d'enquêtes et d'audiences intenses. Selon Burton, « le CDC permet régulièrement à des scientifiques ayant des conflits d'intérêts flagrants de siéger dans des comités consultatifs influents qui font des recommandations sur les nouveaux vaccins… alors que ces mêmes scientifiques ont des liens financiers, des affiliations universitaires et d'autres…

intérêts dans les produits et les entreprises dont ils sont censés assurer une surveillance impartiale. »[84,85]

Paul Offit, ou l'art de voter pour son propre enrichissement

Paul Offit, le célèbre « docteur de la télé », a codéveloppé le vaccin contre le rotavirus que l'ACIP a approuvé lors de la session de 2006. Offit est l'un des investigateurs principaux les plus en vue du Dr Fauci. Il est aussi un exemple du type de pouvoir, d'influence et de lucre dont jouissent les IP, dont l'énergie entrepreneuriale n'est pas entravée par des scrupules. Offit est la coqueluche des médias grand public et des réseaux sociaux. Il est l'invité permanent de CBS, NBC, ABC et CNN, ainsi que d'émissions sur le câble comme le *Daily Show*, et a déjà été invité dans le *Colbert Report*. Il est l'expert attitré du *New York Times* et publie régulièrement des éditoriaux dans les pages d'opinion du journal. Il est fréquemment cité comme expert dans les journaux télévisés du soir et contribue régulièrement aux médias en ligne, notamment le *HuffPost*, *Politico* et *The Daily Beast*[86]. Les réseaux médiatiques qualifient unanimement Offit d'« expert en vaccins » de l'université de Pennsylvanie et de l'hôpital pour enfants de Philadelphie (CHOP). Ils révèlent rarement voire jamais ses étroits liens financiers avec le Dr Fauci et les entreprises pharmaceutiques ; Offit ne les y pousse guère. Par exemple, en 2011, lors d'une présentation au NIH dans le cadre de la série de conférences des grands professeurs, il a déclaré sans ambages : « Je suis navré, je n'ai pas de conflits d'intérêts financiers. »[87] Compte tenu de ses nombreux conflits d'intérêts, cette sortie dénote une arrogance éhontée. En fait, le Dr Offit est un développeur de vaccins qui a gagné des millions en monnayant ses relations avec les fabricants. Il occupe la « chaire Hilleman » au CHOP (Children's Hospital of Philadelphia), que Merck a financée par un don de 1,5 million de dollars, et a nommée en l'honneur du vaccinologue renommé de la société[88].

Offit et ses affiliés universitaires et hospitaliers ont prospéré en grande partie grâce à des centaines de millions de dollars de subventions provenant de l'agence du Dr Fauci et de quasi tous les grands fabricants de vaccins. Pour la seule année 2006, son établissement, le CHOP, a reçu 13 millions de dollars de la part du NIAID et 80 millions de dollars du NIH. Les livres de propagande bisannuels d'Offit – comprenant des titres comme *Vaccines : What Every Parent Should Know* et *Autism's False Prophets : Bad Science, Risky Medicine, and the Search for a Cure* – sont des odes non dissimulées à Big Pharma, et des fléaux pour les détracteurs de l'industrie et les partisans de la santé naturelle. Offit se sert de ces volumes pour exalter un large éventail de produits pharmaceutiques « miracles », pour vilipender l'hésitation à se faire vacciner et pour intimider les mères d'enfants qui souffrent de séquelles vaccinales. Merck blanchit des centaines de milliers de dollars en paiements personnels à Offit via des achats en gros de ces tracts, que la société distribue ensuite aux pédiatres dans tout le pays[89].

Offit est le porte-parole le plus visible de l'industrie pharmaceutique, de ses industries alliées et du paradigme chimique en général. Il se présente comme une source d'informations fiable faisant autorité, alors qu'en réalité il n'est que le perroquet des bavardages, des faux-fuyants et des fraudes pures et simples de l'industrie. Il affirme effrontément, en dépit de toute preuve scientifique, que les dommages dus aux vaccins sont un mythe, que tous les vaccins sont sûrs et efficaces, que les enfants peuvent recevoir sans danger 10 000 vaccins à la fois[90], et que l'aluminium est sans danger dans les vaccins pour bébés parce que c'est un « nutriment vital »[91] (aucune étude scientifique ne suggère que l'aluminium est sans danger ou qu'il a une quelconque valeur nutritionnelle). Le Dr Offit affirme que le mercure contenu dans les vaccins est inoffensif et qu'il est rapidement éliminé par l'organisme[92] (la science publiée démontre de manière décisive que le mercure est une toxine persistante et délétère, et il est bien connu que l'éthyle et le méthylmercure sont bioaccumulables). Le Dr Offit soutient avec véhémence les aliments OGM[93] et les intrants chimiques. En outre, il est un farouche ennemi des vitamines, de la nutrition et de la médecine intégrative[94]. Il met en garde contre l'erreur consistant à se passer d'OGM, et il tient le discours radical selon lequel le dichlorodiphényltrichloroéthane (DDT) est inoffensif. Il diabolise amèrement Rachel Carson, qui selon lui a tué des millions de personnes en ourdissant le complot contre le DDT de Monsanto[95].

Le Dr Offit enseigne à ses camarades investigateurs principaux que le mensonge fait partie de leur travail. Il justifie tout mensonge qui maximise l'acceptation des vaccins. En 2017, Offit a conseillé à un groupe de collègues IP : « Vous ne pourrez jamais vraiment dire que le ROR ne cause pas l'autisme, mais franchement, quand vous êtes dans les médias, vous feriez mieux de vous habituer à le dire parce que sinon, les gens entendent qu'une porte reste ouverte alors qu'elle ne devrait pas l'être. »[96] Dans son livre de 2008, *Autism's False Prophets*, Offit a fabriqué de toutes pièces une conversation dans laquelle un défenseur de la sécurité des vaccins, J. B. Handley – éminent homme d'affaires de Portland, dans l'Oregon, dont le fils souffre d'une forme grave d'autisme – menace l'un des acolytes d'Offit. Handley a poursuivi Offit en justice pour diffamation[97], le forçant à se rétracter, à présenter des excuses publiques pour cette invention et à faire un don infâmant de 5 000 $ à l'association caritative pour l'autisme de Jenny McCarthy[98]. Malgré de telles casseroles, les médias grand public prennent les déclarations les plus farfelues d'Offit comme des évidences. Les médecins s'appuient sur la véracité de ses déclarations pour prendre des décisions de traitement. Le Dr Offit siège au conseil d'administration de divers groupes de pression pharmaceutiques[99] et d'organisations de similitantisme[100] ; il dirige un vaste réseau de blogueurs et de trolls, chacun d'entre eux étant directement ou indirectement payé par les sociétés pharmaceutiques pour étouffer le débat, propager des mensonges, intimider les mères d'enfants déficients intellectuels, faire taire la dissidence scientifique et médicale et éradiquer l'hérésie.

En 1998, Offit a siégé au comité ACIP du CDC et a participé à la réunion qui a pour la première fois abouti à l'ajout du vaccin contre le rotavirus au calendrier vaccinal obligatoire, sans débat ni vote, et malgré le fait que son propre vaccin contre le rotavirus était alors en cours de développement. Cette année-là, il s'est prononcé en faveur de l'ajout du vaccin antirotavirus de Wyeth-Ayerst Pharmaceuticals, le RotaShield, au calendrier obligatoire malgré l'absence d'études de sécurité fonctionnelle. Offit savait que l'avis favorable de l'ACIP sur le vaccin antirotavirus de Wyeth garantirait presque une approbation similaire de son propre vaccin antirotavirus lors de la session suivante de l'ACIP[101].

Avant d'arriver sur le bureau de l'ACIP, chaque vaccin doit d'abord être examiné par le « panel indépendant » de la FDA appelé VRBPAC (qui est également peuplé des IP du Dr Fauci et de Big Pharma), puis être homologué comme « sûr et efficace » par la FDA. Selon les conclusions d'une enquête du Congrès de 2000[102], quatre des cinq membres du comité VRBPAC de la FDA qui ont voté pour l'homologation du vaccin antirotavirus de Wyeth cette année-là avaient des conflits financiers avec les quatre sociétés pharmaceutiques – Sanofi, Merck, Wyeth et Glaxo – qui développaient leur propre version du vaccin.

Après que le comité de la FDA ait donné sa bénédiction au RotaShield, le vaccin est passé devant l'ACIP pour obtenir une « recommandation » des CDC, qui rend effectivement obligatoire l'administration du vaccin à 3,8 millions d'écoliers chaque année, garantissant au fabricant un marché captif de centaines de millions de dollars.

Au cours de la session 1998 de l'ACIP, le Dr Offit était l'un des cinq membres votants. (Il y avait cinq autres membres sans droit de vote.) Son concepteur du Rotateq, Stanley Plotkin, y siégeait également. L'ACIP a recommandé à l'unanimité le vaccin RotaShield de Wyeth.

L'enquête du Congrès d'août 2000 a révélé que la majorité des membres de l'ACIP étaient en conflit d'intérêts lors de ce vote[103]. Le rapport a révélé que sept des dix membres du groupe de travail de l'ACIP qui ont voté pour l'approbation du vaccin contre le rotavirus en juin 1998 avaient des liens financiers avec les sociétés pharmaceutiques qui développaient différentes versions du vaccin.

Selon le rapport du Congrès :

- Le président avait siégé au Comité consultatif sur la vaccination de Merck.
- Un membre était sous contrat avec le département Vaccination de Merck, recevait des fonds de divers fabricants de vaccins, dont Pasteur (aujourd'hui Sanofi), et était sous contrat en tant qu'investigateur principal de SmithKline (aujourd'hui GSK).
- Un autre membre (de ce même panel ACIP) avait reçu un salaire et d'autres paiements de Merck.
- Un autre membre participait à des études sur les vaccins avec Merck, Wyeth (devenu Pfizer) et SmithKline (devenu GSK).
- Un autre membre avait reçu des subventions de Merck et SmithKline.

- Un autre membre avait partagé un brevet sur son propre vaccin contre le rotavirus, financé par une subvention de 350 000 $ accordée à Merck pour développer ce vaccin, et avait été consultant (rémunéré) pour Merck.

Le dernier de ces points faisait référence à Paul « Je-n'ai-aucun-conflit-d'intérêts » Offit. Le contrôle corrupteur du Dr Fauci et de l'industrie pharmaceutique sur ces deux panels permit à Wyeth d'obtenir à la fois une licence de la FDA et une « recommandation » du CDC sans avoir à tester véritablement la sécurité de ce produit (processus qui aurait révélé des risques terribles). Même les essais tronqués du RotaShield de Wyeth, menés sans placebo, avaient révélé de graves effets secondaires chez les bébés, notamment un retard de croissance, des fièvres suffisamment élevées pour provoquer des lésions cérébrales et une maladie appelée invagination, dans laquelle les intestins de l'enfant se télescopent, provoquant un blocage terrible qui, dans certains cas, entraîne la mort. Les chiffres relatifs à l'invagination étaient à eux seuls statistiquement significatifs, puisqu'ils concernaient un enfant sur 2 000 ayant reçu le vaccin[104]. À cette époque, il y avait environ 3,8 millions d'enfants du groupe d'âge cible vivant aux États-Unis ; cela se traduisait par environ 1 890 cas statistiquement probables d'invagination[105].

Néanmoins, le VRBPAC, sous le contrôle étroit de Fauci et de Pharma, avait approuvé le vaccin, et l'ACIP l'avait inscrit au calendrier obligatoire. Moins d'un an après que le Dr Offit et ses confrères de l'ACIP aient voté pour rendre le RotaShield obligatoire sans aucun test de sécurité véritable, Offit siégea de nouveau à la réunion de l'ACIP qui révoqua cette recommandation. L'ACIP retira le RotaShield du marché en octobre 1999 en raison des nombreux enfants qui, comme on pouvait s'y attendre, avaient souffert d'une invagination[106]. Le VAERS (Vaccine Adverse Event Reporting System) avait en sa possession cinquante rapports d'invagination liée à un vaccin pour l'année 1999[107]. Les manœuvres perverses de Paul Offit au cours de cette série d'événements ont ouvert une voie royale à l'approbation de son propre vaccin contre le rotavirus, le RotaTeq, et à un enrichissement colossal.

Depuis son homologation, le vaccin antirotavirus du Dr Offit a provoqué une vague de maladies catastrophiques et de décès de bébés agonisants, à cause de l'invagination[108].

De 1985 à 1991, avant l'introduction du vaccin contre le rotavirus, la maladie à rotavirus n'avait causé que 20 à 60 décès par an dans tout le pays, principalement en raison de la déshydratation associée à la diarrhée[109,110]. La déshydratation étant facile à traiter, quasi tous les décès dus au rotavirus peuvent être évités grâce à une prise en charge médicale rapide et appropriée.

Les effets indésirables signalés du vaccin RotaTeq du Dr Offit varient de 953 à 1 689 par an. Il s'agit notamment de fièvre, de diarrhée, de vomissements, d'irritabilité, d'invagination, de syndrome de mort subite du nourrisson, d'immunodéficience combinée grave, d'otite moyenne, de rhinopharyngite, de bronchospasme, d'infection urinaire, d'hématochézie, de convulsions, de maladie de Kawasaki, de bronchiolite, d'urticaire, d'œdème de Quincke, de gastro-entérite, de pneumonie et de décès[111].

Les meilleures preuves indiquent que le vaccin contre le rotavirus du Dr Offit a un impact net négatif sur la santé publique. En d'autres termes, le vaccin du Dr Offit tue et blesse certainement presque plus d'enfants aux États-Unis que la maladie à rotavirus n'en a tués et blessés avant l'introduction du vaccin.

Enfin, en 2010, après l'introduction du RotaTeq, le NIH a appris que ce dernier contenait également le rétrovirus porcin, qui provoque chez les porcs un syndrome semblable au VIH appelé « maladie de la mort »[112]. Or, ni le Dr Fauci ni aucune autre agence n'ont jamais financé une étude pour établir la sécurité de l'injection de leurs dangereux rétrovirus porcins aux bébés. Aujourd'hui, le virus a été inoculé à des millions d'enfants américains, à cause d'Offit. En 2006, l'ACIP a ajouté le vaccin d'Offit au calendrier vaccinal, ce qui a permis à ce dernier et à ses partenaires commerciaux de vendre à Merck ses droits de brevet pour la formulation pour 186 millions de dollars. Offit a réalisé un bénéfice déclaré de plus de 20 millions de dollars à la suite de cette série de transactions. En 2008, dans un article élogieux paru dans *Newsweek*, il a déclaré que les millions qu'il avait gagnés grâce à son escroquerie au rotavirus étaient « comme gagner à la loterie »[113]. Dans une analyse moins flatteuse de ses manigances, le journaliste d'United Press International Dan Olmsted et Mark Blaxill ont accusé Offit d'avoir « voté pour son propre enrichissement »[114].

La saga inquiétante de Paul Offit et de son vaccin contre le rotavirus illustre la façon dont les investigateurs principaux de Tony Fauci servent la soupe au HHS.

Comment les IP contrôlent le discours officiel

La décision du Dr Fauci d'allouer la quasi-totalité du budget du NIAID à des investigateurs principaux de l'industrie pharmaceutique pour le développement de médicaments était une abdication du devoir de l'agence de trouver et éliminer la source de l'explosion des épidémies de maladies allergiques et auto-immunes qui a commencé sous son mandat, aux alentours de 1989[115,116]. Or, tous les médicaments et vaccins que Tony Fauci a largement contribué à développer sont incriminés dans la causalité de ces épidémies par la science de référence, les données de surveillance et les étiquettes de leurs fabricants. L'argent du NIAID est en fait devenu une subvention géante à l'industrie pharmaceutique florissante, pour qu'elle mette en place un pipeline de nouveaux médicaments rentables destinés à traiter les symptômes de ces mêmes maladies.

Si le NIH reste un soutien financier important pour les investigateurs principaux, les contrats juteux des grandes entreprises pharmaceutiques et les redevances sur leurs produits éclipsent souvent leur financement public. L'argent des sociétés pharmaceutiques est le pain et le beurre des investigateurs principaux, il commande leur loyauté et dicte leurs priorités. Eux-mêmes, leurs cliniques et leurs instituts de recherche sont, en fait, les bras de l'industrie pharmaceutique. La croissance et la survie de leurs seigneuries dépendent de cette dernière.

De plus, les IP agissent généralement dans des fiefs quasi-féodaux: ils sont loyaux envers une seule entreprise pharmaceutique. Chacune – Glaxo, Pfizer, Merck, Sanofi, Johnson & Johnson et Gilead – entretient un vivier de ses propres IP de confiance, qu'elle finance pour mener des essais cliniques et des recherches sur les médicaments. Selon des protocoles non écrits, un investigateur principal de Merck n'est pas censé effectuer des recherches pour un concurrent de Merck. En général, le laboratoire pharmaceutique passe un contrat avec la faculté de médecine, l'hôpital ou l'institut de recherche de l'investigateur principal de confiance pour mener des essais cliniques. La société verse des sommes allant de quelques centaines de dollars à 10000 $ (selon la phase de l'essai, sa complexité et la société) pour chaque patient inscrit à l'essai du médicament[117], l'université ponctionnant la moitié ou les deux tiers de ces fonds au nom des «frais généraux»[118]. Ces paiements de la société pharmaceutique garantissent la loyauté à long terme de l'institution et de son conseil d'administration. De plus, le chercheur et l'université partagent habituellement les intérêts des brevets de tout produit que l'investigateur principal contribue à développer, percevant ainsi de coquettes redevances une fois le produit commercialisé. Le sponsor pharmaceutique verse des fonds supplémentaires pour financer les assistants de l'investigateur principal et couvrir les frais de laboratoire. L'entreprise pharmaceutique verse également des «pots-de-vin légaux» à l'investigateur principal sous forme d'honoraires, d'indemnités de témoin expert, d'invitations à des évènements et de voyages en première classe dans des lieux de villégiature d'exception pour des conférences. Tous ces avantages tendent à renforcer la loyauté et à encourager les résultats de recherche favorables qui sont nécessaires à l'obtention d'autorisations de mise sur le marché de médicaments par la FDA. De part et d'autre de ces transactions, chaque partie prenante sait que les critiques positives sur le médicament en question sont une promesse de travail futur.

Selon Nussbaum, «les investigateurs principaux pratiquent la science à leur manière et, le plus souvent, leurs expériences ont peu à voir avec la santé ou le bien-être de la population. Ils testent les médicaments des entreprises pharmaceutiques privées pour leur profit personnel, pour l'argent qui va à leurs universités, et pour le pouvoir.»[119]

Le système permet aux sociétés pharmaceutiques de détourner systématiquement les fonds fédéraux – la subvention initiale du NIAID – pour servir leurs propres objectifs de profit privé. Naturellement, le système est hostile aux médicaments dont les brevets ont expiré ou à ceux qui proviennent d'entreprises qui ne paient pas les frais de recherche de l'investigateur principal. Ce parti pris explique l'animosité caractéristique du Dr Fauci à l'égard des remèdes non pharmaceutiques, non brevetables ou dont le brevet a expiré, et des médicaments génériques.

Dans son histoire inédite de l'ère du VIH, *Down the Rabbit Hole*, l'auteur et historien Terry Michael offre une description similaire de l'abandon par le Dr Fauci de son rôle de scientifique au profit de l'armée d'investigateurs principaux de l'industrie pharmaceutique : « Mais le NIH a d'autres clients, notamment des milliers de docteurs en sciences médicales en quête de subventions, produits par les universités américaines après la Seconde Guerre mondiale. Le NIAID finance une grande partie de la recherche et des essais cliniques de l'industrie pharmaceutique. En fait, Big Pharma est devenu un client du NIH et surtout de son NIAID. »[120]

Cette puissante armée, en garnison dans les hôpitaux et les universités de chaque grande ville américaine, permet à Pharma et au Dr Fauci de contrôler le narratif de la santé publique dans tout le pays. Avant de comprendre sa structure, j'ai été confronté au pouvoir omniprésent de la magouille.

Entre 1990 et 2020, j'ai été président d'une association de protection de l'environnement influente, Waterkeepers, qui compte 350 antennes dans le pays et à travers le monde. Waterkeepers est le plus grand groupe au monde de protection de la ressource en eau. J'ai régulièrement publié dans le *New York Times* et dans tous les grands journaux : le *Boston Globe*, le *Houston Chronicle*, le *Chicago Sun-Times*, le *Los Angeles Times*, le *Miami Herald* et le *San Francisco Chronicle* ; dans des magazines comme *Esquire*, *Rolling Stone* et *The Atlantic* ; et dans des publications en ligne, le plus souvent dans le *HuffPost*. J'ai prononcé plus de 220 discours par an, dont 60 rémunérés devant de grands auditoires dans des universités et des entreprises. Ces apparitions me procuraient un revenu substantiel. Tout cela a changé en 2005, après que j'aie publié un article intitulé « Deadly Immunity », simultanément dans *Rolling Stone* et *Salon*, qui portait sur la corruption au sein de la branche vaccins du CDC.

Par la suite, les journaux ont généralement refusé de publier mes articles sur la sécurité des vaccins et m'ont finalement interdit de publier sur quelque sujet que ce soit. En 2008, sans me consulter ni avancer de raison particulière, *Salon* a retiré et supprimé mon article de 2005. Le fondateur du journal en ligne, David Talbot, a reproché à *Salon* de céder à l'industrie pharmaceutique. *Rolling Stone* a finalement retiré l'article sans explication en février 2021, et le *HuffPost* a supprimé une demi-douzaine de mes articles sur les vaccins. Les rédacteurs en chef de ces journaux en ligne avaient soigneusement vérifié les faits avant la publication de mes articles. Ils les ont supprimés sans m'en informer et sans jamais motiver leurs décisions. Ce fut le début de la censure massive de toute information sur les vaccins s'écartant du récit officiel. Cette année-là, les universités, les entreprises et les forums de conférenciers municipaux ont soudainement et massivement annulé mes discours. Je suis passé de 60 discours rémunérés annuels prévus à un ou deux. Mon bureau des conférenciers m'a dit que les annulations avaient été provoquées par une avalanche d'appels téléphoniques de membres puissants de la communauté médicale. Ils avaient harcelé les bureaux des présidents et des membres des conseils d'administrations des facultés, des entreprises et des groupes qui m'accueillaient, pour protester contre mes apparitions. Les gens qui téléphonaient étaient des responsables de la santé publique et d'éminents médecins d'hôpitaux locaux, de facultés de médecine et de centres de recherche influents de ces localités. Employant le même langage, ils ont lancé de terribles avertissements selon lesquels j'étais antivaccin, antiscience, un « tueur de bébés », et que ma présence mettrait en danger la santé publique et le financement vital des programmes des facultés de médecine.

Le risque de coupure des flux financiers vers les IP universitaires l'emporte invariablement sur les traditions de liberté d'expression théoriquement vénérées par les administrateurs d'établissements d'études supérieures. À partir de 2019, les IP de l'université de New York ont tenté de forcer l'éviction du professeur Mark Crispin Miller de l'organigramme de sa faculté (célèbre historien spécialiste de la propagande) et de Mary Holland (professeur de droit) de sa faculté de droit parce qu'ils ont osé remettre en question les orthodoxies vaccinales en vigueur.

Terry Michaels a résumé la manière dont le Dr Fauci a exploité les options stratégiques de la pandémie de VIH pour lancer sa carrière sur une trajectoire menant à un pouvoir inimaginable, qui lui permettrait de dicter les dogmes officiels, de contrôler la presse, de définir les politiques de santé internationales, et même d'arrêter l'économie mondiale : « Le Dr Anthony Fauci a saisi l'occasion de créer une bureaucratie de plusieurs milliards de dollars, en distribuant des milliers de subventions à ceux qui cherchent à bénéficier des largesses de la recherche financée par le gouvernement fédéral, un volume disproportionné (par rapport à d'autres maladies) allant aux chercheurs sur le VIH/SIDA. »[121]

Ce n'est pas Tony Fauci qui a créé le système des IP. En revanche, son inexpérience, aussi bien en tant que scientifique qu'en tant qu'administrateur, fait qu'il s'est appuyé dessus, et qu'au début il était à sa merci. Plus tard, il a pris le commandement de ces troupes et les a organisées en une puissante force de frappe, que le journaliste John Lauritsen appelle « le complexe industrialo-médical »[122].

Références

1. Scott Allen, « Dr. Fauci Is Looking Forward to Seeing the Nationals Play Again », *Washington Post*, 15 avril 2020, https://www.washingtonpost.com/sports/2020/04/15/dr-fauci-is-looking-forward- seeing-nationals-play-again/
2. Ben Cohen, « Fauci Was Basketball Captain. Now He's America's Point Guard », *Wall Street Journal*, 29 mars 2020, https://www.wsj.com/articles/dr-fauci-was-a-basketball-captain-now-hes-americas- point-guard-11585479601
3. Victoria Harden, « Dr. Anthony S. Fauci Oral History 1989 », National Institutes of Health, Office of NIH History and Stetten Museum, 7 mars 1989, https://history.nih.gov/display/history/ Fauci %2C+Anthony+S.+1989
4. *Ibid.*
5. « Q & A With Dr. Anthony Fauci », *C-SPAN*, 8 janvier 2015, https://www.c-span.org/video/ ?c4873572/ user-clip-fauci-humanist
6. Harden, « Dr. Anthony S. Fauci Oral History 1989 »

7. *Ibid.*
8. « Commissioned Corps of the U.S. Public Health Service : Our History », U.S. Department of Health and Human Services. https://www.usphs.gov/history
9. « A Short History of the National Institutes of Health », National Institutes of Health, Office of NIH History and Stetten Museum, U.S. Department of Health and Human Services. https://history.nih. gov/display/history/A+Short+History+of+the+National+Institutes+of+Health
10. Harden, « Dr. Anthony S. Fauci Oral History 1989 »
11. Cezmi A. Adkis, « Does the epithelial barrier hypothesis explain the increase in allergy, autoimmunity and other chronic conditions ? », *Nature Reviews Immunology* (2021). https://doi.org/10.1038/s41577- 021-00538-7s
12. McKeown, Thomas, *The Role of Medicine : Dream, Mirage, or Nemesis ?* (Princeton Univ. Press, 2014)
13. Victoria Hansen *et al.*, « Infectious Disease Mortality Trends in the United States, 1980-2014 », *JAMA* 2016 ; 316(20), pp. 2149-2151. https://jamanetwork.com/journals/jama/fullarticle/2585966
14. Gregory L. Armstrong *et al.*, « Trends in Infectious Disease Mortality in the United States During the 20th Century », *JAMA*, 281(1), pp. 61-66 (1999). https://jamanetwork.com/journals/jama/ fullarticle/768249
15. « Achievements in Public Health, 1900-1999 : Control of Infectious Diseases », *CDC MMWR* (30 juillet 1999), 48(29), pp. 621-629. https://www.cdc.gov/mmwr/preview/mmwrhtml/mm4829a1.htm#fig1
16. Bernard Guyer *et al.*, « Annual Summary of Vital Statistics : Trends in the Health of Americans During the 20th Century », *Pediatrics* (décembre 2000), 106 (6), pp. 1307-1317 et pp. 1314-1315. https://www. factchecker.gr/wp-content/uploads/2017/10/PediatricsDec.2000-VOl-106No.6.pdf
17. John B. McKinlay et Sonja M. McKinlay, « The Questionable Contribution of Medical Measures to the Decline of Mortality in the United States in the Twentieth Century », Milbank Memorial Fund (été 1977). https://www.milbank.org/wp-content/uploads/mq/volume-55/issue-03/55-3-The- Questionable-Contribution-of-Medical-Measures-to-the-Decline-of-Mortality-in-the-United-States- in-the-Twentieth-Century.pdf
18. Edward H. Kass, « Infectious Diseases and Social Change », *The Journal of Infectious Diseases* (123, no 1, 1971), pp. 110-14. Consulté le 11 mai 2021. https://www.jstor.org/stable/30108855
19. Voir *supra*, note 32, rubrique « New Institutes »
20. Jean-François Bach, « The Effect of Infections on Susceptibility to Autoimmune and Allergic Diseases », *New England Journal of Medicine* (2002), 347, pp. 911-920 ; https://www.nejm.org/doi/ pdf/10.1056/NEJMra020100 ?articleTools=true
21. Megan Scudellari, « Cleaning up the hygiene hypothesis », *PNAS* (14 févr. 2017), 114(17), pp. 1433- 1436 ; https://www.pnas.org/content/pnas/114/7/1433.full.pdf
22. Peter H. Duesberg, *Inventing the AIDS Virus* (Regnery Publishing 1996), p. 134
23. *Ibid.*, 146
24. *Ibid.*
25. James Curran, 00 :08 :15 – « House of Numbers : Anatomy of an Epidemic », vidéo YouTube (2009), https://www.youtube.com/watch ?v=lvDqjXTByF4
26. Kary Mullis, 00 :08 :03 – « House of Numbers : Anatomy of an Epidemic », vidéo YouTube (2009), https://www.youtube.com/watch ?v=lvDqjXTByF4

27. Robert C. Gallo, 00:08:36 – « House of Numbers : Anatomy of an Epidemic », vidéo YouTube (2009), https://www.youtube.com/watch?v=lvDqjXTByF4
28. Richard M. Krause, National Institute of Allergy and Infectious Diseases (13 août 2019), https://www.niaid.nih.gov/about/richard-m-krause-md
29. Robert F. Kennedy, Jr., « *'60 Minutes'* – Swine Flu 1976 Vaccine Warning », vidéo du 1er avril 2020, https://childrenshealthdefense.org/video/60-minutes-swine-flu-1976-vaccine-warning/
30. Richard Krause, « The Swine Flu Episode and the Fog of Epidemics », *Emerging Infectious Diseases* (janv. 2006), https://dx.doi.org/10.3201 %2Feid1201.051132
31. U.S. Comptroller General Elmer B. Staats, « Letter to the U.S. House of Representative Committee on Interstate and Foreign Commerce » (6 févr. 1979). https://www.gao.gov/assets/hrd-79-47.pdf
32. Richard E. Neustadt et Harvey V. Fineberg, « The Swine Flu Affair : Decision Making on a Slippery Disease », *National Academies Press* (1978). https://www.nap.edu/catalog/12660/the-swine-flu-affair- decision-making-on-a-slippery-disease
33. Rick Perlstein, « Gerald Ford Rushed out a Vaccine. It Was a Fiasco », *New York Times* (2 sept. 2020). https://www.nytimes.com/2020/09/02/opinion/coronavirus-vaccine-trump.html
34. Patrick Di Justo, « *The 'Great' Swine Flu Epidemic of 1976* », *REAL CLEAR POLITICS* (28 avril 2009). https://www.realclearpolitics.com/2009/04/28/the_great_swine_flu_epidemic_of_1976_212900. html
35. Rebecca Kreston, « The Public Health Legacy Of The 1976 Swine Flu Outbreak », *DISCOVER MAGAZINE* (30 sept. 2013). https://www.discovermagazine.com/health/the-public-health-legacy-of- the-1976-swine-flu-outbreak
36. Thomas O'Toole, « 4 Swine Flu Vaccine Firms Sued for Total $19 Million », *Washington Post* (WP Company, 27 janvier 1977), https://www.washingtonpost.com/archive/local/1977/01/27/4-swine-flu-vaccine-firms-sued-for-total-19-million/f8e17851-0eb7-4991-85ba-245a4cd5d8d0/.
37. Mike Wallace, "Swine Flu", *60 Minutes*, YouTube Video (Nov 4, 1979) https://www.youtube.com/ watch?v=4bOHYZhL0WQ
38. Mike Stobbe, « David Sencer ; lost job for urging swine flu vaccinations in '76 », *boston.com* (3 mai 2011). https://archive.boston.com/bostonglobe/obituaries/articles/2011/05/03/david_sencer_lost_job_ for_urging_swine_flu_vaccinations_in_76/
39. « NIAID Director Resigns to Be Emory Med. Dean », U.S. Department of Health and Human Services, *The NIH Record* (3 juillet 1984). https://nihrecord.nih.gov/sites/recordNIH/files/pdf/1984/ NIH-Record-1984-07-03.pdf
40. Anthony S. Fauci ; National Institute of Allergy and Infectious Disease, National Institutes of Health (Director's page ; dernière mise à jour par le NIH le 14 mars 2021) ; https://www.niaid.nih. gov/about/anthony-s-fauci-md-bio
41. Anthony S. Fauci, 1988-1994 ; Office of AIDS Research, National Institutes of Health (Director's Corner ; dernière mise à jour par le NIH le 11 juillet 2018) ; https://www.oar.nih.gov/about/ directors-corner/fauci
42. Anthony S. Fauci, « The Acquired Immune Deficiency Syndrome The Ever-Broadening Clinical Spectrum », *JAMA* (1983), 249(17), pp. 2375-2376. https://jamanetwork.com/journals/jama/article- abstract/386561
43. John R. La Montagne *et al.*, « Severe acute respiratory syndrome : developing a research response », *Journal of Infectious Diseases* (15 février 2004), 189(4), pp. 634-41 ; https://pubmed.ncbi.nlm.nih.gov/14767816/

44. Shauna Milne-Price *et al.*, « The Emergence of the Middle East Respiratory Syndrome Coronavirus », *PMC* (juil. 2014), 71(2), pp. 121-136 ; https://www.ncbi.nlm.nih.gov/pmc/articles/PMC4106996/
45. « First Confirmed Cases of Middle East Respiratory Syndrome Coronavirus (MERS-CoV) Infection in the United States, Updated Information on the Epidemiology of MERS-CoV Infection, and Guidance for the Public, Clinicians, and Public Health Authorities – mai 2014 », *MMWR* (mai 2014), 63, pp. 431-436. https://www.cdc.gov/mmwr/preview/mmwrhtml/mm6319a4.htm
46. « NIH : We're working on MERS vaccine », entretien avec le Dr Anthony Fauci, *CNN*, 2014. https:// www.cnn.com/videos/health/2014/05/15/lead-intv-fauci-mers-nih.cnn
47. « NIAID Initiates Trial of Experimental Avian Flu Vaccine », *Science Daily*, 5 mars 2005. https:// www.sciencedaily.com/releases/2005/03/050325100848.htm
48. Robert Roos, « YEAR-END REVIEW : Avian flu emerged as high-profile issue in 2005 », *CIDRAP News*, 5 janv. 2006. https://www.cidrap.umn.edu/news-perspective/2006/01/year-end-review-avian- flu-emerged-high-profile-issue-2005
49. Sundar S. Shrestha *et al.*, « Estimating the burden of 2009 pandemic influenza A (H1N1) in the United States (avril 2009-avril 2010) », *Clinical Infectious Diseases* (1er janvier 2001). https://academic. oup.com/cid/article/52/suppl_1/S75/499147
50. Nidhi Bouri *et al.*, « Return of Epidemic Dengue in the United States : Implications for the Public Health Practitioner », *Public Health Reports* (mai-juin 2012). https://www.ncbi.nlm.nih.gov/pmc/ articles/PMC3314069/
51. « Jordan Report – Accelerated Development of Vaccines 2012 », National Institute of Allergy and Infectious Disease, National Institutes of Health, à la page 95 de « Vaccine Updates » ; https://www.niaid.nih. gov/research/jordan-report-accelerated-development-vaccines-2012
52. « Researching Ebola in Africa », National Institute of Allergy and Infectious Diseases, National Institutes of Health (dernière mise à jour par le NIH le 23 septembre 2019) ; https://www.niaid.nih. gov/diseases-conditions/researching-ebola-africa
53. « Why NIAID Is Researching Zika Virus », National Institute of Allergy and Infectious Disease, National Institutes of Health (dernière mise à jour par le NIH le 8 septembre 2017) ; https://www. niaid.nih.gov/diseases-conditions/why-niaid-researches-zika
54. « COVID-19 Clinical Research », National Institute of Allergy and Infectious Disease, National Institutes of Health (dernière mise à jour par le NIH le 2 novembre 2020) ; https://www.niaid.nih. gov/diseases-conditions/covid-19-clinical-research
55. Nussbaum, *op. cit.*, pp. 127-129
56. Anna D. Barker et Hamilton Jordan, « Legislative History of the National Cancer Program », *in* Donald W. Kufe *et al.*, *Holland-Frei Cancer Medicine*, 6e éd., 2003 (chapitre 81) ; https://www.ncbi. nlm.nih.gov/books/NBK13873/
57. Torsten Engelbrecht, Claus Köhnlein *et al.*, « Virus Mania : How the Medical Industry Continually Invents Epidemics, Making Billions at our Expense », (Books on Demand, 3e éd., 2021), p. 98
58. Eliot Marshall, « Cancer Research and the $90 Billion Metaphor », *Science* (11 mars 2011). https:// science.sciencemag.org/content/331/6024/1540.1
59. National Cancer Institute, NCI Budget and Appropriations (13 janv. 2021). https://www.cancer. gov/about-nci/budget

60. National Cancer Institute, « Cancer Stat Facts : Soft Tissue including Heart Cancer », https://seer.cancer. gov/statfacts/html/soft.html
61. Engelbrecht *et al.*, *op. cit.*, p. 24
62. Cristine Russell, « Anthony S. Fauci », *Washington Post*, 3 novembre 1986, https://www. washingtonpost.com/archive/politics/1986/11/03/anthony-s-fauci/8d270beb-e95d-46e5-808b- d670630223f4/
63. *Ibid.*
64. *Ibid.*
65. James Curran, 00 :08 :54 – « House of Numbers : Anatomy of an Epidemic », vidéo YouTube (2009), https://www.youtube.com/watch ?v=lvDqjXTByF4
66. Nussbaum, *op. cit.*, 126. 67
67. *Ibid.*, pp. 126-127
68. *Ibid.*, p. 122
69. Torsten Engelbrecht et Konstantin Demeter, « Anthony Fauci : 40 Years of Lies From AZT to Remdesivir », *OFF-GUARDIAN* (27 oct. 2020). https://off-guardian.org/2020/10/27/anthony- fauci-40-years-of-lies-from-azt-to-remdesivir/
70. Nussbaum, *op. cit.*, p. 127
71. *Ibid.*, p. 131
72. « History of Congressional Appropriations 1990-1999 », National Institutes of Health, Office of Budget. https://officeofbudget.od.nih.gov/pdfs/FY08/FY08 %20COMPLETED/appic3806 %20- %20transposed %20 %2090 %20 - %2099.pdf
73. « NIH Awards by Location & Organization », National Institutes of Health, https://report.nih.gov/award/index.cfm ?ot=&fy=1992&state=&ic=&fm=&orgid=&distr=&rfa=&om=n&pid=
74. « Trends in NIH Funding (1992-2013) », Blue Ridge Institute for Medical Research, https://www. brimr.org/NIH_Awards/Trends/
75. « Budget Updates From January 2021 NIAID Advisory Council Meeting », National Institute of Allergy and Infectious Diseases (3 févr. 2021). https://www.niaid.nih.gov/grants-contracts/budget- updates-january-2021
76. Elissa Meites *et al.*, « Human Papillomavirus Vaccination for Adults : Updated Recommendations of the Advisory Committee on Immunization Practices », *Morbidity and Mortality Weekly Report*, CDC-MMWR (16 août 2019). https://www.cdc.gov/mmwr/volumes/68/wr/mm6832a3.htm
77. « Advisory Committee on Immunization Practices, Rotavirus vaccination coverage and adherence to the Advisory Committee on Immunization Practices (ACIP)-recommended vaccination schedule-United States, February 2006-May 2007 », *Morbidity and Mortality Weekly Report*, CDC-MMWR (18 avril 2008). https://pubmed.ncbi.nlm.nih.gov/18418345/
78. « Summary of Bill & Melinda Gates Foundation-supported HPV Vaccine Partner Activities », OMS, (2006). https://www.who.int/immunization/sage/HPV_partner_info_gates.pdf
79. « Safety of and Immune Response to a Novel Human Papillomavirus Vaccine in HIV Infected Children », *ClinicalTrials.gov* (juin 2006). https://clinicaltrials.gov/ct2/show/NCT00339040
80. « Bill and Melinda Gates Announce a $100 Million Gift to Establish the Bill and Melinda Gates Children's Vaccine Program », Fondation Bill et Melinda Gates (déc. 1998). https://www. gatesfoundation.org/ideas/media-center/press-releases/1998/12/bill-and-melinda-gates-childrens- vaccine-program

81. National Institute of Allergy and Infectious Disease, NIAID 60th Anniversary Timeline (1er avril 2008) https://www.niaid.nih.gov/about/niaid-60th-anniversary
82. VRBPAC Background Document, « Gardasil™ HPV Quadrivalent Vaccine May 18, 2006 VRBPAC Meeting », 13 (table 17, étude 013), disponible sur https://wayback.archive-it.org/7993/20180126170205/https://www.fda.gov/ohrms/dockets/ac/06/briefing/2006-4222B3.pdf.
83. « News Release : Merck Announces Fourth-Quarter and Full-Year 2020 Financial Results », Merck (4 févr. 2021). https://www.merck.com/news/merck-announces-fourth-quarter-and-full-year-2020- financial-results/
84. Mark Benjamin, « UPI Investigates : The vaccine conflict », *UPI* (21 juil. 2003). https://www.upi.com/ Odd_News/2003/07/21/UPI-Investigates-The-vaccine-conflict/44221058841736/
85. « Close Ties and Financial Entanglements : The CDC-Guaranteed Vaccine Market », The Children's Health Defense Team, *Children's Health Defense* (6 juin 2019). https://childrenshealthdefense.org/ news/close-ties-and-financial-entanglements-the-cdc-guaranteed-vaccine-market/
86. Suzanne Humphries, « Herd Immunity : Flawed Science and Mass Vaccination Failures », *Waking Times* (17 juil. 2012). https://www.wakingtimes.com/herd-immunity-flawed-science-mass- vaccination-failures/
87. Paul Offit, « Communicating Vaccine Science to the Public », *Contemporary Clinical Medicine : Great Teachers Lecture Series*, 3 :19 NIH (14 déc. 2011), https://videocast.nih.gov/ summary.asp ?live=10824
88. Sharyl Attkisson, « How Independent Are Vaccine Defenders ? », *CBS News* (25 juil. 2008). https://www. cbsnews.com/news/how-independent-are-vaccine-defenders/
89. Mark Benjamin, « UPI Investigates : The vaccine conflict », *UPI* (21 juil. 2003). https://www.upi.com/ Odd_News/2003/07/21/UPI-Investigates-The-vaccine-conflict/44221058841736/
90. Sharyl Attkisson, « How Independent Are Vaccine Defenders ? », *CBS NEWS* (25 juil. 2008). https:// www.cbsnews.com/news/how-independent-are-vaccine-defenders/
91. « The Children's Hospital of Philadelphia, Vaccine Education Center : Vaccines and Aluminum, April 2013 », disponible sur : https://web.archive.org/web/20130528091723/https:/www.chop.edu :80/service/ vaccine-education-center/vaccine-safety/vaccine-ingredients/aluminum.html/
92. Paul A. Offit, « Is There Mercury in Vaccines ? », Children's Hospital of Philadelphia (11 août 2015). https://www.chop.edu/centers-programs/vaccine-education-center/video/there-mercury-vaccines
93. Karen Iris Tucker, « 'Bad Advice' by Penn scientist Paul A. Offit : Take back the science conversation in our culture », *The Philadelphia Enquirer* (31 août 2008), https://www.inquirer.com/philly/ entertainment/arts/bad-advice-by-penn-scientist-paul-a-offit-take-back-the-science-conversation-in- our-culture-20180831.html
94. Paul A. Offit, *Do You Believe in Magic ? Vitamins, Supplements, and All Things Natural : A Look Behind the Curtain* (Harper Collins, 2014)
95. Dan McQuade, « CHOP Professor : *Silent Spring* Author's Mistake Killed Millions », *Philadelphia Magazine* (6 févr. 2017), https://www.phillymag.com/city/2017/02/06/silent-spring-paul-offit-rachel-carson/
96. « Paul Offit Accidentally Speaks The Truth About MMR and Autism », vidéo YouTube, (19 mai 2017), https://www.youtube.com/watch ?v=c2cHZa8t98w&t=0s

97. « Columbia University Press and Dr. Paul Offit Sued for Autism's False Prophets », *The Age of Autism* (10 févr. 2009), https://www.ageofautism.com/2009/02/columbia-university-press-and-dr-paul-offit- sued-for-autisms-false-prophets.html
98. J. B. Handley, « Dr. Paul Offit, The Autism Expert. Doesn't See Patients with Autism ? », *The Age of Autism* (26 oct. 2009), https://www.ageofautism.com/2009/10/dr-paul-offit-the-autism-expert- doesnt-see-patients-with-autism.html
99. Vaccinate Your Family, Board of Directors (20 avril 2020), https://vaccinateyourfamily.org/about-us/ staff-boards/
100. Immunization Action Coalition, Advisory Board (8 sept. 2020), https://www.immunize.org/aboutus/ advisoryboard.asp
101. Mark Benjamin, « UPI Investigates : The vaccine conflict », *UPI* (21 juil. 2003), https://www.upi.com/ Odd_News/2003/07/21/UPI-Investigates-The-vaccine-conflict/44221058841736/
102. « Conflicts of Interest in Vaccine Policy Making Majority Staff Report », U.S. House of Representatives, Government Reform Committee (21 août 2000), https://childrenshealthdefense. org/wp-content/uploads/conflicts-of-interest-in-vaccine-policy-making-majority-staff-report-us- house-of-representatives-3.5.pdf
103. *Ibid.*
104. Stephan Foster, « Rotavirus Vaccine and Intussusception », *Journal of Pediatric Pharmacology* (janvier-mars 2007), https://www.ncbi.nlm.nih.gov/pmc/articles/PMC3462159/
105. « Conflicts of Interest in Vaccine Policy Making, Majority Staff Report », U.S. House of Representatives, Committee on Government Reform (15 juin 2000), https://www.nvic.org/nvic- archives/conflicts-of-interest.aspx
106. « Suspension of Rotavirus Vaccine After Reports of Intussusception – United States, 1999 », Centers for Disease Control and Prevention (3 sept. 2004), https://www.cdc.gov/mmwr/preview/mmwrhtml/ mm5334a3.htm
107. « Found 50 Cases where Symptom is Intususseption and Vaccine Dates from 1990-01-01 », National Vaccine Information Center, *MedAlerts.org*, https://medalerts.org/vaersdb/findfield.php ?TABLE=ON& GROUP1=AGE&EVENTS=ON&SYMPTOMS=Intussusception+ %2810022863 %29&VAX_YEAR_LOW=1999&VAX_MONTH_LOW=01&VAX_YEAR_HIGH=1999&VAX_MONTH_HIGH=12
108. Mark Benjamin, « UPI Investigates : The vaccine conflict », *UPI* (21 juil. 2003), https://www.upi.com/ Odd_News/2003/07/21/UPI-Investigates-The-vaccine-conflict/44221058841736/
109. « Delayed Onset and Diminished Magnitude of Rotavirus Activity – United States, November 2007-May 2008 », Centers for Disease Control and Prevention, Morbidity and Mortality Weekly Report, *CDC-MMWR* (27 juin 2008), https://www.cdc.gov/mmwr/preview/mmwrhtml/mm57e625a1.htm
110. P. E. Kilgore *et al.*, « Trends of Diarrheal Disease-Associated Mortality in US Children, 1969 through 1991 », *JAMA* (11 oct. 1995). https://jamanetwork.com/journals/jama/article- abstract/389779
111. U.S. Food and Drug Administration, Package Insert - RotaTeq (2006), https://www.fda.gov/ media/75718/download
112. Shasta D. McClenahan *et al.*, « Molecular and infectivity studies of porcine circovirus in vaccines », *VACCINE* (11 mai 2001), https://sci-hub.do/10.1016/j.vaccine.2011.04.087

113. Claudia Kalb, « Dr. Paul Offit : Debunking the Vaccine-Autism Link », *Newsweek* (24 oct. 2008), https://www.newsweek.com/dr-paul-offit-debunking-vaccine-autism-link-91933
114. Dan Olmstead et Mark Blaxill, « Voting Himself Rich : CDC Vaccine Adviser Made $29 Million Or More After Using Role to Create Market », *Age of Autism* (16 févr. 2009), https://www.ageofautism. com/2009/02/voting-himself-rich-cdc-vaccine-adviser-made-29-million-or-more-after-using-role-to-create-market.html
115. Christina D. Bethell, Michael D. Kogen *et al.*, « A National and State Profile of Leading Health Problems and Health Care Quality for US Children : Key Insurance Disparities and Across-State Variations », *Academic Pediatrics* (mai-juin 2011). https://www.academicpedsjnl.net/article/S1876- 2859(09)00010-2/fulltext
116. « Chronic Illness in Children – Who is Sounding the Alarm ? », The Children's Health Defense Team, (12 sept. 2019), https://childrenshealthdefense.org/news/chronically-ill-children-who-is-sounding-the-alarm/
117. Maria Trimarchi, « How much do pharmaceutical test subjects get paid ? », *How Stuff Works*, (2021), https://money.howstuffworks.com/how-much-do-pharmaceutical-test-subjects-get-paid.htm
118. Jane Redecki, « University budget Models and Indirect Costs », Ithaca S&R, 25 févr. 2021, https://sr.ithaka.org/publications/university-budget-models-and-indirect-costs/
119. Nussbaum, *op. cit.*, p. 330
120. Terry Michaels, *Down the Rabbit Hole : How US Medical Bureaucrats, Pharma Crony Capitalists, and Science Literate Journalists Created and Sustain the HIV-AIDS Fraud* (manuscrit non publié), p. 10
121. *Ibid.*
122. John Lauritsen, *The AIDS War : Propaganda, Profiteering and Genocide from the Medical-Industrial Complex* (Asklepios, 1993), p. 322

ChildrensHealthDefense.org/fauci-book
childrenshd.org/fauci-book

Pour les mises à jour, les nouvelles citations, références et informations :

CHAPITRE 4

LA BATAILLE INITIATIQUE D'ANTHONY FAUCI POUR L'APPROBATION DE L'AZT COMME REMÈDE CONTRE LE SIDA

> *« Les médecins ont besoin de trois compétences : être capable de mentir sans se faire prendre, prétendre être honnête et causer la mort sans avoir de remords. »*
>
> **Jean Froissart** (1337-1405)

Le processus d'approbation de l'AZT a été un tour de chauffe pour Tony Fauci. Alors qu'il le faisait passer à travers les pièges réglementaires, il a été le premier à mettre au point et à perfectionner la série de pratiques et de stratégies corrompues, malhonnêtes et brutales auxquelles il allait recourir, encore et encore, au cours des 33 années suivantes, transformant le NIAID en un pôle de développement de médicaments.

Quand le Dr Fauci a poussé la porte de l'univers de l'expérimentation des médicaments et des investigateurs principaux (IP), une seule société pharmaceutique, Burroughs Wellcome (ancêtre de GlaxoSmithKline), avait un médicament candidat prêt à être testé en tant que remède contre le SIDA – une concoction toxique, l'azidothymidine, connue sous le nom d'« AZT ».

Des chercheurs financés par le gouvernement américain avaient développé l'AZT en 1964[1] en tant que chimiothérapie contre la leucémie. L'AZT est un « terminateur de chaîne d'ADN », qui inhibe de manière aléatoire la synthèse de l'ADN dans les cellules qui se reproduisent. Le développeur de l'AZT, Jerome Horwitz, avait émis l'hypothèse que la molécule pourrait s'injecter dans les cellules et interférer avec la réplication des tumeurs. Mais la FDA avait abandonné ce composé chimiothérapeutique toxique après qu'il se soit révélé inefficace contre le cancer et mortel pour les souris[2]. Les chercheurs du gouvernement l'avaient jugé trop toxique, même pour une chimiothérapie anticancéreuse à court terme. Horwitz a raconté que « l'extrême toxicité du médicament le rendait 'tellement inutile' qu'il 'ne pensait pas qu'il valait la peine d'être breveté' ». Bruce Nussbaum, l'ancien journaliste de *BusinessWeek*, a raconté qu'Horwitz « l'[avait] jeté aux rebuts » et « n'[avait] [même] pas conservé ses carnets de notes »[3].

Peu après que l'équipe du NIH ait identifié le VIH comme étant la cause probable du SIDA en 1983, Samuel Broder, directeur de l'Institut national du cancer (NCI) – autre sous-agence du NIH –, a lancé un projet de recherche des agents antiviraux du monde entier qui pourraient constituer des traitements potentiels. En 1985, son équipe, avec des confrères de l'université Duke, découvrit que l'AZT tuait le VIH dans des tubes à essai[4].

L'étude du NCI amena Burroughs Wellcome à récupérer l'AZT d'Horwitz au fond de la benne à ordures, et à le breveter en tant que remède contre le SIDA. Consciente de l'opportunité financière que représentait la terreur désespérée des jeunes malades du SIDA confrontés à une mort certaine, la société pharmaceutique fixa le prix du médicament à 10 000 $ par an et par patient, faisant de l'AZT l'un des médicaments les plus coûteux de l'histoire pharmaceutique[5]. Comme Burroughs Wellcome pouvait fabriquer l'AZT pour quelques centimes par dose, la société voyait la chose comme une aubaine.

Expliquant le caractère exorbitant de ce prix pour un médicament existant, le Dr Marcia Angell, longtemps rédactrice en chef du *New England Journal of Medicine*, a écrit dans son livre de 2004 intitulé *The Truth About Drug Companies* que « la société [avait] revendiqué beaucoup plus de crédit qu'elle n'en méritait »[6]. Après que le PDG de Burroughs Wellcome ait envoyé une lettre d'autosatisfecit au *New York Times* pour justifier le prix délirant de l'AZT, à l'aide des bobards habituels des sociétés pharmaceutiques sur les risques élevés et les coûts extravagants du développement précoce des médicaments, Broder et quatre de ses confrères du NCI et de Duke réagirent avec colère, en énumérant les contributions fondamentales que Burroughs Wellcome *n'apportait pas* :

> En particulier, la société n'a ni développé ni fourni la première application de la technologie permettant de déterminer si un médicament comme l'AZT peut supprimer le virus vivant du SIDA dans les cellules humaines, ni développé la technologie permettant de déterminer à quelle concentration un tel effet pourrait être obtenu chez l'homme. En outre, elle n'a pas été la première à administrer de l'AZT à un être humain atteint du SIDA, ni à réaliser les premières études de pharmacologie clinique sur des patients. Elle n'a pas non plus réalisé les études immunologiques et virologiques nécessaires pour déduire que le médicament pouvait fonctionner et que ça valait donc la peine de poursuivre les études. Toutes ces tâches ont été accomplies par le personnel de l'Institut national du cancer, en collaboration avec le personnel de l'université Duke.[7]

Les scientifiques du NCI ont ajouté que la réticence de la société à manipuler les agents pathogènes du VIH empêchait Burroughs Wellcome d'effectuer des recherches significatives : « En effet, l'un des principaux obstacles au développement de l'AZT était que Burroughs Wellcome ne travaillait pas avec des virus vivants du SIDA et ne souhaitait pas recevoir d'échantillons provenant de patients atteints du SIDA. »[8]

Lorsque Fauci s'est approprié le programme VIH de l'Institut national du cancer, le NIAID a hérité de l'AZT, qui était alors plus avancé dans le processus des essais cliniques que tout autre médicament[9].

L'AZT s'est avéré être une opportunité fantastique pour Fauci. Après tout, non seulement Burroughs Wellcome avait une longueur d'avance dans la course aux médicaments contre le SIDA, mais en plus la société disposait de sa propre armée d'« investigateurs principaux » (IP) chevronnés, possédant une grande expertise dans l'évitement des obstacles réglementaires complexes – que le Dr Fauci, lui, ne maîtrisait pas encore. Le Dr Fauci avait besoin d'un succès éclatant pour lancer son programme et donner à son nouveau régime la patine de la compétence. Nussbaum a raconté comment la société pharmaceutique britannique a usé de son influence sur le Dr Fauci pour obtenir un contrôle monopolistique sur la réponse du gouvernement au VIH : « Les IP de Wellcome en sont venus à dominer le système d'essais cliniques du NIAID. Ils ont formé un réseau reliant Wellcome, le médicament AZT et le NIH. Ils en sont venus à siéger au comité stratégique de sélection des médicaments du NIH, et ils ont voté pour accorder une priorité élevée ou faible aux essais de chaque médicament anti-SIDA, y compris ceux qui auraient éventuellement pu concurrencer l'AZT sur le marché. Les IP constituaient un pouvoir à part entière. En fait, ils étaient hors de contrôle. »[10]

Par la suite, le Dr Fauci a imité ce modèle de réussite en plaçant ses investigateurs principaux de l'industrie pharmaceutique dans les principaux comités d'approbation des médicaments et vaccins de la FDA, des CDC et de l'Institute of Medicine (IOM). Cela lui a permis, ainsi qu'à ses partenaires de Big Pharma, d'exercer un contrôle complet et verticalement intégré sur le processus d'approbation des médicaments, de la molécule à la commercialisation.

Cela dit, tout ne s'est pas passé sans heurts. Même avec Burroughs Wellcome aux commandes, les progrès au NIAID étaient lents. La terrible toxicité de l'AZT gênait les chercheurs qui s'efforçaient de concevoir des protocoles d'étude qui le feraient apparaître comme sûr ou efficace. Avec l'AZT grillant sa bande passante, le Dr Fauci n'était pas parvenu à alimenter les essais cliniques pour tout médicament concurrent. Après trois ans et des centaines de millions de dollars dépensés, le NIAID n'avait pas produit un seul nouveau traitement approuvé.

Entre-temps, des réseaux actifs de médecins communautaires spécialisés dans le SIDA, qui poussaient comme des champignons dans des villes comme San Francisco, Los Angeles, New York et Dallas, étaient devenus des spécialistes du traitement des symptômes du SIDA. Alors que le Dr Fauci s'apprêtait à présenter le nouveau « remède » antiviral miraculeux contre ce dernier, lesdits médecins obtenaient des résultats prometteurs avec des médicaments thérapeutiques non autorisés qui semblaient efficaces contre les innombrables symptômes qui tuaient et tourmentaient les personnes atteintes du SIDA. Il s'agissait de médicaments en vente libre comme la ribavirine, l'interféron alpha, le DHPG, le peptide D et le Foscarnet, pour l'herpès rétinien, et le Bactrim, le Septra et la pentamidine en aérosol pour les pneumonies liées au SIDA. Malgré des années de plaidoirie de la communauté VIH, le Dr Fauci n'accepta pas de tester le moindre de ces médicaments repositionnés, dont les brevets étaient anciens ou expirés et qui n'avaient aucun mécène dans l'industrie pharmaceutique[11]. L'un des plus prometteurs de ces « médicaments de rue » était l'AL 721, un antiviral beaucoup moins toxique que l'AZT. Deux des meilleurs scientifiques du Dr Fauci, Robert Gallo et Jeffrey Laurence, du NCI, avaient constaté que l'AL 721 réduisait efficacement la charge virale du VIH. Néanmoins, sous la pression de sa phalange d'investigateurs principaux de Burroughs Wellcome, le Dr Fauci refusa d'y donner suite[12]. Les grandes sociétés pharmaceutiques et leurs investigateurs principaux étaient peu enclins à tester les médicaments dont ils ne contrôlaient pas les brevets. Aucune des grandes sociétés pharmaceutiques ne trouvait d'intérêt à entretenir des rivaux de leurs super-produits à forte marge, comme l'AZT.

Le fait que le Dr Fauci n'ait pas réussi à faire passer ces remèdes par le système du NIAID donna naissance à un marché noir florissant, dans lequel les personnes atteintes du SIDA et les médecins communautaires achetaient des remèdes auprès de « clubs d'acheteurs » clandestins[13].

L'un des meilleurs virologues du NCI, le Dr Frank Ruscetti, qui travaillait directement sous les ordres de Robert Gallo, se souvient de cette époque : « Nous aurions pu sauver des millions de vies avec des médicaments thérapeutiques et sûrs. Mais il n'y a pas d'argent à faire avec ça. Tout doit tourner autour des antiviraux nouvellement brevetés et de leurs malicieux vaccins. »[14]

Les IP ont fait en sorte que l'AZT de Big Pharma soit la seule flèche dans le carquois des essais cliniques du NIAID. En raison de l'inexpérience du Dr Fauci et peut-être d'un manque de sérieux délibéré, lui et ses IP n'avaient réussi à remplir que 5 à 10 % des places dans ses essais cliniques pour d'autres médicaments prometteurs susceptibles de concurrencer l'AZT. Selon Nussbaum : « Avec le temps, le réseau d'essais cliniques mis en place par Fauci a été surnommé le 'HUD des années 1990'[a]. En effet, de l'argent a été dépensé, mais les essais n'ont pas été suffisamment suivis, les traitements médicamenteux n'ont jamais semblé émerger, et les personnes atteintes du SIDA ont continué à tomber malades et à mourir. »[15]

À la merci de Burroughs Wellcome, le Dr Fauci a fait la part belle aux investigateurs principaux de la société pour accélérer l'approbation de l'AZT. La FDA et le NIH ont renoncé aux études à long terme sur les primates, qui auraient été un pari à haut risque sur un composé dont la toxicité était si bien connue. (Le Dr Fauci prendra le même raccourci 36 ans plus tard pour accélérer l'approbation de son médicament fétiche, le remdesivir, et de son vaccin contre le coronavirus de Moderna.) Le Dr Fauci a validé le stratagème de Burroughs Wellcome visant à fixer le prix de l'AZT à la somme exorbitante de 10 000 $ par patient et par an, en acceptant de payer au prix fort les pilules utilisées dans les essais cliniques du NIAID[16].

Selon Nussbaum, « l'incompétence de Tony Fauci en matière de gestion », qui le rendait totalement tributaire de Burroughs Wellcome et de son programme de mise au point de l'AZT et de l'AZT seul, « avait entraîné un coût stupéfiant. En 1987, plus d'un million d'Américains étaient infectés par le virus

a. HUD pour U.S. Department of Housing and Urban Development, ou ministère américain du Logement et du Développement urbain. (N.d.T.)

du SIDA. Pas un seul traitement médicamenteux n'était sorti de l'énorme système de recherche biomédicale du gouvernement. »[17]

Nussbaum relate la frustration croissante des activistes du SIDA qui obtenaient d'importants crédits du Congrès pour le NIAID, sans rien en retour. En 1988, il raconte que « plusieurs centaines de millions de dollars de taxes avaient en quelque sorte été engloutis par l'establishment biomédical de la nation et pas un seul nouveau médicament n'en était ressorti. » L'incompétence de Tony Fauci faisait échouer la réponse nationale à la pandémie. « Où était Tony Fauci à ce moment-là ? » demande Nussbaum. « Nulle part. Il n'était pas, après tout, un homme de 'détails'. Il était occupé à faire la une des quotidiens. »[18]

Les militants du SIDA et les responsables de la santé publique se demandaient : « Où est passé l'argent des subventions ? Le NIAID a-t-il gardé l'argent ? Qui en a profité ? Certainement pas les dizaines de milliers de personnes atteintes du SIDA, dont la colère grandissait chaque jour qui passait et qui était gaspillé. »[19] Les activistes pointaient le manque de transparence du Dr Fauci concernant l'avancement et le recrutement de ses essais cliniques. Il faisait de l'obstruction aux demandes de renseignements et avait entouré de secret l'ensemble du processus.

En dépit des appels des patients, de leurs médecins et de leurs défenseurs, en dépit de l'énorme manne financière dont bénéficiait son agence grâce à l'habile lobbying de la communauté du VIH, le Dr Fauci a refusé de rencontrer les chefs de file de la communauté du SIDA au cours de ses trois premières années en tant que « tsar du SIDA » des États-Unis. Cette réticence a envenimé les relations déjà difficiles du Dr Fauci avec la communauté qu'il était censé aider.

Le NIAID avait pour habitude d'exagérer les craintes de la population face aux pandémies, et le premier réflexe du Dr Fauci, en tant que tsar national du SIDA, a été d'alimenter la terreur de la contagion. Il s'est rendu détestable dans la communauté du SIDA avec un article alarmiste paru en 1983 dans le *Journal of the American Medical Association*, dans lequel il avertissait que le SIDA pouvait se propager par contact occasionnel[20]. À l'époque, le SIDA touchait quasi exclusivement les toxicomanes qui se droguaient par voie intraveineuse et les hommes ayant des rapports sexuels avec d'autres hommes. Qu'importe : le Dr Fauci mettait en garde – à tort – contre « la possibilité que des contacts étroits normaux, comme au sein d'une famille, puissent propager la maladie ». Étant donné que « la transmission non sexuelle et non sanguine est possible », avait écrit le Dr Fauci, « la portée du phénomène peut être énorme ». Dans son histoire de la crise du SIDA, *And the Band Played On*, l'auteur Randy Shilts rapporte que le principal expert mondial du SIDA, Arye Rubinstein, avait été « stupéfait » par la « stupidité » de Fauci, car sa déclaration ne reflétait pas les connaissances scientifiques du moment[21]. Les meilleures preuves scientifiques suggéraient que l'infectivité du VIH, même en cas de contact intime, était si négligeable qu'elle était impropre à entraîner une épidémie générale.

Malgré tout cela, la réponse réflexe du Dr Fauci fut d'amplifier la panique généralisée d'une pestilence redoutée qui allait naturellement accroître son pouvoir, améliorer son image et étendre son influence. Amplifier la terreur des maladies infectieuses était déjà une réaction institutionnelle instinctive au NIAID.

En 1987, le *Wall Street Journal* a remporté un prix Pulitzer pour son enquête sur un système HHS que ses rédacteurs décrivaient comme une campagne menée par des fonctionnaires afin de présenter faussement le SIDA comme une pandémie générale, et d'obtenir des subventions et d'autres financements plus importants[22].

Hélas, l'entourloupe fonctionna. Il s'avère que la terreur des pestes est un ressort puissant, et Fauci sut l'utiliser comme une arme – et il apprit rapidement que d'autres « autorités respectées » suivraient son exemple. À la suite de la prophétie alarmiste du Dr Fauci, Theresa Crenshaw, de la Commission présidentielle sur le SIDA, fit une prévision étonnante selon laquelle, d'ici quatorze ans, le double de la population mondiale mourrait d'infections mortelles : « Si la propagation du SIDA continue à ce train, en 1996, il pourrait y avoir un milliard de personnes infectées ; cinq ans plus tard, hypothétiquement 10 milliards. » Crenshaw demandait : « Est-il possible que nous connaissions une menace d'extinction de notre vivant ? »[23] Mais, les prédictions sinistres de Crenshaw ne se sont jamais concrétisées. En 2007, l'OMS a estimé que seulement 33,2 millions de personnes dans le monde étaient séropositives[24]. Les courbes de prévalence du VIH basées sur les propres données du CDC montrent que, au moins aux États-Unis, le VIH ne s'est pas du tout répandu depuis que le dépistage est disponible, restant invariablement aux mêmes niveaux proportionnellement à la population.

L'émission *The Oprah Winfrey Show* avait repris le pronostic de Crenshaw selon lequel « d'ici 1990, un hétérosexuel sur cinq pourrait mourir du SIDA »[25]. Heureusement, ce pronostic était également hyperbolique. Selon les données du CDC, environ un Américain sur 250 est séropositif, et en dehors des groupes à risque, ce nombre tombe à environ un sur *5000* – soit environ 1/1 000e du pronostic de Crenshaw[26]. L'hystérie qui a suivi la prédiction dystopique de Fauci a poussé *Der Spiegel* à avertir que les infections du SIDA extermineraient entièrement la population allemande d'ici 1992[27]. L'année suivante (1985), le magazine *Bild Der Wissenschaft* annonçait également l'extinction rapide de la race teutonne[28].

En 1986, une prophétie un brin moins délirante de *Newsweek* faisait état de 5 à 10 millions d'Américains mortellement infectés d'ici 1991[29]. Mais la prévision était encore dix fois exagérée ; les autorités américaines n'ont depuis comptabilisé qu'un million d'infections par le VIH[30].

Les enjolivements du Dr Fauci ont rapidement fait du séropositif l'équivalent moderne du lépreux. La paranoïa du SIDA par contact non sexuel a persisté pendant des années. Par exemple, à New York, en 1985, 85 % des élèves d'une école primaire publique étaient restés à la maison pendant la semaine de rentrée, tandis que des centaines de parents exigeaient que le système scolaire interdise à tout enfant séropositif d'assister aux cours[31]. L'administration Reagan avait rendu illégale l'entrée des personnes atteintes du SIDA aux États-Unis. Le gouvernement cubain avait mis en quarantaine les victimes du SIDA dans des léproseries modernes. Les militants du SIDA avaient accusé le Dr Fauci d'être à l'origine de la réaction « irrationnelle et punitive » qui avait suivi ses déclarations hystériques[32].

Un an plus tard, la fureur croissante suscitée par son affirmation força le Dr Fauci à reconnaître que les responsables de la santé n'avaient jamais détecté de cas de maladie transmise par « contact normal »[33].

Enfin, les militants du SIDA reprochaient au Dr Fauci son manque de sensibilité et de compassion envers les personnes atteintes de la maladie. Sa focalisation sur un seul antiviral magique l'avait rendu réticent à étudier les médicaments traitant la foule d'infections sinistres qui torturent et tuent les personnes souffrant du SIDA ; les soins aux patients – qui impliquent généralement des médicaments disponibles dans le commerce – étaient incompatibles avec l'obsession mercantile croissante du NIAID pour les antiviraux brevetés à prix d'or. Le fait que le Dr Fauci se soit concentré sur l'AZT au détriment des médicaments thérapeutiques non brevetés a amené le militant le plus virulent du fléau du SIDA, Larry Kramer, à qualifier le Dr Fauci de « maudit bousilleur »[34] et d'« ennemi public numéro un »[35].

Melisa Wallack et Craig Borten, qui ont été nominés aux Oscars pour leur film *Dallas Buyers Club*, ont mené des recherches approfondies sur l'hostilité institutionnelle du NIAID à l'encontre des soins aux patients et des médicaments repositionnés pendant la crise du SIDA de 1986. La campagne du Dr Fauci visant à saboter les remèdes thérapeutiques a grandement participé à précipiter l'émergence du réseau médical clandestin organisé. Lesdits « *buyers' clubs* » ont pallié le vide en fournissant des traitements que les médecins communautaires et leurs patients considéraient comme efficaces contre le SIDA, mais que la FDA refusait d'approuver. « Le Dr Fauci mentait », se souvient Wallack, qui a réalisé une enquête fouillée sur ce dernier pour son film. « Il était totalement redevable aux sociétés pharmaceutiques et était hostile à tout produit qui aurait pu concurrencer l'AZT. Il était le véritable méchant de cette époque. Il a coûté la vie à de nombreuses personnes. »[36]

En 1987, des milliers de militants du SIDA d'organisations telles que l'amfAR et ACT UP – dont beaucoup portaient des habits de deuil – ont commencé à organiser des manifestations géantes contre le Dr Fauci au centre de recherche du NIH à Bethesda, dans le Maryland, et à exiger qu'il les rencontre enfin. Brandissant des pancartes sur lesquelles on pouvait lire « La bureaucratie nous tue » et « NIH – Négligence, Incompétence et Horreur », les manifestants furent accueillis par une rangée de policiers en tenue anti-émeute[37]. Ils s'opposaient à la focalisation exclusive du Dr Fauci sur l'antiviral breveté de Wellcome, et demandaient à ce qu'on accordât plus d'attention aux médicaments existants qui semblaient réduire les pires symptômes du SIDA, les plus angoissants et les plus mortels.

Alors que les protestations se multipliaient sur le vaste campus du NIH à Bethesda, Henry Waxman, membre du Congrès, est intervenu pour forcer le Dr Fauci à s'asseoir à la table avec les activistes, au printemps 1987. C'était sa première rencontre avec les membres du mouvement depuis qu'il était devenu commissaire au SIDA trois ans plus tôt. « L'arrogance faisait tout simplement partie de la culture du NIH », écrit Nussbaum. « Personne ne pensait que les personnes atteintes du SIDA et leurs médecins traitants puissent avoir quelque chose à recommander pour leur propre traitement. Il en allait de même pour les personnes atteintes de cancer. Tous étaient des « patients » ou des « victimes » qui devaient être plaints et aidés par des scientifiques-héros en blouse blanche. »[38]

Larry Kramer, Nathan Kolodner, le Dr Barry Gingell et Michael Callen, auteur-compositeur-interprète et pionnier de la lutte contre le SIDA, se sont finalement assis en face du Dr Fauci et de quinze de ses scientifiques sélectionnés par la FDA et le NIH. Tout au long de cette réunion, les militants trouvèrent le Dr Fauci à la fois manipulateur et « dédaigneux » vis-à-vis de leurs préoccupations. Selon Nussbaum, ces responsables associatifs « avaient répété à maintes reprises que le NIAID était obsédé par l'AZT, que la plupart des essais et des personnes atteintes du SIDA impliquées dans les essais ne prenaient que ce seul médicament »[39]. Ils commencèrent par confronter le Dr Fauci au fait que ses propres scientifiques les plus fiables, Laurence et Gallo, avaient trouvé que l'AL 721 était efficace pour réduire les charges virales[40]. Le Dr Fauci répondit par un écran de fumée de fausses pistes et « d'imprécisions ». Il ne cita qu'une seule étude, d'un obscur laboratoire qui avait trouvé l'AL 721 inefficace, et il refusa à la fois de reconnaître les deux études de sa propre agence qui plaidaient en faveur de son utilisation, et d'en discuter.

Ensuite, ils l'interrogèrent sur le fait que la pentamidine en aérosol n'avait pas été retenue. Selon Nussbaum, « [...] des dizaines de médecins communautaires et des milliers de *PWA* [personnes atteintes du SIDA] savaient déjà que la pentamidine en aérosol prévenait le symptôme le plus mortel du SIDA, la pneumonie pneumocystique (PPC) »[41]. Les médecins avaient également constaté qu'un traitement précoce à base de Bactrim et de Septra était une prophylaxie efficace contre la PPC. Les militants présentèrent au Dr Fauci une demande modeste : que le NIAID accepte de formuler des directives pour les médecins qui souhaitaient utiliser le Bactrim pour traiter les personnes atteintes du SIDA de manière préventive, ou même une déclaration soutenant l'efficacité de cette utilisation. Une déclaration officielle du NIH indiquant que les médecins considéraient ces traitements comme des « normes de soins » aurait obligé les compagnies d'assurance à couvrir leurs coûts, ce qui les aurait rendu accessibles aux malades du SIDA, dont beaucoup sont sans ressources. Le Dr Fauci répondit aux deux demandes par un refus. Il déclara qu'il ne pouvait tout simplement pas recommander un médicament avant d'avoir vu les résultats d'un « essai randomisé, en aveugle et contrôlé par placebo ». C'était la « règle d'or », dit-il. C'était ça ou rien. Lorsqu'ils lui demandèrent « Qu'attendons-nous dans ce cas ? », il s'écria : « Il n'y a pas de données ! »[42] Il leur dit que les expériences de traitement et les volumineux rapports d'études de cas de dizaines de médecins communautaires spécialisés dans le SIDA ne constituaient pas une vraie science. Les militants étaient conscients de cette ironie de plus en plus mortelle : le NIAID avait décidé de ne pas financer d'essais randomisés sur ces médicaments non brevetés. Le Dr Fauci lui-même avait construit cette impasse. Ce type d'obstruction ingénieuse pour barrer la route à des médicaments non brevetés repositionnés et susceptibles de sauver des vies allait devenir un modèle familier pour les détracteurs du Dr Fauci pendant la crise de la COVID.

Callen explique : « Nous lui avons demandé – non, nous l'avons supplié – de publier des directives provisoires incitant les médecins à traiter en prophylaxie les patients jugés à haut risque de PPC (pneumonie) [avec du Bactrim ou de la pentamidine en aérosol]. Bien que cela n'aurait pas coûté cher au gouvernement, il a refusé catégoriquement de signer de telles directives. Le motif qu'il invoquait : l'absence de données. Le cercle vicieux s'est donc refermé et de nombreuses personnes sont mortes de la PPC alors que cela aurait pu être évité. »[43]

Quand les militants demandèrent au Dr Fauci d'au moins inclure dans ses essais cliniques l'AL 721, le peptide D, le DHPG et la pentamidine en aérosol, il exprima son refus bruyamment : « Je ne peux pas faire ça ! » s'écria-t-il. « Je ne peux pas convoquer une conférence de consensus. »[44] Comme il l'expliqua, le choix des composés qui entreraient dans le pipeline d'essais cliniques du NIAID ne dépendait pas d'un accord public mais d'un panel de « scientifiques indépendants ». Ce qu'il se garda bien de mentionner, c'est que la quasi-totalité des membres de son « panel indépendant » étaient des investigateurs principaux de l'industrie pharmaceutique, liés au NIAID et à Burroughs Wellcome.

À la suite de cette réunion, un groupe de médecins communautaires frustrés par le Dr Fauci collectèrent des fonds auprès de leurs propres patients atteints du SIDA, afin de recueillir des données pour un essai randomisé sur le Bactrim. Il leur fallut deux ans, mais leurs résultats confirmèrent fortement l'efficacité du Bactrim contre la pneumonie. Les activistes du SIDA déplorèrent que deux ans d'immobilisme de Fauci sur la pentamidine en aérosol et le Bactrim aient coûté la vie à 17 000 personnes[45].

Après les pourparlers du NIH, la colère des défenseurs des malades du SIDA contre le Dr Fauci monta d'un cran. Selon eux, les médecins communautaires produisaient beaucoup de données scientifiques valables. Ces expériences de traitement – souvent publiées – étaient aussi probantes que les études de cas sur lesquelles les scientifiques se basent régulièrement. Comme le souligne Nussbaum, « il y avait beaucoup de données, si seulement Fauci et le reste du NIH avaient été disposés à observer de vraies personnes dans de vraies communautés plutôt que leurs tubes à essai sans fond. »[46]

Michael Callen a fait remarquer à Nussbaum que le seul souci du Dr Fauci semblait être d'éviter la douloureuse reconnaissance du succès de médecins extérieurs à son agence. « Jamais il n'accepterait cette humiliation, même si '[sa] décision [...] coûtait la vie à des dizaines de milliers de personnes atteintes du SIDA'. »[47]

Michael Callen, Larry Kramer et les autres activistes du SIDA quittèrent la réunion du NIH dans une rage folle. En juin 1987, lors d'une réunion de bilan à l'auditorium du siège d'ACT UP à New York (où je prenais souvent la parole sur les questions environnementales à cette époque), Kramer critiqua le Dr Fauci pour son parti pris pour l'industrie pharmaceutique :

> « Où sont les médicaments que le gouvernement a promis ? », a-t-il demandé. « Après leur avoir donné des millions de dollars pour leurs expériences, qu'est-ce qu'on obtient ? Un médicament à 10 000 $! Quid de tous les autres médicaments existants ? »[48]

La confrontation au Congrès le 28 avril 1988

Le Dr Fauci avait envoyé paître Kramer et les autres activistes. Il ne pouvait pas faire de même avec ses patrons du Congrès. Pendant des années, mon oncle, le sénateur Ted Kennedy, président de la commission de la Santé du Sénat, et le sénateur Lowell Weicker, qui présidait la commission des Crédits, ainsi que leurs alliés à la Chambre des représentants, le député de Californie Henry Waxman et le député de Manhattan Ted Weiss, ont mené un combat corps à corps avec l'avare directeur du budget de Ronald Reagan, David Stockman, pour débloquer des fonds pour la recherche sur le SIDA.

En 1980, Teddy est devenu le premier candidat à la présidence à faire activement campagne pour les droits des homosexuels. J'ai fait campagne avec lui dans le Castro District de San Francisco lorsqu'il a brisé les tabous politiques en faisant la tournée des bars gays, en serrant des mains, le tout en posant pour les photographes. Quand l'épidémie de SIDA a éclaté un an plus tard, Teddy a bousculé les conventions en engageant Terry Beirn, le premier assistant sénatorial ouvertement gay et infecté par le VIH, pour diriger la bataille législative contre le SIDA. Beirn est devenu le principal défenseur national des essais cliniques communautaires de remèdes comme le Bactrim et la pentamidine en aérosol, à l'égard desquels le Dr Fauci avait manifesté tant d'hostilité[49]. Beirn avait conçu l'idée d'un Programme de recherche communautaire (CRI) avec Mathilde Krimm, amie proche de Teddy, du groupe militant de l'amfAR, et Martin Delaney de Project Inform. Leur proposition consistait à créer un système d'approbation « parallèle » qui permettrait aux médecins communautaires spécialisés dans le SIDA de mener des études cliniques sur les médicaments disponibles dans le commerce que ni l'industrie pharmaceutique ni le NIAID ne voulaient tester. Delaney, qui n'avait pas le SIDA mais qui avait fait ses armes dans le mouvement en faisant passer clandestinement de la ribavirine du Mexique pour les Buyers Clubs, décrivait l'idée de voie parallèle comme « des essais de médicaments de guérilla sous contrôle médical »[50]. Faisant appel au sens de la compassion mormone de son ami le sénateur Orrin Hatch envers les malades, le sénateur Kennedy avait recruté le républicain conservateur de l'Utah pour qu'il se fasse le co-champion de la question du SIDA. Le sénateur du Connecticut Lowell Weicker, esprit indépendant, était un autre allié de taille. Ces trois sénateurs les plus puissants, issus de trois horizons politiques différents, ont travaillé en tandem, aidés par Waxman et Weiss à la Chambre. Leurs efforts bipartisans coordonnés ont permis de débloquer des centaines de millions de dollars via les comptables de la Maison Blanche, malgré les objections des puissants conservateurs chrétiens qui considéraient le SIDA comme la juste punition de Dieu pour le mode de vie homosexuel.

Pendant deux ans, le sénateur Kennedy et Beirn ont vainement exhorté le Dr Fauci à créer une « voie parallèle ». Kennedy était frustré par la réticence du Dr Fauci à écouter la communauté VIH. Il considérait qu'il était mesquin, cruel et irresponsable qu'il ne permette pas de tester les médicaments du Buyers Club.

Dans un entretien de septembre 2007, le Dr Fauci s'est rappelé l'urgence que Teddy avait apportée à ce sujet. Il a déclaré que Teddy Kennedy lui avait dit : « Nous devons avoir un processus d'essai clinique qui s'ouvre à la communauté. C'est lui qui a vraiment insisté sur le programme communautaire de recherche clinique sur le SIDA. C'était l'un des principaux points de son programme. Il voulait que la communauté ait accès aux essais cliniques au niveau communautaire, sans se limiter aux essais menés par les sociétés pharmaceutiques et le NIAID. »[51]

En 1987, les partenaires politiques du Dr Fauci, tous partis confondus, se rendirent compte que son programme était « stérile »[52]. Malgré les millions du Congrès, pas un seul médicament contre le SIDA n'était sorti des tuyaux du NIAID. Le sénateur Kennedy commençait à soupçonner que le Dr Fauci était soit inapte, soit frayait avec l'industrie pharmaceutique. Ronald Reagan faisait pression pour transférer l'ensemble de l'effort de lutte contre le SIDA à des entreprises pharmaceutiques privées « plus efficaces ». Les prédictions ratées du Dr Fauci, ses lacunes organisationnelles et ses obscurcissements avaient fini par agacer ses alliés du Capitole.

Au printemps 1988, les sponsors du Dr Fauci au Congrès se retournèrent contre lui lors d'une vive confrontation à Capitol Hill. L'audience du 28 avril commença avec le parlementaire Weiss – peut-être le plus fidèle sponsor du Dr Fauci – qui exigea du chef du NIAID qu'il expliquât son allure d'escargot dans la recherche de solutions. Le Dr Fauci répondit en se plaignant qu'il n'avait pas de budget pour acheter des laboratoires, des ordinateurs, des bureaux et des fournitures, ou pour embaucher de nouveaux employés[53].

Stupéfait, le député de l'Upper West Side rappela au Dr Fauci qu'il avait accepté 374 millions de dollars du Congrès pour la recherche sur le SIDA. Il semblait étonnant que ces sommes soient insuffisantes pour acheter des fournitures de bureau et du mobilier. Ignorant que ses excuses boiteuses ne faisaient qu'attiser la rage de son bienfaiteur, Fauci se plaignit que l'équipement de son bureau nécessitait des colonnes budgétaires distinctes, non prévues dans l'important crédit du Congrès. Dans une fureur à peine contrôlée, le représentant Waxman demanda froidement au Dr Fauci pourquoi il n'avait jamais informé ses mentors du Congrès de cette impasse. Cette question provoqua une cascade d'élucubrations vagues et dissimulatrices au cours desquelles le Dr Fauci suggéra, de manière indirecte, qu'il avait craint de se mettre à dos la Maison Blanche de Reagan – qui aurait pu désapprouver ses relations très cordiales avec les démocrates du Congrès.

À l'écoute des excuses bancales du Dr Fauci, le visage du représentant Waxman s'assombrit visiblement. « Il était furieux », raconte Nussbaum. « Il a failli se lever de sa chaise. »[54]

Nancy Pelosi, membre du Congrès de Californie, exprima son atterrement par rapport à la médiocrité de la performance du Dr Fauci : « De notre point de vue, nous avons un bâtiment en feu derrière nous, nous venons vous demander de l'eau, et nous découvrons qu'il n'y a personne pour ouvrir le robinet. »[55]

Pelosi donna ensuite le « coup de grâce », ainsi que Nussbaum a relaté cet échange houleux. La parlementaire demanda au Dr Fauci de supposer qu'il était atteint du SIDA et qu'il était en train de mourir d'une pneumonie : « Vous savez que la théorie derrière la pentamidine en aérosol pour prévenir la pneumonie est solide. Vous savez que la pentamidine en aérosol a été évaluée par le NIH comme étant très prometteuse. Vous savez que de nombreuses études à San Francisco la recommandent systématiquement et qu'elle est disponible... Prendriez-vous la pentamidine en aérosol ou attendriez-vous une étude ? »[56]

Pendant trois ans, le Dr Fauci avait fait tout ce qui était en son pouvoir pour refuser aux sidaïques la pentamidine en aérosol et son médicament compagnon, le Bactrim. Mais voici ce qu'il dit au panel en 1988 : « Si j'étais un patient, je prendrais probablement de la pentamidine en aérosol si j'avais déjà eu un accès de *Pneumocystis*. En fait, avant cela, j'essaierais même de prendre du Bactrim à titre prophylactique. »[57] Il s'agissait de deux remèdes prometteurs que tous les membres du panel et de l'auditoire savaient que Fauci avait refusé de tester ou de recommander. À ce moment précis, le Dr Fauci refusait à des dizaines de milliers de malades du SIDA l'accès à ces remèdes, qui pouvaient leur sauver la vie.

Nussbaum décrit ainsi la scène qui suivit : « Le silence. Il y avait un silence de mort dans la salle 2154 du Rayburn House Office Building. Les personnes présentes à l'audition ont simplement fixé Fauci et se sont regardées les unes les autres. On avait là le responsable de l'action du NIH contre le SIDA qui admettait publiquement que, personnellement, il ne suivrait pas les directives et recommandations du gouvernement. Il s'agissait d'un scientifique de premier plan du gouvernement qui admettait en fait que l'effort du gouvernement devait être contourné par les millions de personnes atteintes du SIDA. Tony Fauci appelait ouvertement à la prophylaxie de la pneumonie pneumocystique alors que son propre ensemble d'essais cliniques n'avait pas un seul médicament préventif à l'étude. C'était un aveu vraiment douloureux. Fauci lui-même remettait en question le fondement même de l'ensemble des efforts de recherche du gouvernement contre le SIDA. »[58]

Trente-deux ans plus tard, le Dr Fauci allait de nouveau exécuter cette danse kabuki lors de la première crise de la COVID. Le 24 mars 2020, il a répondu à une question d'un journaliste en admettant que, s'il attrapait la COVID, il prendrait de l'hydroxychloroquine pour se soigner[59]. Peu après, le Dr Fauci lançait sa campagne agressive de refus de l'HCQ – et de tous les traitements précoces – au reste de l'humanité.

La performance du Dr Fauci au Capitole en 1988 fit que tous ses anciens amis en avaient après lui. « Fauci était dans la panade. Il s'agissait de ses partisans, de ses mentors financiers, de ses protecteurs politiques issus d'une administration qui était si opposée à la communauté gay et si idéologiquement antagoniste à l'existence même du NIH qu'elle voulait que Big Pharma privatise tout le bazar. Weiss et Waxman l'avaient clairement dans leur ligne de mire. Fauci comprit que toute l'audience était un coup monté pour mettre en exergue ses propres défaillances. »[60]

Larry Kramer fut frappé de stupeur : « Lorsqu'il a pris connaissance des retards des NIH, de l'ineptie et peut-être de la lâcheté morale qui les sous-tendaient, Kramer a perdu le contrôle. »[61]

Le 31 mai 1988, Kramer a publié sa célèbre « Lettre ouverte à Tony Fauci » dans le *Village Voice*. Dans sa diatribe, Kramer compare le NIAID à la confrérie des mécréants, des délinquants et des crétins du film *Animal House*. Il traite le Dr Fauci d'« idiot » et de « meurtrier ». Il décrit Fauci transpirant et se tortillant sous les questions du parlementaire Ted Weiss : « Vous avez été poussé à admettre publiquement ce que certains prétendent depuis que vous avez pris les rênes il y a environ trois ans. Vous avez admis que vous êtes un idiot incompétent. »[62]

Kramer lança : « Vous voulez vraiment qu'on avale ces conneries et qu'on se sente désolé pour vous ? ESPÈCE DE CONNARD, VOUS AVEZ EU 374 MILLIONS DE DOLLARS, VOUS ESPÉREZ QU'ON VA GOBER CETTE EXCUSE À LA NOIX ? »[63]

Kramer accusa Fauci de s'être tu pendant 36 mois pour plaire à la Maison Blanche de Reagan. Il demanda à Fauci : « POURQUOI AVEZ-VOUS GARDÉ LE SILENCE SI LONGTEMPS ? », alors que des gens périssaient dans la pandémie. Cela lui avait rappelé, dit-il, le « fidèle lieutenant » d'Hitler : Adolf Eichmann. Il accusa Fauci d'être trop lâche et égocentrique pour s'exprimer avant d'y être contraint par une commission d'enquête du Congrès : « Nous nous couchons et nous mourons, et nos corps s'empilent de plus en plus haut dans les hôpitaux, les maisons, les hospices, les rues et sous les porches. »[64]

Par rapport à la pentamidine en aérosol, Kramer lui lança : « Nous savons et entendons ce qui fonctionne sur certains d'entre nous, en fait. Vous ne vous souciez pas de ce que nous disons. Vous ne répondez pas à nos appels téléphoniques ou à nos lettres, et vous n'écoutez personne dans notre communauté sinistrée. Quelle mépris tragique ! »[65]

« Ça fait combien d'années qu'on vous parle de la pentamidine en aérosol, Tony ? Qu'on vous dit que ce truc sauve des vies. Or NOUS l'avons découvert nous-mêmes. Nous sommes venus vous voir, vous apportant cette grande nouvelle sur un plateau d'argent comme un cadeau, vous suppliant : pouvons-nous la faire tester officiellement, pouvons-nous la faire approuver par vous afin que les compagnies d'assurance et Medicaid la prennent en charge (ainsi que d'autres médicaments que nous vous supplions de tester) comme un traitement courant, et que nos patients qui se ruinent en médicaments puissent l'obtenir à un coût moindre ? Vous êtes un monstre. »[66]

« On vous dit quels sont les bons médicaments, vous ne les testez pas, et VOUS NOUS DITES DE LES VENDRE SOUS LE MANTEAU ! Vous continuez à dire depuis votre tour d'ivoire que vous n'aimez pas tel ou tel médicament – ALORS QUE VOUS NE LES AVEZ MÊME PAS TESTÉS ! »[67]

« Il y a plus de patients atteints du SIDA qui sont morts parce que vous n'avez pas testé de médicaments sur eux », lui lança Kramer, « que parce que vous l'avez fait. »[68]

Après l'audition au Congrès, tout le monde a réalisé que le petit empereur n'avait pas tant de pouvoir que ça. Le Dr Fauci a quant à lui réalisé que son existence politique ne tenait qu'à un fil. Il avait dépensé des centaines de millions de dollars pour construire un réseau de test de médicaments qui ne fonctionnait pas. Le Congrès, qu'il avait toujours réussi à charmer, à baratiner et à embobiner, avait finalement parlé de fraude ! Son seul espoir de sauver sa réputation et sa carrière était un changement radical et inattendu.

« Ceux-là mêmes qui étaient ses principaux soutiens par le passé venaient de le taxer d''incompétent'. Seul un changement complet de stratégie pouvait relancer la carrière de Tony Fauci. S'il voulait continuer à recevoir du Congrès un soutien financier pour la recherche sur le SIDA, s'il voulait continuer à diriger le NIAID, il devait se réinventer. »[69]

Le revirement stratégique du Dr Fauci

Anthony Fauci avait besoin d'une métamorphose. Ce maître de la survie bureaucratique a réglé sa crise existentielle dans un demi-tour époustouflant. Soudain, le Dr Fauci s'est tourné vers les activistes du SIDA qu'il avait jusque-là honnis. Au cours de l'été 1989, il accosta Larry Kramer dans une rue de Montréal, à l'occasion d'une conférence internationale sur le SIDA. Il l'emmena faire un tour, le supplia de le pardonner et lui proposa de travailler en partenariat[70]. Il commença à tester les médicaments de la communauté du SIDA dans des essais parallèles, comme le sénateur Kennedy et l'amfAR le demandaient depuis longtemps.

À partir de ce moment-là, le Dr Fauci s'est associé aux médecins du SIDA – les équivalents de l'époque des soignants de Front Line COVID-19, les Drs Pierre Kory, Peter McCullough, Richard Urso et Ryan Cole (entre autres) – en leur donnant l'autorité et des millions de dollars pour lancer des programmes locaux de recherche communautaire (CRI) qui permettaient aux cliniques communautaires du SIDA de tester des médicaments prometteurs en dehors des programmes d'essais cliniques formels dominés par les IP de la nébuleuse pharmaceutique du Dr Fauci, et d'obtenir rapidement les approbations fédérales. « Fauci lui-même essayait à présent de construire un système visant à élargir l'accès aux médicaments à un stade beaucoup plus précoce des essais », explique Nussbaum[71]. Dans un geste de réconciliation avec ses plus farouches détracteurs, le Dr Fauci nomma le programme de voie parallèle conformément au nom que lui avait trouvé l'assistant du sénateur Kennedy, Terry Beirn, et il invita Larry Kramer à s'assoir à la table.

Le plus incroyable, à la lumière de sa campagne réussie de sabotage de l'hydroxychloroquine et de l'ivermectine pendant la crise de la COVID, est que le Dr Fauci a soudainement abandonné son insistance entêtée sur le fait que chaque médicament devait faire l'objet de tests randomisés contre placebo avant d'être approuvé. Dans une volte-face extraordinaire, il se mit à soutenir avec acharnement que si un médicament semblait prometteur pour soulager une maladie potentiellement mortelle pendant les pandémies, les patients devaient pouvoir y accéder, même s'il n'avait pas fait l'objet d'un essai placebo en double aveugle. Dans une démonstration d'audace et d'hypocrisie éhontée, il remit en question l'éthique des régulateurs de la FDA qui avaient insisté sur la nécessité de tests placebo pour les médicaments bénéfiques pendant une pandémie mondiale, alors que des gens mouraient. Il semblait avoir oublié que c'était précisément sa position il y a encore quelques semaines. Le Dr Fauci accusa la FDA de traîner les pieds et de gérer le développement des médicaments de façon trop bête et méchante. Il attaqua ouvertement l'agence jumelle du NIAID pour son attachement cruel et rigide aux tests placebo randomisés en double aveugle pour la DHPG, un remède prometteur contre l'herpès rétinien. Afin d'amadouer la communauté du SIDA, Tony Fauci fit même passer l'AL 721 en phase de test. Il devint un ardent défenseur de l'approbation en « voie parallèle » de la série de médicaments populaires du Buyers Club : « Cela n'a aucun sens de priver ces gens du choix de tenter ou non leur chance avec un médicament qui a prouvé son efficacité, tant que cela n'interfère pas avec les essais cliniques. En tant que scientifique, je pense que c'est une chose judicieuse. »[72]

« Fauci s'est transformé au cours de l'été 1989. Il est devenu un fervent défenseur de l'accélération des tests et de l'approbation des médicaments pour toutes les maladies mortelles, pas seulement le SIDA », se souvient Nussbaum. « Fauci a fait sien quasi tout le programme d'ACT UP en une seule fois et dans son ensemble. C'était le genre de volte-face qui accompagne une conversion religieuse sincère. C'était si surprenant qu'on aurait dit que Fauci avait trouvé la lumière, qu'il avait eu une épiphanie et qu'il s'était transformé en quelqu'un d'autre. »[73] Ce revirement soudain était annonciateur de son revirement de 2021, quand il exigea brusquement une enquête sur le laboratoire de Wuhan après l'avoir énergiquement repoussée pendant plus d'un an.

À la fin de 1989, son insurrection contre ses propres dogmes poussiéreux et ses attaques sans merci contre les satrapes assiégés de la FDA avaient fait du Dr Anthony Fauci une sorte de héros pour certains membres de la communauté du SIDA.

L'industrie à la rescousse

Tout le monde n'en fut pas content. La volte-face du Dr Fauci rendit furieux les investigateurs principaux de l'industrie. Les troupes de première ligne de Big Pharma se révoltèrent ouvertement contre ses réformes tapageuses. Le système CRI s'avérait désastreux pour l'industrie. Le réseau de 200 médecins de la communauté du SIDA testait des médicaments anti-SIDA dans des programmes « parallèles » à faible coût et à homologation rapide. Comme l'expliquait Nussbaum en 1990, les médecins de la communauté « en savent plus sur les traitements que les investigateurs principaux de la tour d'ivoire du Dr Fauci, qui sont loin des réalités de la vie et motivés par des carrières qui récompensent tout sauf des progrès qu'ils auraient apportés à la santé publique »[74]. Les malades du SIDA étaient si nombreux à participer aux essais du CRI, avec des médecins attentionnés qu'ils connaissaient et en qui ils avaient confiance, que les classiques investigateurs principaux de l'industrie pharmaceutique du Dr Fauci avaient du mal à recruter des volontaires pour leurs essais cliniques. Le CRI connaissait un tel succès qu'il commençait à remettre en question la primauté de la recherche universitaire et hospitalière traditionnelle du NIAID. Le réseau d'investigateurs principaux qui jouissait auparavant d'un monopole incontesté sur les essais de médicaments se mit à gronder en voyant que les nouveaux médecins de la communauté gay menaçaient leur monopole sur la gamelle de milliards de dollars de financement de la recherche du NIAID.

Les IP de Big Pharma étaient au Dr Fauci ce que la garde prétorienne était aux empereurs romains : Fauci était à la fois leur commandant et leur otage. En fin de compte, ils exerçaient sur lui un pouvoir de vie ou de mort. Rappelons-nous que la grande majorité des empereurs romains sont morts de la main de leurs subordonnés, avec l'aide ou l'assentiment de leurs « fidèles » prétoriens pour les assassiner.

Les cinquante années que le Dr Fauci a passées au NIH sont une preuve éclatante de ses capacités hors normes de survie. L'instinct politique qui a fait de lui l'apparatchik de la santé publique le plus longtemps en place et le mieux payé de l'histoire l'a sûrement informé que l'antagonisme avec les prétoriens lui serait fatal. Qu'il devait faire la paix.

Quelque sincère qu'ait pu être la soudaine conversion du Dr Fauci, elle ne pouvait qu'être de courte durée. Le style managérial de Fauci et sa dépendance profonde à l'égard de son réseau d'investigateurs principaux de l'industrie pharmaceutique ont condamné la voie parallèle dès le départ. Nussbaum a toujours douté de l'honnêteté du Dr Fauci : « La conversion de Fauci », a-t-il conclu, « fleurait l'opportunisme ». L'histoire qui a suivi, y compris celle que nous vivons aujourd'hui, a confirmé le jugement cynique de Nussbaum[75].

Les militants du SIDA ont appris par la suite qu'au moment même où le Dr Fauci leur annonçait, ainsi qu'au bureau du sénateur Kennedy, qu'il testait enfin l'AL 721, « Teflon Tony » confiait à ses IP pharmaceutiques qu'il avait truqué les études sur l'AL 721 pour les faire échouer : « Je voulais le discréditer », les avait-il rassurés.[76] « Tout comme il allait le faire avec l'hydroxychloroquine pendant la crise de la COVID trente ans plus tard, il avait conçu ses essais cliniques sur l'AL 721 de manière à garantir leur échec et à ainsi mettre sur la touche le médicament non breveté. Le Dr Fauci avait dit aux IP de Burroughs Wellcome qui dominaient son comité « indépendant » : « Mettons le produit à l'essai et finissons-en une bonne fois pour toutes. »[77]

Verdict de Nussbaum : « S'il y avait la moindre chance pour une évaluation honnête de l'AL 721, elle ne viendrait pas du système d'essais cliniques de Tony Fauci. »[78]

Au début, son plan sournois s'est retourné contre lui. Au lieu d'écarter l'AL 721, l'étude du NIAID a confirmé que l'AL 721 stoppait la réplication virale. Lorsque ces résultats prometteurs ont commencé à apparaître, le Dr Fauci et ses IP ont annulé l'essai, s'assurant que l'AL 721 ne passe jamais en phase II. Le Dr Fauci a déclaré à des militants sceptiques qu'il n'avait pu trouver aucun volontaire pour participer à l'étude. (En 2021, il invoquera le même bobard pour tuer dans l'œuf les essais sur l'ivermectine du NIAID.)

À peu près au même moment, les activistes ont réalisé que les promesses du Dr Fauci de tester la pentamidine en aérosol – dont il avait reconnu l'efficacité devant le Congrès – étaient un subterfuge. Le Dr Fauci avait ouvert des essais cliniques pour la pentamidine en aérosol, mais il a de nouveau prétendu, de manière fallacieuse, qu'il ne parvenait pas à recruter. Ses cachotteries ont finalement poussé les activistes du VIH frustrés à financer et à mener leur propre essai de pentamidine en aérosol. Achevée en 1990, cette étude a démontré la nette efficacité du médicament contre la PPC. « Les données n'avaient pas été générées par le système de test de médicaments de Tony Fauci, qui brassait plusieurs millions de dollars », se souvient Callen. « Ce système [de Tony Fauci] n'a pas été en mesure de recruter une seule personne dans ses essais de la pentamidine en aérosol. La communauté VIH et ses médecins ont généré les données. Une société privée, LyphoMed, a financé l'étude. » Selon Nussbaum, « la communauté a retroussé ses manches et a réussi à pallier l'incompétence et l'indifférence du gouvernement fédéral »[79].

Nussbaum souligne que même au plus fort de la « conversion » du Dr Fauci, le NIAID a continué à ignorer des centaines d'autres médicaments efficaces contre les maladies opportunistes parce que « les IP ont leur propre agenda scientifique, qui n'est pas nécessairement le même que celui du pays. »[80]

Toute la mascarade du Dr Fauci prit fin dès l'instant où la FDA approuva l'AZT.

À cette époque, le Dr Fauci avait truqué les principaux comités qui contrôlaient l'approbation des médicaments au NIH et à la FDA, en les peuplant de scientifiques et de médecins universitaires et industriels issus de son vivier d'IP : « Des scientifiques qui [...] ont fait toute leur carrière dans l'AZT [...] ont siégé dans des comités appelés à se prononcer sur des concurrents commerciaux potentiels. Les scientifiques qui ont eu des relations financières avec Burroughs Wellcome ou d'autres sociétés pharmaceutiques en sont venus à dominer l'ensemble du réseau d'essais cliniques du gouvernement. »[81]

Alors qu'ils entravaient activement les essais cliniques de la pentamidine en aérosol et de l'AL 721, la cabale menée par des initiés du Dr Fauci a facilité les choses, permettant à Burroughs Wellcome de sauter les tests sur les animaux et de passer directement aux essais sur l'homme. Cette omission, sans précédent dans l'histoire des médicaments chimiothérapeutiques, préfigurait la décision d'autoriser les tests sur l'homme du vaccin COVID-19 de Pfizer/BioNTech sans passer par la série habituelle de tests de sécurité sur des modèles animaux[82]. Les chercheurs du gouvernement avaient soigneusement évalué la toxicité effrayante de l'AZT, y compris ses effets mortels sur les rongeurs après des expositions de courte durée à des doses infimes. Cependant, le NIAID et Burroughs Wellcome n'ont jamais réalisé d'étude à long terme sur des animaux. Burroughs Wellcome a financé les essais accélérés du Dr Fauci sur l'homme, fragmentant leurs groupes d'étude en petites cohortes réparties dans 12 villes, rendant les signaux de sécurité difficiles à détecter.

En 1987, l'équipe du Dr Fauci déclara que l'étude sur l'homme était un succès et y mit fin après quatre mois d'une étude censée en durer six – un délai record pour l'approbation d'une chimiothérapie. Cette période d'observation de quatre mois était beaucoup trop courte pour permettre aux chercheurs de détecter les effets secondaires qui surviendraient chez les patients prenant de l'AZT pendant des années voire toute leur vie durant. Mais le Dr Fauci fit valoir que sa décision d'interrompre l'étude était le seul choix éthique possible : après 16 semaines, 19 sujets du groupe placebo inactif et un seul participant du groupe AZT étaient décédés – un résultat qui pouvait être considéré comme une efficacité extraordinaire de 95 % ! Le Dr Fauci déclara que ces résultats prouvaient que l'AZT était sûr et efficace contre le SIDA. Plus important encore pour les actionnaires de Burroughs Wellcome, le Dr Fauci autorisa l'utilisation de l'AZT sur des personnes séropositives en bonne santé, c'est-à-dire des personnes ne présentant aucun symptôme. Après ces brefs essais cliniques, la FDA accorda à l'AZT une autorisation d'utilisation d'urgence accélérée en mars 1987.

Un moment de gloire

Pour le Dr Fauci, l'autorisation de la FDA a été un moment d'exultation. Après des années d'humiliations et d'échecs, ses détracteurs le poussant dans les cordes, il avait enfin quelque chose à montrer : une étude en double aveugle, contrôlée par placebo, portant sur 3 200 personnes, qui montrait prétendument que les malades du SIDA recevant de l'AZT survivaient à un taux exponentiellement plus élevé que ceux qui ne prenaient pas le traitement. Le Dr Fauci avait enfin un produit qui validait son système d'essais cliniques. À cette première bouffée d'air parfumée du succès de l'AZT, avant même que son étude sur l'AZT ne fût publiée, le jeune technocrate sauta sur l'occasion pour faire ce qu'il a toujours fait le mieux : convoquer une conférence de presse.

Deux ans plus tard, le Dr Fauci se remémorait cette époque faste en ces termes : « Lorsque j'ai commencé à m'impliquer dans la recherche sur le SIDA, j'étais réticent à l'idée de traiter avec la presse. Je trouvais que ce n'était pas digne. »[83] En fait, il y a peu de preuves de cette réticence dans les archives publiques. Dès le début, Tony Fauci semblait presque désespérer de telles indignités.

Le Dr Fauci lança son *blitz* médiatique par une action sans précédent : à dix heures du matin, après avoir reçu, la veille, les premiers résultats de l'étude, il commença à appeler personnellement les principaux journalistes pour leur annoncer son triomphe. « Aucun directeur d'un institut des NIH n'avait jamais contacté la presse de cette manière », note Nussbaum[84]. Traditionnellement, c'est le directeur des NIH lui-même qui fait les annonces importantes, mais le Dr Fauci n'était apparemment pas disposé à partager la gloire avec son supérieur hiérarchique, le directeur des NIH James Wyngaarden, ou avec le secrétaire du HHS Otis Bowen. Pour faire sa déclaration, le Dr Fauci a utilisé le stratagème qu'il avait vu Robert Gallo mettre en place lors de l'annonce anticipée de l'étude de ce dernier établissant un lien entre le VIH et le SIDA. Cette annonce avait bousculé une autre tradition. En effet, historiquement, les agences n'annonçaient pas les résultats des essais cliniques avant que les données ne soient examinées par les pairs et publiées, afin que les journalistes – et la communauté scientifique – puissent lire l'étude et parvenir à leur propre conclusion sur ce que disait la science. Gallo avait ainsi ouvert la voie à la technique de la « science par communiqué de presse » quatre ans plus tôt, lorsqu'il avait organisé une conférence de presse du HHS pour annoncer que la cause probable du SIDA avait été découverte, un rétrovirus qui serait plus tard nommé « virus de l'immunodéficience humaine » ou « VIH ». La presse avait présenté la découverte de Gallo comme un fait scientifique, même si Gallo n'avait pas publié d'article revu par les pairs pour étayer son affirmation aux conséquences considérables. Il s'agissait là d'une innovation utile, qui permettait aux autorités régulatrices d'élaborer et de contrôler le récit public dès le départ. La science était ce que les régulateurs déclaraient qu'elle était. Les journalistes n'avaient pas la possibilité de lire les données ambiguës, de prendre en compte les avis contraires des experts ou de remettre en question les déclarations officielles.

Le Dr Fauci s'est fait le virtuose de cette technique. Il l'a portée à son apogée lors de son annonce, le 28 avril 2020, de la performance miraculeuse du remdesivir lors des essais cliniques du NIAID, truqués et entachés de fraude, alors qu'il était assis sur un canapé du bureau ovale aux côtés du président Trump. Il n'avait pas d'étude évaluée par les pairs ou publiée, pas de véritable essai placebo, pas de données, pas même un document à distribuer à la presse. Avec cette vague affirmation par ouï-dire, il a forcé la délivrance d'une autorisation d'utilisation d'urgence pour son médicament chéri et a vendu tout le stock de Gilead au président sans publier un seul mot, et même sans quitter le canapé.

Sous la direction du Dr Fauci, cette pratique deviendra une technique habituelle au moment de la COVID-19, permettant des abus extrêmes. Les fabricants de vaccins avaient coutume de divulguer des extraits de leurs essais cliniques dans des communiqués de presse des semaines avant de publier des résultats d'études beaucoup moins optimistes. Ces stratagèmes ont été critiqués comme étant des entreprises de «*pump and dump*», des dirigeants de sociétés s'étant débarrassé de leurs actions simultanément, en même temps que des annonces mensongères aient fait s'envoler leur prix. Au moins un cas – le vaccin Moderna du Dr Fauci – a donné lieu à une enquête fédérale sur les valeurs mobilières[85].

Recourant au même langage extravagant qu'il utilisera plus tard pour le remdesivir, le Dr Fauci se vanta devant les journalistes que son essai avait produit des «preuves claires et nettes» que l'AZT «sauvait des vies». Tous les journalistes qui voulaient couvrir l'histoire pour le JT du soir devaient le croire sur parole. Et à l'époque, comme aujourd'hui, certaines personnes ne pouvaient tout simplement pas concevoir qu'Anthony Fauci puisse mentir ou exagérer. Le Dr Fauci déclara avec verve que son agence recommanderait l'AZT non seulement aux personnes atteintes d'un SIDA déclaré, mais aussi aux personnes asymptomatiques qui avaient été testées séropositives mais qui ne présentaient aucun symptôme. Il n'a jamais mentionné que l'AZT coûtait 10000 $ pour un traitement annuel – seulement que Burroughs Wellcome le vendrait pour 500 $/flacon. Or, l'approbation de la FDA signifiait que les contribuables supporteraient les coûts de l'AZT.

À l'annonce du Dr Fauci, les actions de Burroughs Wellcome grimpèrent de 45 %, ajoutant 1,4 milliard de livres à la valeur boursière de la société au Royaume-Uni en une seule journée[86]. Le PDG de la société prédit que les bénéfices de l'AZT rapporteraient plus de 2 milliards de dollars par an[87]. Les IP avaient ainsi offert au NIAID son premier essai de médicament réussi. Le Dr Fauci était à présent dans le secret des dieux, et il savait que les IP avaient tiré ses marrons du feu. Non seulement ils lui avaient donné un médicament à succès contre le SIDA, mais ils lui avaient également construit un système éprouvé pour obtenir de futures approbations de médicaments. Il n'avait plus besoin de flatter les médecins du CRI. Il ne fallut pas longtemps au Dr Fauci pour mettre fin à sa mascarade de voie parallèle.

Quand le Dr Fauci abandonna le système CRI, le NIAID perdit tout aussi vite son bref intérêt pour les soins aux patients, ou pour l'essai de nouveaux médicaments repositionnés contre les infections opportunistes qui tuaient les personnes atteintes du SIDA. Le NIAID retourna à sa niche confortable, c'est-à-dire celle des médicaments à succès. «C'était la même vieille histoire», se souvient NussBaum. «Rien n'avait changé depuis des années.»[88]

Il n'y avait qu'un seul problème: l'essai clinique du Dr Fauci sur l'AZT était une fraude caractérisée dans son intégralité.

Un moment de vérité: la découverte de la fraude

En juillet 1987, le *New England Journal of Medicine* (*NEJM*) publia finalement le rapport officiel de Burroughs Wellcome sur les essais de phase II de l'AZT – l'étude dite «de Fischl» – qui a servi de base à l'approbation de l'AZT par la FDA[89]. Les scientifiques extérieurs eurent enfin la possibilité d'examiner les détails de l'étude pour la première fois. Nombre d'entre eux s'étaient auparavant déclarés choqués par sa durée abrégée ; ils commençaient maintenant à découvrir des preuves de défauts méthodologiques rédhibitoires – certains attribuables à un biais de confirmation, mais d'autres étant clairement le produit de la corruption et de la falsification délibérée. En l'espace de quelques jours, les journalistes, les chercheurs et les scientifiques ont commencé à dénoncer l'interprétation optimiste et intéressée des données par le Dr Fauci. Des scientifiques européens ont pointé que les données brutes du NIAID ne montraient aucun avantage en termes de réduction des symptômes, conclusion qui menaçait la plus grande réserve de profits anticipés de Glaxo. Le journal suisse *Weltwoche* qualifia ses essais sur l'AZT de « gigantesque cafouillage »[90,91].

Le journaliste d'investigation et analyste d'études de marché John Lauritsen, qui couvrait la crise du SIDA depuis 1985, a été le premier journaliste intrépide à analyser de manière critique les détails des essais de l'AZT. Lorsqu'il prit connaissance des rapports du *NEJM*, il comprit rapidement que les recherches n'étaient pas valables. Dans son premier article sur l'AZT, « AZT on Trial » (19 octobre 1987), il écrivait : « La description de la méthodologie était incomplète et incohérente. Pas un seul tableau ne satisfaisait aux normes statistiques – en fait, pas un seul tableau n'avait de sens. En particulier, le premier rapport, sur l''efficacité', était entaché de contradictions, d'illogisme et d'arguments singuliers. »[92] Il téléphona aux auteurs cités du rapport, le Dr Margaret Fischl et Douglas Richman, et s'entretint avec eux pendant une demi-heure : « Aucun des deux n'a pu expliquer les tableaux des rapports qu'ils avaient eux-mêmes prétendument rédigés. » Ils purent seulement lui dire qu'il devait appeler Burroughs Wellcome pour obtenir des réponses à ses questions.

Le *New York Native* a publié les rapports de Lauritsen à partir de 1987. Ces rapports ont ensuite été publiés dans deux livres, *Poison by Prescription : The AZT Story (Poison)* (1990) et *The AIDS War : Propaganda, Profiteering and Genocide from the Medical-Industrial Complex (TAW)* (1993)[93].

Dix-huit mois après l'approbation de l'AZT, la FDA mena sa propre enquête sur l'étude. Pendant de nombreux mois, pétrifiée face aux intimidations de Fauci, elle garda secrets ses rapports accablants. Les révélations les plus choquantes sur la conduite systémique du Dr Fauci sont sorties après que Lauritsen ait finalement obtenu quelque 500 pages de la masse de documents des enquêteurs de la FDA, en invoquant la loi sur la liberté d'information[b]. Ces documents démontraient clairement que les équipes de recherche de Fauci/Burroughs Wellcome s'étaient livrées à une falsification généralisée des données, qui, selon certains, relevait de l'homicide volontaire.

Ces documents ont montré que l'insu des essais « en double aveugle contre placebo » avaient été levé quasi immédiatement, ce qui en soi les rendait invalides. Les communications internes de la FDA avec l'équipe de re-

b. *Freedom of Information Act*. (N.d.T.)

cherche ont révélé une falsification généralisée des données, un manque de rigueur et un grand écart avec les procédures habituelles[94].

Dans l'un des documents obtenus grâce à la loi sur la liberté d'information (*FOIA*), Harvey Chernov, l'analyste de la FDA qui avait examiné les données pharmacologiques, recommandait de ne pas approuver l'AZT. Il faisait état de nombreuses toxicités graves de l'AZT, en particulier son effet sur le sang : « Bien que la dose ait varié, une anémie a été constatée chez toutes les espèces (y compris l'homme) sur lesquelles le médicament a été testé. » Chernov notait également que l'AZT est susceptible de provoquer des cancers : « [L'AZT] induit une réponse positive dans le test de transformation cellulaire » et est donc « présumé être un carcinogène potentiel. »[95]

Les essais de la phase II étaient censés durer 24 semaines, mais Wellcome et le Dr Fauci les avaient interrompus à mi-parcours. Les investigateurs prétendaient que l'AZT prolongeait miraculeusement la vie des personnes qui en prenaient. Lauritsen a analysé les données sur la mortalité et a conclu qu'elles étaient certainement fausses. Bien que peu de patients soient allés au bout des 24 semaines de traitement et que deux douzaines d'entre eux aient pris le médicament pendant moins de quatre semaines, les chercheurs avaient quand même analysé les maigres données, en utilisant des projections statistiques bizarres, pour prévoir la probabilité qu'un patient souffre de diverses infections opportunistes si les essais avaient continué comme prévu. Lauritsen commente, de façon cinglante : « C'est comme estimer la probabilité de développer une arthrite à l'âge de 70 ans en utilisant un panel dans lequel seules quelques personnes auraient atteint cet âge, et dans lequel certaines seraient encore adolescentes. »

Plus grave encore, les enquêteurs de la FDA trouvèrent un grand nombre de cas de fraude dans le centre de Boston, où ils avaient commencé leur enquête. La décision du Dr Fauci de mettre fin aux essais a empêché les inspecteurs d'enquêter sur les 11 autres centres, qui étaient vraisemblablement tout aussi épouvantables que Boston. Après s'être demandé s'il fallait exclure les données du centre délinquant de Boston ou celles des patients ayant violé le protocole, la FDA décida de ne rien exclure : « De fausses données ont été conservées. Les déchets ont été mélangés aux données valables. » Elle fit valoir que si toutes les fausses données étaient exclues, il resterait un nombre insuffisant de patients pour mener à bien les essais. Lauritsen a souligné que l'utilisation consciente de fausses données par la FDA constituait une fraude[96].

Quatre ans plus tard, en 1991, Lauritsen a déposé une demande au nom de la loi sur la liberté d'information pour obtenir divers documents de la FDA relatifs aux essais de phase II de l'AZT, et surtout le « rapport d'inspection de l'établissement » de Boston, rédigé par l'enquêtrice de la FDA Patricia Spitzig. Après des mois de mensonges, de faux-fuyants et d'obstruction de la part de la FDA, une courageuse dénonciatrice de la FDA brisa toutes les réticences et fit en sorte que Lauritsen obtînt le rapport Spitzig[97]. Cela eut l'effet d'une bombe :

> Il s'est avéré que les investigateurs principaux (IP) de Boston ont trompé presque tous les patients. Les investigateurs principaux de Burroughs Wellcome ont rapidement compris que l'AZT était si sûrement mortel qu'ils avaient du mal à garder les recrues en vie pendant toute la durée de l'étude de six mois. L'équipe de Boston a résolu ce dilemme en mentant sur la durée de la participation des patients aux essais. L'entreprise a encouragé ce type de fraude en payant ses IP au prorata du nombre de mois pendant lesquels ils ont maintenu en vie les sujets de l'essai AZT. « En d'autres termes », dit Lauritsen, « les médecins recevaient beaucoup plus d'argent » grâce aux inscriptions à long terme.

Les investigateurs principaux de l'industrie pharmaceutique savent que leur carrière et leur salaire dépendent de leur capacité à produire des résultats d'étude permettant systématiquement à la FDA d'approuver le médicament en question. Ces incitations perverses conduisent naturellement à la recherche biaisée, au biais de confirmation, à l'altération des données, à la paresse stratégique, à la falsification et à la tricherie délibérées. Les IP ont régulièrement dissimulé des événements indésirables, violé des protocoles, déclaré à tort des patients sous AZT comme étant des patients sous placebo, et perdu le contrôle du produit testé.

La FDA a fondé son approbation de l'AZT sur les formulaires de rapport de cas (CRF) remplis par les IP de Burroughs Wellcome, qui avaient tous des incitations financières et professionnelles irrésistibles pour minimiser les dommages, afin de garantir le succès de l'essai. Cependant, les dossiers médicaux des médecins privés, des hôpitaux et les journaux intimes des patients contenaient également quantité d'informations choquantes qui contredisaient la crise. Pour quasi chaque patient, Spitzig, de la FDA, a trouvé de sérieuses incohérences entre les dossiers médicaux et ce que les IP avaient inscrit dans leurs CRF.

Les règles des essais stipulaient clairement que les IP devaient enregistrer tous les effets indésirables dans leurs CRF et les signaler immédiatement à la FDA. Les IP de Boston n'ont fait ni l'un ni l'autre.

Les documents de la FDA ont montré que les IP savaient très bien quels patients étaient sous AZT et lesquels étaient sous placebo, qu'ils faussaient les résultats de sécurité en faveur de l'AZT pour avantager les patients du groupe AZT. Les chercheurs ont commencé par placer les patients les plus malades dans le groupe placebo. Ils se sont ensuite pliés en quatre pour dorloter le groupe qui prenait de l'AZT, en lui offrant plus de services médicaux de soutien qu'aux sujets du groupe placebo. Par exemple, les personnes prenant de l'AZT pendant les quatre mois de l'étude ont reçu six fois plus de transfusions sanguines que le groupe placebo.

Parmi ceux qui ont reçu de l'AZT, tous ont souffert de son incroyable toxicité. « Un certain nombre d'entre eux seraient certainement morts d'anémie » si les IP n'avaient pas procédé à des transfusions sanguines pour les maintenir en vie, affirme Lauritsen. En effet, l'AZT provoque l'anémie chez toutes les espèces animales jamais étudiées, y compris l'homme. Dans son livre *Poisoned by Prescription*, Lauritsen explique comment « les patients prenant de l'AZT sont devenus anémiques et ont souffert d'un faible taux de globules blancs accompagné de vomissements». Les documents de la FDA montrent que tous les membres du groupe AZT ont souffert de toxicités graves et d'anémie, alors que le rapport officiel du NIAID ne fait état d'aucun effet indésirable chez les bénéficiaires de l'AZT.

Certains des patients traités à l'AZT ont subi des effets indésirables si graves qu'ils ont dû recevoir de multiples transfusions sanguines pour rester en vie. Les chercheurs malhonnêtes du Dr Fauci ont administré à ces personnes des transfusions sanguines normales et ont ensuite négligé de répertorier leurs multiples problèmes de santé. Dans le groupe AZT, 30 patients – plus de la moitié du total – n'ont survécu jusqu'à la fin de l'étude qu'à force de transfusions sanguines répétées. Dans chaque cas, les IP de Boston ont coché « aucun effet indésirable » sur les CRF. Environ 20 % ont reçu plusieurs transfusions. En revanche, dans le groupe placebo, seuls cinq patients ont bénéficié de transfusions.

« Que se passe-t-il lorsque vous recevez une transfusion sanguine ? », interroge le Dr Robert E. Willner, chercheur et auteur réputé dans le domaine du SIDA. « Vous avez meilleure mine, vous vous sentez mieux, et vous vivez un peu plus longtemps. Mais la question la plus importante et la leçon à tirer de tout cela, est la suivante : pourquoi les personnes sous AZT ont-elles besoin de six fois plus de transfusions sur une période de quatre mois que les personnes sous placebo ? Parce qu'on a affaire à un médicament qui tue. »[98]

« Beaucoup de patients auraient succombé aux toxicités de l'AZT s'ils n'avaient pas reçu de transfusions sanguines d'urgence », souligne Lauritsen. « Il s'agit d'un effet indésirable grave. Cela signifie littéralement que ce poison les aurait tués. Et pourtant, les formulaires de rapport de cas qui sont apparus par la suite ne signalaient aucun effet indésirable. Je veux dire, c'est de la malhonnêteté caractérisée. Il est difficile de faire pire. »

Le Dr Willner, décédé en 1995, avait accusé le Dr Fauci de recourir aux transfusions et à d'autres artifices pour dissimuler systématiquement la terrible toxicité de l'AZT. « Que devons-nous penser des National Institutes of Health quand un laboratoire privé indépendant a conclu que l'AZT est mille fois plus toxique que ce que montre l'essai mené par le laboratoire des NIH ? On peut comprendre une erreur de 5 % dans un laboratoire, même une erreur de 10 %, mais une erreur de 10000 % ou de 100000 % ? C'est de la fraude. »[99]

Un point typiquement consternant du rapport de Spitzig concerne le patient n° 1009, qui prenait déjà de l'AZT et ne pouvait donc pas participer à l'essai clinique. Les IP de Boston l'avaient néanmoins inscrit illégalement à l'étude et l'avaient affecté au groupe placebo, bien qu'il n'ait jamais cessé de prendre de l'AZT. Il a souffert de la toxicité typique de l'AZT, notamment de graves maux de tête et d'anémie, a abandonné l'étude après moins d'un mois et est décédé deux mois plus tard. Les IP l'ont compté comme un décès dans le groupe placebo. Lauritsen a écrit : « Tout autre commentaire serait superflu. Si ce n'est pas de la fraude, je ne sais pas ce que c'est. »[100,101]

Même à cette époque innocente, les grands médias américains avaient fortement censuré les critiques journalistiques à l'encontre du Dr Fauci et de la corruption des études sur l'AZT. La plupart des Américains n'avaient ainsi pas connaissance d'une quelconque contestation de l'orthodoxie du SIDA. C'était un peu différent en Europe et au Royaume-Uni. Le 12 février 1992, la chaîne Channel 4 de Londres avait diffusé un documentaire intitulé « AZT : Cause for Concern ». Produit par Meditel, il décrivait le matériel provenant des documents obtenus grâce à la loi *FOIA*, dénonçait les essais frauduleux de l'AZT comme une fraude de premier ordre et décrivait les terribles toxicités du médicament. Le lendemain, l'organisation caritative Wellcome Foundation se débarrassait de la plupart de ses actions Wellcome Pharmaceuticals, la société mère de Burroughs Wellcome, le fabricant de l'AZT. Leur cours s'effondra et la société subit une série de rachats hostiles par SmithKline Beecham, puis par Glaxo. Des millions de personnes dans le monde virent le documentaire britannique, mais ni celui-ci ni aucun des documentaires médicaux critiques à l'égard du SIDA n'ont jamais été diffusés aux États-Unis[102].

L'AZT est le médicament le plus toxique jamais approuvé pour une utilisation à long terme. Le professeur Peter Duesberg, biologiste moléculaire, a expliqué son mécanisme d'action : il met fin de manière aléatoire à la synthèse de l'ADN, le processus de vie lui-même. Le Dr Joseph Sonnabend a tout simplement expliqué : « L'AZT est incompatible avec la vie. »[103]

Le 27 janvier 1988, NBC News brisa le blocus de la censure en diffusant la première des trois parties de l'exposé du reporter Perry Peltz sur l'essai AZT de Fischl[104,105]. Peltz rapportait des preuves supplémentaires de la falsification généralisée des protocoles et de la tricherie perverse, dont elle avait découvert qu'elle avait commencé dès le premier jour. Peltz avait découvert que l'affirmation de Fauci selon laquelle l'étude était en double aveugle était un canular, et avait signalé que la plupart des volontaires savaient qui prenait le médicament et qui ne le prenait pas. Comme tout le monde était désespérément à la recherche du « médicament miracle », les volontaires sous AZT avaient admis partager leur médicament avec les membres du groupe placebo. Cette pratique garantissait que les chercheurs n'obtiendraient aucun résultat correct de l'une ou l'autre cohorte. De plus, Peltz avait découvert que les sujets du groupe placebo et de l'étude prenaient d'autres médicaments, qu'ils avaient obtenus en achetant des remèdes dans des Buyers Clubs. Peltz a pratiqué l'euphémisme lorsqu'elle a qualifié les expériences AZT du NIAID de « sérieusement défectueuses ».

Le Dr Fauci adore les projecteurs des plateaux télé, mais seulement lorsque le journaliste lui sert des balles molles. Peltz a conclu son reportage par un commentaire cinglant : « Lors de la préparation de ce rapport, nous avons essayé à plusieurs reprises d'interviewer le Dr Anthony Fauci aux National Institutes of Health. Mais le Dr Fauci et le commissaire de la Food and Drug Administration, Frank Young, ont tous deux refusé notre demande d'interview. »[106] Lorsque Lauritsen a vu la diffusion de NBC, il a commenté : « Bienvenue au club, Perri ! » Fauci a également refusé de parler à la BBC, à la radio de la Canadian Broadcasting Corporation, à Channel 4 Television (Londres), à la télévision italienne, à *The New Scientist* et à Jack Anderson. Tous ces médias avaient exprimé leur scepticisme à l'égard du rapport Fischl[107].

Bien sûr, on a continué à voir le Dr Fauci dans tous les médias les plus serviles. Malgré des années d'ineptie et de catastrophe, il a réussi à survivre en gardant à sa botte des journalistes crédules qui ne posent pas de questions critiques et qui lui laissent le champ libre pour diffuser une propagande intéressée. En outre, il était déjà passé maître dans l'art de persuader les médias de ne pas donner de tribune à ses détracteurs, une technique qui lui a été fort utile en 2020 et 2021.

En septembre 2021, le pouvoir du Dr Fauci de museler ses critiques a atteint un niveau de domination de la liberté d'expression sans précédent dans l'histoire de l'humanité. Ce mois-là, d'une seule phrase, le Dr Fauci a réduit au silence l'icône pop Nicki Minaj après qu'elle ait demandé si les vaccins COVID pouvaient causer des problèmes de gonflement des testicules. Lorsque Jake Tapper, de CNN, l'a interrogé sur l'affirmation de Minaj, le Dr Fauci a simplement déclaré : « La réponse à cette question, Jake, est un non catégorique. »[108] Comme d'habitude, il n'a cité aucune étude pour étayer son affirmation. Pourtant, les fabricants de vaccins reconnaissent que leurs effets sur la fertilité ne sont pas évalués[109,110]. Qu'importe : sur la seule parole du Dr Fauci, Twitter a immédiatement banni Minaj de sa plateforme, la coupant de toute possibilité de communiquer avec ses 22 millions d'abonnés. Les chiens d'attaque obéissants de l'industrie pharmaceutique, CNN, CBS et NBC, ont accouru pour diffamer et discréditer la rappeuse et assurer au public que Minaj avait tort. Après tout, le Dr Fauci avait parlé !

Le 19 février 1988, le Dr Fauci apparut en compagnie des animateurs Charles Gibson et Joan Lunden dans *Good Morning America*, l'émission culte de la chaîne ABC. Cela faisait partie d'un *blitz* de propagande des plateaux télés amis pour revenir en grâce et ressusciter l'AZT mise à mal par les attaques tous azimuts des scientifiques et des journalistes indépendants comme Lauritsen et Peltz[111]. Initialement, *GMA* avait invité l'ennemi juré le plus bruyant et le plus crédible du Dr Fauci, peut-être le plus grand virologue du monde, le Dr Peter Duesberg, professeur à Berkeley, à participer à son émission. Duesberg, qui avait à cette date reçu plus de subventions du NIH que tout autre scientifique, faisait enrager son agence bienfaitrice en affirmant que l'AZT n'était pas seulement sans valeur, mais qu'il tuait plus de gens que le SIDA. Duesberg avait traversé le pays en avion pour se rendre à l'émission. La veille de son apparition, le producteur de *GMA* avait appelé le Dr Duesberg dans sa chambre d'hôtel de Manhattan pour l'informer que l'émission était annulée. Le lendemain matin, Duesberg s'était réveillé pour voir le Dr Fauci promouvoir l'AZT et défendre son étude sur *GMA*, sans que personne ne le contredise. À l'époque, c'était chose courante pour le Dr Fauci – son don pour forcer les journalistes obséquieux, serviles et crédules à faire taire les critiques et à le protéger du débat. Les animateurs de *GMA* demandèrent au Dr Fauci pourquoi un seul médicament, l'AZT, avait été mis à disposition. Il répondit : « La raison pour laquelle un seul médicament a été mis à disposition – l'AZT – est que c'est le seul médicament dont l'innocuité et l'efficacité ont été démontrées par des essais scientifiques contrôlés. »[112] L'équipe flagorneuse de *GMA*, comme d'habitude, reçut la déclaration du Dr Fauci comme parole d'évangile. Or, presque toutes les affirmations du Dr Fauci dans cette émission étaient des mensonges[113].

Lauritsen souligne que « cette brève déclaration contient plusieurs fausses vérités remarquables » : premièrement, il n'y a pas eu d'« essais scientifiquement contrôlés » de l'AZT ; qualifier les essais de l'AZT menés par la FDA de « scientifiquement contrôlés » équivaut à qualifier des ordures de « grande cuisine ». Deuxièmement, l'AZT n'est pas « sûr » : c'est un médicament hautement toxique – l'analyste de la FDA qui a examiné les données toxicologiques de l'AZT a recommandé de ne pas l'approuver. Troisièmement, on ne sait pas de manière objective si l'AZT est « efficace » pour quoi que ce soit, sauf peut-être pour détruire la moelle osseuse »[114].

Ce n'est que 33 ans plus tard que le Dr Fauci a finalement admis que la performance de l'AZT dans ses essais cliniques à grand renfort de publicité – qui aurait sauvé des vies dans un rapport de 19 contre 1 – était en fait moins qu'excellente. Ironiquement, cette confession tardive est arrivée juste au moment où le Dr Fauci inventait un nouveau bobard. En mai 2020, pendant la réunion de la Maison Blanche au cours de laquelle il a proclamé l'efficacité miraculeuse du remdesivir, l'antiviral de Gilead – un autre bénéficiaire des manœuvres du Dr Fauci –, il a admis : « Le premier essai randomisé contrôlé par placebo avec l'AZT [...] s'est avéré donner un effet qui était modeste. »[115]

Ce n'est pas ce qu'il avait dit à l'époque. En 1987, il avait affirmé que l'AZT était efficace à 95 % ; 19 personnes étaient mortes dans le groupe placebo contre une seule dans le groupe AZT[116]. En 2020, sur la base de preuves tout aussi minces et artificielles, il a fait des affirmations similaires pour son remède mortel, le remdesivir, et son douteux vaccin Moderna.

À la fin des années 1980, les reportages des médias sur l'AZT pointaient presque tous la cruauté de ses coûts astronomiques, qui oscillaient entre 8000 et 12000 $, sans compter le coût des transfusions sanguines nécessaires lorsque les plaquettes des patients s'effondraient. Anthony Fauci résolut ce problème en faisant de l'AZT la « norme de soins » pour les personnes en bonne santé ne présentant aucun symptôme du SIDA mais néanmoins diagnostiquées séropositives par des tests PCR. En 1989, lorsque le Dr Fauci a recommandé le dépistage universel, le *LA Times* s'est consciencieusement réjoui du fait que l'AZT pourrait « bénéficier à environ 600000 »[117] des quelque 1,5 million de personnes séropositives dans le pays. Le Dr Fauci a promis à ces Américains en bonne santé que la prise d'AZT pourrait retarder leur condamnation à mort inévitable et aurait « l'impact le plus massif de toutes les avancées thérapeutiques démontrées ces dernières années pour prolonger la vie des patients atteints du SIDA ou de l'infection par le VIH. »[118] Philip J. Hilts, du *New York Times*, a rapporté sans essuyer aucune critique que tout le monde devait maintenant se faire dépister : « Le Dr Fauci, directeur de l'Institut national des allergies et des maladies infectieuses [...] a déclaré que, dorénavant, les personnes qui risquent de contracter le SIDA, même si elles n'ont 'absolument aucun symptôme', ont tout intérêt à se faire dépister. »[119] Le flot de clients supplémentaires qui s'en est suivi et qui réclamaient le médicament a considérablement élargi le marché de l'AZT, permettant à Burroughs Wellcome (devenu GlaxoSmithKline) de réduire ses coûts unitaires.

Aucun grand média n'a informé le public de ces réunions à huis clos, au cours desquelles la FDA a donné son feu vert à la nouvelle initiative du Dr Fauci. Les transcriptions des réunions confirment les profondes inquiétudes des panélistes de la FDA, qui craignaient de ne pas savoir si l'AZT pouvait réellement aider les personnes en bonne santé ou s'il pouvait, au contraire, les tuer. Parmi tous les journalistes américains qui ont couvert la question du SIDA, seule Celia Farber s'est montrée curieuse des détails de ce débat décisif. En 1989, elle a cité la transcription de la FDA dans un article intitulé « Sins of Omission », dans *SPIN* :

> Tout le monde était inquiet à ce sujet. Approuver l'AZT, a déclaré Ellen Cooper, directrice de la FDA, c'était « s'écarter grandement et de façon potentiellement dangereuse de nos exigences habituelles en matière de toxicologie ». Un médecin du panel, Calvin Kunin, a résumé leur dilemme. « D'une part », a-t-il dit, « il serait inapproprié de refuser un médicament qui diminue la mortalité dans une population comme celle-ci. D'autre part, utiliser ce médicament à grande échelle, dans des domaines où son efficacité n'a pas été démontrée, avec un agent potentiellement toxique, pourrait être désastreux. »
>
> « Nous ne savons pas ce qui se passera dans un an », a déclaré le président du panel, le Dr Itzhak Brook. « Les données sont tout simplement trop prématurées, et les statistiques ne sont pas bien ficelées. Le médicament pourrait en fait être néfaste. » Un peu plus tard, il a déclaré qu'il était également « frappé par le fait que l'AZT n'arrête pas les décès. Même ceux qui sont passés à l'AZT ont continué à mourir. » « Je suis d'accord avec vous », a répondu un autre membre du panel. « Il y a tellement d'inconnues. Une fois qu'un médicament est approuvé, on ne peut pas savoir comment il peut être utilisé de manière abusive. Il n'y a pas de retour en arrière possible. »[120]

En invoquant l'argument « les gens meurent » pour accélérer l'homologation de l'AZT pour les Américains en bonne santé, le processus d'approbation des médicaments de la FDA a été détruit. Comme Farber me l'a fait remarquer, « le fait de se conformer aux garanties habituelles du processus réglementaire et de prendre le temps d'étudier prudemment la sécurité ou l'efficacité d'un médicament a été habilement assimilé à un comportement homicide. » En ce sens, la délégation permanente de la fonction de réglementation de la FDA nous a conduit de l'AZT aux « autorisations d'utilisation d'urgence » frauduleuses du remdesivir et du vaccin à ARNm de Moderna pendant la pandémie de COVID.

« L'AZT a donné le coup de grâce au rôle de la FDA en matière de sécurité », note Farber. « Après cela, toute maladie potentiellement mortelle est devenue une excuse pour restreindre les essais cliniques. La mort par médicaments a été normalisée comme faisant partie intégrante du progrès. » Tous ces Américains empoisonnés n'étaient que des dommages collatéraux dans la noble guerre du petit Napoléon contre les microbes[121].

La fraude du Dr Fauci a persuadé des centaines de milliers de personnes de prendre de l'AZT. Pour beaucoup d'entre elles, ce fut un choix fatal. En 1987, l'AZT était devenu la « thérapie » du SIDA, même si, à la dose recommandée de 1 500 mg/jour, il était absolument létal[122]. Tout au long des années 1980, la durée de vie moyenne d'un patient sous AZT était de quatre ans. L'espérance de vie n'a commencé à augmenter qu'en 1990, lorsque la FDA a abaissé les doses recommandées de 1 200 mg/jour à 600[123]. La qualité de vie sous AZT était universellement assez misérable. De nombreux scientifiques sérieux ont affirmé que l'AZT tuait plus de personnes que le SIDA. Lauritsen estime que l'AZT a tué 330 000 homosexuels entre 1987 et 2019[124]. Un grand nombre des personnes décédées étaient en parfaite santé avant d'entamer le traitement contre le SIDA. Selon Lauritsen, sans l'AZT, la grande majorité de ces hommes ne seraient pas morts.

Le modèle de l'approbation express

La course record de l'AZT vers l'approbation n'a pas duré longtemps. Si, en 1991, le Dr Fauci a totalement abandonné l'essai de médicaments repositionnés peu rentables dans le cadre du programme parallèle du CRI, il s'est servi d'une voie parallèle pour ouvrir une brèche dans le système d'approbation des médicaments de la FDA – une brèche suffisamment grande pour laisser passer des camions remplis des nouveaux antiviraux brevetés et à haut rendement de l'industrie pharmaceutique. Grâce aux règles assouplies du CRI, le Dr Fauci et ses partenaires de Big Pharma ont battu une série de nouveaux records de vitesse à la FDA. Encore sous le coup de l'humiliation publique que le Dr Fauci leur avait infligée, les fonctionnaires de l'agence, malmenés et intimidés, ont abaissé les normes de l'agence pour donner leur feu vert à la sombre pharmacopée de médicaments de chimiothérapie mortels du Dr Fauci, avec un minimum de tests de sécurité. Cette année-là, exploitant la brèche qu'il avait créée dans la réglementation avec le système accéléré du CRI, le Dr Fauci fit passer un autre médicament antirétroviral terminateur de chaîne d'ADN en approbation accélérée, lui permettant de sauter les tests placebo en double aveugle qu'il avait auparavant déclarés indispensables. Précisément, le NIH avait développé et breveté la didanosine (ddI) avant d'en concéder la licence à Bristol Myers Squibb[125]. La didanosine obtint l'approbation de la FDA sans même le prétexte d'une étude contrôlée par placebo. Mais le médicament avait tellement d'effets secondaires débilitants et mortels que la FDA, dans un acte inhabituel de désobéissance civile contre le petit dictateur du NIAID, émit un avertissement « *black box* »[c]. Cela n'empêcha pas les Américains séropositifs désespérés de se précipiter sur ce médicament comme des lemmings condamnés. En 2010, la FDA a publié une déclaration selon laquelle la ddI peut causer une maladie hépatique potentiellement mortelle appelée hypertension portale non cirrhotique[126]. Malgré sa toxicité démontrée, le Dr

c. Un avertissement « *black box* » est un avertissement de la FDA visant à alerter les consommateurs sur les effets secondaires graves ou mortels qu'un médicament peut avoir. Figurant sur la notice des médicaments sur ordonnance, il s'agit de l'avertissement le plus grave que peut émettre la FDA. (N.d.T.)

Fauci a utilisé la procédure parallèle du CRI pour contourner les contrôles habituels et obtenir l'autorisation d'utiliser la ddI chez les femmes enceintes dont le test de dépistage du VIH est positif. Une étude de 2019 [Hleyhel *et al.*, *Environ. Mol. Mutagen* (2019)[127]] a révélé que la ddI représentait 16 % des prescriptions pour les mères infectées et 30 % des cancers chez leurs enfants.

En 1996, le Dr Fauci a utilisé sa procédure accélérée pour battre un autre record en obtenant l'approbation de la FDA pour le Crixivan, l'antiviral de Merck contre le VIH. Cette fois-ci, il ne fallut que six semaines[128]. Le Dr Fauci réalisa cet exploit en permettant à Merck de soumettre le Crixivan à un examen CRI squelettique, sur une minuscule cohorte de 97 volontaires répartis en trois groupes, obtenant ainsi l'approbation la plus rapide de l'histoire : en 42 jours. Cette approbation a suscité une révolte ouverte de la communauté du SIDA, qui s'est sentie trahie quand Merck a augmenté le prix du médicament. Les militants menés par le Treatment Action Group ont condamné l'utilisation abusive par Merck des exemptions de CRI pour obtenir l'approbation de son médicament mortel et inefficace. En 2016, le Dr Fauci s'est vanté que ses efforts avaient permis l'approbation d'une trentaine de nouveaux médicaments pour traiter le VIH/SIDA[129]. Il a qualifié cet accomplissement « extraordinaire » d'« une des plus importantes découvertes révolutionnant les sciences biologiques ». Ces médicaments ont généré des milliards de dollars de revenus pour leurs fabricants : en 2000, les revenus mondiaux des remèdes contre le SIDA s'élevaient à 4 milliards de dollars ; en 2004, ils ont bondi à 6,6 milliards de dollars. En 2010, ils ont franchi la barre des 9 milliards[130] pour les géants pharmaceutiques et ont atteint les 30 milliards en 2020[131].

« À la surface du SIDA, ce que le public voit, c'est un vernis bienveillant, l'objectif de 'sauver des vies', à l'origine principalement des hommes gays en Occident, puis, depuis qu'ils ont changé le récit, principalement des Africains. Un appareil mondial pesant désormais plus de 2 000 milliards de dollars et composé de plus d'ONG, plus d'organisations que quiconque ne pourrait en compter, supprime toute dissidence, tout langage, toute histoire, toute vérité authentiques », explique Celia Farber, auteur de *Serious Adverse Events : An Uncensored History of AIDS*. « C'est un système bestial, et c'est Fauci qui l'a créé. Ce n'est pas du tout du 'capitalisme'. Il déteste le mérite, les normes et toutes les valeurs de la civilisation occidentale. Il utilise la violence de l'économie 'réveillée' pour faire passer des mensonges pour des vérités, et pour écraser et bloquer impitoyablement toutes les voix dissidentes. Il le fait toujours au prétexte de 'sauver des vies'. Ce n'est que maintenant, avec la COVID, que les Américains découvrent le visage froid et impitoyable de Fauci, derrière son masque. Les Américains essaient de suivre ce que cet homme dit depuis un an et demi maintenant, et nous qui avons affaire à lui depuis si longtemps, avons envie de leur dire : *Bienvenue dans notre cauchemar.* Rien de ce qu'il dit n'a de sens, et pourtant personne n'est au-dessus de lui, pour le maîtriser. La tour de Babel. Les Américains essaient de se persuader qu'il est un personnage inoffensif, et pourtant, de plus en plus, ils ont le sentiment de sombrer. Est-il fou ? Pourquoi ne pouvons-nous pas comprendre ce qu'il *dit* réellement, ce qu'il veut dire ? C'est très déstabilisant, quand les gens ont aussi peur que maintenant, depuis la COVID. »

Conséquences

L'héritage principal et durable de la bataille de l'AZT a été l'émergence du Dr Fauci en tant que loup alpha du HHS. Son budget pharamineux et la multiplication de ses contacts au Capitole, à la Maison Blanche et dans l'industrie médicale lui ont permis d'influencer ou d'ignorer une succession de directeurs du HHS nommés pour des raisons politiques, mais aussi d'intimider, de manipuler et de dominer les autres agences sœurs du HHS, notamment la FDA.

Dans sa biographie du Dr Fauci, l'auteur Terry Michael décrit le système d'approbation des médicaments que le NIAID a entretenu après l'épisode de l'AZT. « Ce qui est devenu l'industrie du VIH-SIDA est soutenu par un monopole du savoir, composé d'autorités bureaucratiques du gouvernement fédéral dirigées par le Dr Anthony Fauci, qui distribue des milliards de dollars en subventions de recherche, qui collabore avec des capitalistes de connivence issus de cartels pharmaceutiques internationaux, qui distribue des milliards à des organismes de défense du SIDA sans but lucratif, et dont les histoires officielles sont communiquées au public par des médias de masse scientifiquement incultes. À quelques exceptions près, ces médias sont truffés de journalistes qui n'essaient même pas de comprendre la science. Ces interprètes journalistiques de ceux qu'ils qualifient de scientifiques sont des pions dans les mains des autorités en blouse blanche. Cette autorité principale en matière de VIH-SIDA, le Dr Fauci, tient fermement les cordons de la bourse pour toutes les recherches sur le VIH-SIDA depuis qu'il a été nommé à la tête du NIAID en novembre 1984. »[132] Comme le suggère Michael, les compétences uniques qui ont permis au Dr Fauci de jouir d'une longévité extraordinaire et d'une confiance publique continue – malgré son bilan lamentable en matière de prévention et de gestion des maladies chroniques et infectieuses – sont ses dons pour instrumentaliser les médias, dégoter comme par magie des journalistes pour reprendre ses récits servant ses intérêts, et étouffer implacablement la dissidence.

« La dissidence a été efficacement étouffée dans le discours public de masse », observe Michael. « Et elle a été évincée des revues scientifiques et médicales évaluées par les pairs, qui tirent des revenus substantiels des publicités des sociétés pharmaceutiques pour les médicaments antirétroviraux. Les revues tirent également leurs revenus d'abonnements annuels coûteux, achetés avec des fonds constitués de dizaines de milliers de dollars de subventions liées au VIH-SIDA, financées par les contribuables américains – quand elles sont approuvées par Anthony Fauci. »[133]

Un modèle pour l'avenir

Le fait qu'il ait réussi à utiliser la crise du SIDA pour mettre sur le marché un médicament mortel, toxique et inefficace contre ce dernier, a permis au

Dr Fauci de tirer des leçons essentielles sur sa carrière – leçons qu'il n'aura de cesse d'appliquer durant son long règne.

Au cours de sa bataille pour obtenir l'approbation de l'AZT par la FDA, le Dr Fauci a mis au point les stratégies sur lesquelles il allait construire sa carrière, et qu'il a ensuite présentées au monde entier pendant l'épidémie de COVID. Il s'agit notamment de :

- Attiser les craintes de pandémie pour jeter les bases de budgets et de pouvoirs plus importants,
- Incriminer un mystérieux pathogène,
- Encourager l'hystérie en exagérant la transmissibilité des maladies,
- Alimenter régulièrement la peur en alertant sur des super-souches mutantes et sur de futures poussées,
- Suggérer des changements substantiels dans la façon dont les gens vivent, en mettant ostensiblement en avant le but de leur sauver la vie,
- Maintenir mobilisés la population et les politiciens avec des déclarations déroutantes et contradictoires,
- Utiliser des tests PCR et des tests d'anticorps défectueux, et manipuler l'épidémiologie pour gonfler les nombres de cas et de décès non vérifiables, afin de maximiser la perception d'une catastrophe imminente,
- Ignorer et rejeter les médicaments thérapeutiques efficaces déjà disponibles dans le commerce,
- Diriger l'énergie et l'argent vers de nouveaux médicaments et vaccins brevetés rentables,
- Défendre des médicaments dangereux et inefficaces issus de laboratoires gouvernementaux comme étant la seule solution gagnante pour mettre fin à la pandémie,
- Financer et orchestrer des recherches pour valider le remède qu'il a choisi,
- S'associer avec de grandes entreprises pharmaceutiques et donner à ses partenaires des avantages dans la course à l'approbation,
- Permettre à ses chouchous de ne pas tenir compte des paramètres fondamentaux d'essai,
- Écourter les essais cliniques pour dissimuler de graves problèmes de sécurité et d'efficacité,
- Saboter, discréditer et écarter les traitements plus efficaces, les antirétroviraux, les remèdes génériques et les médicaments non brevetables qui pourraient concurrencer ses nouveaux antirétroviraux et vaccins brevetés,
- Soumettre les produits concurrents à des études d'efficacité et de sécurité conçues pour les mettre sur la touche,
- Laisser souffrir et mourir des milliers de patients malades en leur refusant l'accès à des remèdes concurrents dont l'efficacité a été démon-

trée, en protestant publiquement contre le fait que les remèdes existants n'ont pas été soumis à des « tests placebo randomisés »,

- Contrôler les principaux comités « indépendants » (DSMB, VRBPAC, ACIP) qui approuvent et rendent obligatoires les nouveaux médicaments, en y plaçant ses propres investigateurs principaux triés sur le volet,
- Présenter ces agences comme des experts « indépendants » et dignes de confiance,
- Utiliser l'autorisation d'utilisation d'urgence pour accélérer la mise sur le marché de ces concoctions via un processus d'approbation truqué,
- Utiliser la propagande officielle du gouvernement pour commercialiser ses concoctions,
- Faire des déclarations dithyrambiques sur l'efficacité de ses produits,
- Utiliser des systèmes de surveillance post-commercialisation laxistes et inefficaces pour dissimuler au public des dommages et des décès massifs,
- Combler toutes ces lacunes en matière d'essais en élaborant et en promouvant partout des récits sur les avantages, la sécurité et l'efficacité du produit,
- Citer des « experts de premier plan » pour promouvoir des hypothèses qui ne sont quasi jamais vérifiées scientifiquement par des études examinées par les pairs ou des contrôles appropriés,
- Permettre aux entreprises pharmaceutiques de facturer à Medicare, aux programmes gouvernementaux et aux compagnies d'assurance des prix gonflés sans rapport avec les coûts de production,
- S'assurer que le financement de la recherche est limité aux projets soutenant le dogme, excluant la recherche d'hypothèses autres,
- Empêcher le débat et censurer les voix dissidentes dans les médias populaires, les publications scientifiques et sur les réseaux sociaux,
- Promettre le salut ultime par des vaccins.

En outre, le Dr Fauci a perfectionné son art de toujours parler avec autorité – même lorsqu'il fait des affirmations contradictoires sans fondement scientifique – pour transformer rapidement toutes les déclarations gouvernementales en dogme, efficacement perpétué de manière quasi religieuse par les médias.

En ayant recouru à ces stratagèmes de façon répétée pendant 50 ans, Fauci a détourné son agence de sa mission première – la recherche fondamentale sur les maladies infectieuses, allergiques et auto-immunes devenues épidémiques depuis qu'il a pris la tête du NIAID –, et l'a transformée en un appendice lucratif pour lui-même et pour Big Pharma.

Un jour, Mark Twain a remarqué qu'« Il est plus facile de tromper les gens que de les convaincre qu'ils ont été trompés ». Christine Maggiore, militante de la lutte contre le SIDA, a déploré cette caractéristique de la naïveté humaine lorsqu'elle a fait le bilan du simulacre mensonger de 50 ans de recherche en santé publique corrompue, que Tony Fauci a mis en œuvre à l'occasion de la crise du SIDA de 1984 : « Les intérêts commerciaux sont certainement une partie du problème ici, mais c'est aussi notre incapacité collective (là est notre défi) à dire : 'Tout ce temps, toutes ces années, toutes ces vies, tous ces milliards et milliards de dollars. Si on s'arrêtait un instant, qu'on revenait au commencement, pour nous assurer que nous avons bien fait les choses ?'. Je veux dire, c'est si difficile à faire. Les gens ne savent même pas que c'est un mensonge. En fait, ce n'est pas tant un mensonge que le lot habituel. »[134]

Références

1. « The First AIDS Drugs », National Cancer Institute, *Center for Cancer Research – Landmarks* (2017, p. 18), https://ccr.cancer.gov/sites/default/files/landmarks_2017_web-508.pdf
2. Peter H. Duesberg, *Inventing the AIDS Virus* (Regnery Publishing Inc. 1996), p. 315
3. *Ibid.*, p. 309
4. Simon Garfield, « The Rise and Fall of AZT : It was the drug that had to work. It brought hope to people with HIV and AIDS, and millions for the company that developed it. It had to work. There was nothing else. But for many who used AZT – it didn't. », *Independent* (23 oct. 2001, 02 :44), https://www.independent.co.uk/arts-entertainment/rise-and-fall-azt-it-was-drug-had-work-it- brought-hope-people-hiv-and-aids-and-millions-company-developed-it-it-had-work-there-was- nothing-else-many-who-used-azt-it-didn-t-2320491.html
5. Marlene Cimons, « Who Pays for Experimental Drugs ? AIDS Drug AZT May Cost Patients $10,000 a Year », *Los Angeles Times* (11 mars 1987), https://www.latimes.com/archives/la-xpm-1987-03-11- mn-10107-story.html
6. Marcia Angell, *The Truth About Drug Companies : How They Deceive Us and What to Do About It* (Random House Trade Paperbacks, 2005), p. 26.
7. « Orphan Drug Amendments of 1991 : Hearing Before the Committee on Labor and Human Resources », United States Senate, 102nd Congress, Second Session, on S. 2060, mardi 3 mars 1992, vol. 4, p. 181, https://books.google.com/books ?id=EV2X1EZ_fT0C&printsec=frontcover# v=onepage&q&f=false
8. Angell, *op. cit.*, p. 26
9. Antiretroviral Drug Discovery and Development, NIAID, 26 novembre 2018, https://www.niaid. nih.gov/diseases-conditions/antiretroviral-drug-development
10. Bruce Nussbaum, *Good Intentions : How Big Business and the Medical Establishment are Corrupting the Fight Against AIDS* (The Atlantic Monthly Press, 1990), p. 133
11. *Ibid.*, p. 120
12. *Ibid.*
13. Charles Linebarger, « Guerrilla Clinics and Buyers' Clubs Search for Alternative AIDS Treatments », *San Francisco Sentinel*, 5 février 1988, vol. 16, no 6, https://digitalassets.lib.berkeley.edu/sfbagals/ Sentinal/1988_SFS_Vol16_No06_Feb_07.pdf

14. Robert F. Kennedy, Jr., entretien avec le Dr Frank Ruscetti (novembre 2020)

15. Nussbaum, *op. cit.*, p. 139

16. *Ibid.*, p. 176

17. *Ibid.*, p. 146

18. *Ibid.*, p. 126

19. *Ibid.*, p. 149

20. Anthony S. Fauci, « The Acquired Immune Deficiency Syndrome, The Ever-Broadening Clinical Spectrum », *JAMA* (1983), 249(17), pp. 2375-2376. Doi : 10.1001/jama.1983.03330410061029

21. Randy Shilts, *And the Band Played On : Politics, People and the AIDS Epidemic* (Penguin Books, 1988), p. 300. https://archive.org/details/andbandplayedon00shil/page/300/mode/2up ?q=fauci

22. « Evolution of an Epidemic : 25 Years of HIV/AIDS Media Campaigns in the U.S. », The Henry

23. J. Kaiser Family Foundation (juin 2006), https://www.kff.org/hivaids/report/evolution-of-an- epidemic-25-years-of/« Condom Advertising and AIDS », audition devant la sous-commission de la Santé et de l'environnement de la commission de l'Énergie et du commerce, Chambre des représentants, 100e Congrès, première session, 10 février 1987, p. 79, https://files.eric.ed.gov/fulltext/ED289099.pdf

24. « AIDS Epidemic Update : December 2007 », OMS (20 novembre 2007), https://www.who.int/hiv/ pub/epidemiology/epiupdate2007/en/

25. Rebecca Culshaw, *Science Sold Out : Does HIV really cause AIDS ?* (North Atlantic Books, 2007), p. 4

26. *Ibid.*

27. *Ibid.*, pp. 91-92

28. *Ibid.*, p. 92

29. Torsten Engelbrecht, Claus Köhnlein *et al.*, *Virus Mania : How the Medical Industry Continually Invents Epidemics, Making Billions at our Expense* (Books on Demand, 2021), p. 101

30. David Rasnick, « One Million HIV+ in USA 1986-2019. ~ Constant 1 million HIV positive in U.S. 1986-2019 », *davidrasnick.com*, https://www.davidrasnick.com/aids/constant-one-million-hiv.html

31. Evan Thomas, « The New Untouchables : Anxiety over AIDS is verging on hysteria in some parts of the country », *TIME* (23 septembre 1985), https://content.time.com/time/subscriber/ article/0,33009,959944,00.html

32. Gregg Gonsalves et Peter Staley, « Panic, Paranoia, and Public Health – The AIDS Epidemic's Lessons for Ebola », *New England Journal of Medicine* (18 décembre 2014), https://www.nejm.org/doi/ full/10.1056/NEJMp1413425

33. The National Institutes of Health, Dr. Anthony S. Fauci Oral History 1986 A (1986). https://history. nih.gov/display/history/Fauci %2C+Anthony+S.+1986

34. Larry Kramer, « ' We are in the middle of a plague and you behave like this !' », AIDS Forum NYC - 1991 (7 oct. 1991), https://speakola.com/ideas/larry-kramer-aids-forum-1991.

35. Tribute to Anthony Fauci, Congressional Record (19 déc. 2007), https://www.govinfo.gov/content/ pkg/CREC-2007-12-19/html/CREC-2007-12-19-pt1-PgS15994.htm

36. Robert F. Kennedy, Jr., entretien avec Melisa Wallack (août 2020)

37. Diane Bernard, « Three decades before coronavirus, Anthony Fauci took heat from AIDS protesters », *Washington Post* (20 mai 2020), https://www.washingtonpost.com/history/2020/05/20/fauci-aids- nih-coronavirus/

38. Nussbaum, *op. cit.*, p. 119

39. *Ibid.*, p. 299

40. *Ibid.*, p. 120

41. *Ibid.*, p. 121

42. Nussbaum, *op. cit.*, p. 121

43. *Ibid.*, p. 123

44. *Ibid.*, p. 121

45. « Americans Need COVID Treatment NOW, States the Association of American Physicians & Surgeons *(AAPS)* », *Intrado GlobeNewswire*, 20 octobre 2020, https://www.globenewswire.com/en/ news-release/2020/10/20/2111364/22503/en/Americans-Need-COVID-Treatment-NOW-States- the-Association-of-American-Physicians-Surgeons-AAPS.html

46. Nussbaum, *op. cit.*, p. 121

47. Nussbaum, *op. cit.*, p. 122

48. Nussbaum, *op. cit.*, p. 191

49. « Pentamidine Wars Continue », ACT UP New York, ACT UP historical archive (12 sept. 1988), https:// actupny.org/documents/FDAhandbook5.html

50. Dennis Hevesi, « Martin Delaney, 63, AIDS Activist, Dies », *New York Times* (26 janv. 2009), https:// www.nytimes.com/2009/01/27/us/27delaney.html

51. « Anthony S. Fauci Oral History, AIDS Researcher », entretien avec le Dr Anthony Fauci, par la Miller Center Foundation et l'Edward M. Kennedy Institute for the United States Senate (10 sept. 2007), https://www.emkinstitute.org/resources/anthony-s-fauci-oral-history-aids-researcher

52. Nussbaum, *op. cit.*, p. 143

53. Nussbaum, *op. cit.*, pp. 270-271

54. Nussbaum, *op. cit.*, p. 270

55. « Therapeutic Drugs for AIDS : Development, Testing and Availability », Chambre des représentants, audiences devant un sous-comité de la commission des Opérations gouvernementales (28-29 avril 1988), https://play.google.com/books/reader ?id=GLfLAxm5i3MC&pg=GBS. PP1&hl=en

56. Nussbaum, *op. cit.*, p. 272

57. *Ibid.*, p. 272

58. *Ibid.*, p. 272

59. Larry O'Connor, « Fauci Would Prescribe Chloroquine to Patient Suffering From COVID-19 », *Townhall* (25 mars 2020), https://townhall.com/columnists/larryoconnor/2020/03/25/fauci- would-prescribe-chloroquine-to-patient-suffering-from-covid19-n2565678

60. Nussbaum, *op. cit.*, p. 271
61. *Ibid.*, p. 272
62. 62 *Ibid.*, pp. 272-274
63. Larry Kramer, « An Open Letter to Dr. Anthony Fauci », *The Village Voice*, 31 mai 1988, p. 18, 20, https://www.villagevoice.com/2020/05/28/an-open-letter-to-dr-anthony-fauci/
64. *Ibid.*, p. 20
65. *Ibid.*
66. *Ibid.*
67. *Ibid.*
68. *Ibid.*
69. Bruce Nussbaum, *Good Intentions : How Big Business and the Medical Establishment are Corrupting the Fight Against AIDS* (Penguin Books, 1990), p. 279
70. *Ibid.*, p. 284
71. *Ibid.*, p. 282
72. *Ibid.*, p. 289
73. *Ibid.*, p. 282
74. *Ibid.*, p. 332
75. *Ibid.*, p. 283
76. *Ibid.*, p. 260
77. *Ibid.*, p. 260
78. *Ibid.*, p. 260
79. *Ibid.*, p. 123
80. *Ibid.*, p. 331
81. *Ibid.*, p. 331
82. Japanese regulatory common technical document discovered by Byram Bridle *et al.*, https:// trialsitenews.com/did-pfizer-fail-to-perform-industry-standard-animal-testing-prior-to-initiation-of- mrna-clinical-trials/
83. « Will Fauci screw up Zika as much as he has screwed up HHV-6, AIDS and Chronic Fatigue Syndrome ? », HHV-6 University (21 août 2016), https://hhv6.blogspot.com/2016/08/will-fauci- screw-up-zika-as-much-as-he.html
84. Nussbaum, *op. cit.*, p. 314
85. Stephen Gandel, « Watchdog Urges SEC to Investigate Vaccine Maker Moderna », *CBS News* (3 juin 2020, 16h05), https://www.cbsnews.com/news/insider-trading-allegations-moderna-accountable- us-securities-exchange-commission/
86. Nussbaum, *op. cit.*, p. 317
87. *Loc.cit.*
88. *Ibid.*, p. 310
89. Margaret A Fischl, « The Efficacy of Azidothymidine (AZT) in the Treatment of Patients with AIDS and AIDS-Related Complex » ; Douglas D. Richman, « The Toxicity of Azidothymidine (AZT) in the Treatment of Patients with AIDS and

AIDS-Related Complex», *New England Journal of Medicine*, 23 juillet 1987. https://europepmc.org/article/med/3299089

90. Engelbrecht, *op. cit.*, p. 134

91. Roger Müller, «Skepsis gegenüber einem Medikament [AZT], das krank macht», *Weltwoche,* 25 juin 1992, pp. 55-56

92. John Lauritsen, «AZT On Trial», *New York Native* (19 oct. 1987), https://www.duesberg.com/ articles/jltrial.html

93. John Lauritson, *The AIDS War: Propaganda, Profiteering, and Genocide from the Medical Industrial Complex* (Asklepios, 1993), 4e réimpression. *Poison By Prescription* n'est plus imprimé mais disponible gratuitement en *eBook*: https://www.paganpressbooks.com/jpl/POISON.PDF

94. Ellen C. Cooper, «Medical Officer Review of NDA19-655»

95. Harvey I. Chernov, «Review & Evaluation of Pharmacology & Toxicology Data», *NDA*, pp. 19-655, 26 décembre 1986

96. John Lauritsen, *Poison by Prescription: The AZT Story* (Asklepios, 1990), p. 15, https://www. paganpressbooks.com/jpl/POISON.PDF

97. Lauritsen, *The AIDS War*, chapitre 29

98. Robert E. Willner, «Deadly Deception-Presentation», YouTube (00:28:12 – 00:28:42), https://youtu.be/y2Q0rpnXq7Q

99. *Ibid.*, YouTube (15:17 – 15:43)

100. John Lauritsen, «FDA Documents Show Fraud in AZT Trials», *New York Native* (30 mars 1992), https://www.duesberg.com/articles/jlfraud.html

101. John Lauritsen, *The AIDS War: Propaganda, Profiteering and Genocide from the Medical-Industrial Complex* (1993), chapitre 29: «FDA Documents Show Fraud in AZT Trials»

102. Auparavant, deux documentaires de Meditel critiquant le SIDA avaient été diffusés sur Channel Four: «AIDS: The Unheard Voices» (1987) et «The AIDS Catch» (1990). La productrice Joan Shenton a mis tous les documentaires de Meditel, ainsi que de nombreuses autres vidéos, sur le site Internet de l'Immunity Resource Foundation: immunity.org.uk

103. Robert E. Willner, «Deadly Deception-Presentation», YouTube (00:28:12 – 00:28:42), https://youtu.be/y2Q0rpnXq7Q

104. Anayansi Vanderberg, «Fauci the Fraud: 40 Years of Lies from AZT TO Remdesivir», *Data Scientist* (11 janvier 2020), https://edcdeveloper.wordpress.com/2020/11/01/faucithefraud-anthony-fauci-40- years-of-lies-from-azt-to-remdesivir/

105. Lauritsen, *The AIDS War, op. cit.*, pp. 73-74

106. Lauritsen, *The AIDS War*

107. Lauritsen, *The AIDS War*

108. Annabelle Timsit et Marisa Iati, «Fauci Debunks Coronavirus Vaccine Infertility Conspiracies after Nicki Minaj Tweets», *Washington Post* (15 sept. 2021). https://www.washingtonpost.com/ nation/2021/09/15/fauci-responds-nicki-minaj-covid/

109. U.S. Food and Drug Administration, *Prescription Highlights: COMIRNATY® (COVID-19 Vaccine, mRNA) suspension for injection, for intramuscular use* (2021), https://www.fda.gov/media/151707/ download

110. U.S. Food and Drug Administration, *Fact Sheet for Healthcare Providers Administering Vaccine (Vaccination Providers) Emergency Use Authorization (EUA) of the Moderna COVID-19 Vaccine to Prevent Coronavirus Disease 2019 (COVID-19)* (27 août 2021), https://www.fda.gov/media/144637/ download
111. Lauritsen, *The AIDS War*
112. ABC News, Anthony Fauci Interview, vidéo YouTube, 00:01-00:09, 1988, https://youtu.be/ fKWwEkBZjhM
113. Lauritsen, *op. cit.*, p. 78
114. Engelbrecht *et al.*, *op. cit.*, p. 151
115. *Ibid.*
116. Lauritsen, *The AIDS War*, *op. cit.*, p. 77
117. Marlene Cimons, « AZT Found to Delay AIDS in Those Free of Symptoms », *Los Angeles Times*, 18 août 1989, https://www.latimes.com/archives/la-xpm-1989-08-18-mn-561-story.html
118. *Ibid.*
119. Philip J. Hilts, « Drug Said to Help AIDS Cases With Virus but No Symptoms », *NYT* (18 août 1989), https://www.nytimes.com/1989/08/18/us/drug-said-to-help-aids-cases-with-virus-but-no-symptoms. html
120. Celia Farber, »AIDS and the AZT Scandal : Spin's 1989 Feature, 'Sins of Omission' », *SPIN*, 5 oct. 2015, 15h47, https://www.spin.com/featured/aids-and-the-azt-scandal-spin-1989-feature-sins-of- omission/
121. Entretien de RFK Jr. avec Celia Farber, 10 septembre 2021
122. Engelbrecht *et al.*, *op. cit.*, p. 142, p. 153
123. Lauritsen, *Poison by Prescription*, p. 114
124. HIV & AIDS : Fauci's First Fraud Documentary, vidéo YouTube, 6 sept. 2020 (1:30:48), https:// youtu.be/YVjcq3m3JNo. *John Lauritsen, dans une interview enregistrée, discute de son estimation selon laquelle un tiers de million d'hommes gays ont été tués par empoisonnement à l'AZT. Il note qu'« ici, il faut deviner », car il a suivi de près les chiffres du CDC pendant des années, mais à un moment donné le CDC a cessé de communiquer des chiffres pour « certaines choses ».
125. NIH Office of Technology Transfer, « Videx® Expanding Possibilities : A Case Study » (septembre 2003), https://www.ott.nih.gov/sites/default/files/documents/pdfs/VidexCS.pdf
126. I-base, FDA safety announcement about ddI and non-cirrhotic portal hypertension (2 avril 2010). https://i-base.info/htb/10215
127. Mira Hleyhel *et al.*, « Risk of cancer in children exposed to antiretroviral nucleoside analogues in utero : The french experience », *Environ Mol Mutagen* (2019), https://doi.org/10.1002/em.22162
128. Philip J. Hilts, « With Record Speed, F.D.A. Approves a New AIDS Drug », *New York Times*, 15 mars 1996, https://www.nytimes.com/1996/03/15/us/with-record-speed-fda-approves-a-new-aids-drug. html
129. Anthony S. Fauci, « Ending the HIV/AIDS Pandemic : Follow the Science », vidéo YouTube, 21 mars 2016, https://www.youtube.com/watch?v=HMSB-tuCWk_M
130. Engelbrecht *et al.*, *op. cit.*, p. 128

131. Laura Wood, « HIV Drugs Market Worth $30.5 Billion in 2020 due to the Increase in Demand of HIV Drugs for the Treatment of COVID-19 Patients - ResearchAndMarkets.com », *Business Wire*, 5 mai 2020, https://www.businesswire.com/news/home/20200505005791/en/HIV-Drugs-Market-Worth- 30.5-Billion-in-2020-due-to-the-Increase-in-Demand-of-HIV-Drugs-for-the-Treatment-of-COVID- 19-Patients---ResearchAndMarkets.com

132. Terry Michaels, *Down the Rabbit Hole : How US Medical Bureaucrats, Pharma Crony Capitalists, and Science Literate Journalists Created and Sustain the HIV-AIDS Fraud* (manuscrit non publié), p. 7

133. *Ibid.*

134. HIV & AIDS : Fauci's First Fraud Documentary, vidéo YouTube, 6 sept. 2020 (40 :03), https://youtu. be/YVjcq3m3JNo

CHAPITRE 5

VIH ET HÉRÉSIE

« Un homme qui vit en dehors du cercle d'illusions emprisonnant la plupart des gens a une question à poser à tous ceux qu'il rencontre, généralement intérieurement : 'Seriez-vous prêt à sortir de vous-même, ne serait-ce qu'une fraction de seconde, pour entendre quelque chose que vous n'avez jamais entendu auparavant ?'. Ceux qui apprennent à entendre entreront dans un monde nouveau. »

Khalil Gibran

J'ai longuement hésité à inclure ce chapitre, car toute remise en question du dogme selon lequel le VIH est la seule cause du SIDA reste une hérésie impardonnable – voire dangereuse – en ce bas monde aux mains de notre cher cartel médical et de ses alliés médiatiques. D'un autre côté, un livre sur Tony Fauci serait incomplet s'il n'abordait pas la controverse scientifique non résolue – et fascinante – sur ce qu'il qualifie de sa « plus grande réalisation » et « l'œuvre de sa vie ».

D'emblée, je tiens à préciser que je ne prends pas position sur le lien entre le VIH et le SIDA. J'inclus cette histoire parce qu'elle fournit une étude de cas instructive. Elle illustre comment, quelque 400 ans après Galilée, la politique et le pouvoir continuent de dicter le « consensus scientifique » plutôt que l'empirisme, la pensée critique ou les étapes établies de la méthode scientifique. C'est une menace pour la démocratie et la santé publique que, dans les déclarations officielles, une sorte de foi religieuse remplace l'observation méthodique, les preuves rigoureuses et les résultats reproductibles comme source de « vérité » dans le domaine médical.

Si le consensus peut être un objectif politique louable, il est l'ennemi de la science et de la vérité. L'expression « science établie » est un oxymore. L'admonestation selon laquelle nous devrions « faire confiance aux experts » est un trope de l'autoritarisme. La science est perturbatrice, irrévérencieuse, dynamique, rebelle et démocratique. Le consensus et les appels à l'autorité (qu'il s'agisse du CDC, de l'OMS, de Bill Gates, d'Anthony Fauci ou du Vatican) sont des caractéristiques de la religion, pas de la science. La science est un tumulte. La vérité empirique naît généralement des sols labourés, agités et retournés du débat. Le doute, le scepticisme, la remise en question et la dissidence sont ses engrais. Chaque grande avancée scientifique de l'histoire, chaque idée révolutionnaire, de l'évolution à l'héliocentrisme en passant par la relativité, a d'abord été tournée en ridicule par les pontes du « consensus scientifique ». Comme l'a fait remarquer le Dr Michael Crichton, romancier et médecin :

> Le consensus est l'affaire de la politique. La science, au contraire, n'a besoin que d'un seul chercheur qui trouve la vérité, ce qui signifie qu'il a des résultats vérifiables par rapport au monde réel. En science, le consensus n'a aucune importance. Les plus grands scientifiques de l'histoire sont grands précisément parce qu'ils ont rompu avec le consensus. La science consensuelle n'existe pas. Si c'est un consensus, ce n'est pas de la science. Si c'est de la science, ce n'est pas du consensus. Point.[1]

Plus précisément, l'hypothèse initiale à propos du SIDA illustre comment des intérêts particuliers (en l'occurrence, le Dr Anthony Fauci), en utilisant l'argent, le pouvoir, leur fonction et leur influence, peuvent obtenir un consensus sur des théories bancales et supprimer impitoyablement toute dissidence.

Les nombreux et sérieux détracteurs du principal canon du Dr Fauci fournissent beaucoup d'autres explications plausibles mais très divergentes à l'orthodoxie officielle, selon laquelle le VIH est l'unique cause du SIDA. En revanche, il y a un point sur lequel ils s'accordent tous : au cours des 36 années qui se sont écoulées depuis que le Dr Fauci et son collègue, le Dr Robert Gallo, ont affirmé pour la première fois que le VIH est l'unique cause du SIDA, personne n'a été en mesure de citer une étude qui démontre leur hypothèse à l'aide de preuves scientifiques reconnues. Le fait que le Dr Fauci ait obstinément refusé de présenter une base scientifique convaincante au soutien de sa thèse, ou de débattre du sujet avec des personnes qualifiées, y compris les nombreux lauréats du prix Nobel ayant exprimé leur scepticisme, rend encore plus capital de donner de l'air et de la lumière aux voix dissidentes.

Aujourd'hui encore, l'incohérence, les lacunes dans les connaissances, les contradictions et l'inconsistance continuent d'entacher le dogme officiel. Le chœur exigeant à l'unisson une adhésion aveugle à ce dernier a noyé les vives controverses publiques des années précédentes, et a ignoré la demande de preuves scientifiques. Un média national obséquieux avait consacré l'orthodoxie et conféré à Anthony Fauci une infaillibilité autrefois réservée aux papes. Dans le numéro du 28 février 1994 du *New York Native*, Neenyah Ostrom avait écrit un éditorial intitulé « La canonisation d'Anthony Fauci » : « Anthony Fauci, l'homme qui a malmené et mal orienté la recherche américaine sur le SIDA au point que 13 ans après le début de l'épidémie on n'a aucune idée claire de sa pathogénèse ni aucun traitement efficace, a récemment été élevé à la quasi-sainteté par le *New York Times*, une fois de plus. »[2,3]

Au lieu de se contenter de répondre aux questions de bon sens de ses détracteurs, le Dr Fauci a cultivé une théologie qui fait de toute remise en question de son orthodoxie une hérésie irresponsable, mal informée et dangereuse. Pourtant, il est évident que la démocratie américaine se nourrit de la libre circulation de l'information et abhorre la censure. À cet égard, la capacité extraordinaire du Dr Fauci à réduire impitoyablement au silence, à censurer, à ridiculiser, à définancer et à ruiner des dissidents de poids a plus à voir avec l'Inquisition espagnole ou les systèmes totalitaires soviétiques et autres. Aujourd'hui, « le premier amendement ne s'applique tout simplement pas à Tony Fauci », remarque Charles Ortleb. « Tout scientifique qui conteste sa cosmologie officielle ou l'un des canons qui promeuvent l'orthodoxie selon laquelle le VIH est la seule et unique cause du SIDA peut faire une croix sur sa carrière et la subsistance qu'il tire de la science. »

Enfin, nombre des tactiques utilisées par le Dr Fauci pour esquiver le débat (éblouir et embobiner la presse pour qu'elle ignore les enquêtes légitimes sur le credo, et affaiblir, *gaslighter*, punir, intimider, marginaliser, vilipender et museler les voix dissidentes) sont devenues ses principales armes pour mettre en échec le scepticisme sur sa mauvaise gestion des pandémies ultérieures, y compris la COVID. Ainsi, sans tenter de tirer des conclusions sur les controverses sous-jacentes au VIH/SIDA, il est utile de passer en revue les méthodes que le Dr Fauci a peaufinées dans sa lutte pour la survie afin de construire et consolider une théologie « scientifique ».

L'idée selon laquelle le VIH pourrait ne pas être la seule cause du SIDA a trouvé son champion en la personne du Dr Peter Duesberg, qui a proposé en la matière la thèse la plus convaincante, ayant fait le plus de bruit et ayant eu le plus de portée. En 1987, il jouissait de la réputation de rétrovirologue le plus accompli et le plus pointu du monde. Plus précisément, le Dr Duesberg accuse le Dr Fauci de commettre un meurtre de masse avec l'AZT – concoction chimique mortelle qui, selon lui, provoque (et ne guérit jamais) l'immunosuppression généralisée que nous appelons aujourd'hui « SIDA ». Toutefois, la critique de Duesberg va plus loin que sa condamnation de l'AZT. Il soutient que le VIH ne cause pas le SIDA mais qu'il est simplement un « passager clandestin » commun aux populations à haut risque souffrant d'une immunodépression due à des expositions environnementales. Si le VIH est sexuellement transmissible, le SIDA, lui, ne l'est pas. On se souvient que Duesberg avait proposé de s'injecter du sang contaminé par le VIH « à condition qu'il ne provienne pas du laboratoire de Gallo »[4]. Pour les néophytes, Duesberg souligne que le VIH est présent chez des millions d'individus en bonne santé qui ne développent jamais le SIDA. Inversement, il y a des milliers de cas connus de SIDA chez des personnes qui ne sont manifestement pas infectées par le VIH. Or, le Dr Fauci n'a jamais été capable d'expliquer ces phénomènes, qui sont incompatibles avec la pathogenèse de n'importe quelle autre maladie infectieuse.

De nombreux autres scientifiques éminents et éclairés ont proposé une série d'hypothèses bien établies pour expliquer ces faiblesses déconcertantes dans l'orthodoxie du VIH. Si la plupart de ces autres conjectures admettent que le VIH joue un rôle dans l'apparition du SIDA, elles soutiennent néanmoins qu'il doit y avoir d'autres cofacteurs – terme que le Dr Fauci et une poignée de ses irréductibles IP nient obstinément.

Avant d'expliquer sa propre théorie sur l'étiologie du SIDA, Duesberg a méthodiquement pointé les failles logiques dans l'hypothèse VIH/SIDA du Dr Fauci, dans un article révolutionnaire paru en 1987 dans *Cancer Research*[5]. Le Dr Fauci n'a jamais répondu aux questions de bon sens de Duesberg.

Dans son livre sorti peu de temps après, *Inventing the AIDS Virus*, Duesberg, en 724 pages passionnantes, a disséqué les faiblesses de l'hypothèse, et a développé sa propre explication de l'étiologie du SIDA[6].

Pour ceux qui croient que le VIH est la seule cause du SIDA, les critiques du Dr Duesberg semblent si farfelues qu'elles compromettent automatiquement quiconque les considère un tant soit peu. Aussi, il est révélateur de voir à quel point ses arguments ont de l'emprise sur les scientifiques les plus sages et les plus brillants de la planète, y compris de nombreux lauréats du prix Nobel, notamment Luc Montagnier, le premier à avoir isolé le VIH. Jusqu'à présent, si le Dr Fauci a réussi à étouffer la thèse de Duesberg, il n'a pas réussi à y répondre ou à la réfuter.

Je répète que je ne prends pas parti dans cette controverse. Il me semble indéniable que les dissidents ont soulevé des questions légitimes qui devraient être étudiées, débattues et explorées. Je crois que les responsables de la santé publique ont le devoir de répondre à ce genre de questions, et j'aimerais entendre des arguments dans le cadre d'un débat passionné. La campagne de censure agressive menée par le Dr Fauci, ainsi que son refus de débattre, éveillent ma suspicion et mon ire. Cela me rappelle l'observation de George R. R. Martin selon laquelle les pouvoirs en place retirent leur langue aux hommes non pour les empêcher de dire des mensonges, mais pour les empêcher de dire la vérité.

Si l'une ou l'autre des révélations du Dr Duesberg est vraie, alors son histoire est de la plus haute importance aujourd'hui. En effet, l'ablation symbolique de sa langue illustre la capacité du cartel pharmaceutique, de concert avec des technocrates corrompus, à exagérer et à exploiter les paniques virales, à imposer des remèdes toxiques et dangereux à une population crédule, et à promouvoir des programmes intéressés (même ceux dont les résultats sont dramatiques) avec la complicité de médias complaisants et scientifiquement incultes. Duesberg et d'autres accusent le Dr Fauci d'avoir transformé la peur des gens en profits de plusieurs milliards de dollars pour ses partenaires pharmaceutiques, tout en étendant ses propres pouvoirs et son contrôle autoritaire, en étouffant le débat et la dissidence. Les politiques qui en ont résulté, disent-ils, ont été désastreuses pour l'économie mondiale et la santé publique, et ont considérablement augmenté le lot de souffrances humaines.

La première fois que quelqu'un – le Dr Tom Cowan, un médecin du nord de la Californie – m'a suggéré que le VIH n'était pas la seule cause du SIDA, j'ai trouvé ça ridicule. J'avais vu de nombreux amis séropositifs mourir du SIDA dans les années 1980 et 1990. Je connaissais personnellement deux des célébrités – Arthur Ashe et Rudolf Nureyev – dont les décès précurseurs dus au « SIDA » avaient choqué la terre entière à l'aube de l'épidémie. Enfin, il semblait évident que le VIH était le coupable. Je n'avais aucune idée que cette supposition était controversée. Depuis, j'ai appris que beaucoup de virologues doutent discrètement de la théorie selon laquelle le VIH est l'unique cause du SIDA.

Pour comprendre le scepticisme de bon nombre des plus grands esprits scientifiques contemporains, il faut replonger dans l'histoire et descendre un instant dans un terrier très profond. Ce voyage permet de lever le voile sur une culture du NIH scandaleusement corrompue, caractérisée par des travers que la plupart des Américains associent à la politique, non à la science : ambition féroce, duplicité et faillite morale.

En juillet 1981, les CDC signalaient une flambée inouïe de problèmes de santé liés à une déficience immunitaire dans un groupe d'hommes homosexuels aux mœurs très légères, à Los Angeles, New York et San Francisco. Dans un article paru dans *Science* en mai 1983, le virologue français Luc Montagnier, de l'Institut Pasteur, identifiait pour la première fois un rétrovirus qui allait plus tard être baptisé VIH[7]. Après avoir entendu une conférence de Montagnier, le Dr Robert Gallo, chercheur ambitieux et fanfaron du National Cancer Institute (NCI), homme d'affaire et homophobe, a persuadé le Français de lui envoyer un échantillon du rétrovirus nouvellement découvert, en lui promettant d'user de son influence considérable auprès de la revue *Science* pour faire publier ses travaux dans les plus brefs délais. Au lieu de ça, le Dr Gallo a retardé la publication pour se donner le temps de voler et de cultiver le virus de Montagnier. Avec l'aide d'autres fonctionnaires du HHS, Gallo a ensuite revendiqué le virus subtilisé à Montagnier comme étant sa propre découverte. Pour cacher son larcin, il a recouru à des manœuvres complexes et à une série de subterfuges astucieux et rusés. Dans son livre *Science Fictions : A Scientific Mystery, a Massive Cover-up and the Dark Legacy of Robert Gallo*, John Crewdson, journaliste au *Chicago Tribune* et lauréat du prix Pulitzer, documente méticuleusement l'escroquerie éhontée de Gallo, peut-être l'opération la plus audacieuse, la plus scandaleuse et la plus déterminante de l'histoire de la science. Le livre révèle que Gallo était un escroc, qui a construit sa carrière en volant les découvertes d'autres scientifiques et en les faisant passer pour siennes[8].

Les scientifiques qui ont travaillé pour Gallo ont décrit son laboratoire du NIH, où il dirigeait une cinquantaine de scientifiques et disposait d'un budget de 13 millions de dollars, comme un « repaire de voleurs »[9]. L'une des scientifiques de Gallo avait dit à Crewdson : « Il est difficile d'être une personne honnête dans cet endroit. » Elle avait déclaré connaître trois employés qui s'étaient suicidés[10]. Gallo avait confié à un homme de main qu'il aimait engager des étrangers « parce que s'ils ne [faisaient] pas ce qu'il [voulait], il [pouvait] les expulser ». L'ancienne maîtresse de Gallo et employée de laboratoire Flossie Wong-Staal a rapporté que Gallo exprimait si souvent son besoin désespéré de recevoir le prix Nobel et son amertume de s'être vu refuser cet honneur qu'il s'agissait presque d'un « artifice rhétorique »[11].

Il était naturel que Gallo trouve en Tony Fauci un allié puissant et fiable. La « preuve » apportée par Gallo que la cause du SIDA était un virus, et non une exposition à des substances toxiques, a constitué la pierre angulaire de la carrière du Dr Fauci. Cette affirmation a permis à ce dernier de s'emparer du programme SIDA et des flux financiers qui l'accompagnaient au National Cancer Institute (NCI), et de lancer le projet de faire du NIAID le premier empire mondial de la production de médicaments.

Le 23 avril 1984, Gallo réquisitionna sa patronne, Margaret Heckler, secrétaire du HHS, pour donner de la crédibilité et du poids à son annonce spectaculaire. Heckler monta sur scène devant une foule de journalistes internationaux, leur annonçant : « Mesdames et messieurs, pour commencer, la cause probable du SIDA a été trouvée – un variant d'un virus cancéreux humain connu. » Elle ajouta : « Aujourd'hui, nous inscrivons un nouveau miracle au long tableau d'honneur de la médecine et de la science américaines. »[12]

La participation d'Heckler à la conférence de presse de Gallo était une mise en scène capitale, en ce qu'elle conférait la gravité institutionnelle des NIH à une théorie qui n'avait pas été soumise à un examen par les pairs.

Ce n'est que plus tard que le public allait apprendre que le NIH avait permis à Gallo de retarder l'annonce jusqu'à ce qu'il ait personnellement breveté un kit d'anticorps qu'il prétendait capable de détecter le VIH. Il avait développé ce test aux frais du contribuable.

Crewdson a écrit que Gallo avait conspiré avec un fonctionnaire du CDC, James Curran, pour certifier indûment son test comme étant de qualité équivalente à un test bien meilleur développé par Montagnier. Gallo est devenu millionnaire grâce à son innovation et en attisant la crainte du virus présumé mortel. Incidemment, cela a dopé les ventes. Un procès intenté ultérieurement par le gouvernement français au sujet de l'escroquerie de Gallo a finalement contraint ce dernier à renoncer à la moitié de ses gains.

L'annonce prématurée de Gallo a ouvert la voie à une nouvelle stratégie de « science par communiqué de presse ». Elle allait devenir un classique dans l'arsenal de contrôle narratif du Dr Fauci, dont le point culminant a été la pandémie de COVID-19. La revue *Science* n'a publié l'article de Gallo que plus d'une semaine après sa grande conférence de presse télévisée. À l'époque, la tactique de Gallo constituait une grave violation de l'éthique scientifique professionnelle. Cette astuce garantissait que personne ne pourrait examiner ses travaux avant sa proclamation.

Les Drs Gallo et Montagnier, qui avaient consacré leur carrière à l'étude des rétrovirus, étaient tous deux chercheurs en cancérologie. Avant l'apparition du SIDA, les deux hommes s'étaient vainement efforcés de démontrer que les rétrovirus étaient responsables de la leucémie. En 1975, avant même d'avoir publié un article sur le sujet, Gallo avait fait la une de la presse nationale lorsqu'il avait annoncé publiquement sa découverte d'un rétrovirus humain HL-23 qui, selon lui, causait la leucémie[13]. Il avait déclaré à ses collègues qu'il espérait remporter le prix Nobel pour sa découverte du HL-23 dans les cellules leucémiques humaines[14]. Il ne l'a jamais gagné.

Les grands laboratoires du pays s'intéressaient de près au HL-23, mais lorsqu'ils demandaient des échantillons à Gallo, celui-ci ordonnait à ses subordonnés d'endommager les cellules infectées avant de les envoyer, afin de les rendre inutilisables pour d'autres recherches[15]. À l'époque, l'incidence de la leucémie explosait, mais la souplesse éthique de Gallo l'a apparemment prémuni contre les scrupules de retarder délibérément des recherches vitales pendant une pandémie mondiale. D'autres scientifiques avaient dit ne pas parvenir à reproduire l'expérience concluante de Gallo. Par la suite, deux groupes de chercheurs américains ridiculisèrent littéralement la découverte de Gallo – si ce n'est Gallo lui-même – en prouvant que son virus HL-23 était en fait une contamination de laboratoire honteuse, consistant en un mélange de trois virus provenant d'un gibbon, d'un singe laineux et d'un babouin[16]. Plutôt qu'un lauréat du prix Nobel, Gallo devint la risée de tous.

Ne se démontant pas, il déclara qu'un soi-disant virus HTLV, qu'il prétendait également avoir découvert (il avait volé le travail de chercheurs japonais, selon Crewdson), était la cause du SIDA[17]. Perplexe de ne pas pouvoir reproduire les résultats de Gallo, un autre chercheur sur le SIDA, travaillant avec des patients homosexuels, avait demandé à Gallo si la divergence était due au fait qu'il étudiait un groupe à risque différent. « Votre patient était-il un Haïtien ? Un hémophile ? », demanda le scientifique. « C'était un putain de pédé », répondit Gallo[18].

Lorsqu'on lui demandait de répondre aux déclarations de Duesberg sur l'hypothèse du VIH/SIDA, Gallo rejetait souvent les objections de Duesberg au motif que, selon lui, Duesberg était gay et/ou mentalement perturbé (Duesberg est hétéro et sain d'esprit) : « [Duesberg] se pointe aux réunions avec des gars qui ont des blousons en cuir, de drôles de coiffures, enfin vous voyez. C'est pas un peu étrange ? »[19] C'est le genre de diffamations mesquines que Gallo offre généreusement pour défendre son travail, à la place d'arguments.

Cependant, l'incapacité de Gallo à démontrer qu'il pouvait trouver l'HTLV dans le sang d'hommes atteints du SIDA menaçait de briser définitivement ses rêves de Nobel. Or, c'est au plus fort de cette tourmente que Gallo avait appris le succès de Montagnier. Refusant d'être battu par le Français, il avait convaincu le virologue crédule de lui envoyer un échantillon, qu'il avait ensuite cultivé sur un substrat – volé à un autre scientifique, selon Crewdson. Quand il réussit à trouver des traces du virus de Montagnier dans le sang d'homosexuels souffrant d'un effondrement du système immunitaire, Gallo le rebaptisa HTLV et prétendit qu'il s'agissait du même virus qu'il venait de « découvrir »[20]. Les notes de laboratoire de Gallo, obtenues par le *Chicago Tribune*, montrent qu'il a rebaptisé le virus français à plusieurs reprises, apparemment pour brouiller davantage les pistes de son origine.

Au printemps suivant, *Science* publia les quatre articles du laboratoire de Gallo, sur lesquels toute sa réputation de « Superman du SIDA » repose. Le premier article rapportait l'isolement par Gallo d'un soi-disant « nouveau » virus chez des patients atteints du SIDA. (Le laboratoire de Gallo avait apparemment cultivé et rebaptisé le virus français.) D'après le deuxième article, le nouveau virus avait été « isolé sur un total de 48 sujets », résultat qui prouverait largement que le virus était à l'origine de la maladie[21]. Cependant, l'examen des notes de laboratoire de Gallo par le *Chicago Tribune* ne révéla aucune trace de ces 48 isolats[22].

Les gouvernements américain et français se sont pris le bec sur le fait de savoir quel scientifique avait « découvert » le VIH, jusqu'à ce qu'ils s'entendent en 1987 pour parler de « codécouverte ». L'OMS a retardé sa réponse pendant deux ans, alors que Gallo employait une série d'artifices pour faire croire à l'existence de deux virus distincts. En retardant l'annonce des découvertes antérieures du scientifique français, Gallo a repoussé d'environ un an l'introduction d'un test sanguin largement disponible pour le virus du SIDA. Dans cet intervalle de 1983-1984, des milliers de patients hospitalisés et d'hémophiles ont reçu du sang contaminé des banques de sang, et ont été infectés par le VIH, or beaucoup de ceux qui étaient déjà infectés ont involontairement propagé le virus[23,24].

Le comité Nobel a décerné son prix à Montagnier en 2008, snobant ostensiblement Gallo, dont les manquements éthiques notoires étaient alors abondamment documentés. Les affirmations non étayées et la conduite douteuse de Gallo ont donné lieu à deux enquêtes fédérales sur son éthique professionnelle (une du NIH, une autre du Congrès)[25,26]. L'article de 55 000 mots du lauréat du prix Pulitzer John Crewdson, publié dans le *Chicago Tribune* et documentant le vol de Gallo, a dressé un portrait au vitriol de ce dernier : sociopathe et menteur pathologique, qui employait des voleurs patentés pour diriger son laboratoire, une entreprise pirate engagée dans le détournement de l'argent du gouvernement fédéral et le vol des découvertes d'autres scientifiques[27].

Le « *Sturm und Drang* »[a] autour des revendications concurrentes a masqué le fait que les deux chercheurs en cancérologie avaient produit des articles scientifiques qui ne faisaient rien de plus que *suggérer* que leur rétrovirus pouvait causer le SIDA. Montagnier a toujours modéré ses propres affirmations selon lesquelles il était prouvé que le VIH était la seule cause du SIDA, et il a fini par désavouer cette théorie.

Rappelant comment les révélations publiques sur les pirouettes de Bob Gallo pour tenter d'établir un lien entre la leucémie et le VIH avaient presque détruit la carrière de l'acrobate, le Prix Nobel Kary Mullis – qui malheureusement est décédé en août 2019, juste avant la pandémie de COVID-19 – a fait remarquer que « le VIH n'est pas soudainement sorti de la forêt tropicale ou d'Haïti. Il est simplement tombé entre les mains de Bob Gallo à un moment où il avait besoin de relancer sa carrière. »[28] Duesberg déclarera plus tard : « Il a volé les faux diamants à Luc Montagnier. »[29]

a. Littéralement, « tempête et passion » ; l'expression allemande reprend le nom d'une pièce de théâtre de Friedrich Maximilian Klinger. (N.d.T.)

Couler des fondations sur un biais de confirmation

Néanmoins, comme le Dr Fauci, Gallo avait les investigateurs principaux et la presse dans sa poche. Le prestige mythique du NIH avait conféré à la déclaration d'Heckler une autorité quasi-religieuse. L'establishment médical a rapidement embrassé l'hypothèse scientifique de Gallo. Faisant fi du scepticisme traditionnel envers les déclarations du gouvernement, la presse a consacré sa théorie comme une doctrine indiscutable et l'a béatifié comme un saint.

Le journaliste et auteur Mark Gabrish Conlan a dit à propos de la fameuse conférence de presse de Gallo: « La conférence s'est tenue avant la publication de tous les articles de Robert Gallo. Par conséquent, avant que d'autres scientifiques n'aient eu l'occasion de les examiner, de se pencher sur les preuves et de se demander s'il avait raison ou tort. »[30]

L'annonce de Gallo a été une aubaine pour Anthony Fauci. Le fait d'imputer l'épidémie du SIDA à un virus lui a permis de détourner les fonds destinés au SIDA de l'Institut national du cancer vers les coffres pleins à craquer du NIAID.

Le Dr Fauci a ouvert les vannes de l'argent du NIAID pour développer de nouveaux antiviraux contre le VIH. Il a lâché sa meute d'investigateurs principaux avides de subventions pour concocter et tester de nouveaux médicaments capables de tuer le virus. Or, il est remarquable que le Dr Fauci n'ait jamais financé la conduite d'une seule étude visant à déterminer si le VIH était réellement à l'origine du SIDA.

La loi fédérale exige que le comité d'examen des subventions du NIH soit composé de véritables pairs – des scientifiques extérieurs indépendants et connaissant le sujet d'une proposition donnée – afin d'évaluer la demande en fonction de son mérite scientifique. Ignorant ces lois, le Dr Fauci a commencé à placer ses propres investigateurs principaux dans le comité. Ceux qui soutenaient infailliblement son orthodoxie ont vu leurs demandes passer sans encombre le processus d'approbation. À l'inverse, les scientifiques qui exploraient des pistes s'écartant de la doctrine officielle se heurtaient à des obstacles infranchissables. En 1988, un boursier chevronné du NIH, Seymour Grufferman, fit l'expérience de ce nouveau régime pour la première fois. Grufferman, ancien président du comité d'examen du NIH, avait en effet soumis une proposition visant à étudier le phénomène du syndrome de fatigue chronique – sujet délicat, potentiellement menaçant pour la cosmologie dominante, puisque de nombreux détracteurs du Dr Fauci soutiennent que le SFC n'est pas le SIDA. « Je n'avais jamais obtenu de tels résultats auparavant », a déclaré Grufferman à Hillary Johnson, contributeur d'*Osler's Web*. « Mes feuilles de données étaient *EXÉCRABLES*. » Il raconte que lorsqu'il protesta auprès du Dr Fauci, celui-ci se montra « méchant »[31].

Le tsunami de subventions de recherche du Dr Fauci a coulé le béton du biais de confirmation sur l'hypothèse de Gallo. L'armée d'investigateurs principaux du NIAID a accueilli favorablement la nouvelle chasse acharnée aux microbes autour de ce nouveau mystère médical. « Des milliers de docteurs en sciences de la santé en quête de subventions gouvernementales se sont rués pour étudier le virus », raconte l'historien Terry Michael[32]. Les investigateurs principaux du Dr Fauci sont devenus les chiens de garde féroces de l'orthodoxie omniprésente du VIH.

Le lauréat du prix Nobel Kary Mullis connaissait l'effet du financement du NIH en termes de bétonnage du dogme officiel. « Tous les vieux chasseurs de virus de l'Institut national du cancer ont mis une nouvelle plaque sur leur porte et sont devenus des chercheurs sur le SIDA. [Le président américain Ronald Reagan a commencé par injecter environ un milliard de dollars », a fait remarquer Mullis, qui a reçu en 1993 le prix Nobel de chimie pour son invention de la technique de réaction en chaîne par polymérase (PCR).] « Et, soudain, tous ceux qui pouvaient prétendre être des scientifiques médicaux mais qui n'avaient pas eu grand-chose à faire dernièrement ont trouvé un job à plein temps. »[33]

La mort de la science

Selon Mark Gabrish Conlan : « Le département de la Santé et des Services sociaux a décidé que dorénavant seules seraient financées les recherches sur le SIDA postulant que le virus de Robert Gallo en est la cause. Que le Dr Fauci ne financerait pas la recherche sur d'autres hypothèses. Par conséquent, les scientifiques qui auraient pu vouloir critiquer les articles de Gallo ne le pourraient pas, du moins pas avec ce qui est financé par le gouvernement fédéral, c'est-à-dire pratiquement toute la recherche américaine actuelle, à l'heure où nous parlons. »[34]

Pendant 36 ans, Fauci a dirigé toutes les subventions fédérales vers la seule théorie pathogène du SIDA. Le « petit empereur » a fait du NIAID l'agence de référence pour les subventions de recherche en la matière. Il a dépensé sans compter tant que les auteurs de subventions ne s'écartaient pas de la ligne officielle sur sa prétendue cause virale, la seule hypothèse pour laquelle le NIAID accordait un financement. Il a utilisé son énorme influence pour décourager toute recherche sur une hypothèse multifactorielle. Les investigateurs principaux qu'il finançait sont devenus ses commissaires idéologiques. L'agence en pleine expansion est devenue la plate-forme de lancement de sa carrière de bureaucrate médical le plus prospère de l'histoire américaine.

L'un des résultats inévitables de cette recherche « fondée sur un biais de confirmation » a été l'élargissement rapide de la définition du « SIDA ». Le bataillon de scientifiques du Dr Fauci a mis en œuvre un vaste programme de dépistage du VIH basé sur l'utilisation sans discernement des tests PCR, capables d'amplifier des milliards de fois de minuscules brins de débris génétiques morts depuis longtemps. Or, les tests PCR ne permettaient pas d'identifier une infection active par le VIH. Mullis, qui les a inventés, a souligné que la PCR était capable de détecter des traces du VIH dans de larges pans de la population qui n'étaient absolument pas menacés par ce dernier et qui n'avaient aucun virus vivant dans l'organisme. Les chercheurs ont naturellement trouvé des débris d'ADN du VIH inoffensifs chez des personnes atteintes d'une constellation d'autres maladies. Toutes ces affections sans rapport entre elles ont rapidement été intégrées à la définition générale du SIDA. Soudain, les personnes atteintes de candida ou de sarcome de Kaposi et dont le test PCR était positif avaient le SIDA. En revanche, ces mêmes personnes avec un PCR négatif avaient le sarcome de Kaposi ou le candida. Sous cette rubrique, la définition du SIDA s'est rapidement métamorphosée pour englober une galaxie d'une trentaine de maladies distinctes bien connues, dont le sarcome de Kaposi (KS), la maladie d'Hodgkin, le zona, la pneumonie pneumocystique (PPC), le lymphome de Burkitt, l'isosporiose, la septicémie par salmonelles et la tuberculose, qui toutes surviennent également chez des personnes non infectées par le VIH[35,36].

« La plupart des gens considèrent comme blasphématoire le fait de souligner que le SIDA est un syndrome et non une maladie »[37], explique Paul Philpott, rédacteur en chef de *Rethinking AIDS*. « Il s'agit d'un ensemble de maladies, et ces maladies sont appelées SIDA si elles surviennent chez un patient dont le médecin a conclu, d'une manière ou d'une autre, qu'il était séropositif. »[38] « Toutes les maladies de la catégorie appelée SIDA surviennent chez des personnes séronégatives. Aucune d'entre elles n'est propre aux personnes séropositives. Or, toutes ont des causes et des traitements bien connus ; elles n'ont aucun lien avec le VIH. Ainsi, toutes les maladies, lorsqu'elles surviennent chez une personne séronégative, sont appelées par leur ancien nom ; mais lorsqu'elles surviennent chez une personne séropositive, elles sont appelées SIDA. »[39]

Entre les mains des IP opportunistes du Dr Fauci, le SIDA est devenu un mal informe, sujet à des définitions changeant sans cesse, englobant une multitude d'anciennes maladies chez les hôtes séropositifs.

Interrogé sur la définition du SIDA dans un documentaire de 2009, Fauci avait déclaré : « Lorsque votre taux de CD4 tombe en dessous d'un certain seuil arbitraire, vous avez par définition le SIDA. »[40] Mais alors, comment expliquer les nombreuses personnes qui ont un faible taux de CD4 et qui ne sont pas séropositives ?

Comme on pouvait s'y attendre, la croissance de la pandémie de SIDA a été explosive. Grâce à la PCR et au diagnostic élargi, l'OMS estime que le VIH a infecté 78 millions de personnes et causé 39 millions de décès. Aujourd'hui, 35 millions de personnes vivent avec le VIH, avec plus de deux millions de nouvelles infections chaque année[41,42].

Ce système laxiste de diagnostic et les incitations financières pour trouver le SIDA partout ont garanti la richesse des institutions et des individus qui ont participé à la ruée vers l'or du Dr Fauci. Les multinationales pharmaceutiques, comme GlaxoSmithKline, qui réalisent d'énormes profits en commercialisant des antiviraux pour tuer le VIH, n'avaient guère intérêt à remettre en cause l'orthodoxie du Dr Fauci.

Le SIDA en Afrique : une manne

Grâce aux subventions de Tony Fauci, des chercheurs intrépides ont rapidement découvert que la contagion avait atteint l'Afrique et infecté jusqu'à 25 millions d'autochtones, sans que personne n'y prête attention. Les chercheurs, extrapolant à partir de petites cohortes dont les résultats PCR étaient positifs, ont utilisé des modèles statistiques obscurs pour déclarer que le VIH avait infecté près de la moitié de la population adulte dans certains pays – et prévoyait un dépeuplement généralisé du continent africain. Or, aucun des dépeuplements prédits à grand fracas ne s'est jamais produit, et la plupart des Africains infectés par le VIH ne présentaient aucun signe de maladie. Chez ceux qui étaient malades, les symptômes ressemblaient beaucoup aux maladies que les médecins avaient précédemment diagnostiquées comme étant le paludisme, la pneumonie, la malnutrition, la lèpre, la bilharziose, l'anémie, la tuberculose, la dysenterie ou l'infection par un sinistre cortège d'agents pathogènes et de parasites bien connus des médecins en Afrique.

Les tests de détection des anticorps du VIH étant trop coûteux pour être utilisés à grande échelle en Afrique, l'Organisation mondiale de la santé utilise depuis 1985 la « définition de Bangui »[43,44] pour diagnostiquer le SIDA, sur la base des symptômes cliniques. L'enthousiasme de l'OMS à l'égard de cette définition vague et globale est peut-être la preuve de ce qui est vite apparu, à savoir que le fléau du SIDA a, comme aucune autre crise ne l'a fait, dénoué les cordons de la bourse pour un continent africain éprouvé.

Par conséquent, le tableau statistique du SIDA en Afrique est une projection sommaire fondée sur des estimations très approximatives générées par un ordinateur de l'Organisation mondiale de la santé (OMS), sur la base d'un ensemble de données à prendre avec maintes précautions, d'hypothèses douteuses et d'exagérations grotesques. L'incertitude prévaut, même dans les cas extrêmement rares où des médecins ont effectivement effectué des tests de dépistage du VIH sur des Africains ; en Afrique, de nombreuses maladies endémiques comme le paludisme, la tuberculose, la grippe et les simples fièvres déclenchent des faux positifs. Duesberg et de nombreux autres critiques ont accusé le Dr Fauci et une industrie pharmaceutique opportuniste de prendre ce long inventaire d'affections anciennes et de les refondre en SIDA.

Il est indéniable que le SIDA africain est une maladie totalement différente du SIDA occidental. Alors que dans les pays occidentaux le SIDA est resté une maladie de toxicomanes et d'homosexuels (les femmes ne représentant que 19 % des cas de SIDA aux États-Unis et en Europe), en Afrique 59 % des cas concernent des femmes, 85 % des cas concernant des hétérosexuels, et les 15 % restants concernant des enfants. Or, personne n'a jamais expliqué comment une maladie largement confinée aux homosexuels masculins en Occident peut être une maladie hétérosexuelle féminine en Afrique.

« Le SIDA en Afrique ne ressemble en rien au SIDA en Amérique du Nord ou en Europe », m'a fait remarquer Duesberg. « Les Africains étaient rarement dépistés avec des tests PCR coûteux, si bien que chaque décès inexpliqué devenait un cas de 'SIDA'. »

Les symptômes cliniques du SIDA africain sont une forte fièvre, une toux persistante, des selles molles pendant 30 jours et une perte de poids de 10 % sur une période de deux mois. Selon cette définition, un grand nombre de touristes occidentaux ont le SIDA pendant leur séjour en Afrique. Le remède simple consiste à prendre l'avion pour New York, où aucun médecin ne songerait à poser un diagnostic de SIDA sur la base de cette seule symptomatologie.

Après 1993, l'OMS a ajouté la tuberculose à la définition. Duesberg m'a dit : « C'est devenu une définition fourre-tout appliquée à toute personne malade dont le diagnostic est incertain. » « En Afrique, en raison de motivations financières impérieuses, le SIDA est presque toujours un diagnostic présomptif, appliqué sans aucune réaction 'positive' aux tests du VIH », m'a expliqué la journaliste scientifique Celia Farber. « Les grandes entreprises pharmaceutiques, les chercheurs, les cliniques, les agences sanitaires internationales (à commencer par l'OMS) et les gouvernements locaux conspirent pour maintenir cette définition clinique étonnamment large et générique du SIDA en Afrique », a-t-elle poursuivi. « Dès le début, c'était un signal pour obtenir des financements. Ils sont tous de mèche, car ils s'entraident en écrémant les flux de financement internationaux inouïs qui affluent vers l'Afrique pour la lutte contre le SIDA. »

« Le SIDA est un énorme business, peut-être le plus gros en Afrique », déclarait James Shikwati dans une interview accordée en 2005 à *Der Spiegel*. Shikwati est le fondateur de l'Inter Region Economic Network, une organisation de développement économique située à Nairobi (Kenya). « Rien d'autre ne pousse plus les gens à débourser de l'argent que des chiffres choquants sur le SIDA. Le SIDA est une maladie politique ici : nous devrions être très sceptiques. »[45]

L'ancien directeur épidémiologique de l'OMS, le professeur James Chin, dans son livre *The AIDS Pandemic : The Collision of Epidemiology and Political Correctness* (2006), admet sans ambiguïté que les chiffres des cas de SIDA dans les pays en développement ont été massivement manipulés afin de maintenir le flux de milliards de dollars[46].

Le Dr Rebecca Culshaw, ancienne chercheuse sur le VIH et professeur de biologie mathématique et de dynamique des populations à l'université du Texas, à Tyler, admet que « le paradoxe de la façon dont une maladie peut provoquer des épidémiologies et des progressions symptomatiques si différentes dans le Premier Monde et le Tiers Monde »[47] a été l'un des problèmes insolubles à avoir initialement semé la désillusion vis-à-vis de l'orthodoxie du VIH/SIDA : « L'épidémie africaine ne ressemble étrangement en rien à l'épidémie américaine et européenne, or un examen plus approfondi révèle qu'il est probable que cette épidémie africaine ait été inventée de toutes pièces. »[48]

Les questions relatives à la symptomatologie très variable de cette mystérieuse maladie ne font que s'amplifier quand on sait que l'OMS maintient 12 descriptions différentes du SIDA, en fonction des frontières nationales. En 2003, la militante du SIDA Christine Maggiore a déclaré aux documentaristes :

> En 1993, dans ce pays, nous avons adopté une définition qui a conduit au doublement du nombre de cas de SIDA du jour au lendemain. Cela s'explique en partie par le fait que, pour la première fois, nous avons commencé à compter comme victimes du SIDA des personnes qui n'étaient pas malades et qui ne présentaient aucun symptôme. Elles avaient seulement un faible taux de lymphocytes T. Or, les cellules T sont quelque chose qui peut fluctuer de 100 % dans une journée donnée. Donc, sur la base d'un faible taux de lymphocytes T cette année-là, le nombre de cas de SIDA a doublé du jour au lendemain. Ainsi, avec cette définition, il y a eu 182 000 Américains qui n'ont pas été diagnostiqués comme malades du SIDA, qui n'auraient pas le SIDA s'ils déménageaient au Canada. Parce qu'au Canada ils ne considèrent pas le niveau de cellules T comme un critère de diagnostic du SIDA.[49]

De nombreux malades du SIDA américains peuvent « guérir » en traversant la frontière avec le Canada. Aucune autre maladie ne dépend autant de cette forme de nationalisme.

Corrélation n'est pas causalité

En mai 1984, un mois après sa conférence de presse mémorable, Robert Gallo publiait enfin dans *Science* son article dans lequel il affirmait avoir « découvert » le virus du VIH[50]. En outre, il y détaillait les raisons pour lesquelles il avait établi un lien entre le VIH et la maladie du SIDA, en indiquant qu'il avait trouvé des preuves de la présence du virus chez plusieurs homosexuels. Gallo faisait état d'une « détection et d'un isolement fréquents » du [VIH] chez des patients atteints du SIDA ou risquant de l'être[51]. Les scientifiques furent choqués d'apprendre pour la première fois que Gallo n'avait trouvé de faibles traces de VIH que chez 26 des 72 patients atteints du SIDA dont il avait analysé le sang. Cette faible conclusion était la seule base sur laquelle Gallo s'appuyait pour affirmer que le VIH pouvait *causer* le SIDA. Il est évident que la corrélation ne prouve pas la causalité. De nombreux autres virus, dont l'herpès simplex, les cytomégalovirus et toute une série de virus virulents de l'herpès, ont été trouvés à une fréquence bien plus élevée chez les patients atteints du SIDA, et Gallo aurait tout autant pu les imputer au SIDA.

Un an plus tôt, le Dr Luc Montagnier n'avait lui aussi fait que suggérer – dans son article paru en mai 1983 dans *Science* – que le virus qu'il revendiquait « [pouvait] être *impliqué* dans plusieurs syndromes pathologiques, *dont* le SIDA »[52]. Montagnier, brillant scientifique connu pour son intégrité, avait trouvé des preuves de la présence du VIH dans les ganglions lymphatiques de 72 % des 44 patients atteints du SIDA qu'il avait testés. Montagnier a toujours hésité à affirmer que cette faible corrélation était une preuve. Dès 1992, il déclarait dans *Nature* que « le VIH est une cause nécessaire mais pas, sans le cofacteur, une cause suffisante du SIDA »[53]. Comme nous le verrons, les déclarations ultérieures de Montagnier indiquent que ses doutes sur le rôle du VIH dans l'étiologie du SIDA ont continué de grandir par la suite[54]. Basés sur les frêles éléments scientifiques de Gallo et Montagnier, ces articles séminaux ont introduit l'idée qu'un seul et sournois virus était à l'origine de la pandémie de SIDA.

Depuis, le Dr Fauci a régulièrement affirmé qu'il a été « définitivement prouvé par Bob Gallo, ici, lorsqu'il était au NIH, que le VIH est la cause du SIDA »[55]. Mais les critiques affirment que les preuves contenues dans l'article de Gallo sont bien trop faméliques pour soutenir l'assertion du Dr Fauci. Ni Gallo ni le Dr Fauci n'ont jamais démontré, à l'aide d'une preuve scientifique conventionnelle, que le virus VIH seul cause réellement le SIDA. Plutôt que de permettre à son hypothèse du VIH de triompher sur le marché des idées, le Dr Fauci a envoyé des signaux clairs à la presse américaine, indiquant que le débat sur cette théorie ne pouvait plus être toléré. En septembre 1989, le Dr Fauci a adressé une menace furieuse aux journalistes qui osaient donner une tribune à Peter Duesberg. Il a terminé par cet avertissement : « Et ils devraient se rendre compte que c'est la communauté scientifique qui juge leur rigueur. Les journalistes qui ont commis trop d'erreurs ou qui sont négligents vont se rendre compte que leur accès aux scientifiques peut diminuer. »[56]

Le Dr Fauci et son exploitation de tests peu fiables pour dépeindre le SIDA comme une peste virale généralisée

Pour diagnostiquer le SIDA, au lieu de recourir aux méthodes traditionnelles basées sur les symptômes, le Dr Fauci a encouragé les médecins à effectuer des tests sanguins sur des individus sains et non sains. Étant donné qu'aucun des tests disponibles n'était très précis, le Dr Fauci a dû vite comprendre que sa confiance dans les seuls tests sanguins était susceptible de donner des résultats très douteux, susceptibles de surestimer de façon spectaculaire la propagation du VIH[57].

Au cours de la décennie qui a précédé la crise du SIDA, une vague de nouvelles technologies, notamment la PCR et les microscopes électroniques super puissants, a ouvert aux scientifiques des fenêtres sur de nouveaux mondes grouillants contenant des millions d'espèces de virus jusque-là inconnus. La génétique moléculaire a non seulement révolutionné la science biologique, mais elle a également rendu cette science fabuleusement rentable. L'attrait de la gloire et de la fortune a déclenché une révolution chaotique dans le domaine de la virologie, alors que de jeunes docteurs ambitieux s'efforçaient d'incriminer les microbes nouvellement découverts comme étant la cause de tumeurs malignes bien connues. L'établissement de tels liens était en effet synonyme de rentabilité pour les jeunes biologistes entreprenants et les sociétés pharmaceutiques. Sous cette nouvelle rubrique, chaque percée théorique, chaque découverte devenait potentiellement la base d'une nouvelle génération de médicaments. L'opportunité de capitaliser sur le transfert d'informations a transformé les chercheurs en entrepreneurs et leurs découvertes en « inventions ». La science est devenue un gigantesque business.

Tous ces nouveaux équipements ont rendu la science coûteuse, trop coûteuse pour être pratiquée sans le soutien financier des grandes entreprises pharmaceutiques et du gouvernement. Les chercheurs dépendaient de plus en plus de Tony Fauci et des fabricants de médicaments pour équiper et financer leurs laboratoires. Le financement à long terme est devenu la première exigence de toute nouvelle recherche. Le chercheur obtenait son financement, en échange de quoi le Dr Fauci et la société pharmaceutique obtenaient les droits de propriété sur les nouvelles découvertes. Les intérêts personnels du chercheur, de l'institut de recherche et de la société de biotechnologie convergeaient.

La finance a dicté l'orientation de la recherche et a trop souvent faussé ses conclusions. Des bataillons de scientifiques fraîchement sortis des écoles supérieures ont rejoint la ruée vers l'or, tandis que le Dr Fauci et les grandes entreprises pharmaceutiques ont embrigadé de jeunes docteurs pour rechercher de nouveaux virus dans les tissus malades des patients.

Il était souvent difficile de savoir si les nouveaux virus qu'ils y découvraient étaient réellement à l'origine des maladies, si les minuscules microbes étaient des passagers clandestins colonisant des tissus en décomposition, ou s'ils étaient tout simplement des spectateurs innocents. Jim Watson, d'Harvard, qui a remporté le prix Nobel en 1962 pour avoir découvert la structure moléculaire de l'ADN, craignait que la mentalité « ruée vers l'or » ne « fasse fuir les personnes sensées et ne laisse le champ libre qu'à une bande de charlatans et d'imbéciles. »[58] En 2001, alarmés par le déclin fulgurant de la discipline scientifique, 14 virologues renommés de la « vieille garde » ont publié dans *Science* un appel à la jeune génération de chercheurs focalisés sur la haute technologie. Les tempes grises mettaient en garde les scientifiques en culotte courte contre le fait d'accuser un microbe sur la base d'une corrélation avant d'avoir compris comment un virus nouvellement découvert cause réellement la maladie :

> Les méthodes modernes comme la PCR, qui permettent de multiplier et de détecter de petites séquences génétiques, sont merveilleuses [mais elles] ne disent rien ou presque sur la façon dont un virus se multiplie, sur les animaux qui le transportent, sur la façon dont il rend les gens malades. C'est comme essayer de dire si quelqu'un a mauvaise haleine en regardant ses empreintes digitales.[59]

En outre, les preuves liant des virus spécifiques à des maladies probables étaient souvent subjectives et non reproductibles. Au demeurant, les tests spécifiques utilisés par les chercheurs pour détecter le VIH présentaient leurs propres faiblesses.

Les outils de diagnostic les plus utilisés par les médecins pour déterminer si une personne est infectée ou non par le VIH – et donc si elle a le SIDA ou non – sont les suivants :

1. Tests de détection des anticorps du VIH
2. Tests de charge virale par PCR
3. Numération des cellules auxiliaires (cellules T, ou plutôt le sous-groupe de cellules T CD4)

Test de détection des anticorps

Gallo a utilisé un test d'« anticorps » de sa propre invention pour détecter la présence du virus VIH chez plusieurs homosexuels. Mais qu'est-ce que ce test a réellement prouvé ?

Gallo a basé son test sur une théorie antigène-anticorps, qui suppose que le système immunitaire combat les virus étrangers en générant des anticorps ciblés spécifiques à ce virus. Afin de calibrer un test pour reconnaître cet anticorps spécifique, l'inventeur doit isoler le virus cible et l'exposer à des cellules humaines dans une boîte de Pétri, qui génèrent alors les anticorps spécifiques répondant à ce virus. Cependant, comme il n'est pas certain que Gallo ou tout autre chercheur ait jamais réussi à isoler le VIH[60], il a prélevé sur ses patients atteints du SIDA un échantillon d'anticorps qu'il a trouvé en grande abondance dans leur sang, puis a juré qu'il s'agissait d'anticorps du VIH. Les généticiens ont fait remarquer que ces anticorps pouvaient être associés à la tuberculose ou à l'herpès, ou à l'une des nombreuses autres maladies pathogènes qui se multiplient dans les systèmes immunitaires qui s'effondrent[61]. En effet, le test d'anticorps anti-VIH de Gallo réagit également aux personnes fiévreuses, aux femmes enceintes et aux individus qui se sont remis d'une infection tuberculeuse[62]. Par conséquent, il n'est pas certain que les anticorps détectés par son kit soient réellement des anticorps anti-VIH[63]. Ni le test de Gallo ni aucun des tests d'anticorps développés ultérieurement n'ont jamais prouvé que ces protéines qu'ils identifient comme des anticorps anti-VIH ont un rapport quelconque avec le VIH ou tout autre rétrovirus.

Les fabricants de tests d'anticorps reconnaissent cette lacune par un avertissement sur leurs notices : « Il n'existe pas de norme reconnue pour établir la présence ou l'absence d'anticorps contre le VIH-1 et le VIH-2 dans le sang humain. »[64]

Il en va de même pour le test de diagnostic du VIH basé sur la PCR quantitative. « Ce n'est même pas un test pour le VIH », a protesté Kary Mullis, qui a inventé la technique d'amplification de l'ADN couramment utilisée pour diagnostiquer l'infection par le SIDA. « La PCR quantitative est un oxymore. La PCR est destinée à identifier des substances de manière qualitative, mais, de par sa nature même, elle n'est pas adaptée à l'estimation de chiffres. Bien que l'on pense souvent à tort que les tests de charge virale comptent en fait le nombre de virus dans le sang, ces tests ne peuvent pas du tout détecter les virus libres et infectieux ; ils ne peuvent détecter que les protéines que l'on croit, parfois à tort, être propres au VIH. Les tests peuvent détecter les séquences génétiques du virus, mais pas les virus eux-mêmes. »[65]

En 1986, Thomas Zuck, de la FDA, avait prévenu que les tests d'anticorps anti-VIH n'étaient en fait pas spécialement conçus pour détecter le VIH. « Au contraire, de nombreux autres germes ou contaminants, notamment ceux liés à la tuberculose, à la grossesse ou à la grippe saisonnière, produisent également des faux positifs. » Zuck avait lâché cet aveu lors d'une réunion de l'Organisation mondiale de la santé, mais avait concédé que l'arrêt de l'utilisation de ces tests VIH n'était « tout simplement pas commode ». Il avait expliqué que « maintenant que la communauté médicale avait identifié le VIH comme un virus infectieux sexuellement transmissible, la pression du public pour un test VIH était tout simplement trop forte. »[66]

Enfin et surtout, les critiques soulignent que les tests d'anticorps anti-VIH de Gallo ont bouleversé l'immunologie traditionnelle. Dans toute l'histoire de la médecine, un taux d'anticorps élevé indiquait qu'une personne avait déjà combattu avec succès un agent pathogène infectieux et qu'elle était désormais immunisée contre la maladie. Pour n'importe quelle autre maladie virale, la présence d'anticorps indique une immunité bienvenue contre celle-ci. Mais les IP de Gallo et du Dr Fauci ont soudainement commencé à dire aux gens que le test anticorps positif était une sentence de mort. Comment a-t-on pu en arriver là ? Le Dr Fauci n'a jamais expliqué ce curieux paradoxe.

La situation devient encore plus étrange si l'on considère l'affaire de 15 milliards de dollars du Dr Fauci en matière de vaccins contre le VIH[67]. Habituellement, les organismes de réglementation mesurent le succès d'un vaccin à l'aune de sa capacité à produire des anticorps robustes et durables. Or, pour la première fois dans l'histoire, le Dr Fauci et Bob Gallo demandaient au monde de croire que les anticorps étaient un signe de maladie active et mortelle. D'où la question suivante : « Que doit faire le vaccin contre le VIH ? »

Face à cette énigme, Reinhard Kurth, ancien directeur de l'Institut Robert Koch, a haussé les épaules en signe de perplexité lors d'une interview accordée à *Der Spiegel* en 2004 : « À vrai dire, nous ne savons pas exactement ce qui doit se passer dans un vaccin pour qu'il protège du SIDA. » C'est peut-être là le dilemme qui frustre le projet de vaccin contre le SIDA du Dr Fauci depuis 36 ans.

Les lacunes des tests PCR

La technique de réaction en chaîne par polymérase (PCR) ne mesure pas le virus réel et vivant dans l'organisme, mais les fragments d'ADN amplifiés qui sont considérés comme similaires au VIH[68]. Or, même si ces fragments sont amplifiés à partir de l'ADN authentique du VIH, ils pourraient provenir d'une exposition ancienne – d'un virus mort depuis longtemps et génétiquement similaire au VIH, vestige d'une infection qui a été supprimée par les anticorps, peut-être des décennies auparavant.

« Le test du VIH n'a jamais été validé », affirme Kary Mullis. « Il ne montre pas l'infection ; il montre des particules virales qui peuvent exister chez des millions de personnes. » À la fin des années 1980, le mordant et sardonique Mullis est devenu le plus pugnace détracteur de Gallo et Fauci – en fait, il les a ridiculisés. Mullis ajoute : « Avec la méthode PCR, il est possible de détecter non pas un virus complet, mais de très fines traces de gènes (ADN, ARN), mais on ne peut pas savoir si elles proviennent d'un virus [précis] ou d'une autre contamination. »[69]

Heinz Ludwig Sanger, professeur de biologie moléculaire et lauréat 1978 du célèbre prix Robert Koch, a déclaré que « le VIH n'a jamais été isolé, ce qui explique que ses acides nucléiques ne peuvent pas être utilisés dans le test de charge virale PCR comme norme pour prouver la présence du VIH »[70] (« Misdiagnosis of HIV infections by HIV-1 viral load testing : a case series », article publié en 1999 dans *Annals of Internal Medicine*)[71].

Compte tenu de ce qui précède, il n'est pas surprenant que chaque kit de test PCR comporte l'avertissement suivant du fabricant : « N'utilisez pas ce kit comme seule base pour détecter une infection par le VIH », ou une mention similaire.

Le saut de Gallo de la corrélation à la causalité a troublé Mullis dès le début : « La PCR a permis de voir plus facilement que certaines personnes sont infectées par le VIH, et que certaines de ces personnes présentent des symptômes du SIDA, mais cela ne constitue même pas un *début* de réponse à la question 'Le VIH en est-il la cause ?'. Les êtres humains sont *pleins* de rétrovirus. »[72]

Les tests CD4

Les tests de numération des cellules CD4+ « cellules T auxiliaires » présentent des lacunes similaires. Les médecins spécialistes du SIDA considèrent le faible nombre de cellules CD4 comme le marqueur clef du diagnostic de SIDA. Cependant, pas une seule étude ne confirme le plus important pilier de la théorie du VIH cause unique du SIDA, selon lequel le VIH détruit les cellules CD4 par le biais d'une infection. En outre, même la plus importante de toutes les études sur le SIDA, l'étude Concorde de 1994[73], remet en question l'utilisation du nombre de cellules auxiliaires comme test de diagnostic du SIDA. Le problème réside dans l'utilisation d'un critère de substitution, notoirement imprécis. De nombreuses études corroborent ce scepticisme. L'une d'entre elles est l'article de 1996 intitulé « Surrogate Endpoints in Clinical Studies » : publié dans les *Annals of Internal Medicine*, il a conclu que le nombre de lymphocytes T CD4[74] dans le contexte du VIH est aussi peu probant qu'un « tirage au sort » – en d'autres termes, il ne l'est pas du tout[75].

Mullis d'ajouter : « Maintenant, y a-t-il un test qui peut vous dire définitivement si vous êtes infecté par le virus ? Quel est ce test ? »[76]

Les postulats de Koch, sinon rien

Les détracteurs de l'hypothèse du VIH/SIDA citent invariablement les postulats de Koch comme principal obstacle à la théorie de Gallo. En 1884, le lauréat du prix Nobel Robert Koch, père de la bactériologie, exposait pour la première fois les méthodologies classiques permettant de prouver la causalité entre un agent pathogène et une maladie. Résumant les postulats de Koch pour *The Journal of Investigative Dermatology*, Julia A. Segre a écrit :

> Comme indiqué à l'origine, les quatre critères sont les suivants : (1) Le micro-organisme doit être trouvé chez des individus malades mais non sains ; (2) Le micro-organisme doit être cultivé à partir de l'individu malade ; (3) L'inoculation du micro-organisme cultivé à un individu sain doit répliquer la maladie ; et enfin

> (4) Le micro-organisme doit être re-isolé à partir de l'individu malade inoculé et apparié au micro-organisme originel. Les postulats de Koch ont été d'une importance capitale pour établir les critères selon lesquels la communauté scientifique s'accorde à dire qu'un micro-organisme cause une maladie.[77]

Les virologues, ainsi que les avocats et les juges, considèrent les quatre critères de Koch comme la norme pour prouver qu'un micro-organisme donné provoque une tumeur maligne particulière.

Le problème du SIDA sans VIH

Le premier postulat de Koch exige qu'un virus véritablement pathogène puisse être trouvé en grande quantité chez chaque patient souffrant de la maladie. L'incapacité de l'hypothèse du VIH/SIDA à atteindre ce seuil critique reste l'un des dilemmes les plus exaspérants pour le Dr Fauci. Pour commencer, Gallo avait affirmé avoir trouvé le virus VIH chez moins de la moitié des patients malades du SIDA auxquels il avait fait une prise de sang[78,79]. De plus, chacune des 30 maladies distinctes que nous appelons aujourd'hui SIDA survient également chez des personnes non infectées par le VIH.

En fait, le SIDA survient fréquemment chez des personnes dont le test de dépistage du VIH est négatif. Si le VIH était vraiment la seule cause du SIDA, ça ne devrait pas être possible.

Peu après l'annonce historique de Robert Gallo, les médecins du pays et les responsables du CDC ont commencé à voir des patients présentant un faible taux de CD4 et des maladies caractéristiques du SIDA, comme la PPC et le dysfonctionnement du système immunitaire, mais dont le test de dépistage du VIH était négatif. Beaucoup de ces patients étaient des femmes blanches hétérosexuelles. Le Dr Fauci et les CDC ont gardé secrète cette information gênante. Les chercheurs sur le SIDA financés par le Dr Fauci – les IP du Dr Fauci – sont également restés muets lorsqu'ils ont rencontré de tels patients.

En 1992, les rédacteurs scientifiques des médias étaient également au courant de ces cas de SIDA sans VIH, mais ils s'autocensuraient consciencieusement en attendant les consignes du Dr Fauci et du cartel médical. Lawrence Altman, rédacteur médical en chef du *New York Times*, a avoué au magazine *Science* qu'il n'avait pas révélé l'histoire parce qu'il ne pensait pas qu'il appartenait à son journal d'annoncer quelque chose sans le feu vert du CDC[80].

Puis, dans les premiers jours de la conférence d'Amsterdam sur le SIDA de 1992, un jeune et candide journaliste de *Newsweek*, Geoffrey Cowley, avait innocemment rapporté une série de cas de SIDA sans VIH dont il avait eu connaissance au cours d'apartés avec les chercheurs du Dr Fauci spécialisés dans le SIDA. Plusieurs d'entre eux avaient confié à Cowley leur perplexité teintée d'inquiétude face au grand nombre de patients atteints du SIDA qui n'étaient pas infectés par le VIH. L'article de Cowley a presque précipité l'effondrement de l'ensemble de la théologie soigneusement échafaudée du Dr Fauci concernant le VIH cause unique du SIDA.

« Les patients sont malades ou mourants, et la plupart d'entre eux ont des facteurs de risque », rapportait Crowley dans *Newsweek*[81]. Il décrivait une douzaine de cas de patients non infectés par le VIH présentant des symptômes similaires à ceux du SIDA, notamment des lésions cérébrales, les déficits cognitifs correspondants, une aggravation chronique des virus de l'herpès, des cellules C4 épuisées, une pneumonie PPC et un effondrement du système immunitaire. « Ce qu'ils n'ont pas, c'est le VIH. »[82]

L'article de *Newsweek* a brisé le tabou. Les participants à la conférence ont pris la divulgation publique comme un signal indiquant qu'ils pouvaient désormais discuter du sujet jusqu'alors prohibé des patients sidaïques sans VIH. Les chercheurs du Dr Fauci, réunis à Amsterdam, hors de portée de sa main lourde, de l'autre côté de l'Atlantique, ont soudainement commencé à partager leurs propres histoires de SIDA sans VIH aux États-Unis et en Europe.

Les vannes ouvertes par *Newsweek* menaçant de balayer les dogmes officiels du Dr Fauci, ce dernier se précipita à la base aérienne d'Andrews avec le directeur du groupe de travail sur le SIDA du CDC, James Curran, et s'envola pour les Pays-Bas à bord d'Air Force 2, dans le but de mater la mutinerie[83] (Curran, le chef de la division SIDA du CDC, était connu pour avoir conspiré avec Gallo pour piquer le brevet des anticorps à Montagnier). Cependant, lorsque les deux bureaucrates arrivèrent, le cheval avait quitté l'écurie. Les Drs Fauci et Curran durent assister à une série de conférences endiablées, tandis que des hordes de journalistes, de scientifiques rebelles et de militants enragés les assaillaient d'études de cas et de questions sans réponse. Les autorités de santé publique, les médecins et les chercheurs s'indignaient que le Dr Fauci ne leur ait pas dit la vérité. De nombreux médecins s'occupant de patients atteints du SIDA étaient furieux que l'agence gouvernementale ne les ait pas informés des cas de SIDA non liés au VIH. Curran avoua que le CDC avait connaissance de ces cas depuis des années.

Il protesta mollement : « Ce ne sont pas des cas de SIDA », arguant, dans un raisonnement circulaire, qu'il ne pouvait s'agir du SIDA puisque la définition du SIDA requiert la présence du VIH[84]. Le Dr Fauci rassura faiblement l'assemblée en affirmant qu'il allait bientôt résoudre la crise. Le *New York Native* a rapporté que le Dr Fauci, « le petit homme à l'ego démesuré [...] semblait au bord de la dépression nerveuse à Amsterdam. On s'attendait à tout instant à le voir se recroqueviller en position fœtale et pleurer hystériquement, cherchant désespérément à se faire pardonner et à créer un écran de fumée pour que tout le monde oublie comment il [avait] écarté toutes les questions gênantes sur le VIH. » Le Dr Fauci essayait de se présenter comme un scientifique à l'esprit ouvert. Il disait aux gens : « Ne paniquez pas, ne paniquez pas. »[85]

Dans les semaines qui suivirent la conférence d'Amsterdam, le nombre de cas identifiés rien qu'aux États-Unis continua d'augmenter, quasi quotidiennement. En quelques semaines, l'escalade força le CDC à admettre 82 cas certifiés dans 15 États. C'était une piteuse sous-estimation. Duesberg envoya une lettre à *Science*, proposant de fournir « une liste de références portant sur plus de 800 immunodéficiences et maladies définissant le SIDA exemptes de VIH dans tous les principaux groupes à risque américains et européens», ainsi que des références sur «plus de 2200 cas africains de SIDA exempts de VIH»[86]. Duesberg identifia ensuite plus de 4000 cas de SIDA documentés dans la littérature scientifique évaluée par les pairs, dans lesquels il n'y avait aucune trace de VIH ou d'anticorps anti-VIH[87]. Ce nombre est impressionnant parce que le Dr Fauci avait entretenu de fortes dissuasions institutionnelles à de telles descriptions, et parce que les articles scientifiques officiels ne décrivaient jamais la grande majorité des cas de SIDA. Dans un éditorial du *Los Angeles Times*, Steve Heimoff a admis que les rapports sur le «SIDA sans VIH» «[semblaient] donner raison au moins partiellement et temporairement» à Duesberg[88]. Décrivant ce dernier comme «le chef officieux des révisionnistes», «une star internationale de la virologie bien avant que quiconque n'ait entendu parler du SIDA» et «pas seulement un énième conspirationniste», Heimoff a dit que les arguments de Duesberg «[portaient] le sceau du bon sens.»

«S'il y a ne serait-ce qu'une infime chance que Duesberg ait raison – et les derniers rapports vont dans ce sens –, alors les pouvoirs en place doivent passer à l'action.»[90]

Le directeur du *New York Native*, Charles Ortleb, a commenté: «Cela aurait dû être la fin de la théorie du VIH et la preuve absolue que le CDC s'était trompé dans la définition et la causalité du SIDA. Le fait que le SIDA séronégatif se produise également chez des patients atteints du syndrome de fatigue chronique (SFC) a renforcé les soupçons de nombreux experts en virus selon lesquels le SIDA et le SFC faisaient partie de la même épidémie neuro-immunologique.»[91]

Un important contingent de détracteurs du VIH/SIDA (mais pas Peter Duesberg) avait clamé que le SFC et le SIDA étaient une seule et même maladie – ni l'un ni l'autre n'étant causé par le VIH. Pour faire dérailler cette funeste hérésie, le Dr Fauci a donné le la du rejet répréhensible du SFC par la communauté médicale, en parlant de «maladie psychosomatique»[92]. Suivant l'exemple du Dr Fauci, les médecins ont surnommé le SFC la «grippe des Yuppies», le décrivant comme une affection névrotique touchant les femmes génétiquement inadaptées aux emplois d'entreprise à haute pression qui s'étaient soudainement ouverts à elles dans les années 1980, en même temps que les pandémies de SIDA et de SFC[93].

Un article de Geoffrey Cowley paru dans *Newsweek* le 6 septembre 1992[94] posait la question suivante: «SIDA ou fatigue chronique?». Bien que Cowley ait essuyé quelques critiques pour cet article, il ne faisait qu'exprimer le soupçon discret de nombreux investigateurs principaux du Dr Fauci que le «SIDA non lié au VIH» était en fait le SFC et que le SFC était simplement un autre nom pour le SIDA lorsqu'il se manifestait chez des hétérosexuels dont le test de dépistage du VIH était négatif. «Au fur et à mesure que des cas se révèlent», a observé Cowley, «il devient clair que le syndrome nouvellement défini a autant de points communs avec le SFC qu'avec le SIDA.»[95]

Tony Fauci a agi rapidement pour faire taire cette menace existentielle. Trois semaines après la révolte d'Amsterdam, le CDC a parrainé une réunion spéciale à son siège d'Atlanta, invitant les scientifiques qui rapportaient des cas de SIDA sans VIH. Cowley, le journaliste de *Newsweek*, était présent, l'air triste, désormais tenu en laisse, un collier étrangleur autour du cou[96].

Dans un geste effronté pour expliquer l'anomalie du SIDA sans VIH, le Dr Fauci déclara que les cas inexpliqués de SIDA représentaient une nouvelle maladie. Pour éviter que l'on soupçonnât que sa « nouvelle maladie » n'était rien d'autre que le SFC, le Dr Fauci baptisa sa découverte « lymphocytopénie CD4+ idiopathique » ou « ICL ». Dans ce cas de figure, « idiopathique » signifie « de source inconnue ». C'était peut-être aussi un jeu de mots ironique du Dr Fauci avec « idiot ». Quoi qu'il en soit, son pouvoir d'illusionniste était tel que tout le monde l'avala sans poser de questions. La presse acquiesça docilement à son raisonnement circulaire, comme le feraient des zélotes religieux notant les paroles d'un pape infaillible.

(Au passage, je suis convaincu que le VIH est une cause du SIDA, mais la reconnaissance par le Dr Fauci du SIDA non lié au VIH montre que la causalité est plus complexe que la théologie officielle.)

Le Dr Fauci avait en quelque sorte sauvé sa théorie d'une mort certaine en érigeant un mur arbitraire entre le SIDA avec VIH et le SIDA sans VIH. Puisque rien ne prouvait que la mystérieuse maladie était contagieuse, le Dr Fauci se hasarda à dire aux journalistes dociles que l'approvisionnement en sang était probablement sans danger. Il n'offrit aucune preuve pour étayer cette affirmation, et les médias n'en demandèrent point. C'était plus que suffisant pour Cowley. « La carrière de Cowley, le journaliste de *Newsweek*, est presque finie », m'a dit Charles Ortleb. *Newsweek* a publié un article plein de remords, et Cowley a cessé de faire des reportages sur les cas de SIDA sans VIH, ou même sur la nouvelle maladie du Dr Fauci, l'ICL.

Puis, le 18 août, le *New York Newsday* révéla que deux des patients « non infectés par le VIH » souffraient du syndrome de fatigue chronique, relançant ainsi la dangereuse controverse[97].

Le Dr Fauci s'empressa de participer à l'émission *Larry King Live* sur CNN pour rassurer le grand public, en affirmant que la nouvelle maladie ne constituait pas une menace pour les personnes n'appartenant pas aux « groupes à risque » du SIDA[98].

Dans le *New York Native*, Neenyah Ostrom a décrit l'échange du Dr Fauci avec King en ces termes :

> King a commencé par demander à Fauci de décrire ce qui, selon lui, se passait dans les cas de « SIDA mystérieux », dans lesquels les patients développent une immunodéficience grave et des types d'infections dont souffrent les patients atteints du « SIDA » – mais ne sont pas infectés par le VIH. Fauci a continué à dire qu'entre 20 et 30 cas de ce type avaient été identifiés [le Dr Fauci savait que le CDC avait déjà confirmé 82 cas dans 15 États, et que Duesberg en avait trouvé des milliers documentés dans PubMed, les archives officielles d'examen

> par les pairs du NIH] et que, comme un si petit nombre de personnes étaient touchées, il n'y avait vraiment pas lieu de s'inquiéter. Fauci a déclaré qu'il n'était pas certain que ces cas représentent un nouveau type de « SIDA » ; l'immunodéficience de ces patients pourrait, a-t-il souligné, être causée par autre chose qu'un agent infectieux. Fauci a émis l'hypothèse que ces cas ne représentaient peut-être même pas une nouvelle maladie, mais que des tests de plus en plus sophistiqués du système immunitaire des gens mettaient en évidence ce qui pourrait être des immunodéficiences « de fond » (quoi que ce soit).[99]

Ostrom réagissait au démenti maladroit du Dr Fauci quand un téléspectateur de l'émission demanda si les nouvelles maladies mystérieuses avaient « quelque chose à voir avec le syndrome de fatigue chronique ». Fauci affirma avec empathie que ce n'était pas le cas.

« Fauci n'était manifestement pas à l'aise pour parler du syndrome de fatigue chronique », rapporte Ostrom, « et ne savait pas vraiment où regarder, alors ses yeux allaient partout... L'émission s'est terminée par un appel furieux d'un médecin du Midwest qui traitait des patients atteints du SIDA. Il a demandé pourquoi Fauci et d'autres responsables de la santé n'avaient pas informé les médecins des cas de 'SIDA' non liés au VIH avant que l'information ne paraisse dans *Newsweek*. Les médecins ne devraient-ils pas être au courant avant les médias, a-t-il demandé sur un ton sarcastique. Fauci est alors monté sur ses grands chevaux, affirmant qu'il était devenu clair seulement au cours des deux dernières semaines que les cas de 'SIDA' non liés au VIH constituaient un phénomène réel et que, par conséquent, il n'y avait pas lieu d'en informer les médecins auparavant. Il n'avait pas l'air heureux à la fin de l'émission. »[100]

Ostrom a ajouté cette observation : « Fauci est bon à la télévision, tant qu'il est présenté comme le héros du président George Bush ou qu'il reçoit des tapes dans le dos pour avoir fait passer à la va-vite des médicaments toxiques dans le processus d'approbation sans les tests de sécurité adéquats. Mais lorsque les journalistes commencent à se comporter comme tels, comme c'est le cas depuis la révélation de cas de SIDA non liés au VIH, la fragilité de Fauci lui porte préjudice ; il est sur la défensive, condescendant et sarcastique. »[101]

King avait initialement prévu que Peter Duesberg participerait à la même émission, mais il avait apparemment annulé la présence de Duesberg face à l'insistance du Dr Fauci[102].

Le problème du VIH sans SIDA

Le premier postulat de Koch exige également que l'agent pathogène suspecté ne soit trouvé que chez des individus malades, et *jamais* chez des individus sains.

Il a donc été tout aussi frustrant pour les aficionados du VIH que l'utilisation généralisée de la PCR ait rapidement révélé des centaines de milliers de personnes séropositives sans aucun signe de maladie. Le Dr Fauci a d'abord prédit que toutes ces personnes mourraient du SIDA dans les deux ans. Plus tard, il a doublé leur espérance de vie à quatre ans, puis à huit ans. Puis il a complètement cessé de parler de ces tragédies à venir. Aujourd'hui, même les clercs les plus fidèles du Dr Fauci reconnaissent qu'il y a plus de 165 000 Américains et des millions d'individus dans le monde qui portent le virus du VIH sans en souffrir[103]. Selon les estimations du CDC, environ un tiers des séropositifs aux États-Unis ignorent qu'ils le sont[104]. Si c'est le cas, comme le fait remarquer Harvey Bialy, il devrait y avoir un nombre énorme de personnes qui meurent soudainement du SIDA. Or, ce n'est pas le cas. En fait, la grande majorité des personnes dont le test de dépistage du VIH est positif restent en bonne santé des années durant. Duesberg et d'autres critiques affirment que les preuves que les personnes séropositives ne vivront pas normalement sont maigres[105].

Le Dr Fauci a également pris des précautions énergiques pour que personne n'étudie la prévalence des gens infectés par le VIH qui sont en bonne santé. En juillet 1996, *Newsday* rapportait que le Dr Fauci avait soudainement interrompu à mi-chemin une étude sur le phénomène, d'un coût de 16 millions de dollars et d'une durée initialement prévue de cinq ans. Selon l'article de la journaliste Laurie Garrett paru le 11 juillet dans ledit journal, « Key HIV Contract Is Killed : Some See Retribution at Hands of NIH Official »[106] était la plus grande étude sur le VIH/SIDA jamais commandée, impliquant des recherches de plus de 100 scientifiques d'institutions de premier plan, dont Harvard, le Centre de recherche sur le SIDA Aaron Diamond (à Manhattan), l'université Northwestern (Chicago), l'université Duke (Caroline du Nord) et l'université d'Alabama. L'un des principaux objectifs de l'étude était d'examiner la question à laquelle le Dr Fauci ne voulait apparemment pas répondre, à savoir pourquoi certaines personnes infectées par le VIH ne succombent jamais au SIDA. Le contrat de cinq ans qui avait débuté en 1994 pour financer cette collaboration (anciennement appelée Correlates of HIV Immune Protections, ou CHIPS) n'a pas d'équivalent dans la recherche américaine sur le « SIDA ». L'intervention du Dr Fauci a effectivement sabordé une année de travail d'une centaine de scientifiques indépendants. Le Dr David Ho, d'Aaron Diamond, a déclaré à Garrett : « J'aimerais voir si Tony pourrait trouver un contrat dans son portefeuille qui pourrait égaler la productivité de celui-ci. »[107]

Newsday a dit que cette annulation choquante était une mesure de représailles contre une bande de jeunes scientifiques de ce groupe, qui avaient signé un rapport (le « Rapport Levine ») critiquant la politique du NIH, consistant à ne financer que les recherches soutenant les orthodoxies du Dr Fauci en matière de VIH/SIDA. « L'heure de la revanche a sonné pour Tony Fauci »[108], avait dit Gregg Gonsalves, militant de la lutte contre le SIDA, membre du Treatment Action Group, une branche d'ACT UP créée spécialement pour recevoir des fonds de l'industrie pharmaceutique. Il avait déclaré à *Newsday* : « C'est un acte de vengeance de Tony Fauci, purement et simplement. »[109] En rapportant l'incident, le *New York Native* avait cité des initiés du NIAID (*New York Native*, 22 juillet 1996), pointant que le Dr Fauci avait encouragé une culture de représailles au NIH. Ils avaient confié que l'expression favorite de leur patron était « On récolte ce que l'on sème »[110]. Gonsalves avait qualifié l'annulation de « vendetta » contre les jeunes scientifiques du groupe qui avaient osé demander des stratégies de financement fondées sur la science. Il est tout aussi probable que le Dr Fauci cherchait une excuse pour mettre fin à une étude qui menaçait l'ensemble du paradigme du VIH/SIDA.

Le problème de l'isolation du virus

Le deuxième postulat de Koch est que le virus peut être isolé d'un individu malade et mis en culture pure. Or, des scientifiques très respectés, dont Étienne de Harven, ont soutenu que le VIH n'a jamais été isolé ou cultivé en culture pure. Montagnier et Gallo ont tous deux reconnu périodiquement cette lacune[111].

Provoquer la maladie avec du VIH de culture

Le troisième postulat de Koch exige que les micro-organismes cultivés provoquent une maladie lorsqu'ils sont introduits chez des individus sains. Or, Duesberg et d'autres ont soutenu, jusqu'à ce jour, que cette preuve est incomplète. En 1984, Montagnier avait reconnu : « La seule façon de prouver que le VIH cause le SIDA est de le démontrer sur un modèle animal. »[112]

Si personne n'a essayé d'injecter le VIH à un être humain en bonne santé, les scientifiques ont piqué toutes sortes de souris, de rats, de singes et de chimpanzés, or aucun d'entre eux n'a eu quoi que ce soit ressemblant au SIDA humain. Personne n'a encore réussi à provoquer le SIDA en inoculant le micro-organisme cultivé à un animal de laboratoire sain.

« Il n'existe pas de modèle animal pour le SIDA », a reconnu Walter Gilbert, Prix Nobel de chimie en 1989[113], « et lorsqu'il n'y a pas de modèle animal, on ne peut pas établir les postulats de Koch ». En soi, cet échec, a dit Gilbert, a laissé un trou tellement béant dans la théorie de Gallo qu'il « ne serait pas surpris qu'il y ait une autre cause du SIDA et même que le VIH n'ait rien à voir là-dedans »[114].

Le biologiste évolutionniste James Lyons-Weiler affirme que le séquençage génétique de personnes infectées prouve la transmission sexuelle du VIH. Il cite également une décision judiciaire rendue en 1991 à l'encontre d'un dentiste de Floride, le Dr David Acer[115], qui aurait infecté cinq patients avec une fraise contaminée, comme preuve définitive du troisième postulat de Koch[116]. Des enquêtes ultérieures menées par *60 Minutes* et d'autres ont soulevé de nouveaux doutes sur le verdict Acer[117].

Re-isoler l'agent pathogène

Le quatrième et dernier postulat de Koch est que le micro-organisme doit être re-isolé à partir de cet hôte malade contaminé à titre expérimental.

Duesberg affirme que les efforts vigoureux déployés par les partisans du VIH/SIDA pour satisfaire ces postulats ont tous échoué[118]. Dans le documentaire *SIDA : le doute !* de Djamel Tahi (1996), le professeur Luc Montagnier admet qu'après des années d'efforts, personne n'a réussi : « Il n'y a pas de preuve scientifique. » Et de conclure « que le VIH cause le SIDA »[119]. Les principes de Koch sont toujours enseignés à tous les étudiants en épidémiologie, mais son nom est aujourd'hui une source d'embarras plutôt que d'admiration et d'affection parmi les chercheurs sur le SIDA.

D'après les affaires que j'ai plaidées, je sais que des procès entiers dépendent de la capacité des avocats et des scientifiques à persuader le juge des faits que le promoteur de la causalité a satisfait aux postulats de Koch. C'est le protocole standard pour prouver la relation de cause à effet entre un agent pathogène et une maladie donnée. C'est pourquoi j'ai été choqué d'apprendre qu'il existe encore des arguments recevables alors que l'hypothèse du VIH/SIDA a systématiquement échoué à l'épreuve de cette norme. Dans le système judiciaire américain, cette preuve serait normalement suffisante pour clore une affaire. Je ne me prononce pas ici sur la science.

La charge virale : pas nécessairement liée à la maladie

Une autre cause majeure d'embarras dans l'hypothèse de Gallo est le problème de la charge virale. Dans la plupart des maladies bactériologiques et virales, l'augmentation de la charge virale est en corrélation avec la progression de la maladie et le déclin de la santé du patient. Si le VIH était la seule cause du SIDA, les titres devraient permettre de suivre l'augmentation de la charge virale au fur et à mesure de la détérioration physique. Les virus traditionnels tels que l'herpès, la grippe, la variole, etc. ne provoquent la maladie qu'à des titres très élevés – des milliers ou des millions d'unités infectieuses par millimètre cube de tissu infecté. En revanche, il s'est avéré que le VIH est à peine détectable chez les patients atteints du SIDA, même dans les derniers stades de la maladie. Le VIH peut être détecté, mais avec beaucoup de difficulté, car même les patients les plus malades du SIDA ont tout bonnement peu de virus dans leur organisme. Or, ce qui est encore plus déconcertant, c'est que ni le Dr Fauci ni Gallo n'ont jamais expliqué de manière crédible le fait que la charge virale du VIH soit toujours maximale dans les jours suivant immédiatement l'infection. Logiquement, c'est pendant cette période que le virus est le plus susceptible de provoquer une maladie dévastatrice. Pourtant, l'apparition des symptômes du SIDA survient presque toujours des décennies plus tard (en moyenne 20 ans après l'exposition), alors que la charge virale est au plus bas.

En 2006, une étude publiée dans le *Journal of the American Medical Association* (*JAMA*) a une fois de plus ébranlé les fondements de la science du SIDA de la dernière décennie, et a provoqué l'apoplexie de nombreux tenants de la théorie du VIH/SIDA[120]. Une équipe nationale américaine de chercheurs orthodoxes et conventionnels sur le SIDA, dirigée par les Drs Benigno Rodriguez et Michael Lederman de la Case Western Reserve University de

Cleveland, a sérieusement contesté la prétendue légitimité du test de charge virale – qui était la méthode standard depuis 1996 pour évaluer la santé des patients, prédire la progression de la maladie et obtenir l'approbation de nouveaux médicaments contre le SIDA. Leur étude portant sur 2 800 personnes testées positivement a conclu que, dans plus de 90 % des cas, les mesures de la charge virale ne permettaient pas de prédire ou d'expliquer l'état immunitaire[121].

Aujourd'hui, le groupe de Rodriguez maintient sa conclusion selon laquelle la charge virale n'est capable de prédire la progression de la maladie que chez 4 à 6 % des (soi-disant) séropositifs étudiés, remettant en cause une grande partie des bases de la science actuelle du SIDA et de la politique de traitement.

Le *Lancet* a publié une étude montrant que la diminution de la « charge virale » ne s'est pas traduite par une diminution de la mortalité chez les personnes prenant ces cocktails de médicaments hautement toxiques contre le SIDA[122]. L'étude multicentrique – la plus grande et la plus longue du genre – a suivi les effets des antiviraux du Dr Fauci sur quelque 22 000 personnes séropositives précédemment traitées, entre 1995 et 2003, dans 12 sites différents en Europe et aux États-Unis. L'étude réfute les affirmations courantes selon lesquelles les médicaments contre le VIH prolongent la vie et améliorent la santé[123].

Un rétrovirus aussi insaisissable et rare que le VIH peut-il provoquer une maladie mortelle ?

Tout aussi mystérieuse est la question de savoir comment un virus insaisissable, rare et difficile à détecter peut provoquer une telle hécatombe. Peter Duesberg m'a dit que si le VIH causait des infections, « on n'aurait jamais besoin de PCR, une machine qui multiplie les segments de VIH par un milliard, pour 'voir' si une personne est 'infectée'. L'infection serait aussi évidente qu'une grippe active ou une polio active. Le corps serait grouillant de microbes. »

Selon Lauritsen, « le virus infecte très, très peu de cellules – pas plus d'une sur 100 000 – et en plus il ne tue même pas les cellules qu'il infecte »[124].

Le fait que le VIH infecte généralement très peu de cellules[125] signifie que les concoctions antivirales du Dr Fauci (comme l'AZT) doivent tuer de nombreuses cellules T saines afin d'éliminer les quelques cellules infectées. Il faut savoir que le Dr Fauci approuve l'administration d'AZT et d'autres concoctions chimiothérapeutiques pendant des mois ou autant d'années que les malades du SIDA parviennent à survivre.

De plus, je n'ai trouvé aucune preuve que le VIH tue réellement des lymphocytes T[126,127]. Au contraire, ils semblent faire bon ménage. Pour cette raison, les critiques affirment que l'effondrement du système immunitaire ne peut pas être expliqué de manière plausible par la seule présence du VIH.

Duesberg n'est pas surpris par l'insuffisance des preuves. Après tout, dit-il, comment un virus peut-il être aussi destructeur lorsqu'il pénètre dans le corps, puis faire demi-tour et faire le mort pendant 10 ans, 20 ans ou 30 ans ?[128] C'est pourtant ce que dit l'orthodoxie. Le Dr Jay A. Levy, l'un des principaux chercheurs de l'université de Californie sur le SIDA, avance l'hypothèse suivante : le VIH est une sorte de virus bombe à retardement qui reste dormant dans l'organisme jusqu'à ce que, pour une raison inconnue et inexplicable, il modifie sa propre structure génétique et se transforme en un virus à croissance rapide, virulent et mortel. Duesberg s'amuse de cette spéculation : « Quel genre de virus, un jour, sorti de nulle part, se met en action pour détruire le système immunitaire d'une personne sans aucun élément déclencheur ? »

Initialement, Gallo et le Dr Fauci prétendaient que le VIH provoquait l'immunodéficience en tuant les cellules T CD4+. Cependant, même leurs plus fidèles acolytes ne croient plus que le VIH tue les cellules T de quelque manière que ce soit. Au lieu de ça, ils soutiennent ce qui pourrait sembler être un discours désespéré à un béotien, à savoir que le VIH prépare les cellules T à commettre un suicide de masse à une date ultérieure. Les disciples du Dr Fauci ont avancé cette hypothèse « Jim Jones »[b] pour expliquer l'absence de preuves d'un quelconque mécanisme de destruction des cellules pouvant être attribué au VIH.

Duesberg se moque de cette explication : « Aucun virus ne s'est jamais comporté de la sorte. » « La théorie selon laquelle le VIH est à l'origine de tous les symptômes du SIDA présente de nombreuses lacunes », admet Luc Montagnier.

Parmi les plus farouches détracteurs du dogme du VIH figurent la biologiste Eleni Papadopulos et le médecin Val Turner, de l'Australian Perth Group[129]. Papadopulos et Turner pensent que les particules identifiées par Gallo comme étant le VIH ne sont même pas des rétrovirus, mais plutôt une catégorie de débris cellulaires générés exclusivement par le corps humain. Même Luc Montagnier a admis dans un entretien avec la revue *Continuum* en 1997 qu'après un « effort romain », avec des micrographies électroniques de la culture cellulaire grâce auxquelles le VIH aurait été détecté, aucune particule ayant « une morphologie typique des rétrovirus » n'était visible[130].

En 2006, une équipe de chercheurs britannico-allemande a fièrement annoncé qu'elle avait enfin réussi à « décoder la structure du virus le plus mortel au monde » et à photographier le VIH dans une « qualité 3D jamais atteinte auparavant ». Or, après avoir examiné le document de l'équipe, des scientifiques indépendants ont constaté que les images semblaient représenter une série d'amas de débris indéfinis dont la taille et la forme variaient considérablement. L'étude avait été financée par le Wellcome Trust, qui depuis sa création collabore avec l'industrie pharmaceutique, notamment Burroughs Wellcome, le géant pharmaceutique qui tire des revenus de plusieurs milliards

b. Jim Jones, un révérend américain, avait créé une secte en 1955. En 1978, un suicide collectif de près d'un millier d'adeptes avait sonné le glas du « Peoples Temple ». (N.d.T.)

de dollars des médicaments contre le SIDA comme le Combivir, le Trizivir et, bien sûr, l'AZT[131]. Le Wellcome Trust est une sorte de version britannique hybride du NIAID et de la Fondation Bill et Melinda Gates. Il finance en grande partie des études qui tendent à favoriser les bénéfices des sociétés pharmaceutiques d'outre-Manche.

L'hypothèse de Fauci à l'épreuve de la loi de Farr

William Farr est le microbiologiste britannique qui a conçu la méthode consacrée pour prédire la propagation d'un nouveau virus dans une population naïve. Farr a déclaré que chaque « nouvelle » épidémie virale suit les mêmes lois intangibles, se propageant de manière exponentielle en quelques semaines (tout au plus) après la première infection, puis déclinant de manière exponentielle lorsqu'il n'y a plus de personnes non infectées. Il a déclaré que la hausse et la baisse symétriques et systématiques des taux de mortalité étaient si prévisibles qu'elles constituaient une loi immuable : « Le taux de mortalité est un fait ; tout ce qui est au-delà est une déduction. »

Les nouvelles épidémies de maladies infectieuses peuvent pratiquement toutes être représentées de manière fiable par une courbe en cloche prévisible, ressemblant, en apparence, au graphique de Farr sur l'épidémie de choléra de 1849 à Londres (page suivante).

La prévision de la propagation des maladies infectieuses grâce à la loi de Farr

Les scientifiques qui ont embrassé l'hypothèse du Dr Fauci, selon laquelle le VIH était un nouveau virus, étaient initialement convaincus qu'ils pouvaient prédire avec précision une propagation catastrophique dans une population humaine naïve. Mais toutes ces prédictions étaient fausses. À la fin de chaque année, les performances décevantes du VIH en matière de mortalités massives ont obligé le CDC à revoir précipitamment ses estimations à la baisse. Au lieu d'une forte augmentation des infections, les estimations annuelles du CDC concernant le nombre d'Américains infectés par le VIH entre 1986 et 2019 sont restées relativement constantes – environ un million[132]. Le VIH ne s'est pas propagé ou n'a pas tué à un rythme proche de celui auquel on pouvait s'attendre pour un virus sexuellement transmissible nouvellement introduit. La croissance du VIH en Afrique et en Occident ne suit pas les lois qui ont régi la transmission des pandémies virales à l'échelle de la population tout au long de l'histoire. Depuis 1984, le VIH a suivi une trajectoire monotone régulière, passant de 29 millions en 1998 à 49 millions en 2008. En Afrique et ailleurs, la courbe du SIDA a été une pente régulière et progressive suivant presque parfaitement la croissance de la population pays par pays, sans aucune des diminutions de population largement prédites.

Graphique représentant les décès dus au choléra et à la diarrhée pour chaque jour de l'année 1849

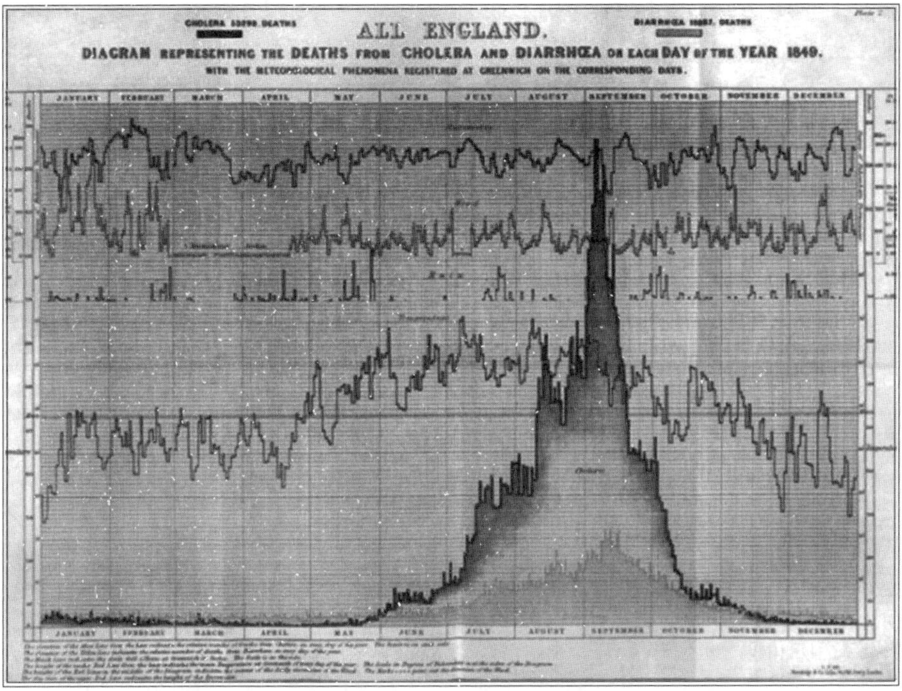

Rapport sur la mortalité du choléra en Angleterre, 1848-1949.
Source : *WellcomeCollection.org* (Libre de droits en vertu d'une licence CC-BY 4.0.)

La propagation du SIDA aux États-Unis après 1985

Le Dr Rebecca Culshaw, biologiste, mathématicienne et ancienne chercheuse sur le SIDA, est passée de croyante inconditionnelle à hérétique convertie. L'ironie initiale qui a retenu son attention est le paradoxe de la courbe préventive. C'est, observe-t-elle, « un fait indiscutable que ni le SIDA ni le VIH ne se sont répandus comme on l'avait prévu. L'explosion prédite du SIDA chez les hétérosexuels ne s'est jamais produite, et le simple fait de mentionner cette prédiction aujourd'hui est presque tabou, car c'est clairement un embarras pour l'establishment du SIDA que le VIH ne se soit pas du tout répandu et soit resté constant dans la population depuis sa découverte. »[133]

Dans les pays occidentaux, le SIDA ne s'est jamais éloigné de son noyau initial d'hommes homosexuels et de toxicomanes. Cette limite défie le modèle de toutes les maladies infectieuses et sexuellement transmissibles à travers l'histoire. Par définition, il ne peut pas y avoir de maladie virale qui ne se détache pas des groupes à risque (en l'occurrence, les gays consommateurs de poppers et les personnes dépendantes et consommant fréquemment des drogues dures). Cela est particulièrement vrai pour le VIH, car, comme le prétendent les acolytes du Dr Fauci, il est censé être « le virus le plus infectieux qui ait jamais existé ». En supposant que cela soit vrai, il est déconcertant qu'il ne se soit pas fréquemment propagé aux femmes par contact sexuel, et qu'il n'ait pas affecté toutes les personnes dans le monde de la même manière[134]. Il est particulièrement déconcertant que le SIDA ne se propage pas aux prostituées, sauf à celles qui s'injectent des drogues par voie intraveineuse[135,136].

Selon Duesberg, le fait que le SIDA n'obéisse pas aux règles communément admises qui ont régi de manière invariable tous les autres fléaux connus de l'humanité n'est qu'une énième preuve que le VIH est « un spectateur innocent ou un virus passager »[137].

Consensus forcé dans un océan de voix dissidentes

Il y a longtemps que la presse a cessé de donner la parole aux voix de la dissidence. Mais à présent vous savez qu'elles existent. « C'est comme mourir dans l'espace », m'a confié Ortleb. « Personne ne peut vous entendre crier. » Cependant, avant que la remise en question du dogme ne revienne à un suicide professionnel, certains des scientifiques les plus prestigieux du monde exprimaient un tel scepticisme. Ça vaut la peine de revenir sur certaines de ces figures.

« Nous ne savons pas encore comment le VIH cause le SIDA », a déclaré le Dr John Coffin de l'université Tufts, membre du comité international qui a nommé le virus, aux membres de la Sixième conférence internationale sur le SIDA en juin 1990[138].

Le Dr Shyh-Ching Lo, directeur de la pathologie du SIDA à l'Institut de pathologie des forces armées américaines de 1986 à 2008, a insisté sur le fait que le VIH ne pouvait pas être la seule cause du SIDA[139].

En 2002, le Dr Bruce Evatt, directeur de la division d'hématologie du CDC, a déploré que le CDC ait fait des déclarations publiques pour lesquelles il n'y avait « presque aucune preuve. Nous n'avions pas la preuve qu'il s'agissait d'un agent contagieux. »[140]

En septembre 2004, Reinhard Kurth, ancien directeur de l'Institut Robert Koch (l'un des piliers de la recherche établie sur le SIDA), concédait dans *Der Spiegel*: « Nous ne savons pas exactement comment le VIH provoque la maladie. »[141]

En 1987, le physiologiste et lauréat du prix MacArthur Robert Root-Bernstein déclarait au correspondant d'ABC John Hockenberry qu'il ne croyait pas que le VIH soit nécessairement la cause ou la seule cause du « SIDA » : « J'ai eu des gens qui m'ont dit carrément : 'Je suis tout à fait d'accord avec votre point de vue, à savoir qu'il y a probablement d'autres choses en jeu, que le VIH ne peut pas causer le SIDA par lui-même, qu'on peut peut-être avoir le SIDA en l'absence du VIH, mais je ne vais pas risquer mon million de dollars de financement en disant cela.' »[142]

Le biologiste moléculaire d'Harvard Walter Gilbert, lauréat du prix Nobel, a déclaré à Hockenberry : « La principale chose qui me préoccupe, comme le fait de dire que le VIH est la cause du SIDA, est que nous n'avons pas de preuve de la causalité. C'est la principale raison pour laquelle nous sommes inquiets. »[143] Gilbert a également déclaré que le problème avec la théorie du VIH est l'argument selon lequel « tous les cas de SIDA sont associés au virus, et on en déduit que toutes les personnes porteuses du virus finiront par avoir le SIDA. Bien entendu, ce n'est pas un fait avéré. »

Le Dr Joseph Sonnabend, pionnier de la recherche sur le SIDA en Afrique du Sud, a dit : « Dans toute cette affaire de spéculation présentée comme un fait, le problème est que si la spéculation s'avère vraie, cela signifie que la recherche sur ce qui se passe réellement a été négligée et cela, bien sûr, avec une maladie comme le SIDA, peut se traduire par la perte de dizaines de milliers de vies. »[144]

Selon l'éminent médecin new-yorkais spécialiste du SIDA Michael Lange, chef adjoint du service des maladies infectieuses et de l'épidémiologie à l'hôpital Saint-Luc : « Nous avons perdu [...] des années dans le développement de médicaments contre le SIDA [...] à cause de l'axe Gallo/Essex/Haseltine qui boycotte les autres idées. »[145]

Ce chapitre a esquissé une brève et squelettique description de quelques-unes des critiques les plus courantes de l'hypothèse que le Dr Fauci défend mordicus. Les lecteurs que cela intéresse peuvent trouver des enquêtes beaucoup plus éloquentes et approfondies dans un certain nombre de livres de divers auteurs. Le meilleur d'entre eux est peut-être *Science Sold Out*, de la mathématicienne Rebecca Culshaw. Culshaw était une chercheuse dans le domaine du SIDA. Elle a peu à peu été désillusionnée par les failles béantes dans l'hypothèse du VIH/SIDA et par la corruption du gouvernement pour sauvegarder l'orthodoxie. Son livre offre une explication sociologique de la manière dont la théorie a été consacrée par les médias et la communauté scientifique. Parmi les autres livres importants, il y a *L'Invention du virus du SIDA* de Duesberg, *The AIDS War* de Lauritsen, *Osler's Web* d'Hillary Johnson, et *Oncogenes, Aneuploidy, and AIDS* d'Harvey Bialy. Je recommande également l'article « The Deconstruction of the AIDS » du mathématicien de Yale Serge Lang, ainsi qu'un chapitre perspicace intitulé « Fear and Lawyers in Los Angeles » dans *Dancing Naked in the Mind Field* de Kary Mullis.

Au lieu de réfuter civilement les arguments de ces dissidents et auteurs, et les questions de bon sens posées par Duesberg et d'autres de ses contradicteurs, la stratégie du Dr Fauci a consisté à exercer son effrayante capacité à faire taire les voix discordantes et à ternir les réputations. L'histoire pourrait le créditer d'être le géniteur – voire l'inventeur – de la *cancel culture*.

Mon but ici n'est pas de prendre parti, et encore moins de résoudre des controverses qui ont jusqu'à présent défié toute résolution pendant des décennies. Mon but est plutôt de dire quelque chose que peu de gens ont été autorisés à savoir : qu'il y a une controverse, et que Tony Fauci n'a pas donné son feu vert à une seule étude qui aurait pu la résoudre. Mon but est de raconter le rôle de Tony Fauci en tant que grand sachem d'une orthodoxie qui soutient aujourd'hui une entreprise mondiale de plusieurs milliards de dollars. Au fil des ans, il a détourné et éludé le débat scientifique. Il a transformé des théories en dogmes quasi religieux, châtiant et réduisant au silence les dissidents comme l'Inquisition punissait les hérétiques. Le docteur de l'Amérique n'a jamais donné aux contribuables américains – ni aux malades du SIDA, dont 53 % sont, aux États-Unis, des personnes de couleur – la preuve que l'AZT ou ses antiviraux successifs ont des effets bénéfiques sur la mortalité. Il semble juste, voire dangereux, de réclamer cette preuve.

Références

1. Mark J. Perry, « Michael Crichton explains why there is 'no such thing as consensus science' », *AEI* (15 déc. 2019), https://www.aei.org/carpe-diem/michael-crichton-explains-why-there-is- no-such-thing-as-consensus-science/#:~:text=Science %2C %20on %20the %20contrary %2C %20requires,In %20science %20consensus %20is %20irrelevant.&text=There %20 is %20no %20such %20 thing %20as %20consensus %20science
2. Charles Ortleb, « The Chronic Fatigue Syndrome Epidemic Cover-Up », Rubicon Media, 2018, p. 356
3. Natalie Angier, « SCIENTIST AT WORK : Anthony S. Fauci ; Consummate Politician On the AIDS Front », *NYT* (15 févr. 1994), https://www.nytimes.com/1994/02/15/science/scientist-at-work- anthony-s-fauci-consummate-politician-on-the-aids-front.html
4. Celia Farber, « The Passion of Peter Duesberg », *barnesworld* (4 déc. 2004), https://barnesworld.blogs. com/phdp.pdf
5. Peter H. Duesberg, « Retroviruses as Carcinogens and Pathogens : Expectations and Reality », *Cancer Research* (1er mars 1987), https://www.duesberg.com/papers/ch1.html
6. Peter H. Duesberg, *Inventing the AIDS Virus* (Regnery Publishing, Inc., 1996), p. 191
7. Luc Montagnier *et al.*, « Isolation of a T-lymphotropic retrovirus from a patient at risk for acquired immune deficiency syndrome (AIDS) », *SCIENCE* (mai 1983), https://www.semanticscholar.org/ paper/Isolation-of-a-T-lymphotropic-retrovirus-from-a-at-Barre %CC %81-Sinoussi-Chermann/7872 732fd9c2e-2bc5102408b477a8fd7adbe633f
8. John Crewdson, *Science Fictions : A Scientific Mystery, a Massive Cover-Up, and the Dark Legacy of Robert Gallo* (Little, Brown and Co., 2003)
9. Seth Roberts, « What AIDS Researcher Dr. Robert Gallo Did in Pursuit of the Nobel Prize », *SPY* (juin 1990), https://www.virusmyth.com/aids/hiv/srlabrat.htm
10. *Ibid.*
11. *Ibid.*
12. U.S. Department of Health and Human Services, conférence de presse, secrétaire Margaret Heckler (23 avril 1984), https://www.globalhealthchronicles.org/files/original/77248e9815176de4b40ffee97f4d85 5f.pdf
13. Crewdson, *op. cit.*, p. 17
14. *Ibid.*, 22
15. Roberts, *op. cit.*, « What AIDS Researcher Dr. Robert Gallo Did »
16. David Remnick, « Robert Gallo Goes to War », *Washington Post,* 9 août 1987, https://www. washingtonpost.com/archive/lifestyle/magazine/1987/08/09/robert-gallo-goes-to-war/224985a7- 50f0-4526-acd5-91dedbbdc944/
17. Crewdson, *op. cit.*, pp. 29-32

18. Roberts, *op. cit.*, « What AIDS Researcher Dr. Robert Gallo Did »
19. Anthony Liversidge, interview de Robert Gallo, *SPIN* (mars 1989), https://www.virusmyth.com/aids/ hiv/alinterviewrg2.htm
20. Roberts, *op. cit.*, « What AIDS Researcher Dr. Robert Gallo Did »
21. Robert Gallo *et al.*, « Frequent detection and isolation of cytopathic retroviruses (HTLV-III) from patients with AIDS and at risk for AIDS », *Science*, 4 mai 1984, https://pubmed.ncbi.nlm.nih. gov/6200936/
22. Roberts, *op. cit.*, « What AIDS Researcher Dr. Robert Gallo Did »
23. *Ibid.*
24. Peter D. Weinberg, Jennie Hounshell *et al.*, »Legal, Financial, and Public Health Consequences of HIV Contamination of Blood and Blood Products in the 1980s and 1990s », *Medicine and Public Issues* (19 févr. 2002), https://sci-hub. do/10.7326/0003-4819-136-4-200202190-00011
25. Jon Cohen, « HHS : Gallo Guilty of Misconduct », *Science* (8 janv. 1993), https://www.sciencemag.org/ site/feature/data/aids2002/pdfs/259-5092-168. pdf
26. Paul Kefalides, « Apathy, Outrage Accompany Leak of Unofficial Report On Gallo Case, », *The Scientist* (2 avril 1995), https://www.the-scientist.com/news/ apathy-outrage-accompany-leak-of-unofficial- report-on-gallo-case-58571
27. John Crewdson, « Science Under the Microscope », *Chicago Tribune* (19 nov. 1989), https://www. chicagotribune.com/news/ct-xpm-1989-11-19-8903130823-story.html
28. Kerry Mullis, *Dancing Naked in the Mind Field* (Vintage Books, 1998), p. 178
29. Terry Michaels, *Down the HIV Rabbit Hole* (Unpublished Manuscript, 2017), p. 3
30. « HIV & AIDS Fauci's First Fraud », Documentary, vidéo YouTube (6 sept. 2020), 12 :32, https:// youtu.be/YVjcq3m3JNo
31. Hillary Johnson, *Osler's Web : Inside the Labyrinth of the Chronic Fatigue Syndrome Epidemic* (Crown Publishers, 1996), p. 250
32. Michael, *op. cit.*, p. 2
33. Torsten Engelbrecht, Claus Köhnlein *et al.*, *Virus Mania : How the Medical Industry Continually Invents Epidemics, Making Billions at our Expense* (Books on Demand, 3e éd., 2021), p. 99
34. « HIV & AIDS Fauci's First Fraud », documentaire, vidéo YouTube (6 sept. 2020), 12 :32, https:// youtu.be/YVjcq3m3JNo
35. Engelbrecht *et al.*, *op. cit.*, p. 103
36. Centers for Disease Control and Prevention, HIV/AIDS Surveillance Report (1979), https://www. cdc.gov/hiv/pdf/library/reports/surveillance/cdc-hiv-surveillance-report-1997-vol-9-2.pdf
37. *HIV & AIDS Fauci's First Fraud Documentary,* 1 :10.45
38. Paul Philpott, *Rethinking AIDS*, 1 :10 :43-1 :11 :02
39. Christine Maggiore, Director Alive & Well AIDS Alternatives, 1 :11 :03-1 :11.30
40. Anthony Fauci, 00 :10 :10, « House of Numbers : Anatomy of an Epidemic », vidéo YouTube (2009), https://www.youtube.com/watch ?app=desktop&v=Vq8gT0xUcKY
41. *HIV & AIDS Fauci's First Fraud,* 45 :04-45 :21
42. « UNAIDS, FACT SHEET 2021 Preliminary UNAIDS 2021 epidemiological estimates » (2021) https://www.unaids.org/sites/default/files/media_asset/ UNAIDS_FactSheet_en.pdf

43. F X Keou *et al.*, « World Health Organization clinical case definition for AIDS in Africa : an analysis of evaluations », *East African Medical Journal* (oct. 1992), https://pubmed.ncbi.nlm.nih. gov/1335410/
44. World Health Organization, *Workshop on AIDS in Central Africa-Bangui, Central African Republic,* WHO (22-25 oct. 1985), https://www.who.int/hiv/strategic/en/bangui1985report.pdf
45. Engelbrecht *et al.*, *op. cit.*, p. 165
46. *Ibid.*, p. 321
47. Rebecca Culshaw, *Science Sold Out : Does HIV Really Cause Aids ?* (North Atlantic Books, The Terra Nova Series, 2007), p. 5
48. *Ibid.*, p. 4
49. « HIV & AIDS Fauci's First Fraud », documentaire, https://www.youtube.com/watch?v=YVjcq3m3JNo at 1 :09.57
50. Mikulas Popovic, Robert Gallo *et al.*, « Detection, Isolation, and Continuous Production of Cytopathic Retroviruses (HTLV-111) from Patients with AIDS and Pre-AIDS », *Science* (mai 1984), https://sci-hub.do/10.1126/science.6200935
51. Robert Gallo, Mikulas Popovic *et al.*, « Frequent Detection and Isolation of Cytopathic Retroviruses (HTLV-III) from Patients with AIDS and at Risk for AIDS », *Science* (mai 1984), https://dx.doi. org/10.1126/science.6200936
52. Françoise Barré-Sinoussi, Luc Montagnier *et al.*, « Isolation of a T-Lymphotropic Retrovirus from a Patient at Risk for Acquired Immune Deficiency Syndrome (AIDS) », *Science* (mai 1983), https://sci-hub.do/10.1126/science.6189183
53. *Nature* 1992, 357 :189—John Maddox, Editor, *Nature Magazine*
54. Progressive Radio Voices, « Is 'HIV' Really the Cause of AIDS ? Are There Really Only 'a Few' Scientists Who Doubt This ? (Part 1) », https://prn.fm/is-hiv-really-the-cause- of-aids-are-there-really-only-a-few-scientists-who-doubt-this-part-1/
55. *HIV & AIDS Fauci's First Fraud, op. cit.*, 10 :35
56. Charles Ortleb, *Fauci : The Bernie Madoff of Science and the HIV Ponzi Scheme that Concealed the Chronic Fatigue Syndrome Epidemic* (Rubicon Media, 2019), p. 26
57. Engelbrecht *et al.*, *op. cit.*, p. 107
58. Dr. James D. Watson Directors Report, Cold Spring Harbor Laboratory Annual Report (31 déc. 1971), p. 4, https://core.ac.uk/reader/158273440
59. Engelbrecht *et al.*, *op. cit.*, p. 96
60. The Perth Group, « The Perth Group revisits the existence of HIV », *The Perth Group* (29 mai 2008), https://www.theperthgroup.com/LATEST/PGRevisitHIVExistence.pdf
61. Engelbrecht *et al.*, *op. cit.*, p. 107
62. *Ibid.*, p. 107
63. *Ibid.*, p. 107
64. « Is the 'AIDS Test' Accurate ? », (Abbott Laboratory's ELISA HIV antibody test kit pamphlet), *ALIVEANDWELL.ORG,* https://www.aliveandwell.org/html/questioning/questioningthetests.html
65. *HIV & AIDS Fauci's First Fraud*, documentaire, vidéo YouTube (6 sept. 2020), Christine Maggiore, réalisatrice, Alive & Well AIDS Alternatives (01 :03 :03), https://youtu.be/YVjcq3m3JNo
66. Engelbrecht *et al.*, *op. cit.*, p. 109
67. Carolyn Johnson et Lenny Bernstein, « Decades of research on an HIV vaccine boost the bid for one against coronavirus », *Washington Post*, 14 juillet 2020, https://www.washingtonpost. com/health/decades-of-research-on-

an-hiv-vaccine-boosts-the-bid-for-one-against- coronavirus/2020/07/13/3e-b1a37a-c216-11ea-b4f6-cb39cd8940fb_story.html

68. Prescott L Deininger et Mark A Batzer, « Mammalian Retroelements », *Genome Research* (12 oct. 2002), https://pubmed.ncbi.nlm.nih.gov/12368238/
69. Engelbrecht *et al.*, *op. cit.*, p. 109
70. *Ibid.*, p. 109
71. Josiah Rich *et al.*, « Misdiagnosis of HIV Infection by HIV-1 Plasma Viral Load Testing : A Case Series », *Annals of Internal Medicine* (5 janv. 1999), https://sci-hub.do/10.7326/0003-4819-130-1- 199901050-00007
72. Celia Farber, « Interview Kary Mullis : AIDS ; Worlds from the Front », *Spin* (juillet 1994), https:// virusmyth.com/aids/hiv/cfmullis.htm
73. Concorde Coordinating Committee, « Concorde : MRC/ANRS randomised double-blind controlled trial of immediate and deferred zidovudine in symptom-free HIV infection », *The Lancet* (9 avril 1994), https://sci-hub.do/10.1016/S0140-6736(94)90006-X
74. Thomas Fleming et David DeMets, « Surrogate End Points in Clinical Trials : Are We Being Misled ? », *Annals of Internal Medicine* (1er oct. 1996), https://sci-hub.do/10.7326/0003-4819-125-7- 199610010-00011
75. Engelbrecht *et al.*, *op. cit.*, p. 110
76. *HIV & AIDS Fauci's First Fraud*, documentaire, vidéo YouTube (6 sept. 2020), 1 :06, https://youtu.be/ YVjcq3m3JNo
77. Segre, Julia A. « What does it take to satisfy Koch's postulates two centuries later ? Microbial genomics and Propionibacteria acnes », *The Journal of investigative dermatology*, vol. 133, 9 (2013) : pp. 2141-2. Doi : 10.1038/jid.2013.260 https://www.ncbi.nlm.nih.gov/pmc/articles/PMC3775492/
78. Peter Duesberg, *Human immunodeficiency virus and acquired immunodeficiency syndrome : correlation but not causation*, Proceedings of the National Academy of Sciences of the United States of America (févr. 1989), https://www.ncbi.nlm.nih.gov/pmc/articles/PMC286556/
79. « Morbidity and Mortality Weekly Report (Supplement 1S) », *JAMA* (4 sept. 1987)
80. John Cohen, « Doing Science in the Spotlight's Glare », *Science* (21 août 1992), https://science. sciencemag.org/content/257/5073/1033
81. Steven Epstein, *AIDS, Activism and the Politics of Knowledge* (University of California Press 1996), p. 160, https://publishing.cdlib.org/ucpressebooks/view ?docId=ft1s20045x&chunk.id=d0e5802&toc. depth=100&toc.id=d0e5247&brand=ucpress
82. *Ibid.*, p. 160
83. Bryan Ellison, « AIDS : Words From The Front », *SPIN* (déc. 1993), https://www.virusmyth.com/aids/ hiv/beeis.htm
84. Epstein, *op. cit.*, p. 161
85. Ortleb, *op. cit.*, pp. 288-289
86. Peter Duesberg, *Impure Science* (Univ. of CA Press, 1996), p. 161, https://ark.cdlib.org/ark :/13030/ ft1s20045x/
87. Peter Duesberg, « The HIV Gap in National AIDS Statistics », *Nature Biotechnology* (11 août 1983), https://sci-hub.do/https://doi.org/10.1038/nbt0893-955
88. Steve Heimoff, « Test Ideas With Science, Not Scorn : Critics who insist that HIV doesn't cause AIDS may be wrong, but their argument deserves checking », *Los Angeles Times*, 28 juil. 1992, https://www. latimes.com/archives/la-xpm-1992-07-28-me-4481-story.html
89. *Ibid.*

90. *Ibid.*
91. Steven Epstein, *Impure Science : AIDS, Activism, and the Politics of Knowledge*, ch. 4, ref. 82 et 83 (Berkeley : University of California Press, c1996), https://ark.cdlib.org/ark :/13030/ft1s20045x/
92. Ortleb, *op. cit.*, p. 32
93. Robert F. Kennedy, Jr., « The Truth About Fauci », *KENNEDY NEWS & VIEWS* (20 avril 2020), https://childrenshealthdefense.org/news/the-truth-about-fauci-featuring-dr-judy-mikovits/
94. Newsweek staff, « AIDS or Chronic Fatigue ? », *Newsweek* (6 sept. 1992), https://www.newsweek.com/aids- or-chronic-fatigue-198572
95. *Ibid.*
96. Bryan Ellison, « AIDS ; Words From the Front », *SPIN* (déc. 1993), https://www.virusmyth.com/aids/ hiv/beeis.htm
97. Neenyah Ostrom, *50 Things You Should Know About the Chronic Fatigue Syndrome Epidemic* (St. Martin's Press, 1993), p. 131
98. *Ibid.*, p. 130
99. Ortleb, *op. cit.*, p. 292
100. *Ibid.*, p. 293
101. *Ibid.*, p. 293
102. Duesberg, pp. 392-393
103. HIV.gov, « Too Many People Living with HIV in the U.S. Don't Know It » (10 juin 2019), https:// www.hiv.gov/blog/too-many-people-living-hiv-us-don-t-know-it
104. Lawrence K. Altman, « Many in U.S. With H.I.V. Don't Know It Or Seek Care », *New York Times* (26 févr. 2002), https://www.nytimes.com/2002/02/26/us/many-in-us-with-hiv-don-t-know-it-or- seek-care.html
105. Ortleb, *op. cit.*, p. 228
106. Laurie Garrett, « Key HIV Contract Is Killed : Some see retribution at hands of NIH official », *Newsday* (11 juil. 1996), A34
107. Neenyah Ostrom, « Fauci Kills Huge Cooperative 'AIDS' Research Contract : Revenge for Negative Report Cited as Motive », *New York Native*, 12 juil. 1996, https://4.bp.blogspot.com/-sEW2rQgOt6A/ V8b6ORJsapI/AAAAAAAAD-2w/7GfidS40DugoAUQscWwRv6rjI5YKWak5ACLcB/s1600/New %2B York %2BNative %2BJuly %2B22 %252C %2B1996 %2Bpage %2B2.png
108. Garrett, *op. cit.*, A34
109. *Ibid.*
110. Ostrom, *op. cit.*, https://3.bp.blogspot.com/-0M9QLFlnZhg/V8b5ub6vJgI/AAAAAAAAD2s/8nUSo2ngOp4XRlog8gdTPJ_IVBalYd4ZACLcB/s1600/New %2BYork %2BNative %2B %2BJuly %2B22 % 252C %2B1996.png
111. Eleni Papadopulos-Eleopulos *et al.*, « Has Gallo proven the role of HIV in AIDS ? », *The Perth Group* (2 avril 1993), https://www.theperthgroup.com/SCIPAPERS/EPEGalloProveRoleHIVEmergMedO CR1993.pdf
112. Engelbrecht *et al.*, *op. cit.*, p. 106
113. Ron Rapoport, « AIDS : The Unanswered Questions », *Oakland Times*, 22 mai 1989, A1-A2
114. Engelbrecht *et al.*, *op. cit.*, p. 138
115. Rob Hiaasen, « Dr. Acer's Deadly Secret : How AIDS joined the lives of a dentist and his patients », *Palm Beach Post*, 29 septembre 1991. https://www.palmbeachpost.com/article/20160105/ LIFESTYLE/812033993

116. D. Hillis, J. Huelsenbeck, « Support for dental HIV transmission », *Nature*, 369, pp. 24-25 (1994), https://www.nature.com/articles/369024a0
117. Carol A. Ciesielski *et al.*, « The 1990 Florida Dental Investigation : The Press and the Science », *Annals of Internal Medicine* (1er décembre 1994), https://www.acpjournals.org/doi/10.7326/0003- 4819-121-11-199412010-00011
118. *Ibid.*, p. 135
119. *Ibid.*, p. 106
120. Benigno Rodriguez et Michael Lederman, « Predictive Value of Plasma HIV RNA Level on Rate of CD4 T-Cell Decline in Untreated HIV Infection », *JAMA* (27 sept. 2006), https://sci-hub. do/10.1001/jama.296.12.1498
121. Engelbrecht *et al.*, *op. cit.*, p. 109
122. The Antiretroviral Therapy (ART) Cohort Collaboration, « HIV treatment response and prognosis in Europe and North America in the first decade of highly active antiretroviral therapy : a collaborative analysis », *The Lancet* (5 août 2006), https://www.thelancet.com/journals/lancet/article/PIIS0140-6736(06)69152-6/fulltext
123. Engelbrecht *et al.*, *op. cit.*, p. 145
124. Lauritsen, *The AIDS War*, p. 57
125. Peter H. Duesberg, *Inventing the AIDS Virus*, p. 358
126. Peter H. Duesberg, « Human immunodeficiency virus and acquired immunodeficiency syndrome : Correlation but not causation »*, *Proceedings of the National Academy of Science* (févr. 1989), https:// www.ncbi.nlm.nih.gov/pmc/articles/PMC286556/
127. Peter H. Duesberg et Jody R. Schwartz, « Latent Viruses and Mutated Oncogenes : No Evidence for Pathogenicity », *Progress in Nucleic Acid Research and Molecular Biology* (1992), https://www. sciencedirect.com/science/article/pii/S0079660308610478 ?via %3Dihub
128. Peter H. Duesberg, « Human immunodeficiency virus and acquired immunodeficiency syndrome : Correlation but not causation »*, *PROCEEDINGS OF THE NATIONAL ACADEMY OF SCIENCE*, p. 758 (févr. 1989), https://www.ncbi.nlm.nih.gov/pmc/articles/PMC286556/
129. *Ibid.*, p. 104
130. Engelbrecht *et al.*, *op. cit.*, p. 103
131. *Ibid.*
132. David Rasnick, « Constant HIV Rates in the U.S. » (2019), https://www.davidrasnick.com/aids/ constant-one-million-hiv.html. Click on year for references.
133. Culshaw, *Science Sold Out*, p. 4
134. Engelbrecht *et al.*, *op. cit.*, pp. 321-322
135. Duesberg, *Inventing the AIDS Virus*, *op. cit.*, p. 470, p. 543, p. 567
136. Peter Duesberg, « AIDS Acquired by Drug Consumption and other Noncontagious Risk Factors », *Pharmacology & Therapeutics* (1992), https://pubmed.ncbi.nlm.nih.gov/1492119/AIDS
137. Duesberg, *Inventing the AIDS Virus,* p. 190
138. Elinor Burkett, « Is HIV Guilty ? », *The Miami Herald*, 23 déc. 1990, https://www.virusmyth.com/ aids/hiv/ebhiv.htm
139. Lawrence Broxmeyer, « Is AIDS really caused by a virus ? », *Medical Hypotheses* (mai 2003), https:// citeseerx.ist.psu.edu/viewdoc/download ?doi=10.1.1.424.5640&rep=rep1&type=pdf
140. Engelbrecht *et al.*, *op. cit.*, p. 70
141. *Ibid.*, pp. 105-106

142. Ortleb, *The Chronic Fatigue Syndrome Cover-Up,* p. 320
143. *Ibid.*, p. 321
144. Ortleb, *The Chronic Fatigue Syndrome Cover-Up*, p. 321
145. Barry Werth, « The AIDS Windfall », *New England Monthly* (juin 1988), https://www.virusmyth. com/aids/hiv/bwwindfall.htm

CHAPITRE 6

LES HÉRÉTIQUES DU VIH AU BÛCHER

> *« Pourquoi ils l'ont fait », dit-il, « je n'arrive pas à le comprendre. Aucune personne saine d'esprit ne se serait lancée dans cette affaire comme ils l'ont fait. Le secrétaire à la Santé annonçant au monde entier, comme ça, que cet homme, Robert Gallo, avec ses lunettes de soleil noires, avait trouvé la cause du SIDA. Cela n'avait rien à voir avec de la vraie science. Il y avait des gens qui avaient le SIDA, parmi lesquels certains avaient le VIH – pas tous. Donc il y avait une corrélation. Et après ? »*
>
> **Kary Mullis**, Prix Nobel, inventeur de la PCR[1]

En 1991, sept ans après l'article de Robert Gallo publié en mai 1984 dans *Science*, le Dr Charles Thomas, microbiologiste d'Harvard, réunissait les pontes de la virologie et de l'immunologie pour qu'ils fassent officiellement part de leurs objections sur l'hypothèse du VIH de Gallo, dans une lettre historique adressée à *Nature*. Le groupe était composé d'un Who's Who international de doyens de la science et de lauréats de prix Nobel, parmi lesquels le Dr Walter Gilbert, d'Harvard, l'inventeur de la PCR Kary Mullis, le mathématicien de Yale Serge Lang (membre et chien de garde de l'Académie nationale des sciences), le Dr Harry Rubin, professeur de biologie cellulaire à UC Berkeley, le Dr Harvey Bialy, cofondateur de *Nature Biotechnology*, Bernard Forscher, ancien rédacteur en chef des *Proceedings of the National Academy of Sciences*, et bien d'autres.

La lettre se résumait à quatre phrases :

> L'idée est largement répandue au sein du grand public qu'un rétrovirus appelé VIH est à l'origine d'un groupe de maladies appelé SIDA. De nombreux scientifiques biomédicaux remettent aujourd'hui cette hypothèse en question. Nous proposons une réévaluation approfondie des preuves existantes pour et contre cette hypothèse, qui sera menée par un groupe indépendant approprié. Nous proposons également que les études épidémiologiques essentielles soient conçues et menées.[2,3]

Cela ne semblait pas être une demande farfelue. Ces chercheurs estimés voulaient simplement un débat ouvert et une enquête sur une affirmation scientifique extrêmement importante qui, pour une raison ou pour une autre, n'avait jamais eu lieu. Toutefois – démonstration précoce du pouvoir conjugué du Dr Fauci et de Big Pharma pour contrôler les publications médicales –, *Nature* refusa de publier la lettre. À l'instar du *New England Journal of Medicine*, du *JAMA* ou encore du *Lancet*. Ces revues dépendent de l'industrie pharmaceutique pour plus de 90 % de leurs revenus et publient rarement des études qui menacent le paradigme pharmaceutique. Comme l'a fait remarquer Richard Horton, rédacteur en chef du *Lancet*, « les revues sont devenues des opérations de blanchiment d'informations pour l'industrie pharmaceutique »[4]. Le Dr Fauci exerce une influence directe sur leur contenu. Le contrôle des publications évaluées par les pairs est un ingrédient essentiel de la construction des orthodoxies[5].

Après que *Nature* ait rejeté la lettre, Thomas et Bialy ont organisé un consortium, The Group for Scientific Reappraisal of HIV/AIDS Hypothesis, et en 1992 Thomas a déclaré que le silence des scientifiques « [équivalait] à une négligence criminelle »[6]. « Sur les 53 personnes qui avaient signé en juin 1992, 12 étaient titulaires d'un doctorat en médecine et 25 d'un doctorat scientifique. Vingt des 53 étaient affiliés à des départements de physiologie, de biochimie, de médecine, de pharmacologie, de toxicologie ou encore de physique.»[7] Plus de 2 600 personnes, dont trois lauréats du prix Nobel, Walter Gilbert, Kary Mullis et Linus Pauling (deux fois lauréat), et 188 docteurs réputés, ont ajouté leur signature à la lettre. (Le site Internet de « Rethinking-AIDS » recense plus de 2 000 membres éminents : www.rethinkingaids.com.)[8,9]

Cependant, le flux régulier d'argent provenant du NIAID avait déjà transformé l'hypothèse virale de Gallo en une orthodoxie inébranlable, et les voix dissidentes se heurtèrent à l'acier trempé de la résistance institutionnelle blindée. Le relâchement des cordons de la bourse de Tony Fauci avait sonné le début de la ruée vers l'or du VIH ; les virologues du gouvernement et les investigateurs principaux de l'industrie pharmaceutique avaient attelé leurs diligences à l'hypothèse sommaire de Gallo. Ils faisaient la queue pour recevoir l'aumône du NIAID.

« Ils doivent s'accrocher au VIH. Pourquoi ? », a observé le Dr Charles Thomas avec tristesse. « Pour ne pas perdre leurs financements. »[10]

Pensif, Kary Mullis a commenté : « Il y a quelque chose qui cloche ici. Ce doit être une histoire d'argent. »[11] « Le mystère de ce satané virus », explique-t-il, « a été généré par les 2 milliards de dollars qu'ils dépensent chaque année pour le combattre. Prenez n'importe quel autre virus, dépensez 2 milliards de dollars, et vous pourrez aussi inventer de grands mystères à son sujet. »[12]

Peter Duesberg

Parmi les scientifiques ayant ajouté leur nom à la dernière version de la lettre figurait un prodige allemand iconoclaste, aux yeux pétillants, à l'esprit mordant, au visage enfantin et au sourire facile.

Dans les années 1970 et 1980, le professeur Peter Duesberg (né le 2 décembre 1936), biologiste moléculaire, était un demi-dieu de la discipline, et il comptait parmi les scientifiques les plus connus et les plus respectés au monde. Les National Institutes of Health (NIH) ont généreusement soutenu ses recherches sur la virologie et le cancer. En 1986, le NIH avait accordé à Duesberg sa bourse spéciale pour le cancer, ainsi que la très convoitée Outstanding Investigator Grant, que l'agence réserve aux meilleurs scientifiques du pays. Le NIH a conçu cette bourse de sept ans pour permettre aux scientifiques d'exception de repousser les limites de leurs spécialités en les soulageant du poids de la paperasse qu'implique la recherche de subventions. L'élite de l'Académie nationale des sciences a intronisé Duesberg dans son Scientist Hall of Fame à l'âge de 50 ans, ce qui en fait l'un de ses plus jeunes membres.

À l'université de Californie, à Berkeley, Duesberg a été le premier à cartographier la structure génétique de rétrovirus comme le VIH, ce qui fait de lui l'un des rétrovirologues les plus réputés au monde. Un rétrovirus est une forme de vie primitive qui n'a pas la capacité de se répliquer par elle-même, comme c'est le cas de tous les virus. Le rétrovirus injecte son ARN dans une cellule existante, où une enzyme appelée transcriptase inverse convertit l'ARN viral en ADN, qui est ensuite inséré (ou épissé) dans l'ADN de la cellule hôte. Les virologues pensent généralement que les rétrovirus sont inoffensifs, voire bénéfiques, dans une relation symbiotique avec l'homme, comme ça a été le cas pendant trois milliards d'années d'évolution, apportant des blocs d'ADN mobiles au génome humain. En fait, un grand nombre de nos gènes sont entrés dans notre génome sous forme de rétrovirus[13,14]. « Environ 8 à 10 % de l'ADN humain est rétroviral », déclare le Dr David Rasnick. « C'est une proportion drôlement importante. »[15]

En 1970, à 33 ans, Duesberg était acclamé pour avoir découvert le premier gène cancérigène. Avec son collègue virologue Peter Vogt, ils avaient découvert le soi-disant « oncogène » à l'intérieur d'un rétrovirus qui semblait causer le cancer. La découverte de Duesberg a donné naissance à la « théorie du gène mutant » et a provoqué un boom dans une nouvelle branche de la recherche sur le cancer. Ses collègues s'attendaient à ce que Duesberg remporte le prix Nobel. Mais Duesberg était un scientifique accompli, convaincu que les chercheurs devaient expérimenter et raisonner à partir de ce qu'ils observaient, et remettre impitoyablement en question toute orthodoxie, y compris la leur. Duesberg a donc soumis sa théorie de l'oncogène à des tests plus rigoureux que ceux de ses détracteurs. Avant de recevoir l'appel magique de StockHolm, Duesberg était convaincu que sa propre découverte capitale n'avait été qu'un hasard de laboratoire sans importance clinique. Rejetant publiquement son hypothèse, qui avait déjà électrisé un nouveau domaine,

Duesberg démystifia lui-même la théorie, réduisant à néant ses chances d'obtenir le Nobel – et son amitié avec Peter Vogt. Harvey Bialy, le biographe de Duesberg, rapporte que ce dernier a déclaré : « Je préfère être honnête, même si cela va à l'encontre de mes propres intérêts. »[16] Duesberg s'était engagé sans compromis à apporter des preuves fonctionnelles claires, à une époque où la microscopie électronique et d'autres technologies de détection de nouveaux virus rendaient la biologie – en particulier l'étude des virus – de plus en plus complexe. La célébrité et la finance étaient les moteurs de la frénésie de la recherche virale. Poussés par les encouragements officiels et commerciaux, les chercheurs accusaient les virus nouvellement découverts d'être les coupables de tout un tas de maladies anciennes. Le NIAID et les sociétés pharmaceutiques finançaient volontiers ces recherches, qui ouvraient souvent la voie à des antiviraux brevetables. Un virologue qui établissait un lien convaincant entre un « nouveau » virus et un cancer ou une maladie existante pouvait bénéficier d'un certain crédit, d'une rémunération confortable et de la gloire professionnelle. Les entreprises pharmaceutiques engrangeaient les bénéfices d'une pharmacopée d'antiviraux brevetés conçus en isolant ces virus et en identifiant les composés capables de les tuer. Tous les chercheurs étaient conscients du fait que le comité Nobel privilégiait les découvertes qui augmentaient les profits potentiels de l'industrie pharmaceutique.

Dès le départ, Duesberg avait de sérieux doutes sur les découvertes de Robert Gallo. Du point de vue de l'évolution, il n'était pas logique qu'un rétrovirus ancien s'attaque à son hôte humain. Les rétrovirus, sous la forme de brins d'ADN incomplets insérés dans l'ADN humain, n'ont pas de métabolisme et aucune capacité avérée de digestion, de reproduction ou d'évolution. Ils ne sont pas, selon la définition communément admise, une forme de vie. Il serait donc surprenant que l'évolution ait, par un mécanisme inconnu, transformé l'un d'entre eux en cellule cancéreuse ou tueuse.

Les ambitions affichées de Gallo pour le prix Nobel étaient notoires : « Pouvait-on attendre d'une personne comme Gallo, qui avait étudié les rétrovirus toute sa vie, qu'elle dise autre chose que 'c'est un rétrovirus qui cause le SIDA'. C'est la première coïncidence qui m'a amené à m'interroger sur l'authenticité de cette affirmation. Mais pour moi, ce n'était pas une surprise qu'il dise cela. Il l'avait déjà dit auparavant, que le rétrovirus causerait la maladie d'Alzheimer, la leucémie ou des maladies neurologiques, et ça avait capoté. Donc je n'étais pas tellement surpris par le fait que ça allait être son va-tout. »[17]

Après l'annonce de Gallo, Duesberg passa 18 mois à disséquer toutes les publications scientifiques sur le VIH et le SIDA. Finalement, il publia ses observations dans la célèbre revue *Cancer Research* en mars 1987, dans un article explosif au titre banal : « Retroviruses as Carcinogens and Pathogens : Expectations and Reality »[18].

L'article était un tour de force du champion en titre de la rétrovirologie, appelant à la sobriété dans un domaine en plein essor qu'il voyait partir en vrille. Une jeune génération de virologues, armés de microscopes électroniques et d'autres instruments novateurs, en quête de richesse et d'avancement professionnel, désignaient les rétrovirus comme les coupables de toutes les maladies malignes, sur la base de maigres preuves fonctionnelles ou empiriques, voire d'une science rigoureuse fondée sur des preuves, pour expliquer le mécanisme par lequel ils provoquaient la maladie. Duesberg fit voler en éclat l'idée que les rétrovirus étaient à l'origine de la leucémie, des cancers en général, et enfin du SIDA (l'opposé cellulaire de la leucémie). Il soulignait que, quelle qu'était l'opinion qu'on avait de l'hypothèse du VIH, il s'agissait d'un renversement total du consensus universel sur les rétrovirus qui prévalait avant la conférence de presse de Gallo d'avril 1984. Duesberg rappelait à ses confrères que les rétrovirus – qui font partie du génome humain depuis pas moins de trois milliards d'années – ne sont pas « cytocides » (tueurs de cellules). Le SIDA, expliquait Duesberg, est une maladie de la mort cellulaire, alors que la leucémie est une maladie de la prolifération cellulaire. En affirmant dans un premier temps que le VIH avait provoqué la leucémie, puis le SIDA, Gallo accusait le microbe de réactions opposées. En outre, ajoutait Duesberg, « c'est la première fois qu'un rétrovirus aurait été identifié comme la cause d'une maladie humaine. Ou même d'une maladie chez les animaux sauvages. »[19]

Duesberg fit valoir que le VIH n'est capable de provoquer ni le cancer ni le SIDA. Il s'agit plutôt, déclara-t-il, d'un virus passager inoffensif qui a presque certainement coexisté avec les humains pendant des milliers de générations sans causer de maladies. Duesberg conclut que la créature que Gallo désignait comme un agent pathogène pandémique n'était rien d'autre qu'un des nombreux virus passagers inoffensifs, que l'immunité humaine innée et adaptative tient aisément à distance. « Il n'y a pas de virus lents » à l'origine du SIDA, glissa un Duesberg sarcastique, « seulement des scientifiques lents »[20]. Le VIH n'est pas pathogène, que ce soit dans le monde industrialisé ou dans le Tiers Monde.

L'article de Duesberg dans *Cancer Research* était un papier long et très technique qui soulevait une série de questions claires et convaincantes, remettant en cause point par point les fondements de l'hypothèse du VIH/SIDA de Gallo.

L'opus de Duesberg était une vaste mise à l'épreuve des affirmations exagérées sur les rétrovirus, écrites par l'homme qui à ce moment de l'histoire était censé les connaître mieux que quiconque. Nombre des confrères de Duesberg ayant étudié ses travaux en sont arrivés à la même conclusion : quelque chose ne tournait pas rond dans la guerre contre le SIDA.

En 1997, le brillant biologiste cellulaire de Berkeley, le Dr Richard Strohman, a rappelé l'onde de choc des arguments bien structurés de Duesberg dans l'univers élitiste de la recherche sur le cancer : « C'était une étude remarquable, et qui a soulevé les questions fondamentales relatives à la théorie du virus cause du cancer et de l'immunosuppression – des questions fondamentales auxquelles on n'a pas vraiment répondu de manière significative au cours des presque dix années qui se sont écoulées depuis la date de sa publication. »[21]

Les rétrovirus provoquent-ils des maladies ?

Le scepticisme de Duesberg à l'égard des hypothèses relatives au VIH/SIDA s'est rapidement répandu dans la communauté des chercheurs. Le terreau le plus fertile pour l'incrédulité était constitué par ceux qui connaissaient le mieux les rétrovirus. À la fin des années 1990, diverses équipes de scientifiques chevronnés ont commencé à travailler sur le décodage du génome humain. L'idée d'un rétrovirus tueur de cellules leur paraissait peu logique du point de vue de l'évolution. Le biologiste moléculaire Harvey Bialy, rédacteur en chef de *Nature Biotechnology*, se souvient de l'endroit où il se trouvait lorsqu'il apprit que Bob Gallo, du NCI, avait trouvé la cause du SIDA et qu'il s'agissait d'un rétrovirus. « Un collègue m'a appris la nouvelle », raconte Bialy. « J'étais en route pour New York. C'était en janvier 1984. Je me souviens avoir ri. 'Un rétrovirus cytopathique ? Ce n'est qu'une énième connerie de Gallo', ai-je dit. J'ai dit, 'ça n'ira pas loin.' »

Bialy souligne : « Nous avons tous des dizaines de milliers de rétrovirus dans notre lignée germinale, et pourtant il n'a jamais été démontré qu'aucun d'entre eux était pathogène. »

Bialy a dit à Celia Farber que Gallo, le Dr Fauci et les milliers de chercheurs que ce dernier a financés pour développer des moyens de tuer le VIH n'ont jamais expliqué comment le virus de Montagnier pouvait être responsable de tous les dommages et maladies qui lui sont attribués : « Cela aurait été la principale explication que l'hypothèse [de Gallo] aurait dû fournir pour être prise au sérieux. Comment expliquer la pathogénicité de ce virus endormi qui n'a pas un seul parent pathogène et qui a en fait 98 000 parents résidant tranquillement dans la lignée germinale humaine ? *Merde*. 98 000 dans la lignée germinale ! Pas dans les cellules de votre corps ! Dans vos *ovaires* ! *Transmis de génération en génération depuis que les êtres humains existent sur cette fichue planète. Chacun d'entre eux est clairement non seulement non pathogène mais aussi totalement inoffensif.* C'est la preuve la plus puissante que ce que Peter dit depuis maintenant 20 ans est absolument correct. »

Le Prix Nobel Kary Mullis a exprimé son étonnement face à la crédulité de la communauté scientifique. Pour lui, le fait qu'après des centaines d'années de recherche scientifique, un scientifique médical, Bob Gallo, ait soudainement découvert la véritable cause de 30 maladies anciennes aux États-Unis et en Europe, et d'une série d'au moins 30 autres en Afrique, et qu'il les ait toutes faites remonter à un simple organisme ayant 100 000 relations, dont aucune n'est connue pour causer une quelconque maladie, défie le bon sens. « Les choses ne se passent pas aussi vite en science. On ne remarque pas soudainement qu'un nouvel organisme est à l'origine de tous les problèmes. Je veux dire, c'est une chose bizarre qui s'est produite. C'est vrai. Il n'y avait pas vraiment de précédent en termes de médecine avant cela. À moins peut-être qu'on envisage l'histoire de la 'possession par le diable', pas vrai ? Une fois que vous êtes possédé par le diable, tout ce qui vous arrive ? [...] Alors, il est plus facile pour vous d'avoir la tuberculose, et il est plus facile pour vous d'avoir le cancer de l'utérus. Il est plus facile pour vous d'avoir le *Candida albicans*. Et ainsi toutes ces choses peuvent alors être appelées SIDA ; pourquoi quelqu'un ferait-il cela ? Pourquoi un médecin raisonnable commencerait à mettre divers symptômes dans un seul et même sac et penserait que tout cela est causé par le VIH ? »[22] Christine Maggiore ajoute : « Nous avons un test, mais ce n'est pas un test de dépistage du SIDA ; on l'appelle un test de dépistage du VIH, mais ce n'est pas un test de dépistage du VIH ; et nous avons une série de problèmes que nous appelons SIDA, mais cela ne fait pas du SIDA une maladie. »[23]

Trente ans plus tard, de nombreux virologues, si ce n'est la plupart, en sont venus à accepter à contrecœur – du moins partiellement – le scepticisme de Duesberg à l'égard de l'affirmation de Gallo/Fauci selon laquelle le VIH, à lui seul, pourrait causer le SIDA. La plupart des chercheurs scientifiques supposent désormais, en toute quiétude, que le SIDA doit avoir une étiologie multifactorielle. Il est significatif que le Dr Robert Gallo et le Dr Luc Montagnier en soient. Le Dr Tony Fauci est l'une des rares exceptions.

D'autres scientifiques respectés ont poussé les doutes de Duesberg encore plus loin que lui. Le groupe de Perth, en Australie, mené par le Dr Eleni Papadopulos et le Dr Val Turner, soutient que l'affirmation de Gallo était tout à fait spécieuse, et que ni Gallo ni Montagnier n'avaient jamais réussi à isoler un VIH distinct.

Après avoir conversé avec Turner et Papadopulos, et après avoir lu leur article, je trouve leurs arguments clairs et convaincants. Cependant, je reconnais qu'il existe quelque 50 000 articles sur le SIDA dans la littérature scientifique. Un novice occasionnel comme moi a peu de chances de démêler cette controverse baroque dans le vide. Sans un débat rigoureux, le public et la presse doivent se forger une opinion fondée sur des appels à la discipline – une caractéristique de la religion, et non de la démocratie ou de la science. Or, tout débat sur ce terrain-là sera toujours remporté par des représentants gouvernementaux et industriels intéressés et contrôlant le porte-voix et les médias.

Au lieu de reprendre ces objections et d'en débattre ouvertement, Tony Fauci et son armée d'investigateurs principaux se sont employés activement et efficacement à mettre un coup d'arrêt aux carrières et réduire au silence les arguments de tout scientifique ou journaliste qui remettait en question les canons officiels de la nouvelle religion d'État.

Châtier Duesberg

À première vue, les questions incendiaires de Duesberg semblaient créer un rempart irrésistible à l'hypothèse du Dr Fauci concernant le VIH cause unique du SIDA. Encore aujourd'hui, les arguments de Duesberg semblent si clairs, si bien construits et si convaincants qu'à leur lecture il est incroyable que toute l'hypothèse ne se soit pas instantanément écroulée sous le poids écrasant d'une implacable logique. Le monde scientifique attendait de voir comment les Drs Gallo et Fauci pourraient répondre aux questions embarrassantes de Duesberg.

Cependant, le cartel du SIDA n'a jamais tenté d'y répondre. Au lieu de ça, le Dr Fauci a réagi à cette menace existentielle en l'ignorant tout bonnement, et en fustigeant toute personne qui lui accordait du crédit. Il a entrepris de faire de Duesberg un exemple pour décourager la moindre velléité d'enquête. Le Dr Fauci s'est assuré que, selon les mots de Bialy, l'article ait des « conséquences professionnelles désastreuses » pour Duesberg et « scelle son destin scientifique pour une douzaine d'années »[24]. Le Dr Fauci a orchestré un feu nourri d'attaques violentes et venimeuses qui ont effectivement mis fin à l'illustre carrière de Duesberg.

Le Dr Fauci a convoqué tout le haut clergé de son orthodoxie du VIH – et tous ses servants et enfants de chœur – pour déclencher une tempête de représailles virulentes contre le virologue de Berkeley et ses disciples. L'attaque est devenue l'une des plus sensationnelles, vicieuses et *ad hominem* de l'histoire de la science. Le Dr Fauci avait un grand intérêt dans cette controverse. Imputer le SIDA à un virus était le stratagème qui permettait au NIAID de s'approprier la compétence – et les flux financiers – du NCI. La carrière du Dr Fauci dépendait de la croyance universelle que le VIH est l'unique cause du SIDA. Le conflit, pour lui, était vital. Dirigé par le collège des cardinaux du Dr Fauci, le cartel médical – l'entreprise émergente très rentable de médicaments, de recherche, de tests et d'organisations caritatives à but non lucratif dans le domaine du VIH/SIDA – a attaqué Duesberg et les autres dissidents en les qualifiant de « *flat-earthers* »[a] [25], de « négationnistes » comparables à ceux de l'Holocauste[26] ou, selon les mots du Dr Fauci, d'assassins[27]. L'establishment du SIDA, jusqu'au plus modeste médecin, a publiquement injurié Duesberg. Le NIH lui a retiré ses financements et le milieu universitaire a ostracisé et exilé le brillant professeur de Berkeley. La presse scientifique l'a presque banni. Il était devenu radioactif.

Du haut de son perchoir du HHS, le Dr Fauci contrôlait tous les leviers du pouvoir et de l'opinion publique. Peu après la publication de l'article de Duesberg dans *Cancer Research*, le bureau du ministre de la Santé et des Services sociaux (HHS) a envoyé un mémo intitulé « ALERTE MÉDIA ». Le HHS donnait le mot d'ordre, ce qui n'était pas sans rappeler les racines militaires de l'agence. La circulaire du HHS reprochait au NIH d'avoir permis à l'article de Duesberg d'être publié du premier coup. « L'article est apparemment passé par le processus normal de prépublication et aurait dû être signalé au NIH. « J'ai déjà demandé au départements des affaires publiques du NIH de commencer à creuser la question. »[28]

En remettant en cause la théologie officielle du gouvernement, et surtout en s'opposant au technocrate régnant du HHS, Duesberg allait bientôt voir sa source abondante de subventions de recherche en provenance du NIH se tarir. Quand le moment vint de statuer sur le renouvellement de la subvention de sept ans accordée à Duesberg pour son projet de recherche exceptionnel,

a. Les *flat-earthers* sont les derniers partisans de la théorie selon laquelle la Terre est plate. (N.d.T.)

il lui fut refusé. Le comité d'examen du NIH comprenait un chercheur sur le SIDA ayant d'importants liens financiers avec Glaxo, qui fabriquait l'AZT, un médicament que Duesberg critiquait avec virulence pour son extrême toxicité, tandis qu'un autre membre du comité n'était autre que la maîtresse de Gallo, une scientifique de son laboratoire, qui lui avait donné un enfant[29]. Il y a même trois examinateurs qui ne prirent pas la peine de lire la proposition de Duesberg. Le NIH lui retira la subvention et ne donna plus jamais un seul dollar à Duesberg pour ses travaux.

Avant 1987, le NIH n'avait jamais rejeté une seule des demandes de Peter Duesberg. Après 1987, Duesberg a rédigé plus de 30 propositions de recherche ; le NIH les a toutes rejetées. « Le complexe militaro-industriel américain – le HHS, le NIH, le NCI, la DAIDS – tout cela est conçu selon la structure de commandement militaire parce que c'est son ADN », note Celia Farber. « C'est l'armée. Ce n'est pas de la 'science' et ce n'est pas du 'mérite'. Fauci l'a compris et est passé maître dans l'élimination de toute dissidence et de toute pitié pour ses victimes. Comme il l'a dit explicitement, c'est un *péché* de le remettre en question, de remettre en question la 'science'. Il est allé jusqu'à dire qu'*il est la science.* »

« Je voudrais que les Américains découvrent qui est Peter Duesberg », poursuit Farber, « quelles étaient ses réalisations, sur la génétique du cancer, sur l'aneuploïdie, et ce qu'il est devenu. Je veux qu'ils exigent des réponses. Pourquoi Anthony Fauci a-t-il entrepris de définancer, d'intimider, de censurer et de détruire le premier virologue américain spécialiste du cancer ? Quelle est notre position par rapport à ça ? Nous savons ce que ressentent les militants du SIDA, mais qu'en pensons-nous ? La plupart d'entre nous ont perdu au moins un membre de leur famille à cause du cancer, et aucun à cause du SIDA. Anthony Fauci devrait être traduit devant un tribunal pénal et jugé pour avoir détruit la science américaine, la virologie et la science du cancer. Une grande partie de cette destruction s'est faite par le biais de la destruction personnelle et sauvage de Peter Duesberg et de tous ceux qui ont essayé de le « prendre au sérieux » ou même de l'interviewer. La véritable histoire émerge maintenant, et elle émergera. Fauci passera pour un très sinistre personnage. Une blague. Il était obsédé par le SIDA – pourquoi ? L'Amérique avait besoin de cette obsession comme d'un trou dans la tête. Ce n'était qu'une auge à fric, un appareil mondial de parasitisme colonial. Nous avons cédé à Fauci et à une poignée d'activistes hurlants. C'est vraiment une tragédie. »

« Ils l'ont tout simplement sorti du jeu », convient Richard Strohman, biologiste retraité de l'UC Berkeley. « Ils l'ont sorti tout de suite. »[30]

Une frénésie anti-Duesberg a balayé le terrain comme un feu d'herbe. Le nom de Duesberg était tellement sali que l'avilir était devenu un moyen de faire avancer sa carrière. Être vu avec lui revenait à un suicide professionnel pour les scientifiques en début de carrière.

« Le système fonctionne. Il est aussi efficace qu'une balle dans la tête », a déclaré Dave Rasnick[31].

Dans une interview de 1988, pleine de venin et de blasphèmes enragés, Gallo avait dénoncé Duesberg pour avoir remis en question son hypothèse sur le VIH/SIDA : « Le VIH tue comme un camion lancé à pleine vitesse », avait-il hurlé. « Le VIH tuerait Clark Kent ! »[32]

À l'époque, Duesberg rétorquait qu'il ne voyait pas d'inconvénient à se faire injecter le VIH, à condition que l'échantillon ne provienne pas du laboratoire de Gallo[33].

Les médias de masse scientifiquement incultes ont largement ignoré les arguments fondés sur des preuves de Duesberg, les considérant comme de dangereuses apostasies. Le Dr Fauci a démontré sa capacité à contrôler ses serviles médias lèches-bottes et à mobiliser le cartel de la santé publique pour châtier le scepticisme et la dissidence. Ce fut un tour de force, et un extraordinaire avant-goût de ses futures campagnes de censure. C'était dix ans avant la décision majeure de la FDA, en 1997, d'autoriser la publicité pharmaceutique à la télévision, de sorte que l'empressement du Dr Fauci à convoquer rapidement les médias pour qu'ils s'alignent docilement était d'autant plus impressionnante. Obéissant à l'orthodoxie reçue, les médias répétèrent comme des perroquets la mise en garde officielle de l'inquisition du NIAID : le simple fait de reconnaître les arguments de Duesberg était en soi dangereux, car cela faisait perdre un temps précieux dans la réalisation de l'objectif de « sauver des vies », et ça donnait du crédit à une hérésie mortelle. Mentionner le nom de Duesberg était du journalisme irresponsable.

Les associations de lutte contre le SIDA affichèrent sur leurs sites Internet des mises en garde contre Duesberg et ses collègues « négationnistes ». Martin Delaney, de Project Inform, qui vivait grassement et était alors payé par le Dr Fauci, mena des campagnes d'envoi de lettres et de coups de téléphone en promettant de faire virer tous les journalistes qui intervieweraient Duesberg. (Delaney se ralliera plus tard à l'opinion de Duesberg selon laquelle le VIH ne peut pas être la seule cause du SIDA.) Ce projet tourna court ; très peu de journalistes voulurent prendre ce risque. Comme indiqué précédemment, Anthony Fauci veilla personnellement à ce que Duesberg n'apparaisse presque jamais à la télévision nationale. Le Dr Fauci démontra sa maîtrise de l'intimidation des chaînes de télé. Il y a eu cette fois où *Good Morning America*[34] avait déjà programmé Duesberg et l'avait fait venir par avion à New York. La nuit précédant le tournage, un producteur de *GMA* lui avait téléphoné pour l'informer que l'émission était suspendue. Le matin, Duesberg avait allumé la télé de sa chambre d'hôtel et avait vu Anthony Fauci en personne, à sa place, dans l'émission. De même, Larry King[35] avait demandé à Duesberg une interview télévisée en 1992, puis avait brusquement annulé la veille. Le Dr Fauci avait pris la place de Duesberg sur le plateau de King. En 1987, lorsque le président Reagan avait invité Duesberg et le Dr Fauci à la Maison Blanche pour un débat courtois devant lui, le Dr Fauci avait forcé Reagan à annuler. Un membre de l'administration du président Reagan avait appris à Duesberg que, « Anthony Fauci, loin de réagir comme… prévu, [avait] piqué une 'petite crise' en apprenant qu'il [avait] été invité, et [avait] exigé de savoir pourquoi la

Maison Blanche se mêlait de questions scientifiques qui relevaient des NIH et de l'Office of Science and Technology Assessment »[36].

Le flot ininterrompu de millions de dollars d'Anthony Fauci vers ses labos et sa faculté de médecine avait, dans les années 1980, transformé Berkeley – haut lieu de la liberté d'expression dans les années 1960 – en un centre de la réaction et de l'hétérodoxie médicale. Mais, préfigurant la « *cancel culture* », l'université dépouilla Duesberg – alors au sommet de son art – de tout, sans ménagement : financement public, étudiants diplômés, bon laboratoire et invitations à des conférences. Seul son poste de titulaire empêcha Berkeley de se débarrasser complètement de l'iconoclaste chercheur. L'université refusa d'appuyer la requête de Duesberg adressée au NIH concernant la révocation de sa subvention ; sans le soutien de l'université, il n'avait aucun moyen légal de contester. Duesberg dut engager un avocat pour se battre pour obtenir son augmentation annuelle normale de salaire au mérite, qui est généralement accordée automatiquement aux professeurs de son rang. L'université de Berkeley refusa à Duesberg son augmentation pendant plus de dix ans, sous prétexte que ses travaux n'étaient « pas d'une grande importance »[37].

Craignant de compromettre leurs carrières, tous ses étudiants l'abandonnèrent. L'université les avertit que travailler avec Duesberg ferait d'eux des parias. Tous les colloques scientifiques le déprogrammèrent ; d'éminents collègues firent leur serment d'allégeance en déclarant publiquement qu'ils refuseraient toute invitation à une conférence à laquelle participerait Duesberg.

Lors d'un entretien privé avec la journaliste Celia Farber[38], l'une des collègues de Duesberg, de Berkeley, n'a pas tari d'éloge à son égard. Elle a loué son intégrité, son génie, sa gentillesse et son intelligence. Elle a protesté contre le mauvais traitement dont il faisait l'objet de la part de l'université et de l'establishment scientifique, tout en insistant sur le fait qu'elle ne voulait pas être identifiée dans l'article de Farber, expliquant qu'elle craignait des représailles.

Un autre collègue de Berkeley du laboratoire Donner a expliqué à Farber l'hésitation générale de la faculté à l'égard de Duesberg : « Peter a peut-être raison pour le VIH. Mais il y a une industrie maintenant. »[39]

La presse scientifique a banni Duesberg de l'édition. Le rédacteur en chef de *Nature*, John Maddox, avait lui-même écrit un éditorial grandiloquent dans lequel il déclarait que Duesberg, par son hérésie, avait enfreint les standards de l'édition scientifique, le « droit de réponse »[40]. Maddox invitait les collègues de Duesberg à calomnier le virologue sans craindre de réponse. Les embuscades anti-Duesberg devinrent incontournables dans chaque nouveau numéro de *Nature*. Même la revue de l'Académie nationale des sciences, *Proceeding of the National Academy of Sciences* (*PNAS*), dans laquelle ses membres sont toujours invités à publier, a foulé au pied un article de Duesberg sur le VIH alors qu'il avait passé plus d'un an à le réviser et à le soumettre à nouveau pour répondre à leurs diverses demandes d'édition.

Les collègues de Duesberg assez téméraires pour le défendre se retrouvèrent en *mauvaise posture*. Le virologue Harry Rubin, lui-même membre de l'Académie, subit de violentes attaques et un préjudice professionnel après être intervenu en vain auprès du *PNAS* pour que l'article de Duesberg fût publié. En 1992, l'article de Duesberg était le deuxième en 128 ans d'histoire du *PNAS* à être censuré par la revue[42]. (L'autre avait été écrit par Linus Pauling.)

« Le problème de Duesberg transcendait la science : c'était sauvegarder sa carrière que de prendre part à ces brimades et à son avilissement », note Farber. « Les scientifiques serviles de Fauci étaient animés par la peur que, s'ils ne dénonçaient pas haut et fort Duesberg sur un ton suffisamment dégoûté, ils seraient eux-mêmes bientôt châtiés par Fauci, éventuellement privés de financement, ou pire. »

Le cartel médical fit miroiter à Duesberg la récompense de la rédemption et de la réintégration s'il acceptait simplement de revenir sur ses positions. En 1994, un généticien de haut rang du NIH, le Dr Stephen O'Brien, a appelé Duesberg pour lui dire qu'il devait le voir d'urgence pour une question d'ordre professionnel. O'Brien prit l'avion de Bethesda le lendemain, et les deux hommes se rencontrèrent à l'opéra de San Francisco. Après quelques échanges sur le bon vieux temps, O'Brien sortit un manuscrit de la poche intérieure de son smoking. Intitulé « Le VIH cause le SIDA : le postulat de Koch est rempli », il comportait trois noms très incongrus en en-tête : Stephen O'Brien, William Blattner, et Peter Duesberg[43].

Le rédacteur en chef de *Nature*, John Maddox, avait commandé cette apologie pour l'inciter. Si Duesberg signait le mea culpa comme l'en implorait O'Brien, il pourrait tout récupérer. Il serait de nouveau au sommet, à l'abri dans la forteresse de l'establishment médical et scientifique du Dr Fauci.

Duesberg refusa le pot-de-vin[44].

Dans un documentaire de 2009, Duesberg fait preuve d'une certaine empathie, voire de sympathie, pour ses détracteurs : « Ce sont des prostituées, la plupart d'entre eux, mes collègues – et dans une certaine mesure, moi-même. Vous devez vous prostituer pour obtenir de l'argent pour vos recherches. On est un peu formé pour être une prostituée ». Il sourit et ajoute : « La différence, c'est que certains jouent le jeu jusqu'au bout. »[45]

Refus de débattre

Pendant plusieurs années, le journaliste John Lauritsen a essayé d'obtenir qu'*au moins un* scientifique du NIH réponde aux questions soulevées dans l'article de Duesberg. Mais le NIAID avait donné un ordre clair : aucun scientifique du gouvernement ne devait répondre. Les responsables des NIH répétèrent à Lauritsen qu'« aucun des scientifiques de Robert Gallo au sein du gouvernement n'était intéressé par une discussion sur l'étiologie du SIDA ». Lauritsen fut donc étonné quand le *New York Times* rapporta la laconique réponse officielle de Tony Fauci à l'article de Duesberg : « Les preuves que le VIH cause le SIDA sont si accablantes qu'elles ne méritent presque plus d'être discutées. »[46] Lauritsen s'en plaignit à moi : « En tant que membre de la presse, je pensais que j'aurais dû être autorisé à parler au Dr Fauci, et à lui demander de révéler rien qu'un ou deux éléments de la 'preuve écrasante' que le VIH est la cause du SIDA. Comment s'en est-il tiré ? Sa seule stratégie a été de faire comme si les preuves étaient si accablantes que personne ne devait être autorisé à remettre en question cette affirmation. Fauci a adopté la position selon laquelle ni lui ni ses collègues n'avaient l'obligation de répondre à Duesberg, ou à tout autre détracteur. C'était la version laïque de la doctrine de l'infaillibilité pontificale ; tout le monde devait accepter la théorie du 'virus du SIDA' comme un fait établi parce que le pape de la santé publique en avait décidé ainsi. »[47]

Harvey Bialy, directeur et fondateur de la publication scientifique *Nature Biotechnology*, a déclaré : « Je suis lassé d'entendre les scientifiques de l'establishment du SIDA me dire qu'ils sont 'trop occupés à sauver des vies' pour s'asseoir à une table et réfuter les arguments de Peter Duesberg, bien que chacun d'entre eux m'assure qu'il pourrait 'le faire en une minute s'il le fallait'. »[48]

En 2006, le plus éminent épidémiologiste britannique, Gordon Stewart, a exprimé une frustration similaire : « J'ai demandé à plusieurs reprises aux autorités sanitaires, aux rédacteurs en chef et à d'autres experts concernés par le VIH/SIDA de prouver leurs thèses ; ça fait depuis 1984 que j'attends une réponse. »[49]

Le refus du Dr Fauci lui-même de débattre de ses théories n'est que la partie émergée de l'iceberg. Le contrôle qu'il exerce sur son armée d'investigateurs lui donne la possibilité de couper court à tout débat. Lorsque la National Public Radio a tenté de mettre en scène une conversation entre Duesberg et un partisan de l'hypothèse du VIH, elle n'a trouvé personne pour l'affronter. « Critiquer une théorie douteuse prendrait du temps au détriment d'efforts plus productifs », avait dit Anthony Fauci, directeur du NIAID, aux producteurs de la NPR[50].

Lorsque Bialy mit au défi le Dr John Moore de l'université Cornell de débattre avec lui sur le SIDA, Moore rédigea la réponse suivante : « Participer à un forum public avec des gens comme Bialy lui donnerait une crédibilité qu'il ne mérite pas. La communauté scientifique ne 'débat' pas avec les négationnistes du SIDA, elle les traite avec le mépris total qu'ils méritent et dénonce les charlatans qu'ils sont. Je vous prie de ne plus rien m'envoyer concernant ce sujet ou tout autre sujet connexe. »[51]

Ces réprimandes cinglantes ont rendu furieux le Prix Nobel Kary Mullis. En 2004, il a déclaré : « Tout ce que nous avons, c'est Bob Gallo qui dit : 'Messieurs, voici la cause du SIDA'. C'est tout ce que nous avons. C'est tout ce que nous avions. Ce n'est pas suffisant. Ce n'est pas suffisant pour publier ne serait-ce qu'un mince petit article scientifique quelque part [et encore moins pour dépenser] des millions [ou] des milliards de dollars par an et justifier le prix de beaucoup de vies et de l'angoisse… des vies ont été totalement ruinées sur la base d'une petite déclaration peu convaincante, faite par un type réputé pour être un escroc à bien d'autres égards. Il a menti sur tout un tas d'autres choses. Pourquoi lui fait-on confiance? S'il était appelé comme témoin dans une salle d'audience, on n'accorderait aucun crédit à sa déclaration. Trop souvent nous l'avons surpris en train de mentir. [On] ne lui fait plus confiance. »[52]

Quelque 20 ans après l'annonce de Gallo, les circonstances obligèrent finalement le Dr Fauci à défendre sa thèse. En 2009, le documentariste Brent Leung le persuada de se prêter au jeu d'une interview pour son long métrage sur l'histoire du SIDA, *House of Numbers: Anatomy of an Epidemic*. Leung demanda à un Dr Fauci mal à l'aise et irritable de lui fournir ses meilleures preuves du lien entre le VIH et les maladies auto-immunes. Avec deux décennies et 10 milliards de dollars pour préparer sa réponse, la meilleure explication du Dr Fauci était ses désormais classiques sophismes mielleux. Les Américains d'aujourd'hui auront reconnu le refrain familier fait de double langage et de dissimulation, fameux depuis les interviews COVID-19 du directeur du NIAID :

> Lorsqu'on combine les résultats de la caractérisation initiale de rétrovirus distinct isolé par Montagnier et son équipe avec ceux de Gallo, qui associe le virus à la cause du SIDA, et que l'on met ces éléments ensemble, on obtient la confirmation de l'agent causal du SIDA, à savoir le VIH.[53]

« Pour traduire tout cela en [français] courant », me fit remarquer Charles Ortleb en riant, « on n'a besoin que de trois mots : Gallo l'a dit. C'est ce que Fauci appelle 'une confirmation.' »

Parmi les sceptiques du Dr Fauci figuraient de nombreux lauréats du prix Nobel, dont la généticienne Barbara McClintock et le chimiste Walter Gilbert, qui ont joint leur voix au chœur pointant l'absence de preuves scientifiques au soutien de l'hypothèse du VIH/SIDA, et l'incapacité ou manque de volonté des responsables de la santé de répondre aux questions fondamentales. « Il est bon que l'hypothèse du VIH soit remise en question », déclarait Gilbert au *Oakland Tribune* en 1989. Ce dernier avait admis : il « est absolument correct [...] que personne n'a prouvé que le SIDA est causé par le virus du SIDA. Et [Duesberg] a tout à fait raison de dire que le virus cultivé en laboratoire n'est peut-être pas la cause du SIDA. »[54]

Mullis, l'un des lauréats du prix Nobel les plus incontournables du XXe siècle, est décédé en 2019. « Les gens ne cessent de me demander », expliquait-il en 1994, « 'Vous voulez dire que vous ne croyez pas que le VIH cause le SIDA ?'. Ce à quoi je répondais : 'Que je le croie ou non n'a pas d'importance ! Je n'ai aucune preuve scientifique de cela !'[55]. S'il existait une preuve que le VIH est la cause du SIDA, il devrait y avoir des documents scientifiques qui, pris isolément ou dans leur ensemble, démontrent ce fait, au moins avec une forte probabilité. Or il n'existe aucun document de cette espèce. »[56]

En 1994, Mullis observait que les incitations financières et professionnelles à l'avancement, pour tout chercheur qui apporterait une preuve formelle de la proposition du Dr Fauci, étaient si monumentales que l'incapacité générale à produire cette démonstration était en soi une preuve irréfutable que le VIH seul ne cause pas le SIDA : « Si un postdoc produisait une revue de la littérature démontrant indubitablement que le VIH est la cause du SIDA, il serait célèbre. Il y a cent mille types qui ont eu cette opportunité. Dix ans ont passé ; nous attendons que ce postdoctorant vedette se distingue éternellement et obtienne une subvention à vie de Tony Fauci, mais il ne s'est pas manifesté. Personne n'a pris la peine de produire une preuve définitive. N'importe quelle revue l'accepterait. Cela prouve que le VIH ne cause pas le SIDA. »[57]

L'émule le plus inattendu de Duesberg a été Luc Montagnier, l'homme qui fut le premier à découvrir le virus.

Lors de la Conférence internationale sur le SIDA de San Francisco en 1990, le Dr Montagnier fit une confession étonnante sur le VIH, qui allait clairement à l'encontre de ses propres intérêts : « Il est possible que le VIH soit bénin. »[58] Montagnier est le père de la théorie du SIDA. C'est aussi un scientifique intègre. C'était son drapeau blanc. La mise à l'écart de la corrélation VIH/SIDA par Montagnier aurait dû faire trembler les esprits. Au lieu de ça, les membres du Congrès – contents de l'orthodoxie qui rapportait gros à un grand nombre d'entre eux – ont ignoré la confession capitale de Montagnier et ont continué à discuter des nouveaux traitements antiviraux.

Kary Mullis s'étonne que le dogme de Fauci ait une force hypnotique si puissante que ses acolytes ignorent sa rétractation publique de la part du génie même qui l'a inventé. « Un jour, les gens qui nous regarderont dans le rétroviseur trouveront notre acceptation de la théorie du SIDA basée sur le VIH aussi stupide que nous trouvons les autorités ayant excommunié Galilée simplement parce qu'il insistait sur le fait que la Terre n'était pas le centre de l'univers », prédit Mullis. « Il est consternant de constater qu'un si grand nombre de scientifiques aient catégoriquement refusé d'examiner les preuves disponibles de manière neutre et impartiale pour déterminer si le VIH cause le SIDA. »[59]

Qu'une question d'argent

Aujourd'hui, le postulat selon lequel le VIH est la seule cause du SIDA est la présomption clef de voûte d'une industrie pesant plusieurs milliards de dollars. Tout le monde s'accorde à dire qu'au moins une partie de l'explication de sa résilience stupéfiante est le flux incessant d'argent provenant du Dr Fauci. Charles Ortleb m'a fait remarquer : « La science coûte de l'argent, or celui qui distribue l'argent peut contrôler la science. » « Voyez, il n'y a pas de mystère sociologique ici », a observé Mullis. « Ce sont simplement les revenus et les postes des gens qui sont menacés par ce que dit Peter Duesberg. Leurs revenus et leurs postes sont menacés, c'est pourquoi ils sont si hargneux. Dans les années 1980, beaucoup de gens ont commencé à dépendre de Tony Fauci et de ses amis pour leur subsistance. Tous ces gens voulaient vraiment réussir, dans le sens avoir beaucoup de gens travaillant pour eux et beaucoup de pouvoir. »[60]

Bialy partage cet avis : « Tout d'abord, d'énormes intérêts financiers et sociaux sont en jeu. Des milliards de dollars en financement de la recherche, en stock-options et en budgets d'associations militantes reposent sur l'hypothèse que le VIH cause le SIDA. Des industries entières de médicaments pharmaceutiques, de tests de dépistage et de causes militantes perdraient leur raison d'être. »

Le documentaire *The Other Side of AIDS*, réalisé en 2004, contient une scène remarquable dans laquelle l'IP canadien Mark Wainberg, président de l'International AIDS Society (la plus grande organisation mondiale de chercheurs et de cliniciens spécialisés dans le domaine du SIDA), demande en tempêtant que Duesberg et les autres personnes qui « tentent de réfuter la notion selon laquelle le VIH est la cause du SIDA » soient « traduits en justice ». Il considère les sceptiques du VIH/SIDA comme des « semeurs de mort »[61].

« Je vous signale que Peter Duesberg est ce qui se rapproche le plus, sur cette planète, d'un psychopathe scientifique. »[62]

Puis Wainberg déclare que l'interview est terminée, arrache le micro de son revers de veste et part en trombe.

Ce qui s'est passé ensuite est révélateur.

L'auditoire a éclaté de rire, puis le rire s'est transformé en huées lorsque l'écran a affiché une liste des brevets de Wainberg et d'autres de ses liens financiers avec l'industrie du VIH.

D'autres causes

Si le VIH ne cause pas le SIDA, on peut alors se demander ce qui peut bien le causer. D'éminents scientifiques ont avancé de nombreuses théories crédibles pour expliquer sa pathogenèse. J'en examinerai trois parmi les plus convaincantes, en commençant par la théorie de Duesberg, puisque son explication est arrivée la première chronologiquement et que c'est elle qui a convaincu le plus de monde et a eu la plus grande portée. Les théories ultérieures – y compris les hypothèses défendues, ironiquement, par Robert Gallo et Luc Montagnier – ont un pouvoir de persuasion égal mais n'ont bénéficié que d'un faible intérêt ou soutien du public. La bataille royale de Duesberg a mis en exergue le pouvoir considérable du Dr Fauci de briser des carrières, et personne après Duesberg n'a eu le courage ni l'envie de défier le « petit directeur » en proposant de nouvelles théories.

La théorie de Duesberg

Duesberg, Mullis et leur courant critique attribuent toute la symptomatologie mortelle connue sous le nom de SIDA à une multiplicité d'expositions environnementales qui sont devenues omniprésentes dans les années 1980. Comme ils le soutiennent, le virus du VIH était une sorte de resquilleur, qui était également associé à des expositions liées aux modes de vie qui se chevauchaient. Duesberg et beaucoup d'autres l'ayant suivi ont apporté la preuve que l'usage intensif de drogues récréatives chez les homosexuels et les toxicomanes était la véritable cause de la déficience immunitaire de la première génération de malades du SIDA. Ils ont fait valoir que les premiers signes du SIDA, le sarcome de Kaposi et la pneumonie pneumocystique (PPC), étaient tous deux fortement liés au nitrite d'amyle – le « poppers » –, une drogue populaire chez les homosexuels aux mœurs légères[63]. D'autres symptômes courants de « dépérissement » étaient tous associés à une forte consommation de drogues et à des facteurs de stress liés au mode de vie. (Je conseille à ceux qui souhaitent approfondir ce point de lire le chapitre 3 intitulé « Virus Hunting Takes Over » du livre passionnant de Duesberg, *L'Invention du virus du SIDA*.) Contentons-nous de dire qu'il y présente des arguments convaincants, qui méritent d'être diffusés et de faire l'objet d'un débat posé.

Le Dr Duesberg a observé que les cas graves de SIDA dans les années 1980 concernaient des hommes ayant des comportements alors courants dans le monde de la fête gay post-Stonewall[b], où la drogue était omniprésente. Les facteurs de risque comprenaient des rapports sexuels à risque avec de multiples partenaires, ainsi que des expositions toxiques cumulatives à des drogues psychoactives telles que la méthédrine, la cocaïne, l'héroïne, le LSD et un cocktail d'antibiotiques prescrits pour traiter des maladies sexuellement transmissibles omniprésentes. En moyenne, les premiers patients atteints du SIDA avaient suivi au moins trois traitements antibiotiques au cours de l'année précédant le diagnostic[64].

Environ 35 % des premiers cas de SIDA concernaient des toxicomanes qui prenaient des drogues par voie intraveineuse[65]. Dans son article « The Role of Drugs in the Origin of AIDS », Duesberg cite plus d'une douzaine de références médicales documentant des symptômes d'immunodéficience semblables à ceux du SIDA chez les toxicomanes depuis 1900[66]. La littérature médicale atteste des effets ravageurs sur le système immunitaire de l'héroïne, de la morphine, du speed, de la cocaïne et d'autres drogues prises par injection : « Dès 1909, des preuves se sont accumulées sur le fait que la dépendance aux drogues psychoactives conduit à une suppression immunitaire (auto-immunité clinique) similaire au SIDA. »[67] Aujourd'hui, des milliers de junkies américains qui ne sont pas infectés par le VIH perdent les mêmes cellules T CD4+ et contractent les mêmes maladies que les patients atteints du SIDA. Les MST dues à la promiscuité sexuelle, ainsi que les maladies transmises par le sang comme l'hépatite A, B et C, ont aggravé l'immunodépression de cette cohorte.

La théorie de Duesberg n'était en aucun cas nouvelle ou farfelue. Le Dr Fauci lui-même avait admis en 1984 que les drogues étaient une explication raisonnable de la pneumonie et d'autres symptômes caractéristiques du

b. Dans la nuit du 27 au 28 juin 1969, les clients du Stonewall Inn, l'un des rares bars gays de New York, dans le quartier de Greenwich Village, s'étaient révoltés contre la police qui y faisait une énième descente. S'en étaient suivis plusieurs jours de manifestations et d'échauffourées. Ce fut l'événement fondateur de la Gay Pride à New York. Il marqua un tournant dans l'histoire de la communauté gay. (N.d.T.)

SIDA : « Si je prenais des drogues qui m'immunodéprimaient de façon marquée, il y aurait de bonnes chances que je contracte cette pneumonie. C'est ce qui arrive aux personnes atteintes du SIDA. »[68]

Le poppers et les antibiotiques

Avant la « découverte » du VIH par Gallo, les chercheurs gouvernementaux et les scientifiques de premier plan pensaient que les drogues récréatives étaient les principaux suspects. Le célèbre expert en maladies infectieuses de la Duke Medical School, le professeur David Durack, qui siégeait au comité de bioéthique du NIH, posait la question suivante (toujours d'actualité) dans son article principal du *NEJM* de décembre 1981[69] : comment le SIDA peut-il être si manifestement nouveau, alors que les virus et l'homosexualité sont vieux comme le monde ? »[70] Selon Durack, les drogues récréatives devraient être considérées comme des causes : « Elles sont largement consommées dans les grandes villes où la plupart de ces cas sont survenus. Peut-être, comme cela a été suggéré, qu'une ou plusieurs de ces drogues récréatives sont des agents immunosuppresseurs. » Durack a observé qu'à part les homosexuels toxicomanes, les seuls patients présentant des symptômes du SIDA étaient des « junkies »[71]. Selon Duesberg, la dépendance la plus dangeureuse était l'utilisation généralisée de poppers au nitrite d'amyle, qui avait des liens bien établis avec les maladies auto-immunes.

Les premiers cas de SIDA ont été diagnostiqués chez cinq hommes homosexuels, qui ne se connaissaient pas, atteints d'une pneumonie rare (PPC) et du sarcome de Kaposi, une forme de cancer qui n'avait jusque-là touché que des hommes âgés. Le Dr Michael Gottlieb, un chercheur qui parcourait les hôpitaux de Californie à la recherche de nouvelles maladies aux symptômes inhabituels, serait à l'origine de la découverte et de la caractérisation de la maladie et de son contexte épidémiologique, à Los Angeles, en 1981. Ces hommes étaient tous des fêtards aux mœurs légères, adeptes du mode de vie gay « *fast lane* »[c]. Ils prenaient simultanément de nombreuses drogues récréatives différentes et les mélangeaient à un niveau supérieur à celui des consommateurs de drogues hétérosexuels. Ils fréquentaient les bars, les discothèques et les bains publics. Ils avaient quotidiennement de multiples partenaires sexuels anonymes – plus d'un millier par an – et contractaient la plupart des maladies sexuellement transmissibles courantes, comme la syphilis, la gonorrhée et l'hépatite B. Ils étaient donc aussi fonctionnellement dépendants d'une pharmacopée de médicaments antibiotiques prescrits sur ordonnance ; « tout cela a créé une situation où une poignée d'hommes homosexuels », dit Mark Gabrish Conlan, « brûlaient la chandelle par les deux bouts et mettaient un chalumeau au milieu. Il n'est pas étonnant qu'au bout d'un certain temps, leur système immunitaire ait commencé à s'effondrer et qu'ils aient commencé à tomber malades de façon inhabituelle, ce qui n'avait été observé auparavant que chez des personnes âgées dont le système immunitaire s'était détérioré avec l'âge. »[72]

c. Que l'on peut traduire par « brûler la chandelle par les deux bouts ». (N.d.T)

John Lauritsen, un activiste homosexuel, a probablement été le premier journaliste spécialisé dans le SIDA: « Mon premier grand article sur le SIDA date de 1985. Les tout premiers sidaïques étaient vraiment dans un sale état, et il y avait de très bonnes raisons pour lesquelles ils étaient malades. »[73]

Lauritsen et de nombreux chercheurs médicaux de premier plan, ainsi que des responsables de la santé publique, ont conclu dès le début de l'épidémie que les poppers étaient les principaux coupables. Les chimistes avaient développé le nitrite d'amyle en tant que vasodilatateur dans les années 1850, et avaient commencé dans les années 1960 à le conditionner dans des ampoules en verre que les médecins ouvraient sous le nez des patients inconscients pour les réanimer. Le même mécanisme qui permettait de revenir à soi permettait la relaxation des muscles anaux et une puissante montée d'adrénaline, ce qui a fait du poppers la drogue sexuelle par excellence. Le poppers était devenu un pilier du milieu gay à la fin des années 1970. Avant 1987, tous les malades du SIDA reconnaissaient avoir consommé beaucoup de poppers[74]. Tous les *sexshops*, les bars et les vestiaires des bains publics en vendaient[75]. Les fêtards homosexuels en fumaient continuellement dans les discothèques et pendant les rapports sexuels extrêmes. Les bars et les clubs empestaient leur arôme chimique piquant. À la fin de chaque soirée, les barmen annonçaient régulièrement: « Dernier appel pour l'alcool », « Dernier appel pour les poppers »[76]. Les chercheurs pensent que les poppers sont la cause directe du sarcome de Kaposi, une forme rare de cancer de la peau qui touche le nez, la gorge, les poumons et la peau[77]. Si le sarcome de Kaposi a été le premier indicateur de la maladie, il était également fréquent chez les hommes homosexuels qui n'étaient pas infectés par le VIH.

Les poppers peuvent gravement endommager le système immunitaire, les gènes, les poumons, le foie, le cœur ou le cerveau. Ils peuvent produire des dommages neuronaux similaires à ceux de la sclérose en plaques, peuvent avoir des effets cancérigènes et entraîner une « mort subite par inhalation »[78].

« J'ai découvert qu'il existait une littérature médicale très complète sur les nitrites volatils », explique Lauritsen. « Pour faire simple, ce sont des agents oxydants très puissants, ce qui fait partie des causes du SIDA; en fait, de plusieurs types d'anémie. Deuxièmement, les poppers sont puissamment mutagènes et cancérigènes – ce qui signifie qu'ils provoquent des changements cellulaires et le cancer. L'un de mes informateurs, Filson – qui était très actif et connu au sein de la People With AIDS Coalition – a affirmé qu'il avait interviewé plusieurs centaines d'hommes homosexuels atteints du SIDA, et il a dit que pratiquement tous avaient été de gros consommateurs de drogues. Tous sans exception ont dit qu'ils avaient été des consommateurs de poppers. »[79] Une étude publiée par Toby Eisenstein a montré que les nitrites trouvés dans le poppers sont radicalement immunosuppresseurs chez les rongeurs[80].

Des chercheurs gouvernementaux et des responsables d'autorités régulatrices reconnurent l'association. Avant l'annonce de Gallo, le CDC avait désigné le poppers comme le coupable probable du SIDA. Un an avant l'annonce de Gallo, Harry Haverkos, expert interne du CDC en matière de SIDA, avait passé au peigne fin trois enquêtes menées par le CDC auprès de patients. Il avait conclu que les drogues comme les poppers jouaient un rôle déterminant dans l'apparition de la maladie. L. T. Sigell a écrit dans l'*American Journal of Psychiatry* que les nitrites inhalés produisaient de la nitrosamine connue pour ses effets cancérigènes. Thomas Haley, de la Food and Drug Administration (FDA), avait émis le même avertissement[81].

Après la conférence de presse de Gallo de 1984, le Dr Fauci lança une mission visant à étouffer toute discussion sur les cofacteurs comme le poppers. Le CDC suivit rapidement le mouvement. Il mit de côté l'étude d'Haverkos et commença à être aussi hostile que le Dr Fauci sur la question du lien avec les drogues. Le CDC a activement supprimé les données gênantes et a publié l'un de ses articles de science de pacotille pour « prouver » l'innocuité du poppers.[82] Les chercheurs du CDC supposèrent que les gays utilisaient les poppers comme réanimateurs à usage unique et exposèrent des souris de laboratoire à des doses à vie équivalentes à 1/1 000 de ce qu'un gay recevrait en une soirée normale, de fête en fête. L'étude était « totalement frauduleuse », remarque Lauritsen[83]. Pour une liste partielle des études qui se sont penchées sur l'association entre les nitrites et le SIDA, voir *Oppenheimer, In the Eye of the Storm*, note 34, p. 295[84].

Haverkos a été muté à la FDA en 1984 pour y devenir coordinateur SIDA. Son article a finalement été publié dans la revue *Sexually Transmitted Diseases* en 1985[85], ce qui a incité le *Wall Street Journal* à sortir un article affirmant que la toxicomanie était tellement répandue chez les patients atteints du SIDA que la consommation de drogues – et non le virus du Dr Fauci – devait être considérée comme la cause première du SIDA[86].

Dans son histoire de la crise du SIDA devenue un classique, *And the Band Played On*, Randy Shilts écrit que la piste des poppers offre une explication « convaincante » au SIDA. « Tous ceux qui ont contracté des maladies semblent avoir sniffé des poppers », écrit-il[87].

Alors que j'écrivais ce livre, Robyn Ross, chercheur à Children's Health Defense, m'a alerté sur l'une des ironies méconnues de cette saga. Il s'avère que Burroughs Wellcome détient le brevet de 1942 de la composition du poppers. Or, il est resté l'un des plus grands fabricants de poppers dans les années 1980 et 1990. Dès 1977, un article du *New York Daily News* avait décrit les stratégies mises en œuvre par Burroughs Wellcome pour échapper aux critiques concernant les préjudices sanitaires générés par l'explosion des ventes de poppers. Comme nous le verrons plus tard, Burroughs Wellcome et d'autres fabricants de poppers étaient les principales sources de revenus publicitaires de la presse gay à cette époque, et ils ont utilisé ce levier pour forcer la censure de tout journaliste tentant d'établir un lien entre le nitrite d'amyle et l'effondrement du système immunitaire. Si Duesberg et d'autres ont raison au sujet de cette association, cela signifie que Burroughs Wellcome a profité à la fois de la cause de l'épidémie de SIDA et de l'empoisonnement d'une génération d'hommes homosexuels avec le « remède » AZT. Tony Fauci a joué le rôle d'intermédiaire dans cette boucle de rétroaction. D'une part, il utilisait son pouvoir réglementaire pour promouvoir l'AZT et supprimer ses concurrents, orchestrant efficacement le contrôle monopolistique de Burroughs Wellcome sur le traitement du SIDA. Dans le même temps, il supprimait l'étude de la toxicité des poppers et rejetait la responsabilité du SIDA sur le virus, protégeant ainsi Burroughs Wellcome d'une responsabilité importante.

Le sarcome de Kaposi

En 1990, quatre éminents scientifiques du CDC ont suggéré dans le *Lancet* que le sarcome de Kaposi était fréquent chez les jeunes hommes homosexuels qui n'étaient indiscutablement pas porteurs du VIH. Ils ont admis que le syndrome de Kaposi – la maladie la plus importante dans la définition du SIDA – « pourrait être causé par un agent infectieux non encore identifié, transmis principalement par contact sexuel »[88].

Il s'agissait d'une évolution étonnante, car le SK était le symptôme initial et déterminant du SIDA. Avant 1981, c'était une maladie limitée aux personnes très âgées. Son apparition soudaine chez les jeunes hommes a été le signal d'identification qui a lancé la crise du SIDA. La doctrine fondamentale de l'establishment médical était que le SK était le signal diagnostic de la pandémie de SIDA. L'existence même du SIDA était inextricablement liée au SK. Si le VIH n'était pas responsable de l'épidémie de sarcome de Kaposi, il devait donc y avoir un autre coupable. Cette logique insurmontable a soulevé la question de savoir si les poppers pouvaient également être à l'origine des autres symptômes du SIDA – en particulier l'autre manifestation majeure, l'immunosuppression, que la science avait également liée au nitrite d'amyle. Tout en adhérant publiquement à l'orthodoxie officielle du Dr Fauci en matière de VIH/SIDA, Robert Gallo lui-même fit part en privé de ses doutes quant à sa propre théorie selon laquelle le VIH seul pouvait causer le sarcome de Kaposi ou le SIDA. Lors d'une réunion de haut niveau des autorités sanitaires américaines en 1994 – intitulée « Do Nitrites Act as a CoFactor in Kaposi's ? », Gallo fit des confessions étonnantes à ses collègues de confiance. Le VIH, reconnut-il, pourrait n'être qu'un « facteur catalytique » dans le sarcome de Kaposi : « Il doit y avoir autre chose. » Puis il ajouta une concession à couper le souffle, qui aurait tout à fait pu être tirée des recherches de l'article de Duesberg : « Je ne sais pas si j'ai été clair sur ce point, mais je pense que tout le monde ici le sait : nous n'avons jamais trouvé d'ADN du VIH dans les cellules tumorales du SK. Il ne s'agit donc pas d'une transformation directe. Or, en fait, nous n'avons jamais trouvé d'ADN du VIH dans les cellules T, bien que nous n'en ayons examiné que quelques-unes. Donc, en d'autres termes, nous n'avons jamais observé le rôle du VIH en tant que virus transformateur de quelque manière que ce soit. »[89]

L'un des participants à cette réunion était Harry Haverkos, alors directeur du département SIDA du National Institute on Drug Abuse (NIDA). Or, Haverkos fit remarquer à Gallo que pas un seul cas de sarcome de Kaposi n'avait été signalé chez des receveurs de sang dont le donneur était atteint du sarcome de Kaposi. Si les transfusions sanguines ne pouvaient pas propager la maladie, dit Haverkos, alors les échanges de sperme pouvaient difficilement être un coupable plausible. En réponse, Gallo se risqua à dire : « Les nitrites (poppers) *pourraient* être le principal facteur. »[90]

Pour apprécier pleinement les implications sismiques de la déclaration de Gallo, il faut se rappeler que, dans les pays riches comme les États-Unis et l'Allemagne, le sarcome de Kaposi était – avec la PPC – la maladie emblématique pour diagnostiquer les patients atteints du « SIDA ». Par exemple, en 1987, *Der Spiegel* décrivait les malades du SIDA comme les « squelettes couverts de sarcomes » du « milieu gay »[91].

En 1990, les autorités gouvernementales se démenaient déjà pour éliminer le sarcome de Kaposi des définitions du SIDA. « À l'heure actuelle, il est admis [même par les scientifiques du CDC] que le VIH ne joue aucun rôle, que ce soit directement ou indirectement, dans la causalité du sarcome de Kaposi », écrivait en 2004 Eleni Papadopulos, biologiste australienne spécialiste du SIDA[92]. Le sarcome de Kaposi était la maladie qui définissait le SIDA. « Au début », dit Farber, « le SIDA, c'était le sarcome de Kaposi »[93]. Parce que son association avec le SIDA était si bien établie, la concession officielle que les deux conditions sont distinctes n'a jamais pénétré l'orthodoxie en vigueur. Le sarcome de Kaposi fait toujours partie de la définition officielle du SIDA dans les pays industrialisés (toute personne atteinte du sarcome de Kaposi et dont le test de dépistage est positif est considérée comme sidaïque). Or, en dépit des faits, les grands médias comme le *New Yorker* continuent de dire que « le sarcome de Kaposi est un symptôme du SIDA » (c'est-à-dire que le VIH cause le sarcome de Kaposi)[94].

L'AZT comme coupable

Après 1987, le Dr Duesberg et ses partisans ont clamé que la grande majorité des « décès dus au SIDA » étaient en fait causés par l'AZT – la chimiothérapie « antirétrovirale » radicale du Dr Fauci, concoctée dans le but de tuer les cellules humaines. Duesberg qualifie le syndrome de « SIDA par AZT ». Ironiquement, il soutient que l'AZT, le médicament hautement toxique que le Dr Fauci prescrivait pour traiter les patients atteints du SIDA, provoque en fait ce que le virus ne peut pas provoquer, c'est-à-dire qu'il cause le SIDA lui-même.

Dans un monde censé peuplé de penseurs critiques, le soupçon de Duesberg selon lequel l'AZT provoque un effondrement immunitaire n'aurait jamais dû sembler révélateur. Après tout, la FDA avait jugé l'AZT trop toxique pour être utilisé dans le traitement du cancer, même à court terme. L'AZT est hautement mutagène, c'est-à-dire qu'il détruit les gènes eux-mêmes. Il provoque le cancer chez les rongeurs. Il goudronne la moelle osseuse où sont fabriquées les cellules sanguines appelées lymphocytes. Or, ce sont ces mêmes cellules dont le malade du SIDA a le plus besoin pour sa défense immunitaire. L'AZT détruit de façon aléatoire les os, les reins, le foie, les tissus musculaires, le cerveau et le système nerveux central.

Les patients atteints de cancer ne prennent généralement des médicaments de chimiothérapie que pendant deux semaines. Or, grâce à l'étude Fischl de Tony Fauci, les médecins prescrivaient désormais l'AZT à vie ! « La chimiothérapie », dit Duesberg, « est limitée à quelques mois. Votre seul espoir est que le cancer meure avant vous. »[95]

Duesberg pense que l'AZT n'est pas seulement à l'origine du SIDA, mais qu'il tue plus de personnes que celles qui mouraient auparavant à cause de l'auto-immunité provoquée par les drogues récréatives. « L'AZT est à l'origine du SIDA et des maladies qui le définissent. Il ne provoque pas le sarcome de Kaposi. En revanche, il provoque une déficience immunitaire. Il a été conçu pour cela. En fait, le fabricant dit spécifiquement qu'il peut causer des maladies similaires au SIDA. » La notice de Burroughs Wellcome avertit qu'il est « souvent difficile de distinguer les effets indésirables éventuellement associés à l'administration de RETROVIR (AZT) des signes sous-jacents de la maladie du VIH ou de maladies intercurrentes. »[96] En d'autres termes, même la société productrice reconnaît que l'AZT provoque les maladies qui définissent le SIDA.

« Si vous commencez à prendre n'importe quel autre agent chimiothérapeutique pour le reste de votre vie, ce sera probablement cet agent qui vous tuera », a observé Kary Mullis[97]. « Lorsque vous administrez une chimiothérapie à une personne atteinte d'un cancer, vous lui donnez une série de traitements pendant peut-être quatre jours ou plus. Avec un peu de chance, vous ne tuerez pas le patient. Vous tuerez le cancer. Le patient survivra. Mais vous ne continuez pas à lui donner le médicament jusqu'à ce qu'il meure, parce qu'il va certainement mourir. »[98] Luc Montagnier fait la même remarque à propos du VIH : « Tout médicament actif sur le VIH sera toxique parce qu'il n'est pas spécifique à 100 % des enzymes du VIH. »[99]

Si Duesberg a raison, le SIDA serait une pandémie iatrogène (causée par les médecins), et le Dr Fauci en serait l'auteur. Ce ne serait pas la première. Il existe de nombreux exemples historiques de médicaments prescrits ayant causant des lésions plus graves que leur maladie cible. La célèbre expérience de Tuskegee (1932-1973), que mon oncle, le sénateur Ted Kennedy, avait dénoncée, et à laquelle il a été mis fin en 1973, avait commencé par un effort des autorités de santé publique pour déterminer quels symptômes de la syphilis étaient dus à la bactérie spirochète et lesquels étaient dus au « remède » à base de mercure que les médecins prescrivaient depuis plus de 500 ans. Il s'est avéré que le symptôme le plus mortel et le plus débilitant de la syphilis – la neuropathie létale de stade II – était en fait une toxicité aiguë au mercure, ce qui n'est pas surprenant puisque le mercure est la substance la plus toxique de la Création.

« Le SIDA est une défaillance chronique à long terme du système immunitaire qui peut être causée par de multiples facteurs », explique Mark Gabrish Conlan, historien de l'homosexualité et auteur, « généralement plusieurs d'entre eux intervenant chez une personne atteinte du SIDA ou de ce qui a été décrit comme tel. Et au sommet de tout cela, en Occident, il y a la consommation de drogues récréatives, la consommation de médicaments et les infections répétées, y compris les maladies qui sont véritablement transmises sexuellement, et les traitements antibiotiques successifs pour ces maladies : un style de vie qui implique beaucoup de fêtes, une malnutrition. Or, dans les pays moins développés, le SIDA est principalement une maladie de la malnutrition, de la famine et des infections endémiques qui ont fait partie de ces environnements pendant des années. »[100]

Les Drs Duesberg, Willner et d'autres sont convaincus que l'AZT a tué des dizaines de milliers d'Américains entre 1986 et 1996, avant que des médicaments de chimiothérapie moins toxiques ne soient introduits, causant bien plus de décès que les déficiences immunitaires associées aux drogues récréatives pendant la première vague de la pandémie de SIDA. Une étude scientifique publiée dans le *New England Journal of Medicine* à la fin du mois de juillet 1987, intitulée « The Toxicity of Azidothymidine (AZT) in the Treatment of Patients with AIDS and AIDS-Related Complex »[101], ainsi qu'une enquête approfondie menée par *The Independent* de Londres en mai 1993, « The rise and fall of AZT »[102], ont toutes deux soutenu la théorie de Duesberg selon laquelle l'AZT était un tueur mortel à l'efficacité douteuse contre un SIDA insaisissable.

Rudolf Nureyev et Arthur Ashe

Rudolf Nureyev, le plus grand danseur de ballet de tous les temps, était ami avec mes parents. Il nous rendait souvent visite dans notre maison de famille dans les années 1960 et 1970. Contre l'avis de son médecin, il avait commencé à prendre de l'AZT. Nureyev était séropositif, mais en bonne santé à part ça. Son médecin traitant, Michel Canesi, avait reconnu les effets mortels de l'AZT et avait conseillé à Nureyev de ne pas prendre ce médicament. Mais Nureyev avait insisté : « Je veux ce médicament ! »[103] Il tomba malade peu après le début du traitement et mourut à Paris en 1993, à l'âge de 54 ans.

Cette année-là, l'ancien champion de Wimbledon Arthur Ashe est également décédé, à l'âge de 49 ans. Ashe aussi était un ami de la famille et un habitué de notre maison familiale d'Hickory Hill et Hyannis Port. Hétérosexuel, Ashe avait appris qu'il était séropositif en 1988. Son médecin lui avait prescrit une dose extrêmement élevée d'AZT[104]. En octobre 1992, Arthur avait écrit une colonne dans le *Washington Post*, dans laquelle il exprimait ses extrêmes réticences à l'égard de l'AZT. « La confusion pour les malades du SIDA comme moi est qu'il existe une école de pensée croissante selon laquelle le VIH n'est peut-être pas la seule cause du SIDA, et que les traitements standards comme l'AZT aggraveraient en fait les choses », reconnaissait Ashe, ajoutant : « Il peut très bien y avoir des cofacteurs inconnus, mais l'establishment médical est trop rigide pour changer le cap de la recherche fondamentale et/ou des essais cliniques. » Ashe voulait arrêter de prendre de l'AZT, mais il n'osait pas : « Qu'est-ce que je dirai à mes médecins ? », s'interrogeait-il dans le *New York Daily News*[105].

Si les soupçons d'Arthur Ashe et les suppositions de Duesberg sont exacts, le Dr Fauci serait le père de la pandémie de SIDA et le responsable d'innombrables décès. C'est pourquoi il ne faut absolument pas que cette histoire soit reconnue comme vraie.

L'AZT : un tueur de masse ?

Il ne fait aucun doute que le caractère du SIDA a changé de façon spectaculaire au début des années 1990 avec la prolifération de l'AZT. Le sarcome de Kaposi s'est dissocié de la maladie et les cas de SIDA ont commencé à ressembler de plus en plus à un empoisonnement à l'AZT. « Puis, à un moment, alors que ce type de SIDA avait quasi disparu, un nouveau type de SIDA apparut », explique John Lauritsen[106]. « Ils ont donc élargi la définition, et ils ont également commencé à administrer les médicaments anti-VIH à des personnes qui n'étaient en fait même pas malades, mais simplement positives au test VIH. Or, dans ce cas, bien sûr, lorsqu'elles sont finalement devenues suffisamment malades à cause des médicaments contre le SIDA, on les a appelées des 'malades du SIDA'. Je dois simplement dire que ma principale préoccupation concerne les homosexuels, qui ont été assassinés », observe Lauritsen. « Je ne pense pas que le mot 'meurtre' soit trop fort pour être utilisé quand vous avez un médicament comme l'AZT et tous les nucléosidiques analogues qui ont suivi, plus ou moins à la traîne, approuvés sur la base d'études frauduleuses, et avec, comme vous le savez, Joseph Sonnabend qui a déclaré : 'L'AZT est incompatible avec la vie'. Eh bien, si c'est incompatible avec la vie, c'est un poison et si c'est un poison qui tue des gens, dans un contexte comme celui-là, c'est un assassinat »[107].

Partageant l'avis de Sonnabend, John Lauritsen a accusé le Dr Fauci de mener des génocides contre les homosexuels et les Noirs africains. Les preuves semblent indiquer que l'utilisation généralisée de l'AZT a fait augmenter de façon spectaculaire les taux de mortalité dus au « SIDA »[108]. Les décès annuels dus au soi-disant SIDA au cours des premières années de la pandémie, de 1983 à 1987 (avant l'approbation de l'AZT) étaient plus faibles, peut-être 10 000 à 15 000 personnes dans un pays de 250 millions d'habitants[109]. Ce n'est qu'à la fin des années 1980, lorsque l'AZT du Dr Fauci a fait son entrée en scène que le nombre de décès attribués au SIDA a grimpé en flèche. Selon le CDC, au cours de la cinquième année complète du SIDA, en 1986, 12 205 personnes « atteintes » du SIDA sont mortes aux États-Unis. À l'époque, le CDC, dans le cadre d'un stratagème désormais bien connu pour alimenter les craintes de pandémie, a utilisé des protocoles trompeurs pour gonfler le nombre de décès. Les chiffres de mortalité du CDC incluaient toute personne ayant un « statut » d'anticorps positif au VIH, même si la personne décédée n'avait pas de « maladie définissant le SIDA » et qu'elle avait plutôt succombé à un suicide, à une overdose, à un accident de voiture ou à une crise cardiaque.

Le taux de mortalité a explosé après la mise sur le marché de l'AZT. En 1987, le nombre de décès dus au « SIDA » avait augmenté de 46 %, avec

16 469 personnes décédées. En 1988, alors que de plus en plus de personnes recevaient de l'AZT, le nombre de décès était passé à 21 176, puis à 27 879 en 1989. En 1990, il était passé à 31 694, et à 37 040 en 1991[110]. À la fin des années 1980, la prescription standard du HHS pour l'AZT était de 1 500 mg par jour. En 1988, la durée moyenne de survie des patients prenant de l'AZT était de quatre mois[111]. Même la médecine conventionnelle ne pouvait ignorer le fait que l'administration de doses plus élevées entraînait des taux de mortalité beaucoup plus importants[112]. Au début des années 1990, les responsables de la santé ont abaissé la dose quotidienne à 500 mg. En 1997, la durée de vie moyenne des patients sous AZT est passée à 24 mois. En parallèle, les décès attribués au SIDA chutaient. Par la suite, le CDC a modifié ses paramètres de comptage pour rendre plus difficile le décompte des décès annuels dus au SIDA[113].

Dans son histoire de cette période, l'historien Terry Michaels écrit : « [...] le CDC, pour les années comprises entre 1986 et 1996 environ, a créé l'illusion que des dizaines de milliers de personnes en Amérique [étaient] mortes du SIDA ou du VIH au cours de cette décennie, plutôt que de l'AZT et d'autres nucléosidiques analogues en 'monothérapie'. »[114]

Selon le Dr Claus Köhnlein, interniste allemand et coauteur de *Virus Mania*, « La plupart des décès attribués au SIDA, ou à la maladie du VIH comme on finira par l'appeler, entre le milieu des années 1980 et le milieu des années 1990, ont été le résultat d'une maladie iatrogène, résultant de la prescription de chimiothérapies toxiques à haute dose, à effet terminateur de la synthèse de la chaîne d'ADN. Plus précisément, l'azidothymidine (AZT) a entraîné la mort prématurée de milliers d'homosexuels 'séropositifs', ainsi que de nombreux hémophiles, de toxicomanes se droguant par voie intraveineuse, d'Africains subsahariens et de quelques hétérosexuels assez malchanceux pour avoir subi le test de dépistage du VIH, comme la star du tennis Arthur Ashe, décédé en 1993. » Köhnlein observe en outre : « Le traitement provoque un état très similaire à celui d'un patient atteint du SIDA. C'est pourquoi personne n'a remarqué que quelque chose clochait avec le traitement. »[115]

Le mouvement de dissidence du VIH, que l'establishment de la recherche sur le SIDA et les médias ont qualifié de « négationniste » du VIH dans leur propagande, était un peu moins assiégé en Europe qu'aux États-Unis.

L'establishment du VIH était transnational, essaimant et condamnant comme une voix mondiale unifiée. Cependant, dans les pays européens où le financement dépendait moins de la validation du Dr Fauci, les professionnels dissidents pouvaient généralement continuer à travailler sans être inquiétés par l'appareil d'État.

Le Dr Claus Köhnlein, oncologue à Kiel, en Allemagne, était moins soumis à la discipline financière des acteurs étatiques ou à l'hystérie politique qui censurait les scientifiques dissidents aux États-Unis. À certains égards, il était une plus grande menace pour le rouleau compresseur de la propagande sur le VIH que Peter Duesberg lui-même, car il parlait d'expérience clinique directe. Köhnlein a eu ses premiers patients atteints du SIDA en 1990 et en a traité plusieurs centaines au fil des décennies dans sa clinique très conventionnelle de Kiel. Ignorant le « VIH » et traitant plutôt chaque symptôme, il a réussi à faire sortir presque tous ses patients vivants. « J'en ai perdu peut-être une poignée », a-t-il déclaré dans un courriel, lorsqu'il a été contacté pour ce livre.

Son opinion sur l'AZT était sans équivoque. « Nous avons pratiquement tué toute une génération de patients atteints du SIDA sans même nous en apercevoir, car les symptômes de l'intoxication à l'AZT étaient presque indiscernables du SIDA »[116], a-t-il déclaré lors d'un entretien. Dans une interview accordée à RT en 2010, à l'occasion d'une conférence « Rethink » à Vienne, il a dit : « Lorsque je travaillais à l'université de Kiel, j'ai été témoin de l'intoxication massive des patients à l'AZT. L'AZT était le premier traitement recommandé, et nous savons tous aujourd'hui que le dosage était beaucoup trop élevé. Nous donnions 1 500 mg par jour et cela a littéralement tué tous ceux qui ont pris ce traitement. C'est la raison pour laquelle tout le monde croit que le VIH est un virus mortel, mais il n'y a toujours pas de preuve de cette hypothèse. »[117]

Face à l'incrédulité du journaliste, Köhnlein a développé : « Ils étaient tous surtraités à l'époque, et la raison pour laquelle les médecins ne l'ont pas remarqué est facile à expliquer : le contrôle par placebo a été arrêté au bout de quatre mois », a-t-il expliqué. « Il a été dit que pour des raisons éthiques, personne ne pouvait interrompre le traitement à l'AZT. Après ces quatre mois, la mortalité a énormément augmenté dans les deux groupes. »[118]

« Ce mauvais traitement était la raison même pour laquelle tout le monde croyait que le VIH [était] un virus mortel et que les tests de dépistage du VIH exposaient tout le monde au même risque, ce qui est complètement absurde. Ainsi, aujourd'hui, une femme enceinte en bonne santé, une femme enceinte séropositive, se voit dire qu'elle est porteuse du même virus mortel qu'un… toxicomane de stade IV condamné. »[119]

Dans un courriel, Köhnlein a résumé les preuves contre la théorie du VIH et l'AZT à trois études :

> « Les préjudices sont généralement sous-déclarés », a-t-il écrit. « Pour le prouver, il faut trois études : l'étude de Fischl sur l'autorisation de l'AZT[120], l'étude sur les hémophiles publiée dans *Nature*, dans laquelle [son auteur] John Maddox a montré que les hémophiles séropositifs n'ont commencé à mourir qu'à partir de l'année d'introduction de l'AZT[121], et enfin l'étude Concorde du *Lancet*[122] qui a montré que plus il y a d'AZT, plus il y a de décès. »

Dans sa conférence du 30 octobre 2020 intitulée « The Other Media Blackout », Holman W. Jenkins, Jr., éditorialiste et membre du comité de rédaction du *Wall Street Journal*, reproche à la communauté médicale de n'avoir pas « reconnu sa complicité dans l'empoisonnement de centaines de milliers d'êtres humains. La maladie et la mort qui ont résulté des fortes doses d'AZT administrées dans les années 1980 et 1990 sont irréfutables. »[123]

« D'après mes contacts personnels avec les gens sur le terrain », dit le Dr David Rasnick, chercheur sur le SIDA, chimiste et concepteur d'inhibiteurs de protéase, « je peux vous dire que je n'ai trouvé nulle part la preuve que les gens vivent plus longtemps et mieux lorsqu'ils prennent ces médicaments anti-VIH, ces inhibiteurs de protéase, seuls ou en cocktail, par rapport à un groupe similaire de personnes séropositives qui ne prennent pas ces médicaments. Je ne sais donc pas où se trouvent les preuves des affirmations que l'on peut lire dans le *New York Times*, sur CNN ou ailleurs, selon lesquelles les gens vivent mieux et plus longtemps grâce à ces médicaments. »[124]

Duesberg souligne que le taux de mortalité annuel des séropositifs suivant un traitement antiviral est de 7 à 9 % –, bien plus élevé que le taux de mortalité de l'ensemble des séropositifs dans le monde, qui est d'environ 1 à 2 % par an[125]. En outre, il existe de nombreuses preuves du fait que les séropositifs traités meurent beaucoup plus rapidement d'insuffisance hépatique ou cardiaque que les personnes infectées par le VIH et les malades du SIDA qui ne prennent pas d'AZT[126].

Les gays avec le Dr Fauci

En mobilisant la résistance institutionnelle à la dissidence de la communauté croissante de scientifiques et de médecins éminents, le Dr Fauci a trouvé un allié improbable : la communauté du SIDA.

Après s'être réconcilié avec Larry Kramer à Toronto en 1987, le Dr Fauci s'est rapidement employé à jeter des ponts financiers en direction des grandes figures de la communauté gay, et à faire taire les dissensions parmi les militants du SIDA. Cette année-là, il a commencé par financer ACT UP et amfAR, ainsi que les principaux activistes du SIDA comme Kramer et Martin Delaney. Le NIAID a versé d'extravagantes subventions annuelles aux associations pour la sensibilisation du public. Cela permit de mettre en sourdine leurs critiques à l'encontre du Dr Fauci.

L'establishment du SIDA – hôpitaux, centres médicaux et de recherche, et sociétés pharmaceutiques – a créé des contrats de consulting grassement rémunérés pour les membres importants des organisations gays[127]. La communauté gay est ainsi devenue un puissant garde-barrière pour l'establishment du SIDA[128].

D'autres raisons politiques, économiques et idéologiques ont aidé le Dr Fauci à recruter des leaders de la communauté gay pour sa campagne visant à créer une *cancel culture* contre Duesberg et à étouffer sa voix dans la presse libérale grand public. À une époque où le conservatisme chrétien était si puissant qu'il prétendait de manière crédible avoir placé Ronald Reagan à la Maison Blanche, l'idéologie et les avis médicaux attribuant la « maladie homosexuelle » aux orgies et aux excès de fête avaient tendance à alimenter le fanatisme antigay. La communauté homosexuelle a donc accueilli à bras ouverts la théorie du Dr Fauci sur le virus unique.

Il y avait aussi des motivations mercantiles convaincantes. Au cours des années 1970, les principaux soutiens financiers de la presse gay étaient des publicités pour l'industrie du poppers, qui rapportait 50 000 000 $ par an[129], et pour les bars qui prospéraient grâce à la vente de poppers.

Comme l'explique Ian Young dans son article « The Poppers Story : The Rise and Fall and Rise of The Gay Drug », paru dans *Steam* : « Au cours des années 1970 et au début des années 1980, une grande partie de la presse gay, y compris les publications sur papier glacé les plus influentes, en est venue à dépendre des publicités pour le poppers pour une grande partie de ses revenus, et le poppers est devenu partie intégrante des rapports sexuels gays. Il y a même eu une bande dessinée appelée *Poppers*, signée Jerry Mills. L'accord tacite n'a presque jamais été rompu : les publicités pour le poppers n'apparaissaient que dans les publications gays. »[130]

La presse homosexuelle a passé sous silence les avertissements médicaux pressants des scientifiques sur les dangers du poppers. *The Advocate*, célèbre magazine américain gay, refusait de publier les lettres de scientifiques dissidents comme Duesberg, tout en acceptant les farandoles de publicités pour le poppers de Great Lakes Products, le plus gros fabricant de drogues sexuelles de l'époque. Ces publicités exonéraient les poppers de tout lien avec le SIDA, les déclarant explicitement inoffensifs[131]. Les sociétés pharmaceutiques, dont Hoffmann-La Roche, investissaient de l'argent dans la communauté gay avec d'innombrables publicités pour des médicaments contre le SIDA. Burroughs Wellcome a diffusé une publicité pour le poppers, qualifiant le nitrite d'amyle (c'est-à-dire le poppers) de « ce qu'il y a de meilleur ». Les publications et les organisations gays ont continué à promouvoir les poppers et à censurer les articles sur leurs risques pour la santé[132].

Les relations qu'il entretient depuis lors avec des leaders homosexuels ont été l'un des facteurs qui ont fait du Dr Fauci la coqueluche des libéraux au début de la crise de la COVID. De nombreux autres facteurs historiques et personnels les ont incité à accepter le Dr Fauci les yeux fermés. La foi aveugle en Saint Anthony Fauci pourrait entrer dans l'histoire comme la faiblesse fatale du libéralisme contemporain et la force destructrice qui a subverti la démocratie américaine, notre gouvernement constitutionnel et son leadership mondial.

Virus mortels et mycoplasmes

Alors que l'hypothèse du VIH/SIDA était attaquée pour ses nombreuses incohérences et contradictions inhérentes, des scientifiques autres que Duesberg découvraient des microbes qui constituaient des coupables plus plausibles de la pandémie de SIDA.

Parmi ces hypothèses concurrentes, deux furent avancées, respectivement par Robert Gallo et Luc Montagnier. Il est probable que la diplomatie, l'intérêt personnel et un instinct de survie exacerbé aient incité les deux hommes à présenter leurs agents pathogènes comme des « cofacteurs » susceptibles d'agir aux côtés du VIH dans le déclenchement du SIDA. Les critiques soulignèrent que les nouveaux agents pathogènes découverts par ces scientifiques étaient si clairement mortels en eux-mêmes qu'ils n'avaient guère besoin du VIH ; la découverte de ces germes véritablement mortels rendait le VIH superflu et inutile pour expliquer la pandémie. Mais pour ces messieurs, il était impossible de ne pas faire une génuflexion devant l'orthodoxie inviolable qui consacrait le VIH comme la cause ultime du SIDA. Il se peut, en fait, qu'ils aient considéré leurs découvertes comme un moyen de sauver l'hypothèse initiale du VIH. Il devenait de plus en plus difficile d'affirmer de manière crédible que le VIH, resté dormant pendant des décennies dans son hôte, pouvait soudainement devenir virulent – « la maladie la plus mortelle de l'histoire » – sans élément déclencheur extérieur.

Le HHV-6

En 1986, Robert Gallo annonçait la découverte de l'herpèsvirus humain de type 6 (HHV-6). Ce nouvel agent pathogène n'était pas un rétrovirus bénin. Au contraire, c'était un virus à ADN sauvage et tueur de cellules. Le laboratoire de Gallo avait trouvé les « cellules tueuses » du HHV-6 dans le sang d'hommes infectés par le SIDA et chez des patients souffrant du syndrome de fatigue chronique (SFC), une maladie auto-immune extrêmement similaire au SIDA, qui était apparue chez les hétérosexuels exactement à la même époque que le SIDA chez les homosexuels. De nombreux observateurs soupçonnaient déjà les deux maladies d'être les deux faces d'une seule et même pièce. La découverte de Gallo semblait renforcer cette hypothèse[133].

Dans un article de 1995 intitulé « Human herpesvirus 6 in AIDS »[134], Gallo déclarait que « le HHV-6 peut agir comme un facteur d'accélération » de l'infection par le VIH car « le HHV-6 peut également infecter et tuer les cellules T CD8+, les cellules tueuses naturelles et les phagocytes mononucléaires », tous des composants majeurs du système immunitaire. Ironie du sort, la découverte du HHV-6 par Gallo aurait pu lui valoir le prix Nobel s'il n'avait pas essayé de forcer le destin une décennie plus tôt en volant le VIH à Montagnier. Aucune des questions importunes concernant la façon dont le rétrovirus du VIH – apparemment bénin – pouvait provoquer une maladie mortelle n'entrava sa nouvelle machine à tuer.

Alors qu'il n'a jamais été démontré que le VIH était cytocidaire, le HHV-6 avait une affinité meurtrière pour les CD4 et les lymphocytes T « dans les effets potentiels sur le système immunitaire et le cerveau ». Gallo a déclaré que le HHV-6 était une source majeure de la progression de la maladie dans le SIDA[135,136].

Le 11 mai 1988, le *Miami Herald* rapportait l'annonce de Gallo : « Un herpèsvirus très contagieux récemment découvert pourrait jouer un rôle dans l'apparition de plusieurs types de cancer, et pourrait être un cofacteur dans l'effondrement du système immunitaire des patients atteints du SIDA, a déclaré mardi l'un des principaux virologues du pays [Robert Gallo] »[137]. On pouvait également lire dans l'*Herald* : « Comme le virus du SIDA ne tue qu'un petit pourcentage de cellules T-4 à la fois, Gallo a déclaré que le nouveau virus de l'herpès [HHV-6], s'il s'avère être le cofacteur, pourrait expliquer l'annihilation totale des cellules T-4 chez les patients atteints du SIDA. 'Le virus tue les cellules après les avoir utilisées pour se répliquer', selon lui. » L'*Herald* cite Gallo qui avait déclaré : « Donc, si un cofacteur est impliqué dans le développement du SIDA, même si je ne suis pas convaincu que ce soit absolument nécessaire… alors on considèrera celui-ci très sérieusement. »[138]

Charles Ortleb m'a dit que l'étude de Gallo l'avait « frappé car elle était comme à l'envers. Si le nouveau virus ADN de Gallo expliquait l''annihilation totale' des cellules T-4, pourquoi aurait-il besoin d'un cofacteur ? Dans cette équation, le 'cofacteur' devrait être le VIH, pas le HHV-6. »

Certains scientifiques émirent des réserves similaires. Le HHV-6 ne semblait pas avoir besoin d'un allié rétroviral. Duesberg fit sèchement remarquer que, dans la mesure où l'agent pathogène nouvellement découvert par Gallo était « associé » au VIH, le HHV-6 était le partenaire principal de la collaboration. Je ne peux m'empêcher de me demander s'il est venu à l'esprit de Gallo, à ce moment-là, que s'il n'avait pas impétueusement volé la découverte de Montagnier quatre ans plus tôt, il aurait pu remporter le Nobel tant désiré pour sa propre et authentique découverte d'un virus du SIDA beaucoup plus plausible. Hélas, il n'en fut rien. Et le Dr Fauci avait engagé son agence dans l'hypothèse du VIH. Et Gallo avait construit sa carrière sur le VIH – même s'il l'avait volé à Montagnier, rappelle Charles Ortleb. « Lorsque Gallo a commencé ce bras de fer avec Fauci », dit Ortleb, « l'agence était déjà pleinement engagée dans la théorie du VIH et ne pouvait se permettre aucun signe de recul. » Je lui ai alors demandé : « Pourquoi Gallo n'a pas fait machine arrière ? » Ortleb me répondit : « Gallo est typiquement un sociopathe. Il sait que sa survie passe par dire oui à Fauci. »

Après l'article de Gallo sur les « cellules tueuses naturelles », d'autres chercheurs confirmèrent les liens entre le HHV-6 et le SIDA. En 1996, Konstance Knox et Donald R. Carrigan publièrent une étude démontrant que 100 % des patients infectés par le VIH étudiés (10/10) présentaient des infections actives par l'herpèsvirus humain 6A dans leurs ganglions lymphatiques au début de l'évolution de leur maladie[139]. Cette constatation avait amené Knox et Carrigan à conclure que « les infections actives par le HHV-6 apparaissent relativement tôt dans l'évolution de la maladie du VIH et les études in vitro suggèrent que le HHV-6 est capable de briser la latence du VIH, avec la possibilité de contribuer à catalyser la progression de l'infection par le VIH vers le SIDA. » En avril 1986, le Dr Knox avait déclaré dans une interview au *New York Native* : « Nous trouvons le HHV-6 dans les ganglions lymphatiques à un stade précoce – infection active ; ce virus se réplique. C'est du jamais vu pour toute autre infection opportuniste, même la tuberculose. »[140] Knox avait déclaré qu'elle pensait que le VIH agissait en quelque sorte comme une « nourrice » pour le HHV-6A.

Knox et Carrigan ont découvert que *tous* les patients sidaïques présentaient une réplication active du HHV-6A à tous les stades du SIDA, du diagnostic à l'autopsie, et que beaucoup d'entre eux avaient un nombre de cellules CD4+ supérieur à 700. Avec le HHV-6A, il n'y avait plus de questions déroutantes sur la façon dont un rétrovirus apparemment bénin pouvait causer tout ce carnage. « Il est aussi beaucoup plus destructeur. Il tue très bien, et il détruit très bien les tissus. Il peut infecter le cerveau, les poumons, les organes lymphoïdes et la moelle osseuse. » Lorsque l'intervieweuse Neenyah Ostrom du *New York Native* demanda à Knox « Le HHV-6A peut-il faire tout ce que le VIH peut faire ? », elle apporta cette réponse effrayante : « En ce qui concerne les dommages immunologiques ? Oh, le HHV-6A le fait beaucoup plus efficacement que le VIH. »[141] Citant les données de multiples études menées par divers scientifiques, Knox ajouta : « Là où nous avons vu le HHV-6A dans les tissus, nous voyons des tissus morts. Et là où on voit… le VIH seul, on ne voit pas de tissus morts. On ne voit pas d'organes détruits et la formation de cicatrices, or c'est ce qu'on voit quand on observe le HHV-6A. On voit le remplacement de l'architecture normale des ganglions lymphatiques par du tissu cicatriciel. Le HHV-6A le tue. Il tue le tissu des ganglions lymphatiques. »[142]

Knox a répété comme un perroquet le dogme selon lequel le HHV-6 agissait *de concert* avec le VIH. Ce langage la préservait d'une ruine financière et professionnelle. « Je pense qu'ils forment une équipe. Et quand les deux sont ensemble, ils s'entraînent réciproquement dans la surenchère. C'est une relation qui se renforce mutuellement. Nous pensons que si l'on pouvait interrompre, limiter ou supprimer l'infection par le HHV-6A, les taux de VIH diminueraient considérablement et le VIH deviendrait une simple infection virale chronique… L'examen des tissus ne fournit aucune preuve que le VIH est responsable d'une quelconque destruction. Et, si vous y réfléchissez, le VIH infecte les patients pendant des années – une décennie ou plus – sans évoluer vers le SIDA. Lorsque vous regardez leurs tissus, vous devez vous demander comment il est possible d'avoir une infection virale de si longue durée et de ne pas subir de dommages. »[143] Le NIH a rapidement coupé le financement de Knox et de tous ceux qui voulaient faire des recherches sur le HHV-6. Lorsque Neenyah Ostrom a demandé « Pourquoi ne pouvez-vous pas obtenir plus de fonds pour cette recherche ? », Knox a répondu : « Eh bien, je ne sais pas si vous avez suivi le genre de démonstrations publiées par le magazine *Science* et d'autres, selon lesquelles 80 % des fonds destinés à la recherche sur le SIDA vont dans les programmes du gouvernement fédéral sur la recherche sur le SIDA. Je pense que la science est très consanguine. Et je pense qu'il y a eu une véritable résistance à l'idée d'hypothèses ou de directions de recherche sur le SIDA qui ne sont pas spécifiquement axées sur le VIH, et c'est là tout le problème. Nos études ont été accueillies avec enthousiasme, mais le financement n'a pas suivi. Or il s'agit d'un financement venant des agences fédérales, comme le NIH. »[144]

Cet été-là, le chercheur italien Dario Diluca publia ses conclusions dans le *Journal of Clinical Microbiology*, signalant la présence du HHV-6 dans les ganglions lymphatiques de 22 % des patients atteints du syndrome de fatigue chronique et de seulement 4 % des personnes en bonne santé. Cette recherche souleva la possibilité que le SIDA, qui affecte les hommes homosexuels, soit la même maladie que le SFC, qui s'est répandu chez les hétérosexuels et a pratiquement coïncidé avec le SIDA au début des années 1980[145].

Des enquêtes menées auprès de groupes de patients atteints du SFC dans 35 États montrent une augmentation exponentielle du nombre de cas survenus chaque année depuis 1970. Cette curieuse relation temporelle et de survenance de cas avec l'épidémie de SIDA a incité de nombreux chercheurs à qualifier le SFC d'épiphénomène du SIDA. La découverte de Gallo et les révélations de Knox ont suggéré que le nouvel herpèsvirus humain HHV-6 pourrait être un cofacteur causal critique commun au SIDA et au SFC. En juin 1989, le Dr Paul Cheney, pionnier de la recherche sur le SFC, dit devant le Congrès que le SFC pourrait avoir un lien avec l'épidémie de SIDA[146]. En janvier 1993, six mois après la conférence d'Amsterdam, le Dr Anthony Komaroff et ses collègues de l'université d'Harvard publièrent une étude montrant que des lésions cérébrales se développaient chez les patients atteints de SFC qui avaient l'herpèsvirus humain HHV-6 actif dans leur organisme[147].

De telles révélations ne purent que terrifier Tony Fauci. Depuis la réunion d'Amsterdam en 1992, ce dernier avait insisté sur le fait que le SFC était une maladie psychosomatique. L'idée qu'il pût être lié au SIDA menaçait l'ensemble de son paradigme du VIH. Dans leur article de 1988 sur les cellules tueuses naturelles, Lusso et Gallo avaient discrètement révélé qu'ils avaient découvert que le HHV-6 infectait et tuait les cellules NK chez les patients atteints du SIDA et du SFC. « Ils ont identifié le problème chez les deux groupes de patients », a fait remarquer Knox, « il est donc logique que le HHV-6A soit également un problème dans le syndrome de fatigue chronique. »[148] Lorsque Gallo et Lusso ont mené un essai en traitant la moitié de leurs patients atteints du SIDA avec de l'acyclovir – un remède contre l'herpès – et l'autre moitié avec de l'AZT seul, ils ont constaté une prolongation significative de la vie chez les patients qui avaient reçu de l'AZT et de l'acyclovir, par rapport à l'AZT seul[149]. Selon Knox, « dans les tests de laboratoire, le HHV-6A est sensible à l'acyclovir. Il s'agit donc d'une curiosité. Je veux dire, ce serait assez génial, car l'acyclovir est certainement moins toxique que l'AZT, et si l'on parle de traiter des personnes en bonne santé dans le cadre d'un essai clinique, on cherche quelque chose que les gens peuvent prendre par voie orale. »[150]

Ce genre de découvertes menaçait de faire tomber à l'eau et de discréditer l'ensemble du paradigme du VIH/SIDA d'Anthony Fauci. Quelles seraient, après tout, les implications si un remède doux et non breveté comme l'acyclovir pouvait traiter le SIDA de manière plus efficace que la pharmacopée coûteuse de poisons chimiothérapeutiques mortels du Dr Fauci ? Aussi, il bloqua tout financement supplémentaire pour la recherche sur le HHV-6, malgré la découverte de Knox sur l'efficacité de l'acyclovir contre le SIDA, qui aurait pu sauver des vies.

Le mycoplasme

Le Dr Shyh-Ching Lo, chercheur en chef chargé des programmes de lutte contre le SIDA à l'Institut de pathologie des forces armées, a été l'un des nombreux chercheurs déconcertés par l'affirmation non conventionnelle d'Anthony Fauci, selon laquelle les anticorps – jusqu'ici l'expression d'une réponse immunitaire robuste – devraient, dans le cas du VIH uniquement, être le signe d'une mort imminente. C'était trop pour le Dr Lo : il adopta la position conventionnelle selon laquelle la présence d'anticorps contre le VIH – loin d'augurer un malheur – est la preuve que l'organisme a réussi à faire face au virus.

« Il n'y a pas d'explication convaincante à la question pourquoi et comment le virus échappe à la protection des anticorps », se plaignait le Dr Lo[151,152]. « Je ne dis pas que le VIH ne joue aucun rôle dans le SIDA – les données montrent une corrélation claire avec la maladie. » Il récita l'avertissement d'usage : « Mais le SIDA est beaucoup plus compliqué que le VIH. »

En 1986, le Dr Lo annonça qu'il avait détecté un organisme jusqu'alors inconnu dans des cellules prélevées sur des patients sidaïques. Il déclara qu'il pensait que le nouvel organisme, semblable à une bactérie appelée mycoplasme, travaillait en tandem avec le VIH pour provoquer le SIDA. Mais le Dr Lo ne put trouver l'organisme chez aucun individu sain. Lorsqu'il injecta son mycoplasme à quatre singes semnopithèques à coiffe, trois d'entre eux développèrent rapidement de légères fièvres. Les quatre perdirent du poids et moururent entre sept et neuf mois après l'infection[153]. Lors de l'autopsie, le Dr Lo trouva des mycoplasmes dans leur cerveau, leur foie et leur rate. Cela ne se produit pas avec le VIH.

Le Dr Lo trouva également le mycoplasme, appelé *Mycoplasma incognitus*[154], dans les tissus endommagés de six êtres humains séronégatifs – peut-être des personnes atteintes du SFC – qui étaient morts avec un système immunitaire affaibli, après avoir souffert de symptômes ressemblant étrangement à ceux du SIDA. Pendant près de trois ans, la médecine traditionnelle et les médias scientifiques captifs ignorèrent soigneusement les recherches du Dr Lo. Une douzaine de revues scientifiques refusèrent de publier les études de Shyh-Ching Lo avant que le *Journal of Tropical Medicine* n'acceptât de publier ses résultats[155]. Malgré ses références impressionnantes et son poste prestigieux de scientifique militaire de haut niveau, les tentatives du Dr Lo pour trouver des financements échouèrent. Ses recherches posaient un problème unique au Dr Fauci. Comme il s'agissait d'un médecin militaire de premier plan disposant de son propre laboratoire, il ne pouvait pas être facilement écarté, malmené ou définancé.

Puis, en décembre 1989, le Dr Fauci choisit de répondre à cette menace militaire par un assaut frontal direct. Le NIAID dépêcha une douzaine de spécialistes du Dr Fauci, parmi les plus sceptiques, pour enquêter sur les données du Dr Lo[156,157]. Le Dr Fauci fit venir ses plus grands experts du SIDA et d'autres maladies infectieuses à San Antonio, au Texas, pour la confrontation, dans l'espoir d'anéantir le Dr Lo et de discréditer sa théorie. Les membres du panel du Dr Fauci interrogèrent le Dr Lo sans ménagement pendant trois jours avant de se rendre à l'évidence : le Dr Lo avait fait une découverte capitale.

« Son étude était sans faille », a déclaré Joseph Tully, responsable des programmes relatifs aux mycoplasmes pour le NIAID[158,159]. Les participants du NIAID, nouvellement convertis, recommandèrent officiellement de poursuivre l'étude du lien entre le mycoplasme et le SIDA, et de procéder à des expériences avec des médicaments susceptibles de tuer le nouveau microbe.

Apparemment, cette recommandation déplut au Dr Fauci. « Nous n'avons pas été associés aux programmes de lutte contre le SIDA de façon réelle », se plaignait Tully en 1990. Or, 35 ans après l'annonce initiale du Dr Lo, le NIAID n'a toujours pas financé de recherche sur sa piste des mycoplasmes.

Lors de la conférence de San Francisco sur le SIDA en juin 1990, Luc Montagnier fit l'annonce explosive suivante : « Le virus VIH est inoffensif et passif, c'est un virus bénin. »[160,161] Il ajouta qu'il avait découvert que le VIH ne devenait dangereux qu'en présence d'un second organisme. Il décrivit un minuscule organisme ressemblant à une bactérie, appelé mycoplasme. Son laboratoire avait démontré qu'en culture avec son nouveau mycoplasme, le VIH devenait un tueur vicieux. Montagnier déclara qu'il croyait désormais que le VIH était « un virus pacifique » qui ne devenait mortel que lorsqu'il était associé au *Mycoplasma infertans*.

Pendant que Montagnier parlait, le Dr Shyh-Ching Lo était assis dans l'assistance, jubilant. Le nouvel allié de poids du Dr Lo, Montagnier, le lauréat du prix Nobel du SIDA, avait découvert de son côté le même mycoplasme, et avait conclu comme Lo qu'il était la cause principale de l'effondrement du système immunitaire connu sous le nom de SIDA. Les deux hommes n'avaient pourtant jamais mis leurs données en commun. Chacun de leur côté, ils avaient fait la même découverte majeure à quatre mois d'intervalle.

En avril de la même année, Montagnier publia ses résultats dans *Research in Virology*, signalant que le VIH et l'agent pathogène microscopique réagissaient ensemble, provoquant l'éclatement des cellules de l'organisme[162]. Plus intéressant encore, il avait découvert que dans ses tubes à essai, la tétracycline stoppait net la destruction du mycoplasme. Les découvertes de Montagnier eurent des conséquences révolutionnaires dans le traitement du SIDA. Elles suggéraient que le SIDA pouvait être efficacement traité et détruit avec des antibiotiques courants dont le brevet avait expiré, au lieu de concoctions de chimiothérapie mortelles et onéreuses.

Lors de la conférence de San Francisco, le Dr Lo était presque la seule personne dans la salle à être enthousiaste. Sur les 12 000 personnes y ayant participé, seules 200 avaient assisté à la présentation de Montagnier, et près de la moitié d'entre elles étaient sorties avant qu'il ne terminât[163,164]. De manière caractéristique, l'establishment international de recherche et de développement, qui pèse plusieurs milliards de dollars, choisit d'ignorer sa découverte.

Peter Duesberg : « Il y avait Montagnier, le Jésus du VIH, et ils l'ont jeté hors du temple. »[165,166]

« Qui étaient ces gens tellement plus sages, tellement plus intelligents que Luc Montagnier ? », questionne Harry Rubin, le doyen de la rétrovirologie américaine. « Il est devenu un hors-la-loi dès qu'il a commencé à dire que le VIH pourrait ne pas être la seule cause du SIDA[167,168]. Lorsqu'on lui a demandé de nous accorder un entretien sur les travaux du Dr Lo, le directeur du NIAID,

Anthony Fauci, a déclaré via sa porte-parole, Mary Jane Walker, qu'il « ne [parlerait] pas des mycoplasmes ou de tout autre cofacteur du SIDA. »[169,170]

Dans une interview filmée avec Brent Leung en 2006, Tony Fauci a déclaré : « Nous n'avons pas besoin des cofacteurs. Les données qui indiquent que tout autre type d'infection, comme le mycoplasme ou quelque chose comme ça, est un cofacteur nécessaire, je crois que ces théories ont été démystifiées. »[171] Comme d'habitude, le Dr Fauci n'a jamais cité l'étude qui aurait démystifié le travail du principal chercheur militaire américain sur le SIDA, et le lauréat du prix Nobel ayant découvert le VIH.

Trente-quatre ans plus tard, le Dr Fauci, qui a dépensé plus d'un demi-milliard de dollars dans la recherche sur le SIDA[172], n'a pas consacré un centime de son budget à l'étude du rôle du mycoplasme de Lo et Montagnier ou du virus HHV-6 de Gallo et Knox dans l'étiologie du SIDA. Entre 1981 et 2020, les contribuables américains ont déboursé à eux seuls 640 milliards de dollars pour la recherche sur le SIDA[173,174], consacrés quasi exclusivement au développement de médicaments pour répondre à l'hypothèse sommaire du Dr Fauci sur le VIH. Pourtant, la liste croissante de médicaments n'a pas prolongé de manière démontrable la vie d'un seul patient, et la guérison du SIDA n'est toujours pas d'actualité[175].

« Dès l'instant où quelqu'un suggère que l'orthodoxie pourrait avoir tort, l'establishment commence à le traiter de fou ou de charlatan », poursuit Rubin. « Une semaine, vous êtes un grand scientifique ; la semaine suivante, vous êtes un imbécile. La science est devenue la nouvelle église de l'Amérique et ferme toute possibilité de dissidence créative et productive. »[176,177]

Deux ans plus tôt, après avoir suggéré dans la presse que le VIH pourrait avoir besoin d'un cofacteur pour provoquer le SIDA, Gallo avait disparu. Aujourd'hui, il refuse de discuter de cette question. Habituellement loquace et combatif, il a refusé ma demande de parler du HHV-6.

Le SIDA et la peur

Dans un monde normal, ou dans une démocratie qui fonctionne, les opposants s'affronteraient sur la question brûlante du VIH/SIDA dans le cadre d'un débat public ouvert, dans la littérature scientifique, sous le regard des chercheurs les plus éminents de l'establishment et des dissidents les plus sérieux. Mais dans la technocratie autoritaire de Tony Fauci, la cabale médicale au pouvoir ne permet pas ce genre de dialogue. Comme les prêtres de l'Inquisition, le haut clergé du VIH résiste obstinément à la possibilité d'avoir tort. Dès le départ, la religion du VIH/SIDA a vu sa survie dans l'absolutisme moral, la discrimination pure et simple et l'abolition impitoyable du doute.

Le Dr Harvey Bialy affirme que la principale préoccupation de l'establishment médical n'est pas la santé publique, mais sa propre réputation et ses privilèges. « Les communautés scientifique et médicale ont beaucoup à perdre. Il n'est pas exagéré d'affirmer que lorsque l'hypothèse du VIH/SIDA sera finalement reconnue comme fausse, l'institution scientifique tout entière perdra la confiance de la population et la science elle-même connaîtra des changements fondamentaux, profonds et durables. La 'communauté scientifique' a risqué sa crédibilité en soutenant la théorie du VIH pendant si longtemps. Aussi, douter de l'hypothèse du VIH équivaut désormais à douter de la science elle-même, et c'est pourquoi les dissidents risquent l'excommunication. »

Comme le dit Kary Mullis dans son livre *Dancing Naked in the Mind Field*, « Ce que les gens appellent aujourd'hui science est probablement très similaire à ce qu'on appelait science en 1634. On a demandé à Galilée d'abjurer ses croyances sous peine d'être excommunié. Les personnes qui refusent d'accepter les commandements de l'establishment du SIDA se voient dire la même chose. »[178]

La nature quasi-religieuse du débat est évidente dans le dégoût et la moralisation pieuse exprimés à l'égard de Duesberg par un scientifique anonyme de Berkeley, interviewé par Celia Farber pour son livre de 2006, *Serious Adverse Events: An Uncensored History of AIDS*: « Il se l'est infligé lui-même, vous savez. Il ne voulait pas abandonner son idée, vous voyez. Il s'y est attaqué avec un marteau. Il a peut-être raison à 3 000 %, mais il a contrarié un grand nombre de personnes. Personne ne croyait en lui parce que ce qu'il bousculait les opinions communément admises. Ils se sont sentis trahis. On ne peut pas simplement se lever et dire que tout le monde a tort. »[179]

Dans son livre, *Science Sold Out: Does HIV Really Cause AIDS*, Rebecca Culshaw a écrit: « La persistance de cette théorie intellectuellement défaite dans l'esprit du public est entièrement attribuable à la campagne de peur, de discrimination et de terreur menée agressivement par un groupe puissant de personnes dont la seule motivation était et reste le contrôle comportemental. Oui, l'argent et les énormes intérêts de l'industrie pharmaceutique et des scientifiques financés par le gouvernement sont primordiaux, mais les graines de l'hypothèse du VIH/SIDA sont semées par la peur. Si la peur venait à disparaître, le mythe s'effondrerait. »[180]

Références

1. Celia Farber, « Fatal Distraction », *SPIN* (juin 1992), https://www.virusmyth.com/aids/hiv/cffatal.htm
2. Steven Epstein, *Impure Science: AIDS, Activism and the Politics of Knowledge* (University of California Press, 1996), p. 144
3. The Group for the Scientific Reappraisal of the HIV-AIDS Hypothesis, The Group (6 juin 1991) https://www.virusmyth.com/aids/group.htm
4. Elliott Ross, « How drug companies' PR tactics skew the presentation of medical research », *The Guardian* (20 mai 2001), https://www.theguardian.com/science/2011/may/20/drug-companies- ghost-writing-journalism
5. Voir aussi: https://www.duesberg.com/about/bribepd.html
6. Celia Farber, « Fatal Distraction », *SPIN* (juin 1992), https://www.duesberg.com/media/cffatal.html

7. Steven Epstein, *Impure Science : AIDS, Activism and the Politics of Knowledge* (University of California Press, 1996), p. 144, https://publishing.cdlib.org/ucpressebooks/view ?docId=ft1s20045x&chunk. id=d0e5242&toc.depth=1&toc.id=0&brand=ucpress
8. Rethinking AIDS, « Rethinking AIDS (RA) History », Rethinking AIDS, https://rethinkingaids.com/ index.php/about/ra-history
9. Rethinking AIDS, « The AIDS Industry and Media Want You to Think There Are Only a Handful of Scientists Who Doubt the HIV–AIDS Theory », Rethinking AIDS, https://web.archive.org/ web/20121227201717/https://rethinkingaids.com/quotes/rethinkers.htm
10. « HIV & AIDS Fauci's First Fraud », documentaire, 6 sept. 2020, vidéo YouTube, 21 :08, https://www. youtube.com/watch ?v=wy3frBacd2k
11. *Ibid.*, 1 :11
12. Celia Farber, « AIDS Words from the Front », *Spin*, vol. 10, no 4, p. 64 (juillet 1994), https://books. google.com/books ?id=9Zg4PvPMtTc-C&pg=PA5&dq=SPIN+-+July+1994
13. Un autre article dans *NOVA* va un peu plus loin : « 'The process requires an astonishingly rare set of circumstances be met,' Katzourakis says. 'Although endogenous retroviruses make up a pretty large proportion of our genome, in terms of the number of times they've infiltrated our genome over the past sixty or so million years, it only comes down to about 30 or 40 distinct occasions,' he says », Carrie Arnold, « The Viruses That Made Us Human », *NOVA*, 28 sept. 2016, https://www.pbs.org/ wgbh/nova/article/endogenous-retroviruses/
14. Carl Zimmer, « Ancient Viruses Are Buried in Your DNA », *NYT* (4 oct. 2017), https://www. nytimes.com/2017/10/04/science/ancient-viruses-dna-genome.html
15. Entretien de RFK Jr. avec le Dr David Rasnick (14 août 2021)
16. Celia Farber, « The Passion of Peter Duesberg », *Barnes World Blogs* (24 avril 2004), https:// barnesworld.blogs.com/phdp.pdf
17. Stephen Allen, « HIV=AIDS : Fact or Fraud ? », (1996), 16 :40, YouTube, https://www.youtube.com/ watch ?v=JTxvmKHYajQ
18. Peter Duesberg, « Retroviruses as Carcinogens and Pathogens : Expectations and Reality », *Cancer Research* (mars 1987), https://cancerres.aacrjournals.org/content/47/5/1199
19. « HIV & AIDS : Fauci's First Fraud », *op. cit.*, 16 :40
20. Charles Ortleb, *Peter Duesberg and the Duesbergians : How a Brave and Brilliant Group of Scientists Challenged the AIDS Establishment and Inadvertently Exposed the Chronic Fatigue Syndrome Epidemic* (Charles Ortleb/Rubicon Media, 2019), p. 14
21. « HIV & AIDS : Fauci's First Fraud », *op. cit.*, 17 :51
22. « HIV & AIDS : Fauci's First Fraud », *op. cit.*, 1 :11 :45
23. « HIV & AIDS : Fauci's First Fraud », *op. cit.*, 1 :12 :40
24. Harvey Bialy, *Oncogenes, Aneuploidy, and AIDS : A Scientific Life & Times of Peter H. Duesberg* (Inst. of Biotechnology, 1994), p. 3
25. *Ibid.*, p. 156
26. Jeanne Lenzer, « AIDS 'Dissident' Seeks Redemption… and a Cure for Cancer », *DISCOVER* (14 mai 2008), https://www.discovermagazine.com/health/aids-dissident-seeks-redemption-and-a-cure- for-cancer
27. Michael Specter, « The Denialists », *The New Yorker* (4 mars 2007), https://www.newyorker.com/ magazine/2007/03/12/the-denialists

28. Chuck Kline, Media Alert, Department of Health and Human Services (28 avril 1987), https://www. duesberg.com/about/hhsalert.html
29. Celia Farber, « Fatal Distraction », *op. cit.*
30. Celia Farber, « The Passion of Peter Duesberg », Barnes World Blogs (24 avril 2004), https:// barnesworld.blogs.com/phdp.pdf
31. *Ibid.*
32. *Ibid.*
33. *Ibid.*
34. Duesberg, *Inventing the AIDS Virus*, p. 392
35. Duesberg, *op. cit.*, pp. 392-393
36. Bialy, *op. cit.*, p. 83
37. Celia Farber, « The Passion of Peter Duesberg », *Barnesworldblogs* (4 déc. 2004), https://barnesworld. blogs.com/phdp.pdf
38. *Ibid.*
39. *Ibid.*
40. John Maddox, « Has Duesberg a Right of Reply ? », *Nature* (13 mars 1993), https://sci-hub.se/https:// doi.org/10.1038/363109a0
41. Bialy, *op. cit.*, pp. 84-88
42. Celia Farber, « The Passion of Peter Duesberg »
43. *Ibid.*
44. *Ibid.*
45. Peter Duesberg, « House of Numbers : Anatomy of an Epidemic », vidéo YouTube, 00 : 50 :31, (2009), https://www.youtube.com/watch ?v=lvDqjXTByF4
46. John Lauritsen, *The AIDS War : Propaganda, Profiteering, and the Genocide from the Medical-Industrial Complex* (Asklepsios, 1993), p. 61
47. Interview de RFK Jr. (10 septembre 2021)
48. Torsten Engelbrecht, Claus Köhnlein *et al.*, *Virus Mania : How the Medical Industry Continually Invents Epidemics, Making Billions at Our Expense* (Books on Demand, 3e éd., 2021), p. 152
49. *Ibid.*, p. 151
50. Katie Leishman, « The AIDS Debate That Isn't », *Wall Street Journal* (26 févr. 1988), https://www. functionalps.com/blog/2012/04/07/the-aids-debate-that-isnt/comment-page-1/
51. Rebecca Culshaw, *Science Sold Out : Does HIV Really Cause AIDS ?* (North Atlantic Books, 2007), p. 68
52. « HIV & AIDS : Fauci's First Fraud », *op. cit.*, 14 :25
53. Anthony Fauci, 00 :50 :56, « House of Numbers : Anatomy of an Epidemic », vidéo YouTube (2009), https://www.youtube.com/watch ?v=lvDqjXTByF4
54. Engelbrecht *et al.*, *op. cit.*, p. 138
55. *Ibid.*, p. 106
56. *Ibid.*, p. 101
57. « HIV & AIDS : Fauci's First Fraud », *op. cit.*, 01 :02 :03
58. Office of Medical and Scientific Justice, « The 'Berlin Patient' Demystifying AIDS ? » (13 avril 2011), https://www.omsj.org/issues/the-berlin-patient-demystifying-aids
59. Engelbrecht *et al.*, *op. cit.*, p. 30
60. Celia Farber, « The Passion of Peter Duesberg »
61. Robin Scovill, « The Other Side of AIDS », 2011, vidéo YouTube, 1 :04 :18, https://www.youtube.com/ watch ?v=0dVYJp5dHf8

62. Robin Scovill, « The Other Side of AIDS », 2011, vidéo YouTube, 1 :06 :34, https://www.youtube.com/ watch ?v=0dVYJp5dHf8
63. Engelbrecht *et al.*, *op. cit.*, pp. 111-112)
64. Duesberg, *Inventing the AIDS Virus*, pp. 282-283
65. Engelbrecht *et al.*, *op. cit.*, p. 117
66. Peter Duesberg, « The Role of Drugs in the Origin of AIDS », *Biomedicine and Pharmacotherapy*
67. (1992), https://sci-hub.se/10.1016/0753-3322(92)90063-d
68. Peter Duesberg, « The role of drugs in the origin of AIDS », *Biomed & Pharmacother*, vol. 46, pp. 3-15, 1992, https://duesberg.com/papers/pdbiopharm.html
69. Anthony Fauci, « AIDS : Acquired Immunodeficiency Syndrome », NIH, 1984, vidéo YouTube, 35 :47- 35 :59, .https://www.youtube.com/watch ?v=pzK3dg-59TuY
70. David Durack, « Opportunistic infections and Kaposi's sarcoma in homosexual men », *New England Journal of Medicine* (10 déc. 1981) https://www.nejm.org/doi/10.1056/NEJM198112103052408
71. Engelbrecht *et al.*, *op. cit.*, p. 116
72. *Ibid.*, p. 117
73. « HIV & AIDS : Fauci's First Fraud », *op. cit.*, 00 :49 :58 73 *Ibid.*, 1 :29 :22
74. « HIV & AIDS : Fauci's First Fraud », *op. cit.*, 59 :59
75. Guy R. Newell *et al.*, « Toxicity, Immunosuppressive Effects and Carcinogenic Potential of Volatile Nitrites : Possible Relationship to Kaposi's Sarcoma », *Pharmacotherapy* (sept.-oct. 1984). https:// accpjournals.onlinelibrary.wiley.com/doi/10.1002/j.1875-9114.1984.tb03376.x
76. « HIV & AIDS : Fauci's First Fraud », *op. cit.*, 51 :50
77. Michael Marmor *et al.*, « Risk Factors for Kaposi's Syndrome in Homosexual Men », *Lancet* (15 mai 1982), https://www.thelancet.com/journals/lancet/article/PIIS0140-6736(82)92275-9/fulltext
78. Engelbrecht *et al.*, *op. cit.*, p. 114
79. « HIV & AIDS : Fauci's First Fraud, Documentary », *op. cit.*, 00 :58 :20
80. Toby K. Eisenstein, « The Role of Opioid Receptors in Immune System Function », *Front Immunol* (déc. 2019). Doi : 10.3389/fimmu.2019.02904
81. Engelbrecht *et al.*, *op. cit.*, p. 114
82. John Lauritsen, *Death Rush* (Pagan Press, 1986), p. 30
83. « HIV & AIDS : Fauci's First Fraud », *op. cit.*, 1 :00 :14
84. Gerald M. Oppenheimer, *AIDS, The Burdens of History,* p. 295, note 34 (University of California Press, janv. 1988), https://www.researchgate.net/publication/280939793_In_the_Eye_of_the_Storm_The_ Epidemiological_Construction_of_AIDS]
85. H. W. Haverkos *et al.*, « Disease manifestation among homosexual men with acquired immunodeficiency syndrome : a possible role of nitrites in Kaposi's sarcoma », *Sexually Transmitted Diseases* (oct.-déc. 1985), https://pubmed.ncbi.nlm.nih.gov/3878602/
86. Engelbrecht *et al.*, *op. cit.*, p. 121
87. *Ibid.*, p. 122
88. V. Beral *et al.*, « Kaposi's sarcoma among persons with AIDS : a sexually transmitted infection ? », *The Lancet* (20 janv. 1990), https://www.thelancet.com/journals/lancet/article/PII0140- 6736(90)90001-L/fulltext
89. Engelbrecht, *et al.*, *op. cit.*, pp. 124-125

90. John Lauritsen, « NIDA Meeting Calls for Research into The Poppers-Kaposi's Sarcoma Connection », *New York Native* (13 juin 1994), https://paganpressbooks.com/jpl/NIDA-KS.HTM
91. Engelbrecht *et al.*, *op. cit.*, p. 125
92. Eleni Papadopulos *et al.*, « A critique of the Montagnier evidence for the HIV/AIDS hypothesis », *Medical Hypotheses* (2004), https://www.sciencedirect.com/science/article/abs/pii/ S0306987704002415 ?via %3Dihub
93. Interview de RFK Jr. avec Celia Farber
94. Engelbrecht *et al.*, *op. cit.*, p. 125
95. « HIV & AIDS Fauci's First Fraud », *op. cit.*, 41 :23
96. ViiV Healthcare ULC, PRODUCT MONOGRAPH INCLUDING PATIENT MEDICATION INFORMATION, PrRETROVIR (AZT), p. 20, https://viivhealthcare.com/content/dam/cf-viiv/viiv- healthcare/en_CA/pdf/Retrovir.pdf
97. « HIV & AIDS : Fauci's First Fraud », *op. cit.*, 41 :29
98. *Ibid.*
99. Leung, *op. cit.*, 01 :11 :41
100. « HIV & AIDS : Fauci's First Fraud », *op. cit.*, 1 :28 :07-1 :29 :05
101. Douglas D. Richman *et al.*, « The Toxicity of Azidothymidine (AZT) in the Treatment of Patients with AIDS and AIDS-Related Complex », *New England Journal of Medicine* (23 juil. 1987), https:// www.nejm.org/doi/full/10.1056/nejm198707233170402
102. Simon Garfield, « The rise and fall of AZT : It was the drug that had to work. It brought hope to people with HIV and Aids, and millions for the company that developed it. It had to work. There was nothing else. But for many who used AZT – it didn't », *Independent* (23 oct. 2011), https:// www.independent.co.uk/arts-entertainment/rise-and-fall-azt-it-was-drug-had-work-it-brought-hope- people-hiv-and-aids-and-millions-company-developed-it-it-had-work-there-was-nothing-else-many- who-used-azt-it-didn-t-2320491.html
103. John Lauritsen, « Petrushka was Poisoned : Did AZT contribute to Nureyev's untimely death ? », *New York Native* (1er févr. 1993), archived at https://www.duesberg.com/media/jlpetrushka.html
104. Engelbrecht *et al.*, *op. cit.*, p. 157
105. *Ibid.*, p. 158
106. « HIV & AIDS : Fauci's First Fraud Documentary », *op. cit.*, 1 :29 :42
107. « HIV & AIDS : Fauci's First Fraud », *op. cit.*, 1 :29 :49-1 :30 :48
108. Celia Farber, « AIDS and the AZT Scandal : SPIN's 1989 Feature, 'Sins of Omission' », *SPIN* (5 oct. 2015), https://www.spin.com/featured/aids-and-the-azt-scandal-spin-1989-feature-sins-of-omission/
109. CDC, « HIV and AIDS – United States, 1981-2000 », *MMWR Weekly* (1er juin 2001), https://www. cdc.gov/mmwr/preview/mmwrhtml/mm5021a2.htm
110. « AIDS Cases, Deaths, and Persons Living with AIDS 1985-2005 – United States and Dependent Areas », CDC, https://childrenshealthdefense.org/wp-content/uploads/US_AIDS_cases_deaths_ livingwithAIDS_1985-2005.pdf
111. Engelbrecht *et al.*, *op. cit.*, p. 142
112. *Ibid.*
113. « *U.S. HIV and AIDS Cases Reported Through December 1997* », CDC HIV/AIDS Surveillance Report, Year-end edition, vol. 9, no 2, p. 1, p. 25, graphique 6, https://www.cdc.gov/hiv/pdf/library/reports/ surveillance/cdc-hiv-surveillance-report-1997-vol-9-2.pdf
114. Terry Michaels, *Down the HIV Rabbit Hole* (manuscrit non publié, 2017), p. 38

115. « HIV & AIDS : Fauci's First Fraud », *op. cit.*, 26 :30
116. Claus Köhnlein, « The AZT Disaster », *Rethink Aids* (11 févr. 2006), https:// www.whale.to/a/ kohnlein2.html
117. Celia Farber, « Russia Today : Doctor Claus Köhnlein », entretien avec le Dr Claus Köhnlein, 21 juil. 2010, vidéo YouTube, 00 :15-00 :54, https://www. youtube.com/watch ?v=xqBfJMsJjw8&t=3s
118. *Ibid.*, 01 :01-1 :30
119. Celia Farber, « Russia Today : Dr. Claus Köhnlein », 01 :47-02 :18
120. M. A. Fischl *et al.*, « The efficacy of azidothymidine (AZT) in the treatment of patients with AIDS and AIDS-related complex. A double-blind, placebo-controlled trial », *New England Journal of Medicine* (23 juil. 1987), https:// pubmed.ncbi.nlm.nih.gov/3299089/
121. John Maddox, « Study confirms AZT's lack of prophylactic effect », *NATURE* (14 avril 1994), doi : 10.1038/368577b0 https://sci-hub.se/https://doi. org/10.1038/368577b0
122. Concorde Coordinating Committee, « MRC/ANRS randomised double-blind controlled trial of immediate and deferred zidovudine in symptom-free HIV infection », *The Lancet* (9 avril 1994), https://doi.org/10.1016/S0140-6736(94)90006-X
123. Holman W. Jenkins Jr., « The Other Media Blackout : How can Americans use good sense about an epidemic about which they are fed false information ? », *Wall Street Journal* (30 oct. 2020), https:// www.wsj.com/articles/the-other-media-blackout-11604094677
124. « HIV & AIDS : Fauci's First Fraud », *op. cit.*, 37 :45
125. Peter Duesberg *et al.*, « The chemical bases of the various AIDS epidemics : recreational drugs, anti- viral chemotherapy and malnutrition », *Journal of Biosciences* (juin 2003), doi : 10.1007/BF02705115
126. Culshaw, *op. cit.*, p. 76
127. Engelbrecht *et al.*, *op. cit.*, p. 119
128. *Ibid.*
129. John Lauritsen et Hank Wilson, *Death Rush : Poppers & AIDS* (Pagan Press, 1986), p. 6
130. Ian Young, « The Poppers Story : The Rise and Fall and Rise of The Gay Drug », *Steam*, vol. 2, no 4, https://www.duesberg.com/articles/iypoppers.html
131. Engelbrecht *et al.*, *op. cit.*, p. 121
132. *Ibid.*
133. Health Watch, « Researchers Implicate HHV-6 Virus In Chronic Fatigue Syndrome, AIDS And Multiple Sclerosis », *Prohealth.com* (1er avril 1998), https:// www.prohealth.com/library/researchers- implicate-hhv-6-virus-in-chronic-fatigue-syndrome-aids-and-multiple-sclerosis-11510
134. Paolo Lusso et Robert C. Gallo, « Human herpesvirus 6 in AIDS », *Immunology Today* (févr. 1995), doi : 10.1016/0167-5699(95)80090-5
135. Paolo Lusso, Robert C. Gallo *et al.*, « Productive dual infection of human CD4+ T lymphocytes by HIV-1 and HHV-6 », *Nature* (26 janv. 1989), https://sci-hub. se/10.1038/337370a0
136. Robert C. Gallo, « A perspective on human herpes virus 6 (HHV-6) », *Journal of Clinical Virology* (2006), https://sci-hub.se/10.1016/S1386-6532(06)70003-8
137. Rosemary Goudreau, « Highly Contagious Herpes Virus Linked to Cancer, AIDS », *Miami Herald*, 11 mai 1988, 1A, https://miamiherald.newspapers.com/ image/633340403/
138. *Ibid.*, 12A

139. Konstance Kehl Knox et Donald R. Carrigan, « Active HHV-6 Infection in the Lymph Nodes of HIV-Infected Patients : In Vitro Evidence That HHV-6 Can Break HIV Latency », *Journal of Acquired Immune Deficiency Syndromes and Human Retrovirology* (1er avril 1996), https://journals.lww.com/ jaids/Fulltext/1996/04010/Active_HHV_6_Infection_in_the_Lymph_Nodes_of.7.aspx
140. Neenyah Ostrom, « Dr. Konstance Knox explains why HHV-6 may be the key to dealing with AIDS », *New York Native* (15 avril 1996), https://hhv6.blogspot.com/2021/03/dr-konstance-knox- explains-why-hhv-6.html
141. *Ibid.*
142. *Ibid.*
143. *Ibid.*
144. *Ibid.*
145. Dario DiLuca *et al.*, « Human Herpesvirus 6 and Human Herpesvirus 7 in Chronic Fatigue Syndrome », *Journal of Clinical Microbiology* (juin 1995), https://journals.asm.org/doi/pdf/10.1128/ jcm.33.6.1660-1661.1995
146. Charles Ortleb, *The Chronic Fatigue Syndrome Epidemic Cover-Up : How a Little Newspaper Solved the Scientific and Political Mystery of Our Time* (Rubicon Media, 2018), p. 166
147. Anthony L. Komaroff, Dedra Buchwald *et al.*, « A Chronic Illness Characterized by Fatigue, Neurologic and Immunologic Disorders, and Active Human Herpesvirus Type 6 Infection », *Annals of Internal Medicine* (15 janv. 1992), https://sci-hub.se/10.7326/0003-4819-116-2-103
148. Neenyah Ostrom, « Dr. Konstance Knox explains why HHV-6 may be the key to dealing with AIDS », *New York Native* (15 avril 1996), https://hhv6.blogspot.com/2021/03/dr-konstance-knox- explains-why-hhv-6.html
149. *Ibid.*
150. *Ibid.*
151. Elinor Burkett, « HIV : Not Guilty ? », *Tropic Miami Herald* (23 déc. 1990), p. 12, https://www. newspapers.com/image/635684455
152. Elinor Burkett, « Is HIV Guilty ? », *Miami Herald* (23 déc. 1990), https://virusmyth.com/aids/hiv/ ebhiv.htm
153. Duesberg, *op. cit.*, p. 233
154. *Ibid.*
155. Shyh-Ching Lo, « Virus-like Infectious Agent (VLIA) is a Novel Pathogenic Mycoplasma : Mycoplasma Incognitus », *Journal of Tropical Medicine* (nov. 1989), https://www.ajtmh.org/view/ journals/tpmd/41/5/article-p586.xml
156. Burkett, « HIV : Not Guilty ? », p. 12
157. Burkett, « Is HIV Guilty ? »
158. Burkett, « HIV : Not Guilty ? », p. 12
159. Burkett, « Is HIV Guilty ? »
160. Burkett, « HIV : Not Guilty ? », p. 12
161. Burkett, « Is HIV Guilty ? »
162. Luc Montagnier *et al.*, « Protective activity of tetracycline analogs against the cytopathic effect of the human immunodeficiency viruses in CEM cells », *RESEARCH IN VIROLOGY* (1990), https://sci- hub.se/10.1016/0923-2516(90)90052-K
163. Burkett, « HIV : Not Guilty ? », p. 12
164. Burkett, « Is HIV Guilty ? »
165. Burkett, « HIV : Not Guilty ? », p. 12
166. Burkett, « Is HIV Guilty ? »

167. Burkett, « HIV : Not Guilty ? », 12
168. Burkett, « Is HIV Guilty ? »
169. Burkett, « HIV : Not Guilty ? », p. 12
170. Burkett, « Is HIV Guilty ? »
171. Brett Leung, « Knowledge Matters, House of Numbers – Anatomy of an Epidemic », vidéo YouTube, 19 avril 2009, 00 :47 :33, https://youtu.be/lvDqjXTByF4
172. Henry J. Kaiser Family Foundation, Annual AIDS Funding in USA, https://www.davidrasnick.com/ ewExternalFiles/AIDS %20funding %20through %202019.pdf
173. *Ibid.*
174. HIV.gov, Federal Domestic HIV/AIDS Programs & Research Spending, https://www.hiv.gov/federal- response/funding/budget
175. Engelbrecht *et al.*, *op. cit.*, p. 31
176. Burkett, « HIV : Not Guilty ? », p. 12
177. Burkett, « Is HIV Guilty ? »
178. Kary Mullis, *Dancing Naked in the Mind Field* (Vintage Books, 1998), p. 180
179. Celia Farber, *Serious Adverse Events : An Uncensored History of AIDS* (Melville House Press, 2006), p. 55
180. Rebecca Crenshaw, *Science Sold Out* (North Atlantic Books, 2007), p. 60

CHAPITRE 7

Dr FAUCI ET MISTER HYDE - LES EXPÉRIENCES BARBARES ET ILLÉGALES DU NIAID SUR LES ENFANTS

« Les expériences médicales nazies sont un exemple de ce sadisme, car l'utilisation des détenus des camps de concentration et des prisonniers de guerre comme cobayes humains n'a apporté que très peu voire aucun bénéfice à la science. C'est un récit d'horreurs dont la profession médicale allemande n'a pas à être fière. Bien que les 'expériences' aient été menées par moins de 200 charlatans meurtriers – nonobstant que certains d'entre eux aient occupé des postes éminents dans le monde de la médecine –, leur besogne criminelle était connue de milliers de grands médecins du Reich, or, d'après les archives, aucun n'a jamais exprimé publiquement la moindre protestation. »

✍ William L. Shirer, *The Rise and Fall of the Third Reich*

« La science progresse un enterrement après l'autre. »

✍ Max Planck

Depuis que le Dr Anthony Fauci a pris les rênes de l'agence, il y a près de 40 ans, le National Institute of Allergy and Infectious Diseases (NIAID) a souvent considéré les enfants les plus vulnérables d'Amérique comme des dommages collatéraux dans la quête obstinée de son directeur de solutions pharmacologiques rentables, pour une santé publique en déclin inexorable. Le parcours douteux et corrompu de l'AZT jusqu'à son autorisation de mise sur le marché en 1988 a ouvert la voie à une croissance de plusieurs milliards de dollars dans le domaine des nouveaux médicaments contre le VIH, et le Dr Fauci a donné une grande latitude à ses partenaires pharmaceutiques et à leurs investigateurs principaux pour mener des expériences humaines non éthiques, qui ont exposé des enfants et des adultes à des composés toxiques.

Le département américain de la Santé et des Services sociaux (HHS) et l'agence qui l'a précédé, le Public Health Service, avaient déjà un long passif d'expériences moralement répugnantes sur des êtres vulnérables, notamment des détenus condamnés, des adultes handicapés mentaux placés en institution, ou encore des enfants orphelins des trous à rats comme le Willowbrook de Staten Island et la Fernald School de Waltham, dans le Massachusetts. En 1973, le Dr Stanley Plotkin adressait une lettre au *New England Journal of Medicine* dans laquelle il justifiait ses expériences sur des enfants vulnérables souffrant de déficiences intellectuelles, en disant qu'ils « sont des humains dans leur forme mais pas dans leur potentiel social »[1]. Ce genre de préjugés n'ont pas terni sa noble réputation auprès de ses collègues. Les vaccinologues considèrent que le prix annuel Stanley Plotkin est le prix Nobel de la vaccinologie. En 2019, le *British Medical Journal* a appelé Plotkin « le parrain des vaccins »[2]. Ces Mengele médicaux, purs produits américains, ont le plus souvent pris pour des cobayes les Amérindiens et les Noirs pauvres d'Afrique, des Caraïbes et des États-Unis. Je suis fier que mon oncle, le sénateur Edward Kennedy, ait joué un rôle déterminant dans la fin de l'expérience gouvernementale de quarante années sur la syphilis de Tuskegee (commencée en 1932), un autre assaut notoire de la recherche médicale sur une population vulnérable, lorsqu'il en a eu vent en 1972 via un lanceur d'alerte du CDC[3].

Les autorités gouvernementales et leurs partenaires de l'industrie pharmaceutique ont souvent combiné la discrimination raciale à la maltraitance des enfants dans les campagnes de développement de médicaments et de vaccins du HHS. Au cours des expériences fédérales/industrielles sur les vaccins contre la polio dans les années 1950-1960, des vaccinologues américains comme Hilary Koprowski et Stanley Plotkin ont travaillé avec la complicité des autorités coloniales belges au Congo pour recruter des millions d'enfants africains noirs « volontaires » pour effectuer des dizaines d'essais de masse de vaccins expérimentaux, qu'ils jugeaient sans doute trop risqués pour être testés sur des enfants blancs. En 1989, une nouvelle fois, les CDC menèrent des expériences mortelles avec un vaccin dangereux contre la rougeole sur des enfants noirs au Cameroun, en Haïti et dans le quartier South Central de Los Angeles, tuant des dizaines de petites filles avant d'arrêter le programme[4]. Les CDC n'avaient pas dit aux « volontaires » qu'ils participaient à une expérience. En 2014, un autre lanceur d'alerte des CDC, le Dr William Thompson, scientifique en chef de l'agence chargée de la sécurité des vaccins, a révélé que de hauts responsables des CDC l'avaient forcé, lui et quatre autres investigateurs principaux, à mentir au public et à détruire des données qui montraient des lésions vaccinales disproportionnées – y compris un risque d'autisme élevé de 340 % – chez les nourrissons noirs de sexe masculin qui avaient reçu le vaccin contre la rougeole, les oreillons et la rubéole (ROR) conformément au calendrier[5]. Il était donc tout à fait naturel que le Dr Fauci et ses partenaires pharmaceutiques recrutent des enfants noirs et hispaniques placés en famille d'accueil pour les soumettre à des traitements cruels et barbares dans le cadre de leurs projets de développement d'antiviraux de deuxième génération et de vaccins chimériques contre le VIH, qui ont constitué les premiers tremplins de la carrière du Dr Fauci.

En 1989, ce dernier a décliné l'offre du président George H. W. Bush de devenir directeur du NIH, expliquant : « J'ai été formé à l'épidémie de SIDA avant même qu'elle ne nous frappe. Ma participation à cette épidémie a été ma passion et l'œuvre de ma vie»[6,7]. Cependant, il est permis de douter de la sincérité de sa philanthropie. À l'époque, son pouvoir en tant que directeur du NIAID éclipsait l'autorité exercée par son patron nominal du NIH. Ses habiles machinations au début du boom des médicaments contre le SIDA avaient valu au NIAID un budget discrétionnaire pharamineux, et une influence mondiale sur la recherche scientifique et la politique de santé internationale, y compris un contrôle de facto sur la FDA et les CDC (les agences sœurs du HHS). Le poste de directeur du NIAID offrait également des possibilités de publicité vertigineuses, ainsi que des partenariats lucratifs avec des sociétés pharmaceutiques, le NIAID étant devenu le principal incubateur et collaborateur de l'industrie pharmaceutique pour le développement et la promotion de nouveaux médicaments. L'expert en manipulation et formateur en bio-confinement Sean Kaufman, qui a conçu et construit des laboratoires fictifs de niveau biosécurité (BSL) pour le NIAID au milieu des années 2000, est un admirateur de longue date du Dr Fauci. Il a formé des centaines de travailleurs BSL aux protocoles de sécurité pour le NIAID. Kaufman m'a dit: «Tout le monde sait que le Dr Fauci mène la danse au HHS. Tous les autres chefs d'agence sont des hommes de paille. Tony Fauci tire toutes les ficelles.»

Jonathan Fishbein, qui a dirigé le Bureau des politiques de recherche clinique de la Division du SIDA (DAIDS) de 2003 à 2005, m'a dit que l'influence grandissante de Fauci semblait éclipser celle de son patron, le directeur des NIH, le Dr Elias Zerhouni: «Alors que Zerhouni aurait pu prendre la voie royale et corriger les erreurs que j'ai révélées dans la Division du SIDA, il a choisi de ne pas s'impliquer. Fauci est passé maître dans l'art de se faire valoir, lui et son institut, et il a tiré parti du SIDA pour générer d'énormes crédits du Congrès au profit des NIH. Qui aurait pu lui tenir tête? Certainement pas Zerhouni ou ses successeurs! L'argent du NIAID est distribué aux principales institutions sanitaires des États-Unis et, pour cette raison, il exerce une influence colossale sur la communauté médicale.»

La collaboration véreuse du Dr Fauci avec des entreprises pharmaceutiques, qui a abouti à l'approbation scandaleuse de l'AZT par le NIAID en 1987, a consolidé sa relation symbiotique avec les investigateurs principaux de l'industrie pharmaceutique, et a abaissé les exigences du NIAID en matière d'approbation des produits. Ses relations avec ses investigateurs principaux et leurs mécènes pharmaceutiques ont donné lieu à une cascade d'opportunités personnelles bénéfiques. De plus, le Dr Fauci a rapidement appris à ignorer les excès de l'industrie pharmaceutique. La loi Bayh-Dole de 1980[8] a permis au NIAID – et au Dr Fauci personnellement – de déposer des brevets sur les centaines de nouveaux médicaments que les investigateurs principaux financés par l'agence étaient en train de mettre au point, puis d'accorder des licences à des sociétés pharmaceutiques et de percevoir des redevances sur leurs ventes. L'entreprise de développement de médicaments du NIAID a rapidement éclipsé la fonction réglementaire du HHS. Des millions de dollars provenant des redevances sur les médicaments ont commencé à affluer vers le NIH et le personnel de haut niveau du NIAID, y compris le Dr Fauci – ce qui rendit encore plus floue la frontière entre la santé publique et les profits des sociétés pharmaceutiques.

Selon un article de l'Associated Press : « Au total, 916 chercheurs actuels et anciens des NIH perçoivent des redevances pour des médicaments et d'autres inventions qu'ils ont mis au point alors qu'ils travaillaient pour le gouvernement. »[9] Cette enquête a conclu que les scientifiques et administrateurs des National Institutes of Health ignorent de manière flagrante les exigences éthiques et légales en matière de transparence financière.

Les conflits d'intérêts financiers avec les sociétés pharmaceutiques sont rapidement devenus le trait caractéristique du style de gouvernance du Dr Fauci. Dès 1992, une enquête de l'inspecteur général du ministère de la Santé et des Services sociaux avait conclu que le NIAID n'avait pas contrôlé les conflits d'intérêts de ses investigateurs principaux dans un essai clinique de vaccin[10].

Tous ces nouveaux fonds du NIH et du NIAID ont fait des essais cliniques une vaste industrie en plein essor. Vera Sharav, survivante de l'Holocauste, a passé sa longue carrière à enquêter sur les expériences humaines abusives menées par le NIAID et d'autres agences. Sharav m'a dit : « À partir de 1990 environ, les essais cliniques sont devenus la principale source de profit de la communauté médicale. L'industrie des assurances privées et de l'assurance-maladie mettait les médecins sous pression, de sorte qu'il devenait difficile de gagner beaucoup d'argent en pratiquant la médecine. Les praticiens les plus ambitieux ont abandonné les soins aux patients pour se consacrer aux essais cliniques. Toutes les personnes impliquées gagnaient de l'argent, sauf les sujets humains des expériences. Au centre de tout, il y avait les NIH et le NIAID. Alors que les gens n'y prêtaient pas attention, l'agence est discrètement devenue le partenaire de l'industrie. »

L'éthique de l'industrie pharmaceutique a rapidement envahi et perverti la culture du NIAID. L'agence a régulièrement fermé les yeux sur / souvent validé / s'est livrée à / des manipulations courantes de la science pour « prouver » l'efficacité de médicaments dangereux et inefficaces. L'indifférence à l'égard de la souffrance et de la mort des volontaires des essais cliniques est devenue une caractéristique du *modus operandi* du NIAID.

Selon l'enquête de l'AP, les scientifiques des NIH qui violent les exigences éthiques et légales et recourent à des tactiques de recrutement sournoises constituent une menace très réelle et actuelle pour la sécurité publique : « des centaines voire des milliers de patients volontaires d'essais des NIH ont pris la décision de participer à des expériences qui comportent souvent des risques sans être pleinement informés des intérêts financiers des chercheurs. »

En 2004, le journaliste d'investigation Liam Scheff a relaté les expériences secrètes du Dr Fauci sur des centaines d'enfants séropositifs placés en famille d'accueil à l'Incarnation Children's Center (ICC) de New York, et dans de nombreux autres établissements de l'État de New York et de six autres États entre 1988 et 2002[11]. Ces expériences étaient au cœur de la stratégie du Dr Fauci

– qui a marqué sa carrière – pour développer une deuxième génération de médicaments rentables contre le SIDA, en guise de rappel de l'AZT[12].

Scheff a raconté comment le NIAID du Dr Fauci et ses partenaires de Big Pharma ont transformé des enfants noirs et hispaniques en rats de laboratoire, les soumettant à la torture et aux abus dans une sinistre série d'études non supervisées sur les médicaments et les vaccins : « Cet ancien couvent abrite une écurie tournante d'enfants qui ont été retirés de leur foyer par l'Agence pour les services de l'enfance (ACS). Ces enfants sont noirs, hispaniques et pauvres. Les mères de nombre d'entre eux avaient des antécédents de toxicomanie et sont décédées. Une fois pris en charge par l'ICC, les enfants deviennent des sujets d'essais de médicaments parrainés par le NIAID (Institut national des allergies et des maladies infectieuses, une division du NIH), le NICHD (Institut national de la santé infantile et du développement humain) du Dr Anthony Fauci, en collaboration avec certaines des plus grandes sociétés pharmaceutiques du monde – GlaxoSmithKline, Pfizer, Genentech, Chiron/Biocine et d'autres. »[13]

Les partenaires pharmaceutiques du NIAID ont payé l'Incarnation Children's Center (ICC) pour qu'il fournisse des enfants pour les tests. Comme d'habitude, le Dr Fauci a fait en sorte que le conseil de surveillance de la sécurité soit truqué par ses fidèles IP, au premier rang desquels le Dr Stephen Nicholas, un chercheur sur les médicaments contre le SIDA généreusement financé par le NIAID. « Stephen Nicholas n'a pas seulement été directeur de l'ICC jusqu'en 2002, il a également siégé au Pediatric Medical Advisory Panel, qui était censé superviser les tests, ce qui constitue un grave conflit d'intérêts », souligne Vera Sharav, présidente de l'Alliance for Human Research Protection (AHRP), une organisation de surveillance de l'industrie médicale[14].

Scheff poursuit : « Les médicaments administrés aux enfants sont toxiques – ils sont connus pour provoquer des mutations génétiques, des défaillances d'organes, la mort de la moelle osseuse, des déformations physiques, des lésions cérébrales et des problèmes cutanés mortels. »[15]

« Quand les enfants refusent les médicaments, on les maintient au sol pour les leur administrer de force. S'ils opposent encore une résistance, ils sont emmenés à l'hôpital Columbia Presbyterian, où un chirurgien introduit un tube en plastique dans leur estomac à travers la paroi abdominale. Alors, les médicaments sont injectés directement dans leurs intestins. »[16]

« En 2003, deux enfants, âgés de six et douze ans, ont eu des accidents vasculaires cérébraux débilitants à cause de la toxicité de médicaments. L'enfant de six ans est devenu aveugle. Tous deux sont morts peu après. Un autre adolescent de quatorze ans est mort récemment. Un garçon de huit ans a dû subir deux opérations de chirurgie plastique pour retirer de son cou de gros kystes dus aux médicaments. »[17]

« Ce n'est pas de la science-fiction. C'est de la recherche sur le SIDA. »[18]

Même les enfants placés en famille d'accueil qui ont survécu aux expériences de Fauci ont fait état d'effets secondaires désastreux, allant d'éruptions cutanées et d'urticaire, de nausées et de vomissements, à de fortes baisses de la réponse immunitaire et à des fièvres – toutes des réactions indésirables courantes associées aux médicaments qu'il visait à développer.

Au cours d'un de ses essais impliquant le médicament Dapsone, au moins dix enfants sont morts. Une enquête de l'Associated Press de mai 2005 a indiqué que ces « enfants [étaient] morts de diverses causes, dont quatre d'un empoisonnement du sang ». Les chercheurs se sont plaints de ne pas parvenir à déterminer un dosage sûr et utile. Leur jeu de devinettes a coûté la vie à ces enfants. »[19]

« Un résultat inattendu de notre étude », ont impitoyablement observé les chercheurs, « est que la mortalité globale pendant la prise du médicament dans l'étude était significativement plus élevée dans le groupe recevant la Dapsone quotidiennement ». Pour les chercheurs du NIAID, ces décès étaient un mystère : « Ce résultat reste inexpliqué. »[20]

Vera Sharav a passé des années à enquêter sur les salles de torture du Dr Fauci dans le cadre de la mission qu'elle s'est donnée toute sa vie de mettre fin aux expériences médicales cruelles sur les enfants. Sharav m'a dit : « Fauci s'est contenté de mettre sous le tapis tous ces bébés morts. Ils étaient des dommages collatéraux de ses ambitions professionnelles. C'étaient des enfants jetables. » Sharav a déclaré qu'au moins 80 enfants sont morts dans le camp de concentration du Dr Fauci à Manhattan. En outre, elle a accusé le NIAID et ses partenaires de se débarrasser des restes des enfants dans des fosses communes. Le documentaire poignant de 2004 de la BBC, *Guinea Pig Kids*[21], relate la barbarie sauvage des projets scientifiques du Dr Fauci du point de vue des enfants concernés. Cette année-là, la BBC avait engagé la journaliste d'investigation Celia Farber pour mener des recherches sur le terrain en vue de la réalisation du film, qui fait la lumière sur les dessous sombres de la ruée de Big Pharma vers de nouveaux remèdes lucratifs contre le SIDA. « J'ai trouvé le charnier au cimetière Gate of Heaven à Hawthorne, dans l'État de New York », m'a-t-elle raconté. « Je ne pouvais pas en croire mes yeux. C'était une très grande fosse recouverte de gazon synthétique, que l'on pouvait soulever. En dessous, on pouvait voir des dizaines de cercueils en bois, empilés de façon désordonnée. Il y en avait peut-être une centaine. J'ai appris qu'il y avait plus d'un corps d'enfant dans chacun. Autour de la fosse, il y avait un demi-cercle formé par plusieurs grandes pierres tombales sur lesquelles plus de mille noms d'enfants avaient été gravés. J'ai noté chaque nom. Je me demande encore qui étaient les enfants *restants*. Pour autant que je sache, personne n'a jamais posé cette question obsédante au Dr Fauci.

« Je me souviens des ours en peluche et des cœurs empilés autour de la fosse, et je me souviens des mouches qui bourdonnaient autour. Le travail d'enregistrement de tous ces noms a pris toute la journée. Le NIAID, à New York, et tous les investigateurs principaux des hôpitaux, nous donnaient des réponses évasives. Nous ne parvenions pas à obtenir d'estimation précise du nombre d'enfants morts dans le cadre des expériences du NIAID, ni à savoir qui ils étaient. Je suis allée vérifier les noms des pierres tombales en les comparant aux certificats de décès du département de la Santé de l'État de New York, ce qui était encore possible à l'époque. La BBC voulait faire correspondre ces cercueils aux noms des enfants connus pour avoir été à l'ICC. C'était un projet très chronophage, byzantin, qui se heurtait à une énorme résistance institutionnelle, mais nous avons trouvé quelques noms. Nous avons appris l'histoire d'un père qui était sorti de prison à la recherche de son fils. On lui avait dit que son fils était mort du SIDA à l'ICC et qu'il n'y avait pas de dossiers médicaux, car ils avaient tous été « perdus dans un incendie ». Il était dévasté. Croyez-le ou non, cette histoire a été publiée dans le *NY Post*. Toutefois, tous les médias qui en ont parlé se sont dégonflés, les uns après les autres. Même à cette époque, le cartel médical avait le pouvoir d'étouffer ce genre d'histoire. Le Dr Fauci a construit sa carrière de cette manière. Personne n'ose lui poser de question, pas même une question de suivi. Le récit du NIAID, à l'époque, était que ces enfants faisaient partie des condamnés puisqu'ils « avaient le SIDA », et qu'ils allaient donc tous mourir de toute façon. Lorsque les gens mouraient, en grand nombre et de façon horrible, les chercheurs médicaux du NIAID parlaient de « leçons apprises ».

Deux ans plus tard, Farber a remonté la trace des enfants victimes de la Division du Dr Fauci chargée de la lutte contre le SIDA, la DAIDS, en Ouganda, et a révélé les abus dont sont victimes les mères et les enfants africains.

Après la diffusion du documentaire de la BBC, le journaliste de l'AP John Solomon a calculé par lui-même le nombre d'enfants qui sont morts dans les expériences du Dr Fauci sur les médicaments contre le SIDA. En mai 2005, son enquête a révélé qu'au moins 465 enfants placés dans des familles d'accueil de New York étaient des sujets des expériences du NIAID, et que l'agence du Dr Fauci avait accordé un avocat à moins d'un tiers (142) de ces enfants – protection minimale pourtant prévue par la loi[22].

Dans une lettre de mars 2004 au Dr David Horowitz, directeur de l'Office of Compliance de la FDA, Vera Sharav reprochait aux essais de médicaments contre le VIH du Dr Fauci de nombreuses violations de la loi fédérale, y compris l'incapacité du NIAID à protéger les droits et la sécurité des enfants placés en famille d'accueil, en particulier pendant les périlleuses étapes de la phase I, au cours desquelles les sociétés pharmaceutiques déterminent les effets de la toxicité en explorant les niveaux de tolérance maximum[23]. Sharav a accusé l'équipe du Dr Fauci d'avoir illégalement omis de fournir aux pupilles de l'État et aux orphelins des tuteurs indépendants pour représenter leurs intérêts et protéger leurs droits au cours d'expériences brutales, dangereuses et souvent atrocement douloureuses.

L'enquête menée en 2004 par la FDA sur la Division de recherche sur le SIDA du Dr Fauci a incité le directeur des NIH à insister sur une meilleure gestion du NIAID. « Une audience du Congrès en mai 2005 a également conclu que les expériences du NIAID avaient violé les lois fédérales. »[25]

Dans leur témoignage devant le Congrès, le NIAID et son partenaire local, l'Administration for Children's Services (ACS) de la ville de New York, ont tenté de justifier ces pratiques de recherche contraires à l'éthique en affirmant qu'ils fournissaient les meilleurs traitements de pointe aux enfants infectés par le VIH qui, autrement, ne pourraient pas se payer des médicaments coûteux[26].

Cependant, l'enquête de l'AHRP a révélé que de nombreux enfants que le NIAID avait soumis aux expériences du Dr Fauci étaient en parfaite santé et n'étaient peut-être même pas infectés par le VIH[27]. Ces enquêtes ont porté sur 36 des essais. Pour des raisons évidentes, les essais cliniques se déroulent presque toujours en milieu hospitalier, en présence de personnel médical qualifié, médecins et infirmières. Or, l'ICC n'était pas un établissement médicalisé. La décision d'autoriser des expériences impliquant des médicaments hautement toxiques dans un orphelinat dépourvu de personnel médical était, en soi, une faute professionnelle ahurissante. Les événements ultérieurs suggèrent que la décision était délibérée, calculée pour éviter les objections scientifiques et éthiques qui auraient pu opposer les investigateurs principaux de l'industrie pharmaceutique aux professionnels de santé. Le NIAID a prétendu publiquement qu'il autoriserait les sociétés pharmaceutiques à mener leurs expériences dangereuses sur la tolérance aux doses uniquement sur des enfants atteints du SIDA en phase terminale et donc susceptibles de mourir de toute façon. Cependant, l'AHRP a découvert que le NIAID autorisait discrètement ses partenaires pharmaceutiques à mener des expériences non seulement sur des enfants dont l'infection par le VIH avait été confirmée en laboratoire, mais aussi sur des enfants « présumés » infectés. En d'autres termes, le NIAID n'exigeait aucune preuve que ces enfants soient réellement infectés par le VIH. L'AHRP a accusé le NIAID d'exposer des enfants qui n'auraient peut-être jamais développé le SIDA à des risques mortels et aux effets indésirables horribles de médicaments hautement toxiques à des fins non thérapeutiques, purement expérimentales[28].

Le 8 mars 2004, le NIH a rejeté une requête fondée sur la loi sur la liberté d'information (*FOIA*) concernant les rapports sur les effets indésirables des essais menés par le NIAID à l'ICC, invoquant les exemptions de la *FOIA* relatives aux « secret commercial » et à la « vie privée »[29]. L'AHRP a alors déposé une plainte le 10 mars auprès de la FDA et de l'Office of Human Research Protections (OHRP), accusant le NIAID de priver les enfants placés en famille d'accueil des protections fédérales obligatoires contre les risques liés à la recherche. Deux enquêtes ultérieures ont validé la plainte de l'AHRP[30,31].

L'enquête de l'AP de John Solomon a finalement mis les expériences du Dr Fauci sur le devant de la scène nationale. L'AP a identifié au moins 48 expériences sur le SIDA que le NIAID a menées sur des enfants placés dans des familles d'accueil dans sept états – la plupart en violation de l'exigence fédérale que le NIAID fournisse à ces enfants un avocat. En plus de l'essai de la Dapsone qui a tué au moins 10 enfants, le NIAID a parrainé une autre étude testant une combinaison de médicaments antirétroviraux pour adultes. L'AP a rapporté que sur les 52 enfants participant à l'essai, il y avait eu 26 réactions modérées à graves – presque toutes chez des enfants en bas âge. Les effets secondaires comprenaient des éruptions cutanées, de la fièvre et une baisse dangereuse des globules blancs qui combattent l'infection[32].

Les dommages collatéraux du projet de vaccin contre le VIH

Dès le départ, les expériences du Dr Fauci ont servi son obsession vaine de développer un vaccin contre le VIH. (Malgré ses dépenses de dizaines de milliards de dollars, il n'a jamais réussi – en l'espace de 40 ans – à développer un vaccin contre le VIH qui soit sûr ou efficace pour l'usage humain.) Les dossiers médicaux que le NIAID a fini par publier à contrecœur ont prouvé que les investigateurs principaux du Dr Fauci testaient ses dangereux vaccins sur des enfants âgés de un mois à 18 ans. Le journaliste de l'AP John Solomon a confirmé que malgré les exigences contraires des protocoles officiels du NIAID, ce dernier autorisait sciemment ses partenaires pharmaceutiques à violer les protocoles d'étude écrits du NIAID en menant ces expériences sur des enfants avec ou sans preuve d'infection par le VIH[33,34].

Par exemple, des rapports publiés reconnaissent que le NIAID, Genentech et Micro Genesys ont coparrainé un essai de vaccin dont le nom de code était ACTG #218. Le protocole de l'ACTG #218 stipulait que « Les patients [devaient] avoir : une infection au VIH asymptomatique documentée », et le « recrutement total prévu » était de 72 personnes. Cependant, un rapport interne a reconnu que le NIAID autorisait les entreprises à violer ouvertement ces exigences : « 125 enfants vaccinés se sont avérés n'être pas infectés par le VIH. »[35] Le rapport final du NIAID reconnaît que l'ACTG #218 « n'a montré aucun avantage clinique pour les personnes vaccinées »[37].

Un autre essai de vaccin VIH de phase I, l'ACTG #230, a testé deux vaccins expérimentaux, l'un de Genentech, l'autre de Chiron/Biocine. Cette fois, le protocole déclarait ouvertement : « Accepte des volontaires en bonne santé »[38]. Comme Solomon l'a découvert, les sujets « volontaires » de cette expérience contraire à l'éthique étaient des nouveau-nés âgés de trois jours ou moins[39]. Le NIAID a randomisé ces nourrissons pour leur administrer l'une des trois doses du vaccin expérimental contre le VIH ou un placebo. Ces rapports valident les préoccupations de l'AHRP selon lesquelles le Dr Fauci a mené des expériences sur des nourrissons et des enfants qui n'ont jamais été exposés au risque du SIDA, et les a exposés à des risques mortels et des inconforts angoissants dans le cadre d'un exercice spéculatif sur les médicaments et les vaccins, qui ne leur offrait absolument aucun avantage potentiel.

Le Dr Fauci était certainement conscient du péril auquel il soumettait ces nourrissons « volontaires ». La plupart des médicaments que ses IP ont expérimentés sur ces enfants avaient déjà été approuvés pour les adultes atteints du SIDA et comportaient des mises en garde sur les effets secondaires potentiellement mortels : l'Aldesleukin, la Dapsone, la Didanosine, la Lamivudine, la Névirapine, le Ritonavir, la Stavudine et la Zidovudine[40,41].

Enfin, même dans les cas où les enfants étaient réellement malades, la prétention du Dr Fauci selon laquelle ses expériences étaient des gestes de compassion envers les orphelins déshérités restait une imposture. L'affirmation du NIAID selon laquelle ses expériences étaient la seule occasion pour ces enfants de recevoir des médicaments « salvateurs » était une blague dès le départ. La loi de l'État de New York exige que les médecins fournissent un traitement « salvateur » aux pupilles de l'État et, si nécessaire, qu'ils fournissent un traitement « hors indication ».

En outre, les entreprises pharmaceutiques ne conçoivent pas les essais cliniques dans l'intérêt des sujets individuels. Leur but est d'obtenir des informations sur la sécurité et l'efficacité qui peuvent s'avérer utiles pour les patients ultérieurs et être bonnes pour leurs résultats financiers. Enfin, tous les sujets ne reçoivent pas le médicament « le plus prometteur » dans un essai ; certains reçoivent des placebos.

L'article de Liam Scheff de janvier 2004, « The House that AIDS Built », a déclenché une vive controverse sur Internet, incitant la presse new-yorkaise à publier un article complémentaire de Scheff, « Inside Incarnation »[42]. Les descriptions détaillées de Scheff valent la peine d'être lues, ne serait-ce que pour comprendre les sacrifices que le Dr Fauci exigeait de ses bébés « bénévoles » aventureux pour « le plus grand bien ».

L'article de Scheff suggère que le Dr Fauci et ses IP ont délibérément profité du statut d'établissement non médical de l'Incarnation Children's Center. Les IP avaient le champ libre pour s'engager dans une conduite que des infirmières et des médecins professionnels chevronnés auraient signalée comme étant contraire à l'éthique et illégale.

Lorsque les enfants refusaient de prendre les médicaments toxiques, le NIAID et ses partenaires pharmaceutiques s'arrangeaient pour implanter chirurgicalement des tubes d'alimentation dans leur ventre pour les leur administrer de force. Scheff écrit : « Quand Mimi a commencé à l'ICC, les tubes étaient rarement utilisés. 'Mais quand les enfants ont grandi, beaucoup d'entre eux ont commencé à refuser les médicaments', se souvient-elle. 'Alors ils ont commencé à venir avec les tubes de plus en plus souvent. Les enfants qui refusaient trop, ou qui vomissaient trop, étaient intubés. Au début, c'était par le nez. Mais ensuite, c'était de plus en plus par l'estomac. On voyait un enfant qui refusait encore et encore, et un jour il revenait de l'hôpital après une opération, et il y avait un tube qui sortait de son estomac. Si vous demandiez pourquoi, les médecins disaient que c'était pour 'le respect du protocole' – le régime. Il fallait suivre le régime', disait Mimi. 'C'était les règles.' »[43]

Mimi raconte comment les enfants ont souffert – et comment certains sont morts :

> Une fillette de six ans, Shyanne, est venue pour l'adhésion. Elle était la plus délicate des petites fleurs, belle, polie, pleine de vie. Sa famille ne lui avait jamais donné de médicaments. L'administration des services à l'enfance l'a donc amenée à l'ICC... Elle est arrivée et a commencé à prendre ses médicaments. Et ça a duré trois mois, peut-être trois mois. Et elle a eu une attaque. Elle ne voyait plus rien. C'était une fille normale, qui chantait, sautait, jouait. Et puis, pouf, une attaque. Aveugle. On était terrifiés. Puis, quelques mois plus tard, elle sortait – les pieds en avant.[44]

Entre 1985 et 2005, le NIAID et ses partenaires pharmaceutiques ont enrôlé au moins 532 nourrissons et enfants placés dans des familles d'accueil de la ville de New York comme sujets humains d'essais cliniques destinés à tester les médicaments et vaccins expérimentaux du NIAID contre le SIDA[45]. L'ICC et les centres de recherche médicale qui ont mené les essais ont reçu des paiements substantiels pour abriter les expériences, à la fois des National Institutes of Health et des fabricants de médicaments. Parmi ces sociétés figuraient Merck, Bristol Myers Squibb, Micro-Genesys, Biocine, Glaxo, Wellcome et Pfizer[46].

Les enquêtes indépendantes qui ont suivi – menées par l'Associated Press[47], l'Office fédéral de protection des recherches sur l'homme[48] et le Vera Institute of Justice[49] – ont confirmé que la plupart des enfants ne bénéficiaient pas de la protection d'un avocat indépendant pour donner ou refuser leur consentement à des interventions expérimentales, et qu'il s'agissait presque exclusivement d'enfants de couleur : principalement des Afro-Américains (64 %) et des Latino-Américains (30 %), ce qui suggère des politiques discriminatoires conformes à la longue histoire de racisme médical du HHS.

Le Vera Institute, s'appuyant principalement sur les documents de l'ACS de la ville, a confirmé 80 décès, et que de nombreux autres enfants ont subi des dommages graves : « Les dossiers de protection de l'enfance contenaient des informations indiquant que certains enfants avaient subi des toxicités graves ou des effets secondaires des médicaments de l'essai, tels qu'une réduction de la fonction hépatique ou une anémie sévère. Ces toxicités correspondaient aux toxicités décrites dans les articles publiés sur les essais. »

« Fauci a méprisé tous ces décès », se souvient Vera Sharav. « Le moins que l'on puisse dire à propos du Dr Fauci est qu'il n'a pas réussi à s'impliquer lorsque des problèmes sont apparus sous sa direction. »

L'Associated Press a rapporté que la portée des expériences du Dr Fauci était beaucoup plus large, s'étendant au-delà de New York à « au moins sept États ». Parmi eux : l'Illinois, la Louisiane, le Maryland, New York, la Caroline du Nord, le Colorado et le Texas. Selon l'AP, plus de quatre douzaines d'études différentes étaient concernées. Les enfants placés en famille d'accueil allaient du nourrisson à l'adolescent tardif.

L'enquête de l'Office fédéral de protection de la recherche humaine (OHRP)

En 2006, suite au rapport du journaliste John Solomon, l'OHRP a lancé sa propre enquête sur les problèmes au NIAID. Cette étude a révélé que la culture toxique du NIAID avait normalisé les violations chroniques de la sécurité scientifique des produits. L'OHRP a confirmé les allégations de l'AHRP, à savoir que les entreprises pharmaceutiques, leurs investigateurs principaux et les fonctionnaires n'avaient pas obtenu le consentement requis d'un avocat indépendant, n'avaient pas assuré une sélection « juste » et n'avaient pas garanti de mesures de protection pour les enfants placés en famille d'accueil qui étaient « susceptibles d'être vulnérables à la coercition ou à une contrainte abusive »[50].

Le rapport du Vera Institute

En 2005, l'administration des services de l'enfance de New York (ACS) a commandé une enquête de quatre ans au Vera Institute, pour un coût de 3 millions de dollars[51]. Elle a publié son rapport annuel en 2009. C'est une enquête sur une période de 20 ans, au cours de laquelle les expériences du Dr Fauci du NIAID ont mis en danger des enfants majoritairement afro-américains et latinos placés en famille d'accueil, en les soumettant à des expériences toxiques de phase I et II avec les médicaments et vaccins contre le SIDA – la plupart du temps sans le consentement des parents et en dehors de la protection d'un avocat indépendant.

Parmi les conclusions du rapport du Vera Institue :

- 80 des 532 enfants ayant participé à des essais cliniques ou à des études d'observation sont décédés alors qu'ils étaient placés en famille d'accueil ;
- 25 des enfants sont morts alors qu'ils participaient à un essai de médicament ;
- 64 enfants ont participé à 30 essais de médicaments qui n'ont PAS été examinés par un comité consultatif médical spécial, comme l'exigeait la politique de la ville ;
- et 21 enfants ont participé à des essais que le panel avait examinés mais qu'il n'avait PAS RECOMMANDÉS.
- (Dans les deux cas, 13 des inscriptions ont eu lieu avant que les enfants ne soient placés en famille d'accueil.)

Timothy Ross, le directeur du Vera Institute, a pointé que le rapport ne contenait qu'une partie des atrocités commises par le NIAID. En effet, ce dernier autorisait les hôpitaux à refuser au personnel de l'Institut l'accès aux dossiers primaires des enfants ou aux dossiers des essais cliniques, que les coupables gardaient sous le sceau de la confidentialité. Ce sont les hôpitaux qui mènent les essais cliniques lucratifs pour le NIAID et l'industrie pharmaceutique, supervisés par les investigateurs principaux du Dr Fauci. En fait, le NIAID verse des dizaines voire des centaines de millions de dollars à ces hôpitaux spécialement pour donner au Dr Fauci un pouvoir incontesté sur les politiques[52]. En raison de l'obstruction du NIAID, le Vera Institute a dû s'appuyer sur les dossiers secondaires de la protection de l'enfance et sur les dossiers de l'unité pédiatrique du SIDA (PAU), qui sont tous deux notoirement incomplets. Le Vera Institute n'a même pas eu accès aux procès-verbaux des comités d'examen des recherches (IRB) des centres médicaux qui ont mené les essais.

Le rapport de 2008 du NIH

Même après que ce scandale ait éclaté, rien n'indique que le Dr Fauci ait fait le moindre effort pour réformer le NIAID. Six ans plus tard, deux éthiciens biomédicaux dépêchés au NIH ont conclu, dans un article paru en janvier 2008 dans *Pediatrics*, que l'agence ne disposait toujours pas de protections adéquates pour les enfants vulnérables placés en famille d'accueil : « L'enrôlement des pupilles de l'État dans la recherche soulève deux préoccupations majeures : la possibilité qu'une part injuste des charges de la recherche pèse sur les pupilles, et la nécessité de veiller à ce que les intérêts de chaque pupille soient pris en compte. En outre, certaines des protections existantes devraient être renforcées »[53]. Au cours des décennies qui se sont écoulées depuis que le Dr Fauci a pris la tête du NIAID, il a autorisé des entreprises pharmaceutiques à mener des expériences sur au moins 14 000 enfants, dont un grand nombre d'orphelins noirs et hispaniques vivant dans des foyers d'accueil. Il a permis à ces entreprises d'opérer en dehors de toute surveillance et de toute responsabilité. Dans le cadre du « laissez-faire » du Dr Fauci, elles ont systématiquement abusé des enfants et, parfois, les ont tués[54,55].

Le Dr Fauci a présidé à ces atrocités, collaborant avec les chercheurs des sociétés pharmaceutiques et consentant à leurs définitions très personnelles du « consentement libre et éclairé ». Au lieu de veiller à l'intérêt supérieur des enfants, le Dr Fauci a donné carte blanche aux fabricants de médicaments hors-la-loi[56] pour torturer des enfants vulnérables à huis clos, sans l'autorisation des parents ni la surveillance requise des services de protection de l'enfance.

En 1965, mon père a enfoncé la porte de l'école d'État Willowbrook à Staten Island, où des entreprises pharmaceutiques menaient des expériences cruelles et souvent mortelles sur des enfants incarcérés[57]. Robert Kennedy a déclaré que Willowbrook était une « fosse aux serpents » et a promu une loi pour fermer l'institution et mettre fin à l'exploitation des enfants. Cinquante-cinq ans plus tard, les médias nationaux et les grands sachems du Parti démocrate ont béatifié un homme qui a présidé à des atrocités similaires, l'élevant en quelque sorte à une espèce de sainteté séculaire.

Quel sombre défaut dans le caractère d'Anthony Fauci lui a permis de superviser – puis de couvrir – les atrocités commises à l'Incarnation Children's Center ? Au mieux, il doit y avoir une certaine arrogance ou impériosité qui lui permette de rationaliser la souffrance et la mort d'enfants comme des dommages collatéraux acceptables dans ce qu'il considère être sa noble recherche d'innovations en matière de santé publique. Au pire, c'est un sociopathe qui a poussé la science dans le domaine du sadisme. De récentes révélations vont dans le sens de cette dernière interprétation. Les documents obtenus en janvier 2021 par le projet White Coat Waste grâce à la loi sur la liberté d'information montrent que le Dr Fauci a approuvé une subvention de 424 000 $ du NIAID en 2020 pour des expériences dans lesquelles des chiens ont été piqués à mort par des mouches[58]. Les insectes étaient porteurs d'un parasite vecteur de maladies pouvant affecter les humains. Les chercheurs avaient attaché des capsules contenant des mouches infectées à la peau nue de 28 chiots beagle en bonne santé et les avaient maintenus dans d'atroces souffrances pendant 196 jours avant de les euthanasier. Le NIAID a reconnu avoir soumis d'autres animaux, notamment des souris, des gerbilles de Mongolie et des singes rhésus, à des expériences comparables.

Cette même année, l'agence du Dr Fauci a versé 400 000 $ à des scientifiques de l'université de Pittsburgh pour qu'ils greffent le cuir chevelu de fœtus avortés sur des souris et des rats vivants[59,60]. Le NIAID cherchait en effet à développer des « modèles » de rats et de souris en utilisant « de la peau fœtale de pleine épaisseur » pour « fournir une base à l'étude des infections cutanées humaines ». L'acolyte et patron putatif du Dr Fauci, Francis Collins – qui se présente comme un catholique pieux – a obtenu une friandise de 1,1 million de dollars de la part du NIH pour ce projet maléfique.

De tous les besoins désespérés de l'Amérique en matière de santé publique, de toutes les douleurs qu'un million de dollars bien dépensé pourrait soulager, Tony Fauci et ses confrères du gouvernement ont estimé que ces expériences démentes et inhumaines étaient la meilleure façon de dépenser l'argent des contribuables américains.

Ces révélations soulèvent de nombreuses autres questions : de quel désert moral les monstres qui ont conçu et toléré ces expériences sont-ils venus, jusqu'à notre pays idéaliste ? Comment en sont-ils arrivés dernièrement à exercer un pouvoir aussi tyrannique sur nos concitoyens ? Quelle sorte de nation sommes-nous si nous permettons qu'elles se poursuivent ? Plus important encore, n'est-il pas logique que les esprits malveillants, l'éthique élastique, le jugement épouvantable, l'arrogance et la sauvagerie qui ont permis la brutalisation barbare des enfants à l'Incarceration Convent House et la torture des animaux pour le profit de l'industrie, arrivent au demeurant à justifier moralement la suppression de remèdes qui sauvent des vies, et la prolongation d'une épidémie mortelle ? Ces mêmes sombres alchimistes ne seraient-ils pas capables de justifier une stratégie consistant à donner la priorité à leur projet de vaccin de 48 milliards de dollars au détriment de la santé publique et de la vie humaine ? Est-ce qu'un orgueil démesuré similaire – cette impulsion humaine mortifère qui consiste à jouer à Dieu – a pavé le chemin mortel vers Wuhan et a alimenté la décision téméraire de pirater les codes de la Création et de fabriquer de nouvelles formes de vie diaboliques – des superbactéries pandémiques – dans un laboratoire délabré avec des scientifiques affiliés à l'armée chinoise ?

Le jour de mon anniversaire, en janvier 1961, trois jours avant que je ne voie mon oncle John F. Kennedy prêter serment en tant que président des États-Unis, le président sortant Dwight Eisenhower, dans son discours d'adieu, avait mis en garde notre pays contre l'émergence d'un complexe militaro-industriel qui anéantirait notre démocratie. Dans ce discours, Eisenhower lançait une mise en garde tout aussi pressante – bien que moins célèbre – contre l'émergence d'une bureaucratie fédérale qui, selon lui, constituait une menace aussi grave pour la Constitution et les valeurs de l'Amérique :

> Dans cette révolution, la recherche est devenue centrale ; elle est également devenue plus formelle, plus complexe et plus coûteuse. Une part sans cesse croissante de cette dernière est menée pour, par ou sous la direction du gou-

> vernement fédéral. Aujourd'hui, l'inventeur solitaire, bricolant dans son atelier, a été éclipsé par des groupes de travail composés de scientifiques dans des laboratoires et des champs d'essai. De la même manière, l'université libre, historiquement source des idées libres et de la découverte scientifique, a connu une révolution dans la conduite de la recherche. En partie à cause des coûts énormes impliqués, un contrat gouvernemental vient virtuellement se substituer à la curiosité intellectuelle. La possibilité que les chercheurs de la nation soient dominés par l'emploi fédéral, l'attribution de projets et le pouvoir de l'argent est toujours présente et doit être sérieusement considérée [...] [*Nous devons*] [...] *être attentifs au danger que la politique publique devienne elle-même captive d'une élite scientifique et technologique.*

Eisenhower a exigé que nous nous protégions contre cette forme douce de tyrannie en confiant notre gouvernement à des fonctionnaires responsables, toujours vigilants face aux dangers mortifères du pouvoir technocratique et de l'argent de l'industrie, qui éloigneraient notre nation de la démocratie et de l'humanité pour la faire basculer dans une sauvagerie dystopique diabolique :

> Il revient à l'homme d'État de modeler, d'équilibrer et d'intégrer ces forces, ainsi que d'autres, nouvelles et anciennes, dans le cadre des principes de notre système démocratique, en visant toujours les objectifs suprêmes de notre société libre.

Au cours de son demi-siècle en tant que fonctionnaire du gouvernement, le Dr Fauci a totalement échoué dans cette tâche. Comme nous le verrons, il a utilisé les milliards de dollars à sa disposition pour manipuler et contrôler la recherche scientifique, dans le but de promouvoir ses propres intérêts institutionnels et ceux du NIAID, ainsi que les profits privés de ses partenaires pharmaceutiques, le tout au détriment des valeurs de l'Amérique, de sa santé et de ses libertés. Dernièrement, il a joué un rôle central dans l'affaiblissement de la santé publique et la subversion à la fois de la démocratie et de la gouvernance constitutionnelle dans le monde entier, ainsi que dans la transition du gouvernement civil vers un totalitarisme médical. Exactement comme l'avait prédit le président Eisenhower. La réponse du Dr Fauci à la COVID-19 a progressivement défait notre démocratie et augmenté les pouvoirs d'une technocratie médicale tyrannique.

Références

1. Stanley Plotkin, « Ethics of Human Experimentation », Letter to the editor, *New England Journal of Medicine* (1973), https://sci-hub.se/10.1056/NEJM197309132891123
2. Elisabeth Mahase, « Vaccine hesitancy : an interview with Stanley Plotkin, rubella vaccine developer » ; *BMJ* (23 décembre 2019), https://www.bmj.com/content/367/bmj.l6926
3. Robert F. Kennedy, Jr., « CDC's Latest Tuskegee Experiment African American Autism and Vaccines », *Children's Health Defense* (25 juin 2015), https://childrenshealthdefense.org/news/cdcs-latest-tuskegee- experiment-african-american-autism-vaccines/

4. Barbara Loe Fisher, « Measles Vaccine Experiment on Minority Children Turn Deadly », *The Vaccine Reaction* (juin 1996), https://www.nvic.org/nvic-archives/newsletter/vaccinereactionjune1996.aspx
5. Brian S. Hooker, « Reanalysis of CDC Data on Autism Incidence and Time of First MMR Vaccination », *Journal of American Physicians and Surgeons*, vol. 23, no 4 ; hiver 2018. https://www.jpands.org/vol23no4/hooker.pdf
6. Molly Roberts, « Anthony Fauci built a truce. Trump is destroying it », *Washington Post*, The Opinions Essay (16 juil. 2020), https://www.washingtonpost.com/opinions/2020/07/16/anthony-fauci-built- truce-trump-is-destroying-it/?arc404=true
7. Retranscription des trois entretiens du PBS avec le Dr Anthony Fauci, le 28 janvier, le 10 mars et le 5 juin 2005 (envoyé le 30 mai 2006), https://www.pbs.org/wgbh/pages/frontline/aids/interviews/ fauci.html
8. U.S. Government Publishing Office, Title 15 Commerce and Trade, Chapter 63–Technology Innovation (2010) https://www.govinfo.gov/content/pkg/USCODE-2010-title15/html/USCODE- 2010-title15-chap63.htm
9. « NIH Scientists Caught Concealing Millions in Royalties for Experimental Treatments », Alliance for Human Research Protection (26 octobre 2006), *Associated Press* article (11 janvier 2005), https:// ahrp.org/nih-scientists-caught-concealing-millions-in-royalties-for-experimental-treatments-ap/
10. Daniel Payne et John Solomon, « Fauci Files : Celebrated doc's career dotted with ethics, safety controversies inside NIH », *Just the News* (23 juil. 2020), https://justthenews.com/accountability/ political-ethics/fauci-says-americans-should-trust-doctors-himself-his-career
11. Liam Scheff, « The House That AIDS Built », *altheal.org* (janvier 2004), https://www.altheal.org/ toxicity/house.htm
12. Douglas Montero, « Shocking Experiments : AIDS tots used as 'guinea pigs' », rapporté par le *New York Post*, *U.K. Guardian*, *A&U Magazine*, *Associated Press*, *Fox News* and AHRP on the Incarnation Children's Center drug trials (28 février 2004), https://www.leftgatekeepers.com/articles/AIDsTotsUs edAsGuineaPigsByDouglasMontero.htm
13. Scheff, *op. cit.*
14. Englebrecht, p. 143
15. Scheff, *The House That AIDS Built*
16. *Ibid.*
17. *Ibid.*
18. *Ibid.*
19. John Solomon, « Government tested AIDS drugs on foster kids », Associated Press (4 mai 2005), https://www.nbcnews.com/health/health-news/government-tested-aids-drugs-foster-kids- flna1c9443062
20. *Ibid.*
21. Website for *Guinea Pig Kids*, un documentaire réalisé par la BBC sur les abus commis sous la supervision de la ville de New York sur les enfants séropositifs, en tant que sujets d'étude humains pour les essais expérimentaux de médicaments contre le SIDA (30 novembre 2004), https://www.guineapigkids.com/
22. Scheff, *op. cit.*
23. Vera Sharav, « Complaint : Phase I AIDS Drug/Vaccine Experiment on Foster Children », Alliance for Human Research Protection (10 mars 2004), https:// ahrp.org/complaint-phase-i-aids-drugvaccine- experiment-on-foster-children/
24. Payne, *op. cit.*

25. U.S. House of Representatives, Committee on Ways and Means, Subcommittee on Human Resources, « Protections for Foster Children Enrolled in Clinical Trials », audition devant le Subcommittee on Human Resources, U.S. House of Representatives, 109e Congrès, première session (18 mai 2005), https://www.govinfo.gov/content/pkg/CHRG-109hhrg36660/html/CHRG-109hhrg36660.htm
26. Janny Scott et Leslie Kaufman, « Belated Charge Ignites Furor Over AIDS Drug Trial », *New York Times* (17 juil. 2005), https://www.nytimes.com/2005/07/17/nyregion/belated-charge-ignites-furor- over-aids-drug-trial.html
27. Vera Sharav, « NYS Hearing – AIDS Drug/Vaccine Experiments on Foster Children », Alliance for Human Research Protection (8 sept. 2005), https://ahrp.org/nys-hearing-aids-drug-vaccine- experiments-on-foster-children/
28. Vera Sharav, « NYS Hearing », *op. cit.*
29. *Ibid.*
30. « Complaint : Phase I AIDS Drug/Vaccine Experiment on Foster Children », Alliance for Human Research Protection (10 mars 2004), https://ahrp.org/complaint-phase-i-aids-drugvaccine- experiment-on-foster-children/
31. Solomon, *op. cit.*
32. *Ibid.*
33. Solomon, *op. cit.*
34. Scheff, *op. cit.*
35. « AIDS Drug/Vaccine Experiments on Foster children », *op. cit.*
36. *Ibid.*
37. *Ibid.*
38. *Ibid.*
39. *Ibid.*
40. DHHS Panel on Antiretroviral Guidelines for Adults and Adolescents, *Guidelines for the Use of Antiretroviral Agents in Adults and Adolescents with HIV* (16 août 2011), https://clinicalinfo.hiv.gov/ sites/default/files/guidelines/documents/AdultandAdolescentGL.pdf
41. Vera Sharav, « Complaint : Phase I AIDS Drug/Vaccine Experiment on Foster Children », Alliance for Human Research Protection (10 mars 2004), https://ahrp.org/complaint-phase-i-aids-drugvaccine- experiment-on-foster-children/
42. Liam Scheff, « Inside Incarnation », *New York Press* (27 juil. 2005), https://pearl-hifi.com/11_ Spirited_Growth/10_Health_Neg/04_Pandemics/01_AIDS/Liam_Scheff Inside_Incantation.pdf
43. *Ibid.*, p. 2
44. *Ibid.*, p. 3
45. Vera Hassner Sharav, Vera Institute of Justice Final Report (2009) : « 80 NYC Foster Children Died in AIDS Drug Trials », Alliance for Human Research Protection (1er août 2015), https://ahrp.org/2009- commissioned-investigation-absolves-nyc-of-80-foster-children-deaths-in-aids-trials/
46. SourceWatch, « Foster child drug trials », The Center for Media and Democracy (11 déc. 2015), https://www.sourcewatch.org/index.php/Foster_child_drug_trials
47. Solomon, *op. cit.*
48. Subcommittee on Human Resources of the Committee on Ways and Means, U.S. House of Representatives, « Protections for Foster Children Enrolled in Clinical Trials », (15 mai 2005), https:// www.govinfo.gov/content/pkg/CHRG-109hhrg36660/pdf/CHRG-109hhrg36660.pdf

49. Timothy Ross et Anne Lifflander, « The Experiences of New York City Foster Children in HIV/ AIDS Clinical Trials », Vera Institute of Justice (janv. 2009), https://www.vera.org/downloads/ Publications/the-experiences-of-new-york-city-foster-children-in-hiv-aids-clinical-trials/legacy_ downloads/Experiences_of_NYC_Foster_Children_in_HIV-AIDS_Clinical_Trials_FINAL_ appendices.pdf
50. Andy Soltis, « AIDS Guinea Pigs-Foster Kids Used in 'Illegal' Drug Trials », *New York Post* (17 juin 2005), https://nypost.com/2005/06/17/aids-guinea-pigs-foster-kids-used-in-illegal-drug-trials/
51. Vera Sharav, « Vera Institute of Justice Final Report »
52. Ross *et al.*, *op. cit.*
53. Sumeeta Varma et David Wendler, « Research Involving Wards of the State : Protecting Particularly Vulnerable Children », *Pediatrics* (janv. 2008), https://www.ncbi.nlm.nih.gov/pmc/articles/ PMC2201985/
54. Faith Dyson, « What Was Fauci's Role in Funding Tuskegee-Like AIDS Experiments on Foster Children In Seven U.S. States ? », Facebook (20 juin 2020), https://www.facebook.com/ notes/faith-dyson/what-was-faucis-role-in-funding-tuskgegee-like-aids-experiments-on-foster- childr/10157586697714677/
55. Mary Otto, « Drugs Tested on HIV-Positive Foster Children Hill Investigates Ethical Questions Raised by 1990s « Trials in Md., Elsewhere », *Washington Post* (19 mai 2005), https://www.natap.org/2005/newsUpdates/062005_02.htm ?fbclid=IwAR02tZzsBxqNweSrl38oA8d_O2qhOZXI7Nhok6HPT63R94MV4Ev9sDxCp-E
56. Good Jobs First, *Violation Tracker Industry Summary Page* (2020), https://violationtracker. goodjobsfirst.org/industry/pharmaceuticals
57. The Bryant Park Project, « Remembering an Infamous New York Institution », *NPR* (7 mars 2008), https://www.npr.org/templates/story/story.php ?storyId=87975196
58. Amanda Nieves, « WCW Exposé : Fauci Spent $424K on Beagle Experiments, Dogs Bitten to Death by Flies », White Coat Waste Project (30 juil. 2021), https://blog.whitecoatwaste.org/2021/07/30/ fauci-funding-wasteful-deadly-dog-tests/
59. Yash Agarwal *et al.*, « Development of humanized mouse and rat models with full-thickness human skin and autologous immune cells », *Scientific Reports*, volume 10, article 14598 (3 septembre 2020), https://www.nature.com/articles/s41598-020-71548-z
60. David Daleiden, « University of Pittsburgh Won't Explain its Planned Parenthood Ties », Center for Medical Progress, page d'opinion de *Newsweek* (26 mai 2021), https://www.newsweek.com/university- pittsburgh-wont-explain-its-planned-parenthood-ties-opinion-1594564

CHAPITRE 8

LES EXACTIONS COLONIALISTES DU Dr FAUCI EN AFRIQUE

« Ils ont fait passer le nombre de maladies pouvant être classées dans la catégorie du SIDA de deux à près de trente, et après cela ils ont lancé un programme mondial de dépistage des 'populations vulnérables', qui se trouvent être, par coïncidence, des personnes qui ne sont pas en mesure de se défendre facilement. Ils ont commencé à trouver le SIDA partout, y compris en Afrique, mais aussi aux États-Unis – et vous savez quoi ? L'une des communautés qu'ils ont ciblée était celle des Afro-Américains, dans laquelle ils ont dépisté beaucoup de femmes et ont trouvé beaucoup de femmes séropositives, et ont décidé, eh bien, d'aller de l'avant. »

Kary Mullis, Prix Nobel 1993 de chimie

Comme le souligne Vera Sharav, le racisme est une caractéristique constante de l'autoritarisme médical et de l'expérimentation humaine. Le biologiste moléculaire Harvey Bialy, rédacteur en chef de la revue *Nature Biotechnology*, a observé que la toile de fond subtile d'intolérance et d'intimidation raciales et sexuelles sont les attributs distinctifs de la recherche sur le SIDA : « La fascination effrayante pour la contagion a été amplifiée par le récit officiel selon lequel la maladie serait née chez des Africains faisant des choses bizarres avec des singes, avant de se répandre dans le royaume vaudou d'Haïti et d'être introduite aux États-Unis à cause de la dépravation sexuelle des homosexuels. » Le détracteur du Dr Fauci, Charles Ortleb, rédacteur en chef du *New York Native* et auteur d'une biographie du directeur du NIAID, se souvient que le thème des minorités indésirables propageant la contagion est un classique du totalitarisme, son exemple le plus notoire ayant été celui d'Hitler attisant la peur publique de la tuberculose pour inciter à l'intolérance envers les Juifs : « Il y a toujours eu ce sous-entendu de bigoterie avec le SIDA. Je ne pense pas que l'on puisse considérer comme une coïncidence le fait que la population qu'ils ont ciblée pour leurs cocktails toxiques était les gays, les Noirs, les Hispaniques et les Africains. »

Or, le Dr Fauci n'a pas limité ses expériences non éthiques avec des médicaments contre le SIDA aux enfants américains. En juin 2003, le NIH et le NIAID menaient 10 906 essais cliniques dans 90 pays, et la branche pionnière du Dr Fauci sur le SIDA, nouvellement baptisée DAIDS (Division of Acquired Immunodeficiency Syndrome), expérimentait de nouvelles concoctions antivirales toxiques dans quelque 400 essais cliniques aux États-Unis et dans le monde[1]. Les IP du Dr Fauci ciblaient les pays en développement qui ne disposaient pas de structures institutionnelles propres à protéger les citoyens pauvres des pratiques abusives des puissantes multinationales pharmaceutiques. Selon Vera Sharav, le Dr Fauci a demandé au NIAID et à ses partenaires pharmaceutiques de transférer ses études les plus controversées et les plus risquées à l'étranger « parce qu'ils peuvent y faire des choses qu'ils ne pourraient jamais faire aux États-Unis ».

La journaliste Celia Farber rejoint Sharav : le racisme se cache derrière des manipulations philanthropiques soigneusement élaborées, comme l'« accès » aux médicaments. Ce n'est jamais l'accès à l'eau potable, à l'éducation, à l'assainissement, à la nutrition. C'est une chose très fâcheuse pour les États-Unis que d'intimider constamment les Africains avec notre message intéressé selon lequel ils sont si malades et que *nous* avons justement les médicaments pour « sauver » leurs vies. Lorsque le contraire se produit, il est balayé et caché derrière la façade de la charité. J'appelle cela le pharmaco-colonialisme. »[2]

L'Afrique est une colonie pharmaceutique depuis plus d'un siècle. C'est le lieu de prédilection des entreprises à la recherche de fonctionnaires coopératifs, de populations dociles, de coûts d'inscription par patient les plus bas et d'une surveillance laxiste de la part des médias et des autorités de réglementation. Des pseudo-volontaires démunis, souvent analphabètes et – c'est ô combien nécessaire – jetables, permettent aux investigateurs principaux de l'industrie pharmaceutique de cacher les effets secondaires et les erreurs les plus catastrophiques. En 2005, les responsables de la FDA ont appris que l'équipe du DAIDS du Dr Fauci avait dissimulé des dizaines de décès et des centaines de dommages survenus lors d'essais de médicaments contre le VIH en Afrique avec un autre de ses produits toxiques de chimiothérapie, la névirapine[3,4,5].

Les empreintes digitales du Dr Fauci étaient partout sur les expériences africaines douteuses de la DAIDS. En octobre 1988, le fait qu'il ait réussi à faire approuver l'AZT valut à notre technocrate de carrière l'équivalent d'une loterie d'un milliard de dollars. George H. W. Bush, alors vice-président, avait dit à son sujet lors du débat présidentiel :

> Vous n'avez probablement jamais entendu parler de lui. C'est un très bon chercheur, un médecin de haute volée de l'Institut national de la santé, qui travaille dur pour faire quelque chose, des recherches sur cette maladie qu'est le SIDA.

Cette accolade lui valut un prix autrement plus important : pouvoir parler à l'oreille du nouveau président, et avoir sa confiance.

Deux mandats plus tard, le Dr Fauci avertissait le président George W. Bush que le VIH avait pris pied en Afrique et se répandait comme une traînée de poudre. Il avait persuadé le président de démontrer sa bonne foi en tant que « conservateur compatissant » en réorientant les dépenses d'aide étrangère des États-Unis vers l'entreprise héroïque d'éradication du SIDA en Afrique. C'est ainsi que le 19 janvier 2002 le président Bush annonçait une enveloppe de 15 milliards de dollars pour combattre le SIDA, dont un programme de 500 millions de dollars pour acheter des millions de doses de névirapine à distribuer aux mères et aux enfants africains[6]. Le Dr Fauci avait assuré au président que la névirapine sauverait des millions de vies en empêchant la transmission matérielle du VIH aux enfants à naître. Le président Bush avait répété cette promesse dans son discours sur l'état de l'Union en 2003.

L'exploit du Dr Fauci, qui avait réussi en 1988 à faire approuver l'AZT par la FDA, sonna le début de la ruée vers l'or que représentaient les médicaments contre le SIDA. La névirapine était la tête de pont du géant pharmaceutique allemand Boehringer Ingelheim dans cette course. Boehringer avait apparemment récupéré la névirapine sur le même tas de déchets toxiques sur lequel Burroughs Wellcome avait récupéré l'AZT. En décembre 2000, le *Journal of the American Medical Association* avait conseillé aux professionnels de santé exposés au VIH d'éviter de prescrire la névirapine après que le médicament ait provoqué une toxicité hépatique potentiellement mortelle chez des patients. En 2001, une étude de la FDA faisait état de vingt « événements indésirables graves » (décès, hospitalisation, mise en danger de la vie du patient ou invalidité permanente) résultant d'une brève exposition prophylactique à la névirapine[8]. Cela n'avait pas empêché la société chimique allemande de trouver un terrain d'entente avec le NIAID pour son produit.

Un énième médicament avec des enjeux trop énormes pour être refusé

Le Dr Fauci a apparemment négligé de dire au président Bush que la névirapine n'avait jamais été approuvée par la FDA en tant que médicament sûr et efficace. « Le Dr Fauci devait être au courant de tous les problèmes d'innocuité, mais il a dû soit les omettre, soit les blanchir lorsqu'il a vendu le programme à Bush », selon Celia Farber, qui a effectué des recherches fouillées sur cet épisode pour son article paru en 2006 dans l'*Harper's Magazine*. Le puissant apparatchik du NIAID ne s'est pas inquiété du fait que la FDA avait déjà refusé à la névirapine son sceau officiel de sécurité. « Le Dr Fauci semblait convaincu qu'il pourrait finalement obtenir de la FDA tout ce qu'il voulait », m'a dit Farber.

Au début des années 1990, le dictateur ougandais Yoweri Museveni a déroulé le tapis rouge à l'industrie pharmaceutique. L'Ouganda est devenue l'une des nombreuses nations africaines cherchant à tirer profit de l'activité lucrative que représente l'exploitation de leurs citoyens dans le commerce florissant des essais cliniques. En 1997, le pays a accordé à l'investigateur principal du Dr Fauci, Brooks Jackson, basé à Johns Hopkins, la permission de mener des essais cliniques sur la névirapine à Kampala.

La division SIDA du NIAID, la DAIDS, était le seul sponsor d'une étude visant à tester l'efficacité et la sécurité de la névirapine et de l'AZT dans la prévention de la transmission du VIH de la mère au nouveau-né[9]. La DAIDS a donné le nom de code HIVNET 012 à son essai clinique en Ouganda. En 1999, Jackson et son équipe ont rapporté dans le *Lancet* que « la névirapine [avait] réduit de près de 50 % le risque de transmission du VIH-1 au cours des 14-16 premières semaines de vie chez les femmes allaitantes. Ce traitement simple et peu coûteux pourrait réduire la transmission du VIH-1 de la mère à l'enfant dans les pays moins développés ».[10] Les acolytes de Fauci avaient salué ce succès comme le plus grand triomphe du NIAID contre le VIH jusque-là. Le Congrès avait alors voté une augmentation substantielle du budget du NIH.

Néanmoins, les belles conclusions de l'étude cachaient des lacunes méthodologiques criantes. Lorsqu'ils peuvent s'en tirer, les chercheurs de l'industrie pharmaceutique ont souvent recours à un stratagème hautement contraire à l'éthique, consistant à éliminer le groupe de contrôle placebo afin de masquer les dommages survenus dans le groupe étudié. L'absence d'un groupe témoin placebo inerte permet aux chercheurs crapuleux de rejeter tous les dommages et tous les décès survenus dans le groupe d'étude comme de tristes coïncidences non associées au médicament qu'ils testent. En l'occurrence, les protocoles officiels de l'essai clinique de la névirapine de la DAIDS exigeaient un groupe placebo inerte, mais une fois en Ouganda, l'équipe de recherche des cow-boys de la DAIDS avait tout simplement fait disparaître le groupe placebo. Au lieu d'utiliser un placebo, Jackson et son équipe avaient fini par comparer les résultats de santé de 626 femmes enceintes, dont la moitié avait pris l'AZT, la concoction chimiothérapeutique terriblement dangereuse du Dr Fauci, tandis que l'autre moitié avait pris de la névirapine.

En 2000, sur la base de cette étude, le Dr Fauci a pu convaincre l'OMS d'accorder une autorisation d'utilisation d'urgence (EUA) à la névirapine en dose unique pour prévenir la transmission du VIH de la mère à l'enfant, en tant que recommandation officielle. L'OMS était déjà une marionnette de Big Pharma. Le Dr Fauci se servit de l'approbation provisoire de l'OMS pour persuader le président Bush d'acheter des millions de dollars de névirapine. Boehringer commença à expédier des colis de son médicament mortel et inefficace dans les cliniques et les maternités de 53 pays en développement[11].

L'étude Boehringer a porté sur 626 femmes ougandaises enceintes supposées être infectées par le VIH. Cependant, même dans le meilleur des cas, le diagnostic du VIH en Afrique est une affaire fortuite, rarement vérifiée par des tests sanguins, or l'équipe de l'essai du NIAID a adopté une approche particulièrement cavalière pour déterminer l'infection par le VIH. Il est donc difficile de savoir combien de « recrues » de l'agence étaient réellement séropositives. Dès le premier jour, les chercheurs ont foulé au pied quasi tous les protocoles de sécurité/efficacité de l'étude, y compris l'exigence la plus critique dans les études de « sécurité de dosage » : un véritable groupe témoin placebo.

L'astuce consistant à égaliser l'hécatombe dans les groupes d'étude de l'AZT et de la névirapine a permis aux chercheurs du NIAID de bricoler une évaluation flatteuse pour les deux médicaments, qu'ils ont publiée dans le *Lancet* dans le courant de l'été 1999[12]. En utilisant les mots codés trompeurs qui sont de rigueur dans les rapports officiels du NIAID sur ses essais cliniques, les chercheurs ont rapporté que « les deux régimes de traitement étaient bien tolérés ». La preuve de cette affirmation frauduleuse était que « les événements indésirables étaient similaires dans les deux groupes ». Dans l'étude du *Lancet*, l'unique mention des 38 bébés morts – 16 dans le groupe névirapine et 22 dans le groupe AZT – apparaissait en caractères minuscules.

Cependant, comme nous allons le voir, cette escroquerie n'était que le début du chaos. Un responsable de projet du NIAID s'est plaint plus tard à Farber que les essais en Ouganda étaient « hors de contrôle » et que les chercheurs bafouaient les normes de sécurité et de réglementation.

En juillet 2001, Boehringer Ingelheim déposa une demande supplémentaire auprès de la FDA afin de commercialiser la névirapine pour la prévention de la transmission du VIH de la mère à l'enfant (PTME) en se basant uniquement sur les essais du NIAID en Ouganda. Cependant, des informations étaient déjà parvenues à Washington selon lesquelles les essais du Dr Fauci à Kampala, sur lesquels reposait l'article du *Lancet*, étaient un cirque à trois pistes, truffé de problèmes d'exactitude et d'éthique. C'est à ce moment-là que la FDA, conformément à la procédure standard concernant les inspections prévues sur un site étranger, annonça qu'elle envoyait des enquêteurs sur place. Apparemment, cette déclaration irrita le Dr Fauci et son équipe du NIAID, et donna des sueurs froides à ses partenaires de Boehringer. En janvier 2002, Boehringer dépêcha une équipe d'audit à Kampala[13]. En échange de l'accord de la FDA pour retarder sa visite, Boehringer promit de partager son rapport d'inspection avec l'agence d'homologation américaine. Mais ce rapport ne contribua guère à apaiser les craintes de la FDA. Les propres enquêteurs de Boehringer décrivirent le chaos effroyable qui régnait à Kampala ; l'étude du NIAID était en désordre, avec notamment « un non-respect grave des normes de la FDA ». Dans sa tentative d'obtenir l'approbation de la FDA pour la concoction dangereuse et inefficace, l'équipe de la DAIDS avait violé à peu près toutes les bonnes pratiques cliniques. Elle avait notamment illégalement omis d'utiliser la procédure standardisée de consentement éclairé, impliquant de divulguer les risques sérieux aux participants de l'étude.

Le rapport d'inspection accablant de Boehringer ne fit qu'accroître l'inquiétude de la FDA. En février 2002, dans l'espoir de prévenir un contrôle de cette dernière, le NIAID engagea un groupe de consultants privés, Westat, pour mener une enquête et un audit du site de Kampala. On peut supposer que l'équipe du Dr Fauci espérait un blanchiment de la part de Westat. Mais Westat fit appel à des auditeurs chevronnés dont les antécédents comprenaient des inspections pour le compte de la FDA[14], et l'audit de Westat confirma le long inventaire de graves violations des bonnes pratiques cliniques, y compris – ce qui est le plus troublant – la « perte de dossiers essentiels »[15]. Les dossiers manquants comprenaient un journal de bord capital, qui semblait avoir documenté les pires atrocités de l'étude avant sa mystérieuse disparition. L'équipe du NIAID en Ouganda expliqua aux chercheurs de Westat qu'elle avait perdu le registre clef qui, entre autres, répertoriait tous les événements indésirables et les décès. Les autres registres n'indiquaient pas quelles mères avaient reçu quels médicaments ni même si elles avaient survécu à l'étude. Les auditeurs décrivirent une situation purement chaotique. Des médicaments avaient été administrés aux mauvais bébés, des documents avaient été falsifiés et le suivi n'était pas fait dans les règles, même si un tiers des mères étaient jugées « anormales » dans leur dossier à la sortie de l'hôpital. Les nourrissons qui avaient bénéficié d'un suivi étaient souvent petits et d'une insuffisance pondérale alarmante. Quand Westat prit un échantillon aléatoire de 43 de ces nourrissons pour les examiner, tous présentaient des « événements indésirables » 12 mois après la fin de l'étude. Or, seuls 11 d'entre eux étaient séropositifs[17].

Lorsque Westat confronta les chercheurs du Dr Jackson aux divergences de l'étude, ils admirent que, pour leurs sujets ougandais noirs, ils appliquaient régulièrement des normes plus souples que les règles que la FDA exige pour les études de sécurité américaines[18]. Les IP admirent avoir systématiquement déclassé les définitions standardisées des événements indésirables graves pour les adapter aux « normes locales ». Les dommages que les chercheurs auraient qualifiés de « graves » ou de « mortels » s'ils avaient touché des Américains blancs devenaient des dommages « mineurs » lorsque les victimes étaient des Africains noirs. Dans le cadre de cette qualification à géométrie variable, le personnel chargé des essais cliniques qualifiait de « non graves » les dommages mettant la vie en danger. Lorsqu'il les signalait, le NIAID classait les décès de ses volontaires africains dans la catégorie des « événements indésirables graves », plutôt que dans celle des « décès ». L'équipe ougandaise du NIAID avait totalement négligé de signaler des milliers d'événements indésirables et au moins 14 décès[19].

L'investigateur principal du Dr Fauci, le Dr Brooks Jackson, reconnut qu'il avait évité de déclarer des « milliers » d'EI et d'EIG (événements indésirables et évènement indésirables graves) en appliquant ces définitions édulcorées de « grave » et « de sévérité »[20]. En particulier, les chercheurs avaient gommé des rapports tous les décès survenus seulement quelques mois après la fin de l'étude. Quand Westat insista pour obtenir des réponses, l'équipe locale du NIAID/Hopkins argua que personne ne l'avait formée aux bonnes pratiques cliniques et qu'elle n'avait « jamais conduit un essai de phase III »[21]. Finalement, les auditeurs de Westat refusèrent d'approuver la névirapine parce qu'ils n'avaient pu trouver aucune donnée valable suggérant que ce médicament hautement toxique empêchait la transmission du VIH[22].

Après avoir reçu le rapport d'audit de Westat, les responsables du NIAID et de Boehringer, pris de panique, craignirent à nouveau que la FDA n'effectuât sa propre visite sur site[23]. Mais le Dr Fauci avait déjà poussé son agence sœur assiégée au-delà de son seuil de tolérance à l'humiliation bureaucratique, pourtant élevé. La FDA exigea de consulter le rapport Westat[24]. Le Dr Jonathan Fishbein m'a raconté que lorsque les régulateurs de la FDA l'ont finalement examiné, « ils ont fait la leçon aux responsables du NIAID et de Boehringer ». La FDA demanda à Boehringer de retirer sa demande d'approbation de la névirapine, s'il ne voulait pas subir le camouflet d'un rejet public.

En mars 2002, Boehringer Ingelheim retira donc sa nouvelle demande d'approbation de la névirapine auprès de la FDA, et l'équipe Johns Hopkins/NIAID ferma le site d'étude ougandais qui avait fait l'objet d'un scandale[25]. La décision d'écourter l'étude avait été prise lors d'une réunion tendue entre la FDA et le NIAID. Tout le monde connaissait les énormes implications des résultats de l'audit. Le refus de la FDA d'approuver la névirapine signifiait l'effondrement du programme de politique étrangère le plus en vue de l'administration Bush. Le Dr Fauci avait persuadé le président de faire de l'abolition du SIDA en Afrique son projet « *moonshot* »[a], l'exploit de sa carrière, or la névirapine était la pierre angulaire de ce projet.

Le sérieux embarras causé au président et au NIH engloutirait également l'université ougandaise de Makerere, Boehringer, les investigateurs et leurs employeurs (l'université Johns Hopkins), ainsi que Family Health International (FHI), l'organisation chargée de superviser l'essai. Elle contrarierait le gouvernement sud-africain, dont l'agence de réglementation des médicaments, le Medicines Control Council (MCC), avait autorisé la distribution de névirapine sous la contrainte, en se basant uniquement sur les résultats frauduleux de l'étude ougandaise publiée dans le *Lancet* en 1999[26].

Curieusement, le Dr Fauci n'assista pas à la réunion pour assumer la responsabilité du rôle de premier plan de son institut dans la catastrophe. Il chargea ses subordonnés d'écoper. « Ce fut un grand embarras pour l'administration Bush, car c'était son grand projet », se souvient Farber. En toute autre circonstance, la névirapine aurait été abandonnée dans le processus d'homologation de la FDA. Le hic est qu'elle était le bébé de Tony Fauci. Il avait mis en jeu sa crédibilité auprès du président par rapport au succès de cet essai. Comme l'AZT, la névirapine était donc trop importante pour échouer. Ce sont ces circonstances aussi désespérées qui poussèrent Teflon Tony à réaliser son plus grand tour de magie : ressusciter les morts.

« Tony Fauci savait que la névirapine présentait des lacunes fondamentales en matière de sécurité et d'efficacité, qui allaient bien au-delà de l'aspect administratif », explique Farber. Ces problèmes étaient majeurs : le médicament ne fonctionnait pas, et il tuait des mères et des enfants. Selon Farber : « Deux inspections avaient maintenant conclu que l'HIVNET 012 était un bordel sans nom : celle de Boehringer et celle de Westat, qui avait été réalisées en collaboration avec le NIAID. Mais les liens qui unissaient les différents acteurs empêchaient le NIAID de laisser mourir l'étude sans embarrasser le Dr Fauci vis-à-vis du président Bush et sans impliquer le NIAID dans le scandale de l'Ouganda. » Le NIAID passa en mode dissimulation ; le Dr Fauci, passé maître dans l'art de manipuler les élus et une presse crédule, demanda à son équipe de communication de lancer le projet de résurrection en faisant passer le

a. Réréfence au discours « *Moonshot* » du président américain JFK, en 1962, dans lequel il avait annoncé vouloir envoyer un homme sur la Lune. (N.d.T.)

scandale du charnier ougandais pour un simple malentendu basé sur des erreurs administratives mineures.

Ignorant allègrement les signaux alarmants de la FDA en matière de sécurité et d'efficacité, ainsi que le retrait humiliant de Boehringer, le NIAID publia un communiqué de presse qualifiant ses atrocités ougandaises de simples erreurs d'enregistrement. Il énonçait que si « certains aspects de la collecte des données primaires [n'étaient] peut-être pas conformes aux exigences réglementaires de la FDA », « rien ne [prouvait] que les conclusions de l'étude HIVNET 012 [étaient] invalides ou que les participants à l'essai [avaient] été exposés à un risque accru de préjudice. »[27] Au contraire, le communiqué assurait au public que l'essai du NIAID avait prouvé que la névirapine était à la fois sûre et efficace. Activant son réseau étendu de fidèles serviteurs, le Dr Fauci rassembla une foule d'organisations, dont l'Elizabeth Glaser Pediatric AIDS Foundation, le Johns Hopkins Center, Boehringer Ingelheim et d'autres, pour publier des déclarations et des communiqués de presse soutenant le récit officiel du NIAID. Le NIAID présenta le douloureux retrait de Boehringer comme un simple revers temporaire, que le Dr Fauci, dans une tournure perverse inspirée de la novlangue orwellienne, présenta comme une démonstration admirable du sens des responsabilités des entreprises concernées.

En juillet 2002, la DAIDS annonça qu'elle réévaluerait l'étude ougandaise sur la névirapine avec son propre « protocole de remonitoring » (construction fantaisiste visant à « blanchir ») géré par le principal homme de main de Fauci en matière de SIDA : le directeur de la DAIDS, Edmund Tramont[28]. Cependant, dans un faux-pas inhabituel, Tramont inclut son équipe de révision interne de la DAIDS, triée sur le volet, qui comprenait le médecin-conseil de l'agence – le Dr Betsy Smith – qui n'avait pas participé à la dissimulation. Or, au cours de son inspection des documents, le Dr Smith remarqua la mauvaise qualité et le caractère incomplet des données de sécurité. La mauvaise tenue des dossiers sur le site montrait que l'étude n'était pas conforme aux directives des bonnes pratiques cliniques (BPC). Or, les BPC sont une exigence pour toutes les recherches cliniques financées par le NIH, ainsi que pour toutes les études menées dans le but de prouver la sécurité et l'efficacité des médicaments expérimentaux.

Le projet de rapport de sécurité du Dr Smith souleva toutes sortes d'avertissements gênants : elle y expliquait que les dossiers médicaux tels que les notes cliniques, qui sont des documents sources nécessaires pour valider les données de l'étude, étaient manquants, incomplets et souvent non signés ou non datés[29]. Il était donc difficile de valider la survenue d'événements indésirables. La mauvaise qualité des dossiers cliniques était « inférieure aux normes attendues en matière de recherche clinique », a fortiori pour une étude d'une telle importance.

Smith et le chef de la Regulatory Branch Chief, Mary Anne Luzar, découvrirent également de graves problèmes de santé dans les dossiers de sécurité chaotiques de l'Ouganda. Les bébés du groupe AZT présentaient systématiquement des taux élevés d'enzymes hépatiques – des lésions compatibles avec le fait que la névirapine provoquait depuis longtemps des défaillances hépatiques mortelles.

Elle découvrit que l'équipe ougandaise avait négligé de signaler de nombreux décès de nourrissons et avait régulièrement omis de suivre les patients qui présentaient des valeurs de laboratoire, des signes cliniques et des symptômes anormaux, qui auraient permis de déterminer par quoi ces problèmes s'étaient soldés. Mais ce n'est pas tout : l'équipe de l'étude n'avait pas interprété les résultats de laboratoire à l'aide des échelles de classement de toxicité standards requises par le protocole. Au contraire, elle avait improvisé son évaluation en utilisant « des échelles de classement moins strictes et en créant un algorithme de déclaration défini par l'équipe spécialement pour l'étude, dans le but de déclarer moins d'EI et d'EIG (événements indésirables et graves) »[30]. C'est la subtile langue de bois que les bureaucrates utilisent pour pouvoir se renvoyer mutuellement la faute.

Le Dr Jackson n'avait pas formé son personnel d'étude sur la manière de signaler les EIG, et son équipe n'avait ni suivi ni signalé les EI, y compris les plus graves. Au lieu de traiter ces graves lacunes avec la préoccupation de rigueur, les contrôleurs de recherche de Family Health International, qui visitaient le site depuis des années, avaient pris ces problèmes à la légère.

« La solution qu'ils ont trouvée sur le terrain pour résoudre le problème de toxicité de la névirapine en Afrique consistait tout simplement à ne pas surveiller la sécurité », explique Farber.

Le Dr Smith prit conscience des implications monumentales de ses découvertes, qui mettaient en péril le projet crucial d'homologation de la névirapine pour prévenir la transmission du VIH de la mère à l'enfant. Elle agit donc avec finesse. Elle conclut son rapport en déclarant que « les rapports de sécurité [n'avaient] pas respecté les exigences de la DAIDS en matière de reporting au cours de l'essai HIVNET 012. Les conclusions de sécurité de cet essai [devaient] être très prudentes. »[31]

« Le Dr Fauci avait vendu son projet névirapine comme un moment héroïque de la grandeur américaine », se souvient Celia Farber. « Le Dr Fauci disait qu'il allait sauver des femmes enceintes africaines et leurs bébés. Il s'avère qu'il s'agit d'un médicament extrêmement dangereux dont la capacité à sauver une seule vie n'a pas été démontrée. Ce n'est pas de la science infuse. Le Dr Fauci savait tout des 'problèmes de sécurité', mais pour lui et son culte du médicament contre le VIH, aucun médicament n'est jamais 'dangereux' ». Farber a fait des recherches approfondies sur cet épisode pour son article de 2006 paru dans l'*Harper's Magazine*, « Out of Control : AIDS and the Corruption of Medical Science ».

Les conclusions du Dr Smith dans son rapport de sécurité – si elles étaient maintenues – réduiraient à néant les chances de la névirapine d'être approuvée par la FDA pour la prévention de la transmission de la mère à l'enfant.

Malgré tous ces revers, le puissant apparatchik du NIAID ne sembla pas inquiet du fait qu'il était désormais peu probable que la FDA accordât à la névirapine son sceau officiel de sécurité.

Le Dr Fauci usa du même stratagème que Bob Gallo lorsqu'il avait recruté Margaret Heckler comme « idiot utile » pour convaincre le monde que les intrépides scientifiques du NIH avaient identifié le coupable viral du SIDA. Or, à présent, le Dr Fauci agissait sur une scène beaucoup plus grande. Le 29 janvier 2003, le nouveau président monta sur le podium lors de son discours sur l'état de l'Union et annonça au monde le nouveau programme du Dr Fauci, le Plan d'urgence du président pour la lutte contre le SIDA (PEPFAR) :

> Sur le continent africain, près de 30 millions de personnes ont le virus du SIDA... Pourtant, sur ce continent, seules 50 000 victimes du SIDA – seulement 50 000 – reçoivent les médicaments dont elles ont besoin... Je demande au Congrès d'engager 15 milliards de dollars sur les cinq prochaines années, dont près de 10 milliards de dollars d'argent frais, pour inverser la tendance dans la lutte contre le SIDA dans les nations les plus touchées d'Afrique et des Caraïbes.[32]

Sa capacité à mettre en œuvre un programme de santé de 15 milliards de dollars et à obtenir des éloges sans précédent de la part d'un président en exercice conféra au Dr Fauci un pouvoir incontestable sur l'ensemble de la bureaucratie sanitaire américaine, sans équivalent dans l'histoire des États-Unis. Il jouissait désormais d'un pouvoir consolidé sur le HHS et toutes ses filiales.

« Après le discours de Bush sur l'état de l'Union, tout le HHS s'est rangé derrière le projet de réécriture de l'histoire du Dr Fauci », se souvient Farber. « Les enjeux politiques étaient colossaux. » Pour sauver la réputation de son patron et de son employeur, et par extension toutes les personnes impliquées dans ce scandale, Ed Tramont s'attela à la tâche.

Il se mit au travail en éliminant les faits gênants consignés par Betsy Smith et Mary Anne Luzar, la principale responsable de la conformité réglementaire de la division SIDA du NIH, en « réorganisant » les données invalides de l'Ouganda. Lorsque la DAIDS publia la version éditée par Tramont du rapport de remonitoring le 30 mars 2003, l'examen du Dr Smith sur la sécurité avait disparu[33]. À la place se trouvait une section sur la sécurité que Tramont admettra plus tard avoir rédigée. Tramont avait commencé par une simple révision de la conclusion du comité d'examen de la sécurité, la faisant passer de « défavorable » à « favorable ». Le projet expurgé de Tramont concluait audacieusement : « La névirapine à dose unique est un médicament sûr et efficace pour prévenir la transmission du VIH de la mère au nourrisson. Cela a été prouvé par de multiples études, dont l'étude HIVNET 012 menée en Ouganda. » Tramont commença à compiler les ensembles de données pour conformer le reste du rapport à ce résultat ajusté. Il rejeta les préoccupations soulevées par Luzar concernant les problèmes de foie chez les enfants et dit dans ses propres conclusions blanchies que le médicament était sûr. Selon les mots du Dr Fishbein, Tramont a simplement « réécrit la section sur la sécurité, minimisant les préoccupations concernant les toxicités, les décès et les problèmes de tenue de dossiers qui avaient été mis en évidence par son expert en sécurité médicale». Les talents de Tramont en matière d'édition donnèrent naissance à un document qui jeta les bases, en décembre 2002, de l'approbation par la FDA de l'utilisation mondiale sur les femmes enceintes de la concoction mortelle.

Le sceau d'approbation du président

Ensuite, Teflon Tony joua sa carte maîtresse. Son coup de grâce fut l'annonce par la Maison Blanche que Bush allait consacrer le projet Névirapine, marqué par le scandale, en se rendant personnellement sur place. Ce voyage présidentiel serait une sorte de rituel de purification publique pour exorciser le scandale et conférer une légitimité au projet Névirapine. La bravade singulière qui permit au Dr Fauci de convoquer un président sur un continent lointain, et de faire de son agenda personnel le rouage principal de la politique étrangère de la Maison Blanche, était une démonstration de force qui ne pouvait qu'inciter toute la bureaucratie de la santé publique, frappée d'admiration, à se mettre au garde-à-vous et à saluer. Quel bureau de la FDA aurait alors le courage d'entacher ce prestigieux triomphe du HHS par des questions saugrenues sur la sécurité et l'efficacité ?

Le Dr Fauci « voulait que le site HIVNET soit rouvert pour la visite du président Bush », m'a dit le Dr Fishbein. « Cette visite a été un vrai embarras pour tous ceux d'entre nous qui connaissaient la vérité, pourtant tout le monde est rentré dans le rang. » Les médias américains spécialisés dans le SIDA commencèrent même soudainement à qualifier Museveni de « dictateur bienveillant ». Farber remarque : « Ce voyage présidentiel était si manifestement bidon – une démonstration éhontée de communication et de mensonges coloniaux. »

Le 11 juillet 2003, le président Bush visita le site des essais cliniques à Kampala[34], que la DAIDS avait rouvert à la hâte et peuplé d'agents de santé temporaires pour l'occasion. Le Dr Fishbein m'a expliqué : « Les responsables du NIAID se sont empressés de rouvrir le site malgré mes craintes qu'il ne soit pas prêt. Mais Tramont a pris le dessus sur moi. Il voulait que la restriction soit levée au plus vite car, selon lui, 'le site [était] désormais le meilleur d'Afrique, géré par des Africains noirs', or le président Bush devait s'y rendre dans quatre jours. » Selon Farber, « les responsables du NIAID se sont précipités pour rouvrir le site afin de laver cette honte, impressionner et duper le président. » Elle a ajouté : « C'était vraiment tout droit sorti du Village de Potemkin, une vaste campagne de communication, avec rien derrière la façade hollywoodienne, à part la mort. Des bébés morts, des mères mortes – nous ne saurons jamais leurs noms. »

La quasi-totalité du HHS était désormais derrière le projet de réécriture de l'histoire du Dr Fauci. En juillet 2002, la DAIDS annonçait qu'elle allait réévaluer l'étude sur la névirapine en Ouganda.

La remise de prix aux uns et aux autres est une stratégie réflexe par laquelle les experts en vaccins dissimulent les malversations et les atrocités. Il n'est donc pas surprenant que, pour faire avancer la dissimulation et absoudre l'équipe de recherche ougandaise, Tramont ait recommandé au Dr Fauci de demander à son supérieur présumé du NIH, Elias Zerhouni, de remettre un prix du NIH au Dr Jackson et aux chercheurs du projet ougandais qui avaient supervisé la débâcle africaine. Cette stratégie permettrait de coopter le directeur du NIH dans la dissimulation et de renforcer la résistance institutionnelle à une enquête approfondie. Tramont confia la tâche à son larbin, le directeur adjoint de la DAIDS, John Kagan. Mais dans une rare démonstration de jugement juste et indépendant, Kagan protesta en disant que donner des prix aux clowns qui avaient tué tous ces Africains – probablement par négligence criminelle – allait trop loin : « Nous ne pouvons pas perdre de vue le fait qu'ils ont fait une grosse connerie. Et vous les avez tirés d'affaire », dit-il à Tramont par courrier électronique. « Je suis pour le pardon, etc. Je ne suis pas pour les punir. Je ne suis pas pour les punir. Mais ce serait exagéré pour moi de les proclamer héros. C'est une chose à laquelle il faut réfléchir avant d'aller plus loin dans cette histoire de prix... »

Toutefois, les conspirateurs avaient un problème. Les médecins du NIH, Betsy Smith et Mary Anne Luzar, refusaient de se rendre complice de la dissimulation. Pour régler les derniers détails, Kagan ordonna au responsable de l'éthique du NIAID, le Dr Jonathan Fishbein, de réprimander Luzar pour insubordination. La réprimande impliquerait la Division de l'éthique de l'agence dans la dissimulation et créerait une police d'assurance si Luzar parlait à quelqu'un de tous ces enfants africains dont les fonctions hépatiques s'étaient effondrées ; un blâme officiel d'un responsable de l'éthique supposément « indépendant » devait permettre au NIAID de discréditer Luzar en tant qu'« employé mécontent ».

Cependant, l'enquête du Dr Fishbein le convainquit que la dénonciatrice, Luzar, était un héros. Il dit à Tramont qu'il ne trouvait aucune justification à la réprimande de Luzar et lui déconseilla de prononcer le blâme officiel : « Ils lui en voulaient parce qu'elle refusait de compromettre son intégrité », m'a dit le Dr Fishbein. Face à la résistance du Dr Fishbein, Tramont recula. En la personne du Dr Fishbein, l'équipe du Dr Fauci s'était heurtée à un responsable de la santé publique assez naïf ou assez consciencieux pour dire « non ». Entretemps, l'enquête du Dr Fishbein sur Luzar lui donna des raisons supplémentaires de se méfier du jugement de Kagan. Des employées avaient signalé au Dr Fishbein que Kagan les harcelait sexuellement.

Tramont eut peut-être l'impression que le Dr Fishbein le provoquait délibérément lorsque, au lieu de réprimander Luzar, le Dr Fishbein déposa une plainte pour harcèlement sexuel contre l'acolyte et l'exécuteur de Tramont. « Kagan était l'homme de main de Fauci », m'a dit le journaliste de l'AP John Solomon. « C'était un militaire de carrière de Fort Detrick ou Walter Reed. » Le Dr Fishbein est d'accord avec cette analyse. « C'était un type qui ne faisait que suivre les ordres, servant à faire le tampon entre Fauci et toute la mauvaise gestion institutionnalisée de ses essais cliniques sur le VIH. » Le Dr Fishbein ajoute que la corruption qui avait commencé avec l'AZT « s'est ensuite métastasée dans tout le programme ». Le Dr Fishbein poursuit : « Problèmes de harcèlement sexuel mis à part, Kagan était un piètre gestionnaire. »

Boehringer Ingleheim n'a jamais soumis à nouveau sa demande à la FDA pour la prévention de la transmission du VIH de la mère à l'enfant. Néanmoins, l'OMS – qui, comme nous le verrons bientôt, était alors sous le contrôle de Bill Gates et d'Anthony Fauci – commença à expédier cette concoction mortelle aux pays en développement du monde entier pour qu'ils l'utilisent sur leurs femmes enceintes.[35] « C'est un mystère que la névirapine ait été développée, lancée ou commercialisée comme elle l'a été dans les pays en développement », déclare la journaliste Celia Farber, « puisqu'elle a été rejetée par toutes les agences occidentales de sécurité des médicaments – à chaque fois. Pourquoi a-t-elle été ensuite réutilisée et expédiée aux non-Occidentaux ? Le deux poids deux mesures est flagrant. Nous devons commencer à en parler. » Selon le Dr Fishbein : « L'ironie tragique ici est que la recherche sur la névirapine de Kampala a été réalisée à un niveau de normes qui serait insuffisant pour soutenir l'approbation de l'utilisation du médicament aux États-Unis, mais Fauci a défendu avec ardeur l'étude comme étant adéquate pour justifier l'administration de névirapine aux Africains noirs. Franchement, cela me semble raciste. » Le révérend Jesse Jackson a fait écho au sentiment de Fishbein : « Ce n'était pas une décision réfléchie et raisonnable, mais un crime contre l'humanité. Les normes de recherche et la qualité des médicaments qui sont inacceptables aux États-Unis et dans d'autres pays occidentaux ne doivent en aucun cas être imposées à l'Afrique. »[36]

Des profits à en mourir

La préférence historique du cartel pharmaceutique et médical était de tester des médicaments et des procédures médicales dangereuses sur des personnes de couleur. Toutefois, à la fin des années 1990, les Noirs-Américains se méfiaient de plus en plus des autorités médicales. Les excuses officielles tardives présentées en 1996 par le président Clinton[37] aux victimes des expériences sur la syphilis menées à Tuskegee (1935-1973) ont rappelé aux Noirs d'autres atrocités historiques, notamment les expériences gynécologiques barbares menées sur des femmes noires par le docteur J. Marion Simms (« père de la gynécologie moderne »)[38]. En 1992, un article du *Los Angeles Times* a révélé que le CDC avait mené des expériences non autorisées avec un vaccin antigrippal mortel sur des enfants noirs en Haïti et au Cameroun, et sur 1 500 enfants noirs dans le quartier South Central de Los Angeles à partir de 1986[39]. Les Noirs étaient donc naturellement réticents à participer à des essais cliniques. Malgré les efforts vigoureux déployés par les sociétés pharmaceutiques et les organismes de réglementation pour recruter des Noirs, ils représentaient moins de 4 % des personnes inscrites à des essais cliniques en Amérique[40]. Néanmoins, le Dr Fauci semblait avoir le don de trouver des Noirs, tant américains qu'africains, pour participer à ses expériences de chimiothérapie contre le VIH.

En 2003, une mère afro-américaine séropositive de Memphis, dans le Tennessee, est décédée pendant l'un des essais de la névirapine du Dr Fauci[41]. En avril de cette année-là, Joyce Ann Hafford – enceinte de quatre mois et déjà mère d'un enfant surdoué de 13 ans – avait été choquée d'apprendre qu'elle était séropositive à l'issue d'un test VIH de routine recommandé par son pédiatre. Croyant que son diagnostic était une condamnation à mort, Mme Hafford s'était inscrite à l'essai clinique de la DAIDS à l'université du Tennessee, dans l'espoir de sauver son fils qui allait naître avec le SIDA. L'investigateur principal local du Dr Fauci, le Dr Edwin Thorpe, prévoyait de recruter 440 femmes enceintes pour déterminer les « toxicités limitant le traitement » de quatre médicaments contre le VIH chez les femmes enceintes[42]. C'est une honte pour moi, pour ma famille, et en particulier pour ma tante et ma marraine décédées, qu'Eunice Kennedy Shriver, de l'Institut national de la santé infantile et du développement humain du NIH, ait collaboré à cette fraude.

Hafford était en bonne santé et ne présentait aucun symptôme. Aucun de ses tests ultérieurs n'avait révélé de marqueurs cliniques du SIDA, et le Dr Thorpe ne lui avait jamais dit que le test de dépistage du VIH ne mesurait que la présence d'anticorps et n'était pas un indicateur fiable de l'infection par le VIH. En outre, la grossesse déclenche fréquemment des résultats faussement positifs aux tests d'anticorps du VIH, et le Dr Thorpe n'avait testé Hafford qu'une seule fois. Pour couronner le tout, sa famille a découvert plus tard que Joyce n'avait jamais signé son formulaire de consentement, ce qui suggère que le Dr Thorpe ne l'a jamais informée des risques relatifs à la névirapine.

La santé d'Hafford connut une chute vertigineuse après sa première dose de névirapine. Il ne fallut que quelques jours pour qu'elle montrât des signes manifestes de dégradation de ses fonctions hépatiques. Au lieu de lui retirer les médicaments qu'il savait pouvoir être mortels, le Dr Thorpe lui avait prescrit une crème à la cortisone pour ses éruptions cutanées. En quelques semaines, Hafford avait présenté des signes alarmants de collapsus hépatique. Quarante-et-un jours après le début de l'essai, elle mourait d'une insuffisance hépatique – la même conséquence vaccinale pour laquelle la FDA et le *JAMA* avaient émis des avertissements clairs. Le 29 juillet, trois jours avant la mort de Joyce, les médecins l'avait faite accoucher par césarienne. Quand la famille brisée s'était rassemblée autour de son corps, le Dr Thorpe et son équipe lui avait dit, à son grand désarroi, que Joyce était morte d'un SIDA à progression rapide. Ils mentaient. L'année suivant son décès, le journaliste John Solomon de l'Associated Press a remis à la famille de Joyce un grand nombre de rapports de la DAIDS, qu'il avait obtenus à la suite d'une demande fondée sur la loi sur la liberté d'information[43]. Dans ces notes internes, les responsables de la DAIDS reconnaissaient ouvertement, entre eux, que la névirapine avait provoqué la défaillance du foie de Joyce Hafford.

Le Dr Thorpe et ses collègues gardèrent son enfant Sterling sous AZT pendant trois mois. Quinze mois plus tard, Sterling était négatif au VIH. Malgré leurs demandes répétées, le Dr Thorpe et son hôpital ont refusé de communiquer le dossier médical de Sterling aux Hafford. La famille de

Sterling pense que le NIAID a fait de la rétention d'information parce que les dossiers prouveraient que ni Joyce ni Sterling n'avaient jamais eu le VIH ; tous les bébés nés de mères séropositives sont testés positifs à la naissance, et presque tous les bébés perdent les anticorps maternels à 18 mois. Celia Farber, qui a centré son article paru dans l'*Harper's* sur la mort de Joyce et la dissimulation de HIVNET, en est encore en colère. Farber, qui s'est rapprochée de la famille Hafford pendant les mois qu'elle a passés à faire des recherches sur la névirapine, blâme directement le Dr Fauci : « La mort de Joyce Anne Hafford à Memphis était un homicide méthodique et calculé d'une femme noire par les sbires de Fauci », m'a-t-elle dit. « Ils devaient savoir qu'ils étaient en train de la tuer quand ils l'ont vue entrer en jaunisse et qu'ils ont regardé ses fonctions hépatiques s'effondrer. Ils ne voulaient pas permettre que l'élan de la névirapine soit brisé. Cela ressemblait à un meurtre médical très clair sur le pas de porte du Dr Fauci. J'essaie encore de m'en remettre. »

À cette époque, Fishbein était le premier directeur du Bureau de la politique des opérations de recherche clinique de la DAIDS[44]. Son travail consistait à surveiller et à faire respecter la politique fédérale en matière de recherche et d'éthique dans les études parrainées par la DAIDS. Au cours de l'été 2003, il était intervenu dans l'affaire Hafford. Selon le Dr Fishbein, le personnel médical de la DAIDS a toujours su qu'Hafford était morte d'une toxicité de la névirapine. « La toxicité de la névirapine », m'a dit le Dr Fishbein, « en particulier son association avec l'insuffisance hépatique, était bien documentée et l'IP en avait certainement connaissance. »

En août de la même année, le Dr Fishbein envoya un mémo au directeur de la branche SIDA du Dr Fauci, Ed Tramont, l'informant que la névirapine avait causé l'insuffisance hépatique mortelle d'Hafford[45]. Tramont répondit : « Aïe. On ne peut pas faire grand-chose contre les docteurs idiots ! »[46] La riposte désinvolte de Tramont semble avoir été comme un signal subtil au Dr Fishbein pour qu'il s'aligne sur la stratégie de dissimulation du NIAID. Le Dr Fishbein m'a dit que reconnaître le rôle de la névirapine dans la mort d'Hafford aurait mis en danger l'approbation de la névirapine par la FDA. Malgré le chiffre grossier de Tramont, l'équipe réglementaire du Dr Fishbein informa la FDA du décès d'Hafford lié au médicament.

Hafford ne fut pas la seule recrue victime de l'essai. Les investigateurs du NIAID ont rapporté plus tard que, lors de l'essai initial de phase I sur 21 femmes enceintes, quatre des 22 enfants étaient morts et que 12 avaient souffert d'« événements indésirables graves ». De plus, les études ont suggéré que la névirapine était inefficace. Aucune des femmes n'avait connu de réduction de la charge virale. En 2004, quand Thorpe et ses collègues ont finalement publié les résultats de leur étude sur la névirapine, ils ont reconnu que « l'étude [avait] été suspendue en raison d'une toxicité plus importante que prévue »[47].

Débusquer l'intégrité dans ses locaux

Le Dr Fishbein n'a pas fait long feu dans sa fonction officielle de responsable de la DAIDS en charge de faire respecter la recherche clinique et la politique éthique. Son erreur fatale fut sa décision de suivre une piste d'irrégularités affectant un essai de médicament du NIAID appelé ESPRIT, qui testait l'interleukine-2 (IL-2), un médicament pour la chimiothérapie du cancer et le SIDA, connu sous son nom de marque, la Proleukin. L'étude ESPRIT examinait les résultats cliniques de l'IL-2 chez les personnes séropositives asymptomatiques[48]. En décembre 2003, le responsable médical d'ESPRIT avait alerté le Dr Fishbein sur des effets secondaires troublants dans l'essai Proleukin, à savoir une chute capillaire et un effet secondaire psychiatrique inhabituel : des idées suicidaires. Le responsable médical, Larry Fox, s'inquiétait du fait que le NIAID mettait les volontaires en danger en ne divulguant pas les informations relatives à ces risques dans la brochure destinée aux investigateurs, comme la loi l'exigeait[49]. Cette brochure est un document mandaté par la FDA contenant des informations actualisées détaillant, entre autres, les effets secondaires et les risques d'un médicament expérimental. Elle fournit aux investigateurs d'essais cliniques des informations sur la sécurité, compilées sur l'ensemble des sites d'étude, afin de tenir les sujets informés des dangers émergents. En outre, en l'absence d'un document actualisé (le NIAID avait publié le dernier document en 2000), le NIAID n'avertissait pas suffisamment les participants potentiels aux essais cliniques de ces graves dangers. Le Dr Fishbein se souvient : « Le médicament présentait de graves risques d'idées suicidaires et de chute capillaire. Les responsables de l'étude faisaient fi de leur obligation légale d'informer les recrues et les participants à l'étude de ces signaux troublants. »

À l'époque, le NIAID avait investi quelque 36 millions de dollars dans ESPRIT et avait recruté des milliers de sujets sur 200 sites internationaux pendant près de quatre ans[50]. Si ces participants asymptomatiques apprenaient les risques émergents, le NIAID craignait qu'ils abandonnassent. Il serait également difficile d'attirer de nouveaux volontaires. L'incapacité à retenir les sujets ou à recruter de nouveaux volontaires aurait annulé l'étude, l'une des plus coûteuses jamais réalisées par le NIAID. (Ironiquement, après huit ans et 4 150 sujets, l'étude ESPRIT a conclu que la Proleukin n'offrait « aucun avantage » en termes de résultats cliniques chez les patients séropositifs.)

Il était désormais évident pour les principaux responsables du NIAID que le Dr Fishbein était en train de devenir une véritable nuisance. Il était professionnel, curieux, incorruptible et beaucoup trop consciencieux dans l'exercice de ses fonctions. « Son gros problème », dit Farber, « est qu'il pensait que son travail était légitime. Les vertus personnelles du Dr Fishbein étaient toutes des défauts fatals par rapport à la culture institutionnelle du NIAID. » Le refus du Dr Fishbein de suivre la ligne de conduite l'envoya dans le cul-de-sac de sa carrière, au NIAID.

Le Dr Fishbein a donné plus de détails sur l'essai Proleukin : « Il s'agissait d'une grave violation des protocoles et les chercheurs ont ignoré leur obligation légale de mentionner le signal. Ils ont omis et blanchi tous ces problèmes de sécurité. On ne peut pas se concentrer sur l'efficacité et ignorer la sécurité. » Le Dr Fishbein a déclaré au journaliste de l'AP John Solomon : « Ceux qui participaient à l'étude, et ceux qui voulaient y participer, n'étaient pas informés. Le NIAID craignait qu'ils abandonnent s'ils comprenaient les risques. »

Le Dr Fishbein s'aventurait dans un domaine dangereux au NIAID. Il interférait avec les approbations de médicaments en cours. Tramont était furieux que le Dr Fishbein laisse les préoccupations relatives à la sécurité des patients devenir un obstacle à la mission centrale de l'agence, qui est de faire passer les nouveaux médicaments par le processus d'approbation avec des avis favorables. Tramont demanda au Dr Fishbein de lever le pied. « Vous allez trop vite. Vous devez apprendre comment on fonctionne ici », lui dit Tramont. « Nous devons agir davantage comme une entreprise pharmaceutique ; nous devons trouver des patients et faire des études. »

Au cours de son enquête sur l'IL-2, le Dr Fishbein était tombé sur un autre fait étonnant : Anthony Fauci possédait personnellement les brevets de l'IL-2 et pouvait gagner des millions de dollars en royalties si le traitement était approuvé par la FDA. Le Dr Fishbein était choqué : « Le Dr Fauci avait un intérêt financier personnel dans le médicament testé ! Il figurait en tant que copropriétaire sur le brevet de la Proleukin, et pouvait en tirer des royalties ! » Selon les règles peu connues du HHS à l'époque, les employés du NIH pouvaient percevoir des redevances illimitées sur les médicaments sur lesquels ils travaillaient pendant leur mandat[51]. Le Dr Fishbein avait trouvé stupéfiant que le Dr Fauci puisse gagner personnellement des revenus importants si le HHS donnait son feu vert à la Proleukin.

Le Dr Fauci et son fidèle acolyte de longue date, le Dr H. Clifford Lane, « ont reçu des dizaines de milliers de dollars de royalties pour un traitement expérimental du SIDA qu'ils ont mis au point [l'Interleukine-2]. Dans le même temps, leur bureau a dépensé des millions de dollars d'argent public pour tester le traitement sur des patients du monde entier. »[52]

L'article de l'AP exprime une indignation compréhensible quant aux circonstances dans lesquelles le gouvernement a cédé les droits commerciaux de l'IL-2 à Chiron Corp : « La division de Fauci a ensuite dépensé 36 millions de dollars d'argent public pour tester le traitement sur des patients dans une seule expérience. Connue sous le nom ESPRIT, il s'agit de l'un des plus grands projets de recherche sur le SIDA de l'histoire du NIH, qui a testé l'IL-2 sur des patients dans plus de 200 sites dans 18 pays au cours des cinq dernières années. »

Le 6 février 2004, le Dr Fishbein écrivit au Comité exécutif de l'étude pour demander la publication dans les 60 jours de la version actualisée de la brochure destinée aux investigateurs, attendue depuis longtemps, afin d'y inclure des avertissements sur les risques nouvellement découverts. Quelques jours plus tard, le Dr Fishbein se souvient : « J'ai écrit une lettre au Comité exécutif pour lui demander de mettre à jour la brochure. À partir de ce moment-là, la terre s'est dérobée sous mes pieds. »

Bien que son mandat consistait à faire respecter la politique de recherche, le Dr Fishbein avait franchi la ligne rouge au NIAID. Il ne se contentait pas d'interférer avec le processus d'approbation des médicaments : il se mêlait de la recherche dans laquelle Fauci avait un intérêt particulier[53].

Les questions du Dr Fishbein sur les brevets du Dr Fauci ont fait passer le NIH en DEFCON 1[b] : « Toutes sortes d'alarmes se sont déclenchées », se souvient le Dr Fishbein. « Je suis arrivé au gouvernement très naïvement. Je supposais à tout le moins que, puisque le Dr Fauci voulait que je m'assure que les études soient menées correctement, la sécurité passait avant tout et que les participants étaient protégés », dit-il en riant. « J'avais tort. » Il raconte qu'il n'avait rencontré le Dr Fauci qu'une seule fois – lors de l'entretien au cours duquel le Dr Fauci l'avait embauché en tant que responsable de la conformité éthique et réglementaire du NIAID. Le Dr Fishbein se souvient du sérieux du Dr Fauci : « C'est un travail important. Si vous rencontrez des problèmes dans l'agence, je veux en être informé personnellement. Je veux que vous veniez me voir directement. »[54] Le Dr Fauci avait assuré au Dr Fishbein que sa « porte [serait] toujours ouverte ». Cependant, lorsque le Dr Fishbein demanda à le rencontrer au sujet des essais de l'IL-2, le Dr Fauci disparut, et le Dr Fishbein sentit que l'institution se retournait contre lui. « Ses tuteurs ont dit qu'il me recontacterait », se souvient le Dr Fishbein. « Il ne l'a pas fait. » Et d'ajouter : « En gros, il s'est enfui. »

Au cours de ses procédures de griefs subséquentes et du procès qui suivit son licenciement, le Dr Fishbein obtint des courriels et d'autres documents relatant ce qui s'était passé en coulisses. La principale stratégie du Dr Fauci dans les discussions avec ses supérieurs était de savoir comment licencier le Dr Fishbein tout en gardant le directeur du NIAID hors de la zone d'éclaboussures lorsque les choses exploseraient. Le 24 février 2004, le Dr Fauci avait rencontré Kagan et Tramont afin d'établir des stratégies pour se débarrasser du Dr Fishbein. Ils avaient élaboré un plan selon lequel Kagan et Tramont orchestreraient la disparition du Dr Fishbein tout en effaçant les empreintes digitales du Dr Fauci.

Le défi était de taille. Toutes les parties prenantes savaient que le Dr Fauci était le seul habilité à licencier le Dr Fishbein. Les responsables des ressources humaines du NIAID dirent d'abord au Dr Fishbein que le Dr Fauci avait autorisé son licenciement. Le Dr Fauci protesta ensuite auprès de divers enquêteurs du NIH et du Congrès américain qu'il n'avait rien ordonné de tel. Le NIH nia également que le Dr Fauci avait ordonné le licenciement. Le Dr Fishbein qualifie cette déclaration de mensongère : « J'étais un expert spécial selon le titre 42 : payé en dehors du budget de l'agence. Le Dr Fauci était le seul responsable du NIAID ayant le pouvoir de me licencier. »

b. DEFCON, contraction de DEFense readiness CONdition (littéralement « état de préparation de la défense ») est le niveau d'alerte (ou de préparation) des forces armées des États-Unis. Le niveau DEFCON 1, le plus élevé, est prévu pour une attaque (imminente ou prévue) de l'armée américaine, ou d'une attaque du territoire américain par une armée étrangère. (N.d.T.)

La réputation du Dr Fishbein, son intégrité et ses excellents résultats professionnels constituaient des obstacles supplémentaires. En novembre 2003, trois mois avant son licenciement, le Dr Fauci avait inscrit une appréciation élogieuse au dossier du Dr Fishbein, saluant son travail exceptionnel au NIAID. Trois mois plus tard, le 9 février 2004, le Dr Tramont avait également reconnu le rendement exceptionnel du Dr Fishbein en recommandant qu'il reçoive un prix de reconnaissance de service de 2 500 $. Cinq jours plus tard, le 13 février 2004, Kagan bloquait l'octroi de la récompense, annulant le prix de mérite de 2 500 $.

À la suite de cela, les responsables de la DAIDS eurent un échange frénétique de courriels sur la manière de licencier le Dr Fishbein sans impliquer Fauci. Dans une note adressée à Kagan le 23 février 2004, Tramont disait : « Jon, commençons à travailler sur ce sujet – Tony [Fauci] ne voudra pas que quelque chose nous retombe dessus, nous allons donc devoir disposer de documents irréfutables, sans une once de harcèlement ou d'injustice et, comme pour les autres mesures relatives au personnel, cela va demander du travail. Dans un style clausewitzien[c], nous devons écraser par la 'force'. Nous allons préparer nos documents, puis… déguerpir. » Plusieurs autres subordonnés de confiance du Dr Fauci avaient rejoint la chaîne de courriels en formulant des recommandations sur la façon de faire voler en éclats la carrière du Dr Fishbein tout en gardant propres les mains du Dr Fauci.

Selon Farber, « Jonathan Fishbein [a été] couvert de goudron et de plumes pour avoir signalé que l'étude phare du NIH sur la névirapine était un désastre absolu. Le fait que Fishbein ne soit pas rentré dans le rang, qu'il n'ait pas compris que la névirapine était trop importante pour échouer, a fait que les anticorps neutralisants de la bureaucratie du SIDA ont dû être activés pour le détruire. »

Entre le 14 et le 18 février, après que Tramont ait informé le Dr Fishbein qu'il était désormais sous les ordres de Kagan – le même homme qu'il avait récemment cité pour des mesures disciplinaires –, le Dr Fishbein eut un échange par courriel avec Tramont (alors en voyage en Thaïlande) pour demander une explication sur cette étrange rétrogradation qui faisait de lui un employé subalterne et une cible prioritaire dans son enquête sur les malversations. C'est un Tramont insaisissable qui refusa d'expliquer la décision et répondit par une vague récrimination rappelant le charabia obscur du Dr Fauci :

> Il ne m'a pas échappé que la plupart des plaintes [au sujet de Kagan] que j'ai entendues dans la bouche de nos électeurs à mon arrivée tournaient autour [des plaintes déposées par la branche du Dr Fishbein] et depuis que vous êtes arrivé, je n'ai PAS entendu une seule plainte ; et lorsque j'ai posé des questions à ce sujet, la réponse a été l'accusation portée par vous.

Le 25 février 2004, Kagan congédia le Dr Fishbein. Il expliqua à ce dernier qu'il avait échoué dans tous les aspects de son travail et que ses patrons ne voyaient aucune chance d'amélioration. Kagan conseilla au Dr Fishbein de

c. Référence à Carl von Clausewitz, prussien célèbre pour avoir écrit au XIXe siècle un traité majeur de stratégie militaire intitulé *De la guerre*. (N.d.T.)

quitter la DAIDS sur-le-champ. Le Dr Fishbein choisit de rester et de contester son licenciement.

Le Dr Fishbein écrivit d'abord à Tramont et au Dr Fauci pour demander une entrevue. Il ne reçut jamais de réponse. Il fit ensuite appel au patron présumé du Dr Fauci, le directeur du NIH, Elias Zerhouni, qui refusa également de le rencontrer. Le NIH défendit à tous les employés de parler du Dr Fishbein ou de lui parler. « Tout le monde était terrifié par Fauci », dit le Dr Fishbein. « Il dirige l'agence comme un dictateur vindicatif. Tout le monde a peur de lui ; tout le monde sait qu'il ne faut jamais contrarier Fauci. » Selon Farber, « Fishbein [était] devenu un 'fantôme'. Personne ne lui adressait la parole dans les couloirs, dans les ascenseurs, à la cafétéria. » « Il y a eu une campagne active pour m'humilier », se souvient-il. « Au début, c'était comme si j'avais le SIDA. J'étais comme Tom Hanks dans *Philadelphia*. Personne ne voulait s'approcher de moi. »

Le 26 février 2004, le Dr Fishbein se rendit à l'Office of Management Assessment (OMA) du NIH pour se plaindre des mesures prises à son encontre. L'OMA refusa également d'enquêter. Le 1er mars 2004, le Dr Fishbein porta ses accusations devant l'inspecteur général du HHS. De la même manière, l'IG refusa de regarder sous le tapis du NIH. Plus tard dans le mois, en désespoir de cause, le Dr Fishbein requit la protection des lanceurs d'alerte et une enquête du Congrès sur la corruption à grande échelle au NIAID.

Au Capitole, il trouva enfin des oreilles attentives. Il dit aux enquêteurs du sénateur américain Charles E. Grassley (Parti républicain - Iowa) et du sénateur Max Baucus (Parti démocrate - Montana), respectivement président de la commission des finances du Sénat et doyen de l'opposition, que son licenciement était une sanction pour ses rapports sur les malversations dans les essais de la névirapine et de la Proleukin. Les deux sénateurs commencèrent à réclamer que le HHS enquêtât sur les accusations de corruption du Dr Fauci à l'encontre du NIAID, et répondît aux questions troublantes que le Dr Fishbein avait soulevées au sujet des études homicides au Tennessee et en Ouganda, et du harcèlement sexuel et de la mauvaise gestion au sein du bureau central du NIAID.

Dans une série de lettres solennelles adressées au directeur du NIH (Zerhouni) et à son patron, le secrétaire du HHS, Michael Leavitt, les sénateurs Arlen Specter et Herb Kohl se joignirent à Grassley et Baucus pour reprocher au NIH son inaction face aux plaintes du Dr Fishbein. Les membres du Congrès du Maryland, Ben Cardin, Barbara Mikulski et Steny Hoyer signèrent une lettre similaire. Le fait que le Dr Fauci et ses supérieurs aient décidé d'ignorer ces remontrances illustre bien le pouvoir écrasant du Dr Fauci. Après tout, ces trois élus étaient l'aristocratie de la délégation nationale du NIH.

En mai 2004, sous la pression des parlementaires, le NIH accepta de diligenter une enquête de l'Institute of Medicine (IOM) sur l'HIVNET 012. L'Institute of Medicine, une branche des National Academies of Sciences, joue le rôle de conseiller indépendant et digne de confiance du Congrès sur les questions scientifiques. L'IOM réunit régulièrement des groupes de scientifiques de haut niveau pour superviser et examiner les activités scientifiques des agences. La présomption est qu'alors que les industries réglementées capturent et compromettent facilement les agences fédérales, l'IOM est incorruptible. Les membres de l'IOM ne travaillent ni pour l'industrie ni pour le gouvernement. Le Congrès s'attend donc à ce que l'IOM lui dise la vérité.

Cependant, à ce moment-là, le Dr Fauci avait déjà compris comment contrôler l'IOM avec des ficelles invisibles. Les parlementaires de Capitol Hill n'ont jamais réalisé que les IP du Dr Fauci dominaient le panel de l'IOM qui s'était réuni pour enquêter sur ses méfaits. Six de ses neuf membres étaient des boursiers du NIAID qui menaient alors leurs propres essais pour le Dr Fauci, avec des subventions annuelles allant de 120 000 à 2 millions de dollars. Comme on pouvait s'y attendre, l'étude de l'IOM sur les accusations du Dr Fishbein fut donc un nouveau coup de balai. Le panel de l'IOM adopta sciemment un champ d'investigation extrêmement étroit qui n'incluait pas la mauvaise conduite scandaleuse du NIAID en Ouganda ou au Tennessee. Le 7 avril 2004, le panel de l'IOM fit part de sa conclusion selon laquelle les données d'HIVNET 012 devaient être considérées comme valides[55].

Le même jour, le Dr Fishbein reçut une lettre de licenciement signée par Tramont. Le Dr Fishbein demanda et obtint une suspension automatique de son licenciement, car il avait plaidé son dossier devant l'Equal Employment Opportunity Commission. L'action de Tramont, au milieu d'une enquête du Congrès, était un geste de pure défiance envers les suzerains des deux partis politiques du NIH. Elle marquait la détermination du HHS à protéger le Dr Fauci coûte que coûte, et d'étouffer les critiques de son principal détracteur. Teflon Tony avait parcouru un long chemin depuis 1987, lorsque sa mise à mort publique par le Congrès l'avait laissé plein de remords et inquiet pour son avenir. Or, en 2004, il bénéficiait de la protection de son patron, un puissant président républicain qui, grâce au Dr Fauci, était également impliqué dans les essais corrompus du réseau HIVNET et qui se souciait peu des déboires d'un Congrès contrôlé par les démocrates. Frustrés et furieux de l'insubordination du Dr Fauci, Grassley et Baucus envoyèrent une lettre au directeur du NIH, Elias A. Zerhouni. Datée au 30 juin, elle exigeait une explication du licenciement du Dr Fishbein et accusait le NIAID d'avoir exercé des représailles contre le Dr Fishbein pour faire taire ses accusations de corruption contre le NIAID[56]. La lettre énonçait que les représailles contre un employé pour avoir signalé une faute étaient « inacceptables, illégales et [violaient] la loi sur la protection des lanceurs d'alerte. »

Pendant ce temps, un examen interne secret du NIH sur les essais de la névirapine avait confirmé les pires accusations du Dr Fishbein à l'encontre du Dr Fauci et du réseau HIVNET. Le 9 août 2004, le Dr Ruth Kirschstein, conseillère principale de Zerhouni, envoya au directeur du NIH les résultats de son enquête. Kirschstein avertit que les efforts du Dr Fauci pour licencier Fishbein avaient à tout le moins « l'apparence de représailles ». Elle ajouta qu'« il [était] clair que [la branche SIDA du Dr Fauci] [était] une organisation louche » et que la plainte du Dr Fishbein « [était] clairement l'esquisse d'un problème plus profond »[57]. Zerhouni resta mutique sur ces résultats accablants des enquêtes internes de l'agence. Défiant le Sénat, il licencia le Dr Fishbein le 4 juillet 2005.

Après son licenciement, le Dr Fishbein porta son affaire devant le Merit Systems Protection Board (MSPB), arguant être protégé contre toute mesure de rétorsion officielle en vertu des lois fédérales sur les lanceurs d'alerte. Le MSPB réintégra le Dr Fishbein après avoir jugé que son licenciement était une « sanction injustifiée ». Cependant, il était clair que le Dr Fishbein n'avait aucun avenir au NIH. Il négocia un accord de licenciement. Les termes de l'accord entre le Dr Fishbein et le NIAID sont secrets, et l'accord lui interdit d'en parler en détail. Le Dr Fishbein m'a confié que, malgré sa victoire symbolique, le Dr Fauci avait continué à le punir à distance, avec des répercussions allant bien au-delà du NIAID. « Je n'ai pas pu trouver de travail dans le domaine de la santé publique avant cinq ans », dit-il à propos de la vendetta du Dr Fauci. « Tout le monde dans la communauté scientifique est terrifié à l'idée de le croiser. Il est comme un caïd de la mafia. Il contrôle tout et tout le monde dans la santé publique. » Le Dr Fishbein ajoute : « Il distribue tellement d'argent, et tout le monde sait qu'il est vindicatif. Un de mes amis m'a dit : 'Je ne peux pas prendre le risque de t'engager parce que je ne peux pas me permettre de mettre Fauci en colère.' » Le Dr Fishbein ajoute : « C'était ma première expérience de la *cancel culture*. »

Il s'en souvient encore : « J'ai quitté le secteur privé et pris le poste au NIH parce que je voulais rejoindre le service public. Mais j'étais très naïf. Je croyais que le gouvernement pouvait trouver des solutions et que la justice prévalait toujours. Mon expérience à la Division du SIDA m'a vraiment ouvert les yeux sur le fonctionnement réel du système. Le budget fédéral est une grande gamelle pour nourrir les groupes d'intérêts particuliers. Mais si vous y prenez garde, que vous ouvrez la bouche et que vous vous retrouvez du mauvais côté de quelqu'un de très puissant, ce dernier vous le fait payer. Le gouvernement prend des avocats, et il a des ressources illimitées pour vous anéantir. La vérité n'est peut-être pas de leur côté, mais ils peuvent mettre tous les obstacles sur votre chemin pour vous empêcher d'obtenir une audience équitable de votre grief. Et vous ne pouvez pas obtenir justice parce que le litige vous épuisera jusqu'à votre dernier centime. Le système n'est pas conçu pour aider la partie lésée. Je n'ai pas pu forcer Fauci à faire une déposition. Il était trop occupé à donner des interviews et à recevoir des prix. Il n'y a jamais eu de conséquences pour les auteurs de ces crimes. Ils ont poursuivi allègrement leur carrière. J'ai dû repartir à zéro. Quand ils sont déterminés à ruiner votre vie, ils y arrivent. »

Farber est également désabusée. « Ils déchaînent une telle violence sur toute votre existence si vous vous mettez sur leur chemin. Vous ne marchez plus jamais comme avant. Ils vous donnent l'impression d'être une personne morte, totalement dévalorisée. Ils ont investi beaucoup d'argent dans ces campagnes d'attaque sur mon article. Ils sont devenus radioactifs. Leur croisade pour me discréditer et me détruire a eu un impact durable sur ma vie. Mais vous savez quoi ? Je n'ai pas été assassinée. Joyce [Hafford] l'a été. Je pense à elle tout le temps. »

« Or les vrais perdants de cette bataille », a ajouté Farber, « ont été les millions de femmes et de bébés africains contraints de prendre de la névirapine, un médicament qui ne prévient pas le SIDA mais rend malade et tue les personnes qui le prennent. » Au final, le Dr Fauci a réussi à truquer des essais cliniques corrompus, à dissimuler des tricheries scandaleuses et à manipuler habilement la politique pour mettre sur le marché son médicament dangereux et inefficace, la névirapine. »

En mars 2005, le Dr Valendar Turner, chirurgien au ministère de la Santé à Perth, en Australie, a souligné dans une lettre à *Nature* : « Aucune des preuves disponibles pour la névirapine ne provient d'un essai dans lequel elle a été testée contre un placebo. Pourtant, comme l'a dit l'auteur principal de l'étude, un placebo est le seul moyen pour un scientifique d'évaluer l'efficacité d'un médicament avec une certitude scientifique. »[58]

Le Dr Turner a observé que le taux de transmission du VIH rapporté par l'étude HIVNET 012 – 13,1 % – était *supérieur* au taux de transmission normal. « Le résultat de l'étude HIVNET 012 est plus élevé que le taux de transmission de 12 % signalé dans une étude prospective portant sur 561 femmes africaines n'ayant reçu aucun traitement antirétroviral. Il s'agit, en fait, du groupe placebo. » Le médicament fétiche du Dr Fauci a donc aggravé la transmission chez tous ces bébés africains qu'il prétendait sauver, au lieu de la prévenir.

Farber affirme que, sous la direction du Dr Fauci, l'incapacité des chercheurs à contrôler correctement avec un groupe placebo « est peut-être la caractéristique la plus marquante de la recherche sur le SIDA en général ». L'astuce statistique consistant à se débarrasser du groupe témoin placebo inerte allait devenir l'outil favori du Dr Fauci pour faire approuver des centaines de nouveaux médicaments et vaccins, du SIDA à la COVID.

Selon Farber, « comme il n'y avait pas de groupe placebo, les résultats d'HIVNET sont une astuce statistique, un jeu d'ombres, dans lequel le succès est mesuré par rapport à un autre médicament et non par rapport à un placebo inerte – l'étalon-or des essais cliniques ».

Le seul résultat positif de l'épreuve du Dr Fishbein a été que les questions du Congrès et de la presse sur les intérêts financiers personnels du Dr Fauci par rapport au médicament IL-2 ont forcé le Dr Fauci à s'engager à faire don de ses redevances à des œuvres de charité. Le HHS a ensuite quelque peu modifié sa politique en matière de redevances, limitant les paiements de redevances aux employés contractuels à 150 000 $ par an, par employé et par brevet. Au cours des trente années qui ont suivi, aucun membre des médias n'a jamais demandé au Dr Fauci combien d'argent il avait gagné avec l'IL-2, ni au profit de quelle organisation caritative il avait, le cas échéant, fait ses dons. De même, le Dr Fauci n'a jamais révélé l'étendue de son portefeuille d'actions ou les retours financiers de ses brevets pour d'autres médicaments du NIAID, ni les montants des redevances qu'il a versées à ses fidèles copains et sous-fifres du NIAID pour les milliers d'autres nouveaux médicaments que l'agence a développés.

Enfin, pendant toute la durée du mandat du Dr Fauci au NIH, le Dr Zeke Emmanuel était directeur du Département de bioéthique (DOB), le conseil de surveillance éthique de tout le NIH. L'adjointe d'Emmanuel était l'épouse de Tony Fauci, Christine Grady. En 2012, Grady a pris la direction du DOB. Ce département supervise la bioéthique lors des essais cliniques pour toutes les sous-agences du NIH, y compris les questions éthiques dans les essais cliniques commandés par son mari, comme ceux de la névirapine et de la Proleukin.

Dans un entretien accordé à *Vogue*, Grady a reconnu qu'elle était consciente de la réputation de personne très effrayante de Tony Fauci, dès leur première rencontre en 1983[59]. « Tout le monde avait peur de [lui]. Et quand je l'ai vu pour la première fois, j'ai pensé : 'De quoi parlent-ils ?' Il est jeune, il est beau, et ne semble pas si effrayant que ça.' »

« Traiter avec Tony Fauci, c'est comme traiter avec le crime organisé », selon le Dr Fishbein. « Il est comme le parrain. Il a des relations partout. Il a toujours des gens à qui il donne de l'argent et qui occupent des postes clefs pour s'assurer d'obtenir ce qu'il veut. Ses relations lui donnent le pouvoir ultime de tout arranger, de contrôler chaque récit, d'échapper à toute conséquence, de balayer toutes les saletés et tous les corps sous le tapis, et de terroriser et détruire tous ceux qui se mettent sur son passage. »

Références

1. Celia Farber, « Out of control : AIDS and the corruption of medical science », The Free Library, 2006 *Harper's Magazine* Foundation (7 juil. 2021), https://www.duesberg.com/articles/2006 %20 Harper's, %20Farber %20on %20 AIDS %20& %20cancer.pdf
2. Entretien avec Robert F. Kennedy, Jr., février 2021
3. John Solomon, « U.S. knew of AIDS drug concerns », Associated Press (14 déc. 2004), https://www. newmediaexplorer.org/sepp/2004/12/14/africa_nevirapine_for_aids_mothers_us_hid_research_ concerns.htm
4. Anthony Brink, *The Trouble with Nevirapine* (Open Books, 2008), p. 179
5. Centre for Research on Multinational Corporations (SOMO), « SOMO briefing paper on ethics in clinical trials #1 : Examples of unethical trials » (févr. 2008), https://www.somo.nl/wp-content/ uploads/2008/02/Examples-of-unethical-trials.pdf
6. Brink, *op. cit.*, p. 188
7. Brink, *op. cit.*, p. 17
8. « Serious Adverse Events Attributed to Nevirapine Regimens for Postexposure Prophylaxis After HIV Exposures – Worldwide, 1997-2000 », Morbidity and Mortality Weekly Report (5 janv. 2001), https://www.cdc.gov/mmwr//PDF/wk/mm4951.pdf
9. Brooks Jackson, Laura A. Guay *et al.*, « Intrapartum and neonatal single-dose nevirapine compared with zidovudine for prevention of mother-to-child transmission of HIV-1 in Kampala, Uganda : HIVNET 012 randomised trial », *The Lancet* (4 sept. 1999), https://www.thelancet.com/journals/ lancet/article/PIIS0140-6736(99)80008-7/fulltext
10. *Ibid.*

11. Brink, *op. cit.*, p. 114
12. J. B. Jackson *et al.*, « Intrapartum and neonatal single-dose nevirapine compared with zidovudine for prevention of mother-to-child transmission of HIV-1 in Kampala, Uganda : HIVNET 012 randomised trial », *The Lancet* (4 sept. 1999), https://pubmed.ncbi.nlm.nih.gov/10485720/
13. Brink, p. 179
14. Westat Division of AIDS Clinical Research Operations and Monitoring Center, Site Visit Report, Pre-Inspection Audit (8 mars 2002), https://justthenews.com/sites/default/files/2020-07/westat_ audit.pdf
15. *Ibid.*
16. Brink, *op. cit.*, p. 184
17. *Ibid.*
18. John Solomon, « Orphans in hospice in Nairobi, Kenya, some of the nearly 2 million children under 15 living with HIV/AIDS in sub-Saharan Africa : NIH was warned in '02 on AIDS drug for Africa », Associated Press (14 déc. 2004)
19. *Ibid.*
20. *Ibid.*
21. Brink, *op. cit.*, p. 186
22. Westat Division of AIDS Clinical Research Operations and Monitoring Center, Site Visit Report, Pre-Inspection Audit (8 mars 2002), https://justthenews.com/sites/default/files/2020-07/westat_ audit.pdf
23. Farber, *op. cit.*
24. Brink, p. 179
25. Michael Carter, « Nevirapine : South African govt tries new ploy to avoid providing HIV drug to mothers », NAM AIDSMAP (28 mars 2002), https://www.aidsmap.com/news/mar-2002/nevirapine- south-african-govt-tries-new-ploy-avoid-providing-hiv-drug-mothers
26. *Ibid.*
27. E-drug, « Nevirapine /MTCT indication withdrawn in USA » (5 mars 2002), https://lists.healthnet. org/archive/html/e-drug/2002-03/msg00062.html
28. The National Academies, « Review of the HIVNET 012 Perinatal HIV Prevention Study » (2005), https://www.ncbi.nlm.nih.gov/books/NBK22287/
29. « NIH AIDS Research Chief Rewrote Safety Report-AP », AHRP (26 oct. 2006), https://ahrp.org/ nih-aids-research-chief-rewrote-safety-report-ap/
30. Betsy Smith, « The HIVNET 012 Safety Review Panel : Primary Objectives, Approach, Findings and Summary to Date » (24 janv. 2003), https://childrenshealthdefense.org/wp-content/uploads/ betsy-smith-un-redacted-report-01242003.pdf
31. *Ibid.*
32. George W. Bush's State of the Union Speech, CNN (29 janv. 2003), https://www.cnn.com/2003/ ALLPOLITICS/01/28/sotu.transcript/
33. HIVNET 012 Monitoring report, DAIDS, NIAID (mars 2003) (non publié)
34. « Bush Touts AIDS Initiative During Uganda Visit – 2003-07-12 », *Voice of America News* (30 oct. 2009), https://www.voanews.com/archive/bush-touts-aids-initiative-during-uganda-visit-2003-07-12
35. Keith Alcorn, « Boehringer cuts nevirapine price for developing world », NAM AIDSMAP (15 mai 2007), https//www.aidsmap.com/news/may-2007/boehringer-cuts-nevirapine-price-developing- world

36. Associated Press, « Docs Worry AIDS Drug Use May Be Halted », *Fox News* (20 déc. 2004), https:// www.foxnews.com/story/docs-worry-aids-drug-use-may-be-halted.amp
37. William J. Clinton Presidential Library, « Apology to survivors of the Tuskegee syphilis experiment », 2 mai 2012, vidéo YouTube, https://www.youtube.com/watch ?v=F8Kr-0ZE1XY
38. Brynn Holland, « The 'Father of Modern Gynecology' Performed Shocking Experiments on Enslaved Women », *HISTORY* (4 déc. 2018), https://www.history.com/news/the-father-of-modern- gynecology-performed-shocking-experiments-on-slaves
39. Barbara Loe Fisher, « Measles Vaccine Experiments on Minority Children Turn Deadly », National Vaccine Information Center (juin 1996), https://www.nvic.org/nvic-archives/newsletter/ vaccinereactionjune1996.aspx
40. Joseph P. Williams, « From Tuskegee to a COVID Vaccine : Diversity and Racism Are Hurdles in Drug Trials », *U.S. News and World Report* (19 nov. 2020), usnews.com/news/health-news/ articles/2020-11-19/from-tuskegee-to-covid-diversity-racism-are-hurdles-in-drug-trials
41. Farber, *op. cit.*
42. *Ibid.*
43. *Ibid.*
44. *Ibid.*
45. John Solomon et Randy Herschaft, « AIDS drugs likely killed test subject », Associated Press/*The Spokesman Review* (16 déc. 2004), https://www.spokesman.com/stories/2004/dec/16/aids-drugs- likely-killed-test-subject/
46. AP, « Woman died during AIDS drug study », *NBC News* (16 déc. 2004), https://www.nbcnews.com/ health/health-news/woman-died-during-aids-drug-study-flna1c9448535
47. Edwin M. Thorpe *et al.*, « Maternal toxicity with continuous nevirapine in pregnancy : results from PACTG 1022 », *Journal of Acquired Immune Deficiency Syndrome* (1er juil. 2004), pubmed.ncbi.nlm. nih.gov/15213559/
48. NIAID, « An International Study to Evaluate Recombinant Interleukin-2 in HIV Positive Patients Taking Anti-retroviral Therapy (ESPRIT) », *Clinicaltrials.gov* (31 août 2001), https://clinicaltrials. gov/ct2/show/NCT00004978 ?term=ESPRIT %2C+IL-2&cond=HIV&draw=2&rank=1
49. Échange par courriel entre les Drs Larry Fox et Jonathan Fishbein, 12-15 décembre 2003
50. John Solomon, article : « Researchers mum on financial interests », Associated Press/NBC (10 janv. 2005), https://www.nbcnews.com/health/health-news/report-researchers-mumon-financial-interests- flna1c9475821
51. *Ibid.*
52. Solomon, *op. cit.*
53. Janice Hopkins Tanne, « Royalty payments to staff researchers cause new NIH troubles », *BMJ* (22 janv. 2005), https://www.ncbi.nlm.nih.gov/pmc/articles/PMC545012/
54. *Ibid.*
55. Institute of Medicine (US) Committee on Reviewing the HIVNET 012 Perinatal HIV Prevention Study. Review of the HIVNET 012 Perinatal HIV Prevention Study. Washington (DC) : National Academies Press (US) ; 2005. 6, Response to the Charge to the Committee. Disponible sur : https:// www.ncbi.nlm.nih.gov/books/NBK22299/

56. Sean Moulton, « NIH AIDS Division Director Fired Possible Retaliation for Whistleblowing », Center for Effective Government (11 juil. 2005), https://www.foreffectivegov.org/node/2495
57. Dr. Ruth Kirschstein, Senior Advisor to NIH Director Elias Zerhouni, to Deputy Director, NIH : Subject : Management Review. 9 août 2004
58. Valendar Turner, « HIV drug remains unproven without placebo trial », *NATURE* (mars 2005), https://ur.booksc.eu/book/10543591/51e6c0
59. Michelle Ruiz, « For Dr. Anthony Fauci and Dr. Christine Grady, Love Conquers All », *Vogue* (11 févr. 2021), https://www.vogue.com/article/dr-anthony-fauci-and-dr-christine-grady-love-story

CHAPITRE 9

LE FARDEAU DE L'HOMME BLANC

« Assumez le fardeau de l'homme blanc
Les sauvages guerres de la paix
Nourrissez la bouche de la famine
Et faites que cesse la misère »

Rudyard Kipling, « Le fardeau de l'homme blanc », 1897

En 1984, à la suite de la fameuse conférence de presse du Dr Robert Gallo, le Dr Fauci a immédiatement promis au monde un vaccin contre le SIDA. La mise au point d'un vaccin efficace contre le SIDA serait évidemment le meilleur moyen de démystifier les pro-Duesberg et autres détracteurs de l'hypothèse du VIH/SIDA. « Enfin », a assuré le Dr Fauci à la presse internationale, « étant donné que nous avons maintenant le virus entre les mains, il est tout à fait possible, en fait, il est inévitable que nous développions un vaccin contre le SIDA. »[1] Et Margaret Heckler de déclarer au pare-terre de journalistes : « Nous espérons avoir... un vaccin prêt à être testé dans environ deux ans. »[2] Elle était à côté de la plaque de plus d'un tiers de siècle. Dans les décennies qui ont suivi, le gouvernement fédéral a dépensé plus d'un demi-milliard de dollars pour le SIDA. Le Dr Fauci a consacré une grande partie de ce pactole à sa quête d'un insaisissable vaccin pour immuniser les gens contre le VIH. Il a dilapidé notre argent dans près de 100 candidats vaccins, sans qu'aucun d'entre eux ne s'approchât de la ligne d'arrivée. Toutes ces déceptions n'ont jamais assombri l'optimisme du Dr Fauci, persuadé qu'il atteindra bientôt cet horizon qui recule.

Pendant une décennie, le sénateur américain de l'Oklahoma Tom Coburn a été aux premières loges dans les commissions santé du Congrès et du Sénat lors des tournées annuelles du Dr Fauci au Capitole. Mais en 2010, Coburn s'est lassé des promesses sans lendemain du directeur du NIAID concernant la livraison imminente de son vaccin donquichottesque. Le 18 mai, lorsque le Dr Fauci revint dans la salle d'audience du Sénat pour vanter les « progrès significatifs accomplis dans la recherche d'un vaccin contre le VIH », le Dr Coburn, habituellement taciturne, finit par exploser. Il reprocha au Dr Fauci de tromper délibérément les parlementaires, et accusa son confrère de tromper le Congrès pour qu'il approuve des crédits sans autre but qu'entretenir sa bureaucratie : « La plupart des scientifiques impliqués dans la recherche sur le SIDA pensent qu'un vaccin contre le VIH est plus éloigné que jamais. »[3]

Il avait fallu des années de pèlerinages rituels du Dr Fauci pour que Coburn réalisât, avec une clarté indignée, que les projets de vaccins contre le VIH sont un distributeur automatique de billets pour le NIH, qu'ils fonctionnent ou non. Après tout, d'un point de vue institutionnel, aucune des expériences ratées du Dr Fauci n'était un échec. Toutes avaient abouti à des transferts massifs de fonds publics vers les partenaires pharmaceutiques du Dr Fauci, et à un financement durable des laboratoires et investigateurs principaux du NIAID. Le seul véritable échec pour le NIAID aurait été une réduction de ses effectifs.

Cette vérité reste tout à fait étrangère à la presse candide, qui applaudit avec ferveur chacun des rappels du Dr Fauci dans le cadre de ce *Groundhog Day*[a]. En 2019, près d'une décennie après la remontrance de Coburn, et seulement quelques mois avant la pandémie de COVID-19, le Dr Fauci fit une annonce surprise : il disposait enfin d'un vaccin anti-VIH fonctionnel. Alors que l'inoculation n'avait démontré qu'une efficacité de 30 % lors d'essais sur l'homme en Thaïlande, les données de l'essai de phase III en Afrique du Sud semblaient prometteuses, et le NIAID se préparait à tester le vaccin sur des Américains[4]. Le Dr Fauci ajouta un avertissement qui fit quelque peu retomber le soufflé : bien que son nouveau vaccin n'empêchait pas la transmission du SIDA, ce technocrate habile prédit de manière désinvolte que les âmes intrépides qui recevraient le vaccin constateraient que les symptômes du SIDA seraient beaucoup moins importants quand elles le contracteraient. Le Dr Fauci était tellement sûr de la crédulité servile des médias qu'il supposait, à juste titre, qu'il n'aurait jamais à répondre aux nombreuses questions soulevées par ce charabia enfiévré. Cette assertion tout à fait étrange ne fit l'objet d'aucun commentaire critique dans la presse. Le fait qu'il ait réussi à mettre du rouge à lèvres sur cet âne et à le vendre au monde comme un pur-sang l'a sans doute enhardi dans sa ruse consistant – un an plus tard – à maquiller pareillement les vaccins COVID, qui, eux aussi, ne préviennent pas la maladie et n'empêchent pas sa transmission.

UN DÉFILÉ D'HORREURS

Après 30 ans d'absence de contrôle journalistique, il n'y a toujours pas de récit public cohérent sur la quête futile du Dr Fauci de son « inévitable » vaccin contre le SIDA, et encore moins de responsabilité. Au lieu de ça, les scientifiques de l'industrie et du gouvernement ont entouré de secret cette saga scandaleuse, les subterfuges et les faux-fuyants, occultant un millier de calamités et un océan de larmes qui mériteraient un livre à part entière.

a. Référence au film *Groundog Day* de 1993 (*Un Jour sans fin*, en France), dans lequel le protagoniste se retrouve bloqué dans une boucle temporelle le forçant à revivre indéfiniment le jour de la traditionnelle fête de la marmotte. (N.d.T.)

Chaque maigre effort de recherche sur la débâcle – sur Google, PubMed, les sites d'information et les données publiées sur les essais cliniques – ne débouche que sur de nouvelles atrocités choquantes ; un défilé sinistre et répétitif d'horreurs : des tragédies déchirantes, l'arrogance et le racisme institutionnels bien ancrés, des promesses non tenues, un gaspillage pharamineux d'argent public, et les chicaneries récurrentes d'Anthony Fauci, Bob Gallo et Bill Gates. C'est une version plus sombre de *Groundhog Day*, dépourvue d'humour, d'ironie, de sagesse ou de rédemption. La lecture sera plus facile si je n'aborde que quelques points noirs de cette douloureuse affaire.

Le Redux de Gallo

En 1991, dans le cadre d'un règlement mettant fin à des années de litige, Bob Gallo a finalement admis qu'il avait volé le virus VIH à Montagnier. On ne l'a guère embêté pour cela. Le 14 avril, John Crewdson rapportait dans le *Chicago Tribune* que l'une des expériences de Gallo avec un vaccin contre le VIH avait tué trois patients atteints du SIDA à Paris l'année précédente[5]. Le NIH avait lancé le projet avant de le confier à Gallo et à son fidèle acolyte, Daniel Zagury, qui avaient testé la préparation sur des volontaires en France et, sans surprise, dans un pays africain, le Zaïre cette fois-ci. Ses copains de l'Institut national du cancer avaient accordé aux expériences de Gallo une « révision et une approbation accélérées ». Accélérée comment ? Seulement 25 jours. Les patients étaient morts après que l'équipe de Gallo leur ait inoculé un vaccin VIH dérivé de la variole bovine. Les scientifiques du NIH avaient en effet formulé la préparation à partir de la vaccine – un virus qui provoque la variole chez les bovins –, dans laquelle les scientifiques du gouvernement avaient inséré génétiquement un fragment du virus VIH. Or, apparemment, la variole bovine était restée infectieuse. Trois des 19 volontaires parisiens avaient immédiatement développé la « vaccine », une nécrose fréquemment mortelle, qui avait provoqué des lésions aiguës et l'apparition d'une étendue de peau durcie, gonflée et rouge violacée autour des sites d'injection des victimes, tandis que la maladie dévorait leur chair. Comme il est de coutume dans la recherche sur les vaccins contre le SIDA, les scientifiques du NIH cachèrent l'atrocité. Ni Gallo ni Zagury ne signalèrent les décès. À la place, Gallo vanta l'essai comme un grand succès dans le numéro du 21 juillet 1990 du *Lancet*, affirmant crânement qu'il n'y avait eu « aucun décès » et « aucune complication ou malaise » parmi les personnes à qui il avait administré la concoction[6].

L'une des victimes du Dr Gallo était un professeur de littérature classique de 42 ans – considéré comme un brillant égyptologue. Il avait succombé le 5 mars 1990, plus de quatre mois avant la parution de l'article de Gallo. Un deuxième volontaire, un bibliothécaire de l'université de Paris âgé de 36 ans, était décédé le 6 juillet, quelques semaines avant la publication de l'article de Gallo. Des amis de ces deux victimes de Gallo les avaient décrits comme étant en bonne santé et pleins de vie dans les jours et les semaines ayant précédé leur mort. « Il était inimaginable », a déclaré un collègue de travail du robuste professeur, « qu'il meure six semaines plus tard. »[7]

Un ami de longue date de la troisième victime du Dr Gallo, décédée le 1er octobre 1990, avait demandé à la principale assistante de Zagury, le Dr Odile Picard, si le vaccin expérimental pouvait avoir causé les lésions destructrices que le médecin légiste avait détectées sur le cerveau de la victime lors de l'autopsie. Picard lui avait assuré que les vaccins n'étaient pas en cause, ajoutant : « Nous ignorons ce que c'est. » Un mois après cette conversation, Picard avait présenté un autre document, également signé par Gallo et Zagury, lors d'une réunion internationale sur le SIDA à Paris, la Conférence des Cent Gardes. Là encore, Picard avait soigneusement omis de mentionner les trois décès. Elle avait déclaré à ses collègues que la préparation vaccinale s'était révélée « sans danger pour les patients »[8]. Sans doute voulait-elle dire « sans danger pour les patients qui ont survécu ».

André Boué, éminent généticien français et secrétaire du Comité national d'éthique médicale, qui a approuvé les essais du vaccin en 1987, a reproché à Gallo de n'avoir jamais informé son comité du décès de l'un des sujets. Les responsables de l'Assistance Publique, le système hospitalier municipal de Paris, se sont plaints du fait que l'équipe de Gallo avait également négligé de les informer des trois décès. Les fonctionnaires français avaient appris les décès par des médecins qui avaient eu des soupçons dans les hôpitaux où l'équipe de Gallo avait envoyé mourir ses recrues malades[9].

Les responsables du NIH ont également protesté contre le fait que Gallo n'avait pas fait toute la lumière sur ces décès. Un fonctionnaire a qualifié l'omission de Gallo de « très troublante ». Les dossiers du NIH montrent que ni Gallo ni aucun de ses confrères n'avaient informé l'Office of Protection from Research Risks du nombre de morts. La loi fédérale exige pourtant que l'OPRR approuve les essais sur l'homme, et que les chercheurs signalent les événements indésirables, y compris, bien sûr, l'événement le plus grave. En février, citant de multiples violations des règles fédérales par Gallo et son équipe des deux côtés de l'Atlantique, l'OPRR mit brusquement fin à l'expérience[10].

Zagury, fidèle à la *chutzpah* caractéristique de son mentor, après la parution de l'article explosif du *Lancet*, déposa une demande de brevet pour la technologie du vaccin mortel, intitulée « Methods of Inducing Immune Responses to the AIDS Virus », en se présentant comme « inventeur » dans le dossier[11].

Une fois encore, l'omerta résista. Il n'y eut aucune enquête, pas d'obligation de rendre des comptes, et pas un mot sur le type de blessures que les volontaires du volet zaïrois de l'étude avaient pu subir. Comme à son habitude, Gallo ne fut pas gêné, ni intimidé, ni découragé par ce nouvel échec. La communauté virologique, achetée et brimée, resta silencieuse face à un scandale qui aurait mouillé le NIH jusqu'au cou et provoqué un examen peu flatteur des dogmes relatifs au VIH.

Cinq ans plus tard, Gallo quittait le NCI et créait l'Institut de virologie humaine (IHV) avec ses deux amis de longue date, William Blattner, qui avait travaillé pendant 22 ans sous les ordres de Gallo en tant que directeur de l'épidémiologie virale au NCI, et Robert Redfield, un médecin et chercheur militaire qui partageait l'obsession de Gallo pour le VIH et ses lacunes éthiques.

Le Dr Robert Redfield

De nombreux Américains reconnaissent Redfield comme le directeur du CDC de Donald Trump pendant la pandémie de COVID de 2020. Le Dr Redfield et sa fidèle acolyte, le Dr Deborah Birx, ont en effet servi avec le Dr Fauci dans le groupe de travail de Trump sur les coronavirus.

Redfield et Birx sont tous deux d'anciens médecins militaires qui, dans les années 1980 et 1990, ont dirigé la recherche militaire sur le SIDA, spécialité qui semble être un aimant à bonimenteurs et à charlatans.

Des documents militaires américains[12] montrent qu'en 1992, Redfield et Birx, qui était alors son assistante – tous deux en poste à Walter Reed, à Washington – avaient publié des données inexactes dans le *New England Journal of Medicine*, affirmant qu'un vaccin contre le VIH qu'ils avaient contribué à mettre au point et testé sur des patients de Walter Reed était efficace[13]. Pourtant, tous deux savaient pertinemment que le vaccin était sans valeur.

En 1992, un bureau médical de l'armée de l'air avait accusé Redfield de s'être engagé dans « un schéma systématique de manipulation de données, d'analyses statistiques inappropriées et de présentation de données trompeuses dans une tentative apparente de promouvoir l'utilité du vaccin GP160 contre le SIDA. »[14] Un tribunal de l'armée de l'air spécialement convoqué pour examiner les fraudes et fautes scientifiques avait conclu que les informations « trompeuses ou, éventuellement, mensongères » de Redfield « [menaçaient] sérieusement sa crédibilité en tant que chercheur et [pourraient] avoir un impact négatif sur le financement de la recherche sur le SIDA pour les institutions militaires dans leur ensemble. Son comportement manifestement contraire à l'éthique [créait] de faux espoirs et [pouvait] entraîner un déploiement prématuré du vaccin. »[15] Le tribunal avait recommandé qu'une enquête fût menée par un « organisme d'enquête extérieur totalement indépendant »[16]. Sous la menace de la cour martiale, de la perte de sa licence médicale et d'un éventuel emprisonnement, le Dr Redfield avait avoué aux enquêteurs en colère du DOD et au tribunal que ses analyses étaient erronées et trompeuses. Il avait accepté de les corriger et d'admettre publiquement que le vaccin était sans valeur lors d'une conférence sur le SIDA dans laquelle il devait prendre la parole en juillet 1992. C'est sûrement la grandeur de la salle, le micro et le public qui conspirèrent pour affaiblir sa détermination. Au lieu de se rétracter, il répéta avec audace ses affirmations frauduleuses lors de cette conférence, ainsi que lors de deux autres conférences internationales sur le VIH[17]. Sous le regard éberlué des procureurs, il répéta ensuite effrontément ses parjures démystifiés lors de son audition devant le Congrès, jurant que son vaccin guérissait le VIH[18].

Le stratagème audacieux de Redfield fonctionna. Abasourdi par l'audace de Redfield, le Congrès alloua immédiatement 20 millions de dollars à l'armée pour soutenir son projet de recherche avec Birx[19]. Les procureurs militaires furieux voulaient traduire Redfield en cour martiale, mais comme Public Citizen s'en était plaint dans une lettre adressée en 1994 au président du Comité du Congrès, Henry Waxman, les augmentations de budget promises par le Congrès incitèrent l'armée à abandonner l'enquête, à faire taire ses propres procureurs et à « blanchir » les méfaits de Redfield[20].

En arrachant le triomphe aux griffes du désastre, Redfield réussit le crime parfait. Ce stratagème audacieux propulsa Birx et Redfield dans leurs brillantes carrières de hauts fonctionnaires fédéraux de la santé. Quelles que soient les autres leçons que Redfiled tira de cette épopée, l'imprudence et le mensonge sont restés ses stratégies de prédilection. Le partenariat de Gallo avec Redfield devint une mine d'or pour les deux hommes. Dans un courriel du 11 mai 2021, le Dr Gallo m'a dit que le budget annuel de l'Institut de virologie humaine (IHV) dépasse les 100 millions de dollars : « La majorité de ce financement provient du PEPFAR. » Le président George W. Bush a créé le PEPFAR en 2003, à l'instigation du Dr Fauci, pour coordonner l'aide de la lutte contre le SIDA provenant des différentes sources du gouvernement fédéral, civiles et militaires. Depuis 2014, l'administratrice du PEPFAR est Deborah Birx, qui a simultanément siégé au conseil d'administration du Fonds mondial, financé par Bill Gates.

En 2017, le rapport annuel de l'IHV se vantait que ces deux charlatans avaient obtenu plus de 600 millions de dollars de subventions – dont une grande partie de la part du NIH et de Bill Gates – depuis qu'ils avaient scellé leur partenariat lucratif[21]. Il semble qu'ils aient dépensé la majeure partie de ce pactole à expérimenter des médicaments et des vaccins anti-VIH ratés sur des Noirs, dont 20 000 résidents de Washington et de Baltimore et 1,3 million de malheureux d'Afrique et des Caraïbes.

Le partenariat IHV de Gallo et Redfield était un bon pari. Ils avaient une affiliation universitaire avec l'université du Maryland, leur propre association à but non lucratif pour blanchir les subventions de leurs anciens copains du NIH, du NIAID et du NCI, et une entreprise dérivée à but lucratif qui leur permettrait de monnayer leurs découvertes financées par le contribuable. Leurs anciens complices du NIH injectaient 200 millions de dollars par an dans le gâchis du vaccin contre le VIH[22]. En outre, Redfield disposait, par l'intermédiaire de Birx et de ses confrères militaires, d'une voie privilégiée vers les insondables budgets du Pentagone consacrés aux armes biologiques et aux maladies infectieuses. Ces relations lui permirent d'obtenir beaucoup d'argent de la part du gouvernement fédéral pour que tout le monde restât dans le coup. De plus, en 1998, un nouveau bailleur de fonds pour le VIH était apparu, avec des poches profondes et la même obsession pour les vaccins.

Cette année-là, la Fondation William H. Gates annonçait un plan de 500 millions de dollars sur neuf ans pour financer le développement d'un vaccin contre le SIDA par le biais de l'Initiative internationale pour un vaccin contre le SIDA (IAVI) de Gates – l'organisation qui a précédé l'Alliance mondiale pour les vaccins et la vaccination (GAVI)[23]. Le président de l'IAVI, Seth Berkley – le fidèle sous-fifre de Gates, avec sa rémunération extravagante[24] – avait déclaré que le plan financerait plusieurs essais d'efficacité de candidats vaccins contre le SIDA dans les pays en développement. Si l'un des vaccins fonctionnait ne serait-ce que raisonnablement bien sur les Africains subsahariens, il pourrait alors probablement être testé dans les pays occidentaux.

Malgré les antécédents bien connus de Redfield en tant que charlatan et courtisan, le président Donald Trump l'a placé à la tête du CDC à un moment où la mission primordiale de l'agence était de promouvoir les vaccins COVID. Trump a également promu Birx, qui a été toute sa vie la protégée de Redfield et d'Anthony Fauci, ainsi que la confidente de Bill Gates. Ces trois mousquetaires du vaccin – Redfield, Birx et Fauci – ont dirigé le groupe de travail de la Maison Blanche sur le coronavirus et ont piloté la réponse américaine à la COVID pendant la première année de la pandémie.

Ces trois personnes, dont aucune n'a jamais traité un seul patient atteint de la COVID, ont adopté des stratégies controversées visant à assigner la nation à résidence, à bloquer l'économie mondiale, à refuser au public l'accès à des traitements précoces et à des thérapies vitales telles que l'hydroxychloroquine et l'ivermectine, à susciter une terreur publique permanente via la diffusion de chiffres délibérément exagérés sur les décès et les cas, et à répéter au monde entier que « le seul moyen de revenir à la normale est un vaccin miraculeux ». Sur la base de justifications scientifiques quasi fantomatiques, ils ont imposé des mesures draconiennes de quarantaine, de masquage et de distanciation sociale, induisant volontairement ou accidentellement une espèce de psychose de masse appelée « syndrome de Stockholm », dans laquelle les otages deviennent reconnaissants envers leurs ravisseurs, convaincus que la seule voie de survie est l'obéissance inconditionnelle.

La grande histoire d'amour entre Gates et Fauci

Deux ans après que Bill Gates ait annoncé la création de l'IAVI, il a convoqué le Dr Fauci à Seattle pour lui proposer un partenariat qui, deux décennies plus tard, aurait de profondes répercussions sur l'humanité. C'est lors de ce voyage à Seattle que le Dr Fauci a rencontré pour la première fois Bill et Melinda Gates. Apparemment pour une conversation sur la lutte contre la tuberculose, le milliardaire de Microsoft avait invité le chef du NIAID à une réunion du gratin de la santé mondiale dans son manoir de 4500 m² et de 127 millions de dollars, construit sur 16 hectares boisés sur les rives du lac Washington. Après le dîner, Gates prit Fauci à part et le convia dans sa spectaculaire bibliothèque à coupole bleue surplombant le lac. Fauci se souvient : « Melinda faisait visiter la maison à tout le monde. Il a dit : 'Puis-je avoir un moment avec vous dans ma bibliothèque ?' Cette bibliothèque est d'une beauté incroyable… et nous nous sommes assis. Et c'est là qu'il a dit : 'Tony, tu diriges le plus grand institut de maladies infectieuses du monde. Et je veux être sûr que l'argent que je dépense est bien dépensé. Pourquoi n'apprendrions-nous pas à nous connaître ? Pourquoi ne pas être des partenaires ?' »[25]

Au cours des deux décennies suivantes, ce partenariat s'est métastasé pour inclure des entreprises pharmaceutiques, des planificateurs militaires et du renseignement, ainsi que des agences sanitaires internationales, qui ont tous collaboré pour promouvoir des pandémies et des vaccins opportuns, ainsi qu'un nouveau type d'impérialisme d'entreprise issu de l'idéologie de la biosécurité. Ce projet allait apporter à Gates et au Dr Fauci une richesse et un pouvoir sans précédent, en même temps qu'il aurait des conséquences catastrophiques pour la démocratie et l'humanité.

Le monopole de Microsoft

Le trafic d'influence a alimenté la course au pouvoir de Bill Gates dès le départ. Gates est issu d'une famille aisée ; son arrière-grand-père avait fait fortune dans le secteur bancaire et avait laissé à Bill un fonds fiduciaire valant des millions de dollars d'aujourd'hui. Après avoir abandonné ses études à Harvard en 1975, Bill Gates mit à profit sa passion pour l'ingénierie informatique pour lancer Microsoft, à une époque où la plupart des Américains utilisaient encore des machines à écrire. À cette période, sa mère, Mary Gates, une éminente femme d'affaires de Seattle, siégeait au conseil d'administration de United Way aux côtés de John Opel, alors président d'IBM. En 1980, IBM cherchait à recruter une entreprise de logiciels pour développer un système d'exploitation pour son ordinateur personnel. Mary Gates persuada Opel de donner une chance à son fils. Son entremise propulsa la jeune entreprise de Gates dans la cour des grands et fit de lui un milliardaire en l'espace de deux décennies.

Le plus proche ami d'enfance de Gates et cofondateur de Microsoft, Paul Allen, a décrit Gates dans son livre de 2011 (*Idea Man : A Memoir*) comme une brute sarcastique qui, en 1982, a comploté pour l'évincer et lui voler sa part de leur entreprise. De retour au travail après un cancer, un Allen anémique, épuisé par la radiothérapie et la chimiothérapie, entendit Gates comploter avec le nouveau directeur de Microsoft, Steve Ballmer, pour diluer la participation d'Allen. Allen se rappelle avoir fait irruption et crié : « Je n'en reviens pas ! Ça montre ton vrai visage, une bonne fois pour toutes. »[26] Allen refusa l'offre de rachat de 5 $ par action de Gates et quitta Microsoft en conservant ses 25 % de parts, devenant ainsi milliardaire lorsque la société fut cotée en bourse en 1986[27].

En mai 1998, le ministère de la Justice et 20 procureurs généraux d'État déposèrent des accusations d'antitrust contre Microsoft, reprochant à la société de Gates de contrecarrer illégalement les efforts déployés par les consommateurs pour installer des logiciels concurrents sur ses ordinateurs équipés de Windows. Le DOJ demanda au tribunal fédéral de première instance de Seattle d'infliger à Gates une amende journalière record d'un million de dollars par jour pour violation des règles antitrust. Le juge Thomas Penfield Jackson statua que Microsoft avait violé les interdictions de la loi *Sherman Antitrust Act* de 1890, qui proscrit les monopoles et les cartels. Il déclara que « Microsoft [avait] placé un pouce oppressant sur la balance de la libre concurrence, garantissant ainsi efficacement sa domination permanente sur le marché concerné »[28].

Le juge Jackson ordonna à Microsoft de se scinder en deux et de céder soit son système d'exploitation, soit sa branche logicielle. Une cour d'appel annula cette décision. Dans un règlement contentieux, le DOJ abandonna sa volonté de démanteler la société, et Microsoft accepta de payer une maigre amende de 800 000 $ et de partager des interfaces informatiques avec des entreprises concurrentes[29,30]. Outre son coût financier, le litige entacha la réputation de Gates. Le juge Jackson reprocha au témoignage de Gates d'être « évasif et distrait »[31] ; il observa qu'« il a une conception napoléonienne de lui-même et de sa société, une arrogance qui découle du pouvoir et d'un succès sans faille, sans expérience difficile formatrice, sans revers »[32]. Le public avait suffisamment vu le procès – et les dépositions éloquentes de Gates – pour partager l'aversion du juge Jackson[33]. Un groupe en ligne appelé SPOGGE gagna d'ailleurs en popularité. L'acronyme signifie « Société pour empêcher Gates de tout avoir ». Les actions collectives intentées en 2000 contre l'entreprise pour discrimination flagrante à l'encontre des travailleurs afro-américains et pour avoir intégré des messages à caractère raciste dans ses logiciels contribuèrent à ternir l'image publique de Gates. Le légendaire avocat des plaignants Willie Gary reprocha à Microsoft d'avoir « une 'mentalité de planteur' dans son traitement des travailleurs afro-américains »[34] et observa qu'« il y a des plafonds et des murs de verre pour les travailleurs afro-américains chez Microsoft »[35]. Gary régla l'affaire pour 97 millions de dollars[36]. Deux ans plus tard, les régulateurs européens infligèrent une amende de 1,36 milliard de dollars à Microsoft, la plus lourde sanction jamais infligée dans l'histoire de l'UE.

Gates a réagi à l'écœurement populaire grandissant en faisant pression sur le Congrès pour qu'il réduise le budget du ministère de la Justice, ainsi qu'en engageant une armée de sociétés de relations publiques pour redorer son blason de baron voleur impitoyable et fourbe. Dans le cadre d'une offensive concertée visant à améliorer sa réputation, Gates et sa femme ont créé une organisation caritative, le Children's Vaccine Program, avec un don impressionnant de 100 millions de dollars[37].

La connexion Rockefeller-Gates

Un siècle plus tôt, le premier milliardaire américain, John D. Rockefeller, avait réussi à échapper à la vindicte populaire, à la mauvaise presse et aux poursuites antitrust en mettant en place une philanthropie médicale. Le *consigliere* de John D. Rockefeller, Frederick Taylor Gates, était son principal confident, et son conseiller philanthropique. Il a aidé Rockefeller à structurer sa fondation, expliquant au magnat qu'« une organisation judicieuse de sa fortune pourrait également empêcher toute enquête supplémentaire sur ses origines »[38].

Pratiquement dès le début, Bill Gates a commencé à coordonner les dons de ses propres fondations avec l'organisation de Rockefeller. En 2018, il a livré l'observation saillante suivante : « Partout où notre fondation s'est rendue, nous avons découvert que la fondation Rockefeller y était déjà passée. »

À l'aube du XXe siècle, les méthodes mafieuses de Rockefeller – corruption, fixation des prix, espionnage industriel et création de sociétés écrans pour dissimuler des activités illégales – avaient permis à sa Standard Oil Company de contrôler 90 % de la production pétrolière américaine, et à lui-même de devenir l'homme le plus riche de l'histoire mondiale, avec une valeur nette de plus d'un demi-milliard de dollars d'aujourd'hui. Le sénateur Robert Lafayette a qualifié Rockefeller de « plus grand criminel contemporain »[39]. Le père du magnat du pétrole, William « Devil Bill » Rockefeller, était un escroc à l'affût qui faisait vivre sa famille en se faisant passer pour un médecin et en vendant de l'huile de serpent, des élixirs d'opium, des médicaments brevetés et autres remèdes miracles[40]. Au début des années 1900, alors que les scientifiques découvraient des utilisations pharmaceutiques pour les sous-produits des raffineries, John D. y vit une occasion de tirer parti de la réputation médicale de la famille. À cette époque, près de la moitié des médecins et des écoles de médecine des États-Unis pratiquaient la médecine holistique ou la phytothérapie. Rockefeller et son ami Andrew Carnegie, le grand baron voleur de l'acier, envoyèrent l'éducateur Abraham Flexner faire un tour du pays pour dresser un état des lieux des 155 collèges médicaux et hôpitaux américains.

Le rapport Flexner de 1910[41], de la Fondation Rockefeller, recommandait de centraliser l'enseignement de la médecine en Amérique, d'abolir la théorie des miasmes et de réorienter ces institutions par rapport à la « théorie des germes » (selon laquelle les germes seuls causent la maladie) et au paradigme pharmaceutique qui mettait l'accent sur le ciblage de germes particuliers avec des médicaments spécifiques plutôt que sur le renforcement du système immunitaire par une vie saine, une eau propre et une bonne alimentation. Avec ce discours en main, Rockefeller finança la campagne visant à consolider la médecine conventionnelle, à coopter l'industrie pharmaceutique naissante et à éliminer ses concurrents. La croisade de Rockefeller entraîna la fermeture de plus de la moitié des écoles de médecine américaines, suscita le mépris du public et de la presse pour l'homéopathie, l'ostéopathie, la chiropractie, la médecine nutritionnelle, holistique, fonctionnelle, intégrative et naturelle, et conduisit à l'incarcération de nombreux médecins en exercice.

Théorie des miasmes c/ théorie des germes

La « théorie des miasmes » met l'accent sur la prévention des maladies en fortifiant le système immunitaire par la nutrition, et en réduisant les expositions aux toxines et aux stress environnementaux. Les partisans de la théorie des miasmes affirment que la maladie survient lorsqu'un système immunitaire affaibli fournit aux germes une cible affaiblie à exploiter. Ils comparent le système immunitaire humain à la peau d'une pomme ; si la peau est intacte, le fruit se conserve une semaine à température ambiante et un mois s'il est réfrigéré. Cependant, une petite meurtrissure à la peau suffit à déclencher une pourriture systémique en quelques heures, les milliards de microbes opportunistes – qui s'accrochent à la peau de tout organisme vivant – colonisant le terrain blessé.

Au contraire, les adeptes de la théorie des germes attribuent les maladies à des agents pathogènes microscopiques. Leur approche de la santé consiste à identifier le germe coupable et à concevoir un poison pour le tuer. Les miasmistes reprochent aux contagionnistes que ces poisons brevetés peuvent eux-mêmes affaiblir le système immunitaire plus qu'il n'est déjà affaibli, ou simplement ouvrir le terrain endommagé à un germe concurrent, ou provoquer une maladie chronique. Ils soulignent que le monde regorge de microbes, dont beaucoup sont bénéfiques et presque tous inoffensifs pour un système immunitaire sain et bien nourri. Les miasmistes soutiennent que la malnutrition et le manque d'accès à l'eau potable sont les facteurs de stress ultimes qui rendent les maladies infectieuses mortelles dans les régions pauvres. Lorsqu'un enfant africain affamé succombe à la rougeole, le miasmiste attribue le décès à la malnutrition, tandis que les partisans de la théorie des germes (alias les virologues) accusent le virus. L'approche miasmiste de la santé publique consiste à stimuler la réponse immunitaire individuelle.

Pour le meilleur ou pour le pire, les champions de la théorie des germes, Louis Pasteur et Robert Koch, sont sortis victorieux de leur bataille acharnée de plusieurs décennies contre leur rival miasmiste Antoine Béchamp. L'historien Will Durant, lauréat du prix Pulitzer, suggère que la théorie des germes a trouvé un écho favorable en imitant l'explication traditionnelle de la maladie – la possession par un démon –, ce qui lui a donné un avantage sur les miasmes. L'omniprésence de la pasteurisation et des vaccinations ne sont que deux des nombreux indicateurs de l'ascendant dominant de la théorie des germes, clef de voûte de la politique de santé publique contemporaine. Or, la prédominance séculaire de la théorie des germes est renforcée par une industrie pharmaceutique de 1000 milliards de dollars qui vend des pilules, des poudres, des piqûres, des potions et des poisons brevetés, ainsi que par les puissantes professions de la virologie et de la vaccinologie dirigées par le « petit Napoléon » lui-même, j'ai nommé Anthony Fauci. Et c'est ainsi qu'avec la théorie des germes « la pierre angulaire de la formule de base de la biomédecine moderne a été posée, avec son postulat monocausal-microbien et sa recherche de solutions magiques : une maladie, une cause, un remède », écrit le professeur de sociologie américain Steven Epstein[42].

Comme l'observent le Dr Claus Köhnlein et Torsten Engelbrecht dans *Virus Mania*, « l'idée que certains microbes – surtout les champignons, les bactéries et les virus – sont nos grands adversaires dans la bataille, causant certaines maladies qui doivent être combattues avec des bombes chimiques spéciales, s'est profondément ancrée dans la conscience collective. »[43]

Les idéologues impérialistes ont une affinité naturelle avec la théorie des germes. Une « guerre contre les germes » rationalise une approche militarisée de la santé publique et des ingérences sans fin dans les nations pauvres qui portent un lourd fardeau de maladies. Or, tout comme le complexe militaro-industriel prospère dans la guerre, le cartel pharmaceutique tire le plus grand profit des populations malades et malnutries.

Sur son lit de mort, Pasteur victorieux se serait récrié « Béchamp avait raison », déclarant que « le microbe n'est rien. Le terrain est tout. »[44] La théorie des miasmes a survécu dans des poches marginalisées, mais dynamiques, parmi les praticiens de la médecine intégrative et fonctionnelle. Et la science en plein essor qui documente le rôle crucial du microbiome dans la santé et l'immunité humaines tend à donner raison à Béchamp, et en particulier à ses enseignements selon lesquels les micro-organismes sont bénéfiques à la santé. Köhnlein et Engelbrecht observent :

> [Mais] même pour la médecine traditionnelle, il est de plus en plus évident que notre microbiote intestinal – la flore intestinale, qui regorge de bactéries [qui pèsent jusqu'à 1 kg chez une personne adulte normale, totalisant 100 trillions de cellules] – joue un rôle fondamental, car il s'agit de loin du plus grand et du plus important système immunitaire de l'organisme.[45]

Un canon doctrinal de la théorie des germes attribue aux vaccins le déclin spectaculaire de la mortalité due aux maladies infectieuses en Amérique du Nord et en Europe au cours du XXe siècle. Par exemple, Anthony Fauci proclame régulièrement que les vaccins ont éliminé la mortalité due aux maladies infectieuses du début du XXe siècle, sauvant ainsi des millions de vies. Le 4 juillet 2021, il a déclaré à Chuck Todd, de la chaîne NBC : « Vous savez, en tant que directeur de l'Institut national des allergies et des maladies infectieuses, il était de ma responsabilité de m'assurer que nous faisions les mêmes recherches scientifiques qui nous ont permis de mettre au point les vaccins qui, comme nous le savons aujourd'hui, ont déjà sauvé des millions et des millions de vies. »[46] La plupart des Américains acceptent cette affirmation comme un dogme. Il sera donc surprenant d'apprendre qu'elle est tout simplement fausse. Or, en réalité, la science attribue le mérite d'avoir vaincu la mortalité due aux maladies infectieuses à la nutrition et à l'assainissement. Une étude exhaustive de cette affirmation fondatrice, publiée en 2000 dans la revue *Pediatrics* par des scientifiques du CDC et du centre Johns Hopkins, a conclu, après avoir examiné un siècle de données médicales, que « la vaccination n'explique pas le déclin impressionnant de la mortalité due aux maladies infectieuses [...] au cours du XXe siècle. »[47] Comme nous l'avons déjà indiqué, une autre étude largement citée, celle de McKinlay et McKinlay – dont la lecture était obligatoire dans quasi toutes les facultés de médecine américaines dans les années 1970 – a montré que toutes les interventions médicales, y compris les vaccins, les chirurgies et les antibiotiques, étaient responsables de moins de 1 % environ – et pas plus de 3,5 % – de la baisse spectaculaire de la mortalité. Les McKinlay avaient prévenu avec perspicacité que les profiteurs de l'establishment médical chercheraient à s'attribuer le mérite de la baisse de la mortalité due aux vaccins afin de justifier les mesures gouvernementales servant ces produits pharmaceutiques[48].

Sept ans plus tôt, le plus grand virologue du monde, le Dr Edward H. Kass, de la Harvard Medical School, membre fondateur et premier président de l'Infectious Diseases Society of America et rédacteur en chef fondateur du *Journal of Infectious Diseases*, reprochait à ses collègues virologues d'essayer de s'attribuer le mérite de ce déclin spectaculaire, les réprimandant pour avoir laissé proliférer des « demi-vérités [...] selon lesquelles la recherche médicale avait éliminé les grands tueurs du passé – tuberculose, diphtérie, pneumonie, septicémie puerpérale, etc. – et que la recherche médicale et notre système supérieur de soins médicaux étaient les principaux facteurs d'allongement de l'espérance de vie »[49]. Kass a reconnu que les véritables héros de la santé publique n'étaient pas les membres de la profession médicale, mais plutôt les ingénieurs qui nous avaient apporté les stations d'épuration des eaux usées, les chemins de fer, les routes et les autoroutes pour le transport des aliments, les réfrigérateurs électriques et l'eau chlorée[50].

Les graphiques ci-dessous constituent une critique imparable du dogme fondamental de la théorie des germes, et un soutien sans faille à l'approche de la médecine sous l'angle des miasmes. Ils montrent que la mortalité, pour presque toutes les grandes maladies mortelles, infectieuses ou non, a diminué avec les progrès de la nutrition et de l'hygiène. Les baisses les plus spectaculaires ont eu lieu avant l'introduction des vaccins.

Il convient de noter que la baisse de la mortalité est survenue à la fois dans les maladies infectieuses et les maladies non infectieuses, indépendamment de la disponibilité des vaccins.

> *« À marée basse, quand l'océan se retire de la plage, on a facilement l'illusion que l'on pourrait le vider avec un seau. »*
>
> ✍ René Dubos

Comme l'observent Engelbrecht et le Dr Köhnlein :

> Les épidémies surviennent rarement dans les sociétés riches, parce que ces sociétés offrent des conditions (alimentation suffisante, eau potable, etc.) qui permettent à de nombreuses personnes de maintenir leur système immunitaire en si bon état que les microbes n'ont tout simplement pas la possibilité de se multiplier anormalement.[51]

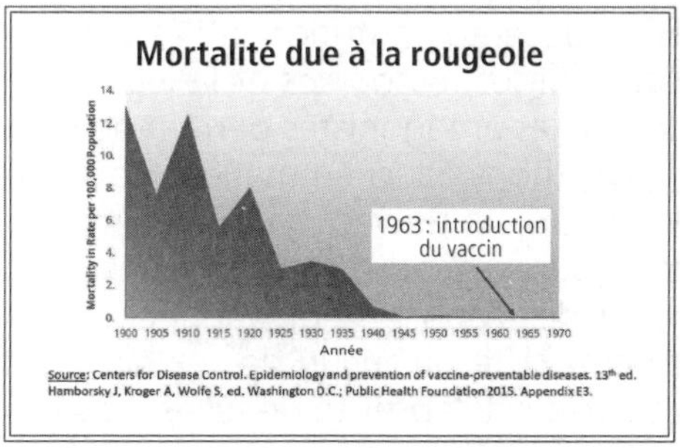

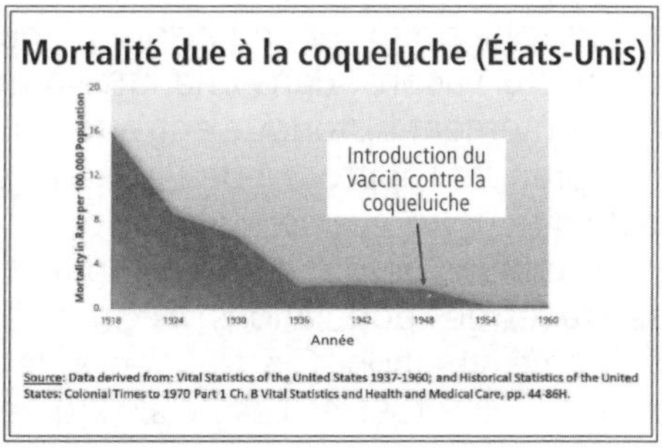

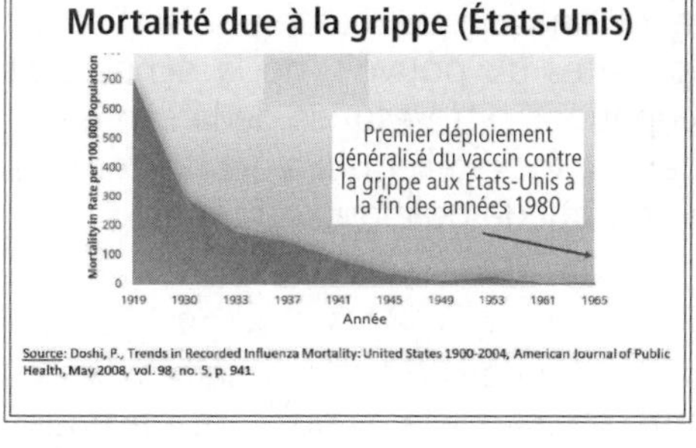

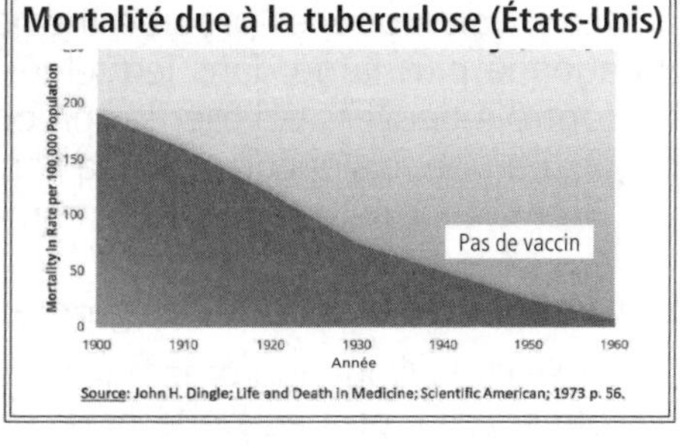

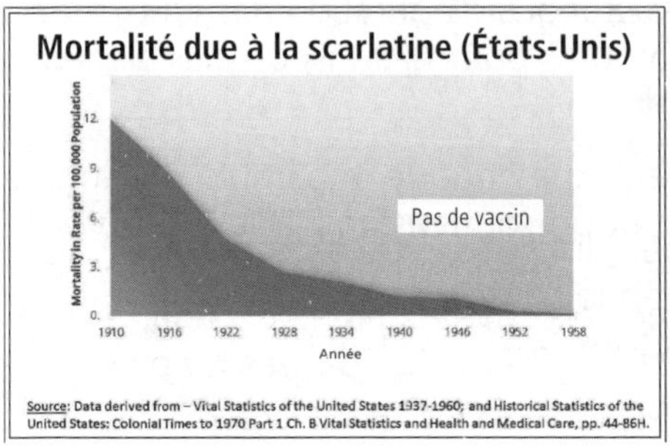

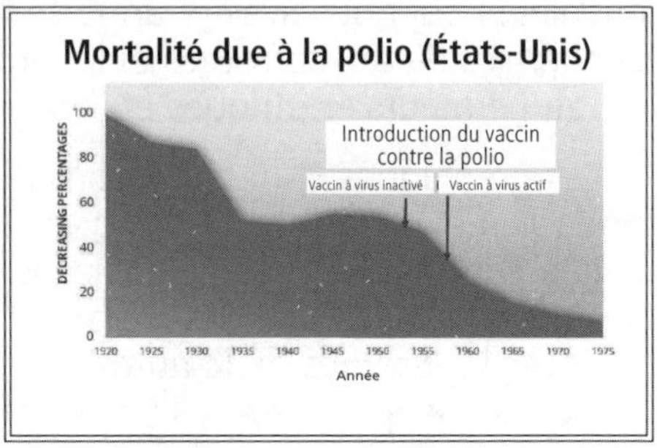

(Avec l'aimable autorisation de Brian Hooker)

Pour terminer, il me semble qu'un mariage mutuellement respectueux, fondé sur la science et l'évidence, prenant le meilleur de ces deux dogmes opposés, servirait au mieux la santé publique et l'humanité.

Fauci et Gates – La théorie des germes comme politique étrangère

Le conflit obscur entre les tenants de la théorie des germes et ceux de la théorie des miasmes a une résonance particulière en matière de politique de santé publique dans le monde en développement, où de nombreuses personnes engagées martèlent qu'un dollar dépensé en nourriture et en eau potable est bien plus efficace qu'un dollar dépensé en vaccins. Comme nous le verrons, l'approche militarisée de la médecine de Gates/Fauci a précipité une bataille apocalyptique sur les continents africain et asiatique entre les deux philosophies dans un jeu à somme nulle opposant la nutrition et l'assainissement aux vaccins, dans une lutte à mort pour les ressources et la légitimité. L'affrontement historique entre ces philosophies antagonistes permet de bien comprendre l'approche de Bill Gates et d'Anthony Fauci en matière de santé publique. Pour évaluer l'efficacité de leurs projets de vaccination de masse, nous aurions besoin d'une comptabilité rigoureuse qui compare les résultats sanitaires des populations vaccinées à ceux des cohortes non vaccinées dans la même situation. C'est le genre de comptabilité qu'aucun de ces hommes n'est enclin à fournir. Les faits suggèrent que c'est l'absence de telles mesures fiables et d'analyses scientifiques qui permet à Gates et Fauci de s'en tirer avec leurs affirmations douteuses sur l'efficacité et la sécurité de leurs prescriptions. Tout examen impartial du rôle des vaccins en Afrique doit aboutir à la conclusion que les programmes de vaccination de masse peuvent servir un agenda plus large dans lequel les priorités du pouvoir, de la richesse et du contrôle peuvent éclipser les préoccupations pittoresques de la santé publique. Et, une fois encore, c'est la Fondation Rockefeller qui a été la première à utiliser la théorie des germes comme un outil de politique étrangère.

Le triomphe de la théorie des germes

En 1911, la Cour suprême a jugé que la Standard Oil constituait un « monopole abusif » et a éclaté le mastodonte en 34 sociétés qui sont devenues

Exxon, Mobil, Chevron, Amoco, Marathon et d'autres. Ironiquement, au lieu d'amoindrir la fortune personnelle de Rockefeller, la scission l'a enrichi. Il a fait don de 100 millions de dollars supplémentaires provenant de cette manne à son organisation en apparence philanthropique, le General Education Board, afin de sceller la centralisation et l'homogénéisation des facultés de médecine et des hôpitaux. Conformément au paradigme pharmaceutique, il a simultanément accordé d'importantes subventions à des scientifiques pour qu'ils identifient les substances chimiques actives des plantes médicinales utilisées par les médecins traditionnels qu'il avait mis hors-jeu. Les chimistes de Rockefeller ont ensuite synthétisé et breveté des versions pétrochimiques de ces molécules. La philosophie de la fondation, « un malade, une pilule », a façonné la façon dont les Américains en sont venus à considérer les soins de santé[52].

En 1913, le patriarche a fondé l'American Cancer Society et a créé la Rockefeller Foundation. Les fondations philanthropiques étaient une innovation de l'époque, et les détracteurs critiquaient comme une « évasion fiscale » le projet de Rockefeller de déduire 56 millions de dollars de son don de 72 569 actions de la Standard Oil pour créer une fondation qui lui donnerait le contrôle perpétuel sur cette fortune « donnée ». Une enquête du Congrès avait décrit la fondation comme un artifice égoïste représentant « une menace pour le futur bien-être politique et économique de la nation »[53]. Le Congrès avait refusé à plusieurs reprises une charte à Rockefeller. Le procureur général George Wickersham dénonçait la fondation comme un « plan pour perpétuer une grande richesse » et comme « totalement incompatible avec l'intérêt général »[54].

Pour rassurer la population, les politiciens et la presse sur ses objectifs bénins, la Fondation Rockefeller avait affiché son ambition d'éliminer l'ankylostome, la malaria et la fièvre jaune. La Commission sanitaire Rockefeller pour l'éradication de l'ankylostome avait envoyé des équipes de médecins, d'inspecteurs et de techniciens de laboratoire pour administrer des médicaments vermifuges dans 11 États du Sud[55]. Ces ambassadeurs avaient systématiquement exagéré l'efficacité du médicament, passé sous silence les décès fréquents et, grâce à l'armée de journalistes mercenaires de Rockefeller, suscité un intérêt populaire suffisamment favorable pour que la Fondation puisse justifier son projet d'expansion dans le monde colonisé.

La Fondation Rockefeller lança un « partenariat public-privé » avec des sociétés pharmaceutiques, appelé Commission internationale de la santé, qui entreprit d'inoculer frénétiquement un vaccin contre la fièvre jaune aux populations infortunées et colonisées des tropiques[56]. Le vaccin tua massivement ses bénéficiaires et ne réussit pas à prévenir la fièvre jaune. La Fondation Rockefeller abandonna discrètement le vaccin inutile après que le chercheur vedette de la fondation, l'inventeur du vaccin contre la fièvre jaune, Hideyo Noguchi, ait succombé à la maladie, vraisemblablement contractée à la suite d'une exposition imprudente en laboratoire[57]. Les scrupules à géométrie variable de Noguchi avaient facilité ses expérimentations risquées sur les « volontaires » colonisés et favorisé son ascension fulgurante dans les paysages éthiquement stériles de la virologie. Au moment de sa mort, le procureur de

New York enquêtait sur Noguchi pour avoir expérimenté illégalement sur des orphelins de la ville de New York des vaccins contre la syphilis, sans le consentement de leurs tuteurs légaux[58].

Malgré ces revers, le projet de lutte contre la fièvre jaune de la Fondation Rockefeller attira l'attention des planificateurs de l'armée à la recherche de remèdes contre les maladies tropicales qui paralysaient la suite des aventures équatoriales croissantes de l'armée américaine. En 1916, le président du General Education Board fit une observation visionnaire sur l'utilité de la biosécurité en tant qu'outil impérialiste : « Pour apaiser les peuples primitifs et méfiants, la médecine présente certains avantages par rapport aux mitrailleuses. »[59]

Les réalisations de la Fondation Rockefeller en matière de santé publique, soigneusement annoncées, éclipsèrent le rejet populaire des nombreux abus, que les Américains associaient à l'empire pétrolier de la Standard Oil. Après la Première Guerre mondiale, son parrainage de l'Organisation de la santé de la Société des nations donna à la Fondation Rockefeller une portée mondiale et un impressionnant cortège de contacts haut placés parmi les élites internationales. Au fur et à mesure que le siècle a avancé, la Fondation est devenue une entreprise mondiale avec des connexions partout, avec des bureaux régionaux à Mexico, Paris, New Delhi et Cali. De 1913 à 1951, la division santé de la Fondation Rockefeller a opéré dans plus de 80 pays[60]. Elle était de fait l'autorité internationale en matière de meilleure gestion des maladies mondiales, son influence éclipsant celle de tous les autres acteurs gouvernementaux ou à but non lucratif travaillant dans ce domaine[61]. Elle a fourni près de la moitié du budget de l'Organisation de la santé de la Société des nations après sa fondation en 1922, et a peuplé ses rangs de ses vétérans et favoris. La FR l'a imprégnée de sa philosophie, de sa structure, de ses valeurs, de ses préceptes et de son idéologie – autant d'éléments dont l'organisme qui lui a succédé, l'OMS, a hérité lors de son inauguration en 1948.

Quand John D. Rockefeller a dissous la Division de la santé internationale de la Fondation Rockefeller en 1951, celle-ci avait dépensé l'équivalent de milliards de dollars pour des campagnes de lutte contre les maladies tropicales dans près de 100 pays et colonies. Mais ces projets n'étaient que de la poudre aux yeux à côté des préoccupations plus vénales de la Fondation, selon un rapport de 2017, « U.S. Philanthrocapitalism and the Global Health Agenda »[62]. Son idée fixe était d'ouvrir les marchés des pays en développement aux multinationales américaines du pétrole, des mines, des produits pharmaceutiques, des télécommunications et des banques, dans lesquelles la Fondation et la famille Rockefeller étaient également investies. Ce Livre blanc formulait à l'encontre de la Fondation Rockefeller les mêmes reproches que ceux formulés aujourd'hui à l'encontre de la Fondation Bill et Melinda Gates :

> Mais la FR s'est rarement attaquée aux causes de décès les plus importantes, notamment la diarrhée infantile et la tuberculose, pour lesquelles il n'existait alors aucune solution technique, et qui nécessitaient des investissements à long

> terme et à vocation sociale, tels que l'amélioration des logements, de l'eau potable et des systèmes sanitaires. La FR a esquivé les campagnes de lutte contre les maladies qui pouvaient être coûteuses, complexes ou longues (à l'exception de la fièvre jaune, qui mettait en danger [l'armée et] le commerce). La plupart des campagnes ont été conçues de manière à ce que des objectifs quantifiables (pulvérisation d'insecticide ou distribution de médicaments, par exemple) puissent être fixés, atteints et comptabilisés comme des succès, puis présentés dans des rapports trimestriels de type commercial. Ce faisant, les efforts de santé publique de la FR ont stimulé la productivité économique, élargi les marchés de consommation et préparé de vastes régions à l'investissement étranger et à l'incorporation dans le système en expansion du capitalisme mondial.[63]

C'était là un modèle commercial taillé sur mesure pour Bill Gates.

Philanthrocapitalisme

Gates a baptisé la philosophie opérationnelle de sa fondation « philanthrocapitalisme ». Voici une explication simplifiée du fonctionnement du philanthrocapitalisme : Bill et Melinda Gates ont fait don de 36 milliards de dollars d'actions Microsoft à la BMGF entre 1994 et 2020[64]. Très tôt, Gates a créé une entité distincte, Bill Gates Investments (BGI), qui gère sa fortune personnelle et le capital de sa fondation. Rebaptisée BMGI en janvier 2015 pour inclure Melinda[65], la société investit principalement ce butin dans des multinationales de l'alimentation, de l'agriculture, de la pharmacie, de l'énergie, des télécommunications et de la technologie ayant des activités mondiales. La législation fiscale fédérale exige que la BMGF donne chaque année 7 % des actifs de sa fondation pour bénéficier d'une exonération fiscale. Gates cible stratégiquement les dons de charité de la BMGF pour lui donner le contrôle des agences internationales de santé et d'agriculture, ainsi que des médias, ce qui lui permet de dicter les politiques mondiales en matière de santé et d'alimentation, de sorte à accroître la rentabilité des grandes multinationales dans lesquelles lui et sa fondation détiennent d'importantes parts. En appliquant ces tactiques, la Fondation Gates a donné quelque 54,8 milliards de dollars depuis 1994. Or, au lieu d'épuiser sa richesse, ces dons opportuns l'ont faite prospérer[66]. La philanthropie stratégique a fait passer le capital de la Fondation Gates à 49,8 milliards de dollars en 2019. En outre, la fortune nette personnelle de Gates est passée de 63 milliards de dollars en 2000 à 133,6 milliards de dollars aujourd'hui[67]. Elle a augmenté de 23 milliards de dollars rien que pendant les confinements de 2020, dans l'orchestration desquels lui et le Dr Fauci ont joué un rôle majeur.

En 2017, le *Huffington Post* a observé que la Fondation Gates brouillait « les frontières entre la philanthropie, les entreprises et les organisations à but non lucratif ». Il a souligné que le fait de qualifier la stratégie d'investissement de Gates de « philanthropie » entraînait « la déconstruction rapide du terme consacré »[68].

Les investissements pharmaceutiques de Gates sont particulièrement pertinents pour ce chapitre. En effet, peu après sa création, sa fondation a détenu des participations dans de nombreuses entreprises pharmaceutiques. Une enquête récente de *The Nation* a révélé que la Fondation Gates détient actuellement des actions et des obligations de sociétés pharmaceutiques comme Merck, GSK, Eli Lilly, Pfizer, Novartis et Sanofi[69]. Gates détient également des parts importantes dans Gilead, Biogen, AstraZeneca, Moderna, Novavax et Inovio. Le site Internet de la fondation affiche innocemment que sa mission est de « rechercher des modèles de collaboration plus efficaces avec les principaux fabricants de vaccins afin de mieux identifier et poursuivre les opportunités mutuellement bénéfiques »[70].

Gates, Fauci et leur colonisation du continent noir

Après avoir scellé leur collaboration par une poignée de main, Gates et le Dr Fauci ont rapidement mis en place leur partenariat en matière de vaccins. En 2015, Gates dépensait 400 millions de dollars par an pour des médicaments contre le SIDA – principalement pour les tester sur des Africains[71,72]. S'il pouvait prouver qu'un remède contre le SIDA fonctionnait réellement en Afrique, les gains ultérieurs des clients américains et européens seraient astronomiques.

Pour Gates, l'avantage immédiat de sa nouvelle alliance avec le Dr Fauci était clair. L'*imprimatur* de son partenariat avec le premier khédive de la santé publique du gouvernement américain conférait crédibilité et sérieux à ses expériences de santé publique. De plus, le Dr Fauci était un courtier en puissance internationale qui contrôlait un capital monstrueux et avait un poids politique gigantesque dans toute l'Afrique. Confident de confiance du président, le Dr Fauci s'était imposé comme l'indispensable pourvoyeur de fonds pour le VIH, qui submergeait le continent africain. À l'époque, le Dr Fauci avait persuadé une succession de présidents américains de rehausser leur réputation humanitaire, en réorientant l'aide étrangère des États-Unis jadis tournée vers la nutrition, l'assainissement et le développement économique, vers la résolution de la crise du VIH en Afrique, au moyen de vaccins et de médicaments. Le fait qu'il ait réussi à obtenir un engagement de 15 milliards de dollars de George W. Bush en 2003 pour les médicaments contre le SIDA en Afrique a consolidé sa réputation d'homme de pouvoir mondial capable de fournir des dollars américains à n'importe quel potentat africain coopérant avec son entreprise de lutte contre le SIDA[73]. En dépit de ses piètres résultats en matière de réduction effective de la maladie au cours de la décennie suivante, il avait tout de même persuadé le président Bill Clinton, en mai 1997, de fixer un nouvel objectif national pour la science en faisant du traitement du SIDA africain sa promesse « *moonshot* ». Dans un discours prononcé à la Morgan State University, Clinton avait déclaré : « Aujourd'hui, engageons-nous à développer un vaccin contre le SIDA au cours de la prochaine décennie. »[74] En grande partie grâce à l'influence de Tony Fauci, Clinton a gaspillé des milliards de dollars d'argent public dans cette croisade infructueuse pendant sa présidence, et des millions de dollars supplémentaires de contributions d'entreprises et philanthropiques via la Fondation Clinton, au crépuscule de sa carrière[75].

George W. Bush a également suivi les conseils du Dr Fauci, en détournant 18 milliards de dollars des contributions relativement anémiques du gouvernement américain à l'aide étrangère vers les projets mondiaux favoris de lutte contre le SIDA du Dr Fauci, rien qu'entre 2004 et 2008[76].

En 2008, le *Journal of the European Molecular Biology Organization* a publié un article revu par les pairs examinant comment le partenariat Gates/Fauci avait biaisé le financement du NIH pour refléter les priorités de Gates, « The Grand Impact of the Gates Foundation. Sixty Billion Dollars and One Famous Person Can Affect the Spending and Research Focus of Public Agencies ». Cet article montrait comment, à la suite de la poignée de main Gates/Fauci, le NIH avaient transféré 1 milliard de dollars vers les programmes mondiaux de vaccination de Gates « à un moment où le budget global du NIH connaissait une faible croissance ». L'article décrit les détails techniques du partenariat entre Gates et le NIH : la Fondation Gates et le Wellcome Trust acheminent leurs dons via la Fondation des NIH, qui administre l'argent tandis que Gates détermine comment il est dépensé[77]. De cette manière, Gates a paré ses projets favoris du sceau et de la crédibilité du gouvernement des États-Unis. Il s'est effectivement payé une direction d'agence.

Il existe peu de preuves objectives que tous ces trésors ont prolongé ou amélioré la vie des Africains. En revanche, chaque centime a contribué à la réputation de Fauci messie de l'aide étrangère en Afrique. Sur le continent, en matière de politique de santé publique, le Dr Fauci avait les clefs du royaume. Or, Gates avait besoin du Dr Fauci pour déverrouiller la porte.

Citant l'observation de Ralph Waldo Emerson selon laquelle la charité peut être un « mauvais dollar », le professeur de sociologie Linsey McGoey explique que la philanthropie peut avoir un effet maléfique lorsqu'elle « place ses bénéficiaires sous une botte plutôt que de reconnaître leur droit égal à favoriser leur propre indépendance, à réaliser leur individualité »[78]. Le professeur McGoey est l'auteur du livre *No Such Thing as a Free Gift : The Gates Foundation and the Profits of Philanthropy* (2015).

Big Pharma avait des visées sur l'Afrique ; Bwana Fauci et Bwana Gates ont mis des casques de hockey, saisi leurs machettes, apporté leurs vaccins impérialistes et leurs antiviraux toxiques, et se sont faits les versions XXIe siècle de Burton et Speke, les explorateurs européens en expédition – prodiguant les bienfaits de la civilisation occidentale au continent noir et n'exigeant que de l'obéissance en retour. « Ils sont là pour sauver le monde », dit McGoey à propos des philanthrocapitalistes, « tant que le monde se plie à leurs intérêts »[79]. Grâce à leur puissante collaboration, Big Pharma était en passe de devenir le seigneur colonial peut-être le plus cruel et le plus meurtrier d'Afrique.

Le VIH a fourni à Gates et au Dr Fauci une tête de pont en Afrique pour leur nouveau type de colonialisme médical, ainsi qu'un moyen pour leurs partenaires de construire et de maintenir un puissant réseau mondial, qui a fini par inclure des chefs d'État, des ministres de la santé, des régulateurs internationaux de la santé, l'OMS, la Banque mondiale, le Forum économique mondial, des responsables clefs de l'industrie financière et des responsables militaires qui ont servi de centre de commandement à l'appareil de biosécurité naissant. Leurs fantassins étaient l'armée de virologues de première ligne, de vaccinologues, de cliniciens et d'administrateurs d'hôpitaux qui dépendaient de leurs largesses et faisaient office de commissaires idéologiques communautaires dans cette croisade.

L'hégémonie planétaire du philanthrocapitalisme

En août 1941, le président Franklin Roosevelt avait contraint Winston Churchill à signer la Charte de l'Atlantique comme condition du soutien américain à l'effort des Alliés dans la Seconde Guerre mondiale. La Charte – emblème réconfortant de l'idéalisme américain – exigeait des alliés européens qu'ils renoncent à leurs colonies après la guerre. Pendant deux siècles, l'accès sans entrave aux abondantes ressources nationales du monde colonisé avait été la principale source de richesse européenne. La Charte de l'Atlantique et les mouvements de libération nationalistes des années 1950 et 1960 ont démantelé le modèle colonial traditionnel en Afrique. Toutefois, le continent s'est rapidement rouvert à la « colonisation douce » des multinationales et de leurs sponsors étatiques. Pendant la guerre froide, l'armée et les services de renseignements américains ont largement remplacé les armées coloniales européennes dans ces régions, soutenant pratiquement tous les dictateurs de pacotille qui prouvaient leur bonne foi « anticommuniste » en déroulant le tapis rouge aux multinationales américaines. Quand le mur de Berlin est tombé, les États-Unis disposaient déjà de 655 bases militaires (800 aujourd'hui)[80] dans le monde en développement, et les entreprises américaines disposaient de chèques en blanc dans les pays hôtes pour exploiter les ressources agricoles, minérales, pétrolières et forestières, ainsi que de vastes marchés pour les produits finis, notamment les produits pharmaceutiques. Après l'effondrement de la menace soviétique, le terrorisme islamique et la biosécurité ont supplanté le communisme pour justifier la présence permanente de l'armée et des entreprises américaines dans tous les pays en développement.

La convoitise de l'industrie pharmaceutique pour les ressources naturelles de l'Afrique et ses populations nombreuses et dociles, avec leurs charges de morbidité élevées, a contribué à faire de la biosécurité le fer de lance de l'impérialisme des multinationales. Bill Gates et le Dr Fauci ont fait de la biosécurité la raison d'être de leur projet de néocolonialisme médical. Paraphrasant la doctrine militaire de la guerre froide, Gates et le Dr Fauci ont prévenu que si nous n'arrêtions pas les microbes en Afrique, nous finirions par les combattre à New York et Los Angeles. Ils ont également repris le discours éculé des croisés selon lequel ils sauvaient le continent de la famine, de la peste et de l'ignorance grâce à un savoir-faire supérieur et à des technologies révolutionnaires.

Le pouvoir combiné de Gates et de Fauci de faire pleuvoir des dollars d'aide étrangère sur les gouvernements africains en manque de capitaux a fait d'eux les gouverneurs impériaux contemporains sur le continent. L'OMS est devenue leur vassal colonial, légitimant et facilitant leurs campagnes visant à ouvrir les marchés africains aux fabricants de médicaments, pour qu'ils y écoulent leurs produits indésirables et expérimentent de nouveaux traitements prometteurs.

Les vaccins contre le SIDA en Afrique

En janvier 2003, alors que Gates et le Dr Fauci lançaient des douzaines d'essais cliniques pour des vaccins expérimentaux contre le SIDA en Afrique, l'hagiographe en titre du Dr Fauci, Michael Specter, soulevait dans le *New Yorker* des questions piquantes sur « les problèmes éthiques associés aux essais de vaccins à long terme dans le monde en développement – financés par des donateurs occidentaux et conçus en grande partie par des scientifiques occidentaux ». Specter questionnait : « La course pour sauver l'Afrique du SIDA a-t-elle mis la science occidentale en porte-à-faux avec l'éthique occidentale ? » L'article cite des dirigeants africains demandant pourquoi leur continent devait supporter le fardeau des tests de vaccins et de médicaments coûteux qui – en cas de succès – seraient principalement utilisés en Occident. Ils se plaignent du fait que les sociétés pharmaceutiques abaissent systématiquement les normes de sécurité des essais cliniques lorsqu'elles mettent un pied sur le continent africain. « Pourquoi nous ? », a demandé un grand journaliste africain à Specter. « On dirait que c'est toujours nous. Pendant combien d'années l'Ouganda devra-t-il servir de banc d'essai ? »[81] « Ces essais m'inquiètent beaucoup », a déclaré Peter Lurie, directeur adjoint du Health Research Group de Public Citizen. Lurie et son collègue, Sidney Wolfe, se sont plaints à Specter de l'attitude cavalière des chercheurs américains à l'égard des sujets du Tiers Monde. « Au lieu de se considérer comme des militants pour de meilleurs soins en Afrique, les scientifiques vont utiliser la mauvaise qualité des soins pour justifier ce qu'ils veulent faire de toute façon », a déclaré Lurie. « Mais vous n'avez pas le droit d'utiliser des sujets simplement pour collecter des données parce que cela vous est utile. C'est de l'exploitation et de l'abus. C'est ce qu'était Tuskegee. » Lurie faisait référence à la décision notoire du CDC de laisser des centaines de métayers noirs d'Alabama avec une syphilis non traitée pendant 40 ans, à partir de 1932, afin de documenter l'évolution de la maladie. (Je suis fier que mon oncle, le sénateur Edward Kennedy, ait joué un rôle clef dans la révélation et la fin de cette expérience en 1973.) Lurie a ajouté : « Si nous ne faisons pas attention, nous pourrions subir la plus grande injustice de l'histoire de la médecine. »[82] Plus tard cette année-là, l'agence du Dr Fauci a annoncé que l'expérience la plus récente du NIAID sur le vaccin contre le SIDA avait échoué. « Ne dites pas que je suis pessimiste, car je ne le suis pas », a déclaré Anthony Fauci en 2003, concédant indirectement que le VIH et le SIDA ne se comportaient pas comme ses hypothèses le prévoyaient. « Les meilleurs moyens de vaccination ne fonctionnent pas avec le VIH. Nous devons trouver autre chose. »[83]

Gates semblait penser que des flots d'argent frais pourraient apprendre au virus à se tenir à carreau. En juillet 2006, la Fondation Bill et Melinda Gates annonçait l'octroi de 16 financements d'un montant total de 287 millions de dollars, pour créer un réseau international de consortiums de recherche collaborative visant à accélérer le développement d'un vaccin contre le VIH, en finançant plus de 165 investigateurs principaux pour mener des essais dans 19 pays[84].

Deux ans plus tard, le 18 juillet 2008, le Dr Fauci annonçait l'annulation du plus grand essai sur l'homme à ce jour. C'était de loin le vaccin contre le VIH le plus prometteur du NIAID. Le Dr Fauci avait consacré 140 millions de dollars d'argent public au développement du vaccin de Merck, et le NIAID avait déjà commencé à recruter 8 500 volontaires aux États-Unis. Cela aurait été le premier essai d'un vaccin contre le VIH sur des citoyens américains. Le Dr Fauci avait déclaré que le nouvel essai visait à déterminer si le vaccin pouvait réduire de manière significative la quantité de VIH dans le sang des personnes infectées. Bien entendu, Merck et le NIAID avaient déjà testé le vaccin sur 3 000 participants dans neuf pays africains. Les dernières données montraient que l'essai s'était mal passé. Le *Times* avait rapporté timidement que « l'essai PAVE avait été reporté après qu'un test du vaccin Merck ait échoué dans ses deux principaux objectifs : prévenir l'infection et réduire la quantité de VIH dans le sang des personnes infectées. »[85]

Vers la fin de l'article du *New York Times*, on trouve quelques faits importants. Il s'est avéré que le vaccin était non seulement inefficace, mais qu'en plus les chercheurs avaient rapporté des signaux de sécurité alarmants qui avaient amené un comité de surveillance de la sécurité à interrompre l'étude. De plus, les chercheurs de Merck/du NIAID avaient rapporté des données suggérant que le vaccin, au lieu de prévenir l'infection, *augmentait* en fait le risque de contracter le VIH ![86]

Le Dr Fauci avait déclaré qu'il avait pris la décision d'annuler l'essai à venir après avoir rencontré des scientifiques qui tentaient de comprendre pourquoi le vaccin de Merck avait mal fonctionné. Ses collègues n'avaient pu fournir aucune explication à l'échec du vaccin. Lawrence K. Altman, du *New York Times*, avait dit que le Dr Fauci avait admis qu'après une décennie d'efforts « les scientifiques [avaient] réalisé qu'ils n'en savaient pas assez sur la façon dont les vaccins contre le VIH et le système immunitaire interagissent ». Le Dr Fauci avait déclaré au *Times* qu'il devenait de plus en plus évident que des recherches fondamentales et des tests sur les animaux seraient nécessaires avant qu'un vaccin contre le VIH ne soit commercialisé. Ces aveux étonnants semblaient valider les critiques de Duesberg et d'autres personnes qui prédisaient l'échec inévitable d'un vaccin fondé sur l'hypothèse bancale VIH/SIDA. Le Dr Fauci avait déclaré qu'il avait conclu que les scientifiques devaient procéder étape par étape parce qu'ils « ne connaissaient pas encore les faits fondamentaux, comme les réactions immunitaires les plus importantes pour prévenir l'infection »[87]. Le scientifique Kendall A. Smith, de l'université Cornell, avait confessé une erreur encore plus grande : « Nous n'avons vraiment pas compris ce qui fait l'efficacité d'un vaccin, malgré les plus de deux siècles qui se sont écoulés depuis que Sir Edward Jenner a décrit le premier vaccin efficace contre le virus de la variole en 1798. Par conséquent, tous les vaccins actuellement utilisés ont été développés de manière empirique, et seulement au cours des cinquante dernières années, sans que l'on ait une compréhension complète du fonctionnement du système immunitaire. »[88]

« Si les hypothèses de Fauci sur le VIH/SIDA étaient vraies, ils auraient dû pouvoir développer un vaccin », observe David Rasnick, docteur en biochimie qui travaille depuis 30 ans dans le domaine de la biotechnologie pharmaceutique. « L'énigme fondamentale de Fauci est qu'il a dit à tout le monde de diagnostiquer le SIDA sur la base de la présence d'anticorps anti-VIH. Pour toutes les autres maladies, la présence d'anticorps est le signe que le patient a vaincu la maladie. Avec le SIDA, Fauci et Gallo, et maintenant Gates, prétendent que c'est un signe que vous êtes sur le point de mourir. Pensez-y : si l'objectif d'un vaccin contre le SIDA est de stimuler la production d'anticorps, alors le succès signifierait que chaque personne vaccinée aurait également un diagnostic de SIDA. Je veux dire, il y a là matière à une comédie. C'est comme si quelqu'un avait donné aux *Trois Stooges*[b] un budget annuel d'un milliard de dollars ! »

Le 8 octobre 2015, l'Institut de virologie humaine de Gallo à l'école de médecine de l'université du Maryland a annoncé le lancement de ses essais de phase I sur l'homme du dernier candidat vaccin contre le VIH de Gallo. Un consortium dirigé par la Fondation Bill et Melinda Gates a alloué 23,4 millions de dollars aux recherches de Gallo sur ce vaccin. D'autres fonds sont venus des copains de Redfield impliqués dans le programme de recherche militaire américain sur le VIH[89].

Gallo a lancé son essai clinique en collaboration avec Profectus BioSciences, une entreprise de biotechnologie qu'il a récemment détachée de l'IHV pour lui permettre de monétiser les recherches qu'il a menées grâce au financement déductible des impôts de Gates et à l'argent des contribuables provenant du NIH et de l'armée[90,91].

Gallo avait déjà testé ses nouveaux vaccins contre le VIH sur des animaux, or « les résultats chez les singes [étaient] intéressants, mais ils [n'étaient] pas parfaits ». Nullement découragé par les performances décevantes du vaccin chez les macaques, Gallo était impatient de tester sa concoction sur des primates supérieurs. « Si nous continuons à n'utiliser que des singes, nous n'irons nulle part. Nous avons besoin que les humains réagissent »[92]. En mai 2020, j'ai demandé à Gallo ce qui était arrivé à ce vaccin expérimental. Gallo m'affirma, dans ce que je soupçonnais être une non-réponse évasive, qu'il était toujours (après six ans) en train de tester la réponse immunitaire[93]. En 2015, la BMGF dépensait environ 400 millions de dollars par an pour la recherche de médicaments contre le SIDA. Gallo me dit que son groupe n'est qu'un groupe parmi la centaine que Gates a financés pour trouver l'insaisissable vaccin. Gates a admis publiquement à l'Agence France-Presse que la quête d'un vaccin contre le SIDA a pris plus de temps que prévu, avec de nombreuses déceptions en cours de route[94]. Malgré l'impressionnante série d'échecs de Gates et Fauci, Gates est resté optimiste. « Un vaccin, c'est un gros domaine de financement pour notre fondation. Cependant, même dans

b. Troupe comique américaine qui a tourné de nombreux courts métrages au milieu du XXe siècle. (N.d.T.)

le meilleur des cas, il faudra attendre cinq ans, et peut-être même 10 ans », a-t-il prédit de manière joviale lors d'une séance de questions-réponses avec des jeunes. « La priorité absolue est probablement un vaccin. Si nous disposions d'un vaccin capable de protéger les gens, nous pourrions mettre fin à l'épidémie. »[95] Le 3 février 2020, Julie Steenhuysen, de Reuters, rapportait que le NIAID avait brusquement interrompu l'essai clinique de son vaccin contre le VIH le plus prometteur à ce jour. Le NIAID était au milieu des essais de phase III sur plus de 5 000 Sud-Africains lorsqu'il réalisa qu'une fois de plus le vaccin *augmentait* le risque de SIDA chez les personnes vaccinées. Le Dr Fauci a fait part d'un autre de ses pronostics réjouissants : « La recherche se poursuit sur d'autres approches pour un vaccin VIH sûr et efficace, que je crois toujours réalisable. »[96]

Depuis 1984, sans se laisser décourager par 37 ans de promesses non tenues, d'essais cliniques ratés, de milliards de dollars gaspillés et d'innombrables carnages humains, le Dr Fauci et son vieux copain Bob Gallo continuent de nous rouler dans la farine du vaccin contre le SIDA. Aucun des deux hommes n'a fait avancer la recherche d'un remède, mais tous deux ont édifié des institutions impressionnantes. Des questions essentielles sur leur validité scientifique continuent d'assaillir les deux disciplines étroitement liées que sont la virologie et la vaccinologie, pour lesquelles ces institutions constituent des centres névralgiques majeurs. Le combat du Dr Fauci contre le SIDA est une croisade religieuse fondée sur la foi et l'appel à l'autorité plutôt que sur l'empirisme ou la preuve scientifique rigoureuse. Suivant la voie des interventions coloniales passées en Afrique, la campagne évangélique du Dr Fauci visant à imposer les orthodoxies de la guerre bactériologique aux Africains est une démonstration de pouvoir brut, de domination et d'extraction impitoyable de profits.

La virologie : un nouveau corps de janissaires

Comme pour les sultans, les khans, les tsars, les monarques et les empereurs d'antan, le pouvoir du Dr Fauci découle de sa capacité à financer, armer, payer, entretenir et déployer efficacement une vaste et tentaculaire armée permanente. Le NIH contrôle à lui seul un budget annuel de 42 milliards de dollars, principalement distribué sous forme de plus de 50 000 subventions soutenant plus de 300 000 emplois dans le milieu de la recherche médicale dans le monde entier[97]. Les milliers de médecins, d'administrateurs d'hôpitaux, de responsables de la santé et de chercheurs en virologie dont les postes, les carrières et les salaires dépendent de l'argent du SIDA provenant du Dr Fauci, de Gates et du Wellcome Trust (version britannique de la Fondation Gates) sont les officiers et les soldats d'une armée mercenaire qui défend tous les vaccins et les doxologies du Dr Fauci sur le VIH/SIDA. L'univers de la virologie constitue le corps de janissaires du Dr Fauci – les guerriers d'élite qu'il peut rapidement mobiliser sur chaque nouveau champ de bataille pour réaliser de nouvelles conquêtes et mater sévèrement la rébellion, la dissidence et la résistance.

En 2020, de nombreux essais de vaccins contre le VIH menés par Gates/Fauci en Afrique sont soudainement devenus des essais de vaccins contre la COVID-19, car le tsunami sans précédent du nouveau hold-up qu'est la COVID-19 a commencé à affluer via le Dr Fauci vers les mêmes légions disciplinées de la caste des virologues. Au début de la pandémie, le Dr Fauci a fait appel à son fidèle procureur, le Dr Larry Corey, pour lancer le réseau de prévention COVID-19 dans le but de redéployer les investigateurs principaux les plus fiables et les plus sûrs du Dr Fauci dans une campagne éclair pour obtenir l'approbation de ses vaccins chéris. Fauci a accompli cette mission redoutable en transformant ses essais VIH existants, pratiquement du jour au lendemain, en essais de phase III sur le vaccin COVID-19. Sans perdre de temps, son armée d'IP a pivoté pour rentrer au pas dans la nouvelle escarmouche virale. Leurs rangs parfaitement disciplinés ont également fourni les « experts indépendants » qui ont peuplé les comités de la FDA et des CDC, ayant approuvé ces vaccins COVID testés de façon bâclée, ainsi que les médecins et les « éthiciens médicaux » qui sont apparus à la télévision pour appuyer chaque mesure de lutte contre la COVID-19 prise par le gouvernement : masques, confinements, distanciation sociale et vaccination – y compris la justification du vaccin pour les enfants et les femmes enceintes. (Dans un monde rationnel, l'administration de ces vaccins non testés et peu efficaces aux enfants et aux femmes enceintes constituerait à la fois une faute médicale et une maltraitance des enfants, étant donné le faible risque de COVID et le risque plus élevé du vaccin dans ces cohortes.) Ils ont rédigé des éditoriaux dans les journaux et des articles dans les revues scientifiques validant les orthodoxies officielles et rejetant uniformément les dissidents comme étant des cinglés, des originaux, des charlatans et des « adeptes de la théorie du complot ». Le Dr Fauci et Bill Gates ont recruté dans leurs rangs les escrocs et les biostituées qui ont mené les études frauduleuses ayant conduit au torpillage de l'hydroxychloroquine et de l'ivermectine, et qui ont obtenu l'approbation de leur médicament fétiche : le remdesivir. Lorsque les révélations selon lesquelles le virus COVID-19 était probablement le produit du génie génétique ont menacé de discréditer son empire, Tony Fauci a dépêché l'élite triée sur le volet du corps des janissaires de la virologie pour rédiger et signer les éditoriaux conséquents publiés dans *Nature*[98] et le *Lancet*[99] en février et mars 2020, assurant au monde que l'hypothèse de la fuite des laboratoires était une conspiration « farfelue ». La discipline monolithique de la caste virologique et sa capacité à faire respecter rigoureusement son omerta ont effectivement réduit au silence le débat sur les origines de la COVID-19 pendant un an.

La saga du virologue de Fauci, Kristian Andersen, un investigateur principal qui a construit sa carrière sur une cascade de subventions du NIAID, offre un exemple frappant du système de récompenses de Fauci. Andersen a été le premier subventionné de Tony Fauci à l'alerter, dans un courriel du 31 janvier 2020, à 22h32, des preuves solides que la COVID-19 avait été générée en laboratoire, et que l'expérience qui y avait abouti pourrait porter les empreintes du NIAID[100,101]. Après minuit, le Dr Fauci demanda à son principal assistant de garder son téléphone allumé et de se tenir prêt pour un travail important : organiser une réunion d'urgence secrète pour discuter de la limitation des dégâts avec 11 des meilleurs virologues du monde, dont Andersen et cinq chercheurs clefs du Wellcome Trust[102]. Le Dr Fauci était le seul représentant du gouvernement américain à participer à cette réunion téléphonique. Quatre jours plus tard, Andersen, qui moins de 100 heures plus tôt était convaincu que le virus ne venait pas de la nature, a soumis une lettre – secrètement écrite par Fauci, signée par cinq éminents virologues (tous des investigateurs principaux du NIAID et du Wellcome Trust) – réfutant l'idée que le coronavirus en circulation avait pu être produit en laboratoire[103]. Un mois plus tard, le Dr Fauci – sans révéler son implication secrète – cita cette même lettre lors d'une conférence de presse à la Maison Blanche en tant que preuve que la COVID-19 avait évolué naturellement[104,105]. Dans les mois qui ont suivi, l'employeur d'Andersen, le Scripps Research Institute, a reçu une série de subventions importantes de la part du NIAID, totalisant 78 millions de dollars pour l'année civile[106]. Fin 2020, le NIAID avait accordé aux employeurs de quatre des cinq signataires de l'article un total de près de 155 millions de dollars de subventions[107,108,109,110]. C'est comme ça que ça se passe. Les disciples et les soldats du Dr Fauci comprennent que, tant qu'ils le soutiennent, ils continuent à bénéficier du flux sans fin du pactole de la santé publique qu'il contrôle – leur trésor de guerre contre les germes et les sceptiques.

Les vaccins contre la COVID : une nouvelle hypothèque sur la vie

En mars 2020, Bill Gates a démissionné de son poste au conseil d'administration de Microsoft, expliquant qu'il « consacrait désormais la majeure partie de son temps à la pandémie »[111].

Gates a fêté sa retraite de Microsoft en dirigeant un torrent de dollars vers la construction de six usines de fabrication de différents vaccins COVID, et en finançant des essais de vaccins par des sociétés comme Inovio Pharmaceuticals, AstraZeneca et Moderna Inc, toutes en tête de la course pour développer un vaccin COVID-19. La Fondation Gates a également investi 480 millions de dollars dans « un large éventail de candidats vaccins et de plates-formes technologiques » par le biais de la Coalition for Epidemic Preparedness (CEPI), que Gates a fondée avec Jeremy Farrar, directeur du Wellcome Trust[112]. Tony Fauci, quant à lui, a pris la direction du groupe de travail de la Maison Blanche sur le coronavirus. Les deux hommes ont fait équipe dans les journaux télévisés du soir et les talk-shows du dimanche pour promouvoir le remdesivir et faire savoir à leurs hôtes obséquieux et au peuple américain que le seul moyen de mettre fin à la prise d'otages mondiale était que sept milliards de personnes reçoivent leurs nouveaux vaccins. Personne n'a jamais remis en question la déclaration mantrique de Gates, qu'il a psalmodiée comme un chant grégorien : « De manière réaliste, si nous voulons revenir à la normale, nous devons développer un vaccin sûr et efficace. Nous devons produire des milliards de doses, nous devons les distribuer dans toutes les parties du monde, et nous devons faire tout cela le plus rapidement possible. »[113] Il a répété ce message *ad nauseam*, comme il l'a encore fait sur CNN le 22 mars 2020 : « Les choses ne reviendront pas vraiment à la normale tant que nous n'aurons pas un vaccin que nous aurons diffusé à peu près partout dans le monde. »

Le VIH, encore et toujours

Malgré toute l'excitation suscitée par la COVID, aucun de ces partenaires n'a oublié son premier amour, le SIDA. Le 9 février 2021, alors que le déploiement de son vaccin de l'Operation Warp Speed approchait de la ligne d'arrivée, le Dr Tony Fauci prit une pause bien méritée pour faire une annonce passionnante. Il informa ses acolytes médiatiques abasourdis que le NIH venait de s'engager dans une initiative conjointe de 200 millions de dollars avec la Fondation Gates pour financer la prochaine génération de vaccins contre le SIDA, en utilisant la nouvelle technologie à ARNm du NIAID : « Cette collaboration est un pas en avant ambitieux, car elle permet d'exploiter les outils scientifiques les plus avancés et l'importante infrastructure mondiale de recherche sur le VIH du NIH, afin de trouver un jour un remède et de mettre fin à la pandémie mondiale de VIH. »[114] Faisant fi de 40 ans d'échecs cuisants, le directeur du NIH, Francis S. Collins, qui joue le rôle de Robin (Batman étant le Dr Fauci), a ajouté : « Nous voulons faire le grand saut ou rien. »[115] Cette annonce exaltante est intervenue presque exactement 40 ans après la première déclaration sur le SIDA[116]. Après quatre décennies de résultats catastrophiques, des milliards de dollars gaspillés, d'innombrables vies perdues et de promesses non tenues, la presse a réservé à cette dernière production les mêmes applaudissements enthousiastes et crédules que ceux qu'elle a réservés aux cent autres déclarations incompréhensibles de Teflon Tony au cours de ces quatre décennies. « Il est le P. T. Barnum de la santé publique », ironise la journaliste Celia Farber. « Il fait claquer son fouet en disant 'Abracadabra', et tous oublient qu'ils ont vu le même tour un nombre incalculable de fois. C'est vraiment fascinant. »[117]

À cette époque, l'arsenal de vaccins COVID de Fauci/Gates était en tête du palmarès des ventes de produits médicaux chez leurs partenaires pharmaceutiques, Pfizer prévoyant à lui seul 96 milliards de dollars de ventes de vaccins COVID[118].

Dans la foulée de l'apparition du Dr Fauci, Moderna a publié un communiqué de presse annonçant de nouveaux vaccins à ARNm pour le Zika, Ebola, la grippe, le cancer et le VIH. Le 25 juillet 2021, le Dr Fauci a développé ce communiqué passionnant en annonçant une nouvelle initiative gouvernementale de plusieurs milliards de dollars visant à utiliser l'argent des contribuables et la technologie à ARNm brevetée par le NIAID pour préparer de nouveaux vaccins distincts pour 20 familles de virus qui pourraient déclencher de futures pandémies. Le Dr Fauci a révélé qu'il était déjà en pourparlers avec la Maison Blanche de Biden au sujet de sa proposition électrisante, qui, selon lui, coûtera « quelques milliards de dollars » en plus du budget actuel de 6 milliards de dollars du NIAID. Il a dit qu'il prévoyait de lancer le projet en 2022. Le Dr Collins a déclaré qu'il avait trouvé la proposition du Dr Fauci « convaincante », et a dit : « Alors que nous commençons à entrevoir une fin heureuse de la pandémie de COVID-19, nous ne devons pas retomber dans la complaisance. »[119] Le 2 septembre 2021, Joe Biden a de nouveau soutenu le Dr Fauci en annonçant un effort de réponse à la pandémie de 65 milliards de dollars. Le Dr Fauci en sera l'homme de pointe.

L'annonce de Biden a éclipsé une mauvaise nouvelle. Le 31 août 2021, le Dr Fauci a reconnu l'arrêt prématuré d'une autre de ses expériences sur le vaccin contre le VIH en Afrique. Un vaste essai sur 2 600 jeunes filles africaines d'un vaccin contre le VIH de Johnson & Johnson – financé conjointement par le NIAID et la Fondation Bill et Melinda Gates – n'avait pas réussi à démontrer d'effet bénéfique[120].

Le terrible héritage du colonialisme médical

C'est à Rudyard Kipling que l'on doit l'expression « le fardeau de l'homme blanc », dans son poème de 1897 exhortant les États-Unis et l'Angleterre à imposer la civilisation occidentale et le christianisme aux peuples tribaux pour leur propre bien.

Tout étudiant de l'histoire de l'Afrique connaît le thème récurrent des hommes blancs bien intentionnés infligeant des calamités aux Africains. Mon intérêt pour l'Afrique a commencé dès mon enfance. J'ai parcouru le continent pendant six décennies et rencontré certains de ses dirigeants les plus visionnaires, notamment Tom Mboya, Jomo Kenyatta, Julius Nyerere et Nelson Mandela. Ces dirigeants anticoloniaux avaient compris que la pauvreté est une conspiration complexe de maladies sociales, historiques, politiques, institutionnelles et techniques. La meilleure façon d'y remédier est le plus souvent de tester des choses à petite échelle, adaptées aux conditions locales. Les solutions optimales sont invariablement élaborées au niveau local, avec une implication régulière des habitants, une auto-évaluation disciplinée, une responsabilisation, des corrections de trajectoire fréquentes et beaucoup d'humilité de la part des administrateurs, des fonctionnaires et surtout des étrangers.

Le programme de vaccins et d'antiviraux contre le VIH de Gates est, en raison de son envergure continentale, sans doute le pire d'une longue série de projets occidentaux paternalistes mis en œuvre par des impérialistes, des aventuriers avides, des escrocs, des magouilleurs, des charlatans, des coquins jouant sur deux tableaux et des pantins bien intentionnés qui s'engagent régulièrement à mettre fin aux souffrances africaines.

Au lieu d'aborder l'Afrique avec humilité, curiosité, ouverture d'esprit et volonté de soutenir les initiatives locales, Gates fait preuve de cette même arrogance que le juge Penfield Jackson a définie comme étant le trait de caractère de Gates dans son jugement de 1998. Au mieux, Gates et le Dr Fauci ne sont que les derniers d'une longue lignée de croisés, de bandits et de conquistadors qui apparaissent périodiquement sur le continent, armés de la conviction qu'ils savent ce qui est le mieux pour les Africains. Trop souvent, il s'agit de projets vaniteux et égoïstes qui, en fin de compte, ne font qu'aggraver les calamités et amplifier la souffrance. Au pire, pour reprendre les termes de Loffredo et Greenstein, Gates et sa fondation fonctionnent « comme un cheval de Troie pour les entreprises occidentales, qui n'ont bien sûr pas d'autre but que d'augmenter leurs bénéfices… La Fondation semble considérer le Sud comme un dépotoir pour les médicaments jugés trop dangereux pour le monde développé, et comme un terrain d'essai pour ceux qui n'ont pas encore été jugés assez sûrs pour le monde développé. »[121]

Les vaccins magiques sont la principale solution à l'emporte-pièce de Gates aux maux que sont la pauvreté, la famine, la sécheresse et la maladie. L'absurdité des vaccins coûteux en tant que remède à l'indigence, à la malnutrition ou à la pénurie d'eau potable est évidente lorsqu'on sait que 3 milliards de personnes vivent avec moins de 2 $ par jour, 840 millions de personnes ne mangent pas à leur faim, un milliard de personnes n'ont pas accès à l'eau potable ou à des installations sanitaires, un milliard de personnes sont analphabètes, environ un quart des enfants des pays pauvres ne terminent pas l'école primaire[122]. La pauvreté est un environnement riche en cibles, or les données suggèrent que les vaccins de Gates manquent complètement leur cible. La sociologue Linsey McGoey cite un jeune chercheur en santé basé à l'université de Cape Coast, dans l'ouest du Ghana : « De mon point de vue, on dirait que [la Fondation Gates] vend de la technologie au lieu de résoudre des problèmes. La plupart de leurs annonces concernent le développement d'une nouvelle technologie ou de vaccins. »[123]

Comment Gates contrôle l'OMS

Pire, Gates a utilisé sa fortune de manière stratégique pour contaminer les agences d'aide internationale avec ses priorités égocentriques tordues. Historiquement, les États-Unis ont été le plus grand donateur direct de l'OMS, avec une contribution de 604,2 millions de dollars en 2018-2019 (les dernières années pour lesquelles les chiffres sont disponibles). Cette année-là, la BMGF a donné 431,3 millions de dollars, et la GAVI 316,5 millions de dollars[124]. De plus, Gates verse des fonds à l'OMS par le biais du SAGE, de l'UNICEF et du Rotary International, ce qui porte le total cumulé de ses contributions à plus d'un milliard de dollars, faisant de ce dernier le principal sponsor officieux de l'OMS, même avant la décision de l'administration Trump de suspendre tout son soutien à l'organisation, en 2020.

Ces dons déductibles des impôts, d'un montant d'un milliard de dollars, permettent à Gates d'exercer une influence et un contrôle sur le budget de 5,6 milliards de dollars de l'OMS, et sur la politique internationale en matière de santé, qu'il oriente en grande partie pour servir les intérêts financiers de ses partenaires de Pharma. Les sociétés pharmaceutiques cimentent le parti pris institutionnel de l'OMS en faveur des vaccins avec environ 70 millions de dollars de leurs propres contributions directes. « Nos priorités sont vos priorités », déclarait Gates en 2011[125].

En 2012, Margaret Chan, alors directrice générale de l'OMS, s'était plainte que le budget de l'OMS étant fortement affecté, « dirigé par ce qu'elle appelle les intérêts des donateurs »[126]. D'après McGoey : « Selon sa charte, l'OMS est censée rendre des comptes aux gouvernements membres. La Fondation Gates, quant à elle, n'a de comptes à rendre à personne d'autre qu'à ses trois administrateurs : Bill, Melinda et le PDG de Berkshire Hathaway, Warren Buffett. De nombreuses organisations de la société civile craignent que l'indépendance de l'OMS ne soit compromise lorsqu'une part importante de son budget provient d'une organisation philanthropique privée ayant le pouvoir de dicter exactement où et comment l'institution onusienne doit dépenser son argent. » McGoey observe que « presque toutes les décisions importantes de l'OMS sont d'abord examinées par la Fondation Gates »[127]. Comme l'a déclaré à *The Gray Zone* l'ONG Global Justice Now, basée au Royaume-Uni, « l'influence de la Fondation est si forte que de nombreux acteurs du développement international, qui autrement critiqueraient la politique et les pratiques de la Fondation, sont incapables de s'exprimer de manière indépendante en raison de son financement et de son patronage »[128] (voir aussi « The Perils of Philanthrocapitalism », Eric Franklin Amarante, *Maryland Law Review*, 2018).

L'obsession de Gates pour les vaccins a détourné les dons de l'OMS de la lutte contre la pauvreté, pour la nutrition et l'eau potable, pour faire de l'utilisation des vaccins sa principale mesure de santé publique. Et Gates n'a pas peur de peser de tout son poids dans la balance. En 2011, il a pris la parole à l'OMS, ordonnant : « les 193 États membres, vous devez faire des vaccins un élément central de vos systèmes de santé »[129]. L'année suivante, l'Assemblée mondiale de la santé, qui fixe l'ordre du jour de l'OMS, a adopté un « Plan mondial pour les vaccins », coécrit par la Fondation Gates. Plus de la moitié du budget total de l'OMS est désormais consacrée aux vaccins. Selon les experts de la santé mondiale et les responsables africains, cette focalisation étroite sur les vaccins aggrave la crise sanitaire de l'Afrique.

Le fait qu'ils distribuent plusieurs milliards de dollars chaque année donne à Gates et Fauci un contrôle effectif non seulement sur l'OMS, mais aussi sur toutes les agences quasi-gouvernementales faisant autorité, que Gates – souvent avec l'aide et le soutien de Fauci – a créées et/ou financées, notamment la CEPI, la GAVI, le PATH, UNITAID, l'UNICEF, le SAGE, le Programme de développement mondial, le Fonds mondial, la Brighton Collaboration et les ministères de la santé de dizaines de nations africaines qui dépendent largement de l'OMS et d'autres partenariats mondiaux. Une analyse de 2017 des 23 partenariats mondiaux pour la santé a révélé que sept d'entre eux dépendaient entièrement du financement de Gates et que neuf autres citaient la fondation comme principal donateur. La Fondation Gates contrôle également le Groupe consultatif stratégique d'experts (SAGE), le groupe consultatif principal de l'OMS pour les vaccins. Lors d'une récente réunion, la moitié des 15 membres du conseil d'administration du SAGE ont fait état de conflits d'intérêts avec la Fondation Gates.

Le plus puissant de ces groupes est la GAVI, le deuxième plus grand bailleur de fonds non étatique de l'OMS. Gates a créé la GAVI comme un « partenariat public-privé » qui facilite les ventes en gros des vaccins de ses partenaires pharmaceutiques aux pays pauvres.

La GAVI illustre l'impressionnante capacité de Gates à utiliser sa notoriété, sa crédibilité et sa richesse pour hypnotiser les principaux fonctionnaires et chefs d'État afin qu'ils lui confient le contrôle de leurs dépenses d'aide étrangère. Gates a lancé la GAVI en 1999 avec un don de 750 millions de dollars. La BMGF occupe un siège permanent au sein de son conseil d'administration[130]. D'autres organisations que Gates contrôle ou sur lesquelles il peut compter – l'OMS, l'UNICEF, la Banque mondiale – et l'industrie pharmaceutique y siègent également, ce qui confère à Gates une autorité dictatoriale sur les décisions de la GAVI. À ce jour, la BMGF lui a versé un total de 4,1 milliards de dollars[131]. Cependant, Gates a utilisé cette contribution relativement insignifiante – et son charme personnel, je suppose – pour drainer plus de 16 milliards de dollars venant de gouvernements et de donateurs privés[132] dont 1,16 milliard de dollars par an de la part du gouvernement américain, soit cinq fois le montant que Gates donne à l'OMS[133].

Lorsque le président Trump a retiré les États-Unis de l'OMS en 2020, il a maintenu la contribution américaine de 1,16 milliard de dollars à la GAVI[134]. L'effet cumulé du retrait a donc été d'accroître le pouvoir de Gates sur l'OMS et sur la politique de santé mondiale. Une étude récente de la GAVI par le Premier ministre britannique Boris Johnson offre un témoignage puissant de la capacité de Gates à inspirer le type d'adulation obséquieuse qui a incité les dirigeants occidentaux à confier la politique étrangère et des flots de dollars d'argent public à la discrétion de Gates. En août 2021, Johnson a déclaré que la GAVI était la « nouvelle OTAN »[135]. La Suisse, qui accueille le siège mondial de la GAVI à Genève, a accordé au groupe de Gates une immunité diplomatique totale – un privilège que la Confédération helvétique refuse à de nombreux pays et à leurs diplomates.

En outre, l'ampleur même des contributions financières de sa fondation a fait de Bill Gates un dirigeant officieux – bien que non élu – de l'OMS.

En 2017, le pouvoir de Gates était si total qu'il a nommé son adjoint, Tedros Adhanom Ghebreyesus, nouveau directeur général de l'OMS, malgré les plaintes selon lesquelles Tedros serait le premier directeur général de l'OMS sans diplôme de médecine, et malgré un passé douteux. Les critiques accusent Tedros de manière crédible de diriger un groupe terroriste associé à des violations extrêmes des droits de l'homme, y compris des politiques génocidaires contre un groupe tribal rival en Éthiopie[136]. En tant que ministre des Affaires étrangères de l'Éthiopie, Tedros a agressivement supprimé la liberté d'expression, notamment en arrêtant et en emprisonnant des journalistes qui critiquaient la politique de son parti. En fait, la principale qualification de Tedros pour le poste à l'OMS était sa loyauté envers Gates. Il avait déjà siégé aux conseils d'administration de deux organisations que Gates a fondées, financées et contrôlées : la GAVI et le Fonds mondial, où Tedros était le président de confiance du conseil d'administration de Gates[137,138].

La GAVI est le résultat le plus tangible du partenariat que Gates a conclu avec Fauci au début des années 2000. Selon les termes de ce partenariat, le Dr Fauci concocte une série de nouveaux vaccins dans les laboratoires du

NIAID et les confie à ses investigateurs principaux universitaires et aux multinationales pharmaceutiques dans lesquelles Gates détient des participations importantes pour qu'ils valident dans le cadre d'essais cliniques. Gates met ensuite en place des chaînes d'approvisionnement et crée des dispositifs financiers innovants pour garantir à ces entreprises des marchés dans les pays du Tiers Monde. Un élément clef de ce système est la capacité de Gates, via l'OMS, à faire pression sur les pays en développement pour qu'ils accélèrent et achètent le vaccin, et à utiliser la GAVI comme une banque via laquelle les pays riches cosignent la dette. Autrefois, les nations occidentales acheminaient leur aide étrangère par le biais des ONG traditionnelles pour le développement alimentaire et économique. Or, Gates a capté ces « flux d'affaires » au profit de la GAVI et de ses partenaires pharmaceutiques en faisant pression sur les pays occidentaux pour qu'ils lui versent leur aide étrangère. Gates détourne ainsi l'argent de l'aide étrangère des gouvernements riches, en le dirigeant vers les fabricants de médicaments.

En mai 2012, à la suite de deux réunions avec le Dr Seth Berkley, PDG de la GAVI, Fauci a décrit en toute franchise la relation étroite entre la GAVI et le NIH.

« Nous, le NIH, travaillons sur la composante en amont du développement de la recherche fondamentale. La GAVI développe un vaccin et le met à la disposition des personnes qui en ont besoin. » Le Dr Fauci a expliqué que si « le NIH se situe en amont et la GAVI en aval », il n'y a pas de différence entre l'organisation de Gates et son agence. « Nous ne voulons pas investir des ressources, en particulier dans les pays en développement, si la recherche n'est pas mise en œuvre, notamment en ce qui concerne la chaîne du froid. La GAVI est maintenant une force beaucoup plus visible et coordonnée, avec beaucoup de ressources, qui travaille dans de très nombreux pays. » Contrairement à certains gouvernements africains moins fiables, « C'est une organisation avec laquelle vous pouvez traiter directement. »[139]

« À l'origine, les nations occidentales ont conçu l'Organisation mondiale de la santé et les Nations unies pour incarner des idéologies libérales mises en œuvre via la logique démocratique une nation, un vote », m'a confié le Dr Vandana Shiva, la principale militante des droits de l'homme en Inde. « Gates a détruit tout cela à lui tout seul. Il a détourné l'OMS et l'a transformée en un instrument de pouvoir personnel qu'il manie dans le but cynique d'augmenter les profits pharmaceutiques. Il a détruit à lui seul l'infrastructure mondiale de la santé publique. Il a privatisé nos systèmes de santé et nos systèmes alimentaires pour servir ses propres objectifs. »[140]

Comme le concèdent Jeremy Loffredo et Michele Greenstein dans leur article de juillet 2020, « la Fondation Gates a déjà privatisé de manière efficace l'organisme international chargé de créer la politique de santé, le transformant en un outil de domination pour les entreprises. Elle a facilité le déversement de produits toxiques sur les populations du Sud, et a même utilisé les pauvres du monde comme cobayes pour des expériences médicamenteuses… L'influence de la Fondation Gates sur la politique de santé publique est quasi subordonnée à la garantie que les réglementations en matière de sécurité et les autres fonctions gouvernementales soient suffisamment faibles pour être contournées. Elle agit donc contre l'indépendance des États-nations et comme un véhicule pour les capitaux occidentaux. »[141]

Le caractère sacré des brevets

Une caractéristique singulière des magouilles vaccinales de Gates – largement passée inaperçue jusqu'à récemment dans la presse mondiale – est son engagement sans faille à protéger les droits de propriété intellectuelle de l'industrie pharmaceutique. Lorsqu'on lui a demandé, dans une interview sur Sky News, s'il serait judicieux de partager la propriété intellectuelle et la recette des vaccins, Gates a répondu sans ambages : « Non. »

« Il y a toutes sortes de questions relatives à la propriété intellectuelle en rapport avec les médicaments, mais pas en ce qui concerne la rapidité avec laquelle nous avons été en mesure d'augmenter le volume ici... Je passe régulièrement des appels téléphoniques aux PDG des entreprises pharmaceutiques pour m'assurer qu'elles tournent à plein régime. »[142]

En avril 2021, son allégeance indéfectible aux droits de brevet – et aux profits des entreprises – a finalement fait apparaître des fissures dans le soutien monolithique apporté à Gates par les médias grand public et l'establishment de la santé publique.

Ce mois-là, le journaliste de *New Republic* Alexander Zaitchik avait publié un long article intitulé « Vaccine Monster »[143], décrivant la façon dont Bill Gates a activement entravé l'accès mondial aux vaccins COVID pour les personnes les plus pauvres du monde, afin de préserver les privilèges de brevet rentables de ses partenaires pharmaceutiques.

En mars 2020, les nations indiennes et africaines, qui entrevoyaient de graves pénuries de vaccins COVID pour leurs populations, réclamaient à cor et à cri une dérogation aux droits de brevet qui permettrait aux fabricants locaux de fournir rapidement des centaines de millions de vaccins génériques à des prix accessibles aux pauvres. Les nations occidentales se sont jointes au tintamarre en faveur des exemptions de brevet, reconnaissant que c'est l'innovation gouvernementale, les flots abondants d'argent public, les exemptions réglementaires, les exonérations de responsabilité, les mesures coercitives et les monopoles de licence qui avaient donné naissance aux vaccins COVID, les entreprises pharmaceutiques ayant joué un rôle relativement mineur.

En août 2020, un mouvement mondial en faveur de la levée des brevets pour les vaccins COVID-19 était lancé comme une locomotive à plein régime. Les partisans de ce mouvement comprenaient une grande partie de la communauté mondiale des chercheurs, de grandes ONG ayant une longue expérience dans le développement et l'accès aux médicaments, ainsi que des dizaines de dirigeants mondiaux et d'experts en santé publique, anciens et actuels. Dans une lettre ouverte publiée en mai 2020, plus de 140 dirigeants politiques et de la société civile ont appelé les gouvernements et les entreprises à commencer à mettre en commun leur propriété intellectuelle. « Ce n'est pas le moment [...] de laisser cette tâche gigantesque et d'intérêt général aux forces du marché »[144], ont-ils écrit. Au début du mois de mars 2021, les principales autorités de santé publique du monde ont lancé, au sein de l'OMS, une mise en commun volontaire de la propriété intellectuelle afin de garantir que les médicaments et les vaccins COVID-19 soient disponibles universellement et à moindre coût –, à travers la Réserve d'accès aux technologies COVID-19 de l'OMS, ou C-TAP.

En mai 2021, le président Biden a apporté son soutien au mouvement, en appelant à une suspension temporaire des protections liées aux brevets des vaccins COVID-19, afin de garantir la couverture des pays les plus pauvres[145]. « Nous pensons que les droits de propriété intellectuelle constituent un obstacle majeur à un accès équitable », a-t-il déclaré. « Nous pensons que si nous pouvions avoir une dérogation limitée et ciblée pour nous assurer que nous pouvons accélérer la production dans diverses parties du monde, nous ferions un grand pas en avant pour nous assurer que nous abordons non seulement la prévention mais aussi le traitement de la COVID-19. » L'initiative d'équité de Biden força Gates à se dévoiler. L'ensemble du modèle économique du capitalisme philanthropique de Gates repose sur le caractère sacré des monopoles de la connaissance ; ainsi, sous le regard du monde entier, Gates avoua que l'intégrité des brevets – la source des profits des vaccins pour ses partenaires pharmaceutiques – est la condition *sine qua non* de ses initiatives en matière de santé mondiale. Autrement dit, quand les choses se gâtent, la protection des brevets éclipse les préoccupations de santé publique qu'il professe.

Son contrôle absolu de l'OMS a rendu l'opposition de Gates à la C-Tap déterminante. Le train qui s'est emballé a heurté une montagne de granit. Toute prétention à ce que la démocratie ou l'équité déterminent la politique de santé mondiale s'est effondrée devant la puissance et l'influence brutes de Bill Gates. Selon le *New Republic*, « les défenseurs de la mise en commun et de la science ouverte, qui semblaient avoir le vent en poupe et même être invincibles cet hiver-là, ont dû faire face à la possibilité d'avoir été dépassés par l'homme le plus puissant de la santé publique mondiale. »[146]

Gates a fait dérailler le C-Tap, le remplaçant par son propre programme de l'OMS, le « COVID-19 Act-Accelerator », qui sacralise les droits de brevet de l'industrie et fait dépendre les programmes de vaccination des pays en développement des élans charitables des sociétés pharmaceutiques et des nations donatrices occidentales qui se battent pour leur propre part du gâteau vaccinal. Résultat prévisible de l'intervention de Gates : environ 130 des 190 nations les plus pauvres du monde, soit 2,5 milliards de personnes, n'avaient pas accès aux vaccins en février 2021. Comme le souligne Zaitchik, la crise de l'approvisionnement était facilement prévisible : « Non seulement les obstacles posés par la propriété intellectuelle étaient facilement prévisibles il y a un an, mais en plus les gens ne manquaient pas de faire du bruit quant à l'urgence de les éviter. » Gates avait une fois de plus utilisé sa réputation internationale et son pouvoir financier pour protéger la cupidité des entreprises par un « effet de halo »[147,148]. Par exemple, les responsables internationaux de la santé ont averti que, malgré tous les soucis exprimés par les gouvernements à l'égard de l'Afrique, « moins de 2 % de toutes les doses administrées dans le monde l'ont été en Afrique. Seulement 1,5 % de la population du continent est entièrement vaccinée. » (Paradoxalement, il se trouve que ces nations ont des mortalités COVID inférieures de plusieurs ordres de grandeur.)

« À aucun moment la Fondation Gates – avant la pandémie, au début de la pandémie et maintenant au pire moment de la pandémie – n'a été prête à coopérer et à considérer la propriété intellectuelle comme quelque chose qui doit être géré différemment pour s'assurer que nous faisons le maximum », a déclaré Rohit Malpani, membre du conseil d'administration de l'agence mondiale de santé UNITAID[149].

Gates s'est opposé à la renonciation à certaines dispositions de l'accord de l'Organisation mondiale du commerce sur les aspects des droits de propriété intellectuelle relatifs au commerce, ou ADPIC. Une dérogation devait permettre aux nations membres de cesser d'appliquer une série de brevets liés à la COVID-19 pendant la durée de la pandémie. « Bill Gates a demandé à tout le monde de bloquer la dérogation ADPIC et de faire confiance à une poignée d'entreprises qui thésaurisent la propriété intellectuelle et le savoir-faire », a déclaré James Love, directeur de Knowledge Ecology International[150].

L'engagement de Gates par rapport aux droits de brevet est existentiel et inflexible. Gates a défendu impitoyablement les monopoles de propriété intellectuelle depuis ses premières batailles avec les amateurs de logiciels libres à l'époque de la naissance de Microsoft. Gates a bâti sa fortune et son modèle de philanthrocapitalisme sur le caractère sacré des protections conférées par la propriété intellectuelle dans le domaine des logiciels, des aliments et des médicaments.

Gates a fait ses preuves auprès de ses partenaires de Big Pharma en triomphant de Nelson Mandela dans un combat corps à corps pendant la sinistre crise du SIDA en Afrique dans les années 1990. L'Afrique du Sud était le point zéro de l'épidémie mondiale, le taux d'infection par le VIH touchant un adulte sur cinq. Mandela s'était fait le paladin d'une croisade du Tiers Monde visant à permettre aux fabricants de médicaments génériques de donner aux pauvres du monde entier l'accès aux coûteux médicaments. La réputation de Mandela, quasi saint, avait fait barrage aux sociétés pharmaceutiques, réticentes à défendre un modèle commercial vénal qui, selon elles, constituait une condamnation à mort pour 29 millions d'enfants et d'adultes africains. Se drapant dans l'autorité morale de plus grand bienfaiteur du monde, Gates s'était présenté comme le champion de l'industrie, expliquant la cause de la propriété intellectuelle et des monopoles du savoir par rapport à la santé publique. Ce déguisement d'altruiste désintéressé a réussi à duper pendant plus de deux décennies la presse et le public – en particulier l'establishment libéral – sur les motivations solipsistes de Gates.

En décembre 1997, l'administration Mandela fit passer une loi autorisant les responsables de la santé à importer, produire et acheter des médicaments génériques contre le SIDA qui étaient hors de portée de la plupart des Africains.

L'industrie pharmaceutique était heureuse de tester les médicaments contre le SIDA sur les Africains, mais le prix du produit final était en dehors de leurs moyens. Par exemple, Glaxo vendait encore des doses annuelles d'AZT pour 10 000 $. Gates déclara alors la guerre à Mandela et à son combat pour les médicaments génériques en soutenant un procès intenté par 39 multinationales pharmaceutiques à l'Afrique du Sud, pour empêcher les pays pauvres de rendre accessibles à leur population les médicaments génériques contre le SIDA[151]. Une fois de plus, Gates avait mis l'accent sur la cupidité.

Le *New Republic* a relaté le bras de fer : « À Genève, le procès s'est traduit par une bataille à l'OMS, qui était divisée selon une ligne de fracture nord-sud : d'un côté, les pays d'origine des sociétés pharmaceutiques occidentales ; de l'autre, une coalition de la plupart des pays du Sud et des dizaines de groupes de santé publique de premier plan, dont Médecins Sans Frontières et Oxfam, se sont joints à la bataille au nom de Mandela. »[152]

En fin de compte, Gates et l'industrie pharmaceutique ont gagné le procès, et Gates a contribué à faire adopter une protection durable et inattaquable des brevets pharmaceutiques en défendant bec et ongles les Aspects des droits de propriété intellectuelle qui touchent au commerce (ADPIC), un accord international interdisant l'utilisation de génériques non autorisés pour lutter contre le SIDA et d'autres maladies.

Aujourd'hui, les principaux responsables de la santé publique s'accordent à dire que le principal moteur de la pénurie artificielle actuelle de vaccins COVID-19 est la défense par Gates des droits de propriété intellectuelle pour protéger les intérêts financiers de ses partenaires pharmaceutiques.

Zaitchik raconte comment des vétérans de la santé publique « échaudés » ont vu clairement, pour la première fois, la façon dont l'addiction de Gates à la science propriétaire et aux monopoles de marché l'emportait facilement sur sa prétendue préoccupation concernant les impacts de la pandémie sur les nations pauvres et les inégalités structurelles dans l'accès aux médicaments : « La COVID-19 révèle la profonde inégalité structurelle dans l'accès aux médicaments au niveau mondial, or l'une de ses causes fondamentales est la propriété intellectuelle qui soutient et domine les intérêts de l'industrie, au prix de vies humaines. »[153]

Zaitchik a livré une accusation de Gates sans concession : « Gates est certain qu'il sait mieux que quiconque. Mais son incapacité à anticiper une crise de l'offre, et son refus d'écouter ceux qui l'ont prédite, ont terni l'image soigneusement entretenue d'un méga-philanthrope saint et omniscient. COVAX est une démonstration à haut risque des engagements idéologiques les plus profonds de Gates, non seulement en ce qui concerne les droits de propriété intellectuelle, mais aussi en ce qui concerne l'amalgame de ces droits avec un marché libre imaginaire des produits pharmaceutiques – une industrie dominée par des entreprises dont le pouvoir découle de monopoles construits et imposés politiquement. »[154]

Après avoir décrit comment Gates a riposté de manière impitoyable « en défendant le statu quo et en interférant efficacement pour ceux qui tirent des milliards de leur contrôle des vaccins COVID-19 », Zaitchik a offert une lueur d'espoir aux plus démunis de l'humanité luttant pour leur vie contre ce « monstre vaccinal » : « Il y a des signes d'un examen tardif du rôle que joue Gates dans la santé publique et de son engagement à vie en faveur des droits exclusifs de propriété intellectuelle. »[155]

Les Noirs en première ligne

Lors de la conférence de presse de février 2021, Francis Collins a déclaré que la nouvelle génération de vaccins anti-VIH du NIH visera spécifiquement les Africains et les Afro-Américains, « pour s'assurer que tout le monde, partout, ait la possibilité d'être guéri, et pas seulement les habitants des pays à revenu élevé. »[156] C'était une préoccupation constante de la connexion Gates/NIH. Le 10 avril 2020, sur CNN, Melinda Gates avait confié être « tenue éveillée la nuit » par les inquiétudes concernant les populations vulnérables d'Afrique[157,158]. En juin 2020, elle avait déclaré au *Time Magazine* qu'aux États-Unis, les Noirs devraient être les premiers à recevoir le vaccin COVID-19[159]. L'idée que les Noirs devraient être les premiers à recevoir le vaccin – et les craintes officielles que de nombreux Noirs résistent à ce privilège – ont été des thèmes récurrents dans les déclarations des principales agences de santé au cours de la période pandémique. Comme nous le verrons au chapitre 12, Gates, Fauci et les partenaires de l'agence de renseignement et de l'industrie pharmaceutique ont à plusieurs reprises échafaudé des stratégies pour anticiper la résistance des Noirs dans plusieurs des douzaines de simulations de pandémie qui ont précédé la COVID-19. Une fois la pandémie en cours, le HHS a recruté des prédicateurs noirs, des doyens de facultés HBCU[c], des leaders des droits civiques et des personnalités sportives comme Hank Aaron pour calmer les hésitations de la communauté noire. Ils ont organisé des conférences de presse et des conférences de vaccination de célébrités très médiatisées, et ont financé de manière extravagante des campagnes publicitaires gouvernementales ciblant les Noirs aux États-Unis et en Afrique. En décembre 2020, le Dr Fauci a réprimandé la résistance de la communauté noire en déclarant : « Le moment est venu de mettre le scepticisme de côté. » Sans citer d'études démontrant l'innocuité du vaccin, il a déclaré : « La première chose que vous pourriez dire à mes frères et sœurs africains, c'est que le vaccin que vous allez recevoir a été mis au point par une Afro-Américaine, et c'est un fait. »[160]

Lorsque Cicely Tyson, Marvin Hagler et le rappeur Earl Simmons – alias DMX – sont tous décédés peu après avoir reçu des vaccins COVID, la communauté médicale et le CDC ont accouru pour assurer à la communauté afro-américaine que ces décès n'avaient rien à voir avec les vaccins. Les réseaux sociaux et les grands médias ont censuré ou supprimé les articles qui

c. Pour « *Historically black colleges and universities* ». Autrement dit, des facultés et universités qui ont été à l'origine fondées pour les étudiants afro-américains. (N.d.T.)

suggéraient une association avec le vaccin. Les organisations de « vérification des faits » financées par Gates ont « démystifié » tout lien. La crainte de ne pas parvenir à discréditer de tels propos a incité de nombreux médias « respectables » à mentir, tout simplement. Lorsque le roi du *home run* Hank Aaron, que je connaissais, est mort sept jours après avoir reçu un vaccin lors d'une conférence de presse mise en scène au Morehouse College d'Atlanta, j'ai écrit que sa mort s'inscrivait dans une vague de décès de personnes âgées après une vaccination. (Je n'ai jamais dit que le vaccin avait causé la mort d'Aaron.) Le *New York Times*, CNN, ABC, NBC, *Inside Edition* et une centaine d'organes de presse du monde entier se sont précipités pour me fustiger et qualifier mon article de « désinformation sur les vaccins », assurant au public que le médecin légiste du comté de Fulton avait déclaré que la mort d'Aaron n'était « pas liée au vaccin ». Or, lorsque j'ai appelé ledit médecin légiste, le bureau m'a informé qu'il n'avait jamais vu le corps d'Hank Aaron, et que la famille d'Aaron l'avait enterré sans autopsie[161]. Après que j'aie publié ce fait embarrassant, pas une seule organisation de presse n'a publié d'article rectificatif.

La loi fédérale exige que chaque blessure ou décès consécutif à une vaccination lors d'essais cliniques – ou, par extension logique, avec des produits utilisés en urgence – doit être attribué au vaccin, sauf preuve du contraire. Néanmoins, à partir d'août 2021, le CDC a officiellement adopté le principe de Pollyanna[d], en vertu duquel pas un seul des plus de 13 000 décès[162] signalés au VAERS à la suite d'une vaccination à partir du 20 août 2021 n'était lié au vaccin[163]. Pas un seul. Comme ce fut le cas pour Hank Aaron, le CDC n'a apparemment rien fait pour enquêter activement sur aucun de ces décès. Au lieu de ça, il a disculpé les vaccins, par décret.

Alors qu'un nombre inhabituel de célébrités noires mouraient après avoir été vaccinées en Amérique, un nombre croissant de leaders politiques antivaccin mouraient simultanément en Afrique. La série de décès prématurés de chefs d'États noirs africains très en vue, de ministres et de médecins de premier plan qui s'opposaient aux politiques de Bill Gates/COVAX a provoqué une vague de théories du complot suggérant que ces hommes avaient été assassinés pour faire taire les dissidents. Le phénomène a été si frappant au cours de la première année de la pandémie que Reuters et le *British Medical Journal* (*BMJ*) ont tous deux publié des articles cherchant à expliquer cette tendance troublante. Sur Internet, les spéculations d'assassinat ont atteint leur paroxysme après l'étrange meurtre du président haïtien Jovenel Moïse par une équipe de mercenaires colombiens d'élite, bien entraînés et liés aux services de renseignement des États-Unis. Moïse était un opposant virulent au programme de vaccination de l'OMS. Parmi les dirigeants africains qui sont morts subitement après avoir critiqué la politique de vaccination de l'OMS figurent le président John Magufuli de Tanzanie (17 mars 2021), le Premier ministre Hamed Bakayoko de Côte d'Ivoire (10 mars 2021), le président Pierre Nkurunziza du Burundi (8 janvier 2020) et l'ex-président malgache populaire,

d. Mécanisme psychologique qui incite toute personne normale à préférer les aspects positifs ou favorables des choses, à favoriser le beau et l'agréable dans tous les domaines de l'existence. (N.d.T.)

influent et antivax Didier Ignace Ratsiraka (28 mars 2021). Le médecin kényan bien-aimé Stephen Karanja, président de l'Association des médecins catholiques du Kenya – qui avait dénoncé le programme de stérilisation de l'OMS en 2014 et qui avait critiqué le déploiement COVID par l'agence en 2020 – est également décédé, apparemment de la COVID (29 avril 2021). Un article publié dans le *BMJ* et revu par les pairs, intitulé « Why have so many African leaders died of COVID », dresse la liste des 17 chefs d'État et ministres de la santé de premier plan qui sont décédés au cours des 12 mois compris entre février 2020 et février 2021. L'article du *BMJ* indique que la quasi-totalité de ces décès a entraîné des changements spectaculaires dans les politiques nationales de santé, qui sont passées du scepticisme vaccinal à un fervent soutien de la vaccination dans leurs pays respectifs. L'article souligne que les taux de mortalité COVID globaux (1 : 33) parmi les dirigeants élus africains sont sept fois supérieurs aux taux pour leur sexe, leur âge et les données démographiques de la population générale au cours de cette période[164].

Je ne souscris pas à la théorie selon laquelle ces hommes ont été assassinés, mais je ne balaie pas non plus cette spéculation d'un revers de la main. Il serait naïf de croire que les hommes et les femmes puissants qui menacent une industrie de mille milliards de dollars alliée à l'armée et aux agences de renseignement occidentales le font sans risque. Je documente le vif intérêt de la communauté du renseignement et des militaires occidentaux pour la vaccination de l'Afrique dans le chapitre 12, « Exercices de simulation bactériologiques ». L'implication historique des agences de renseignement occidentales dans les coups d'État et les meurtres de dirigeants africains pour le compte de leurs entreprises clientes est bien documentée. Je me souviens très bien de la réaction choquée de mon père et de mon oncle John Kennedy à l'assassinat du libérateur du Congo, Patrice Lumumba, le jour de mon anniversaire, le 17 janvier 1961, une semaine avant l'investiture de mon oncle John Kennedy comme président des États-Unis. JFK considérait Lumumba comme le « George Washington du Congo ». Les sociétés minières américaines et européennes avaient les yeux rivés sur les infinies richesses minières du pays, et Lumumba – un nationaliste bien-aimé qui a dirigé le mouvement de libération du Congo contre la Belgique – avait juré d'exploiter ces richesses au profit du peuple congolais. Depuis, nous avons appris que la CIA et les services de renseignement belges avaient collaboré à son meurtre. (En 2002, la Belgique a présenté des excuses officielles pour son rôle dans cet assassinat[165].) Le directeur de la CIA, Allen Dulles, qui prévoyait de tuer Lumumba avec du dentifrice empoisonné, savait que mon oncle avait énormément d'affection et d'admiration pour Lumumba. Dulles craignait que JFK n'interférât avec le plan de la CIA visant à liquider le leader charismatique. Entre autres méfaits, la CIA a renversé le gouvernement du Ghana en 1966 et celui du Tchad en 1982.

Les enquêtes menées par le Congrès dans les années 1970 ont révélé les années d'expérimentation de la CIA pour mettre au point des poisons indétectables et des modes d'assassinat secrets. Les scientifiques de la CIA, dont le neurochirurgien du NIH Maitland Baldwin, travaillant sous la direction de Sidney Gottlieb, directeur de MKUltra, à Fort Detrick, ont concocté un arsenal diabolique d'armes d'assassinat comprenant des radiations radiofréquence, des microbes pathogènes et des produits chimiques dissipateurs, toutes destinées à imiter des morts naturelles. Cet arsenal de toxines donnait à l'agence la capacité d'assassiner des dirigeants étrangers peu coopératifs tout en évitant les soupçons. De telles manigances suggèrent qu'il est de notre devoir, en tant que citoyens, de rester attentifs aux moments où la démocratie pourrait perdre le contrôle des agences de renseignement peu scrupuleuses.

Docteur Gates, je présume !

Les médias qui bénéficient de l'argent de la publicité pharmaceutique et de la Fondation Gates se plaisent à qualifier Gates d'« expert en santé publique »[166]. Cependant, six ans après que Gates ait convoqué le Dr Fauci dans sa propriété de Seattle, deux journalistes d'investigation du *Los Angeles Times*, Charles Piller et Doug Smith, ont employé l'expression « Le fardeau de l'homme blanc » pour décrire les conséquences catastrophiques de l'ingérence médicale de Gates en Afrique[167]. Ce titre suggère que les efforts de Gates pour sauver les gens de couleur de la maladie et de la famine cachent toutes les pulsions bien connues de contrôle impérial. Cette étude exhaustive apporte un témoignage éloquent de l'effet mortel de l'arrogance innée de Gates sur les enfants.

Piller et Smith expliquent en détail comment le détournement systématique par Gates des dépenses médicales internationales de l'Afrique vers ses vaccins de haute technologie, à prix élevé et souvent non testés, tue des bébés dans toute l'Afrique. En donnant la priorité aux vaccins, Gates a asséché le flux d'aide étrangère qui était autrefois consacré à la nutrition de base, et qui finançait les dispositifs médicaux bon marché et fonctionnels susceptibles d'éviter de nombreux décès. L'équipe du *Los Angeles Times* documente comment, dans un seul hôpital du Lesotho, un ou deux bébés meurent d'asphyxie chaque jour, faute d'une valve à oxygène à 35 $: « Cette valve salvatrice n'entre pas dans le cadre des 400 millions de dollars de dons annuels de vaccins de Gates – dont la quasi-totalité est consacrée aux vaccins contre le VIH, la polio, la tuberculose et le paludisme. » La politique de Gates a également dépriorisé les médicaments contre le paludisme hors brevet, comme l'hydroxychloroquine, qui pourrait prévenir la moitié des décès dus au paludisme pour 12 centimes par dose, ainsi que les moustiquaires à 4 $ qui peuvent éviter à un enfant de contracter le paludisme. Elle estime que donner 3 $ de nourriture et de médicaments conventionnels à chaque nouvelle mère pourrait prévenir cinq millions de décès d'enfants par an[168].

L'enquête du *Times* a révélé que les programmes de Gates, notamment ceux du Fonds mondial et de la GAVI, ont eu des conséquences négatives nettes sur la santé publique. Précisément, le *Times* a constaté une corrélation négative entre les dollars dépensés par les organisations caritatives de Gates et le déclin de la santé des enfants. Les nations qui reçoivent le plus d'argent de Gates connaissent les pires résultats en matière de santé[169].

En concentrant l'aide humanitaire internationale sur le financement de solutions pharmaceutiques pour une poignée de maladies bien connues, Gates a non seulement réduit les dépenses publiques consacrées aux équipements de base ainsi qu'à la nourriture et à l'eau, vitales, mais il a également détourné des soins de base vitaux bon nombre des meilleurs professionnels de santé et chercheurs.

Le *LA Times* cite les dirigeants d'une demi-douzaine de pays d'Afrique subsaharienne confrontés à des pénuries désespérées, tandis que les médecins et les infirmières courent après les salaires mirobolants que le Fonds mondial de Gates verse aux cliniciens qui dispensent la thérapie antirétrovirale (connue sous le nom de TAR) aux patients atteints du VIH/SIDA : « Les pénuries de personnel qui en résultent ont livré de nombreux enfants de survivants du SIDA à des maladies plus courantes : septicémie congénitale, diarrhée et asphyxie. »[170]

Le *Los Angeles Times* rapporte qu'au Rwanda, les infirmières qui gagnent 50 à 100 $ par mois dans les cliniques locales travaillent aux côtés d'infirmières payées par Gates 175 à 200 $ par mois. « Dans tout le pays, les gens sont furieux par rapport aux incitations du personnel du TAR », a déclaré Rachel M. Cohen, chef de mission de Médecins Sans Frontières au Lesotho. Son organisation fournit du personnel aux cliniques du gouvernement[171].

Le *Los Angeles Times* conclut que l'obsession de Gates pour les maladies évitables par la vaccination a réduit de manière proportionnelle les flux d'aide à la nutrition, au transport, à l'hygiène et au développement économique, ce qui a eu un impact global négatif sur la santé publique : « De nombreux sidaïques ont si peu de nourriture qu'ils vomissent leurs pilules gratuites contre le SIDA. Faute de pouvoir se payer un ticket de bus, d'autres ne peuvent pas se rendre dans les cliniques qui dispensent des traitements vitaux. »[172]

La réponse de la Fondation Gates à ces conséquences catastrophiques sur des problèmes de santé plus larges consiste à empêcher les Africains de parler de tout problème qui n'est pas susceptible d'être résolu par un vaccin. Selon le rapport, « les programmes de vaccination financés par la Fondation Gates ont demandé aux soignants d'ignorer les problèmes que les vaccins ne peuvent pas prévenir, voire de décourager les patients d'en parler. Cela est particulièrement préjudiciable dans les avant-postes où se rendre à la clinique pour une piqûre est le seul contact que certains villageois ont avec des prestataires de soins de santé sur plusieurs années. »[173]

L'OMS, la GAVI et le Fonds mondial fonctionnent effectivement comme des commissaires idéologiques chargés de faire respecter les priorités vaniteuses de Gates. Le journaliste du *Times* a constaté que leur vision extrémiste a fait que « les principaux indicateurs de la santé de la société ont stagné à des niveaux effrayants ou se sont aggravés. »[174]

L'affirmation de Gates selon laquelle ses vaccins ont « sauvé plusieurs millions de vies » est un trope réflexe à l'appui duquel il n'avance aucune preuve, aucune validation et aucune responsabilité. La plupart des principaux décideurs et conseillers de l'organisation de Gates sont d'anciens magnats et régulateurs de l'industrie pharmaceutique qui, sans surprise, partagent sa vision pharma-centrée du monde.

Par exemple, le Dr Tadataka Yamada, une brute peu recommandable qui a présidé le programme de santé mondiale de la Fondation Gates de 2005 à 2011, était l'ancien directeur de recherche de GlaxoSmithKline[175]. Il a quitté GSK juste avant que la commission des Finances du Sénat américain ne cherche à l'interroger sur les multiples accusations selon lesquelles il aurait mené une campagne d'intimidation pour menacer et faire taire d'éminents médecins qui reprochaient à la société britannique de tuer sciemment quelque 83 000 Américains avec son médicament phare contre le diabète, l'Avandia. Gates était au courant de la conduite sordide de Yamada parce que les membres de la commission sénatoriale avaient envoyé à sa fondation une lettre demandant à Yamada de se prêter à un interrogatoire. Un article publié en 2007 par l'un de ses membres du personnel, Alicia Mundy, décrit la façon dont Yamada a menti à plusieurs reprises à ses interrogateurs[176,177,178]. Le successeur de Yamada à la BMGF, Trevor Mundel, était cadre chez Novartis et Pfizer. La responsable de la communication de la fondation, Kate James, a travaillé chez GSK pendant près de 10 ans. Penny Heaton a travaillé pour Merck et Novartis avant que Gates ne la nomme directrice du développement des vaccins à la BMGF. Il n'est donc pas surprenant que les indicateurs de réussite de Gates mesurent rarement l'amélioration des résultats sanitaires, et uniquement le nombre de vaccins administrés et de pilules distribuées et consommées.

« Nombreux sont ceux qui pensent que le mandat restreint [du Fonds mondial] devient de plus en plus une camisole de force », déplorait un éditorial de 2007 sur le Fonds mondial publié dans le *Lancet Infectious Diseases*[179]. « L'incapacité à soutenir les soins de base de manière aussi complète que les vaccins et la recherche est un angle mort pour la Fondation Gates », a déclaré Paul Farmer, boursier de la Fondation John D. et Catherine T. MacArthur, et fondateur de Partners in Health, qui a reçu des fonds de la Fondation Gates pour la recherche et la formation. « Je ne suis pas surpris qu'en tant que personne ayant fait fortune en développant une nouvelle technologie, Bill Gates cherche des remèdes miracles » dans les vaccins et les médicaments, a déclaré Farmer. « Mais si nous n'avons pas un système de livraison solide, ce travail sera contrecarré ». Il a ajouté : « C'est quelque chose qui va être difficile pour les grandes fondations. Elles traitent la tuberculose. Elles ne traitent pas la pauvreté. »[180]

Les responsables africains de la santé publique protestent contre le fait que Gates refuse de financer les fournitures médicales élémentaires qui sont synonymes de vie ou de mort dans les cliniques du continent.

La ministre de la Santé du Lesotho, Mphu Ramatlapeng (aujourd'hui vice-présidente exécutive de la Fondation Clinton), a déclaré au *Times* qu'un don annuel de 7 millions de dollars lui permettrait d'augmenter de deux tiers le salaire de chaque professionnel de santé du gouvernement, ce qui suffirait à retenir la plupart d'entre eux. Mais ce genre de besoin banal ennuie Gates. Son Fonds mondial a versé 59 millions de dollars au Lesotho pour faire avancer ses priorités, à savoir les vaccins et les médicaments très rentables qui enrichissent ses partenaires pharmaceutiques. L'obsession du Dr Fauci et de Gates pour le SIDA est une bonne chose pour des entreprises comme Merck et Glaxo, auxquelles les deux hommes sont associés, mais c'est une mauvaise affaire pour les Africains[181].

Comme le Dr Fauci, Gates suscite des attentes, mais n'assume aucune responsabilité et n'offre aucune preuve convaincante que ses projets ont eu un impact bénéfique sur la morbidité, la santé publique ou la qualité de vie. Les signes d'avantages tangibles pour les pauvres sont bien minces.

Au lieu de ça, chaque tentative pour mesurer les résultats sanitaires des interventions de Gates a conclu qu'ils étaient catastrophiques pour leurs bénéficiaires. En 2017, le gouvernement danois a commandé une étude sur les résultats sanitaires des enfants africains ayant reçu le vaccin phare de l'OMS, le DTP – l'inoculation la plus populaire au monde. Ils ont constaté que les filles vaccinées avaient un taux de mortalité dix fois supérieur à celui des filles non vaccinées[182].

L'enquête du *Los Angeles Times* a révélé que le Botswana, cible privilégiée des largesses de Gates et de ses partenaires amis, n'a guère tiré de bénéfices tangibles de cette attention. Le Botswana est une démocratie stable et bien gouvernée, avec un niveau de vie relativement élevé et une population peu nombreuse, mais a l'un des taux d'infection par le VIH les plus élevés au monde.

En 2000, la Fondation Gates s'est associée à Merck pour lancer un programme pilote de 100 millions de dollars au Botswana, visant à montrer comment le traitement de masse du SIDA par des vaccins, des antiviraux brevetés et la prévention pouvaient éradiquer le SIDA en Afrique. L'échec désastreux du programme pilote est devenu une parabole illustrant la façon dont l'obsession de Gates pour les médicaments coûteux tue les Africains. Le projet n'a entraîné aucune réduction des taux de VIH. En 2005, le virus s'était propagé à un adulte sur quatre[183].

Tous ces rétrovirus et vaccins mortels de la petite boutique des horreurs de Tony Fauci ont fait payer un lourd tribut aux mères et aux enfants du Botswana. Le taux de décès maternels liés à la grossesse a presque quadruplé, et la mortalité infantile a augmenté de façon spectaculaire.

L'économiste de la santé Dean Jamison, ancien rédacteur en chef de la publication de référence *Disease Control Priorities in Developing Countries*, financée par la Fondation Gates, a reconnu que la folle obsession de cette dernière pour les médicaments contre le SIDA a peut-être accéléré la mort et la maladie au Botswana, en détournant les meilleurs professionnels de santé du pays des soins primaires et de la santé des enfants. « Ils ont la possibilité de doubler ou de tripler leurs salaires en travaillant sur le SIDA », a déclaré Jamison. « Peut-être que le ministère de la Santé les remplace [lorsqu'ils quittent le service public], ou peut-être pas. »[184]

La Fondation Gates a déversé des milliards en Afrique subsaharienne par le biais du Fonds mondial, pour financer des vaccins et des antiviraux contre le SIDA, ainsi que des traitements contre la tuberculose pour 3,9 millions de personnes. Mais un malade du SIDA, Moleko, a déclaré au *Times* : « Les cliniques n'ont pas ce dont nous avons besoin : de la nourriture. »[185]

Majubilee Mathibeli, l'infirmière de l'hôpital Queen II qui donne ses pilules à Moleko, a pleuré de frustration en disant au journaliste du *Times* que quatre de ses patients sur cinq mangeaient moins de trois repas par jour.

« La plupart d'entre eux », a-t-elle dit, « meurent de faim ». Au Lesotho et au Rwanda, des dizaines de patients ont décrit une faim « si brutale que la nausée les empêchait de leur faire avaler leurs pilules contre le SIDA »[186].

Mathibeli a souligné que le Fonds mondial de Gates est déconnecté de la réalité. « Ils ont leurs ordinateurs dans de beaux bureaux et sont bien installés », a-t-elle dit, nerveuse à l'idée de parler franchement. Mais « ils ne s'abaissent pas à notre niveau. Nous devons dire la vérité pour que quelque chose soit fait. »[187]

Le Dr Jennifer Furin, responsable Lesotho de Partners in Health, une ONG basée à Boston, a formulé une critique similaire. En donnant aux patients africains des médicaments sans nourriture, dit-elle, « vous condamnez cette personne à la mort parce qu'elle est pauvre. »[188]

L'aversion pour les systèmes de soins de santé gérés localement

Le Dr Francis Omaswa, conseiller spécial sur les ressources humaines à l'OMS, estime que les dépenses de Gates « pourraient être cinq fois plus bénéfiques »[189] s'il orientait sa philanthropie vers la lutte contre la pauvreté et le soutien aux systèmes de santé existants. C'est la critique qui revient le plus souvent dans la bouche des experts en santé publique. Selon Global Justice Now, « l'accent mis par la BMGF sur le développement de nouveaux vaccins détourne l'attention d'autres priorités sanitaires plus vitales, comme la construction de systèmes de santé résilients »[190]. Malheureusement, l'idée de construire des institutions locales pour soutenir la démocratie et l'intérêt général est incompatible avec l'approche technologique de la santé publique adoptée par Gates.

Comme l'explique le Dr David Legge à *The Gray Zone*, Gates « a une vision mécaniste de la santé mondiale, à la recherche de solutions miracles. Toutes les choses qu'il soutient sont en grande partie présentées comme des solutions miracles, ce qui fait que les principaux problèmes identifiés par l'Assemblée mondiale de la santé ne sont pas abordés, notamment les déterminants sociaux de la santé et le développement des systèmes de santé »[191]. Anne-Emanuelle Birn, professeur de santé publique à l'université de Toronto, a écrit en 2005 que la Fondation Gates avait une « vision étroite de la santé en tant que produit d'interventions techniques déconnectées des contextes économiques, sociaux et politiques. »[192]

« La Fondation Gates est depuis longtemps le champion de l'implication du secteur privé dans la santé mondiale et des profits qu'il en tire », a déclaré Birn à *The Gray Zone*. L'un des hauts responsables de la GAVI a même rapporté que Bill Gates lui a souvent dit, lors de conversations privées, qu'il est farouchement « contre les systèmes de santé » parce que c'est un « gaspillage absolu d'argent »[193].

Katerini Storeng, chercheuse au Centre pour le développement et l'environnement d'Oslo, a écrit qu'un membre du personnel de la GAVI lui a confié que la Fondation est une « voix très forte, très sonore, disant que nous ne croyons pas au renforcement des systèmes de santé ». Un ancien employé de la GAVI et partisan du RSS [renforcement des systèmes de santé] a raconté comment lui et ses collègues avaient l'habitude de « décrocher les affiches du RSS » lorsque Bill Gates venait au siège de la GAVI à Genève, car il est connu pour « détester cette partie » du travail de la GAVI. L'aversion de Gates pour les systèmes de santé publique reflète un mépris pathologique voire bigot pour les institutions et la science africaines », note également le rapport de Storeng. Les modèles de financement de Gates reflètent son parti pris pour les institutions occidentales blanches et son hostilité envers les solutions africaines indigènes basées sur les communautés[194,195].

Linsey McGoey affirme qu'un engagement en faveur d'une « véritable équité impliquerait de verser de l'argent directement à des équipes de santé compétentes basées dans le Sud, de donner plus de moyens à leurs universités, d'améliorer leur accès à la recherche scientifique et leur capacité à publier plus largement dans des revues de premier plan »[196].

Gates semble imperméable à la nécessité de cultiver le leadership, les institutions et les talents locaux. Les modalités de ses dons renforcent le schéma colonial qui maintient le pouvoir décisionnaire en dehors de l'Afrique. En enquêtant sur les dépenses de santé mondiale de la Fondation Gates en 2009, l'expert britannique en politique de santé publique David McCoy a constaté que sur 659 subventions accordées par la BMGF à des organisations non gouvernementales ou à but lucratif, 560 sont allées à des organisations de pays à revenu élevé, principalement aux États-Unis. Seules 37 subventions ont été accordées à des ONG basées dans des pays à revenu faible ou intermédiaire. De même, sur les 231 subventions accordées par la BMGF à des universités, seules 12 sont allées à des universités basées dans des régions en développement. Linsey McGoey souligne que le financement direct très limité accordé à ces pays exclut automatiquement les scientifiques et les gestionnaires de programmes qui comprennent le mieux les problèmes d'apport de solutions innovantes[197].

Dans son livre *The White Man's Burden*, l'économiste William Easterly, qui codirige l'Institut de recherche sur le développement de l'université de New York, pose la question suivante : « Qui a décidé que le droit humain au traitement universel du SIDA passait avant d'autres droits de l'homme ? »[198] La réponse à cette question est, bien entendu, Bill Gates.

L'expérience continentale de Bill Gates sur la population africaine est une longue et tragique farce. Les journalistes du *Times* ont à ce sujet livré une punchline fracassante : « Les données de 2006, les plus récentes disponibles, montrent une relation paradoxale entre l'aide financière de la GAVI en Afrique et la mortalité infantile. Dans l'ensemble, la mortalité infantile s'est plus souvent améliorée dans les nations qui ont reçu des subventions de la GAVI inférieures à la moyenne par habitant. Dans sept nations qui ont reçu un financement supérieur à la moyenne, les taux de mortalité infantile ont empiré. »[199]

Museler la presse

L'article du *Los Angeles Times* de Piller et Smith sur la calamiteuse aventure africaine de Gates est un artefact d'une époque révolue. Un journalisme d'investigation de cette qualité est une relique pittoresque d'un temps où les rédacteurs en chef et les éditorialistes permettaient encore à leurs reporters et correspondants d'exprimer leur scepticisme à l'égard de Gates. Même avant la censure décomplexée de l'ère COVID, les reportages des médias américains sur les organisations caritatives de Gates se situaient dans une fourchette étroite entre la flatterie obséquieuse et l'adulation. Ce n'est pas un hasard. En 2006, le tsunami des revenus publicitaires des sociétés pharmaceutiques – environ 4,8 milliards de dollars par an – avait déjà noyé la plupart des voix dissidentes sur les vaccins dans les médias grand public[200]. En 2020, ces dépenses ont atteint 9,53 milliards de dollars[201].

Après l'article sans concession du *Los Angeles Times*, Gates a agi de manière agressive pour neutraliser la presse autrefois indépendante, à coup de subventions compromettantes que les organes de presse en difficulté ne pouvaient pas refuser. Un article publié en août 2020 par Tim Schwab dans la *Columbia Journalism Review* montre comment Gates a distribué au moins 250 millions de dollars de subventions à des médias tels que la NPR, Public Television (PBS), *The Guardian*, *The Independent*, la BBC, Al Jazeera, *Propublica*, *The Daily Telegraph*, *The Atlantic*, *The Texas Tribune*, Gannett, *Washington Monthly*, *Le Monde*, *The Financial Times*, *The National Journal*, *Univision*, Medium et le *New York Times*, afin de calmer l'appétit des journalistes pour le bon journalisme[202,203]. En fait, la Fondation Bill et Melinda Gates finance toute la section « Développement mondial » du *Guardian*. Cet investissement malin a vraisemblablement valu au couple ce titre du *Guardian* du 14 février 2017 : « Comment Bill et Melinda Gates ont contribué à sauver 122 millions de vies – et les problèmes auxquels ils veulent s'attaquer demain ». Le *Guardian* qualifie Gates et son compère Warren Buffett de « Superman et Batman »[204]. La Fondation a également investi des millions dans la formation au journalisme et dans la recherche de moyens efficaces pour concevoir des récits médiatiques soutenant les ambitions planétaires de Gates. Par exemple, il a accordé des subventions d'un montant total de près de 1,5 million de dollars de 2015 à

2019[205] au Center for Investigative Reporting – apparemment pour décourager les reportages d'investigation. Selon le *Seattle Times*, « les experts formés dans le cadre des programmes financés par Gates écrivent des articles qui paraissent dans des médias allant du *New York Times* au *Huffington Post*, tandis que les portails numériques brouillent la frontière entre le journalisme et la propagande »[206].

La Fondation Gates organise fréquemment des réunions de « partenaires médias stratégiques » à son siège, à Seattle. Des représentants du *New York Times*, du *Guardian*, de NBC, de la NPR et du *Seattle Times* ont tous participé à une session en 2013. L'objectif de l'événement, a écrit Tom Paulson, un journaliste local, était d'« améliorer le récit » de la couverture médiatique de l'aide mondiale et du développement, en mettant en avant les bonnes nouvelles plutôt que les récits de gaspillage ou de corruption[207]. La même année, la BMGF a accordé au géant du marketing Ogilvy & Mather, une société internationale de relations publiques, une subvention de 100 000 $ pour un projet intitulé « Aid is Working : Tell the World. »[208]

Des articles parus ultérieurement dans *The Nation* ont révélé que Gates avait investi dans une série de sociétés positionnées pour tirer des bénéfices exceptionnels de la crise de la COVID. Par ailleurs, ils ont documenté la réticence des acteurs de la communauté des donateurs philanthropiques et des principales organisations caritatives à critiquer leurs petits arrangements. Par crainte de ses prouesses et de ses compétences en matière de vendetta, les principales organisations caritatives se taisent sur la recette de Gates qui consiste à mêler altruisme et profit. Ils appellent cette omerta le « *Bill Chill* »[e] [209].

Gates a également réalisé d'importants investissements stratégiques dans Poynter et le Réseau international des organisations de vérification des faits, qui s'emploie consciencieusement à « démystifier » presque chaque déclaration publique critiquant Gates de près ou de loin, qu'elle soit fondée ou non[210].

En 2008, le responsable de la communication de *PBS NewsHour*, Rob Flynn, a expliqué qu'« il n'y a pas beaucoup de choses que l'on puisse toucher dans le domaine de la santé mondiale de nos jours sans sentir un tentacule de Gates ». C'est à peu près à cette époque que la fondation a donné 3,5 millions de dollars à *NewsHour* pour créer une unité de production dédiée aux reportages sur les questions importantes de santé mondiale[211].

Ce type de subvention a permis d'acheter beaucoup de bonne volonté de la part du quatrième pouvoir. Le *Washington Post* de Jeff Bezos a qualifié Gates de « champion des solutions fondées sur la science »[212]. Le *New York Times* s'extasie sur le fait qu'il est « l'homme le plus intéressant du monde »[213]. *Time Magazine* l'a surnommé « le maître de l'univers »[214]. Forbes l'a qualifié de « sauveur du monde » qui « a fixé les standards du milliardaire bon citoyen »[215]. Le regard plein d'admiration, les rédacteurs du magazine de mode

e. Que l'on peut traduire par la « frousse de Bill ». (N.d.T.)

Vogue se sont demandés : « Pourquoi Bill Gates ne dirige-t-il pas le groupe de travail sur le coronavirus ? »[216]

Ignorant le fait que Gates n'a jamais été diplômé de l'université, et encore moins de la faculté de médecine, les médias grand public répètent de façon univoque l'analyse de la BBC selon laquelle Gates est un « expert en santé publique », et ridiculisent ceux qui se demandent si le monde entier doit vraiment suivre ses recommandations intéressées relatives aux confinements, aux masques et aux vaccins. Au cours du seul mois d'avril 2020, alors que le virus et les confinements frappaient durement les États-Unis, Gates et Fauci sont apparus en tandem sur CNN, CNBC, Fox, PBS, BBC, CBS, MSNBC, le *Daily Show* et l'*Ellen DeGeneres Show*, martelant leurs messages intéressés sur les confinements et les vaccins. Aucun de ces journalistes n'a mentionné le fait que les confinements dont Gates faisait l'apologie sur leurs plateaux ont augmenté la richesse de Gates de 22 milliards de dollars en 12 mois.

Or, les efforts de Gates pour promouvoir ses affirmations contradictoires ne font qu'exacerber leurs limites. L'accent mis par Gates sur les prêts conditionnels, les partenariats d'entreprises, l'approche descendante du pouvoir, les solutions high-tech à l'emporte-pièce et les privilèges des brevets tend à favoriser les nations riches et les multinationales : « Ce ne sont là que quelques-unes des façons dont les politiques de développement actuelles font défaut aux pays du Sud. »[217]

« Si les flux d'aide fonctionnent bien », demande McGoey, « pourquoi ont-ils besoin d'une gigantesque campagne de communication pour faire passer efficacement ce message ? De nombreux observateurs de gauche comme de droite suggèrent que le problème n'est pas un échec marketing, mais un échec du 'produit' sous-jacent. Selon eux, l'aide ne fonctionne pas. »[218]

Références

1. Anthony Fauci, AIDS (Fauci), 55 :24 NIH (1984), YouTube, youtube.com/watch ?v=pzK3dg59TuY
2. Robert Bazell, « Finding the Way Again After Failed AIDS Vaccine », NBC News (20 nov. 2007, 3 :22 AM), nbcnews.com/id/wbna21889662
3. HIV VACCINE AWARENESS DAY ; Congressional Record, vol. 156, no 75 (Sénat, 18 mai 2010), childrenshealthdefense.org/wp-content/uploads/03-26-20-Congressional-Record--Congress.gov--Library-of-Congress.pdf
4. Donald G. McNeil, Jr., « AIDS Vaccine Trial Shows Only Slight Protection », *New York Times* (20 oct. 2009), nytimes.com/2009/10/21/health/research/21vaccine.html
5. John Crewdson, « 3 Dead in AIDS Vaccine Tests », *Chicago Tribune* (14 avril 1991), chicagotribune.com/ news/ct-xpm-1991-04-14-9102030245-story.html
6. Robert C. Gallo *et al.*, « AIDS Vaccine Therapy : Phase I Trial, *The Lancet* (1990), scihub.se/https:// doi.org/10.1016/0140-6736(90)91699-B
7. Crewdso.
8. *Ibid.*
9. *Ibid.*
10. *Ibid.*

11. Methods of Inducing Immune Responses to the AIDS Virus, U.S. patent application (7 janvier 1991). patentscope.wipo.int/search/en/detail.jsf ?docId=WO1992000098

12. Craig W. Hendrix, Maj, USAF, MC et R. Neal Boswell, Col, USAF, MC, GP160 phase I Immunotherapy Data Presentation, Department of the Air Force (21 oct. 1992), CHD, childrenshealthdefense.org/uncategorized/hendricks-burke-letter-re-misleading-or-possibly- deceptive-presentations-by-dr-redfield-in-the-gp160-phase-i-data/

13. Robert R. Redfield, Deborah L. Birx *et al.*, « A Phase I Evaluation of the Safety and Immunogenicity of Vaccination with Recombinant gp160 in Patients with Early Human Immunodeficiency Virus Infection », *N. Engl. J. Med.* 1991 ; 324, pp. 1677-1684 (13 juin 1991), nejm.org/ doi/full/10.1056/NEJM199106133242401#article_references

14. Peter Lurie et Sidney M. Wolfe, Letter to Rep. Henry Waxman, Public Citizen's Health Research Group (7 juin 1994), CHD, childrenshealthdefense.org/uncategorized/public- citizen-letter-to-rep-henry-waxman/

15. SGS (Mrs. Whitaker), Minutes of the Institutional Review Committee (IRC) Subcommittee on Potential Scientific Misconduct in GP160 Phase I Immunotherapy Study, Department of the Air Force Wilford Hall USAF Medical Center (ATC) Lackland AFB, TX (23 oct. 1992), CHD, childrenshealthdefense.org/uncategorized/minutes-of-the-irc-subcommittee-on-potential-scientific- misconduct-in-gp160-phase-1-immunotherapy-study/

16. Hendrix et Boswell

17. *Ibid.*

18. Peter Lurie et Sidney M. Wolfe, *Public Citizen Letter to U.S. Representative Henry Waxman* (7 juin 1994), https://khn.org/wp-content/uploads/sites/2/2018/03/940607plswtowaxman.pdf

19. Laurie Garrett, *Meet Trump's New, Homophobic Public Health Quack*, *FOREIGN POLICY* (23 mars 2018), https://foreignpolicy.com/2018/03/23/meet-trumps-new-homophobic-public-health-quack/

20. Lurie et Wolfe

21. Institute of Human Virology, rapport annuel, 2017, ihv.org/media/SOM/Microsites/IHV/ documents/Annual-Report/2017-IHV-annual-report_singlepg-final-standard_Res.pdf

22. National Institutes of Health, Estimates of Funding for Various Research, Condition, and Disease Categories (RCDC) (25 juin 2021), report.nih.gov/funding/categorical-spending#/

23. Bill & Melinda Gates Foundation, New Plan To Speed AIDS Vaccine Development Released (juin 1998), gatesfoundation.org/ideas/media-center/press-releases/1998/06/international-aids-vaccine- initiative

24. Ian Birrell, « The Fattest Charity Fat Cat of Them All : Foreign Aid Boss Has Made MILLIONS out of the £1.5billion Handed to His Charity by British Taxpayers », *Daily Mail* (31 déc. 2016), dailymail. co.uk/news/article-4078904/The-fattest-charity-fat-cat-Foreign-aid-boss-MILLIONS-1-5billion- handed-charity-British-taxpayers.html

25. Michael Barbaro, « Can Bill Gates Vaccinate the World ? How the Microsoft founder is changing the way the world is vaccinated and, potentially the course of the pandemic », *New York Times* podcast (3 mars 2021), nytimes.com/2021/03/03/podcasts/the-daily/coroanvirus-vaccine-bill-gates-covax.html ?showTranscript=1

26. Paul Allen, *Idea Man : A Memoir by the Cofounder of Microsoft* (Penguin Books, 2011), p. 165, archive. org/details/ideaman/page/n177/mode/2up ?q=-true+character
27. Amy Lamare, « How Much Did Paul Allen's Net Worth Grown From 1990 To His Death In 2018 ? », *Celebrity Net Worth* (20 mars 2020), celebritynetworth. com/articles/billionaire-news/how-much- has-paul-allens-net-worth-grown-since-1990/
28. « The Breakup of Microsoft », *The Guardian* (8 juin 2000), theguardian.com/ world/2000/jun/08/ qanda
29. « U.S. Fines Bill Gates $800,000 », CNN Money (3 mai 2004), money.cnn. com/2004/05/03/ technology/gates_penalty/
30. Reuters, « EU Slaps Record Fine on Microsoft » (27 févr. 2008), cnbc.com/ id/23365419
31. « MS Judge Rips Gates Again », *WIRED* (8 janv. 2001), https://www.wired. com/2001/01/ms-judge- rips-gates-again/
32. *LA Times Archive*, « Gates to Testify for the First Time in 4-Year Microsoft Antitrust Case », *Los Angeles Times* (20 avril 2002), https://www.latimes.com/ archives/la-xpm-2002-apr-20-fi-gates20-story.html
33. Joe John, « Best of Bill Gates Being Deposed by David Boies, United States v. Microsoft Corp., 1998--2001 » (2 nov. 2018), youtube.com/watch ?v=gRelVF-m7iJE&t=495s
34. « Microsoft sued for racial discrimination », BBC News (3 janv. 2001), news. bbc.co.uk/2/hi/ business/1098683.stm
35. « New Plaintiffs Join Microsoft Discrimination Suit », CNET (2 janv. 2002), cnet. com/news/new- plaintiffs-join-microsoft-discrimination-suit/
36. The Rebecca Project for Justice, Depo-Provera Deadly Reproductive Violence Against Women, p. 20 (25 juin 2013), rebeccaprojectjustice.org/wp-content/ uploads/2019/12/depo-provera-deadly- reproductive-violence-rebecca-project-for-human-rights-2013-3.pdf
37. Bill & Melinda Gates Foundation, « Bill and Melinda Gates Announce a $100 Million Gift to Establish the Bill and Melinda Gates Children's Vaccine Program » (déc. 1998), gatesfoundation.org/ ideas/media-center/press-releases/1998/12/bill-and-melinda-gates-childrens-vaccine-program
38. Linsey McGoey, *No Such Thing as a Free Gift : The Gates Foundation and the Price of Philanthropy* (Verso, 2016), p. 55
39. Steven R. Weisman, « The Rockefellers », *New York Times* (28 mars 1976), nytimes.com/1976/03/28/ archives/the-rockefellers.html
40. Erin Blakemore, « Tycoon John D. Rockefeller Couldn't Hide His Father's Con Man Past », *History* (14 juin 2019), history.com/news/john-d-rockefeller-father-con-man-origins
41. Thomas P. Duffy, « The Flexner Report – 100 Years Later », *Yale Journal of Biological Medicine* (sept. 2011), ncbi.nlm.nih.gov/pmc/articles/PMC3178858/
42. Torsten Engelbrecht, Claus Köhnlein *et al.*, *Virus Mania : How the Medical Industry Continually Invents Epidemics, Making Billions at Our Expense* (Books on Demand, 3e éd., 2021), p. 27
43. *Ibid.*, p. 66
44. *Ibid.*, p. 35
45. *Ibid.*, p. 28, p. 35
46. *Meet the Press with Chuck Todd* (4 juillet 2021), nbcnews.com/meet-the-press/meet-press-july-4- 2021-n1273065

47. Bernard Guyer *et al.*, Annual Summary of Vital Statistics : Trends in the Health of Americans During the 20th Century, *Pediatrics* (décembre 2000), DOI : doi.org/10.1542/peds.106.6.1307, pediatrics. aappublications.org/content/106/6/1307
48. J. B. McKinlay et S.M. McKinlay, « The Questionable Contribution of Medical Measures to the Decline of Mortality in the United States in the Twentieth Century » (Milbank Mem Fund Q Health Soc., 1977), columbia.edu/itc/hs/pubhealth/rosner/g8965/client_edit/readings/week_2/mckinlay.pdf
49. J. B. Handley, « The Impact of Vaccines on Mortality Decline Since 1900 – According to Published Science », CHD (12 mars 2019), childrenshealthdefense.org/news/the-impact-of-vaccines-on- mortality-decline-since-1900-according-to-published-science/
50. Mary M. Eichhorn Adams, « 'The Journal of Infectious Diseases' : Yesteryear and Today », *The Journal of Infectious Diseases*, 138, no 6 (1978), pp. 709-11, consulté le 2 septembre 2021. jstor.org/stable/30109031
51. Engelbrecht, Köhnlein *et al.*, p. 70
52. Meridian Health Clinic, « How Rockefeller Created the Business of Western Medicine » (27 déc. 2019), meridianhealthclinic.com/how-rockefeller-created-the-business-of-western-medicine/
53. Gara LaMarche, « Is Philanthropy Bad for Democracy ? », *The Atlantic* (30 oct. 2014), theatlantic. com/politics/archive/2014/10/is-philanthropy-good-for-democracy/381996/
54. Justin Fox, « Zuckerberg Charity Dust-Up Is Age-Old American Theme », *East Bay Times* (7 déc. 2015), eastbaytimes.com/2015/12/07/zuckerberg-charity-dust-up-is-age-old-american-theme/
55. E. Richard Brown, « Public Health in Imperialism : Early Rockefeller Programs at Home and Abroad », *AJPH*, 66 : 9 (septembre 1976), ajph.aphapublications.org/doi/pdf/10.2105/ AJPH.66.9.897
56. *Ibid.*
57. Siang Yong Tan et Jill Furubayashi, « Hideyo Noguchi (1876-1928) : Distinguished Bacteriologist », *Singapore Medical Journal* (oct. 2014), ncbi.nlm.nih.gov/pmc/articles/ PMC4293967/
58. Susan Eyrich Lederer, « Hideyo Noguchi's Luetin Experiment and the Antivivisectionists », *Isis* (mars 1985), jstor.org/stable/232791 ?read-now=1&seq=7#-page_scan_tab_contents
59. Brown
60. McGoey, p. 150
61. *Ibid.*
62. Anne-Emanuelle Birn et Judith Richter, « U.S. Philanthrocapitalism and the Global Health Agenda » (2017), peah.it/2017/05/4019/
63. Howard Waitzkin, *Health Care under the Knife : Moving beyond Capitalism for Our Health* (Monthly Review Press, 2018), p. 159
64. Bill & Melinda Gates Foundation, Foundation FAQ (2020), gatesfoundation.org/about/foundation- faq
65. Anupreeta Das, « Bill Gates Investments Changes Its Name… Slightly », *Wall Street Journal* (4 déc. 2014), wsj.com/articles/BL-MBB-30516
66. Eva Mathews et Jonathan Stempel, « Warren Buffett Resigns from Gates Foundation, Has Donated Half His Fortune », Reuters (24 juin 2021), reuters.com/business/buffett-resigns-trustee-gates- foundation-2021-06-23/
67. *Forbes*, « Real Time Billionaires » (5 août 2021), forbes.com/real-time-billionaires/#6e8906283d78

68. Tom Watson, *Huffington Post*, « Exploding Philanthropy : What the Clinton Party Really Meant » (6 déc. 2017), huffpost.com/entry/exploding-philanthro-py-wh_b_30381
69. Tim Schwab, « Bill Gates's Charity Paradox », *The Nation* (17 mars 2020), the-nation.com/article/ society/bill-gates-foundation-philanthropy/
70. Pavan Kulkarni, « Malaria Vaccine Trials in Africa : Dark Saga of Outsourced Clinical Trials Continues », *NEWSCLICK* (17 mars 2018), newsclick.in/malaria-vac-cine-trials-africa-dark-saga-outsourced- clinical-trials-continues
71. Medical Xpress, « Bill Gates hopeful of AIDS vaccine in 10 years » (26 juin 2015), https:// medicalxpress.com/news/2015-06-bill-gates-aids-vaccine-years.html
72. Charles Piller et Doug Smith, « Unintended Victims of Gates Foundation Generosity », *Los Angeles Times* (16 déc. 2007), latimes.com/nation/la-na-gates-16dec16-story.html
73. The White House, Office of the Press Secretary, Fact Sheet : The President's Emergency Plan for AIDS Relief (29 janv. 2003), georgewbush-whitehouse.archives.gov/news/releases/2003/01/20030129-1. html
74. Commencement Address at Morgan State University in Baltimore, The American Presidency Project (18 mai 1997), presidency.ucsb.edu/documents/com-mencement-address-morgan-state- university-baltimore-maryland
75. Michael Hamilton, « Taxpayers Funded Clinton Foundation's Bad AIDS Drugs », *Heartland* (7 oct. 2016), heartland.org/news-opinion/news/taxpayers-funded-clinton-foundations-bad-aids-drugs
76. McGoey, p. 154
77. Kristen R.W. Matthews et Vivian Ho, « The Grand Impact of the Gates Foundation : Sixty Billion Dollars and One Famous Person Can Affect the Spending and Research Focus of Public Agencies », *EMBO Rep* (2008) 9, pp. 409-412, embopress.org/doi/full/10.1038/embor.2008.52
78. McGoey, p. 245
79. *Ibid.*, pp. 243-244
80. Kim Hjelmgaard, « 'A Reckoning Is Near' : America Has a Vast Overseas Military Empire. Does It Still Need It ? », *USA Today*, 25 févr., 202, https://www.usatoday.com/in-depth/news/world/2021/02/25/ us-military-budget-what-can-global-bases-do-vs-covid-cyber-attacks/6419013002/
81. Michael Specter, « The Vaccine » *New Yorker* (26 janv. 2003), michaelspecter.com/2003/02/the- vaccine/
82. *Ibid.*
83. *Ibid.*
84. Foundation Funds Major New Collaboration to Accelerate HIV Vaccine Development, BMGF Press Release (2006), gatesfoundation.org/ideas/media-cen-ter/press-releases/2006/07/hivaidspr060719
85. Lawrence K. Altman, « Trial for Vaccine Against HIV is Canceled », *New York Times* (18 juil. 2008), nytimes.com/2008/07/18/health/18vaccine.html
86. *Ibid.*
87. *Ibid.*
88. K. A. Smith, « The HIV Vaccine Saga », *Med Immunol* (2003), 2(1) : 1, doi : 10.1186/1476-9433-2-1 ncbi.nlm.nih.gov/pmc/articles/PMC151598/
89. Andrea K. McDaniels, « HIV Vaccine to Be Tested on People », *Baltimore Sun* (8 oct. 2015), baltimoresun.com/health/bs-hs-aids-vaccine-20151007-story.html

90. U.S. Department of Health and Human Services, NIH Research Portfolio Online Reporting Tools, NIH Awards by Location & Organization, report.nih.gov/award/index.cfm ?ot=&fy=2020&state=&i c=&fm=&orgid=10006808&-distr=&rfa=&om=y&pid=&view=state
91. PitchBook, Profectus BioSciences Overview, pitchbook.com/profiles/company/53380-54#overview
92. *Ibid.*
93. McDaniels
94. Agence France-Presse, « Bill Gates Expects There Could Be an AIDS vaccine in 5 to 10 years », *Business Insider* (26 juin 2015), businessinsider.com/afp-bill-gates-hopeful-of-aids-vaccine-in-10-years-2015-6
95. Agence France-Presse
96. Julie Steenhuysen, « Trial of Promising HIV Vaccine Halted after Failing to Show Benefit », Reuters (3 févr. 2020), reuters.com/article/us-health-hiv-vaccine/trial-of-promising-hiv-vaccine-halted-after- failing-to-show-benefit-idUSKBN1ZX2QO
97. National Institutes of Health, Budget : Research for the People (29 juin 2020), nih.gov/about-nih/ what-we-do/budget
98. Kristian G. Andersen *et al.,* « The Proximal Origin of SARS-CoV-2 », *Nat. Med.*, 26, pp. 450-452 (17 mars 2020), doi.org/10.1038/s41591-020-0820-9
99. Charles Calisher *et al.*, « Statement in Support of the Scientists, Public Health Professionals, and Medical Professionals of China Combatting COVID-19 », *The Lancet*, vol. 395, no 10026, E42-43 (19 févr. 2020), doi.org/10.1016/S0140-6736(20)30418-9
100. James Gorman et Carl Zimmer, « Scientist Opens Up About His Early Email to Fauci on Virus Origins », *New York Times* (14 juin 2021), nytimes.com/2021/06/14/science/covid-lab-leak-fauci- kristian-andersen.html
101. LEOPOLD NIH FOIA, Anthony Fauci Emails, 3187, documentcloud.org/documents/20793561- leopold-nih-foia-anthony-fauci-emails
102. *Ibid.*, pp. 3197-3198
103. Andersen *et al.*
104. John Haltiwanger, « Dr. Fauci throws cold water on conspiracy theory that coronavirus was created in a Chinese lab », *Insider* (18 avril 2020), https://www.businessinsider.com/fauci-throws-cold-water- conspiracy-theory-coronavirus-escaped-chinese-lab-2020-4
105. James S. Brady Press Briefing Room, Remarks by President Trump, Vice President Pence, and Members of the Coronavirus Task Force in Press Briefing (17 avril 2020), https://web.archive.org/ web/20210117030731/https://www.whitehouse.gov/briefings-statements/remarks-president-trump- vice-president-pence-members-coronavirus-task-force-press-briefing-april-17-2020/
106. NIH Awards by Location and Organization, Scripps Research Institute, NIAID Grants, 2020, https://report.nih.gov/award/index.cfm ?ot=&fy=2020&state=&ic=NIAID&fm=&orgid=7375802& distr=&rfa=&om=n&pid=#tab2
107. *Ibid.*
108. NIH Awards by Location and Organization, Columbia University Health Sciences, NIAID Grants, 2020, https://report.nih.gov/award/index.cfm ?ot=&fy=2020&state=&ic=NIAID&fm=&orgid=1833 205&distr=&rfa=&om=n&pid=&view=state#tab2
109. NIH Awards by Location and Organization, University of Sydney, NIAID Grants, 2020, https:// report.nih.gov/award/index.cfm ?ot=&fy=2020&state=&ic=NIAID&fm=&orgid=8178701&distr=& rfa=&om=y&pid=&view=state

110. NIH Awards by Location and Organization, Tulane University of LA, NIAID Grants, 2020, https:// report.nih.gov/award/index.cfm ?ot=&fy=2020&state=&ic=NIAID&fm=&orgid=8424601&distr=& rfa=&om=y&pid=&view=state#tab2
111. Jay Greene, « The Billionaire Who Cried Pandemic », *Washington Post* (2 mai 2020), washingtonpost. com/technology/2020/05/02/bill-gates-coronavirus-science/
112. World Economic Forum, Responding with Strength to Pandemic Risk (22 mai 2020), weforum. org/our-impact/the-world-has-entered-a-new-era-of-pandemic-risk-we-re-responding-with-strength/
113. Bill Gates, « What You Need to Know about the COVID-19 Vaccine », *Gates Notes* (20 avril 2020), gatesnotes.com/Health/What-you-need-to-know-about-the-COVID-19-vaccine ?WT.mc_id=20200430165003_COVID-19-vaccine_BG-TW&amp ;WT.tsrc=BGTW&amp ;linkId=87665522
114. Kambiz Shekdar, « Dr. Fauci Moves to Cure AIDS », *West View News* (9 févr. 2021), westviewnews.org/2021/02/09/dr-fauci-moves-to-cure-aids/web-admin/
115. *Ibid.*
116. « CDC. Pneumocystis pneumonia – Los Angeles », MMWR, 981 ; 30, pp. 250-52, https://www.cdc.gov/ mmwr/preview/mmwrhtml/june_5.htm
117. Entretien avec Robert F. Kennedy, Jr.
118. Allana Aktar, « Pfizer Could Sell Nearly $100 billion Worth of COVID-19 vaccines in the Next Five Years, Morgan Stanley Estimates », *Insider* (10 mai 2021), businessinsider.com/pfizer-could-sell-96- billion-dollars-covid-vaccines-morgan-stanley-2021-5 ?op=1
119. Gina Kolata, « Fauci Wants to Make Vaccines for the Next Pandemic Before It Hits », *Yahoo !* (26 juil. 2021), finance.yahoo.com/news/fauci-wants-vaccines-next-pandemic-120241706.html
120. John Lauerman, « J&J Halts Africa HIV Vaccine Trial as Prevention Insufficient », *Bloomberg* (31 août 2021), https://www.bloomberg.com/news/articles/2021-08-31/j-j-halts-africa-hiv-vaccine-trial- as-prevention-insufficient
121. Jeremy Loffredo et Michele Greenstein, « Why the Bill Gates Global Health Empire Promises More Empire and Less Public Health », *The Gray Zone* (8 juil. 2020), thegrayzone.com/2020/07/08/bill- gates-global-health-policy/
122. William Easterly, *The White Man's Burden* (Penguin, 2008), p. 8
123. McGoey, p. 176
124. WHO Contributors, 2018-2019, (Updated until Q4 2019), https://open.who. int/2018-19/ contributors/contributor
125. « Address by Mr Bill Gates to the Sixty-fourth World Health Assembly », apps. who.int/gb/ebwha/ pdf_files/WHA64/A64_DIV6-en.pdf
126. Loffredo et Greenstein
127. McGoey, p. 8
128. Kevin Smith, « Why should Bill Gates get to set the agenda for international development ? », Global Justice Now (20 janv. 2016), globaljustice.org.uk/blog/2016/01/why-should-bill-gates-get-set- agenda-international-development/
129. Remarques préparées par Bill Gates, coprésident et administrateur de l'Assemblée mondiale de la Santé (17 mai 2011), gatesfoundation.org/ideas/speeches/2011/05/world-health-assembly
130. Bill and Melinda Gates Foundation, GAVI (mis à jour le 29 juillet 2020), gavi. org/operating-model/gavis- partnership-model/bill-melinda-gates-foundation

131. Bill and Melinda Gates Foundation, GAVI (2021), gavi.org/investing-gavi/funding/donor-profiles/ bill-melinda-gates-foundation
132. Funding Current Period 2021-2025, GAVI (2021), gavi.org/investing-gavi/funding/current- period-2021-2025
133. « United States endorses Gavi with recommendation of US$ 1.16 billion, four-year commitment », GAVI (2021), gavi.org/news/media-room/united-states-endorses-gavi-recommendation-us-116-billion- four-year-commitment
134. Kris Nelson, « US Officially Withdrawals Funding for WHO, But Funds Billions to Gates' GAVI », Evolve Consciousness (13 sept. 2020), evolveconsciousness.org/us-officially-withdraws-funding-for- who-but-funds-billions-to-gates-gavi/
135. John Stone, « British Prime Minister Channels Churchill as He Surrenders to Gates and the Vaccine Cartel », *Age of Autism* (5 juin 2020, 6 :02 AM), ageofautism.com/2020/06/british-prime-minister- channels-churchill-as-he-surrenders-to-gates-and-the-vaccine-cartel.html
136. « Ethiopia accuses WHO chief Tedros of supporting Tigray forces », *Daily Sabah* (19 nov. 2020), dailysabah.com/world/africa/ethiopia-accuses-who-chief-tedros-of-supporting-tigray-forces
137. « Gavi welcomes election of new WHO chief », GAVI (23 mai 2017), gavi.org/gavi-welcomes- election-of-new-who-chief
138. « Global Fund welcomes Dr. Tedros Adhanom Ghebreyesus as Director-General of WHO », The Global Fund (23 mai 2017), theglobalfund.org/en/news/2017-05-23-global-fund-welcomes-dr- tedros-adhanom-ghebreyesus-as-director-general-of-who/
139. « Fauci : forging closer ties with GAVI », GAVI (22 mai 2012), gavi.org/news/media-room/fauci- forging-closer-ties-gavi
140. Entretien avec Robert F. Kennedy, Jr.
141. Loffredo et Greenstein
142. Sky News, « COVID-19 : Bill Gates hopeful world 'completely back to normal' by end of 2022 » (25 avril 2021), youtube.com/watch ?v=0-Ic4EN0io4
143. Alexander Zaitchik, « How Bill Gates Impeded Global Access to Covid Vaccines », *New Republic* (12 avril 2021), newrepublic.com/article/162000/bill-gates-impeded-global-access-covid-vaccines
144. « Uniting behind a people's vaccine against COVID-19 », UNAIDS (14 mai 2020), unaids.org/en/ resources/presscentre/featurestories/2020/may/20200514_covid19-vaccine-open-letter
145. Emma Bowman et Ashish Valentine, « President Biden threw his weight behind the movement calling for a temporary suspension of patent protections for COVID-19 vaccines », NPR (5 mai 2021, 6 :43 PM), npr.org/sections/coronavirus-live-updates/2021/05/05/993998745/biden-backs- waiving-international-patent-protections-for-covid-19-vaccines
146. Alexander Zaitchik, « How Bill Gates Impeded Global Access to Covid Vaccines », *New Republic* (12 avril 2021), newrepublic.com/article/162000/bill-gates-impeded-global-access-covid-vaccines
147. Zaichik
148. WHO, WHO Director-General's opening remarks at the media briefing on COVID-19 – 5 February 2021, https://www.who.int/director-general/speeches/detail/who-director-general-s-opening-remarks- at-the-media-briefing-on-covid-19-5-february-2021
149. Catherine Cheney, « Gates Foundation reverses course on COVID-19 vaccine patents », *Devex* (7 mai 2021), https://www.devex.com/news/gates-foundation-reverses-course-on-covid-19-vaccine- patents-99810

150. *Ibid.*
151. Zaitchik
152. *Ibid.*
153. *Ibid.*
154. *Ibid.*
155. *Ibid.*
156. Sony Salzman, NIH, Gates Foundation Hatch Plan to Develop Affordable Gene Therapy for HIV and Sickle Cell Disease, The Body Pro (25 oct. 2019), thebodypro.com/article/affordable-gene-therapy-for-hiv- sickle-cell-disease
157. Loffredo et Greenstein
158. Melinda Gates : This is what keeps me up at night, CNN (10 avril 2020), 4 :50–5 :27, youtube.com/ watch ?v=qSVse07y2O4
159. Jamie Ducharme, « Melinda Gates Lays Out Her Biggest Concern for the Next Phase of the COVID-19 Pandemic », *TIME* (4 juin 2020, 11 :30 AM), time.com/5847483/melinda-gates- covid-19/
160. Zoe Christen Jones, « Fauci urges Black community to be confident in COVID-19 vaccine : 'The time is now to put skepticism aside' », CBS News (8 déc. 2020), cbsnews.com/news/fauci-black-community- covid-19-vaccine/
161. Robert F. Kennedy, Jr., National Media Pushes Vaccine Misinformation – Coroner's Office Never Saw Hank Aaron's Body, *The Defender* (12 févr. 2021), childrenshealthdefense.org/defender/national- media-vaccine-misinformation-hank-aaron/
162. MedAlerts, « Cases Where Vaccine Targets COVID-19 and Patient Died », *MedAlerts* (current data),medalerts.org/vaersdb/findfield.php ?TABLE=ON&GROUP1=AGE&EVENTS=ON&VAX=C OVID19&VAXTYPES=COVID-19&DIED=Yes
163. Selected Adverse Events Reported after COVID-19 Vaccination, CDC (2 août 2021), https://www. cdc.gov/coronavirus/2019-ncov/vaccines/safety/adverse-events.html
164. Jean-Benoit Felisse *et al.*, « Why have so many African Leaders died of COVID-19 ? », *BMJ Global Health*, 2021 ; 6, e005587, 10.1136/bmjgh-2021-005587, https://gh.bmj.com/content/6/5/e005587
165. Daniel Boffey, « Reappearance of statue's missing hand reignites colonial row », *The Guardian* (22 févr. 2019), theguardian.com/world/2019/feb/22/statue-missing-hand-colonial-belgium-leopold-congo
166. BBC, Coronavirus : Bill Gates Interview @BBCBreakfast (12 avril 2020), youtube.com/ watch ?v=ie6lRKAdvuY
167. Piller et Smith
168. *Ibid.*
169. *Ibid.*
170. *Ibid.*
171. *Ibid.*
172. *Ibid.*
173. *Ibid.*
174. *Ibid.*
175. Charlotte Schubert, « Tadataka Yamada, 1945-2021 : Pioneer in drug development led global health at Gates Foundation », *Geekwire* (5 avril 2021), geekwire.com/2021/tadataka-yamada-1945-2021- pioneer-drug-development-led-global-health-gates-foundation/

176. Paul D. Thacker, « I Never Trusted Bill Gates, Nor Should You », *The Disinformation Chronicle* (11 mai 2021), disinformationchronicle.substack.com/p/i-never-trusted-bill-gates-nor-should
177. Alician Mundy et Kristi Heim, « Senate committee turns attention to Gates Foundation official », *Seattle Times* (20 nov. 2007, 8 :10 AM), seattletimes.com/seattle-news/senate-committee-turns- attention-to-gates-foundation-official/
178. Thacker
179. Piller et Smith
180. *Ibid.*
181. Piller et Smith
182. Soren Mogensen, Peter Aaby *et al.*, « The Introduction of Diphtheria-Tetanus-Pertussis and Oral Polio Vaccine Among Young Infants in an Urban African Community : A Natural Experiment », *Ebiomedicine*, 17, pp. 192-198 (2017), doi.org/10.1016/j.ebiom.2017.01.041
183. Piller et Smith
184. *Ibid.*
185. *Ibid.*
186. *Ibid.*
187. *Ibid.*
188. *Ibid.*
189. *Ibid.*
190. Loffredo et Greenstein
191. *Ibid.*
192. *Ibid.*
193. *Ibid.*
194. *Ibid.*
195. Katerini Storeng, « The GAVI Alliance and the 'Gates approach' to health system strengthening », *Global Public Health* (14 sept. 2014), ncbi.nlm.nih.gov/pmc/articles/PMC4166931/
196. McGoey, p. 245
197. McGoey, p. 176
198. Easterly, p. 251
199. Piller et Smith
200. Dayna M. Porter, « Direct-to-Consumer Marketing : Impacts and Policy Implications », Grand Valley State University (2011), scholarworks.gvsu.edu/cgi/viewcontent.cgi ?article=1013&context=spnharevi ew
201. Blake Droesch, « US Healthcare and Pharma Digital Aid Spending 2020 », Emarketer, emarketer.com/ content/us-healthcare-pharma-digital-ad-spending-2020
202. Tim Schwab, « Journalism's Gates Keepers », *CJR* (21 août 2020), cjr.org/criticism/gates-foundation- journalism-funding.php
203. Tim Schwab, « Bill Gates's Charity Paradox », *The Nation* (17 mars 2020), thenation.com/article/ society/bill-gates-foundation-philanthropy/
204. Sarah Boesley, « How Bill and Melinda Gates helped save 122 m lives – and what they want to solve next », *The Guardian* (14 févr. 2017), theguardian.com/world/2017/feb/14/bill-gates-philanthropy- warren-buffett-vaccines-infant-mortality
205. Il y a plusieurs subventions énumérées sur le site du *CIR* :
 2015 : 300 612 $

2016 : 300 000 $
2017 : 253 300 $
2019 : 592 727 $
« Center for Investigative Reporting 2015–2019 » BMGF, gatesfoundation.org/about/committed- grants ?q=Center %20for %20Investigative %20Reporting

206. Sandy Doughton et Kristi Heim, « Does Gates Funding of Media Taint Objectivity ? », *Seattle Times* (19 févr. 2011), seattletimes.com/seattle-news/does-gates-funding-of-media-taint-objectivity/
207. McGoey, p. 202
208. Logan Christopher, « Non-Conspiracy Criticism of Gates Foundation » (13 juin 2020), loganchristopher.com/non-conspiracy-criticism-of-gates-foundation/
209. Michael Barbaro *et al.*, « Can Bill Gates Vaccinate the World ? », *New York Times* (3 mars 2021), nytimes.com/2021/03/03/podcasts/the-daily/coroanvirus-vaccine-bill-gates-covax. html ?showTranscript=1
210. Domina Petric, « Who Is Going to Fast Check the Fast Checkers ? », *ResearchGate* (2010), researchgate. net/publication/343962629_Who_is_going_to_Fast_Check_the_Fast_Checkers
211. Loffredo et Greenstein
212. Greene
213. Timothy Egan, « Bill Gates Is the Most Interesting Man in the World », *New York Times* (22 mai 2020), nytimes.com/2020/05/22/opinion/bill-gates-coronavirus.html
214. Master of the Universe (Cover Page), *TIME Magazine* (5 juin 1995), content.time.com/time/ covers/0,16641,19950605,00.html
215. William Jeakle, « In Praise Of Bill Gates : Entrepreneur, Normal Guy, Potential Savior Of The World », *Forbes* (19 mars 2020), forbes.com/sites/williamjeakle/2020/03/19/in-praise-of-bill-gates- entrepreneur-normal-guy-potential-savior-of-the-world/ ?sh=1116438a2d85
216. Stuart Emmrich, « Why Isn't Bill Gates Running the Coronavirus Task Force ? », *Vogue* (15 avril 2020), vogue.com/article/bill-gates-trump-who-coronavirus-task-force
217. McGoey, p. 203
218. *Ibid.*

ChildrensHealthDefense.org/fauci-book
childrenshd.org/fauci-book

Pour les mises à jour, les nouvelles citations, références et informations :

CHAPITRE 10

PLUS DE MAL QUE DE BIEN

« C'est aussi absurde que se réveiller chez soi et découvrir une pièce enfumée, ouvrir la fenêtre pour laisser sortir la fumée et retourner se coucher. »

Un expert médical anonyme

Dans le chapitre précédent, nous avons entendu les défenseurs de la santé publique mondiale accuser Bill Gates et le Dr Fauci de détourner le programme de santé publique de l'OMS des projets connus pour réduire les maladies infectieuses (eau propre, hygiène, nutrition et développement économique), et les accuser de détourner l'aide internationale pour ouvrir les marchés émergents à leurs partenaires multinationaux et servir leur fétichisme personnel des vaccins. Ce chapitre examinera l'affirmation sous-jacente de Gates selon laquelle ses vaccins africains et asiatiques apportent un bénéfice net à la santé publique.

Allergie aux tests contrôlés par placebo

La plupart des médicaments ne peuvent pas être homologués sans faire l'objet d'essais randomisés contrôlés par placebo, qui comparent les résultats de santé – y compris les mortalités toutes causes confondues – dans des cohortes médicamentées par rapport à des cohortes non médicamentées. En mars 2017, de manière révélatrice, j'ai rencontré le Dr Fauci, Francis Collins et un référent de la Maison Blanche (et séparément Peter Marks du CBER à la FDA) pour me plaindre que le HHS rendait alors obligatoires 69 doses de 16 vaccins[1] pour les enfants américains, dont aucun n'avait jamais fait l'objet d'un test de sécurité contrôlé par placebo avant d'être homologué. Les Drs Fauci et Collins le nièrent et insistèrent sur le fait que ces vaccins avaient fait l'objet de tests de sécurité. Ils furent cependant incapables, après plusieurs semaines, de nous fournir la référence d'un seul essai clinique utilisant un placebo inerte contre un vaccin. En octobre 2017, Del Bigtree et Aaron Siri, qui avaient tous deux assisté à ces réunions, se joignirent à moi pour poursuivre le HHS en vertu de la loi sur la liberté d'information, afin d'obtenir les études de sécurité promises depuis longtemps[2]. Dix mois après la réunion avec Fauci et Collins, sur les marches du palais de justice, le HHS admit que nous avions en fait raison : aucun des vaccins infantiles obligatoires n'avait fait l'objet d'un test d'innocuité contrôlé par placebo inerte avant son homologation[3]. Or, les meilleurs des vaccins africains de Bill Gates figurent tous sur cette liste. Mais ce dernier utilise également un grand nombre de vaccins en Afrique qui sont beaucoup plus dangereux et manifestement inefficaces – des vaccins que les pays occidentaux ont en fait rejetés en raison de signaux de sécurité alarmants.

Cela signifie que personne ne connaît les risques de ces produits et que personne ne peut affirmer, avec précision ou certitude, que l'un des vaccins phares de Bill Gates prévient effectivement plus de blessures et de décès qu'il n'en cause. En outre, cela signifie que tous les vaccins africains de Gates sont des produits expérimentaux. Pour Gates et consorts, le continent est une expérimentation humaine grandeur nature – sans groupe de contrôle et sans système de collecte de données fonctionnel – pour des interventions médicales à haut risque testées de façon bâclée. Sa réticence à mesurer ou à prouver l'efficacité de ses prescriptions en matière de réduction de la mortalité et d'amélioration de la santé suggère que Gates est conscient que ses vaccins ne sont pas le miracle de la santé humaine qu'il prétend.

Comme Gates et le Dr Fauci souffrent de la même allergie au financement d'études qui examinent l'efficacité de leurs vaccins en termes d'amélioration de la santé et de réduction de la mortalité, aucun des deux hommes n'a jamais présenté de preuves empiriques pour étayer leur affirmation centrale selon laquelle leurs vaccins ont « sauvé des millions de vies ». Les maigres publications scientifiques examinant cette question indiquent que pratiquement tous les vaccins phares de Gates en Afrique et en Asie – polio, DTC, hépatite B, malaria, méningite, HPV et Hib – causent beaucoup plus de blessures et de décès qu'ils ne permettent d'en éviter.

Ce chapitre propose une analyse risques-bénéfices approximative de chacun des vaccins phares de Bill Gates en Afrique et en Inde.

Le safari africain de Bill et Tony

Du temps des colonies, l'Afrique offrait un cadre idéal pour tester de nouveaux vaccins. Dans les années 1950, les suzerains blancs de l'ère coloniale ont déroulé le tapis rouge aux entreprises pharmaceutiques pour qu'elles puissent réaliser des tests de vaccins sur des millions de sujets dociles. Cependant, environ 90 % des coûts de développement de leurs médicaments passent dans les essais de phase III sur l'homme[4]. Or, chaque retard dans ces derniers réduit la période critique pendant laquelle le produit bénéficie d'une protection par brevet. Dans les années 1980, Big Pharma a donc délocalisé la plupart de ses essais cliniques vers les pays pauvres où les cobayes humains sont bon marché et où même les dommages vaccinaux les plus graves retardent rarement les essais. La complicité des gouvernements et les lois anémiques sur la responsabilité des entreprises permettent aux fabricants de vaccins de considérer les blessures comme des dommages collatéraux, avec peu de conséquences ou de responsabilités.

Aujourd'hui, l'industrie pharmaceutique considère toujours l'Afrique comme le lieu rêvé pour tester ses vaccins, et comme un marché lucratif pour écouler ses stocks périmés et défectueux[5]. Bill Gates a joué un rôle capital dans la légitimation de cet arrangement tout en collaborant avec des fonctionnaires de l'OMS, captifs ou corrompus, afin d'escroquer les pays donateurs occidentaux pour qu'ils paient la facture et garantissent de riches profits aux sociétés pharmaceutiques – dans lesquelles, coïncidence extraordinaire, il détient des actions importantes. Gates – le « plus grand bailleur de fonds pour les vaccins dans le monde »[6] – est très investi dans des partenariats lucratifs avec quasi toutes les plus grandes entreprises de vaccins de la planète[7]. Bill et Melinda Gates ont perpétué la tradition de l'expérimentation humaine en Afrique, l'OMS jouant le rôle de vassal colonial à la perfection. Après la décolonisation, la plupart des nouveaux gouvernements nationalistes d'Afrique ont considéré les soins de santé comme une priorité nationale, et nombre d'entre eux ont développé des programmes de santé modèles pour leurs populations. Dans les années 1970, les politiques d'austérité du Fonds monétaire international (FMI) ont ruiné les meilleurs de ces programmes et laissé les nations africaines presque entièrement dépendantes de l'OMS pour financer les ministères nationaux de la santé et les programmes vitaux de lutte contre le VIH[8]. Grâce à son contrôle du flux de l'aide internationale, l'OMS fait régner l'ordre, récompense ceux qui collaborent et punit ceux qui résistent aux ambitions africaines de Big Pharma. L'OMS utilise son pouvoir de financement pour intimider les gouvernements africains qui tardent à adopter les vaccins. Le contrôle omniprésent de Bill Gates sur l'OMS a fait de l'Afrique son fief[9]. Les populations du continent sont devenues ses cobayes. Pour Bill Gates, les vaccins sont une philanthropie stratégique qui alimente ses nombreuses entreprises liées aux vaccins et lui donne un pouvoir dictatorial sur les politiques mondiales de santé, qui affectent des millions de vies humaines.

Le vaccin DTC : un génocide africain

Une vague de lésions cérébrales et de décès effroyables a suivi l'introduction des vaccins contre la diphtérie, le tétanos et la coqueluche (DTC) aux États-Unis et en Europe dans les années 1970.

Dès 1977, une étude publiée par des médecins et chercheurs britanniques dans *The Lancet* avait établi que les risques de la coqueluche à cellules entières (utilisée dans le vaccin DTC) dépassaient les risques associés à la coqueluche sauvage[10].

Six ans plus tard, une étude de l'UCLA financée par le NIH en 1983 avait révélé que le vaccin DTC de Wyeth tuait ou causait de graves lésions cérébrales, y compris des attaques et la mort, chez un enfant vacciné sur 300[11]. Les poursuites judiciaires qui en avaient résulté avaient provoqué l'effondrement des marchés de l'assurance pour les vaccins et menacé de mettre l'industrie en faillite. Wyeth – aujourd'hui Pfizer – avait affirmé perdre 20 $ en responsabilité en aval pour chaque dollar gagné sur les ventes de vaccins, et incita le Congrès à adopter en 1986 le *National Childhood Vaccine Injury Act*, qui exonère les fabricants de vaccins de toute responsabilité[12].

En 1985, l'Institute of Medicine (IOM) a recommandé l'abandon de la version à cellules entières du vaccin contre la coqueluche afin d'éviter l'incidence élevée d'encéphalopathies et de décès[13]. En 1991, les États-Unis, les pays de l'UE et le Japon sont passés à un vaccin à cellules mortes (atténué) beaucoup plus sûr (mais moins efficace), le dTca, et ont cessé d'utiliser le vaccin DTC[14]. Pendant que les pays occidentaux retiraient le DTC, l'OMS laissait à l'industrie pharmaceutique les coudées franches et lui donnait de l'argent pour déverser ses stocks toxiques en Afrique, en Asie et en Amérique centrale, malgré les preuves indubitables de ses impacts mortels[15].

En dehors de ses dangers, l'ancien DTC est moins cher à fabriquer et plus lucratif pour les laboratoires pharmaceutiques. C'est pourquoi, après 2002, Gates et ses subordonnés, la GAVI, l'OMS et le Fonds mondial, ont fait du DTC le porte-étendard de leur programme de vaccination en Afrique, et ont continué à administrer ce vaccin neurotoxique et souvent mortel à quelque 156 millions d'enfants africains chaque année[16,17]. L'utilisation par l'OMS du DTC comme vaccin témoin – pour mesurer la conformité nationale au calendrier vaccinal de l'OMS – fait aujourd'hui du DTC le vaccin le plus populaire de la planète[18]. Les ministères de la santé du monde entier doivent démontrer qu'ils ont atteint des objectifs spécifiques d'adoption des recommandations relatives au DTC afin de pouvoir bénéficier de l'aide vitale de l'OMS pour le VIH et autres.

Avant 2017, ni le HHS ni l'OMS n'avaient réalisé le type d'étude nécessaire pour vérifier si le vaccin DTC produit réellement les effets bénéfiques sur la santé dont Gates se vante fréquemment. Cette année-là, le gouvernement danois et les mastodontes scandinaves du vaccin, Statens Serum Institut[19] et Novo Nordisk, ont chargé les éminents scientifiques nordiques Søren Mogensen et Peter Aaby – tous deux des ardents défenseurs du programme de vaccination en Afrique – de diriger une équipe internationale d'illustres chercheurs afin d'examiner la mortalité toutes causes confondues après les inoculations du DTC.

Cette étude d'envergure a contredit l'incantation mantrique de Gates selon laquelle son investissement dans le vaccin DTC avait sauvé des millions de vies. En juin 2017, l'équipe publiait une étude examinée par les pairs dans *EBioMedicine*, une revue de haute volée de l'armada des éditions Elsevier. L'article analysait les données d'une « expérience naturelle » en Guinée-Bissau, où la moitié des enfants de certains groupes d'âge avaient été vaccinés et l'autre moitié ne l'avait pas été. La répartition était aléatoire.

Cette étude de 2017 (Mogensen *et al.*, 2017)[20] montre que, après leur vaccination DTC à trois mois, les filles vaccinées avaient une mortalité dix fois plus élevée que les filles non vaccinées. Elles mouraient d'un large éventail de maladies – pneumonie, anémie, paludisme, dysenterie – et pendant deux décennies, personne n'a remarqué que les enfants mourants étaient principalement ceux qui avaient reçu le vaccin. Le vaccin DTC – tout en protégeant les enfants contre la diphtérie, le tétanos et la coqueluche – avait détruit leur système immunitaire, les rendant vulnérables à un large éventail d'infections mortelles non ciblées. L'équipe de Mogensen est arrivée à cette conclusion, tout comme les chercheurs de l'étude du *Lancet* de 1977, 40 ans plus tôt, jour pour jour : « Le vaccin DTC peut tuer plus d'enfants d'autres causes qu'il n'en sauve de la diphtérie, du tétanos ou de la coqueluche. »[21]

En d'autres termes, le vaccin DTC de Gates – au lieu de sauver 10 millions de vies, comme il le prétend[22] – pourrait avoir tué inutilement des millions de filles africaines. Au moins sept autres études ont confirmé l'association du DTC avec une mortalité élevée chez les filles vaccinées par rapport aux filles non vaccinées[23]. Les Américains idéalistes qui ont fait des dons en faveur du projet vaccinal africain de Gates – pensant qu'ils sauveraient ainsi des bébés africains – ont en fait financé un génocide féminin à l'échelle du continent[24].

Après avoir bouclé l'étude et vérifié ses résultats choquants, Peter Aaby – une divinité parmi les chercheurs africains sur les vaccins – a lancé un appel passionné et plein de remords à l'OMS pour qu'elle reconsidère le vaccin DTC. « Je suppose que la plupart d'entre vous pensent que nous savons ce que font nos vaccins », a-t-il déclaré. « Ce n'est pas le cas. »[25]

Gates, l'OMS et la GAVI ont ignoré l'appel d'Aaby et ont redoublé d'efforts pour généraliser le DTC et consolider le soutien au vaccin tueur de fillettes. Le *Lancet* a publié un message du plénipotentiaire de la Fondation Gates, Chris Elias, du Dr Anthony Fauci et de trois apparatchiks de consortiums moins financés par Gates, Margaret Chan de l'OMS, Anthony Lake, directeur de l'UNICEF, et Seth Berkley de la GAVI, qui présentaient leur programme mortel africain du DTC comme un triomphe de la santé publique. Ces charlatans ont proclamé que le DTC était l'un des « points lumineux » du bien-être mondial, et ont affirmé gaiement que « le nombre d'enfants vaccinés dans le monde n'[avait] jamais été aussi élevé, avec le niveau de couverture systématique le plus élevé de l'histoire (considérant la couverture vaccinale des trois doses du vaccin contenant la diphtérie, le tétanos et la coqueluche (DTC)) »[26]. Ce projet a également impliqué la dégradation de la réputation d'Aaby par une campagne de diffamation.

L'analyse menée ultérieurement par le fondateur de la Cochrane Collaborative, Peter Gøtzsche, a condamné la tentative de l'OMS de minimiser les risques du vaccin DTC. Il a fait remarquer que l'OMS n'avait pas tenu compte des études qui concluaient à des effets non spécifiques néfastes du vaccin DTC, tout en acceptant les études qui concluaient à des effets non spécifiques bénéfiques du vaccin contre la rougeole. L'OMS est « incohérente et a un jugement partial en faveur des effets positifs des vaccins. Lorsqu'un résultat plaît à l'OMS, il peut être accepté, mais pas lorsqu'il lui déplaît. »[27] Gøtzsche a estimé que les études de Mogensen et d'Aaby étaient « supérieures à tous égards à l'étude du *Lancet* commandée par Gates ».

Gates et ses vassaux de l'OMS continuent d'intimider les nations africaines pour qu'elles adoptent leurs vaccins DTC mortels, en les menaçant de retirer l'aide financière à leurs ministères de la santé et à leurs programmes de lutte contre le VIH si le gouvernement n'atteint pas les objectifs vaccinaux nationaux (90 %).

Qui veut du mercure ?

De nombreux vaccins expédiés dans les pays sous-développés – y compris ceux de l'hépatite B, de l'*Haemophilus influenzae* de type B et du DTC – contiennent des doses bolus de thimérosal, un conservateur et adjuvant à base de mercure[28].

Les dispositions relatives à l'exonération de responsabilité dans la loi sur les vaccins de 1986 ont donné un blanc-seing aux entreprises pharmaceutiques américaines pour promouvoir les vaccins les plus mal testés sans conséquences ni coûts. Dans l'industrie pharmaceutique, cela s'est traduit par une ruée vers l'or pour ajouter de nouveaux vaccins lucratifs au calendrier vaccinal. En 1991, l'exposition des enfants américains au mercure provenant du thimérosal, agent de conservation des vaccins, avait plus que doublé[29]. Les parents, les médecins et les chercheurs ont imputé au thimérosal l'explosion ultérieure des maladies neurologiques et auto-immunes.

Alarmés par l'explosion des épidémies de maladies neurodéveloppementales, allergiques et auto-immunes chez les enfants, qui a débuté en 1986, les CDC ont diligenté en 1999 une étude interne du vaste référentiel de données sur la santé et la vaccination des dix plus grandes compagnies d'assurance, stockées dans le Vaccine Safety Datalink (VSD). Une équipe de recherche du CDC spécialement constituée, dirigée par l'épidémiologiste belge Thomas Verstraeten, a comparé les résultats sanitaires de centaines de milliers d'enfants vaccinés et non vaccinés. Les données brutes de l'étude Verstraeten de 1999 du CDC ont montré que les enfants qui avaient reçu des vaccins contre l'hépatite B contenant du thimérosal au cours de leurs 30 premiers jours de vie présentaient un taux d'autisme étonnamment élevé de 1 135 % par rapport aux enfants qui n'en avaient pas reçu[30]. Verstraeten a également dressé un sinistre inventaire d'autres lésions neurologiques chez les enfants exposés au thimérosal, notamment des troubles de l'attention et un déficit de l'attention, des retards de langage et de parole, des tics et des troubles du sommeil. Verstraeten a indiqué que ces signaux choquants l'ont incité à examiner pour la première fois la littérature médicale publiée, à la lumière de laquelle il a confirmé que le rôle de la toxicité alarmante du mercure (thimérosal) dans ces lésions était biologiquement plausible.

La science a démontré de façon écrasante – plus de 450 études – la terrible toxicité du thimérosal[31]. Étant donné que la testostérone amplifie la neurotoxicité de la molécule de mercure, les garçons ont davantage souffert d'une baisse du QI et d'une série de troubles du développement – TDAH, retard de langage, tics, syndrome Gilles de la Tourette, narcolepsie, TSA et autisme – suite à l'exposition à l'éthylmercure contenu dans le thimérosal. De nombreuses études établissent un lien entre le thimérosal et les fausses couches ainsi que la mort subite du nourrisson. Il n'y a tout simplement aucune étude publiée qui ait jamais démontré l'innocuité du thimérosal.

En 2017, Robert De Niro et moi-même avons organisé une conférence de presse bondée au National Press Club de Washington, D.C. Nous avons offert une récompense de 100 000 $ à quiconque pourrait apporter une telle étude. Un groupe prestigieux de scientifiques, dont le professeur émérite d'épidémiologie et de statistiques de la Fielding School de l'UCLA, le Dr Sander Greenland, le toxicologue et ancien directeur du programme de toxicologie environnementale de l'Institut national des sciences de la santé environnementale, le Dr George Lucier, et le Dr Bruce Lanphear de l'université Simon Fraser et de l'hôpital pour enfants de la Colombie-Britannique, s'étaient portés volontaires pour examiner une telle étude. Mais personne ne se manifesta.

En 2001, l'Institute of Medicine a recommandé le retrait du thimérosal de tous les vaccins pour enfants. Conformément à la recommandation de l'IOM, les fabricants l'ont fait – Hib, hépatite B et DTC – à l'exception des vaccins antigrippaux multidoses aux États-Unis à partir de 2001. Le Japon et les gouvernements européens avaient déjà grandement réduit les niveaux de mercure dans leurs vaccins dès 1993.

Après les interdictions européenne et américaine, l'industrie pharmaceutique s'est démenée pour écouler ses stocks et trouver de nouveaux moyens de monétiser ses actifs en déshérence, à savoir les centaines de millions de dollars investis dans les installations de production de vaccins à base de mercure. Bill Gates vola à la rescousse de l'industrie pharmaceutique. Il a aidé les sociétés à écouler leurs stocks de thimérosal en les déversant dans les pays en développement. Merck, avec l'aide de Bill Gates et de la GAVI, a négocié un accord pour donner (jeter) 1 million de doses de son vaccin contre l'hépatite B, le Recombivax HB, contenant du thimérosal, à la Millenium Vaccine Initiative dans les pays africains. Dans un communiqué de presse du 3 mars 2000, la Maison Blanche a salué l'initiative de Gates comme un « niveau sans précédent de soutien aux entreprises »[32].

Malgré l'abandon de cette pratique dans les pays occidentaux, Bill Gates et l'OMS continuent d'user de leur pouvoir pour forcer les enfants africains à se soumettre à une batterie de vaccins pédiatriques potentiellement dangereux contenant du mercure. De solides preuves suggèrent que les garçons africains ayant un taux de testostérone plus élevé et des carences chroniques en vitamine D sont beaucoup plus vulnérables aux vaccins et aux lésions dues au thimérosal que les Blancs[33,34]. Lorsqu'il s'agit de profits pharmaceutiques, les bébés africains morts et atteints de lésions cérébrales ne sont que des dommages collatéraux.

En 2012, le Dr Fauci s'est montré philosophe lorsqu'un journaliste lui a demandé de donner un exemple d'un de ses partenariats avec Gates qui avait été utile. Le NIAID, a-t-il spéculé, pourrait bien travailler avec Gates et la GAVI sur un projet visant à supprimer le thimérosal des vaccins africains. « Ce qui est utilisé actuellement, c'est le thimérosal, qui est désapprouvé en raison des préoccupations liées au mercure. Seth [Berkley, le directeur de la GAVI pour Gates] et moi avons donc discuté de la possibilité de trouver un agent conservateur pour ces flacons multidoses sans thimérosal, afin de ne plus avoir le bagage qui y est associé. »[35] Par « bagage », il entendait apparemment les millions d'enfants africains souffrant de lésions neurologiques[36]. Rien ne prouve que ladite collaboration ait survécu à sa mortinaissance en tant que rêverie hypothétique. Huit ans plus tard, les Africains portent toujours ce bagage toxique. C'est une charge écrasante, souvent mortelle[37].

Les expériences mortelles du vaccin contre le paludisme

Le paludisme fait quelque 655 000 victimes chaque année, principalement des enfants africains âgés de moins de cinq ans[38]. En 2010, la Fondation Gates a financé à hauteur de 300 millions de dollars un essai de phase III du vaccin expérimental contre le paludisme, le Mosquirix[39] de GlaxoSmithKline, dans sept pays africains, « visant les jeunes enfants car leur système immunitaire est encore en développement »[40]. GlaxoSmithKline a apporté 500 millions de dollars, et le NIAID des dizaines de millions de dollars dans une série de subventions. Parmi les bailleurs de fonds moins importants, citons l'USAID, le CDC et le Wellcome Trust. Or, Gates est fortement investi dans GSK[41]. Se doutant apparemment que le vaccin pouvait être mortel, son équipe a choisi de ne pas le tester contre un placebo. À la place, elle a utlisé des vaccins contre la méningite et la rage hautement réactifs qui, eux non plus, n'ont jamais été testés contre un placebo. Or, le vaccin contre la méningite était connu pour avoir causé un nombre alarmant de dommages et de décès. L'utilisation d'un placebo réactogène – appelé faux-cebo – est une astuce délibérément frauduleuse que les fabricants de vaccins sans scrupules utilisent pour masquer les lésions dans la cohorte étudiée, en provoquant délibérément des lésions dans la cohorte placebo. Les essais cliniques qui omettent les vrais placebos inertes font passer le marketing pour de la science. Quelque 151 nourrissons africains sont morts au cours de l'essai, et 1 048 des 5 049 bébés ont souffert d'effets indésirables graves – tant dans le groupe témoin que dans le groupe étudié – dont des paralysies, des crises et des convulsions fébriles[42].

Désireuse d'obtenir l'approbation de l'OMS nécessaire à l'homologation du vaccin GSK en vue d'une distribution mondiale, la Fondation Bill et Melinda Gates a fait fi des résultats mortels de ces expériences, déclarant que l'essai était légèrement décevant, tout en promettant de poursuivre le projet, quelles que soient les victimes. « L'efficacité s'est avérée inférieure à ce que nous espérions, mais il est très difficile de développer un vaccin contre un parasite. L'essai se poursuit, et nous avons hâte d'obtenir davantage de données pour nous aider à déterminer si on pourra déployer ce vaccin, et comment. » Elle a démontré sa détermination en faisant un chèque de 200 millions de dollars supplémentaires[43] pour financer d'autres recherches défectueuses de GSK.

Même avec la généreuse contribution de Gates, les chercheurs véreux de GSK chargés des essais cliniques n'ont pu obtenir qu'une faible efficacité de

30 % pour leur vaccin infanticide[44]. Qu'à cela ne tienne : en 2019, Gates a lancé le Mosquirix en tant que premier vaccin contre le paludisme en Afrique subsaharienne. Il s'est avéré être un autre projet de « génocide des filles ». Selon la revue *Science*, « l'efficacité et la durabilité du Mosquirix sont médiocres. Quatre doses n'offrent qu'une protection de 30 % contre le paludisme grave, et ce pendant quatre ans au maximum... Les plus grosses inquiétudes, cependant, concernent la sécurité du vaccin. » Le rédacteur en chef adjoint du *BMJ*, le Dr Peter Doshi, souligne : « Ce taux de méningite chez les personnes ayant reçu le Mosquirix est dix fois supérieur à celui des personnes n'ayant pas reçu le vaccin, a provoqué une augmentation des cas de paludisme cérébral et un doublement du risque de décès (toutes causes confondues) chez les filles. » Selon le Dr Doshi, l'étude de l'OMS sur le vaccin contre le paludisme constitue une « violation grave des normes éthiques internationales »[45]. Le risque démontré a tellement inquiété l'OMS qu'elle a renoncé à son plan de déploiement du vaccin dans toute l'Afrique, en faveur de programmes pilotes de moindre envergure au Malawi, au Ghana et au Kenya, qui administreront le vaccin à des centaines de milliers d'enfants au lieu des 100 millions rêvés par la BMGF[46].

Les virologues et les universitaires du monde entier ont gardé le silence sur les morts du Mosquirix de Gates. Son portefeuille bien garni, ses relations impeccables, son pouvoir sur le cartel de la virologie, ainsi que la faiblesse et les besoins des gouvernements africains l'ont une fois de plus protégé des conséquences de la mort de tous ces enfants – à l'exception du Dr Doshi.

Les expériences mortelles du vaccin contre la méningite

En 2010, Gates a financé une campagne appelée MenAfriVac en Afrique sub-saharienne. Les opérations de Gates ont permis de vacciner de force des milliers d'enfants africains contre la méningite, provoquant la paralysie d'environ 50 des 500 enfants vaccinés[47]. Citant d'autres abus, des journaux sud-africains ont déclaré : « Nous sommes des cobayes pour les fabricants de médicaments. »[48] Le professeur Patrick Bond, économiste politique qui a servi dans le gouvernement sud-africain de Nelson Mandela, qualifie les pratiques commerciales et philanthropiques inconvenantes de Gates et le programme de la Fondation Gates d'« impitoyables et immorales »[49].

Vaccins de stérilisation et de régulation des populations

L'Amérique du début du XXe siècle a assisté à la montée de l'eugénisme, une pseudo-science raciste qui aspirait à éliminer les êtres humains jugés « inaptes » au profit des stéréotypes nordiques. Les gouvernements de 27 États[a] ont fait de certains éléments de cette philosophie une politique officielle en promulguant des lois sur la stérilisation forcée et la ségrégation, ainsi que des restrictions au mariage. En 1909, la Californie devenait le troisième État à adopter des lois exigeant la stérilisation des Américains déficients intel-

a. L'auteur parle ici d'États américains. (N.d.T.)

lectuels. En fin de compte, les praticiens de l'eugénisme ont stérilisé sous la contrainte quelque 60 000 Américains »[50].

Le vif intérêt de John D. Rockefeller, Jr. pour l'eugénisme est à l'origine de sa passion pour le contrôle des populations. Le rejeton du baron du pétrole a rejoint l'American Eugenics Society et a été administrateur du Bureau of Social Hygiene. Dans les années 1920 et au début des années 1930, la Fondation Rockefeller avait effectué des dons conséquents à des centaines de chercheurs allemands, y compris ceux qui menaient les fameuses « études sur les jumeaux » d'Hitler, à l'Institut Kaiser Wilhelm d'anthropologie, d'hérédité humaine et d'eugénisme de Berlin[51]. La Fondation Rockefeller a réduit les dons aux institutions médicales de l'Allemagne nazie avant Pearl Harbor, mais le succès de Rockefeller dans la promotion du mouvement eugéniste avait déjà captivé Adolf Hitler. « Maintenant que nous connaissons les lois de l'hérédité », avait déclaré Hitler à un camarade nazi, « il est possible, dans une large mesure, d'empêcher les êtres malsains et gravement handicapés de venir au monde. J'ai étudié avec intérêt les lois de plusieurs États américains concernant la prévention de la reproduction de personnes dont la progéniture serait, selon toute probabilité, sans valeur ou préjudiciable au stock racial. »[52]

Au début des années 1950, en Inde, la Fondation Rockefeller a mené des études sur la fertilité que l'historien Matthew Connolly qualifie d'exemple de « la science sociale américaine dans ce qu'elle a de plus hubristique ». Dans le cadre de l'une des collaborations avec la Harvard School of Public Health et le ministère indien de la Santé, la Fondation Rockefeller a étudié 8 000 membres de tribus dans sept villages de la région du Khanna, dans le Pendjab, afin de déterminer si des comprimés contraceptifs pouvaient réduire considérablement les taux de fécondité[53]. Selon Linsey McGoey, « les villageois étaient traités comme des rats de laboratoire, sans aucun égard si l'on excepte les interrogatoires mensuels auxquels ils étaient soumis. »[54]

Au départ, les chercheurs de Rockefeller n'avaient pas informé les Punjabis que leurs pilules empêcheraient les femmes de porter des enfants. McGoey décrit les villageois comme « choqués », « consternés » et « pleins de ressentiment » lorsqu'ils apprirent que le médicament qu'ils prenaient avec crédulité était destiné à les rendre infertiles : « Certains étaient furieux que l'on cherchât à limiter leur future progéniture. »[55]

Au cours des deux décennies suivantes, la Fondation Rockefeller a mené de nombreux programmes de lutte contre la fécondité en Inde et ailleurs, s'attirant l'animosité croissante des médecins, des militants des droits de l'homme et des spécialistes de la pauvreté, qui lui reprochaient de se concentrer sur la croissance démographique tout en ignorant les réalités de la pauvreté persistante qui rend les familles nombreuses si indispensables aux villageois indiens et africains[56].

« Aujourd'hui », ajoute McGoey, « la Fondation Gates met de l'argent dans des essais médicaux expérimentaux qui font l'objet de critiques similaires à celles adressées à l'étude Khanna [de la Fondation Rockefeller]. À l'instar des fondations philanthropiques précédentes, la Fondation Gates dispose de l'influence financière et politique nécessaire pour intervenir dans des pays étrangers en toute impunité, et pour ne pas se laisser impressionner lorsque les expériences qu'elle finance tournent mal. »[57]

La fascination de Gates pour la réduction de la population est un héritage familial. Son père, Bill Gates, Sr., était un grand avocat d'affaires et un édile de la ville de Seattle, obsédé depuis toujours par le « contrôle de la population ». Gates, Sr. siégeait au conseil d'administration national de Planned Parenthood, une organisation néo-progressiste fondée en 1916 par l'eugéniste raciste Margaret Sanger pour promouvoir le contrôle des naissances et la stérilisation, et pour purger les « déchets humains »[58] et « créer une race de pur-sang »[59]. Sanger avait déclaré espérer purifier le pool génétique en « éliminant les personnes inaptes » souffrant de handicaps – en empêchant ces personnes de se reproduire[60] par la stérilisation chirurgicale ou d'autres moyens.

En 1939, Sanger avait créé et dirigé le projet raciste Negro Project, qui avait stratégiquement coopté des ministres noirs à des postes de direction pour promouvoir les contraceptifs auprès de leurs communautés. Dans une lettre adressée à son collègue eugéniste Clarence Gamble (de Procter & Gamble), Sanger déclarait : « Nous ne voulons pas qu'il soit dit que nous voulons exterminer la population noire, et le ministre est l'homme qui pourra réfuter cette idée si jamais elle vient à l'esprit de l'un de ses membres les plus rebelles. »[61]

En 2003, Gates a confié à Bill Moyers : « Durant toute mon enfance, j'ai toujours vu mes parents impliqués dans diverses activités bénévoles. » « Mon père était à la tête de Planned Parenthood. Et c'était très controversé d'être impliqué là-dedans. »[62]

La surpopulation, a déclaré le père de Gates dans une interview de 2015 à *Salon*, est « un intérêt qu'il a depuis qu'il est enfant »[63]. En 1994, l'aîné Gates a créé la William H. Gates Foundation (la première fondation de la famille), axée sur la santé reproductive et infantile dans le monde en développement. Le contrôle de la population a été une préoccupation constante de la philanthropie de son fils dès ses débuts.

Gates a à son actif une longue série de déclarations publiques et d'investissements qui reflètent sa profonde crainte de la surpopulation. Il se décrit comme un admirateur et un partisan du prophète de l'apocalypse Paul Ehrlich, auteur de *The Population Bomb*, que Gates qualifie de « Cassandre environnemental le plus éminent du monde », c'est-à-dire un prophète qui prédit avec précision un malheur ou un désastre.

Au passage, je partage la crainte de Gates que si l'humanité persiste à juxtaposer une expansion démographique exponentielle à une croissance linéaire des ressources, nous finirons tous dans une dystopie malthusienne. Il n'en demeure pas moins que je suis troublé par le fait qu'il n'ait pas de scrupules à recourir à des méthodes coercitives et mensongères pour entraîner les pauvres contre leur gré dans des programmes de contraception dangereux. Les voies éprouvées vers une croissance démographique zéro sont la réduction de la pauvreté et l'autonomisation des femmes. Les femmes qui ont d'autres possibilités de carrière choisissent rarement le lourd et dangereux fardeau de la maternité en série. En théorie, chaque nation dotée d'une classe moyenne stable a un taux de fécondité inférieur au taux de remplacement. Or, les déclarations publiques imprudentes de Gates et les programmes qu'il finance habituellement suggèrent qu'il s'est impliqué dans des campagnes furtives visant à stériliser les femmes de couleur et marginalisées sans leur consentement éclairé – y compris par l'utilisation abusive de vaccins stérilisants dangereux.

Le 20 février 2010, moins d'un mois après son fameux don de 10 milliards de dollars en faveur de l'OMS, Bill Gates a suggéré, lors de son discours TED « Innovating to Zero » à Long Beach, en Californie, que la réduction de la croissance démographique mondiale pourrait se faire en partie grâce à de « nouveaux vaccins »[64] :

> Le monde compte aujourd'hui 6,8 milliards d'habitants. Ce chiffre va passer à environ 9 milliards [il cite presque Bryant *et al.*]. Maintenant, si nous faisons un excellent travail sur les nouveaux vaccins, les soins de santé, les services de santé reproductive, nous pourrions réduire ce chiffre de 10 ou 15 %...[65,66]

Les défenseurs de Gates – et les organisations de *fact-checking* subventionnées par ce dernier – s'insurgent contre ceux qui interprètent sa déclaration de 2010 de façon littérale, selon laquelle il espérait utiliser les vaccins pour réduire la population. Ils expliquent que Gates, par ce discours inintelligible, suggérait que les vaccins qui sauvent des vies permettraient à davantage de nourrissons d'atteindre l'âge adulte, rassurant les parents pauvres qui n'auraient ainsi plus besoin d'avoir autant d'enfants. Mais cette hypothèse repose sur le postulat sommaire que ses vaccins réduisent la mortalité infantile – chose que Gates n'a jamais démontrée et que la science actuelle ne soutient pas. Le choix précis de ces mots a naturellement alimenté les spéculations selon lesquelles il s'engageait dans une campagne visant sciemment à utiliser les vaccins pour stériliser les femmes. Ses frasques douteuses en matière de promotion des médicaments stérilisants et l'utilisation généralisée par l'OMS de vaccins stérilisants qui ne disent pas leur nom alimentent ces impressions de manière crédible.

Depo-Provera : une ironie cruelle

La régulation de la population est la préoccupation centrale de la Fondation Gates depuis sa création. En 1999, son engagement de 2,2 milliards de dollars en faveur du Fonds des Nations unies pour la population a doublé la taille de la Fondation Gates[67]. La même année, il avait financé à hauteur de 20 millions de dollars la création du Johns Hopkins Center for Population[68].

En 2017, la Fondation Gates a adopté l'objectif d'administrer des contraceptifs à 214 millions de femmes dans les pays pauvres[69]. Le contraceptif de prédilection de Gates est l'agent d'infertilité à long terme Depo-Provera. Les planificateurs démographiques l'ont administré principalement aux femmes pauvres et noires des États-Unis depuis son invention en 1967. Aux États-Unis, 84 % des consommatrices de Depo-Provera sont noires, et 74 % ont un faible revenu[70]. Le plus grand promoteur du Depo-Provera, Planned Parenthood, cible spécifiquement les Noires[71] et les Latines[72] dans ses campagnes de marketing. Les données de l'ONU démontrent que le Depo-Provera est rarement administré à des femmes ou filles blanches ou aisées aux États-Unis ou en Europe.

Le Depo-Provera est un poison puissant, qui entraîne une myriade d'effets secondaires terribles et dévastateurs : en vertu de la loi fédérale, l'étiquette du Depo-Provera doit porter l'avertissement le plus strict de la FDA, la Black Box – en raison de la possibilité qu'il cause une ostéoporose fatale. En outre, des femmes ont signalé des absences de règles et des saignements abondants, des caillots sanguins dans les bras, les jambes, les poumons et les yeux, des accidents vasculaires cérébraux, une prise de poids, une grossesse extra-utérine, une dépression, une perte de cheveux, une baisse de la libido et une infertilité permanente[73]. Certaines études ont associé le Depo-Provera à une augmentation spectaculaire (200 %) du risque de cancer du sein[74]. La FDA déconseille aux femmes de prendre du Depo-Provera pendant plus de deux ans, or le programme de Gates prescrit un traitement d'au moins quatre ans – ou indéfiniment – pour les femmes africaines. En outre, il se donne beaucoup de mal pour éviter d'avertir les femmes noires des nombreux inconvénients de cette mixture[75].

Entre 1994 et 2006, Bill et Melinda Gates se sont associés aux fondations Rockefeller et Andrew W. Mellon, au Population Council et à l'USAID pour financer une expérience semestrielle de planification familiale consistant à administrer du Depo-Provera à environ 9 000 femmes démunies de la ville de Navrongo et des districts du Ghana[76]. (Bien que les principes sous-jacents de la planification familiale énoncés par l'USAID soient « le volontariat et le choix éclairé », cela n'a pas toujours fonctionné ainsi.)

Un article troublant de 2011 sur cette collaboration, écrit par le Rebecca Project for Justice, « The Outsourcing of Tuskegee : Nonconsensual Research in Africa », a documenté la façon dont les chercheurs de Gates ont menti aux femmes Navrongo, leur disant qu'elles recevaient des « soins de santé de routine » et/ou faisaient l'objet d'« observations sociales » – sans jamais les informer qu'elles faisaient partie d'une expérience de contrôle de population[77]. Les chercheurs de Gates ont violé les lois américaines sur la recherche en omettant de faire signer des formulaires de consentement éclairé aux femmes auxquelles ils ont injecté du Depo-Provera. Ils n'ont pas non plus pris le soin d'obtenir l'approbation du comité d'examen institutionnel (IRB) pour une expérience humaine d'une durée extraordinaire de six ans. Sous la direction de l'investigateur principal de Gates, le Dr James Phillips, et ses collègues IP de Pfizer et de Gates, ont délibérément fabriqué et falsifié des données de recherche pour « prouver » que le Depo-Provera était sans danger[78]. En 2011, sur la base de ces « preuves », Gates a étendu son projet pour financer des programmes de Depo-Provera pour quelque 12 millions de femmes en Afrique subsaharienne[79,80].

Cette même année 2011, une étude menée par une autre équipe de recherche prestigieuse financée par la BMGF et le NIH, de la Washington School of Public Health de Gates, a publié un article dans le *Lancet Infectious Diseases*, Heffron *et al.* (2012), rapportant que les femmes africaines qui utilisaient le Depo-Provera injectable étaient beaucoup plus susceptibles de contracter le VIH/SIDA que les femmes non traitées. Précisément, les injections de Depo-Provera doublent le risque pour une femme de contracter et de transmettre le VIH[81]. Ce résultat n'est pas une grande surprise. Depuis 24 ans, diverses études ont montré que le Depo-Provera amincit la paroi vaginale, facilitant ainsi la transmission du VIH. En outre, les chercheurs ont constaté que le Depo-Provera exacerbe les taux d'infection par le VIH/SIDA chez les partenaires sexuels du bénéficiaire. Malgré son financement par Gates, l'auteur principal de l'étude, le Dr Renee Heffron, et ses collègues chercheurs, ont recommandé d'informer les femmes infectées par le VIH des risques graves du Depo-Provera et d'utiliser d'autres contraceptifs sans progestérone : « Les femmes doivent être informées du risque potentiellement accru de contraction et de transmission du VIH-I. »[82] La confirmation du risque par ses propres scientifiques a posé un problème évident pour Gates, car elle opposait sa passion pour le contrôle de la population à son objectif avoué de mettre fin à la propagation du VIH en Afrique. Or, il s'avère que dans le catéchisme de Bill Gates, la régulation de la population prime sur la prévention du VIH.

Sans proposer aucune étude scientifique pour étayer leurs affirmations, les hommes de Gates, une cabale conduite par des partisans du contrôle extrême de la population, ont travaillé avec des intermédiaires de Pfizer pour attaquer vicieusement les résultats des recherches d'Heffron. Les critiques comprenaient la BMGF, Planned Parenthood, l'ONU, Ronald Gray de l'université Johns Hopkins financée par Gates, James Shelton du Bureau de la population de l'USAID, et d'autres.

Face à ces violentes attaques des sous-fifres du cartel médical de Gates, le Dr Heffron et son équipe de recherche ont courageusement tenu bon et conservé leur intégrité professionnelle. Le *Lancet* a publié la réponse cinglante du Dr Heffron. Ce dernier a souligné que ses détracteurs n'avaient cité aucune donnée scientifique convaincante et que les deux études récentes – menées par le Dr Heffron et l'équipe de la WSPH – couronnaient un quart de siècle de recherches publiées démontrant un risque accru de VIH chez les femmes prenant du Depo-Provera[83].

Pour gérer cette crise, l'OMS – qui était alors à la merci de Gates – convoqua un groupe d'experts triés sur le volet, tous tenus au secret, pour une réunion à huis clos à Genève le 31 janvier 2012, afin de discuter de la limitation des dégâts causés par l'étude d'Heffron et de la montagne de recherches sur le VIH qui la soutenaient. Le 16 février 2012, l'OMS et sa mystérieuse suite d'experts – sans surprise – ont annoncé leur décision préétablie : les femmes vivant avec le VIH/SIDA ou présentant un risque élevé de VIH/SIDA peuvent utiliser le Depo-Provera en toute sécurité[84].

Betsy Hartmann, défenseur de longue date des droits reproductifs, a ridiculisé les nouvelles directives conventionnelles de l'OMS : « Ce revirement, malgré 25 ans d'études montrant un risque accru de transmission du VIH chez les femmes qui l'utilisent, soulève la question de savoir si l'OMS n'a pas abandonné la prudence sous l'effet d'un 'stimulus extérieur' de groupes d'intérêts spéciaux.[85] » Hartmann faisait clairement référence à la BMGF.

Dans le sillage de la déclaration intéressée de l'OMS, Melinda Gates a annoncé en juillet 2012 une contribution d'un milliard de dollars en guise de participation de la BMGF à une collaboration de 4 milliards de dollars avec l'USAID, le PATH et Pfizer, dans le but de promouvoir le Depo-Provera de Pfizer dans toute l'Afrique subsaharienne[86]. Pfizer et l'USAID ont engagé les 3 milliards de dollars restants dans des projets de contraception africains.

L'annonce de Melinda Gates a été accueillie par un tollé et une condamnation de la part de dizaines de défenseurs internationaux des droits des femmes et de groupes de santé génésique.

Selon un rapport détaillé de Jacob Levich, « The Real Agenda of the Gates Foundation » : « Mme Gates a minimisé le risque avéré de contracter le VIH/SIDA avec le Depo-Provera en renvoyant le public à une 'Déclaration technique' de huit pages publiée par les subordonnés de la Fondation Gates à l'OMS, assurant à la population que le Depo-Provera est sûr, et que toutes les recherches scientifiques contraires qui liaient le Depo-Provera à l'infection par le VIH n'étaient pas 'concluantes'. »[87]

Pour calmer la grogne qui montait, Gates finança une étude de l'OMS visant à démentir une bonne fois pour toutes l'association avec le VIH. Cette fois, il fit l'impasse sur Heffron pour financer un groupe de chercheurs plus « fiables » (les juristes de l'environnement les appellent des « biostituées »). Le 21 octobre 2015, l'OMS a publié son enquête – qui, ô surprise, a conclu qu'« il n'y a pas de preuve d'une association causale entre l'utilisation de l'AMPR et une incidence du risque de contraction du VIH par les femmes »[88]. L'OMS a ensuite publié de nouvelles directives calquées sur celles de Pfizer, fabricant du Depo-Provera.

Une quarantaine de groupes de santé génésique ont demandé à la directrice de l'OMS, Margaret Chan, de ne pas tenir compte des nouvelles directives tant que l'étude de Gates n'aurait pas été validée par un processus de réévaluation rigoureux. L'OMS a ignoré ces demandes[89].

La pièce maîtresse du projet de 4 milliards de dollars de Gates est une seringue « auto-injectable » – une bulle en plastique attachée à une aiguille – pour administrer le Depo-Provera. C'est Pfizer qui produit ce gadget, mais le PATH, le légataire de Gates basé à Seattle, le commercialise sous la nouvelle marque « Sayana Press ». L'ancien directeur du PATH, Chris Elias, était alors président de la BMGF. Par l'intermédiaire du PATH, Gates distribuera ce dispositif, qui coûte 1 $ par dose de trois mois, à 120 millions de femmes dans 69 des pays les plus pauvres du monde[90]. Grâce aux contributions que

Gates prévoit d'obtenir des gouvernements concernés, ces dames chanceuses auront peu voire rien à débourser.

Bien sûr, Pfizer va faire un malheur. Selon le Market Watch du *Wall Street Journal*, « Pfizer pourrait potentiellement engranger environ 36 milliards de dollars de recettes résultant d'un investissement sans précédent de la Fondation Bill et Melinda Gates (BMGF) – 560 millions de dollars de la BMGF, 4,3 milliards de dollars au total avec les contributions du gouvernement – qui promeut le Depo-Provera comme le meilleur contraceptif pour les femmes de couleur et les femmes à faible revenu »[91].

Levich explique que ce stratagème est une astuce pour échapper à la réglementation américaine qui exige que l'étiquette de Pfizer comprenne un avertissement de type Black Box portant les mots : « FDA », « Black Box », « avertissement » et « ostéoporose », et que le clinicien qui administre le médicament informe chaque destinataire que le médicament met sa vie en danger. Aux États-Unis, les pharmaciens ne peuvent jamais délivrer le Depo-Provera directement à une patiente pour qu'elle se l'injecte elle-même, car la loi exige que le personnel médical conseille chaque patiente sur les risques. Ignorer ces garanties en Afrique exposerait Pfizer à des poursuites pénales et à des milliers de procès en vertu de l'*Alien Tort Claims Act*, qui pourrait permettre aux femmes africaines lésées de poursuivre les fabricants de médicaments américains négligents devant les tribunaux américains, si elles venaient à subir des dommages à cause d'un défaut d'avertissement[92]. La stratégie apparente de Pfizer pour se dédouaner est d'utiliser le PATH et la BMGF comme délégués pour commercialiser son contraceptif.

En outre, pour promouvoir l'adoption du Depo-Provera auprès des Noirs, le PATH a fait une série d'allégations hors-la-loi, hors étiquette, que Pfizer ne pouvait pas légalement indiquer sur le produit. Le PATH prétend que le Depo-Provera protège contre le cancer de l'endomètre et les fibromes utérins, et réduit les risques de drépanocytose et d'anémie ferriprive – des maladies qui touchent les Noirs de manière disproportionnée. Le hic est que la FDA n'a jamais approuvé le Depo-Provera pour la prévention du cancer ni pour aucune de ces autres utilisations. Il est donc illégal pour Pfizer de promouvoir ces allégations non autorisées. Présenter Gates et le PATH comme ses intermédiaires est apparemment aussi la stratégie de Pfizer pour échapper aux lois américaines qui interdisent les allégations non conformes. Levich ajoute : « Ces déclarations prises dans leur totalité sont contextuellement fausses et conçues pour contourner spécifiquement les avertissements de la Black Box de la FDA. Si le Depo-Provera est réellement un contraceptif sûr et efficace, avec seulement des effets secondaires minimes, pourquoi diable Gates, le centre John Hopkins, l'USAID, Planned Parenthood et les autres intermédiaires de Pfizer dissimulent-ils délibérément les avertissements de la Black Box de la FDA dans leur tentative de minimiser et de cacher les dangers mortels du Depo-Provera ? »[93]

En clair, Gates et ses complices poussent les femmes africaines à prendre le contraceptif en les trompant sur son innocuité et en mentant sur son efficacité contre des maladies qui touchent de manière disproportionnée les Noirs – chose pour laquelle les dirigeants de Pfizer pourraient aller derrière les barreaux. Le partenaire actif de Gates dans cette fraude est l'USAID.

Le directeur de l'USAID, le Dr Rajiv Shah, a été un complice en série des nombreuses escroqueries racistes de Gates. Avant de prendre la tête de l'USAID, pendant une décennie, Shah a travaillé pour la fondation de Bill Gates (2001-2010) en tant que principal leveur de fonds pour les programmes mondiaux de vaccination de la GAVI. Shah a candidement reconnu que le cachet d'approbation de la BMGF et du PATH sur le Depo-Provera est un moyen astucieux de protéger Pfizer de poursuites pénales et civiles pour avoir violé les réglementations de la FDA[94]. Le stratagème de Gates vise à retirer habilement sa juridiction à la FDA en utilisant le PATH comme subrogé, et en transférant effectivement le pouvoir réglementaire à l'OMS.

Le Rebecca Project for Justice qualifie le projet africain de Gates de « stratégie de planification familiale qui cible de manière non éthique les femmes de couleur afin d'empêcher la naissance de beaux enfants [noirs], en n'informant pas les mères des risques mortels du Depo-Provera, comme le prévoient les lois et réglementations américaines ; les femmes de couleur se voient ainsi refuser leur droit inaliénable de choisir et d'accéder à une santé reproductive sûre. »[95]

Le Depo-Provera est vraiment devenu populaire en tant qu'outil de sélection pour les eugénistes racistes. Israël a interdit le Depo-Provera en 2013 à la suite d'un scandale dans lequel les agents de santé du gouvernement, qui cherchaient à réduire radicalement le nombre de naissances chez les Noirs, ciblaient les juifs africains avec le Depo-Provera. Sharona Eliahu Chai, avocate de l'Association des droits civils en Israël (ACRI), a condamné la politique gouvernementale visant à empêcher les Israéliens noirs de se reproduire : « Les résultats des enquêtes sur l'utilisation du Depo-Provera sont extrêmement inquiétants, et font craindre des politiques de santé néfastes aux implications racistes, en violation de l'éthique médicale. »[96]

En 2002, l'Inde a banni ce médicament dangereux de tous les programmes d'aide sociale à la famille après un scandale similaire : les fonctionnaires ciblaient les Indiens de caste inférieure[97]. De nombreuses autres nations, dont le Bahreïn, Israël, la Jordanie, le Koweït, le Qatar et l'Arabie saoudite, interdisent l'utilisation du Depo-Provera sur leurs ressortissants. Les pays européens limitent largement l'utilisation du Depo-Provera et exigent la divulgation complète des risques pour les femmes et leur consentement éclairé avant son utilisation. Gates et l'USAID ont profité de la désorganisation politique au Pakistan pour administrer le Depo-Provera par « auto-injection » aux femmes musulmanes. Contrairement à son homologue américain l'USAID, l'Autorité suédoise pour le développement international (SIDA) ne finance pas, n'achète pas et ne fournit pas de Depo-Provera pour les projets soutenus par la Suède dans les pays en développement[98].

Vaccins stérilisants / castration chimique

Les partisans de Gates qualifient de « théorie du complot » la suggestion selon laquelle Gates, ou toute autorité de santé publique réputée, utiliserait des « vaccins qui sauvent des vies » pour rendre subrepticement les femmes stériles. Toutefois, l'une des premières initiatives philanthropiques de Gates a été un projet de 2002 visant à administrer des vaccins contre le tétanos à des femmes pauvres dans 57 pays[99]. Or, pour des raisons que nous sommes sur le point de découvrir, les critiques suggèrent de manière crédible que ces vaccins auraient été secrètement mélangés à une formule développée par la Fondation Rockefeller pour stériliser les femmes contre leur gré.

Le 6 novembre 2014, quatre ans après que Gates se soit engagé lors d'une conférence TED à utiliser des vaccins pour faire baisser le taux de natalité, des chercheurs en médecine et des médecins associés à la Conférence des évêques catholiques du Kenya (KCCB) et à la Kenya Catholic Health Commission ont accusé l'OMS, l'UNICEF et la GAVI de mener secrètement un programme de stérilisation de masse contre les femmes kenyanes, sous couvert d'éradiquer le tétanos[100,101]. Le *Washington Post* a rapporté des accusations similaires de la part de la Kenya Catholic Doctors Association (KCDA)[102].

Les médecins catholiques ont eu des soupçons en raison des écarts flagrants de l'OMS par rapport aux protocoles habituels de vaccination contre le tétanos. Normalement, un seul vaccin contre le tétanos procure une décennie d'immunité. Les hommes et les femmes y étant sensibles de façon identique, les deux sexes sont systématiquement vaccinés. Or, l'OMS avait demandé aux médecins kenyans d'administrer le vaccin en cinq fois, à six mois d'intervalle, et uniquement aux filles en âge de procréer.

« L'argument selon lequel l'OMS avait l'intention de cibler uniquement le 'tétanos maternel et néonatal' semble étrange compte tenu du fait que les hommes sont à peu près aussi susceptibles que les femmes d'être exposés à la bactérie, qui se trouve dans la terre partout où il y a des animaux »[103], a observé une étude de 2011 sur la controverse, évaluée par les pairs. Les médecins catholiques ont également remarqué d'autres caractéristiques inhabituelles de cette campagne. Pour commencer, l'OMS a, de manière suspecte, lancé sa campagne de vaccination non pas à partir d'un hôpital ou d'un centre médical ou de l'un des quelque 60 centres de vaccination locaux, mais a distribué les vaccins à partir du luxueux hôtel New Stanley de Nairobi – un lieu de villégiature très huppé hors de portée de la plupart des médecins et responsables de la santé publique[104]. À un coût considérable, une escorte policière a accompagné les vaccins jusqu'aux sites de vaccination, où les officiers de police ont strictement supervisé leur manipulation par le personnel infirmier, et ont exigé des cliniciens qu'ils retournent chaque flacon vide aux responsables de l'OMS dans le seul hôtel cinq étoiles de la capitale, sous la surveillance d'officiers armés.

Quatre ans plus tard, en octobre 2019, l'Association des médecins catholiques du Kenya a accusé l'UNICEF, la GAVI et l'OMS d'avoir rendu des millions de femmes et de filles stériles[105]. Lesdits médecins avaient en effet produit des analyses chimiques de vaccins confirmant leurs allégations. Trois laboratoires de biochimie indépendants accrédités à Nairobi avaient testé des échantillons du vaccin antitétanique de l'OMS et trouvé de la gonadotrophine chorionique humaine (hCG) alors qu'elle n'avait rien à y faire. En octobre 2014, des médecins catholiques avaient obtenu six flacons supplémentaires et les avaient testés dans six laboratoires accrédités ; ils avaient trouvé de la hCG dans la moitié de ces échantillons.

En 2019, un groupe de chercheurs indépendants du Kenya et de Grande-Bretagne, dirigé par le Dr Christopher Shaw, neurologue de l'université de Colombie-Britannique, a étudié les accusations et a conclu que « la campagne 'antitétanique' du Kenya a été raisonnablement remise en question par l'Association des médecins catholiques du Kenya comme étant une façade pour cacher une opération de réduction de la croissance démographique. » Les chercheurs médicaux ont qualifié le programme de l'OMS de « violation éthique de l'obligation de l'OMS d'obtenir le 'consentement éclairé' de ces jeunes filles et femmes kenyanes »[106].

Le personnel médical catholique a porté des accusations similaires à l'encontre des projets de l'OMS concernant le tétanos en Tanzanie, au Nicaragua, au Mexique et aux Philippines. Après des démentis indignés de toutes ces accusations et des dénonciations obligées de ses accusateurs, l'OMS a admis à contrecœur qu'elle développait des vaccins stérilisants depuis des décennies. Elle a néanmoins châtié les médecins kenyans et les responsables communautaires qui avaient signalé la présence du vaccin contaminé en annulant des contrats relatifs à des travaux futurs[107].

L'histoire sordide des vaccins stérilisants

Ce n'était pas la première fois que les autorités médicales catholiques accusaient l'OMS de mener une campagne de stérilisation furtive contre les femmes africaines. Dès novembre 1993, des publications catholiques avaient accusé l'organisation d'ajouter des abortifs puissants aux vaccins antitétaniques pour stériliser les femmes de couleur dans le monde entier[108]. L'OMS avait démenti ces accusations explosives.

L'équipe de recherche de Shaw a montré que les scientifiques de l'OMS et de la Fondation Rockefeller avaient entamé des recherches sur les vaccins « anti-fertilité » pour le « contrôle des naissances » dès 1972, en enrobant la hCG avec de l'anatoxine tétanique, qui agit comme un véhicule pour l'hormone. Cette année-là, lors d'une réunion de l'Académie nationale des sciences des États-Unis, des chercheurs de l'OMS[109,110] avaient annoncé qu'ils avaient réussi à créer un vaccin « contraceptif » qui diminuait la βhCG essentielle à une grossesse réussie et provoquait une « infertilité » au moins temporaire. Des expériences ultérieures ont prouvé que des doses répétées pouvaient prolonger indéfiniment l'infertilité[111].

En 1976, les scientifiques de l'OMS avaient réussi à mettre au point un vaccin fonctionnel de « contrôle des naissances ». Les chercheurs avaient déclaré triomphalement que leur formule pouvait provoquer « des fausses couches chez les femmes déjà enceintes et/ou la stérilité chez les receveuses non encore fécondées ». Ils avaient observé que « les inoculations répétées [prolongeaient] l'infertilité »[112]. Plus récemment, en 2017, les chercheurs de l'OMS ont planché sur des vaccins anti-fertilité plus puissants, utilisant l'ADN recombinant. Les publications de l'OMS expliquent que l'objectif à long terme de l'agence est de réduire la croissance démographique dans les « pays moins développés » instables[113]. La campagne contre le tétanos au Kenya a eu lieu peu de temps après que Gates ait promis 10 milliards de dollars à l'OMS dans le but affiché de réduire la population avec de « nouveaux vaccins ». L'année suivante, sans doute pour marquer son engagement en faveur du contrôle de la population, Gates a mis à la tête du Global Development de sa fondation son vizir le plus influent, Christopher Elias. Avant cette nomination, le Dr Elias était président et directeur général du PATH, l'organisation à but non lucratif de Gates, qui s'associe à des sociétés pharmaceutiques pour distribuer des vaccins aux pays pauvres en persuadant les gouvernements – riches comme pauvres – de verser de l'argent aux multinationales pharmaceutiques dans lesquelles Gates a investi. Elias a dirigé le projet innovant de Depo-Provera injectable, le « Sayana Press » du PATH, conçu pour contourner les règles de sécurité américaines tout en réduisant la fertilité des femmes noires africaines. Cette invention a valu à Elias le prix de l'entrepreneur social de l'année 2005, décerné par la Fondation Klaus Schwab. La Fondation Gates a accordé de nombreuses subventions au PATH, dont une en novembre 2020 (après qu'Elias soit passé à la BMGF) « pour soutenir le développement clinique des vaccins COVID-19 par des fabricants chinois »[114].

Avant le PATH, Elias avait été responsable en chef de la division des programmes internationaux du Population Council, chargé de freiner la fécondité dans toute l'Asie du Sud-Est. John D. Rockefeller III a fondé le Population Council en 1952 lors d'une conférence qu'il avait convoquée pour le grand sacerdoce du contrôle de la population, comptant le directeur de la nouvelle Planned Parenthood Federation of America et plusieurs eugénistes bien connus. Déplorant que la civilisation moderne avait réduit le fonctionnement de la sélection naturelle en sauvant davantage de personnes « faibles » et en leur permettant de se reproduire, ce qui avait entraîné « une tendance à la baisse de la qualité génétique », le groupe avait convenu de créer une organisation consacrée à la « réduction de la fertilité ». Si Rockefeller a officiellement lancé le Council en lui accordant une subvention de 100 000 $ et en a été le premier président, les deux présidents suivants ont été Frederick Osborn et Frank Notestein, tous deux membres de l'American Eugenics Society. Les NIH et l'USAID faisaient partie des bailleurs de fonds de « lancement », et les gouvernements américains et étrangers sont rapidement devenus les principaux financeurs du Council[115].

Le Council fait des recherches pour promouvoir l'utilisation de la contraception artificielle et de l'avortement, ainsi que des recherches biomédicales pour découvrir et développer de nouveaux médicaments et technologies contraceptifs. Il a collaboré avec la Fondation Ford et l'International Planned

Parenthood Foundation pour développer des programmes à grande échelle de stérilets à l'étranger, malgré les avertissements de ses propres chercheurs quant aux effets secondaires graves. Plus tard, le Council a joué un rôle capital dans le développement du Norplant, l'implant contraceptif hormonal extrêmement dangereux[116].

L'historien Donald T. Critchlow a écrit que le Population Council « cultivait ses relations avec les élites et évitait la controverse publique en se présentant comme une organisation neutre et scientifique »[117].

L'Agence américaine pour le développement international (USAID) a noué un partenariat de plusieurs décennies avec le Population Council et a cultivé des alliances à long terme avec la Fondation Rockefeller et l'OMS, en faisant des recherches sur le contrôle de la fertilité comme moyen de réduire la population mondiale, en particulier en Afrique subsaharienne[118,119]. En 2014, Gates et Elias avaient un collaborateur fiable au sein du programme fédéral : le directeur de l'USAID, Rajiv Shah, qui avait, avant cette nomination, travaillé une décennie pour la Fondation Gates, dirigeant le programme de vaccination de la GAVI pour les enfants africains.

Le Dr Shah a rejoint la Fondation Gates en 2001 et a supervisé son alliance avec la Fondation Rockefeller concrétisée par l'Alliance for a Green Revolution in Africa. Il a dirigé l'International Finance Facility for Immunization. L'IFFI est une agence véreuse qui finance les projets mondiaux de vaccins de Bill Gates dans les pays en développement via un système d'émission d'obligations diaboliquement innovant : il accumule d'énormes dettes dans les pays pauvres pour financer les vaccins intéressés de Gates. Grâce à un tour de passe-passe, l'IFFI enrichit les partenaires pharmaceutiques de Gates avec des obligations financières occidentales en faisant supporter les coûts aux générations futures des pays pauvres. Avec cette escroquerie, Shah a récolté 5 milliards de dollars pour la GAVI. À l'USAID, sa principale tâche a été de réorganiser l'agence pour refléter sa nouvelle orientation en matière de biosécurité, en vertu du décret présidentiel de 2009 d'Obama. Shah a quitté l'USAID pour devenir président de la Fondation Rockefeller en 2017. Il entretient des liens profonds avec les agences de renseignement et les cartels pétroliers et chimiques. Il siège à la fois à la Commission trilatérale et au Council on Foreign Relations, deux organisations mondialistes qui ont été largement pensées par l'alliance Rockefeller/Kissinger. Shah est membre du conseil d'administration de l'International Rescue Committee, une organisation à but non lucratif liée à la CIA depuis longtemps. Dans son livre de 1991, *Covert Network : Progressives, the International Rescue Committee and the CIA*, Eric Thomas Chester, professeur d'économie à l'université du Massachusetts, dénonce l'IRC comme étant une façade de la CIA. Bill Casey, un espion de longue date, qui, en tant que directeur de la CIA de Ronald Reagan, a aidé à gérer l'affaire Iran-Contra dans les années 1980, a présidé l'IRC de 1970 à 1971. L'IRC opère dans 40 pays en faisant de « l'aide humanitaire ». Selon son PDG actuel, David Miliband, ancien ministre britannique des Affaires étrangères, le rôle de Shah au sein du conseil de haut niveau est de « suivre les questions politiques et non sanitaires liées aux impératifs de prévention et de préparation à une épidémie potentielle d'envergure planétaire »[120].

En 1974, l'USAID et l'OMS ont collaboré à la production d'un « rapport Kissinger » top secret. Henry Kissinger – dont le mécène était Nelson Rockefeller et dont la carrière a été profondément liée à la Fondation Rockefeller – a rédigé le confidentiel Livre blanc[121], qui est devenu la politique officielle des États-Unis sous la présidence de Gerald Ford en 1975. Ce rapport, connu sous le nom de US National Security Study Memorandum 200[122,123], détaillait les incitations géopolitiques propres à réduire la croissance démographique dans les « pays moins avancés » (PMA) à un niveau proche de zéro en « réduisant la fertilité », de sorte à sauvegarder les intérêts économiques des États-Unis et d'autres nations industrialisées dans les ressources minérales importées[124,125].

Kissinger avait observé que l'Occident industrialisé devait déjà importer à grands frais des quantités importantes d'aluminium, de cuivre, de fer, de plomb, de nickel, d'étain, d'uranium, de zinc, de chrome, de vanadium, de magnésium, de phosphore, de potassium, de cobalt, de manganèse, de molybdène, de tungstène, de titane, de soufre, d'azote, de pétrole et de gaz naturel[126,127]. Or, son rapport prévoyait une hausse des prix en raison de l'instabilité provoquée par la croissance démographique dans les pays africains[128].

L'engagement d'envergure du gouvernement américain explique l'engagement monumental de l'OMS en faveur des vaccins stérilisants. Shaw *et al.* ont trouvé 150 études émanant de l'OMS sur diverses formulations pour provoquer la stérilité entre 1976 et 2016, avec plusieurs milliers de citations.

En 1993 et 1994, l'OMS a lancé des campagnes de vaccination contre le tétanos au Nicaragua, au Mexique, aux Philippines[129] et au Kenya en 1995[130,131]. Dans chaque pays, les cliniciens de l'OMS et des autorités locales ont vacciné les femmes en âge de procréer en leur expliquant que le but de ces inoculations était « d'éliminer le tétanos maternel et néonatal »[132].

Une étude ultérieure de l'OMS sur la politique de contrôle des naissances, Bryant *et al.*, a montré que les « services » de planification familiale de l'OMS avaient régulièrement trompé les personnes « servies »[133] avec « des procédures de stérilisation appliquées sans le plein consentement du patient »[134]. De même, une étude de 1992 intitulée « Vaccins régulateurs de fertilité » publiée par le Programme de formation à la recherche en reproduction humaine de l'ONU et de l'OMS, a fait état de « cas d'abus dans les programmes de planification familiale » datant des années 1970, notamment :

> des incitations [...] [telles que] des femmes stérilisées à leur insu [...] des inscriptions à des essais de contraceptifs oraux ou injectables sans [...] leur consentement [...] [et] le fait de ne pas être informées des effets secondaires possibles du [...] dispositif intra-utérin (DIU).[135]

Les auteurs de ce rapport de l'OMS ont déconseillé à leurs partenaires de qualifier leur travail de « mesures anti-fertilité pour le contrôle de la population », fait observer que des descriptions plus douces comme le « planning familial » et la « parentalité planifiée » passaient mieux auprès du public. S'exprimant au nom de l'OMS, Bryant *et al.* ont admis : « il est peut-être plus propice à une approche fondée sur les droits de mettre en œuvre des programmes de planification familiale en réponse aux besoins de bien-être des personnes et des communautés plutôt qu'en réponse à la préoccupation internationale relative à la surpopulation mondiale »[136].

Les régions ciblées par les campagnes de l'OMS contre le tétanos sont principalement les mêmes nations en développement que celles ciblées par le rapport Kissinger. Par exemple, un communiqué de presse publié en 2015 par l'Associated Press annonçait : « des campagnes de vaccination [contre le tétanos] auront lieu au Tchad, au Kenya et au Soudan du Sud d'ici la fin de 2015 et contribueront à l'éliminer [le tétanos maternel] au Pakistan et au Soudan en 2016, sauvant ainsi la vie d'innombrables mères et de leurs nouveau-nés »[137].

Le calendrier vaccinal kényan était identique à celui publié pour le conjugué d'anatoxine tétanique lié à la βhCG de l'OMS : cinq doses espacées de vaccin « TT » à six mois d'intervalle, ce qui, bien sûr, contraste fortement avec le calendrier publié pour les véritables programmes de vaccination contre le tétanos[138].

Rajah Bill et ses vaccins indiens

Le vaccin contre la polio

À la suite de sa rencontre déterminante avec le Dr Fauci en 2000, Gates lança une campagne mondiale de vaccination contre la polio, en s'engageant à verser 450 millions de dollars via la BMGF sur un total de 1,2 milliard de dollars, et en promettant d'éradiquer la polio avant la fin de la décennie. L'amélioration de la nutrition, la gestion des maladies et le programme de vaccination de l'UNICEF avaient « vaincu » la polio en Inde en 2011, la maladie touchant moins de 300 personnes par an. Or, en 2012, les médecins ont diagnostiqué un peu plus de 200 nouveaux cas[139]. En 2016, l'OMS a déclaré le retour de la maladie éradiquée, après cinq ans de quasi-absence. Cette année-là, la polio ne touchait plus qu'environ 2 000 personnes dans le monde. Les dernières centaines de cas d'une maladie endémique sont toujours les plus difficiles et les plus coûteux à prévenir. Mais, apparemment, pour Bill Gates, la gloire de remporter le triomphe de son éradication totale représentait un défi irrésistible. Contre tout conseil avisé, il avait juré d'éradiquer la polio et exhorté avec succès les nations riches et pauvres à financer sa cause.

Même les vaccins antipoliomyélitiques haut de gamme utilisés dans les pays occidentaux sont liés à des blessures et à des maladies qui éclipsent les dommages historiquement causés par la polio. On peut citer, entre autres, le virus du singe SV-40[140], hautement contagieux, que les scientifiques considèrent comme responsable de l'explosion des cancers mortels des tissus mous chez les baby-boomers, et l'agent du coryza des chimpanzés qui a pénétré dans les vaccins contre la polio dans les laboratoires de l'hôpital Walter Reed en 1955 et a provoqué la pandémie dévastatrice du virus respiratoire syncitial (VRS) qui, selon les estimations de l'OMS, provoque aujourd'hui 3 millions d'hospitalisations par an, 60 000 décès chez les enfants de moins de cinq ans et 14 000 décès chez les adultes de 65 ans et plus[141].

En 1984 (année où Anthony Fauci est devenu directeur du NIAID), afin de décourager le débat public à propos de ces abcès embarrassants sur sa vache sacrée, le HHS a discrètement fait passer une réglementation fédérale étonnante qui reflétait la culture institutionnelle de paranoïa, de secret et d'impéritie de l'agence, loin des valeurs démocratiques de l'Amérique et de sa Constitution :

> *Tout doute éventuel, qu'il soit fondé ou non, sur l'innocuité du vaccin, ne peut être toléré compte tenu de la nécessité de garantir que les vaccins continueront à être utilisés dans toute la mesure compatible avec les « objectifs de santé publique » de la Nation.*
>
> ✍ Fed. Register, vol. 49, n° 107

La plupart des Américains sont choqués d'apprendre qu'aujourd'hui cette réglementation abominable est la loi de notre pays.

Pour compliquer les choses, les vaccins antipolio à bas prix que Gates utilise en Afrique et en Asie sont radicalement différents de ceux utilisés dans les pays occidentaux. La BMGF a investi plus d'un milliard de dollars pour promouvoir un vaccin antipoliomyélitique oral (VPO) contenant un virus vivant de la polio dans tout le Sud. Ce virus vivant peut se répliquer dans l'intestin d'un enfant et se propager dans les régions où l'assainissement et les réseaux d'eau, sont insuffisants. Cela signifie que les gens peuvent contracter le virus à partir du vaccin. Le programme de Gates a généré des profits exceptionnels pour les géants pharmaceutiques qui ne pouvaient pas commercialiser des produits aussi dangereux en Occident.

Les experts ont fait valoir que les tentatives de Gates d'éradiquer la polio sont contre-productives. L'éradication des derniers foyers d'infection en voie de disparition nécessite de bombarder des régions entières de tonnes de vaccins, ce qui augmente le risque paradoxal d'épidémies de polio à souche vaccinale.

« Je ne vois pas moi-même comment nous pourrions éliminer de manière satisfaisante les souches dérivées du vaccin », a déclaré le professeur Donald Henderson, éminent chercheur au centre médical de biosécurité de l'université de Pittsburgh. « Je ne pense tout simplement pas que cela soit possible. »[142] Henderson est le célèbre épidémiologiste de l'OMS qui a mené avec succès la campagne contre la variole dans les années 1960.

Ignorant ces conseils, Gates a déclaré la guerre à la polio en Inde et a mis en œuvre une stratégie de choc pour éliminer les derniers cas. Il a pris le contrôle du comité indien de surveillance des vaccins, le National Advisory Board (NAB), en y plaçant ses hommes et des IP amis. Sous son contrôle, le NAB a ordonné dans plusieurs provinces indiennes clefs un étonnant barrage de 50 vaccins contre la polio (au lieu de cinq) pour chaque enfant avant ses cinq ans.

Comme l'avait prédit Henderson, le poliovirus dérivé du vaccin (une mutation du virus contenu dans le vaccin oral) est revenu pour mordre Gates et les malheureuses populations des nations qui se sont soumises à ses prescriptions. Les médecins indiens accusent la campagne de Gates d'être à l'origine d'une épidémie dévastatrice de myélite flasque aiguë (une maladie autrefois classée sous le nom de « polio ») qui a paralysé 491 000 enfants dans ces provinces entre 2000 et 2017, en proportion directe du nombre de vaccins contre la polio administrés par les sbires du Dr Gates dans chaque région[143].

La paralysie flasque aiguë non polio (PFANP) est « cliniquement impossible à distinguer de la polio mais deux fois plus mortelle »[144], selon Keith Van Haren, neurologue pour enfants à la Stanford School of Medicine. Van Haren explique que la myélite flasque aiguë (MFA) est un terme poli pour désigner la polio : « Elle ressemble en fait à la polio, mais ce terme fait vraiment peur aux responsables de la santé publique. »[145]

En 2012, le *British Medical Journal* a noté avec ironie que l'éradication de la polio en Inde « a été obtenue en renommant la maladie »[146].

Cette année-là, le gouvernement indien désabusé a réduit le nombre de vaccins fournis par Gates et a mis dehors les copains de ce dernier et les IP du NAB. Les taux de paralysie due à la poliomyélite ont chuté brusquement[147]. Après avoir gaspillé la moitié de son budget total pour lutter contre l'épidémie de poliomyélite – sous la direction de Gates –, l'OMS a admis à contrecœur que l'explosion de la poliomyélite dans le monde était principalement due à la souche vaccinale, ce qui signifie qu'elle est survenue du fait du programme de vaccination de Gates. Les épidémies les plus effrayantes au Congo, aux Philippines et en Afghanistan sont toutes liées aux vaccins dont il a fait la promotion. La polio avait complètement disparu de chacun de ces pays jusqu'à ce que Gates ne réintroduise la redoutable maladie avec son vaccin.

En Syrie, la GAVI, soutenue par Gates, a mis 25 millions de dollars sur la table pour la vaccination contre la polio en 2016[148]. L'année suivante, l'OMS signalait que 58 enfants syriens avaient été paralysés par la forme du virus dérivée du vaccin[149].

D'autres épidémies de polio à souche vaccinale sont survenues en Chine, en Égypte, à Haïti et en Malaisie. Une étude de la revue *Clinical Infectious Diseases Periodical* d'Oxford a révélé que le vaccin oral contre la polio de Gates ne donne pas seulement la polio aux enfants, mais qu'il « semble également impropre à stopper [sa] transmission ». En 2018, l'OMS a concédé que 70 % des cas de polio dans le monde étaient imputables aux vaccins de Gates[150].

Comme le rapportait le *British Medical Journal* en 2012, « les plus récents programmes de vaccination de masse contre la polio [en Inde], alimentés par la Fondation Bill et Melinda Gates, ont entraîné une augmentation des cas [de polio] »[151].

Dans une interview accordée à la NPR, le professeur de microbiologie Raul Andino a déclaré : « C'est en fait une énigme intéressante. L'outil même que vous utilisez pour éradiquer la polio est à l'origine du problème. »[152]

Le Dr Henderson a fait valoir que la campagne futile de Gates priverait d'argent d'autres domaines où on en a besoin, forçant les nations à donner la priorité à la vaccination contre la polio au détriment d'autres investissements en faveur de la santé publique. Arthur Caplan, éminent bioéthicien et fanatique du vaccin contre la polio, qui a lui-même souffert de la polio dans son enfance, a également critiqué la lubie de Gates pour l'éradication de la polio, soulignant que « les budgets et les ressources des gouvernements des pays pauvres sont détournés d'autres problèmes locaux bien plus urgents pour essayer d'avoir les derniers cas marginaux »[153].

Donald Henderson fait remarquer que seuls les pays occidentaux (et les milliardaires comme Gates) considèrent l'élimination de la maladie comme une priorité. La polio tue beaucoup moins de personnes dans les régions en développement que des fléaux tels que le paludisme, la tuberculose, la malnutrition et le plus grand tueur : la dysenterie, due à un approvisionnement en eau insuffisant. Quand Gates a lancé son rêve d'éradiquer la polio, les pays en développement ont craint une déviation des ressources vers un domaine où l'argent était le moins justifié[154].

« Quand vous faites de la polio, vous ne faites pas autre chose », dit Henderson. « Au moins jusqu'en 2011, dans plusieurs pays – le Nigéria, l'Inde et le Pakistan –, ils administraient des vaccins contre la polio. »[155] « En 2012, il n'y a eu que 223 cas de polio signalés dans le monde [...]. À tout point de vue, la polio n'est pas l'un des plus grands tueurs de la planète. Les accidents de la route, par exemple, tuent environ 1,25 million de personnes chaque année. La rougeole tue environ 150 000 enfants chaque année. »[156] « Un certain nombre de villageois disent : 'Qu'est-ce que la polio ? Nous ne l'avons jamais vue – pourquoi nous en inquiéter ?' »[157]

Plutôt que de susciter une réévaluation, la préoccupation d'Henderson a semblé exaspérer Gates. « Il faut que j'améliore ma réponse à D. A. Henderson »[158], marmonna Gates à l'un de ses assistants en 2011, après que le comité de rédaction du *New York Times* l'ait interviewé lors de sa tournée planétaire appelant les gouvernements riches et pauvres à augmenter leur engagement dans son projet de lutte contre la polio. Un journaliste a entendu et rapporté le commentaire chuchoté par Gates. Il montre qu'il est conscient des critiques formulées par l'homme le plus compétent en matière d'éradication des maladies. Mais, au lieu d'intégrer la critique d'Henderson dans sa stratégie ou de corriger le tir à mi-parcours, Gates a pris les mises en garde d'Henderson pour un défi marketing et est allé de l'avant. Son inaptitude à l'auto-évaluation lui permet de traiter les centaines de milliers de victimes de ses politiques comme des dommages collatéraux acceptables dans ses projets égocentriques pour l'humanité.

Les investissements stratégiques de Gates l'ont immunisé contre les critiques des médias et de la communauté scientifique. Ainsi, malgré ces atrocités, la Fondation Gates pilote l'OMS comme un destroyer dévoyé avançant à toute allure dans le chaos et le carnage des enfants morts et paralysés, dont les vies gâchées flottent dans son sillage. En 2020, la BMGF s'est vantée que l'OMS fournit désormais « des niveaux d'assistance technique sans précédent » pour les campagnes de vaccination contre la polio au Nigeria, au Pakistan et en Afghanistan[159].

Le vaccin contre le VPH

En 2009 et 2012, la Fondation Gates a financé des tests de vaccins expérimentaux contre le virus du papillome humain (VPH), développés par les partenaires de Gates GSK et Merck, sur 23 000 filles âgées de 11 à 14 ans dans des provinces indiennes reculées. Ces expériences s'inscrivaient dans le cadre des efforts déployés par Gates pour étayer les affirmations peu convaincantes de ces entreprises, selon lesquelles les vaccins contre le VPH protègent les femmes contre le cancer du col de l'utérus qui pourrait se développer à un âge avancé[160]. Gates et sa fondation ont beaucoup investi dans ces deux domaines[161,162]. Étant donné que les décès dus au cancer du col de l'utérus surviennent en moyenne à l'âge de 58 ans aux États-Unis et ne touchent qu'une femme sur 40 000, et que pratiquement tous ces décès peuvent être évités grâce à une détection précoce par frottis, tout vaccin administré aux jeunes filles pour prévenir le faible risque de décès évitable dans un demi-siècle devrait être sûr à 100 % – mais ce vaccin en est loin.

Merck et Glaxo ont tous deux révélé dans leurs rapports à leurs actionnaires que les performances de rentabilité de leurs vaccins phares contre le VPH étaient les principaux indicateurs de leur valeur pour ces derniers. Le Gardasil a été l'une des meilleures ventes de Merck, avec des recettes mondiales totales de 1,2 milliard de dollars en 2011[163], une aubaine pour la société qui se débat pour se remettre d'une condamnation de 7 milliards de dollars liée à des chefs d'accusation selon lesquels la société a sciemment tué entre 100 000 et 500 000 Américains en les trompant sur l'innocuité de son antidouleur, le Vioxx[164]. Les dirigeants de Merck ont surnommé le vaccin contre le VPH « Aidez-nous à payer le Vioxx »[b] et ont accéléré sa mise sur le marché après des tests de sécurité médiocres, sous la pression des analystes de Wall Street qui voulaient dégrader les recommandations d'achat de Merck.

Au moins 1 200 des filles de l'étude de Gates (1/20) ont souffert d'effets secondaires graves, notamment de troubles auto-immuns et de la fertilité[165]. Sept d'entre elles sont mortes – soit environ 10 fois le taux de mortalité des États-Unis pour le cancer du col de l'utérus, qui ne tue presque jamais les jeunes. Le ministère fédéral indien de la Santé a suspendu les essais et créé une commission parlementaire d'experts pour enquêter sur le scandale. Les enquêteurs du gouvernement indien ont découvert que les chercheurs du PATH, financés par Gates, avaient commis des violations éthiques généralisées : ils avaient fait pression sur des jeunes filles vulnérables dans les campagnes pour qu'elles participassent aux essais, intimidé des parents analphabètes et falsifié des formulaires de consentement. Gates avait fourni une assurance maladie à son personnel du PATH, mais à aucun des participants aux essais, et il avait refusé des soins médicaux aux centaines de filles blessées[166].

b. Le jeu de mot a plus de sens dans la langue originale (l'anglais), dans laquelle le VPH devient HPV. Or, lesdits dirigeants de Merck avait humoristiquement défini HPV par « **H**elp **P**ay for **V**ioxx ». (N.d.T.)

Les chercheurs du PATH avaient ciblé les filles des ashrams *paathshalas* (pensionnats pour enfants tribaux), afin d'éviter d'avoir à demander le consentement des parents pour les injections[167]. Ils avaient remis aux filles des « cartes de vaccination contre le VPH » imprimées en anglais, qu'elles ne pouvaient pas lire. Ils n'avaient pas dit à ces dernières qu'elles faisaient partie d'un essai clinique, et les ont trompées en leur faisant croire qu'il s'agissait de « vaccins de bien-être » garantissant une « protection à vie » contre le cancer. Il n'en était rien. Le PATH menait les essais dans des zones rurales pauvres dépourvues de moyens de suivi des effets indésirables. En outre, il ne disposait d'aucun système d'enregistrement des effets indésirables majeurs des vaccins, ce qui est pourtant légalement obligatoire pour les essais cliniques à grande échelle[168].

En 2010, le Conseil indien d'éthique médicale a estimé que le groupe Gates avait violé les protocoles éthiques du pays. En août 2013, une commission parlementaire spéciale a critiqué le PATH, déclarant que le « seul objectif de l'ONG a été de promouvoir les intérêts commerciaux des fabricants de vaccins contre le VPH, qui auraient amassé des bénéfices exceptionnels si le PATH avait réussi à faire inclure le vaccin contre le VPH dans le programme de vaccination universelle du pays »[169]. Selon le Dr Colin Gonsalves, conseiller principal de la Cour suprême de l'Inde :

> Le Parlement indien a constitué un comité, et ce devait être une chose plutôt surprenante, car il n'est pas fréquent d'avoir une enquête de si haut niveau sur des questions touchant les pauvres. Or ce rapport était vraiment extraordinaire. Je ne pense pas que le Parlement indien ait jamais publié un rapport aussi cinglant. Et les représentants du gouvernement ont déclaré : « Nous n'aurions pas dû autoriser cela, nous sommes désolés, et nous ne le permettrons pas de nouveau » – et les voilà de retour, jouant leurs bons vieux tours à nouveau.[170]

En 2013, deux groupes distincts de militants de la santé et de défenseurs des droits de l'homme ont déposé des pétitions de litige d'intérêt public (PIL) demandant à la Cour suprême indienne d'enquêter sur les essais du VPH et de déterminer si le PATH et d'autres parties prenantes responsables de l'essai devraient être tenus civilement responsables par rapport aux familles des sept filles décédées[171].

L'un des principaux pétitionnaires, Amar Jesani, médecin qui dirige le Centre d'études de l'éthique et des droits à Mumbai, a déclaré au professeur McGoey qu'il regrettait de ne pas avoir indiqué la Fondation Gates comme défendeur. « Les directives éthiques du Conseil indien pour la recherche médicale parlent de la totalité de la responsabilité. Il définit la totalité de la responsabilité comme englobant tout le monde – ce qui signifie le sponsor... impliqué », a déclaré Jesani. « Selon ce principe, tout le monde devrait être tenu responsable. De plus, rien ne prouve pour l'instant que la Fondation Gates ait pris des mesures pour encadrer le PATH dans les recherches qu'il a menées en Inde... Je pense que, dans une certaine mesure, la Fondation Gates estime que le PATH n'a rien fait de mal. Or c'est problématique. Il faut faire la lumière sur la Fondation Gates. »[172] L'affaire est aujourd'hui devant la Cour suprême du pays. Le CDC a cité les évaluations réjouissantes de Merck et de Gates sur les expériences indiennes grotesques pour justifier sa recommandation élargie du vaccin Gardasil. Avant la COVID-19, le Gardasil était le vaccin le plus dangereux jamais homologué, représentant environ 22 % des blessures cumulées de tous les événements indésirables signalés à l'US Vaccine Adverse Events Reporting System (VAERS). Au cours des essais cliniques, Merck n'a pas été en mesure de démontrer que le Gardasil était efficace contre le cancer du col de l'utérus[173]. Au contraire, les études ont montré qu'il augmentait le nombre de cancers du col de l'utérus de 46,3 % chez les femmes exposées au VPH avant la vaccination – peut-être un tiers de toutes les femmes[174]. Selon les rapports d'essais cliniques de Merck, le vaccin était associé à des maladies auto-immunes chez une femme sur 39[175]. Depuis l'introduction de ce vaccin en 2006, des milliers de jeunes filles ont signalé des maladies auto-immunes débilitantes, et les taux de cancers ont monté en flèche parmi les jeunes femmes[176].

Vaccins contre le VPH et fertilité

Le soutien appuyé de Gates aux vaccins contre le VPH (le Gardasil et le Cervarix) a renforcé les soupçons selon lesquels il se sert de la vaccination comme d'une arme contre la fertilité humaine. Les essais cliniques de Merck ont montré des signaux forts d'effets nocifs du Gardasil sur la reproduction[177,178]. Les personnes ayant participé à l'étude ont souffert de problèmes de reproduction, notamment d'insuffisance ovarienne prématurée, à un taux dix fois supérieur au taux de base. Aux États-Unis, la fécondité des femmes a chuté brutalement à partir de 2006, parallèlement à l'utilisation du Gardasil[179,180]. Des baisses historiques de la fécondité ont été observées dans tous les pays où l'utilisation du Gardasil était élevée[181].

L'hépatite B

La conspiration de la GAVI, de l'OMS et de l'UNICEF pour forcer l'Inde à rendre obligatoire la vaccination contre l'hépatite B illustre une fois de plus comment, sous l'hégémonie de Bill Gates, les profits de l'industrie du vaccin l'emportent sur la santé publique. L'OMS avait initialement recommandé la vaccination contre l'hépatite B uniquement dans les pays ayant une incidence élevée de carcinome hépatocellulaire (CHC), le type de cancer du foie que le vaccin promet d'abolir. Le CHC étant rare en Inde, le pays ne répondait pas aux critères initiaux de l'OMS, qui ne recommandait le vaccin que dans ceux présentant un CHC important. La politique de l'OMS signifiait que les fabricants de vaccins perdraient un marché de 1,3 milliard de personnes.

En dépit de ces inquiétudes relatives au coût élevé et aux faibles avantages du vaccin, Gates, par l'intermédiaire de ses représentants à la GAVI, au PATH et à l'OMS, a réussi à faire pression sur le gouvernement indien en 2007-2008 pour qu'il adopte les vaccins contre l'hépatite B.

La GAVI a fait pression sur l'OMS pour qu'elle transforme la politique officielle en une recommandation universelle, signifiant que même les pays à faible charge de morbidité seraient tenus de vacciner. La GAVI espérait que cela rouvrirait les marchés indiens. L'OMS a obligeamment modifié sa recommandation pour inclure le vaccin contre l'hépatite B dans la vaccination universelle de *tous* les pays, même ceux où le CHC n'était pas un problème. Le gouvernement indien a obéi et a adopté la recommandation de l'OMS.

Les universitaires et les responsables de la santé publique indiens ont condamné les mesures du gouvernement concernant l'hépatite B, en invoquant le fardeau extrêmement faible du CHC en Inde. Le Registre indien du cancer (ICMR) montre que l'incidence du carcinome hépatocellulaire dû à l'infection par l'hépatite B n'est que de 5000 cas par an. Des scientifiques indépendants et des médecins indiens se sont opposés à la vaccination de 25 millions de bébés chaque année pour prévenir théoriquement 5000 cas de CHC. Les vaccins anticancéreux sont peu performants, et il n'y a pas une once de preuve que le vaccin puisse prévenir un quelconque cancer. Le Dr Jacob M. Puliyel, président du département de pédiatrie de l'hôpital St. Stephen's, à Delhi, m'a dit que, même si le vaccin était efficace à 100 %, la nécessité d'administrer 15000 vaccins à des nourrissons pour prévenir un seul décès dû à un CHC qui pourrait survenir des décennies plus tard « semble intuitivement une façon peu judicieuse de dépenser des ressources sanitaires limitées ».

Dans un commentaire publié le 17 juillet 1999 dans le *BMJ*, le Dr Puliyel faisait remarquer que le vaccin indien le moins cher contre l'hépatite B coûtait 360 roupies (5 $) pour trois doses. Il soulignait qu'« un tiers de la population [indienne] [gagnait] moins de 57 roupies (83 centimes) par personne et par mois. Les principales causes de décès en Inde sont la diarrhée, les infections respiratoires et la malnutrition. » Puliyel s'interrogeait : « La vaccination contre l'hépatite B doit-elle passer avant l'approvisionnement en eau potable ? »[182]

L'étude sur l'introduction forcée par Gates de vaccins contre l'hépatite B en Inde a montré que le vaccin ne réduisait pas les cas d'hépatite B. La fréquence des porteurs chroniques (positivité de l'AgHBs) était similaire chez les non vaccinés et chez les vaccinés. L'étude a également suggéré que l'immunité maternelle protégeait les nouveau-nés de l'infection au moment où ils sont le plus susceptibles de développer un statut de porteur chronique et un CHC, et que le programme de vaccination réduit cette immunité naturelle. Paradoxalement, il est donc fort probable que le vaccin de Gates augmente l'incidence du CHC dans le pays. Ces résultats ont démontré la futilité absurde de la vaccination contre l'hépatite B en Inde. « Peu importe », dit Puliyel, « l'opinion de Gates était la seule chose qui comptait ». Mais l'OMS a maintenu le cap, estimant que tous les pays devaient inclure le vaccin contre l'hépatite B dans leur programme de vaccination, même si le vaccin était inutile.

L'*Haemophilus influenzae* de type B (Hib)

Après la débâcle de l'hépatite B, l'OMS a émis une recommandation beaucoup plus prudente pour la vaccination contre l'*Haemophilus influenzae* de type B (Hib) : elle n'a recommandé la vaccination contre l'Hib que dans les pays gravement touchés par la maladie. Dans un éditorial du Bulletin de l'OMS, des médecins indiens ont remis en question la nécessité du vaccin Hib en Asie, où l'incidence des maladies invasives par Hib était extrêmement faible (Lau,

1999)[183]. En 2002, le Dr Thomas Cherian (aujourd'hui coordinateur du PEV à l'OMS) a écrit que, sur la base des données disponibles, le vaccin Hib ne devrait pas être recommandé de façon systématique en Inde. Pour surmonter l'ingérence de la communauté médicale indienne, Gates a financé en 2005, par l'intermédiaire de la GAVI, une étude de 37 millions de dollars sur quatre ans portant sur la vaccination de masse contre l'Hib au Bangladesh, dans le but de démontrer les avantages du vaccin[184,185]. L'étude de la GAVI au Bangladesh s'est retournée contre elle, ne montrant aucun avantage de la vaccination contre l'Hib. En réaction, une formidable coterie d'experts internationaux de la santé – tous, par coïncidence, issus d'organisations financées par Gates (l'OMS, la GAVI, l'UNICEF, l'USAID, la Johns Hopkins Bloomberg School of Public Health, la London School of Hygiene and Tropical Medicine et le CDC) – publia une annonce mensongère qui prétendait que l'étude du Bangladesh prouvait que le vaccin Hib protégeait les enfants d'une « menace grave de pneumonie et de méningite potentiellement mortelles »[186]. D'éminents médecins indiens réagirent par des commentaires outrés dans le *British Medical Journal* et l'*Indian Journal of Medical Research*, qualifiant l'étude financée par Gates d'artifice sournois[187,188]. Sur la base de la ruse orchestrée par Gates, l'OMS a adopté en 2006 la position officielle selon laquelle « le vaccin Hib devrait être inclus dans tous les programmes de vaccination de routine »[189]. Une fois de plus, le gouvernement indien céda à Gates et rendit obligatoire le vaccin Hib dans le pays, où les maladies invasives par Hib étaient quasi inexistantes.

Dans des articles d'autosatisfaction, la GAVI s'est vantée triomphalement du rôle qu'elle a joué dans le sauvetage du projet de vaccin Hib en Inde, après que l'étude menée au Bangladesh ait prouvé que le vaccin était un gaspillage d'argent (GAVI, 2007 ; Levine *et al.*, 2010)[190,191]. L'article de la GAVI énonce que, comme la maladie Hib était peu répandue en Inde, il avait été très difficile d'obtenir un soutien pour la recommandation de l'OMS. La GAVI s'est targuée dans un jargon technocratique d'avoir tordu le bras de l'OMS pour qu'elle revoit sa politique en matière de vaccin Hib, passant d'une faible déclaration permissive[192] à une recommandation ferme appelant à l'introduction universelle du vaccin dans tous les pays[193]. La volte-face de l'OMS a poussé les responsables indiens de la santé réticents à recommander le vaccin inutile. Le Dr Puliyel note amèrement que cet incident « met en exergue l'influence de la GAVI et d'autres organisations financées par les fabricants de vaccins (comme l'Initiative Hib) sur l'OMS, et son influence sur l'adoption des vaccins au niveau international. »[194]

Puliyel s'insurge contre le fait que la Fondation Gates ait privatisé et monétisé la politique de santé publique internationale, transformant les recommandations de l'OMS en mesures effectives obligeant les pays pauvres à payer un tribut annuel aux seigneurs étrangers de la pharmacie. Puliyel m'a dit que l'Inde et d'autres nations asiatiques sont maintenant effectivement obligées d'administrer le vaccin Hib et d'augmenter les objectifs de son administration, « indépendamment de la charge de morbidité d'un pays donné, nonobstant l'immunité naturelle atteinte dans le pays contre la maladie, et sans tenir compte des droits des États souverains à décider comment ils utilisent leurs ressources limitées». Il ajoute que «la mesure et la soi-disant sagesse sur laquelle repose une telle directive, pour une maladie qui a peu de chances de devenir une pandémie, doivent être remises en question.»

Le commentaire du Dr Puliyel dans le *BMJ* reproche à Gates et à la GAVI d'avoir poussé le vaccin Hib dans les pays en développement, et d'avoir falsifié la caractérisation des données de recherche dans leur communiqué de presse: «La directive est intervenue après un certain nombre de tentatives infructueuses pour convaincre la communauté scientifique de la nécessité de ce vaccin en Asie.» Puliyel a décrit la saga du Hib comme «une étude de cas sur les pressions visibles et invisibles exercées sur les gouvernements pour déployer de nouveaux vaccins coûteux»[195].

Le vaccin pentavalent

Malgré la victoire de Gates, qui a obtenu des recommandations pour le Hib et l'hépatite B en Asie, les taux d'adoption réels ont déçu les mandarins de Big Pharma. Défiant les recommandations de l'OMS et du ministère indien de la Santé, les médecins locaux ont fait obstruction au vaccin. La plupart des Indiens n'avaient jamais entendu parler de ces deux maladies. Le Dr Puliyel m'a dit: «Les médecins indiens n'étaient pas impressionnés par la nécessité des vaccins contre le Hib ou l'hépatite B, et les recommandaient rarement à leurs patients.» La résistance des médecins a empêché les responsables indiens de la santé d'atteindre les objectifs fixés par l'OMS pour les nouveaux vaccins recommandés. Pour surmonter ce problème, Big Pharma a mis en place une stratégie diaboliquement astucieuse pour faire d'une pierre trois coups. Les entreprises ont retiré leurs vaccins contre le Hib et l'hépatite B, en perte de vitesse, et ont sorti une nouvelle concoction combinant ces vaccins avec le DTC, qui, malgré sa popularité, était devenu un autre boulet au pied de l'industrie pharmaceutique dans la réalisation de ses ambitions financières. En 2008, le brevet du DTC de Pfizer avait expiré depuis longtemps et 63 fabricants produisaient le vaccin dans 42 pays, avec des excédents importants et des marges très faibles. La cabale conduite par Gates a résolu ces problèmes de profit en préparant un nouveau vaccin (cinq maladies), en mélangeant les formules DTC, Hib et hépatite B dans une seule seringue. Cette nouvelle combinaison est devenue un «nouveau vaccin». L'Alliance mondiale pour les vaccins et la vaccination (GAVI) et l'OMS ont baptisé cette nouvelle concoction, non testée et non homologuée, le «vaccin pentavalent». Elles ont recommandé son utilisation dans les pays en développement pour remplacer le vaccin DTC. Les ministres indiens de la santé successifs, qui se conformèrent à cette recommandation, éliminèrent progressivement le DTC, pourtant très apprécié des médecins. Désormais, si un médecin ou un particulier voulait le DTC, son seul choix était le vaccin pentavalent.

Sur son site Internet, la GAVI a admis que la raison sous-jacente de cette escroquerie était d'augmenter l'adoption des vaccins contre l'hépatite B et le Hib dans ces pays en s'appuyant sur le vaccin DTC bien accepté. Il s'agissait d'un ingénieux stratagème pour gagner de l'argent. La concurrence a fait baisser le coût du DTC à 15,50 roupies, soit environ 14 centimes US. Le vaccin contre l'hépatite B était vendu au détail pour 45 roupies et le Hib pour 25. Par conséquent, le coût combiné des trois vaccins, s'ils étaient achetés séparément, était de 185 roupies. Or, le nouveau vaccin pentavalent produit par Cyrus Poonawalla, l'ami de Gates et propriétaire du Serum Institute of India, coûte 550 roupies, soit une augmentation de 1 440 % des profits pour chaque vaccin vendu ![196]

La Food and Drug Administration (FDA) n'a pas reconnu l'efficacité ou la sécurité du vaccin combiné, et les pays développés ne l'utilisent pas. Une méta-analyse Cochrane a montré que la combinaison est moins efficace que les vaccins administrés séparément. En outre, le vaccin pentavalent met en danger la vie des nourrissons.

Avant ses débuts en Inde, le Bhoutan, le Sri Lanka, le Pakistan et le Vietnam ont testé en avant-première le vaccin pentavalent. Dans chacun de ces pays, des décès inexpliqués ont suivi les injections. Le Bhoutan a suspendu le programme de vaccination en octobre 2009 après l'apparition de cinq cas d'encéphalopathie/encéphalite suivant la vaccination. L'OMS a persuadé les responsables de la santé de reprendre le programme, en insistant sur le fait que la méningo-encéphalite virale était à l'origine des décès. Le Bhoutan a obtempéré, mais dans la foulée quatre nourrissons sont morts. Depuis, le pays n'utilise plus le vaccin pentavalent. Le directeur de la santé publique, le Dr Ugen Dophu, observe qu'il n'y a plus eu de cas de méningo-encéphalite chez les nourrissons après le retrait du vaccin[197].

Le Sri Lanka a introduit le vaccin pentavalent en janvier 2008, puis a suspendu le programme quatre mois plus tard après le décès de cinq bébés. Sous la pression de l'OMS, le Sri Lanka a réintroduit le vaccin en 2010. Entre 2010 et 2012, 14 décès supplémentaires ont été enregistrés après la vaccination, ce qui porte à 19 le nombre total de décès au Sri Lanka[198].

Le Vietnam a introduit le vaccin pentavalent en juin 2010 et l'a suspendu en mai 2013, après 27 décès de nourrissons[199].

Au Pakistan, l'expérience a été similaire, avec au moins trois décès signalés[200].

L'Inde a introduit le vaccin pentavalent en décembre 2011. Jusqu'au premier trimestre 2013, les responsables de la santé ont signalé 83 événements indésirables graves consécutifs à la vaccination (AEFI). Dans le pays, 21 bébés sont décédés après avoir reçu le vaccin pentavalent[201].

Gates et l'OMS se contentent de banaliser ces décès en les qualifiant de tristes coïncidences ou de dommages collatéraux. Certes, le vaccin a réduit l'incidence du Hib en Inde. Cependant, il y a eu une augmentation proportionnelle des souches non Hib de *H. influenzae*, y compris les souches non sérotypables, causant des maladies invasives dans la période post-vaccin Hib. Comme d'habitude, on ne leur a pas demandé de rendre des comptes.

Ce n'est là qu'un des nombreux exemples de la priorité accordée par la Fondation Gates à l'intégration de vaccins coûteux aux programmes nationaux de vaccination, que Bill Gates contrôle effectivement. Si l'on met de côté les questions relatives aux coûts et aux avantages nets de ces dangereux vaccins, McGoey convient avec Puliyel que le détournement des fonds destinés à l'assainissement et à la nutrition est également mortel : « Le problème est qu'en donnant la priorité à l'administration de vaccins coûteux, d'autres mesures éprouvées sont perdantes. »[202]

Les preuves du monde réel, y compris ses investissements dans les produits pharmaceutiques, pétroliers, chimiques et les aliments OGM, transformés et synthétiques, suggèrent que l'obsession de Gates pour les vaccins ne témoigne pas d'un véritable engagement en faveur de la santé des populations. Selon Amy Goodman, Gates a des parts dans 69 des entreprises les plus polluantes au monde[203]. Son obsession des vaccins semble servir sa volonté de monétiser son organisation caritative et d'obtenir un contrôle monopolistique sur la politique mondiale de santé publique. Ses stratégies et ses alliances commerciales dans les secteurs de l'alimentation, de la santé publique et de l'éducation semblent également refléter sa conviction messianique d'avoir pour mission de sauver le monde, grâce à la technologie, grâce à des solutions à l'emporte-pièce, imposées et centralisées aux problèmes humains complexes, et dénotent une volonté quasi divine de faire des expériences avec des vies humaines de moindre importance.

Or, le cartel des vaccins de Gates a amassé des richesses dignes de Midas. Au début de l'année 2021, Becky Quick, une intervieweuse de la télévision, a fait remarquer que Gates avait dépensé 10 milliards de dollars en vaccins au cours des deux dernières décennies. Elle lui a demandé : « Vous avez calculé le retour sur investissement pour cela et cela m'a un peu étonné. Pouvez-vous nous expliquer ce calcul ? » Gates a répondu : « Nous constatons des résultats phénoménaux… le rendement a été de plus de 20 pour 1. Donc, si vous ne considérez que les avantages économiques, c'est un chiffre assez élevé. » L'intervieweuse l'a pressé : « Si vous aviez placé cet argent dans un S&P 500 et réinvesti les dividendes, vous seriez arrivé à quelque chose comme 17 milliards de dollars, mais vous pensez que c'est 200 milliards de dollars. » Gates a confirmé : « En l'occurrence, ouais », s'empressant d'ajouter qu'« aider les jeunes enfants à vivre, à être bien nourris, à contribuer à la vie de leur pays, a un retour sur investissement qui va au-delà de tout retour financier classique »[204].

La clef de tout cela, a-t-il ajouté, c'est « Avoir ce gros portefeuille. »

Or, la clef d'une grande partie de ce portefeuille est d'avoir Anthony Fauci.

Références

1. NVIC, CDC Recommended Vaccine Schedule : 1983 vs 2017 (janv. 2018), nvic.org/cmstemplates/ nvic/pdf/downloads/1983-2017-vaccine-schedules.pdf
2. Informed Consent Action Network, Letter to the U.S. Department of Health and Human Services, (12 oct. 2017), childrenshealthdefense.org/wp-content/uploads/ican-notice-october-12-2017.pdf
3. U.S. Department of Health and Human Services, Letter to Informed Consent Action Network (18 janv. 2018), childrenshealthdefense.org/wp-content/uploads/hhs-response-january-29-2018.pdf
4. Avik Roy, « How the FDA Stifles New Cures, Part II : 90 % of Clinical Trial Costs are Incurred in Phase III », *Forbes* (25 avril 2012), forbes.com/sites/theapothecary/2012/04/25/how-the-fda-stifles-new-cures-part-ii-90-of-clinical-trial-costs-are-incurred-in-phase-iii/?sh=6c0e403c7b52
5. Lynsey Chutel, « Bad Medicine : Africa is the dumping ground for 40 % of the world's reported fake medicines », *Quartz Africa* (29 nov. 2017), qz.com/africa/1140890/one-in-ten-medical-products- sent-to-developing-countries-are-falsified-or-below-standard-who/
6. Jeremy Loffredo et Michele Greenstein, « Why the Bill Gates Global Health Empire Promises More Empire and Less Public Health », *The Gray Zone* (8 juillet 2020), thegrayzone.com/2020/07/08/bill- gates-global-health-policy/
7. Matthew Herper, « With Vaccines, Bill Gates Changes the World Again », *Forbes* (2 nov. 2011), forbes.com/sites/matthewherper/2011/11/02/the-second-coming-of-bill-gates/?sh=19b990e713fd
8. Linsey McGoey, *No Such Thing as a Free Gift : The Gates Foundatioin and the Price of Philanthropy* (Verso, 2016), p. 226
9. Julia Crawford, « Does Bill Gates have too much influence in the WHO ? » (10 mai 2021), swissinfo. ch/eng/politics/does-bill-gates-have-too-much-influence-in-the-who-/46570526
10. Gordon T. Stewart, « Vaccination Against Whooping Cough : Efficacy versus Risks », *The Lancet* (29 janv. 1977), sci-hub.se/https://doi.org/10.1016/S0140-6736(77)91028-5
11. Larry J. Baraff *et al.*, « Possible temporal association between diphtheria-tetanus toxoid-pertussis vaccination and sudden infant death syndrome », *Pediatric Infectious Disease Journal* (janv. 1983), sci- hub.se/10.1097/00006454-198301000-00003
12. 99th Congress (1985-1986), H.R.5546–National Childhood Vaccine Injury Act of 1986 (18 oct. 1986). congress.gov/bill/99th-congress/house-bill/5546
13. Institute of Medicine, New Vaccine Development, *Establishing Priorities : Volume I : Diseases of Importance in the United States* (National Academies Press, 1985), pp. 172-217, doi.org/10.17226/12085
14. Centers for Disease Control and Prevention, « Pertussis Vaccination : Use of Acellular Pertussis Vaccines Among Infants and Young Children Recommendations of the Advisory Committee on Immunization Practices (ACIP) », MMWR (28 mars 1997), cdc.gov/mmwr/preview/mmwrhtml/00048610.htm
15. Peter Aaby *et al.*, « Evidence of increase in mortality after the introduction of diphtheria–tetanus– pertussis vaccine to children aged 6–35 months in Guinea-Bissau : a time for reflection ? », *Frontiers in Public Health* (2018), ncbi.nlm.nih.gov/pmc/articles/PMC5868131/
16. Mariam Saleh, « Population of Africa in 2020, by age group, STATISTA » (18 juin 2021), statista. com/statistics/1226211/population-of-africa-by-age-group/
17. Violaine Mitchell *et al.*, Immunization in Developing Countries (2013), sciencedirect.com/topics/ medicine-and-dentistry/vaccination-coverage

18. Anna N. Chard *et al.*, « Routine Vaccination Coverage – Worldwide, 2019 », *MMWR* (13 nov. 2020), cdc.gov/mmwr/volumes/69/wr/mm6945a7.htm#T2_down
19. Mogensen *et al.*, « Evidence of Increase in Mortality After the Introduction of Diphtheria-Tetanus- Pertussis Vaccine to Children Aged 6-35 Months in Guinea-Bissau : A Time for Reflection ? », *Front Public Health*, 2018 ; 6, 79 (19 mars 2018), ncbi.nlm.nih.gov/pmc/articles/PMC5868131/
20. *Ibid.*
21. Mogensen *et al.*
22. « Bill Gates Challenges Global Leaders at 64th World Health Assembly : Make Vaccines a Priority to Save 10 Million Lives », Bill & Melinda Gates Foundation (mai 2011), gatesfoundation.org/ideas/media-center/press-releases/2011/05/bill-gates-challenges-global-leaders-at-64th-world-health- assembly-make-vaccines-a-priority-to-save-10-million-lives
23. JPT Higgins *et al.*, *Systematic Review of the Non-specific Effects of BCG, DTP and Measles Containing Vaccines* (13 mars 2014), who.int/immunization/sage/meetings/2014/april/3_NSE_Epidemiology_ review_Report_to_SAGE_14_Mar_FINAL.pdf
24. Steve Stecklow, « Products Turn Red To Augment AIDS Fund », *Wall Street Journal* (13 avril 2006), wsj.com/articles/SB114488885543224665
25. *Medical Racism : The New Apartheid*, CHD Films, 2021, 41 :52, medicalracism.childrenshealthdefense. org/medical-racism-the-new-apartheid/.
26. Margaret Chan, Chris Elias, Anthony Fauci, Anthony Lake et Seth Berkley, « Reaching everyone, everywhere with life-saving vaccines », *The Lancet*, vol. 389, no 10071 (2017), p. 777, doi. org/10.1016/S0140-6736(17)30554-8
27. Jeremy R. Hammond, « WHO Experimenting on African Children without Informed Consent », *Foreign Policy Journal* (1er mars 2020), foreignpolicyjournal.com/2020/03/01/who-experimenting-on- african-children-without-informed-consent
28. Jose G. Dorea *et al.*, « Neonate Exposure to Thimerosal Mercury from Hepatitis B Vaccines », *American Journal of Perinatology* (2009), sci-hub.se/10.1055/s-0029-1215431
29. Robert F. Kennedy, Jr. et Mark Hyman, *Thimerosal : Let the Science Speak* (Skyhorse, 2014)
30. GENERATION ZERO, « Thomas Verstraeten's First Analyses of the Link Between Vaccine Mercury Exposure and the Risk of Diagnosis of Selected Neuro-Developmental Disorders Based on Data from the Vaccine Safety Datalink : November-December 1999 », Safe Minds, novembre 2004, https://childrenshealthdefense.org/wp-content/uploads/safeminds-generation-zero.pdf
31. Kennedy et Hyman
32. « International Organizations, Drug Firms Convene at Vaccination Meeting », Reuters Health (3 mars 2000), childrenshealthdefense.org/wp-content/uploads/Merck-donates-TC-Hep-B-vaccine-to-3rd- world-March-2000.pdf
33. Children's Health Defense, « Summary of Key Facts : Vaccine Injury in the African American Community » (2020), childrenshealthdefense.org/wp-content/uploads/Vaccine-Injury-in-AA- community_BiFoldwChart_REVISED_r1.pdf
34. Carolyn M. Gallagher et Melody S. Goodman, « Hepatitis B Vaccination of Male Neonates and Autism Diagnosis, NHIS 1997-2002 », *Journal of Toxicology and Environmental Health*, Part A (10 avril 2010), publichealth.stonybrookmedicine.edu/phpubfiles/Hep_B_and_autism.pdf
35. « Fauci : Forging closer ties with GAVI », GAVI Media Room (22 mai 2012), https://www.gavi.org/ news/media-room/fauci-forging-closer-ties-gavi

36. Alan Challoner, « Rapid Response : How can vaccines cause damage ? », *BMJ* (29 févr. 2004), bmj.com/ rapid-response/2011/10/30/how-can-vaccines-cause-damage
37. Mogensen *et al.*
38. « 655,000 malaria deaths in 2010 : WHO ; Africa accounted for 91 percent of deaths », *New York Daily News* (14 déc. 2011, 10 :48 AM), nydailynews.com/ life-style/health/655-000-malaria-deaths-2010- africa-accounted-91-percent-deaths-article-1.991359
39. The RTS's Clinical Trials Partnership, « First Results of Phase 3 Trials of RTS,S/ AS01 Malaria Vaccine in African Children », *N. Engl. J. Med.*, 365, pp. 1863-1875 (17 nov. 2011), nejm.org/doi/full/10.1056/ NEJMoa1102287
40. Ivana Kottasova, « World's first malaria vaccine, backed by Bill Gates, gets a green light », CNN Money (24 juil. 2015, 12 :05 PM), money.cnn. com/2015/07/24/news/malaria-vaccine-bill-gates/ index.html
41. « New partnership between GSK and the Bill & Melinda Gates Foundation to accelerate research into vaccines for global health needs », communiqué de presse de GSK (29 oct. 2013), https://www.gsk.com/en-gb/media/press-releases/new-partnership-between-gsk-and-the-bill-melinda-gates-foundation-to- accelerate-research-into-vaccines-for-global-health-needs/
42. The RTS's Clinical Trials Partnership
43. PATH, « RTS'S malaria candidate vaccine reduces malaria by approximately one-third in African infants », PATH (9 nov. 2012), path.org/media-center/rtss-malaria-candidate-vaccine-reduces- malaria-by-approximately-one-third-in-african-infants/
44. Kate Kelland et Ben Hirschler, « Setback for first malaria vaccine in African trial », Reuters (9 nov. 2012, 1 :05 AM), reuters.com/article/us-malaria-vaccine-gsk/setback-for-first-malaria-vaccine-in- african-trial-idUSBRE8A80I120121109
45. Peter Doshi, « WHO's malaria vaccine study represents a 'serious breach of international ethical standards' », *BMJ* (févr. 2020), bmj.com/content/368/bmj. m734/rapid-responses
46. Jop de Vrieze, « First malaria vaccine rolled out in Africa despite limited efficacy and nagging safety concerns », *Science* (26 nov. 2019, 3 :04 PM), sciencemag.org/news/2019/11/first-malaria-vaccine- rolled-out-africa-despite-limited-efficacy-and-nagging-safety
47. Christina England, « Minimum of 40 Children Paralyzed After New Meningitis Vaccine », LaLeva (7 janv. 2013), laleva.org/eng/2013/01/minimum_of_40_ children_paralyzed_after_new_meningitis_ vaccine.html
48. Sharmeen Ahmed, « Accountability of International NGOs : Human Rights Violations in Healthcare Provision in Developing Countries and the Effectiveness of Current Measures », Annual Survey of International and Comparative Law (2017), digitalcommons.law.ggu.edu/cgi/viewcontent.cgi ?article=1 205&context=annlsurvey
49. Clement Kpeklitsu, « Transhumanism : Dark Secrets You Need to Know », *Ghanaian Times*, ghanaiantimes.com.gh/transhumanism-dark-secrets-you-need-to-know
50. Edwin Black, « Eugenics and the Nazis », in *Beyond Bioethics* (University of California Press, 2018), p. 52, doi.org/10.1525/9780520961944-008
51. David Turner, « Foundations of Holocaust : American eugenics and the Nazi connection », *Jerusalem Post* (30 déc. 2012). https://www.jpost.com/blogs/ the-jewish-problem---from-anti-judaism-to-anti- semitism/foundations-of-holocaust-american-eugenics-and-the-nazi-connection-364998

52. Edwin Black, « Hitler's Debt to America », extrait de : *War Against the Weak : Eugenics and America's Campaign to Create a Master Race, The Guardian* (5 févr. 2004 21.36 EST), theguardian.com/uk/2004/feb/06/race.usa
53. McGoey, p. 151
54. *Ibid.*, p. 152
55. *Ibid.*
56. *Ibid.*
57. *Ibid.*, p. 153
58. Margaret Sanger, *The Pivot of Civilization,* Project Gutenberg (2008), gutenberg.org/files/1689/1689- h/1689-h.htm#link2HCH0005
59. Tanya L. Green, « The NEGRO PROJECT : Margaret Sanger's EUGENIC Plan for Black America », Black Genocide (2012), blackgenocide.org/archived_articles/negro.html
60. Peter Engleman, *A History of the Birth Control Movement in* America (Praeger, 2011), pp. 132-133
61. Neil Foster, « The Money, the Power and Insanity of Bill Gates – The Planned Parenthood Depopulation Agenda », *Sovereign Independent UK* (31 janv. 2013), adam.curry.com/ art/1380297046_Au563ZWf.html
62. Bill Moyers, « A conversation with Bill Gates : Making a Healthier World for Children and Future Generations », *Moyers* (9 mai 2003), billmoyers.com/content/conversation-bill-gates-making- healthier-world-children-future-generations-transcript/
63. Andrew Leonard, « Is Bill Gates a closet liberal ? The money trail of his philanthropy suggests some clues to the political leanings of Microsoft's founder », *Salon* (29 janv., 1998, 8 :00 PM), salon. com/1998/01/29/feature_349/
64. Bill Gates, « Innovating to Zero ! », TED Talk, 4 :33 (févr. 2010), ted.com/talks/bill_gates_innovating_to_ zero
65. *Ibid.*, 4 :25
66. Alexander Higgins, « Gates makes $10 billion vaccines pledge », Associated Press (29 janv. 2001), archive.boston.com/business/technology/articles/2010/01/29/gates_makes_10_billion_vaccines_ pledge/
67. « UN Population Fund Hails Bill And Melinda Gates' $2.2 Billion Donation To Fund Population And Health Activities Worldwide », communiqué de presse des Nations unies (11 févr. 1999), un.org/press/en/1999/19990211. pop704. html
68. « Gates Foundations Give Johns Hopkins $20 Million Gift to School of Public Health for Population, Reproductive Health Institute », communiqué de presse : Bill & Melinda Gates Foundation (mai 1999), gatesfoundation.org/ideas/media-center/press-releases/1999/05/johns-hopkins-university-school-of- public-health
69. Emma Batha, « Contraceptives are 'one of the greatest anti-poverty innovations' : Melinda Gates », Reuters (11 juillet 2017, 1 :32 AM), reuters.com/article/us-global-contraception-summit/contraceptives-are-one- of-the-greatest-anti-poverty-innovations-melinda-gates-idUSKBN19W0PC
70. Kathryn Joyce, « The New War on Contraceptives : How the Christian Right is co-opting the women's rights movement to fight contraceptives in Africa », *Pacific Standard* (mis à jour le 16 sept. 2018, version originale du 17 août 2017), psmag.com/magazine/new-war-on-birth-control
71. « Depo-Provera, the Birth Control Shot, as a Form of Birth Control », Planned Parenthood, YouTube (4 févr. 2010), youtube.com/watch ?v=crw-8CPMPfE
72. « Que es el Provera ? », YouTube (10 nov. 2016), youtube.com/watch ?v=xJ9wvjYtqTs

73. Pfizer Inc, Full Prescribing Information : Contents Depo-Provera, FDA, mis à jour en oct. 2010, accessdata.fda.gov/drugsatfda_docs/label/2010/020246s036lbl.pdf
74. Christopher I. Li *et al.*, « Effect of Depo-Medroxyprogesterone Acetate on Breast Cancer Risk among Women 20 to 44 Years of Age », American Association for Cancer Research (2012), ncbi.nlm.nih.gov/ pmc/articles/ PMC3328650/
75. The Rebecca Project for Justice, p. 13
76. *Ibid.*, p. 2
77. *Ibid.*, p. 6
78. *Ibid.*
79. Keegan Hamilton, « Depo Danger : AIDS, Africa, and the UW researchers who rocked the medical world », *Seattle Weekly* (6 déc. 2011), seattleweekly.com/ news/depo-danger/
80. Jacob Puliyel, « Ethical questions that surround vaccine to reduce fertility », *Sunday Guardian Live* (28 mai 2018, 7 :09 PM), sundayguardianlive.com/news/ ethical-questions-surround-vaccine-reduce- fertility
81. Renee Heffron *et al.*, « Use of Hormonal Contraceptives and Risk of HIV-1 Transmission : a prospective cohort study », *The Lancet* (4 oct. 2011), thelancet.com/journals/laninf/article/ PIIS1473-3099(11)70247-X/fulltext
82. Renee Heffron *et al.*, « Hormonal contraceptive use and risk of HIV-1 transmission : a prospective cohort analysis », *The Lancet Infectious Diseases* (janv. 2012), sci-hub.se/10.1016/S1473- 3099(11)70247-X
83. The Rebecca Project for Justice, pp. 11-12
84. *Ibid.*, p. 12
85. Lisa Correnti, APFLI, « Gates Foundation Suspected of Forcing Controversial Contraceptive on Africans », *Physicians for Life* (15 nov. 2015), physiciansforlife.org/gates-foundation-suspected-of- forcing-controversial-contraceptive-on-africans/
86. Sandi Doughton, « Gates Foundation : $1B for contraceptives in developing countries », *Seattle Times* (12 juil. 2012), seattletimes.com/seattle-news/ gates-foundation-1b-for-contraceptives-in-developing- countries/
87. The Rebecca Project for Justice, p. 11
88. Jonathan Abbamonte, « Depo-Provera contraceptive increases risk of HIV infection : new study », *Lifesite News* (8 mars 2016),lifesitenews.com/news/ new-pri-study-shows-depo-provera-increases-risk- of-hiv-infection/
89. Correnti
90. PFIZER'S SAYANA® PRESS BECOMES FIRST INJECTABLE CONTRACEPTIVE IN THE UNITED KINGDOM AVAILABLE FOR ADMINISTRATION BY SELF-INJECTION, communiqué de presse de Pfizer (23 sept. 2015, 8 :01pm), pfizer.com/ news/press-release/press-release-detail/pfizer_s_sayana_press_becomes_first_ injectable_contraceptive_in_the_united_kingdom_available_for_ administration_by_self_injection.
91. The Rebecca Project for Justice, p. 1
92. *Ibid.*, p. 11
93. *Ibid.*, p. 13
94. *Ibid.*, pp. 9-10
95. *Ibid.*, p. 1
96. *Ibid.*
97. *Ibid.*, p. 10
98. *Ibid.*, p. 6

99. Oller *et al.*, « HCG Found in WHO Tetanus Vaccine in Kenya Raises Concern in the Developing World », *2017 Open Access Library Journal* 4(10), pp. 1-32, doi : 10.4236/oalib.1103937.
100. Steve Weatherbe, « 'A mass sterilization exercise' : Kenyan doctors find anti-fertility agent in UN tetanus vaccine », « This WHO campaign is not about eradicating neonatal tetanus but a well- coordinated forceful population control mass sterilization exercise using a proven fertility regulating vaccine », *Lifesite News* (6 nov. 2014), lifesitenews.com/news/a-mass-sterilization-exercise- kenyan-doctors-find-anti-fertility-agent-in-u
101. Beth Griffin, « WHO, UNICEF deny Kenyan bishops' claim that they supplied sterility-causing tetanus vaccines », *National Catholic Reporter* (9 mars 2015), ncronline.org/news/world/who-unicef- deny-kenyan-bishops-claim-they-supplied-sterility-causing-tetanus-vaccines
102. Abby Ohlheiser, « The tense standoff between Catholic bishops and the Kenyan government over tetanus vaccines », *Washington Post* (14 nov. 2014), https://www.washingtonpost.com/ news/worldviews/wp/2014/11/14/ the-tense-standoff-between-catholic-bishops-and-the-kenyan- government-over-tetanus-vaccines/
103. Oller, Shaw *et al.* (2017), « HCG Found in WHO Tetanus Vaccine in Kenya Raises Concern in the Developing World », *Open Access Library Journal*, 4, pp. 1-32. Doi : 10.4236/oalib.1103937. scirp.org/ journal/paperinformation.aspx ?paperid=81838
104. Kenya Catholic Doctors Association, « Catholic Church Warning : Neonatal Tetanus Vaccine by WHO Is DEADLY and Bad for Women Reproductivity », *Kenya Today*, kenya-today.com/news/ catholic-warning-neonatal-tetanus-vaccine-wto-deadly-bad-women-reproductivity
105. Admin, Liberty Writers, « UNICEF is making women barren through polio vaccine, African nations should be alert : Kenyan doctors say » (10 octobre 2019), branapress.com/2019/10/10/unicef-is- making-women-barren-through-polio-vaccine-african-nations-should-be-alert-kenyan-doctors-say/
106. Oller, Shaw *et al.*
107. CHD Films, *Medical Racism : The New Apartheid*
108. Oller, Shaw *et al.*
109. *Ibid.*
110. Talwar *et al.*, « Isoimmunization against human chorionic gonadotropin with conjugates of processed beta-subunit of the hormone and tetanus toxoid », *Proceedings of the National Academy of Sciences*, janv. 1976, 73 (1), pp. 218-222 ; DOI : 10.1073/pnas.73.1.218 https://www.pnas.org/content/73/1/218
111. Oller, Shaw *et al.*
112. Oller, Shaw *et al.*
113. *Ibid.*
114. Committed Grants, Bill & Melinda Gates Foundation (nov. 2020), gatesfoundation.org/about/ committed-grants/2020/11/inv023725
115. Population Council, Influence Watch (2021), influencewatch.org/non-profit/population-council/
116. *Ibid.*
117. *Ibid.*
118. Oller, Shaw *et al.*
119. USAID, « Family Planning Program Timeline : Before 1965 to the Present » (2 juin 2019), usaid.gov/ global-health/health-areas/family-planning/usaid-family-planning-program-timeline-1965-present
120. David Miliband et Rajiv J. Shah, « Worldwide Leadership has been severely lacking over COVID-19—we need a better way », *The Independent*

(25 mai 2001), independent.co.uk/voices/ covid-vaccine-who-governments-un-b1853498.html

121. Oller, Shaw *et al.*
122. *Ibid.*
123. USAID, U.S. National Security Study Memorandum 200 (10 déc. 1974), pdf.usaid.gov/pdf_docs/ PCAAB500.pdf
124. Oller, Shaw *et al.*
125. USAID, U.S. National Security Study Memorandum 200
126. Oller, Shaw *et al.*
127. USAID, U.S. National Security Study Memorandum 200f
128. *Ibid.*, p. 42
129. Oller, Shaw *et al.*
130. *Ibid.*, référence 3
131. Fredrick Nzwili, « Kenya's Catholic Bishops : Tetanus vaccine is birth control in disguise », *Washington Post* (11 nov. 2014), washingtonpost.com/national/religion/kenyas-catholic-bishops-tetanus-vaccine- is-birth-control-in-disguise/2014/11/11/3ece10ce-69ce-11e4-bafd-6598192a448d_story.html
132. Oller, Shaw *et al.*, p. 8
133. Bryant *et al.*, « Climate change and family planning : least-developed countries define the agenda », *Bulletin of the World Health Organization*, pp. 852-853, 2009, who.int/bulletin/ volumes/87/11/08-062562.pdf
134. *Ibid.*, p. 852
135. WHO Special Programme of Research, Development and Research Training in Human Reproduction. (1993), « Fertility regulating vaccines : report of a meeting between women's health advocates and scientists to review the current status of the development of fertility regulating vaccines », Genève, 17-18 août 1992, Organisation mondiale de la santé, p. 13, apps.who.int/iris/handle/10665/61301
136. Bryant *et al.*, « Climate change and family planning : least-developed countries define the agenda », *Bulletin of the World Health Organization*, p. 853, 2009, who.int/bulletin/volumes/87/11/08-062562. pdf
137. Province Opinion, « David Morley and Dr. John Button : Just $2.18 can save a baby from an awful death », *The Privince* (25 avril 2015), theprovince.com/opinion/david-morley-and-dr-john-button- just-2-18-can-save-a-baby-from-an-awful-death
138. Oller, Shaw *et al.*
139. McGoey, p. 155
140. Regis A. Vilchez *et al.*, « Simian virus 40 in human cancers », *The American Journal of Medicine* (1er juin 2003). https://www.amjmed.com/article/S0002-9343(03)00087-1/fulltext
141. Lyn Redwood, « From Chimpanzees to Children : The Origins of RSV—Respiratory Syncytial Virus », *The Defender* (27 août 2021). https://childrenshealthdefense.org/defender/chimpanzees-children- origins-respiratory-syncytial-virus/
142. 142 *Ibid.*, p. 159
143. Rachana Dhiman *et al.*, « Correlation between Non-Polio Acute Flaccid Paralysis Rates with Pulse Polio Frequency in India », *International Journal of Environmental Research and Public Health* (août 2018), ncbi.nlm.nih.gov/pmc/articles/PMC6121585/
144. Loffredo et Greenstein
145. Dan Hurley, « The Mysterious Polio-Like Disease Affecting American Kids », *The Atlantic* (24 oct. 2014), theatlantic.com/health/archive/2014/10/the-mysterious-polio-like-disease-affecting-american- kids/381869/

146. Viera Scheibner, « Rapid Response to Polio eradication : a complex end game », *BMJ* (10 avril 2012), bmj.com/content/344/bmj.e2398/rr/578260
147. « Polio in India : Richard Gale, Dr. Gary Null, Ph.D., Neal Greenfield, Esq., The Myths about the Polio Vaccine's Safety and Efficacy », Progressive Radio Network (16 sept. 2019), list.uvm.edu/ cgi-bin/wa ?A2=ind1909&L=SCIENCE-FOR-THE-PEOPLE&P=32923
148. Helen Branswell, « Global nonprofit says it will help deliver vaccines to Syrian children », Stat (8 déc. 2016), statnews.com/2016/12/08/syria-vaccines-children/
149. Helen Branswell, « Polio outbreak is reported in Syria, WHO says », Stat (8 juin 2017), statnews. com/2017/06/08/polio-outbreak-syria-who/
150. The Associated Press, « More Polio Cases Now Caused by Vaccine than by Wild Virus », ABC News (25 nov. 2019, 12 :19 PM), abcnews.go.com/Health/wireStory/polio-cases-now-caused-vaccine- wild-virus-67287290
151. Scheibner
152. Jason Beaubien, « Rare but Real : Mutant Strains of Polio Vaccine Cause More Paralysis than Wild Polio », NPR (28 juin 2017, 3 :22 PM), npr.org/sections/goatsandsoda/2017/06/28/534403083/ mutant-strains-of-polio-vaccine-now-cause-more-paralysis-than-wild-polio
153. McGoey, p. 155.
154. *Ibid.*, p. 157
155. *Ibid.*, p. 158
156. *Ibid.*, p. 160
157. *Ibid.*, p. 158
158. Donald G. McNeil, Jr., « Can Polio Be Eradicated ? A Skeptic Now Thinks So », *New York Times* (14 févr. 2011), nytimes.com/2011/02/15/health/15polio.html
159. Bill & Melinda Gates Foundation, Polio (2020), gatesfoundation.org/our-work/programs/global- development/polio
160. Christina Sarich, « Bill Gates Faces Trial in India for Illegally Testing Tribal Children with Vaccines », Natural Society (13 octobre 2014), naturalsociety.com/bill-gates-faces-trial-india-illegally-testing- tribal-children-vaccines/
161. GlaxoSmithKline, « New partnership between GSK and the Bill & Melinda Gates Foundation to accelerate research into vaccines for global health needs » (29 oct. 2013), gsk.com/en-gb/media/ press-releases/new-partnership-between-gsk-and-the-bill-melinda-gates-foundation-to-accelerate- research-into-vaccines-for-global-health-needs/
162. Bill & Melinda Gates Foundation, « The Bill & Melinda Gates Foundation, Merck & Co., Inc. and the Republic of Botswana Launch New HIV Initiative » (juil. 2000), https://www.gatesfoundation. org/ideas/media-center/press-releases/2000/07/comprehensive-hivaids-partnership
163. Merck, « Merck Announces Full-Year and Fourth-Quarter 2011 Financial Results » (2 févr. 2012), merck.com/news/merck-announces-full-year-and-fourth-quarter-2011-financial-results/
164. McGoey, p. 161
165. John Spritzler, « Bill Gates Is Not a Benign Philanthropist, Quite the Contrary » (22 août 2018), newdemocracyworld.org/culture/gates.html
166. *Ibid.*
167. McGoey, p. 161
168. *Ibid.*, p. 162
169. Ibid.
170. « Bill Gates : What You Were Not Told », *BitChute*, 00 :07 :50-00 :08 :33, https://www.bitchute.com/ video/3SYybOqK9p5o/

171. *Ibid.*, p. 164
172. *Ibid.*, p. 166
173. Zachariah Otto v. Merck *et al.*, Superior Court of the state of California (16 sept. 2020), https:// dockets.justia.com/docket/california/cacdce/8:2021cv00899/820706
174. *Ibid.*
175. *Ibid.*
176. *Ibid.*
177. Merck. Mention sur la boîte du Gardasil. (2011),merck.com/product/usa/pi_circulars/g/gardasil/gardasil_pi.pdf
178. Baum Hedlund Law, Merck Gardasil Clinical Trials (2021), baumhedlundlaw.com/prescription- drugs/gardasil-lawsuit/merck-gardasil-clinical-trials/
179. Gretchen Livingston, « Is U.S. fertility at an all-time low ? Two of three measures point to yes », Pew Research Center (22 mai 2019), pewresearch.org/fact-tank/2019/05/22/u-s-fertility-rate-explained/
180. Robert F. Kennedy, Jr., « Is Gardasil Vaccine Linked to Record Birth Rate Declines ? », CHD (5 mars 2021), childrenshealthdefense.org/defender/gardasil-vaccine-linked-birth-rate-declines/
181. Celeste McGovern, « Vaccine Boom, Population Bust : Study Queries the Links Between HPV Vaccine and Soaring Infertility », CHD (28 nov. 2018), childrenshealthdefense.org/news/vaccine- safety/vaccine-boom-population-bust-study-queries-the-link-between-hpv-vaccine-and-soaring- infertility/
182. Jacob Puliyel, « Should immunisation against hepatitis B take priority over provision of clean drinking water ? », *BMJ Letters* (17 juil. 1999), ncbi.nlm.nih.gov/pmc/articles/PMC1116282/
183. Y. L . Lau, « *Haemophilus influenzae* type b diseases in Asia », *Bulletin of the World Health Organization* (1999), ncbi.nlm.nih.gov/pmc/articles/PMC2557750/
184. GAVI, « Hib Initiative : a GAVI success story », GAVI, gavi.org/news/media-room/hib-initiative-gavi- success-story
185. Abdullah H. Baqui *et al.*, « Effectiveness of Haemophilus influenzae type B conjugate vaccine on prevention of pneumonia and meningitis in Bangladeshi children : a case-control study », *Pediatric Infectious Disease Journal* (juil. 2007), pubmed.ncbi.nlm.nih.gov/17596795/
186. Johns Hopkins Bloomberg School of Public Health, « Hib Vaccine : A Critical Ally in Asia's Effort to Reduce Child Deaths » (27 juin 2007), jhsph.edu/news/news-releases/2007/baqui-hib.html
187. Zubair Lone et Jacob M. Puliyel, « Introducing pentavalent vaccine in the EPI in India : A counsel for caution », *Indian Journal of Medical Research* (juil., 2010), jacob.puliyel.com/download.php ?id=212
188. Jacob Puliyel, « GAVI and WHO : Demanding Accountability », *BMJ Letters* (7 août 2010), jacob. puliyel.com/download.php ?id=217
189. « WHO Position Paper on Haemophilus influenzae Vaccines » (24 nov. 2006), who.int/ immunization/documents/HIB_references.pdf
190. GAVI, « Hib vaccine – critical in Asia's effort to reduce child deaths », GAVI (28 juin 2007), gavi.org/ news/media-room/hib-vaccine-critical-asias-effort-reduce-child-deaths
191. Orin S. Levine *et al.*, « A policy framework for accelerating adoption of new vaccines », *Human Vaccines* (déc. 2010), ncbi.nlm.nih.gov/pmc/articles/PMC3060382/
192. « Review Panel on Haemophilus Influenzae Type B (Hib) Disease Burden in Bangladesh, Indonesia and Other Asian Countries, Bangkok, January 28–29,

2004 », *Weekly Epidemiological* Record 79, no 18 (30 avril 2004), pp. 173-174, https://pubmed.ncbi.nlm.nih.gov/15168565/

193. « WHO Position Paper on Haemophilus Influenzae Type B Conjugate Vaccines » (remplace « WHO Position Paper on Hib Vaccines » précédemment publié dans le *Weekly Epidemiological Record*), *Weekly Epidemiological Record*, 81, no 47 (24 nov. 2006), pp. 445-452
194. Imrana Qadeer et P. M. Arathi, *Universalising Healthcare in India : From Care to Coverage* (Aakaar Books, 2019), p. 291
195. J. Puliyel, « GAVI and WHO : Demanding Accountability », *BMJ*, 2010, doi : https://doi.org/10.1136/ bmj.c4081
196. Jacob M. Puliyel, « AEFI and the pentavalent vaccine : looking for a composite picture », *Indian Journal of Medical Ethics*, vol. 10, no 3 (juil.-sept. 2013), pp. 142-146, ijme.in/pdfs/213ed142.pdf
197. Gouri Rao Passi, « News in Brief », *Indian Pediatrics* (déc. 2013), indianpediatrics.net/dec2013/dec- 1165.htm
198. *Ibid.*
199. *Ibid.*
200. S. K. Mittal, « 'Sudden Deaths' after Pentavalent vaccination : Is the vaccine really safe ? », *BMJ* (23 juil. 2010), bmj.com/rapid-response/2011/11/02/sudden-deaths-after-pentavalent-vaccination-vaccine- really-safe
201. Global Advisory Committee on Vaccine Safety review of pentavalent vaccine safety concerns in four Asian countries (12 juin 2013), who.int/vaccine_safety/committee/topics/hpv/GACVSstatement_ pentavalent_June2013.pdf
202. McGoey, p. 161
203. Amy Goodman, « Report : Gates Foundation Causing Harm with the Same Money It Uses to Do Good », *DEMOCRACY NOW !*, 46 :39 (9 janv. 2007), democracynow.org/2007/1/9/report_gates_ foundation_causing_harm_with
204. Mathew J. Belvedere, « Bill Gates : My ' best investment' turned $10 billion into $200 billion worth of economic benefit », CNBC (23 janv. 2019, 7 :13 a.m.), cnbc.com/2019/01/23/bill-gates-turns-10- billion-into-200-billion-worth-of-economic-benefit.html

CHAPITRE 11

LE BATTAGE MÉDIATIQUE AUTOUR DES FAUSSES ÉPIDÉMIES : « CRIER AU LOUP »

« Les gouvernements aiment les épidémies, de la même manière qu'ils aiment la guerre, vraiment. C'est l'occasion pour eux de nous imposer leur volonté et de nous faire peur pour que nous soyons unis face à la menace et fassions ce qu'on nous dit. »

Dr Damien Downing,
président de la British Society of Ecological Medicine
(Al Jazeera, 2009)

« La peur est un marché. Insuffler la peur aux gens a aussi des avantages. Pas seulement en termes de consommation de médicaments. Les personnes anxieuses sont plus faciles à gouverner. »

Gerd Gigerenzer,
directeur émérite de l'Institut Max-Planck pour le développement humain (Torsten Engelbrecht, *Virus Mania*, 2021)

En 1906, les maladies infectieuses étaient à l'origine d'un tiers de tous les décès annuels aux États-Unis, et 800 à 1 000 Américains sur 100 000 en mouraient. En 1976, moins de 50 Américains sur 100 000 mouraient de maladies infectieuses, et le CDC et le NIAID étaient soumis à une pression extrême pour justifier leurs budgets. Le battage autour des pandémies est ainsi devenu une stratégie institutionnelle pour ces deux agences. Les entreprises pharmaceutiques et les agences sanitaires internationales, les banques et les entreprises militaires ont rapidement trouvé leur compte dans cet écosystème, et les pandémies aléatoires ont découvert leur propre logique d'autoperpétuation. Les détracteurs du Dr Fauci lui reprochent d'avoir régulièrement exagéré – et même inventé – des épidémies mondiales afin de susciter une panique pandémique, d'élever le niveau de biosécurité, d'augmenter les budgets des agences, de promouvoir des vaccins rentables pour ses partenaires pharmaceutiques et d'accroître son propre pouvoir. Les archives confirment ces accusations.

La grippe porcine de 1976

En tant que chef de la section de physiologie clinique du laboratoire d'investigation clinique du NIAID, le Dr Fauci a été, en 1976, aux premières loges de la fausse pandémie de grippe porcine du NIH. Cette année-là, un soldat de Fort Dix était mort d'une infection pulmonaire après une marche forcée. Les médecins militaires avaient envoyé des échantillons au CDC, qui avait identifié la maladie comme étant une grippe porcine. Le chef du NIAID du Dr Fauci, Richard Krause (que le Dr Fauci allait bientôt remplacer), a alors travaillé en tandem avec son homologue du CDC, David Sencer, pour répandre la terreur d'une pandémie catastrophique et susciter la demande d'un vaccin chez la population. Le chef du NIAID a organisé des réunions stratégiques internes avec Maurice Hilleman, le concepteur de vaccins emblématique de Merck, et d'autres nababs de l'industrie vaccinale[1]. Les enquêteurs du Congrès ont par la suite mis la main sur les comptes-rendus de ces réunions, dans lesquelles le Dr Hilleman avoue candidement que le vaccin résultant « n'avait rien à voir avec la science et tout à voir avec la politique ». Dans le numéro d'août 2020 de *Rolling Stone*, Gerald Posner, auteur de *Pharma : Greed, Lies, and the Poisoning of America*[2], a raconté comment Merck et d'autres fabricants avaient profité de leur réunion secrète avec les autorités de réglementation pour mettre au point un système qui garantirait les profits de l'industrie pharmaceutique tout en l'exonérant de toute responsabilité[3]. Cette innovation – qui est dorénavant une caractéristique marquée du modèle commercial de Big Pharma – s'est avérée être une carte blanche pour un comportement négligent et même criminel.

L'industrie pharmaceutique et le NIAID déclarèrent au Congrès, à la Maison Blanche et à la population que la grippe porcine de Fort Dix était la même souche que celle qui avait été responsable de la pandémie de grippe espagnole de 1918, qui, selon eux, avait tué 50 millions de personnes dans le monde[4]. Ils mentaient ; les scientifiques de Fort Dix, du CDC et du HHS savaient que le H1N1 était un virus porcin ordinaire ne présentant aucun risque pour les humains[5]. Néanmoins, le NIAID mena une campagne de vente agressive annonçant un million de décès aux États-Unis. En collaboration avec les sociétés pharmaceutiques, le NIAID, les CDC et Merck persuadèrent le nouveau président Gerald Ford de signer un projet de loi allouant 135 millions de dollars aux fabricants de vaccins pour vacciner 140 millions d'Américains contre le prétendu fléau[6].

À la demande des autorités fédérales, Ford apparut à la télévision pour inciter tous les Américains à se faire vacciner. Ses références de rigueur aux décès massifs causés par la grippe espagnole de 1918 incitèrent quelque 50 millions de citoyens américains à se rendre sur-le-champ dans leur maison de santé locale pour se faire injecter des vaccins avec décharge de responsabilité, concoctés à la hâte et testés de manière bâclée, que le HHS et Merck s'étaient arrangés pour commercialiser en urgence. Le directeur du CDC David Sencer mit en place une « salle de crise » pour la grippe porcine afin de renforcer la peur du public via des médias enthousiastes[7]. Le gouvernement lança une campagne de promotion à grande échelle, comprenant des publicités télévisées terrifiantes qui montraient des patients pris de remords, souffrant de maladies graves parce qu'ils avaient esquivé la vaccination. Un communiqué de presse du CDC affirmait que la populaire vedette de télévision Mary Tyler Moore avait été vaccinée. Pourtant, Moore a déclaré à *60 Minutes* qu'elle avait évité la piqûre en raison de ses inquiétudes par rapport aux effets secondaires. Elle a déclaré qu'elle et son médecin étaient très heureux de ne pas l'avoir fait[8].

En fin de compte, le nombre réel de victimes de l'épidémie de grippe porcine de 1976 ne fut pas de 1 000 000, mais de 1. Le Dr Harvey Fineberg, qui a rédigé en 1978 le bilan complet du gouvernement sur la réponse du NIAID à cette fausse pandémie, a déclaré au *Bulletin de l'OMS* : « En 1976, le virus a été détecté uniquement dans un camp militaire, à Fort Dix, dans le New Jersey. Dans les semaines et les mois qui ont suivi, pas un seul cas de grippe porcine n'a été signalé dans le New Jersey, aux États-Unis ou ailleurs dans le monde. Dans le même temps, les décideurs politiques ont toujours pensé que les scientifiques ne leur laissaient pas d'autre choix que de lancer un programme de vaccination de masse. »[9]

Le Dr John Anthony Morris, expert du NIH en matière de grippe et de vaccins antigrippaux, a informé ses supérieurs du HHS que la peur de la grippe était une farce et que la campagne du NIAID n'était qu'un gâchis visant à promouvoir un vaccin antigrippal dangereux et inefficace, au profit d'une industrie avide. À partir de 1940, le Dr Morris avait travaillé pendant 36 ans dans des agences fédérales de santé publique. Au moment de l'« épidémie » de 1976, son bureau se trouvait à quelques pas de celui de Tony Fauci. Morris a été le responsable des vaccins au sein du gouvernement et a dirigé les recherches sur la grippe et les vaccins antigrippaux pour le Bureau of Biologics Standards (BBS) du NIH, puis pour la FDA. Morris a fait une brillante carrière dans la recherche sur les maladies respiratoires virales. Mais quand il protesta contre la fraude, son supérieur direct lui ordonna de se mettre en retrait, lui conseillant de « ne pas parler de ça »[10]. Ses patrons du NIH le menacèrent de lui faire perdre son emploi et de le ruiner professionnellement s'il ne se taisait pas. Lorsque les personnes vaccinées commencèrent à signaler des effets indésirables, notamment le syndrome de Guillain-Barré (SGB), le Dr Morris désobéit aux ordres. Déclarant publiquement qu'il n'y avait aucune preuve que la grippe porcine de Fort Dix était contagieuse pour l'homme, il répéta que le vaccin pouvait provoquer des effets secondaires neurologiques[11]. En réponse, les responsables du HHS lui confisquèrent son matériel de recherche, changèrent les serrures de son laboratoire, l'installèrent dans une petite pièce sans téléphone, réaffectèrent le personnel du laboratoire, lui interdirent de voir des visiteurs sauf sur autorisation, et bloquèrent ses tentatives de publier ses résultats[12]. Finalement, après des mois de menaces et de harcèlement mesquin, le HHS licencia Morris pour insubordination, citant une longue liste d'accusations inventées de toutes pièces, dont le fait de ne pas avoir rendu à temps des livres empruntés à la bibliothèque[13].

Ailleurs, depuis le CDC, le Dr Michael Hatwick avertissait les responsables du HHS que le vaccin contre la grippe pouvait provoquer des lésions cérébrales généralisées.

Le vaccin contre la grippe porcine de 1976 présentait tellement de problèmes que le ministère de la Santé mit fin à la campagne de vaccination après avoir piqué 49 millions d'Américains. Selon les médias, l'incidence de la grippe était sept fois plus élevée chez les vaccinés que chez les non vaccinés. En outre, le vaccin provoqua quelque 500 cas de syndrome de Guillain-Barré, une maladie nerveuse dégénérative, 32 décès[14], plus de 400 paralysies et pas moins de 4000 autres dommages[15].

Les responsables de la santé publique retirèrent le vaccin. Le président Ford renvoya David Sencer.

Les contribuables américains finirent par payer le vaccin contre la grippe porcine dans tous les sens du terme, d'abord en garantissant des profits à Merck, et finalement en frais de justice pour des tas de procès intentés par des victimes de préjudices causés par le vaccin.

Le gouvernement avait déboursé 134 millions de dollars pour le programme de vaccination contre la grippe porcine. Les plaignants lésés intentèrent 1 604 actions en justice. En avril 1985, le gouvernement versa 83 233 714 $ et dépensa des dizaines de millions de dollars pour le règlement et le traitement de ces demandes[16]. En 1987, le Dr Morris témoigna devant le Congrès : « Ces chiffres donnent une idée des conséquences d'un programme dans lequel le gouvernement fédéral assume la responsabilité d'un produit dont on sait qu'il cause, chez un nombre indéterminé de bénéficiaires, de graves dommages sanitaires. Lorsque j'ai quitté la FDA en 1976, il n'existait aucune technique permettant de mesurer, de manière fiable et cohérente, la neurotoxicité ou la puissance de la plupart des vaccins alors utilisés, y compris les vaccins DTC. Aujourd'hui [en 1987], 11 ans plus tard, la situation n'a pas changé, pour l'essentiel. »[17] Les recherches du Dr Morris ont révélé que les vaccins contre la grippe provoquaient souvent de la fièvre chez les enfants et les femmes enceintes, ainsi que de graves dommages pour le fœtus. Il s'inquiétait des risques cachés pour tout le monde, car le vaccin était « littéralement bourré de bactéries étrangères »[18]. Selon le Dr Morris, « de nombreuses preuves démontrent que la vaccination des enfants fait plus de mal que de bien. »[19] Dans ce qui constitue une épithète concise de ses croix, le Dr Morris a déclaré : « Il existe un lien étroit entre les scientifiques du gouvernement et les scientifiques de l'industrie. Mes résultats ont nui au business des vaccins contre la grippe. »[20]

En 1977, le Dr Morris intenta un procès pour licenciement abusif. Le tribunal abandonna toutes les charges du NIH à son encontre. Par la suite, un comité de réclamation conclut à l'unanimité que ses supérieurs l'avaient harcelé et licencié à tort[21]. Un groupe d'anciens scientifiques de la FDA et du NIH valida les griefs du Dr Morris à l'encontre de l'agence. Le *New York Times* cita un collègue scientifique, B. G. Young, qui qualifiait les représailles du NIH à l'encontre des scientifiques honnêtes de « suppression, harcèlement et censure de chercheurs indépendants... » « Je me suis finalement rendu compte qu'il fallait soit se compromettre, soit partir. Morris et (Bernice) Eddy sont les véritables héros de cet endroit parce qu'ils sont restés et se sont battus. Les autres ont voté avec leurs pieds et sont partis. »[22]

Jusqu'à sa mort en juillet 2014, le Dr Morris est resté un farouche détracteur du programme annuel de vaccination contre la grippe des CDC. En 1979, il avait déclaré au *Washington Post* : « C'est une escroquerie médicale... Je crois que le public devrait avoir des informations véridiques sur la base desquelles il puisse déterminer s'il doit ou non se faire vacciner... Je crois que si on leur donne une information complète, ils ne prendront pas le vaccin. » La nécrologie du Dr Morris parue en 2014 dans le *New York Times* rapporte sa déclaration suivante : « Les producteurs de ces vaccins [contre la grippe] savent qu'ils ne valent rien, mais ils continuent à les vendre quand même. »[23]

Le Dr B. G. Young a déclaré au *New York Times* que la culture du NIH dominée par l'industrie au sein de la division des vaccins avait fait fuir tous les agents honnêtes – ceux qui étaient prêts à tenir tête à l'industrie pharmaceutique. En revanche, le Dr Fauci est le seul scientifique à avoir duré 50 ans au HHS. Il y est arrivé en grande partie en s'alignant sur les suzerains pharmaceutiques du NIH et en étant le porteur d'eau de l'industrie.

Les armes utilisées par le NIH pour faire taire le Dr Morris (isolement forcé, disgrâce, interdiction de publier des articles, de donner des conférences ou de parler à la presse, changement des serrures de son laboratoire pour empêcher la poursuite de ses recherches) faisaient déjà partie d'un modèle soviétique bien rodé pour réduire au silence les scientifiques dissidents de l'agence. Elle avait dégainé ces armes pour la première fois dans les années 1950 pour détruire la carrière de sa virologue primée, le Dr Bernice Eddy, découvreuse du virus de la poliomyélite – qui avait ensuite trouvé un virus de singe cancérigène dans les vaccins antipoliomyélitiques de Salk et Sabin. Quand ses recherches avait révélé des problèmes liés à la sécurité des vaccins, les responsables du NIH avait interdit au Dr Eddy de quitter son laboratoire, changé les serrures de son bureau et lui avaient ordonné de s'abstenir de toute interview et de tout discours. Après avoir réduit Eddy au silence, le NIH avait administré le vaccin contaminé à 99 millions de baby-boomers, qui ont vu le nombre de cancers des tissus mous décupler parmi eux, ce qui a entraîné un désastre de santé publique qui éclipse les méfaits de la polio[24,25]. Le Dr Fauci et les autorités sanitaires gouvernementales ont par la suite utilisé ces mêmes techniques pour museler toute une série de scientifiques internes, dont le Dr Judy Mikovits, le Dr Bart Classen, chercheur sous contrat avec le NIH, et le Dr Gary Goldman, chercheur du CDC sur le vaccin contre la varicelle, qui ont osé dire de dures vérités sur la sécurité et l'efficacité des vaccins.

Avec la grippe porcine de 1976, le gouvernement fédéral avait pour la première fois accepté de servir d'assureur à l'industrie pharmaceutique. Cet épisode a permis au public de tirer une leçon importante : l'exonération de responsabilité favorise les vaccins dangereux et inefficaces. L'industrie et les dirigeants, eux, ont tiré une toute autre morale de cet histoire tragique. En

1986, ils ont fait du vaccin contre la grippe porcine le modèle du *National Childhood Vaccine Injury Act*, qui a exonéré les fabricants de *tous* les vaccins obligatoires de toute responsabilité.

À l'aube de sa carrière, le Dr Fauci a appris que les pandémies, vraies comme fausses, sont l'occasion d'étendre le pouvoir de la bureaucratie et d'accroître la richesse de ses partenaires pharmaceutiques.

La grippe aviaire de 2005

En 2005, le Dr Fauci a rejoué le scénario qu'avait mis en œuvre le NIAID après la débâcle de 1976. Cette fois, le coupable était une grippe aviaire, le H5N1. Tel un petit poulet agité, le Dr Fauci avertissait le monde de l'imminence d'une pandémie de grippe aviaire depuis 2001. Cette année-là, dans un article intitulé « Infectious Diseases: Considerations for the 21st Century », le Dr Fauci prévoyait de manière effrontée la transmission des oiseaux à l'homme d'un fléau grippal qui décimerait la population mondiale, en commençant par Hong Kong[26]. Il prédisait une mortalité sans précédent due à cette « nouvelle souche du virus de la grippe A pénétrant dans une population relativement naïve pour le microbe en question ».

En 2004, Jeremy Farrar, directeur d'une unité de recherche clinique de l'université d'Oxford basée au Vietnam (qui allait plus tard être sacré lord et prendre la tête du puissant Wellcome Trust) et son collègue vietnamien Tran Tinh Hien avaient identifié un cas de réapparition de la grippe aviaire mortelle (H5N1) chez l'homme. « C'était une petite fille. Elle l'a attrapée via un canard de compagnie qui était mort et qu'elle a déterré et réenterré », avait déclaré Farrar au *Financial Times*[27].

Le Wellcome Trust avait largement financé le projet vietnamien d'Oxford. Le développeur de médicaments Sir Henry Wellcome avait créé le Wellcome Trust en faisant don de ses actions Burroughs Wellcome, le géant pharmaceutique britannique. En 1995, le Trust avait vendu ses actions au principal concurrent de Burroughs Wellcome, GlaxoSmithKline[28], pour faciliter la fusion des deux géants pharmaceutiques britanniques. La dotation de 30 milliards de dollars du Wellcome Trust[29] en fait la quatrième plus grande fondation au monde et le plus prodigieux financier de la recherche biomédicale. À l'instar de la Fondation Gates, la Wellcome Trust effectue ses dons à la boussole des intérêts de l'industrie pharmaceutique.

En 2007, le journaliste médical britannique John Stone a soulevé la question des fausses pandémies dans une lettre adressée au *BMJ* (en ligne) dans le cadre de l'autopsie de la grippe porcine : « Il reste toujours la question de savoir si les peurs sont promues en raison d'une évaluation de sang-froid du risque ou parce qu'elles constituent une nouvelle aubaine pour l'industrie pharmaceutique. Nous avons besoin de meilleurs moyens institutionnels pour faire la différence, mais jusqu'à présent, la pandémie de grippe a été décevante pour les marchands d'horreur. Quelqu'un se souvient-il de la morale de l'histoire du petit garçon qui criait au loup ? Eh bien, c'est ce que l'industrie fait tout le temps. »[30] En 2020, Farrar s'est associé à Bill Gates pour financer le modélisateur Neil Ferguson, l'épidémiologiste qui a produit les prévisions de décès incroyablement exagérées de la COVID-19, qui ont contribué à renforcer la campagne de peur et à rationaliser les mesures de confinement draconiennes[31]. Comme le mentionne Schwab, Farrar était au cœur du fiasco précédent concernant la grippe aviaire, fondé sur la crainte illusoire que le virus ne franchisse la barrière des espèces[32]. Ferguson est l'impresario de la modélisation en matière de création de pandémies bidons. Son curriculum vitae inclut :

En 2005, il avait prédit que la grippe aviaire pourrait tuer jusqu'à 150 millions de personnes[33]. Finalement, seules 282 personnes en sont mortes dans le monde entre 2003 et 2009[34].

En 2001, une projection publiée par Ferguson à l'Imperial College avait entraîné l'abattage massif de 11 millions de moutons et de bovins lors de l'épidémie de fièvre aphteuse de 2001. En 2002, il prévoyait 136 000 décès humains au Royaume-Uni dus à la maladie de la vache folle. Le gouvernement britannique avait abattu des millions de vaches. Le nombre réel de décès a été de 177[35].

En 2009, Ferguson prévoyait que la grippe porcine tuerait 65 000 Britanniques. Elle a tué 457 personnes au Royaume-Uni[36].

En 2020, on se souvient que Ferguson prédisait jusqu'à 2,2 millions de décès dus à la COVID-19 aux États-Unis pour cette seule année[37,38]. Le Dr Fauci, dans de nombreux pays occidentaux, a utilisé la projection de Ferguson pour justifier les confinements et autres mesures draconiennes[39].

Farrar a joué un rôle clef dans la campagne du Dr Fauci pour dissimuler les preuves de l'implication du gouvernement dans la génération potentielle de la COVID-19 en laboratoire[40,41].

En 2005, le Dr Fauci annonçait que la grippe aviaire tant attendue était enfin arrivée. S'appuyant sur des données du cru de Ferguson, il avait averti qu'elle tuerait des « millions de personnes » dans le monde entier[42], à moins que lui et ses partenaires pharmaceutiques ne parvinssent à déployer un vaccin pour faire dérailler l'holocauste qui s'annonçait. Les pom-pom girls de l'establishment politico-médical se mobilisèrent pour l'exercice désormais officiel consistant à attiser la panique pandémique.

Faisant écho aux craintes du Dr Fauci concernant les oiseaux, les ministères de pays comme les États-Unis, le Canada et la France, ainsi que l'Organisation mondiale de la santé, s'inquiétaient du fait que le H5N1 était « hautement contagieux » et mortel. L'OMS et la Banque mondiale hurlaient que le fléau pourrait coûter 2 000 milliards de dollars au monde[43]. Anthony Fauci prophétisait que le H5N1 était « une bombe à retardement prête à exploser ». Klaus Stohr, alors coordinateur du programme de lutte contre la grippe à l'OMS, avait amplifié l'augure du Dr Fauci, prédisant qu'entre 2 et 7 millions de personnes en mourraient, et que des milliards de personnes tomberaient malades à travers le monde[44]. En septembre 2005, *Der Spiegel* citait le coordinateur en chef des Nations unies, David Nabarro, selon lequel la nouvelle pandémie de grippe « pourrait tuer jusqu'à 150 millions de personnes »[45]. Le *New Yorker* avait présenté des prévisions exagérées de millions de décès dus à « l'un des plus grands dangers auxquels les États-Unis [étaient] confrontés »[46]. L'expert en pandémie Robert Webster avait employé le jargon militaire, devenu de rigueur pour desserrer les cordons des finances publiques à l'ère de la biosécurité post-11 septembre : « Nous devons nous préparer comme si nous allions à la guerre, et la population doit bien le comprendre. Ce virus joue son rôle de bioterroriste naturel. »[47]

En réponse aux prévisions du Dr Fauci, la Maison Blanche avait dévoilé une liste de médicaments qui était comme une lettre au père Noël pour l'homme de médecine préféré de la famille Bush, incluant 7,1 milliards de dollars pour protéger les Américains de son fléau aviaire[48,49]. Le président George W. Bush avait averti qu'« aucun pays ne [pouvait] se permettre d'ignorer la menace de la grippe aviaire »[50]. Le Dr Fauci avait ressorti sa vieille rengaine selon laquelle la nouvelle version de la grippe aviaire pourrait être aussi mortelle que l'épidémie de grippe espagnole de 1918 qui avait tué 50 à 100 millions de personnes[51].

Le Dr Fauci avait des raisons de savoir que ce croquemitaine fatigué était un canard. En 2008, il avait cosigné une étude pour le *Journal of Infectious Disease* avouant que la quasi-totalité des victimes de la « grippe » de 1918 n'étaient en fait pas mortes de la grippe, mais d'une pneumonie bactérienne et d'une broncho-méningite, qui sont aujourd'hui facilement traitées avec des antibiotiques, qui n'étaient pas disponibles en 1918[52]. La grippe espagnole que les virologues du gouvernement ont invoquée pour terroriser des générations d'Américains et les obliger à se conformer au vaccin est, après tout, un tigre de papier. Bush déclara au Congrès américain que le pays avait besoin de 1,2 milliard de dollars pour obtenir suffisamment de vaccins contre le virus aviaire et piquer 20 millions d'Américains. En outre, il ajouta 3 milliards de dollars pour les nouveaux vaccins contre la grippe saisonnière du Dr Fauci, et 1 milliard de dollars pour le stockage des médicaments antiviraux[53]. Bush exigea également que le Congrès adoptât le *Biodefense and Pandemic Vaccine and Drug Development Act* de 2005, accordant une exonération de responsabilité aux fabricants de vaccins. Les entreprises pharmaceutiques avaient déclaré à la Maison Blanche qu'elles refuseraient de produire des vaccins sans un bouclier imperméable contre la responsabilité délictuelle[54]. La loi interdisait les poursuites contre les fabricants de vaccins, même pour les comportements les plus négligents, imprudents et répréhensibles, vaccinations *manu militari* comprises. Cette disposition d'immunité était un chèque en blanc pour l'avidité et le profit criminel de Big Pharma. Le National Vaccine Information Center a qualifié ce système de « rêve pour les actionnaires des sociétés pharmaceutiques et de pire cauchemar pour les consommateurs »[55]. Le Dr Fauci fit en sorte que Sanofi et Chiron obtinssent de juteux contrats vaccinaux pour soutenir la fragile « industrie des vaccins »[56].

Une fois de plus, la montagne pandémique du Dr Fauci accoucha d'une souris. Au moment où tout était terminé, l'OMS a estimé qu'au 16 mai 2006, la grippe aviaire du Dr Fauci n'avait tué que 100 personnes dans le monde[57]. Comme l'a observé le journaliste d'investigation et avocat Michael Fumento dans son analyse du canular de la grippe aviaire du Dr Fauci, « les 'marées noires' récurrentes du Dr Fauci ne se matérialisent souvent pas »[58]. Dans le magazine *Forbes*, Fumento a écrit : « Partout dans le monde, les nations ont tenu compte des avertissements et ont dépensé des sommes considérables pour développer des vaccins et d'autres préparations. »[59]

La grippe porcine d'Hong Kong en 2009

En 2009, le Dr Fauci fit une nouvelle fois la promotion d'une épidémie bidon : la grippe porcine d'Hong Kong. Cette année-là, dans le cadre d'une opération classique de *« bait and switch »*[a], que le Dr Fauci et le Wellcome Trust avaient contribué à orchestrer, l'OMS – alors sous le contrôle de l'industrie pharmaceutique et de son nouveau bailleur de fonds, Bill Gates – avait déclaré une pandémie de grippe porcine. Trois ans plus tôt, Bill Gates avait choisi le directeur de GlaxoSmithKline, Tachi Yamada, pour diriger le programme de santé mondiale de sa fondation. Yamada avait également siégé au conseil d'administration de l'établissement où sévit Neil Ferguson, l'Imperial College London, qui a réalisé la modélisation frauduleuse ayant sérieusement gonflé l'estimation du nombre de décès de l'épidémie de grippe porcine de 2009[60] (et plus récemment de la COVID-19)[61]. Gates est l'un des principaux bailleurs de fonds du centre de modélisation de l'Imperial College London[62]. Neil Ferguson, l'épidémiologiste qui a réalisé les projections frauduleuses, a également fait partie du personnel du Wellcome Trust avec Jeremy Farrar. Or, il n'y avait aucun signe de pandémie. En mai de cette année-là, l'OMS avait détecté quelques cas excédentaires de grippe saisonnière, mais les symptômes étaient légers et les taux de mortalité très faibles (moins de 145 personnes dans le monde en 11 semaines depuis sa première apparition[63]). Néanmoins, l'agence décida, à l'issue de réunions secrètes, de déclarer une pandémie mondiale.

La déclaration de l'OMS activa des contrats dormants d'une valeur de 18 milliards de dollars[64]. L'OMS (et les autres organisations de Gates) fit pression sur divers pays africains et européens pour qu'ils passent des contrats avec GlaxoSmithKline et d'autres sociétés pharmaceutiques[65]. Ces accords confidentiels obligeaient les nations signataires, dont l'Allemagne, la Grande-Bretagne, l'Italie et la France, à acheter pour 18 milliards de dollars de divers vaccins contre la grippe H1N1 expérimentaux, non testés, adoptés en procédure accélérée et sans responsabilité pour les entreprises productrices, en particulier le produit de Glaxo, le Pandemrix, au cas où l'OMS déclarerait une pandémie de classe 6. Puis, juste à temps pour activer les contrats dormants, l'OMS modifia la définition de la « pandémie » de classe 6 en supprimant les mots et l'exigence de « décès massifs dans le monde entier ». « Vous pouvez

a. Manœuvre (généralement illégale) consistant à faire de la publicité pour des biens qui sont apparemment une aubaine, avec l'intention d'y substituer des biens de qualité inférieure ou plus chers. (N.d.T.)

maintenant avoir une pandémie avec zéro décès »[66], expliquait Michael Fumento dans le magazine *Forbes*.

Malgré la forte pression exercée par les détracteurs apoplectiques de ce gâchis, l'OMS nia, avant d'admettre l'air penaud qu'elle avait revu sa définition à la baisse en concertation avec des scientifiques du gouvernement et de l'industrie. Les noms de ces personnes, a expliqué l'OMS, devaient rester top secret pour des raisons qu'elle n'a pas précisées. À ce jour, l'OMS a refusé de divulguer l'identité de ses proches confidents. Le soupçon s'est répandu que la plupart de ces fonctionnaires étaient des investigateurs principaux rémunérés par Glaxo et d'autres fabricants de vaccins. Selon le *British Medical Journal*, la gestion de la pandémie de grippe porcine par l'Organisation mondiale de la santé a été « profondément entachée par le secret et les conflits d'intérêts avec les entreprises pharmaceutiques »[67]. Le *BMJ* a découvert que les experts qui avaient rédigé les directives de l'OMS sur l'utilisation des médicaments antiviraux avaient reçu des honoraires de consultation des deux principaux fabricants de ces médicaments, Roche et GlaxoSmithKline (GSK). Parmi les forces motrices de la déclaration de pandémie figurait Sir Roy Anderson[68], membre du conseil d'administration de GlaxoSmithKline et recteur de l'Imperial College de Londres, qui allait jouer un rôle de premier plan dans la préparation des crises de la grippe porcine de 2009 et de la COVID-19 de 2020. La déclaration de pandémie de l'OMS contraignit cinq pays européens[69] et plusieurs pays africains[70] à acheter des millions de doses du dangereux vaccin pandémique de Glaxo, ce qui rapporta à ladite société la modique somme de 13 milliards de dollars. Sanofi a déclaré un bénéfice de 1,95 milliard d'euros sur ses recettes liées au vaccin contre la grippe porcine. D'après un rapport sur cet épisode, rédigé par le Bureau of Investigative Journalism de Londres, l'OMS a violé ses propres règles en ne divulguant pas publiquement les conflits d'intérêts parmi ses principaux conseillers lors de l'élaboration des directives[71,72].

De récents articles de presse ont identifiés le Dr Fauci comme le principal promoteur du vaccin accéléré contre la grippe H1N1, d'une valeur de plusieurs milliards de dollars, administré cette année-là à des millions d'Américains. Le Dr Fauci est « plus responsable que toute autre personne du développement accéléré de ce nouveau vaccin contre la grippe », selon un article récent de Richard Knox, de la National Public Radio[73,74].

Comme à l'accoutumée, les médias américains obséqieux s'empressèrent de répandre la peur et les mensonges pour promouvoir les vaccins H1N1 du Dr Fauci. NBC fit des prévisions sinistres : « La grippe porcine pourrait toucher jusqu'à 40 % des Américains au cours des deux prochaines années et plusieurs centaines de milliers de personnes pourraient mourir si une campagne de vaccination et d'autres mesures ne sont pas couronnées de succès. »[75]

L'historien Dr Russell Blaylock a écrit : « Le ministère de la peur (le CDC) faisait des heures sup pour colporter des idées noires, sachant que les personnes effrayées ne prennent pas de décisions rationnelles – rien ne fait vendre des vaccins comme la panique. »[76]

Lors d'une conférence organisée en janvier 2019 par le Centre on Global Health Security, financé par la Fondation Gates, à Chatham House, à Londres, Marc Van Ranst, virologue belge et initié de l'industrie pharmaceutique, financièrement et idéologiquement inféodé à GSK, Sanofi-Pasteur, J&J et Abbott, a décrit son rôle lors du canular de la grippe porcine, dix ans plus tôt. Chatham House est un groupe de réflexion réservé aux élites mondialistes et corporatistes. Ses délibérations sont gardées confidentielles à un point tel que son nom même est synonyme de secret. En 2009, Van Ranst était délégué belge à la grippe, chargé de gérer la communication de crise. Sous des rires audibles et admiratifs, Van Ranst a expliqué à son corps d'élite comment mettre en scène une pandémie : « Vous n'avez qu'une seule occasion de bien faire les choses. Vous devez opter pour une seule voix, un seul message... Vous devez être omniprésent le premier jour ou les premiers jours, afin d'attirer l'attention des médias... et qu'ils ne cherchent pas d'autres voix. » Il a expliqué que « parler des décès est important parce que... les gens se disent 'wow, qu'est-ce que vous voulez dire, des gens meurent à cause de la grippe ?'. C'était une étape nécessaire à franchir. Puis, bien sûr, quelques jours plus tard, vous avez eu le premier décès dû au H1N1 dans le pays et le décor était planté. » Et d'ajouter : « J'ai exploité à fond le fait que les grands clubs de football en Belgique [avaient], de manière inappropriée et en dehors de tout accord, fait de leurs joueurs des personnes prioritaires. Je pouvais utiliser cela, car si la population [croyait] vraiment que ce vaccin [était] désirable au point que même ces joueurs de foot [étaient] prêts à tout pour obtenir leur vaccin, ok je [pouvais] m'en servir. Alors j'en ai fait tout un plat... Ça a marché. »[77]

En 2020, ce type de réflexion a valu à Van Ranst d'être nommé au Risk Assessment Group (RAG) belge et au Comité scientifique coronavirus, qui conseille les autorités sanitaires du pays dans la lutte contre le virus. Il est devenu le visage public de la réponse de la Belgique à la COVD-19.

En octobre 2009, de nombreuses personnes se plaignaient d'une vague de maladies dévastatrices provoquées par les vaccins contre la grippe. Dès le début de la pandémie qu'ils avaient concoctée, le Dr Fauci et d'autres responsables de la santé publique, auxquels on donnerait le bon Dieu sans confession, avaient souligné que les femmes enceintes étaient particulièrement exposées à la grippe porcine, contrairement à la grippe saisonnière[78]. C'était un mensonge, qui n'empêcha pas les mères terrifiées de faire la queue en masse pour se faire piquer.

Beaucoup d'entre elles allaient regretter leur choix. Une recherche menée par Goldman en 2013 a documenté une multiplication par 11 des cas de fausse couche après la saison de grippe pandémique 2009-2010, lorsque les femmes enceintes ont reçu deux vaccins contre la grippe saisonnière pendant leur grossesse, et le vaccin H1N1[79].

Une étude des CDC de 2017 a établi un lien entre les fausses couches et les vaccins contre la grippe, notamment au cours du premier trimestre. Les femmes enceintes vaccinées au cours des saisons de grippe 2010/2011 et 2011/2012 avaient deux fois plus de chances de faire une fausse couche dans les 28 jours suivant l'administration du vaccin. Chez les femmes qui avaient reçu le vaccin contre la grippe H1N1 au cours de la saison grippale précédente, la probabilité de faire une fausse couche dans les 28 jours était 7,7 fois plus élevée que chez les femmes qui n'avaient pas été vaccinées contre la grippe pendant leur grossesse[80].

Pour étouffer la clameur, le Dr Fauci se rendit sur YouTube pour rassurer le public mondial en affirmant que les vaccins contre la grippe avaient été rigoureusement testés, qu'ils étaient parfaitement sûrs et que les risques d'effets indésirables graves du vaccin contre la grippe étaient « très, très, très faibles »[81]. Cette déclaration était dénuée de fondement scientifique. De lourds conflits d'intérêts entachaient les études sous-jacentes, qui avaient joui d'une approbation accélérée, sans aucun contrôle fonctionnel en double aveugle contre placebo[82]. Le Dr Fauci poursuivit en expliquant que « le vaccin contre la pandémie de grippe H1N1 [était] fabriqué exactement de la même manière par les mêmes fabricants, avec le même soin, les mêmes matériaux, que le vaccin contre la grippe saisonnière, qui [avait] un dossier de sécurité extraordinairement bon ».

Deux mois après que le Dr Fauci ait donné ces gages publics, une explosion d'effets secondaires graves, dont des fausses couches, la narcolepsie et des convulsions fébriles, provoqua un chaos dans de nombreux pays[83]. Selon l'Agence européenne des médicaments (EMA)[84], le Pandemrix a causé plus de 980 cas de lésions neurologiques graves, de paralysie due au syndrome de Guillain-Barré, de narcolepsie débilitante et de cataplexie, y compris chez plus de 500 enfants. Le vaccin de Glaxo a tué et blessé tant d'enfants et de professionnels de santé, avec diverses formes de lésions cérébrales, qu'il a forcé Glaxo à retirer le vaccin[85,86].

La pandémie de grippe porcine H1N1 de 2009 était une autre arnaque de contagion mondiale, annoncée mais jamais matérialisée.

Le Dr Wolfgang Wodarg, épidémiologiste et président de la Commission de la santé de l'Assemblée parlementaire du Conseil de l'Europe (APCE), a déclaré que la « fausse pandémie » de 2009 était « l'un des plus grands scandales médicaux du siècle »[87]. Le directeur du Collaborating Center for Epidemiology de l'OMS à Munster, en Allemagne, le Dr Ulrich Kiel, a qualifié la pandémie de canular méticuleusement planifié. « Nous sommes témoins d'une allocation incroyablement mauvaise des ressources (18 milliards de dollars à ce jour) en termes de santé publique », a déclaré le Dr Kiel[88]. Dans le magazine *Forbes*, le journaliste médical Michael Fumento a conclu que « ce n'était pas simplement un excès de prudence ou une erreur de jugement. La déclaration de pandémie, et tous les coups de klaxon qui ont suivi, sont le reflet d'une malhonnêteté pure et simple, motivée non par des préoccupations médicales mais par des considérations politiques. »[89]

Wolf-Dieter Ludwig, professeur de médecine et président de la Commission des médicaments de la profession médicale allemande, a déclaré que « Les autorités de santé publique se sont faites avoir par une campagne des entreprises pharmaceutiques qui voulaient simplement gagner de l'argent avec la prétendue menace »[90].

Comme d'habitude, aucune enquête n'a été menée sur le Dr Fauci ou les autres responsables médicaux ayant orchestré cette fraude de plusieurs milliards de dollars. Les sociétés pharmaceutiques ont empoché des milliards, laissant aux gouvernements et aux contribuables le coût ruineux de l'indemnisation des victimes du vaccin contre la grippe.

Dans son article de 2011 sur le scandale, publié dans le journal *Dr. Med. Mabuse*, « Le pouvoir de l'argent : une profonde réforme de l'OMS s'impose », le psychologue Thomas Gebauer a écrit : « De plus en plus, l'argent privé ou les dons affectés des différents États décident des objectifs et des stratégies de l'OMS. » L'étendue de leur influence a été récemment démontrée par la façon dont l'OMS a traité la « grippe porcine ». L'article s'ouvrait sur une photo de Bill Gates.

Dans son livre *Virus Mania*, le journaliste Torsten Engelbrecht cite l'épidémiologiste Angela Spelsberg, experte en matière de manipulation des pandémies et de corruption de l'industrie pharmaceutique, selon laquelle « la pandémie de grippe porcine a été délibérément utilisée par l'industrie pharmaceutique à des fins commerciales »[91].

L'épidémie de Zika de 2016

En mars 2016, le Dr Fauci a de nouveau trompé la population – cette fois en lui faisant croire que le virus Zika provoquait une épidémie de microcéphalie chez les nouveau-nés au Brésil. Nous sommes sûrs d'une chose : le Zika ne provoque pas de microcéphalie. Le Dr Fauci devait le savoir. Le Zika a été endémique en Amérique centrale et dans une grande partie de l'Asie du Sud pendant de nombreuses générations sans qu'aucune association avec la microcéphalie n'ait été signalée. Les détracteurs du Dr Fauci ont affirmé qu'un vaccin expérimental DTP administré aux femmes enceintes en 2015-2016 dans les bidonvilles du nord-est du Brésil était le coupable probable de la vague de microcéphalie. De plus, l'utilisation intensive de pesticides hautement toxiques dans cette région du pays pourrait y avoir contribué. Ils ont accusé le Dr Fauci de pointer du doigt le Zika pour détourner l'attention des coupables plus probables, et pour soutirer des milliards de dollars au Congrès afin de développer un énième vaccin chimérique. Les médias serviles, gavés de publicité pharmaceutique, se délectant de l'effrayante épidémie qui avait donné naissance à des enfants à la tête minuscule et à de grosses audiences pour les chaînes, alimentèrent obligeamment la croisade terroriste du Dr Fauci contre le Zika. La peur est bonne pour l'audimat. Comme le directeur technique de CNN, Charlie Chester, l'a expliqué aux analystes de l'industrie pendant la crise de la COVID-19, « La COVID ? La lutte contre les gangs fait de l'audience, non ? C'est pourquoi nous indiquons toujours le nombre de morts dans un coin de l'écran. »[92]

Le Dr Fauci annonça qu'il retirait des fonds des programmes de recherche sur le paludisme, la grippe et la tuberculose afin de financer « une série de quatre ou cinq vaccins » pour sauver l'Amérique de Zika. En attisant les flammes de la panique pandémique, le Dr Fauci, poussé par son partenaire Bill Gates[93], demanda au Congrès un crédit supplémentaire de près de 2 milliards de dollars au NIAID pour développer un vaccin contre le Zika[94,95]. Cet argent porta le budget Zika de son agence à environ 2 milliards de dollars et enrichit ses partenaires pharmaceutiques[96]. Le Dr Fauci versa 125 millions de dollars à une nouvelle startup de Cambridge, dans le Massachusetts, alors appelée Moderna Therapeutics, pour développer un vaccin à ARNm contre le Zika. Gates apparut sur CNBC pour vanter les mérites de Moderna et promouvoir ses efforts pour fournir un vaccin contre le Zika[97]. Il a investi 18 millions de dollars dans un projet avec le Wellcome Trust pour financer une société américaine, Oxitec, dont le siège est situé près de l'université d'Oxford au Royaume-Uni[98], pour lâcher des millions de moustiques génétiquement modifiés au Brésil et au sein des populations[99] afin d'exterminer les espèces de moustiques accusés de propager le Zika[100,101]. C'était dans la droite ligne d'une étude encore plus sinistre, financée par Gates en 2008, du professeur Hiroyuki Matsuoka, de la faculté de médecine de Jichi, au Japon, visant à concevoir des moustiques pouvant agir comme des « seringues volantes » pour injecter aux gens un vaccin contre la malaria, qu'elles soient consentantes ou non[102]. En 2021, Gates élargira ce projet macabre en investissant 25 millions de dollars dans un effort visant à modifier génétiquement les moustiques pour qu'ils puissent administrer furtivement le vaccin contre le coronavirus aux personnes sceptiques[103,104]. Ce n'est pas une blague.

Les prédictions enfiévrées d'une épidémie de microcéphalie au Brésil se sont vite évanouies. Le porte-parole de l'OMS, Christopher Dye, a déclaré à la NPR que si « nous avons apparemment vu beaucoup de cas de virus Zika en 2016, aucune microcéphalie n'a été à déplorer »[105]. Avec un pic d'environ 5 200 cas en 2016[106], les États-Unis ont enregistré un total d'environ 550 cas de Zika depuis lors, dont environ 80 % en 2017[107], sans qu'aucune microcéphalie n'ait été signalée. La maladie ne s'est jamais propagée au-delà de la Floride et du Texas, et aucun cas de microcéphalie associé au Zika ne s'est matérialisé.

Sans se démonter, le Dr Fauci a averti que la maladie « reviendra » aux États-Unis et que le pays « doit absolument s'y préparer »[108].

En 2019, les autorités sanitaires n'ont signalé que 15 cas de Zika aux États-Unis, tous exempts de microcéphalie. La Mayo Clinic, quant à elle, a rapporté en décembre[109] que, malgré les dépenses de 2 milliards de dollars du Dr Fauci, il n'existe pas de vaccin fonctionnel disponible. En 2020, le Dr Fauci ne pouvait plus mettre de manière crédible l'épidémie de microcéphalie sur le dos du Zika, et il a cessé de parler de son vaccin. Interrogé par le Congrès en juin 2020, il a expliqué, pantois : « Il n'a jamais été mené à terme parce que le Zika a disparu. »[110]

La dengue en 2016

L'escroquerie Gates/Fauci sur le Zika a conduit au gaspillage de milliards de dollars d'argent public. Cependant, la collaboration Gates/Fauci sur le vaccin contre la dengue a eu un résultat bien pire : cette fois-là, leur « vaccin salvateur » était un piège mortel dans une seringue. Pendant deux décennies, le NIAID avait collaboré avec la Fondation Gates pour développer un vaccin contre le virus de la dengue transmis par les moustiques, la maladie tropicale la plus répandue après le paludisme. Un mois seulement après que l'agence de Fauci ait déposé, en novembre 2003, la première de ses 305 demandes de brevet, portant sur « le développement de mutations utiles pour l'atténuation des virus de la dengue et des virus chimériques de la dengue », la Fondation Gates annonçait l'octroi d'une subvention de 55 millions de dollars pour soutenir la Pediatric Dengue Vaccine Initiative[111]. En septembre 2006, Sanofi Pasteur a scellé un partenariat avec cette dernière[112].

En juillet 2007, le prototype de vaccin contre la dengue du NIAID est sorti des essais précliniques avec ce que le Dr Fauci a appelé « un avenir prometteur ». Le NIAID accorda à « plusieurs sponsors industriels en Europe et au Brésil » des licences non exclusives pour ses formulations. Au début de l'année suivante, le Dr Fauci a lancé une autre de ses mises en garde hystériques dans un commentaire paru dans le journal de l'*American Medical Association* : « [Une] maladie dont la plupart des Américains n'ont jamais entendu parler pourrait bientôt devenir plus répandue si la dengue, une maladie semblable à la grippe qui peut être mortelle, continue de se répandre dans les climats tempérés et d'augmenter en gravité. » « Les efforts pour contrôler les moustiques transmetteurs ont échoué », a déclaré Fauci, et « l'apparition généralisée de la dengue sur le territoire continental des États-Unis est une possibilité réelle. » Pour combattre la maladie, « il faut relever les formidables défis que sont la compréhension de la pathogenèse de la dengue et le développement de thérapies et de vaccins efficaces. »[113]

Le NIAID a annoncé l'essai clinique d'un vaccin contre le virus de la dengue en août 2010, à la Johns Hopkins Bloomberg School of Public Health de Baltimore, financée par Gates, et à l'université du Vermont. Fauci a déclaré : « Avec l'augmentation des taux d'infection et de la gravité de la maladie dans le monde, et avec la découverte de la dengue dans certaines régions de Floride, trouver un moyen de prévenir l'infection par le virus de la dengue est une priorité absolue. »[114]

L'OMS de Gates a alimenté la fièvre de la dengue du Dr Fauci en lançant l'avertissement suivant : « En 2012, la dengue se classe comme la plus importante maladie virale transmise par les moustiques avec un potentiel épidémique planétaire. L'incidence mondiale de la dengue a été multipliée par trente au cours des cinquante dernières années, et ses coûts humains et économiques sont stupéfiants. » Toutefois, se référant aux projets Gates/Fauci, l'OMS a prédit des progrès sur les vaccins qui permettraient d'atteindre une « immunité protectrice durable »[115].

Le Dr Ralph Baric, le gourou du gain de fonction, était la coqueluche américaine du NIAID et de la Defense Advanced Research Project Agency (DARPA). Son laboratoire de l'UNC-Chapel Hill a reçu 726498 $ de la Fondation Gates pour utiliser des virus de la dengue recombinants afin de faire progresser le développement d'un vaccin contre la dengue. Lancée en février 2015, cette subvention de trois ans devait se terminer début 2018[116].

En juillet 2014, Lance Gordon, directeur des maladies infectieuses négligées au sein du programme de santé mondiale de la BMGF, annonçait que le vaccin expérimental contre la dengue de Sanofi Pasteur, financé par Gates et le Dr Fauci, présentait des résultats cliniques positifs. Au milieu de ses prévisions ensoleillées, Gordon fit une allusion inquiétante qui aurait fait retentir le DEFCON 1 pour quiconque aurait décodé ses implications. Il reconnut que les essais cliniques du NIAID au Brésil montraient des signes d'« amorçage pathogène ». Cette expression inquiétante désigne une réponse immunitaire renforcée qui peut déclencher une inflammation de tout le système immunitaire et la mort lorsque la personne vaccinée est réexposée au virus sauvage.

Les experts en maladies infectieuses et les organismes de réglementation sanitaire avaient reconnu le potentiel mortel de l'amorçage pathogène dans les années 1980, lorsqu'une étude avait montré que « des réponses plus sévères étaient 15 à 80 fois plus probables dans les infections secondaires de la dengue que dans les infections primaires »[117]. En 2004, un vaccin expérimental contre le MERS avait produit une réponse anticorps robuste chez les enfants lors d'un essai du NIH, puis une maladie et un décès catastrophiques lorsque les chercheurs avaient exposé les enfants au virus sauvage[118]. De même, en 2012 et 2014, une équipe de chercheurs chinois et américains avait mis au point des vaccins contre le coronavirus qui produisaient des anticorps chez les furets et les chats, puis les tuaient lorsqu'ils rencontraient le véritable coronavirus sauvage.

Néanmoins, l'aveu de Gordon ne déclencha pas d'alarme. L'OMS, sous le contrôle ferme de Gates, était déterminée à accélérer le développement du projet Gates/Fauci sur la dengue. Le Dr Fauci ne se découragea pas non plus. Omettant toute mention des signaux de danger, il proclama en janvier 2016 que le projet allait se poursuivre : « Les chercheurs du laboratoire des maladies infectieuses du NIAID ont passé de nombreuses années à développer et à tester des candidats vaccins contre la dengue conçus pour provoquer la production d'anticorps contre les quatre sérotypes du virus de la dengue. »[119]

Un article paru dans l'*American Ethnologist* portait un titre étrange : « Mondialisme chimérique : la santé mondiale à l'ombre du vaccin contre la dengue » (avril 2015)[120]. Il décrivait l'effort du NIAID comme suit : « Un vaccin 'chimérique' contre la dengue, conçu en laboratoire, est passé en essais cliniques de phase avancée à la fin des années 2000. » L'article demandait aux lecteurs de réfléchir aux implications que pouvait avoir le développement d'un vaccin lorsqu'il n'est pas entièrement motivé par des raisons de santé publique, mais par « les logiques contraires du capital pharmaceutique, de l'humanitarisme et de la biosécurité ».

L'aventure de la dengue ne s'est pas déroulée sans heurts pour Sanofi Pasteur. Avec le soutien de la Fondation Gates[121], la société pharmaceutique française a consacré 20 ans et quelque 2 milliards de dollars au développement du Dengvaxia, testant le vaccin dans plusieurs essais à grande échelle sur plus de 30 000 enfants dans le monde[122]. Quand le Dr Scott Halstead, qui a étudié la dengue pendant plus de 50 ans avec l'armée américaine, lut les données de l'essai clinique de sécurité dans le *New England Journal of Medicine*[123], il sut immédiatement que quelque chose clochait vraiment. Certains enfants qui avaient attrapé la dengue après avoir été vaccinés avaient vu leurs symptômes s'aggraver considérablement. Pour ceux qui n'avaient jamais été exposés à la dengue, Dengvaxia semblait également augmenter le risque à vie d'une complication mortelle connue sous le nom de syndrome de fuite plasmatique, qui plonge une personne dans un choc profond avant de la tuer. Le Dr Halstead était si inquiet qu'il tira la sonnette d'alarme dans six éditoriaux dans différentes revues scientifiques[124]. Il réalisa même une vidéo pour avertir le gouvernement philippin, qui était sur le point de lancer une campagne de vaccination de masse[125]. Gates, le Dr Fauci et Sanofi ignorèrent les avertissements frénétiques d'Halstead.

Sanofi répondit en publiant une réfutation du Dr Halstead et en promettant d'autres études. Sans attendre les résultats d'une quelconque recherche, les larbins de Bill Gates à l'OMS décidèrent en avril 2016 de recommander le Dengvaxia pour tous les enfants âgés de 9 à 16 ans[126]. Déjà en décembre précédent, la Dengue Vaccine Initiative – financée par la Fondation Gates – avait annoncé que les Philippines deviendraient bientôt le deuxième pays (après le Mexique) à approuver les injections de Dengvaxia.

Un an et demi plus tard, Sanofi annonçait qu'il disposait de nouvelles données sur la sécurité du vaccin. Confirmant les craintes du Dr Halstead, la société fit l'aveu alarmant que le Dengvaxia augmentait effectivement le risque d'hospitalisation et de syndrome de fuite cytoplasmique[127]. À ce moment-là, les autorités sanitaires avaient déjà vacciné quelque 800 000 enfants philippins. Au moins 600 d'entre eux étaient morts[128].

Finalement, l'OMS modifia sa recommandation, déclarant que le Dengvaxia n'était sûr que pour les enfants ayant déjà été infectés par la dengue et admettant que 100 000 enfants n'auraient pas dû être vaccinés. Après l'autopsie des 600 enfants décédés, le procureur général des Philippines inculpa 14 fonctionnaires du gouvernement philippin et six cadres de Sanofi pour homicide[129].

Habitué comme il l'était à ce genre de dommages collatéraux dans sa guerre contre les microbes, le Dr Fauci colla un smiley souriant sur les enfants morts, déclarant au *Wall Street Journal* en janvier 2018 : « Nous ne pensons pas que cela constituera un obstacle de quelque manière que ce soit. » Même si, ajouta-t-il, « il est clair que ce ne sera pas un long fleuve tranquille ». S'appuyant sur son éternelle stratégie selon laquelle la meilleure défense est une bonne attaque, le Dr Fauci annonça que les essais du Dengvaxia au Brésil allaient bon train, sans tenir compte de l'amorçage pathogène ! Il se vanta du fait que « le candidat vaccin du NIAID contre la dengue [faisait] l'objet d'un essai clinique de phase avancée impliquant 17 000 participants au Brésil » et qu'il avait « induit une réponse immunitaire dans les tests contre les quatre types de dengue ». Le vaccin du NIAID « a été cédé sous licence à plusieurs sociétés, dont Merck, qui a déclaré vouloir lancer son propre essai cette année[-là]. »[130]

En décembre 2018, Merck et l'Instituto Butantan (principal producteur de vaccins au Brésil) ont annoncé un accord de partenariat après avoir obtenu la licence de « certains droits de l'Institut national des allergies et des maladies infectieuses (NIAID) » pour développer des vaccins tétravalents vivants atténués contre la dengue. L'Instituto Butantan, organisme à but non lucratif, « recevra un paiement initial de 26 millions de dollars de la part de Merck et pourra recevoir jusqu'à 75 millions de dollars pour la réalisation de certaines étapes liées au développement et à la commercialisation du vaccin expérimental de Merck, ainsi que des redevances potentielles sur les ventes. Il agit en partenariat avec diverses universités et entités telles que la Fondation Bill et Melinda Gates pour la réalisation de ses objectifs institutionnels. »[131] En mai 2019, la FDA a approuvé l'utilisation du vaccin Dengvaxia de Sanofi aux États-Unis, à Porto Rico, à Guam et dans les îles Vierges britanniques – sous réserve que les médecins aient d'abord la preuve d'une infection antérieure par la dengue pour s'assurer que le vaccin ne présenterait aucun risque pour les enfants[132].

Les 600 enfants philippins sont morts à la suite d'un « amorçage pathogène » ou d'un « renforcement dépendant des anticorps ». Padron-Regalado *et al.* font état de douzaines d'articles dans lesquels des vaccins contre le SRAS et le MERS en cours de développement ont entraîné un renforcement dépendant des anticorps (ADE) dans les essais sur les animaux lors d'une provocation virale[133]. Une forme vaccinale inactivée contre le virus du SRAS a entraîné des immunopathologies compatibles avec l'ADE chez des souris infectées par le virus[134]. Un candidat vaccin à base d'une protéine N du SRAS a entraîné une immunopathologie avec des infiltrats pulmonaires éosinophiles chez les souris lors d'une exposition au CoV-SRAS[135]. Le virus Vaccinia stimulant l'expression de la protéine S du SRAS a montré de fortes réponses inflammatoires conduisant à une hépatite dans le foie des furets vaccinés lors d'une exposition au CoV-SRAS[136]. Les vaccins basés sur la seule protéine S soluble ont provoqué un renforcement dépendant des anticorps dans des études in vitro impliquant des cellules B humaines, ce qui a conduit les auteurs à s'inquiéter du développement de vaccins humains[137]. Un vaccin contre le virus MERS chimiquement inactivé a entraîné une pathologie pulmonaire (infiltrats éosinophiles) lors d'un chalutage viral dans des études menées sur des souris par Agrawal *et al.*[138]. Un vaccin basé sur la protéine transgénique de pointe du MERS, administré à des souris, a entraîné une hémorragie pulmonaire après un chalutage avec le virus MERS-CoV[139]. Conclusion : « Le développement de vaccins hautement efficaces et sûrs pour la COVID-19 devrait prendre en compte des aspects tels que la possibilité d'EIM et d'autres effets indésirables précédemment observés avec le SRAS et le MERS. Même si ces caractéristiques n'ont été observées que dans certains modèles animaux et régimes vaccinaux, la possibilité est toujours présente et doit être envisagée pour la COVID-19. »

En avril 2020, peu après le début de la pandémie de COVID-19, le magnat des vaccins et porte-parole de Merck, le Dr Paul Offit, directeur du Centre d'éducation aux vaccins de l'hôpital pour enfants de Philadelphie, a mis en garde contre les effets similaires d'un vaccin contre le SRAS-CoV-2. « Nous avons vu cela avec le vaccin contre la dengue », a-t-il déclaré lors d'une interview. « Chez les enfants qui n'avaient jamais été exposés à la dengue auparavant, le vaccin a aggravé leur état lorsqu'ils ont été exposés au virus naturel. Bien pire, provoquant ce qu'on appelle le syndrome du choc hémorragique de la dengue. Des enfants sont morts, des enfants vaccinés qui avaient moins de 9 ans. »[140]

Une mise en garde sur la tendance des vaccins contre les coronavirus à induire un amorçage pathogène est apparue dans un article de 2009 de la revue *Expert Review of Vaccines*, republié sur le site du NIH en janvier 2014 : « La plus grande crainte des vaccinologues est la création d'un vaccin qui est non seulement inefficace, mais qui exacerbe la maladie. Malheureusement, les vaccins contre le CoV ont toujours aggravé la maladie, notamment avec les CoV félins. »[141]

Les championnats de la pandémie

Une vieille histoire porte sur un cocu qui en voulait à un dompteur de lions mais qui n'avait pas le courage de commettre un homicide. Pendant des années, il suivit le cirque dans l'espoir d'assister au jour inévitable où un félin mécontent s'en prendrait à son dompteur. Quand des décennies d'attente frustrée de la justice divine finirent par épuiser sa patience, il se faufila dans la loge du dompteur de lions pour mettre du poivre dans la poudre de sa perruque. Ce soir-là, le lion éternua et décapita son dompteur coureur de jupons.

Les preuves irréfutables suggérant que la COVID-19 a émané d'un petit magasin des horreurs financé par Fauci à Wuhan, en Chine, soulèvent la possibilité ironique que l'homme que deux présidents américains ont chargé de diriger la réponse mondiale à la pandémie de COVID-19 soit le même homme qui l'a engendrée. Cet étrange paradoxe pourrait amener certains à s'interroger cyniquement sur la logique qui sous-tend les décisions singulières du Dr Fauci de s'opposer au moratoire de 2014 du président Obama sur les gains de fonction, d'esquiver le comité interne d'examen de la sécurité du NIH, de blanchir de l'argent de scientifiques chinois affiliés à des militaires via un trafiquant d'armes biologiques peu scrupuleux, de financer des expériences criminellement irréfléchies de fabrication d'agents pathogènes améliorés dans un laboratoire chinois miteux avec des protocoles de sécurité laxistes. Sommes-nous en droit de nous demander si Tony Fauci, après des décennies à avoir concocté des pandémies édentées, ne serait pas enfin en train de poivrer la perruque ?

Toutefois, si on met de côté l'implication du Dr Fauci dans l'histoire de Wuhan et ses décennies à fabriquer des pandémie ratées, il faut reconnaître qu'en 2020, il a finalement touché le gros lot avec la COVID-19. Parmi les documents les plus éloquents trouvés dans sa corbeille de courriels de juin 2021, on trouve un schéma grossier (ci-dessous) qu'il a signé « Tony F. »[142] et qui représente un tournoi de type « March Madness »[b]. Y figurent les concurrents pestilentiels des deux dernières décennies de pandémies, pour la plupart bidons. La COVID-19 en ressort finalement comme la championne. Le gribouillage est intitulé « Dr. Fauci's March Madness Bracketology Picks ». Il est daté au 11 mars 2020. Dans son pool macabre, le coronavirus, tête de série de la région Est, bat l'ensemble du peloton, qui comprend sa longue litanie de maladies manipulées, dont la variole, la varicelle, la grippe aviaire, la grippe porcine, le Zika, l'hépatite B, la variole, le MERS et la rougeole. Le dessin suggère la fierté du Dr Fauci de remporter une victoire finale satisfaisante après une longue carrière, souvent triomphante, dans l'ingénierie de pandémies mondiales :

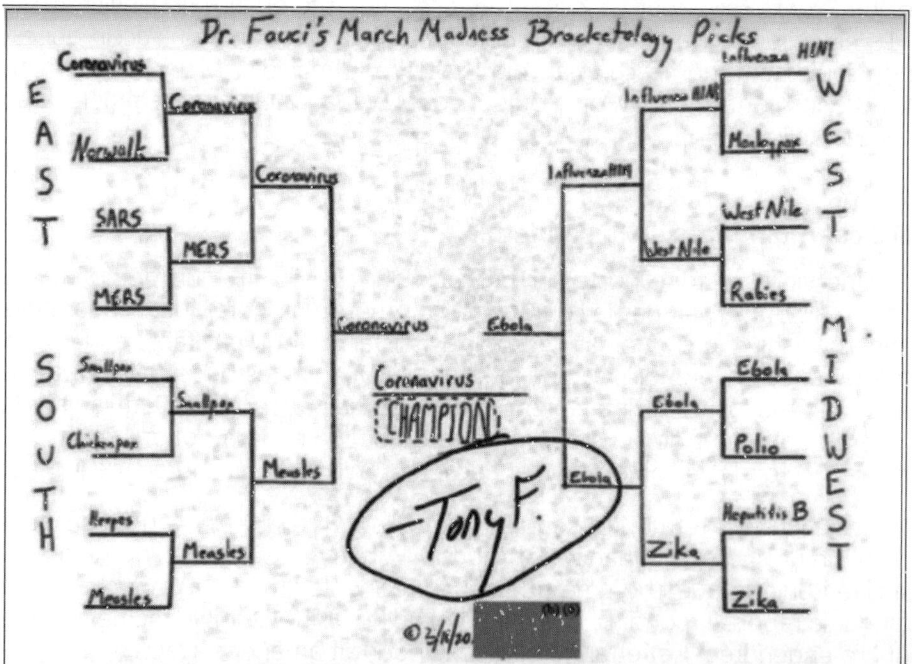

b. Aux États-Unis, grand tournoi final du basket universitaire, à élimination directe. Il se déroule au mois de mars de chaque année. C'est sans doute l'évènement sportif américain le plus attendu après le Superbowl. (N.d.T.)

Références

1. Richard Krause, « The Swine Flu Episode and the Fog of Epidemics », *Emerging Infectious Diseases* (janv. 2006), antimicrobe.org/h04c.files/history/cdc-05-1132.pdf
2. Gerald Posner, *Pharma : Greed, Lies, and the Poisoning of America* (Avid Reader Press, 2020)
3. Matt Taibbi, « Big Pharma's Covid-19 Profiteers : How the race to develop treatments and a vaccine will create a historic windfall for the industry – and everyone else will pay the price », *Rolling Stone* (13 août 2020), rollingstone.com/politics/politics-features/big-pharma-covid-19-profits-1041185/
4. Richard Neustadt et Harvey Fineberg, *The Swine Flu Affair : Decision-Making on a Slippery Disease : Swine Flu Chronology January 1976-March 1977* (National Academies Press, 1978), ncbi.nlm.nih. gov/books/NBK219595/
5. *Ibid.*
6. Bart Barnes, « Vaccine specialist J. Anthony Morris dies at 95 », *Washington Post* (3 juil. 2014), washingtonpost.com/local/obituaries/vaccine-specialist-j-anthony-morris-dies-at-95/2014/07/03/ e786b9b8-0228-11e4-8572-4b1b969b6322_story.html
7. Torsten Engelbrecht, Claus Köhnlein *et al.*, *Virus Mania : How the Medical Industry Continually Invents Epidemics, Making Billions at Our Expense* (Books on Demand, 3e éd., 2021), p. 118
8. « Swine Flu », *60 Minutes,* CBS (1976), https://childrenshealthdefense.org/video/60-minutes-swine- flu-1976-vaccine-warning/
9. Harvey Fineberg, « Swine flu of 1976 : lessons from the past », *World Health Organization* (juin 2009), who.int/bulletin/volumes/87/6/09-040609.pdf
10. Alliance for Human Research Protection, John Anthony Morris, MD (1919-2014) (27 sept. 2014), https://ahrp.org/john-anthony-morris-md/
11. *Ibid.*
12. *Ibid.*
13. *Ibid.*
14. Abbie Boudreau et Scott Zamost, CNN, « Ex-CDC head recalls '76 swine flu outbreak », https:// edition.cnn.com/2009/HEALTH/04/30/swine.flu.1976/index.html
15. Victor Cohn, « U.S. Agrees to Pay Those Paralyzed By Swine Flu Shots », *Washington Post* (21 juin 1978), washingtonpost.com/archive/politics/1978/06/21/us-agrees-to-pay-those-paralyzed-by-swine- flu-shots/26c65a54-e3c9-4e4c-a23f-b8a411b563b3/
16. Arnold W. Reitze, Jr., « Federal Compensation for Vaccination Induced Injuries », *Boston College Environmental Affairs Law Review*, vol. 12, no 2, article 2 (1er déc. 1986), lawdigitalcommons. bc.edu/cgi/viewcontent.cgi ?article=1614&context=ealr
17. U.S. House of Representatives, Hearing of the Subcommittee on Select Revenue Measures of the Committee on Ways and Means, « Funding of the Childhood Vaccine Program », Testimony of J. Anthony Morris, pp. 114-115 (5 mars 1987), https://play.google.com/books/ reader ?id=s_8sAAAAMAAJ&pg=GBS.PA114&hl=en
18. Alliance for Human Research Protection, https://ahrp.org/trzboard/john-anthony/

19. Stephen Lendman, « Early and Current Fears About Vaccine Dangers », *Dissident Voice* (29 août 2009), dissidentvoice.org/2009/08/early-and-current-fears-about-vaccine-dangers/
20. Alliance for Human Research Protection, John Anthony Morris, https://ahrp.org/trzboard/john- anthony/
21. *Ibid.*
22. *Ibid.*
23. *Ibid.*
24. Robert F. Kennedy, Jr., « Avant-propos » *in* Judy Mikovits et Kent Heckenlively, *La Peste de la corruption* (Le Jardin des Livres, 2021)
25. Regis Vilchez et Janet Butel, « Emergent Human Pathogen Simian Virus 40 and Its Role in Cancer », *Clinical Microbiology Reviews* (17 juil. 2004), ncbi.nlm.nih.gov/pmc/articles/PMC452549/
26. Anthony Fauci, « Infectious Diseases : Considerations for the 21st Century », *Clinical Infectious Diseases* (1er mars 2001), sci-hub.do/10.1086/319235
27. Annie Maccoby Berglof, « Wellcome Trust Director Jeremy Farrar », *Financial Times* (20 juin 2014), ft.com/content/e6e8b13a-f2df-11e3-a3f8-00144feabdc0
28. Associated Press, « Glaxo Wins Takeover Bid for Wellcome », *Los Angeles Times* (8 mars 1995), latimes.com/archives/la-xpm-1995-03-08-fi-40255-story.html
29. Daniel Thomas, « Wellcome Trust Hails 'Spectacular Year' For Science », *Financial Times* (15 décembre 2020), ft.com/content/fd002907-c7df-4b24-b277-83a5e5d93b2b
30. John Stone, « Promotional Healthscares », *BMJ Rapid Response* (28 juin 2007), bmj.com/rapid- response/2011/11/01/promotional-healthscares
31. Kate Kelland, « Sobering Coronavirus Study Prompted Britain to Toughen Its Approach », Reuters (17 mars 2020), reuters.com/article/us-health-coronavirus-britain-research/sobering-coronavirus- study-prompted-britain-to-toughen-its-approach-idUSKBN2141EP
32. Amy Maxmen, « Jeremy Farrar : When Disaster Strikes », *Journal of Experimental Medicine* (19 janv. 2009), ncbi.nlm.nih.gov/pmc/articles/PMC2626674/
33. James Sturcke, « Bird flu pandemic 'could kill 150m' », *The Guardian* (30 sept. 2005), theguardian. com/world/2005/sep/30/birdflu.jamessturcke
34. Robert Roos, « Indonesia reports 20 H5N1 cases – 19 fatal – since January », *CIDRAP* (30 déc. 2009), cidrap.umn.edu/news-perspective/2009/12/indonesia-reports-20-h5n1-cases-19-fatal-january
35. John Fund, « 'Professor Lockdown' Modeler Resigns in Disgrace », *National Review* (6 mai 2020), nationalreview.com/corner/professor-lockdown-modeler-resigns-in-disgrace/
36. *Ibid.*
37. *Ibid.*
38. Alan Reynolds, « How One Model Simulated 2.2 Million U.S. Deaths from COVID-19 », Cato Institute (21 avril 2020, 3 :05 p.m.), https://www.cato.org/blog/how-one-model-simulated-22- million-us-deaths-covid-19
39. *Ibid.*
40. Jerry Dunleavy, « Fauci Worked Behind the Scenes to Cast Doubt on Wuhan Lab Leak Hypothesis, Emails Show », *Washington Examiner* (2 juin 2021 12 :49 p.m.), washingtonexaminer.com/news/ fauci-worked-behind-scenes-cast-doubt-wuhan-lab-leak-hypothesis

41. Tucker Carlson, « Tucker : Fauci deserves to be under 'criminal investigation' », *Tucker Carlson Tonight* (2 juin 2021), youtube.com/watch ?v=yp6b-tJhS66c&t=154s
42. Bill Moyers, « H5N1 – Killer Flu – Interview : Dr. Anthony Fauci », *PBS – Wide Angle* (20 sept. 2005), pbs.org/wnet/wideangle/interactives-extras/interviews/h5n1-killer-flu-dr-anthony-fauci/2519/
43. Engelbrecht, Köhnlein, *et al.*, p. 257
44. *Ibid.*, p. 447
45. *Ibid.*, p. 253
46. Michael Specter, « Bird Flu : Nature's Bioterrorist », *New Yorker* (20 févr. 2005), newyorker.com/ magazine/2005/02/28/natures-bioterrorist
47. *Ibid.*
48. Timothy Williams, « Bush announces $7.1 billion bird flu plan », *New York Times* (1er nov. 2005), nytimes.com/2005/11/01/world/americas/bush-announces-71-billion-bird-flu-plan.html
49. Robert Roos, « Bush asks $7.1 billion to prepare for flu pandemic », University of Minnesota CIDRAP (1er nov. 2005), cidrap.umn.edu/news-perspective/2005/11/bush-asks-71-billion-prepare-flu- pandemic
50. Engelbrecht, Köhnlein, *et al.*, p. 291
51. D. M. Morens et A. S. Fauci, « The 1918 influenza pandemic : insights for the 21st century », *Journal of Infectious Diseases*, 1er avril 2007, 195(7), pp. 1018-1028. Doi : 10.1086/511989. Epub 2007 Feb 23. PMID : 17330793, pubmed.ncbi.nlm.nih.gov/17330793/
52. David M. Morens, Jeffery K. Taubenberger et Anthony S. Fauci, « Predominant Role of Bacterial Pneumonia as a Cause of Death in Pandemic Influenza : Implications for Pandemic Influenza Preparedness », *Journal of Infectious Diseases*, vol. 198, no 7 (1er oct. 2008), pp. 962-970, Doi : org/10.1086/591708, academic.oup.com/jid/article/198/7/962/2192118
53. Engelbrecht, Köhnlein, *et al.*, p. 290
54. *Ibid.*
55. *Ibid.*, p. 291
56. U.S. House of Representatives, Committee on Government Reform, « The Next Flu Pandemic : Evaluating U.S. Readiness », Testimony of Anthony Fauci (30 juin 2005), govinfo.gov/content/pkg/ CHRG-109hhrg22808/html/CHRG-109hhrg22808.htm
57. WHO, « Cumulative number of confirmed human cases for avian influenza A(H5N1) reported to WHO, 2003-2020 » (20 janv. 2020), who.int/influenza/human_animal_interface/2020_01_20_ tableH5N1.pdf ?ua=1
58. Michael Fumento, « Dr. Fauci's Recurring Disease 'Nightmares' Often Don't Materialize » (12 juin 2020), fumento.com/articles/dr_faucis_recurring_disease_nightmares_often_dont_materialize/
59. Michael Fumento, « Why the WHO Faked a Pandemic », *Forbes* (5 févr. 2010), pvvb7zurnn5i2d3zip pt7ddtfizkuffxgwmhba6eedxcbbhoj4bq.arweave.net/fWof5pFreo0PeUPfP4xzKjKqFLc1mHCDxCD uIlTuTwM
60. Matthew Weaver, « Swine flu could affect third of world's population, says study », *The Guardian* (12 mai 2009), theguardian.com/world/2009/may/12/swine-flu-report-pandemic-predicted
61. David Adam, « Special report : The simulations driving the world's response to COVID-19 », *Nature* (2 avril 2020), nature.com/articles/d41586-020-01003-6

62. Vaccine Impact Modelling Consortium, Imperial College London, Key Partners, vaccineimpact.org/ partners/
63. Michael Fumento, « The Pandemic Is Political », *Forbes* (16 oct. 2009), forbes.com/2009/10/16/ swine-flu-world-health-organization-pandemic-opinions-contributors-michael- fumento/?sh=6dad9c7f8ce9
64. Vaccines : Sleeping Contracts, UK Parliament (9 oct. 2007), archive.is/0dWrs
65. Extraits des déclarations faites par les principaux participants à l'audition publique sur « The handling of the H1N1 pandemic : more transparency needed ? », organisée par la Commission des affaires sociales, de la santé et de la famille de l'Assemblée parlementaire du Conseil de l'Europe à Strasbourg le mardi 26 janvier 2010, Conseil de l'Europe (26 janvier 2010), archive.is/0dWrs
66. Fumento, « Why the WHO Faked a Pandemic »
67. Organic Consumers Union, « WHO's Handling of Swine Flu Deeply Marred by Conflict of Interest with Drug Companies, Top Medical Journal Accuses » (7 juin 2010), organicconsumers.org/news/ whos-handling-swine-flu-deeply-marred-conflict-interest-drug-companies-top-medical-journal
68. David Derbyshire, « Government virus expert paid £116k by swine flu vaccine manufacturers », *Daily Mail* (27 juillet 2009), dailymail.co.uk/news/article-1202389/Government-virus-expert-paid-116k- swine-flu-vaccine-manufacturers.html
69. Alistair Dawber, « Nations scrap orders for GSK swine flu jab », *Independent* (16 janv. 2010), independent.co.uk/news/business/news/nations-scrap-orders-gsk-swine-flu-jab-1869653.html
70. Richard Mihigo *et al.*, « 2009 Pandemic Influenza A Virus Subtype H1N1 Vaccination in Africa – Successes and Challenges », *Journal of Infectious Diseases* (15 déc. 2012), academic.oup.com/jid/ article/206/suppl_1/S22/984162
71. Andreas Kruck *et al.*, « What Went Wrong ? The World Health Organization from Swine Flu to Ebola », *Nature Public Health Emergency Collection* (29 oct. 2017), ncbi.nlm.nih.gov/pmc/articles/ PMC7122988/#CR56
72. Deborah Cohen et Philip Carter, « WHO and the pandemic flu 'conspiracies' », *BMJ* (12 juin 2010), bmj.com/content/bmj/340/7759/Feature.full.pdf
73. Richard Knox, « What You Need to Know About Swine Flu Vaccine », NPR (5 oct. 2009), npr.org/ templates/story/story.php ?storyId=113446539
74. Brien Williams, « The American Association of Immunologists Oral History Project— Transcript », The American Association of Immunologists (9 déc. 2015), aai.org/AAISite/media/ About/History/OHP/Transcripts/Trans-Inv-034_Fauci_Anthony_S-2015_Final.pdf
75. « Swine flu could sicken over 2 billion in 2 years », NBC (24 juil. 2009), nbcnews.com/id/ wbna32122776
76. Engelbrecht, Köhnlein, *et al.*, p. 289
77. Marc Van Ranst, « How to Join Forces in Influenza Pandemic Preparedness : Communication and Public Engagement », Stakeholder Conference, Chatham House (22 janv. 2019), vimeo. com/320913130.
78. April Fulton, « Taking a Pregnant Pause on Swine Flu Vaccine », NPR (16 sept. 2009), npr.org/ sections/health-shots/2009/09/taking_a_pregnant_pause_on_flu.html
79. G. S. Goldman, « Comparison of VAERS fetal-loss reports during three consecutive influenza seasons : was there a synergistic fetal toxicity associated with the two-vaccine 2009/2010 season ? », (2013), *Human & Experimental Toxicology*, 32(5) :464–475, doi.org/10.1177/0960327112455067.

80. James G. Donahue *et al.*, « Association of spontaneous abortion with receipt of inactivated influenza vaccine containing H1N1pdm09 in 2010–11 and 2011–12 », *Vaccine*, vol. 35, no 40 (2017), pp. 5314- 5322, sciencedirect.com/science/article/pii/S0264410X17308666
81. « 2009 H1N1 Influenza update », National Institutes of Health, youtube.com/watch ?v=hsXEgJqR_vY
82. Peter Doshi, « Pandemrix vaccine : why was the public not told of early warning signs ? », *BMJ* (20 sept. 2019), archive.hshsl.umaryland.edu/bitstream/handle/10713/8270/Doshi_Pandermrix2018. pdf ?sequence=1&isAllowed=y
83. *Ibid.*
84. Committee for Medicinal Products for Human Use (CHMP), CHMP Type II variation assessment report (26 juin 2014), ema.europa.eu/en/documents/variation-report/pandemrix-h-c-832-ii-0069- epar-assessment-report-variation_en.pdf
85. Shaun Lintern, « Doctors Orders », *Buzzfeed* (23 févr. 2018), buzzfeed.com/shaunlintern/these-nhs- staff-were-told-the-swine-flu-vaccine-was-safe
86. Kate Kelland, « GSK says science does not link pandemic H1N1 flu vaccine to sleep disorder », Reuters (28 mai 2020), reuters.com/article/health-coronavirus-gsk-vaccine/update-1-exclusive-gsk-says- science-does-not-link-pandemic-h1n1-flu-vaccine-to-sleep-disorder-idUSL1N2DA1FS
87. F. William Engdahl, « European Parliament to Investigate WHO and 'Pandemic' Scandal », *Healthcare in Europe* (26 janv. 2010), healthcare-in-europe.com/en/news/european-parliament-to-investigate- who-pandemic-scandal.html
88. Marta Michels, « Why did the WHO simulate a swine flu pandemic in 2009 ? » (9 mars 2021), int. artloft.co/why-did-the-who-simulate-a-swine-flu-pandemic-in-2009/
89. Fumento, « Why the WHO Faked a Pandemic »
90. Engelbrecht, Köhnlein *et al.*, p. 343
91. *ibid.*, p. 357
92. Emily Jacobs, « CNN staffer tells Project Veritas network played up COVID-19 death toll for ratings », *New York Post* (14 avril 2021), nypost.com/2021/04/14/cnn-staffer-tells-project-veritas- network-played-up-covid-19-death-toll-for-ratings/
93. FNIH, « Foundation for the National Institutes of Health Celebrates 20 Years of Outstanding Partnerships to Advance Biomedical Research with Inaugural Charles A. Sanders, M.D. », Partnership Award, communiqué de presse de la FNIH (19 oct. 2016) (« La Fondation pour les Instituts nationaux de la santé (FNIH) a choisi deux partenaires de longue date du secteur privé – la Fondation Bill & Melinda Gates et Pfizer – comme récipiendaires du prix inaugural du partenariat Charles A. Sanders. À l'occasion des 20 ans d'avancées dans la recherche biomédicale sous la direction de l'ancien président du conseil d'administration Charles A. Sanders, le prix récompense les personnes et/ou les organisations qui ont contribué de manière significative au travail de la FNIH pour créer, mettre en œuvre et entretenir des partenariats public-privé à l'appui de la mission des National Institutes of Health (NIH). ») ; fnih.org/news/press-releases/foundation-national-institutes-health-celebrates-20-years-outstanding ; fnih.org/sites/ default/files/press-release10-19-16.pdf
94. Anthony S. Fauci, « Research Conducted and Supported by the National Institutes of Health (NIH) in Addressing Zika Virus Disease », témoignage devant la commission des Affaires étrangères de la Chambre des représentants, sous-commission de l'Afrique, de la Santé mondiale, des Droits

de l'homme et des Organisations internationales et sous-commission de l'Hémisphère occidental, 10 février 2016 ; docs.house.gov/meetings/FA/FA16/20160210/104450/HHRG-114-FA16-Wstate-FauciA-20160210.pdf

95. Puneet Kollipara, « Funding shift for Zika helps NIH, but more research money requested », *Science* (8 avril 2016), https://www.sciencemag.org/news/2016/04/funding-shift-zika-helps-nih-more- research-money-requested

96. Kaitlyn M. Morabito et Barney S. Graham, « Zika Virus Vaccine Development », *Journal of Infectious Diseases*, vol. 216, numéro spécial 10 (15 déc. 2017) : S957-S963, doi.org/10.1093/infdis/jix464

97. Andrew Zaleski, « Bill and Melinda Gates are placing bets on this biotech in the race to develop a Zika vaccine », CNBC (19 mai 2017), cnbc.com/2017/05/18/bill-and-melinda-gates-bet-on-this- biotech-to-develop-zika-vaccine.html

98. Oxitec, oxitec.com/en/our-company-and-culture (« Nous sommes une entreprise américaine dont le siège et les installations de R&D se trouvent au Royaume-Uni, à quelques kilomètres seulement de l'endroit où nous avons commencé, à l'université d'Oxford. »)

99. Martin Enserink, « GM Mosquito Trial Strains Ties in Gates-Funded Project », *Science* (16 nov. 2010), sciencemag.org/news/2010/11/gm-mosquito-trial-strains-ties-gates-funded-project

100. Sarah Boseley, « Mosquitos to be infected with bacteria in fight against Zika virus », *The Guardian* (26 oct. 2016), theguardian.com/world/2016/oct/26/mosquitos-infected-wolbachia-bacteria-zika-virus

101. Emily Waltz, « GM mosquitoes fire first salvo against Zika virus », *Nature Biotechnology*, 34 (2016), pp. 221-222 (2016), https://www.nature.com/articles/nbt0316-221.

102. « Production of a Transgenic Mosquito, as a Flying Syringe, to Deliver Protective Vaccine via Saliva », Global Grand Challenges, Bill and Melinda Gates Foundation. Date du financement : 1er octobre 2008, gcgh. grandchallenges.org/grant/production-transgenic-mosquito-flying-syringe-deliver-protective-vaccine- saliva

103. Martin Enserink, « GM Mosquito Trial Strains Ties in Gates-Funded Project », *Science* (16 nov. 2010), sciencemag.org/news/2010/11/gm-mosquito-trial-strains-ties-gates-funded-project

104. Humans Are Free, « Bill Gates Wants to Release Genetically Modified Mosquitoes to Inject You with Vaccines », *Humans Are Free* (26 févr. 2021), humansarefree.com/2021/02/bill-gates-wants-to-release- genetically-modified-mosquitoes-to-inject-you-with-vaccines.html

105. Michaeleen Doucleff, « Why Didn't Zika Cause A Surge In Microcephaly In 2016 ? », NPR (30 mars 2017), npr.org/sections/goatsandsoda/2017/03/30/521925733/why-didnt-zika-cause-a-surge-in- microcephaly-in-2016

106. 2016 Case Counts in the US, Centers for Disease Control (24 avril 2019), cdc.gov/zika/ reporting/2016-case-counts.html.

107. 2017 Case Counts in the US, Centers for Disease Control (24 avril 2019), cdc.gov/zika/ reporting/2017-case-counts.html.

108. « NIAID's Fauci urges continued global vigilance on Zika, other diseases », NIH Fogarty International Center (22 mars 2016), fic.nih.gov/News/Pages/2016-niaid-fauci-zika-virus-talk.aspx.

109. Gregory A Poland *et al.*, « Zika Vaccine Development : Current Status », *Mayo Clinic Proceedings*, vol. 9, no 12 (1er déc. 2019), pp. 2572-2586, mayoclinicproceedings.org/article/S0025-6196(19)30483-5/ fulltext
110. « White House Coronavirus Task Force Members Testify on Federal Response to Pandemic », C-SPAN 3 :36 :32 (23 juin 2020), c-span.org/video/ ?473229-1/ white-house-coronavirus-task-force-members- testify-federal-response-pandemic
111. Scott Halstead, « Gates Foundation Commits $55 Million to Accelerate Dengue Vaccine Research », Gates Foundation (sept. 2003), gatesfoundation.org/ideas/media-center/press-releases/2003/09/ dengue-vaccine-research
112. Len Lavenda, « Sanofi Pasteur and the Pediatric Dengue Vaccine Initiative Partner against Dengue Fever », SANOFI (29 sept. 2006), news.sanofi.us/ press-releases ?item=137021
113. « NIAID Experts See Dengue as Potential Threat to U.S. Public Health », National Institutes of Health, U.S. Department of Health and Human Services (8 janv. 2008), nih.gov/news-events/news- releases/niaid-experts-see-dengue-potential-threat-us-public-health
114. Robert Roos, « NIAID launches clinical trial of Dengue vaccine », *CIDRAP* (9 août 2010), cidrap. umn.edu/news-perspective/2010/08/niaid-launches-clinical-trial-dengue-vaccine
115. Monica A. McArthur *et al.*, « Dengue vaccines : recent developments, ongoing challenges and current candidates », *Expert Review of Vaccines*, vol. 12, no 8 (2013), pp. 933-953, doi : 10.1586/14760584.2013. 815412 https://www.ncbi.nlm.nih.gov/pmc/articles/PMC3773977/
116. UNC, Baric grant from BMGF : Ralph S. Baric Curriculum Vitae, sph.unc.edu/ wp-content/uploads/ sites/112/2016/09/CV_Ralph_Baric.pdf
117. Lynne Peeples, « Avoiding pitfalls in the pursuit of a COVID-19 vaccine », *Proceedings of the National Academy of Sciences*, vol. 117, no 15 (avril 2020), pp. 8218-8221, doi : 10.1073/pnas.2005456117, pnas. org/ content/117/15/8218.
118. Chien-Te Tseng *et al.*, « Immunization with SARS Coronavirus Vaccines Leads to Pulmonary Immunopathology on Challenge with the SARS Virus » (20 avril 2012), ncbi.nlm.nih.gov/pmc/ articles/PMC3335060/
119. NIH, « Dengue vaccine enters phase 3 trial in Brazil » (14 janv. 2016), nih.gov/ news-events/news- releases/dengue-vaccine-enters-phase-3-trial-brazil
120. Alex M. Nading, « Chimeric globalism : Global health in the shadow of the dengue vaccine », *American Ethnologist* (9 avril 2015), anthrosource.onlinelibrary.wiley.com/doi/abs/10.1111/amet.12135
121. Communiqué de presse du Sabine Institute, « Statement by the Dengue Vaccine Initiative on the Philippines Regulatory Approval of Sanofi Pasteur's Dengue Vaccine, Dengvaxia® » (23 déc. 2015), sabin.org/ updates/ pressreleases/statement-dengue-vaccine-initiative-philippines-regulatory-approval-sanofi
122. Michaeleen Doucleff, « Rush To Produce, Sell Vaccine Put Kids in Philippines at Risk » (3 mai 2019), npr.org/sections/goatsandsoda/2019/05/03/719037789/ botched-vaccine-launch-has-deadly- repercussions
123. Sri Rezeki Hadinegoro *et al.*, « Efficacy and Long-Term Safety of a Dengue Vaccine in Regions of Endemic Disease », *New England Journal of Medicine* (24 sept. 2015), nejm.org/doi/full/10.1056/ NEJMoa1506223
124. Scott B. Halstead, « Dengvaxia concern flagged nearly 2 years before Philippines pulls dengue vaccine », *Infectious Disease News* (5 déc. 2017), healio.

com/news/infectious-disease/20171205/ dengvaxia-concern-flagged-nearly-2-years-before-philippines-pulls-dengue-vaccine

125. Scott B. Halstead, « Scott Halstead on Dengvaxia », vidéo YouTube (16 déc. 2017), youtube.com/ watch ?v=835rZQ7v8yw

126. Scott B. Halstead, « Critique of World Health Organization Recommendation of a Dengue Vaccine », *Journal of Infectious Diseases* (15 déc. 2016), watermark.silverchair.com/jiw340.pdf

127. Betsy McKay *et al.*, « Safety Fears Threaten Global Dengue Vaccine Effort », *Wall Street Journal* (8 janv. 2019), wsj.com/articles/safety-fears-threaten-global-dengue-vaccine-effort-1515330002

128. Doucleff

129. *Ibid.*

130. « Safety Fears Threaten Global Dengue Vaccine Effort », *Wall Street Journal* (8 janv. 2018), wsj.com/ articles/safety-fears-threaten-global-dengue-vaccine-effort-1515330002

131. « Merck and Instituto Butantan Announce Collaboration Agreement to Develop Vaccines to Protect Against Dengue Infections », businesswire.com/news/home/20181212005533/en/Merck-and- Instituto-Butantan-Announce-Collaboration-Agreement-to-Develop-Vaccines-to-Protect-Against- Dengue-Infections

132. Doucleff

133. Padron-Regalado *et al.*, « Vaccines for SARS-CoV-2 : Lessons from Other Coronavirus Strains », *INFECT. DIS. THER.* (23 avril 2020), doi : 10.1007/s40121-020-00300-x

134. Tseng *et al.*, « Immunization with SARS coronavirus vaccines leads to pulmonary immunopathology on challenge with the SARS virus », *PLOS ONE* (20 avril 2012), doi : 10.1371/journal. pone.0035421

135. Deming *et al.*, « Vaccine efficacy in senescent mice challenged with recombinant SARS-CoV bearing epidemic and zoonotic spike variants », *PLOS MED* (26 déc. 2006), doi : 10.1371/journal. pmed.0030525

136. Weingartl *et al.*, « Immunization with modified vaccinia virus Ankara-based recombinant vaccine against severe acute respiratory syndrome is associated with enhanced hepatitis in ferrets », *J. VIROL.* (nov. 2004), doi : 10.1128/JVI.78.22.12672-12676.2004

137. Kam *et al.*, « Antibodies against trimeric S glycoprotein protect hamsters against SARS-CoV challenge despite their capacity to mediate FcgammaRII-dependent entry into B cells in vitro », *VACCINE* (22 août 2006), doi : 10.1016/j.vaccine.2006.08.011

138. Agrawal *et al.*, « Immunization with inactivated Middle East Respiratory Syndrome coronavirus vaccine leads to lung immunopathology on challenge with live virus », *HUM. VACCIN. IMMUNOTHER.* (7 juin 2016), doi : 10.1080/21645515.2016.1177688

139. Hashem *et al.*, « A highly immunogenic, protective, and safe adenovirus-based vaccine expressing middle east respiratory syndrome coronavirus S1-CD40L fusion protein in a transgenic human dipeptidyl peptidase 4 mouse model », *J. INFECT. DIS.* (4 juil. 2019), doi : 10.1093/infdis/jiz137

140. Children's Health Defense, « The Dengue Vaccine : A Cautionary Tale » (25 août 2020), childrenshealthdefense.org/news/the-dengue-vaccine-a-cautionary-tale/

141. Rachel L. Roper et Kristina E Rehm, « SARS vaccines : where are we ? », *Expert Review of Vaccines*, vol. 8, no 7 (2009), pp. 887-898, doi : 10.1586/erv.09.43 (Jan. 9, 2014), ncbi.nlm.nih.gov/pmc/articles/ PMC7105754/
142. Conor Skelding, « Fauci email dump includes 'sick' March Madness-style virus bracket », *New York Post* (5 juin 2021). https://nypost.com/2021/06/05/fauci-files-include-sick-march-madness-style- virus-bracket/

ChildrensHealthDefense.org/fauci-book
childrenshd.org/fauci-book

Pour les mises à jour, les nouvelles citations et références, ainsi que les nouvelles informations :

CHAPITRE 12

JEUX DE BIODÉFENSE

Des exercices militaires à l'origine de l'État biosécuritaire

« Ceux qui sont prêts à troquer une liberté fondamentale contre un peu de sécurité temporaire ne méritent ni l'une, ni l'autre. »

Benjamin Franklin

« Beaucoup d'entre nous se demandent quand les choses reviendront à la normale. La réponse courte est : jamais. Rien ne reviendra jamais au sentiment de normalité 'brisé' qui prévalait avant la crise, car la pandémie de coronavirus marque un point d'inflexion crucial dans notre trajectoire mondiale. »

Klaus Schwab, *The Great Reset* (juillet 2020)

« Je veux être franc avec vous : il n'y aura pas de retour à l'ancienne normalité dans un avenir prévisible. »

Tedros Adhanom Ghebreyesus,
directeur général de l'OMS

Histoire des armes biologiques

Pendant la Seconde Guerre mondiale, au printemps 1943, les États-Unis ont entamé leur première recherche active à grande échelle sur les armes biologiques, sur ordre du président Franklin Roosevelt, dans le cadre d'une collaboration entre l'armée américaine et ses partenaires de l'industrie pharmaceutique. Le titan de l'industrie pharmaceutique George W. Merck dirigeait le programme ambitieux d'armes biologiques du Pentagone tout en dirigeant son empire de fabrication de médicaments. Merck se vantait que son équipe pouvait fournir des agents de guerre biologique sans avoir à engager de grosses dépenses ou à construire d'énormes infrastructures. Un autre avantage des armes biologiques, remarquait-il, est qu'elles peuvent être développées sous couvert d'une recherche médicale légitime.

Les services de renseignement ont été impliqués dans le programme top secret dès le début. L'employé direct de George Merck, Frank Olson, était un bactériologiste américain, un scientifique spécialisé dans la guerre biologique et un officier de la CIA[1]. Il avait travaillé pour les laboratoires de guerre biologique de l'armée américaine (USBWL) à Fort Detrick avec Merck et l'armée américaine, pour développer l'arsenal d'armes biologiques et de guerre psychologique des États-Unis. Le projet Artichoke était un programme expérimental d'interrogatoire de la CIA qui utilisait des drogues psychoactives comme le LSD afin de mettre au point des méthodes d'interrogatoire « améliorées ». Le projet s'inscrivait dans le cadre d'un programme plus vaste de la CIA visant à explorer des méthodes de contrôle des individus et des populations. Olson a participé au projet Artichoke avec des réserves d'ordre moral, à partir de mai 1952 : après avoir regardé un documentaire sur le leader de la réforme protestante Martin Luther, pris de remords, il avait informé ses supérieurs de son intention de quitter le programme de guerre biologique[2].

À peu près au moment de cette annonce, un collègue d'Olson de la CIA, Sidney Gottlieb, responsable du programme MKUltra de l'agence, lui avait discrètement administré du LSD. Une semaine plus tard, le 28 novembre 1953, Olson faisait une chute mortelle depuis une fenêtre de l'hôtel Statler de New York. Le gouvernement américain avait d'abord qualifié sa mort de suicide, puis de mésaventure. En 1975, le gouvernement avait finalement reconnu sa culpabilité dans ce meurtre et avait offert à la famille d'Olson un règlement à l'amiable de 1 250 000 $, réduit par la suite à 750 000 $, qu'elle avait accepté avec des excuses officielles du président Gerald Ford et du directeur de la CIA de l'époque, William Colby[3].

En 1969, le programme américain d'armes biologiques avait mis au point des armes d'une « équivalence nucléaire », selon David Franz qui, pendant 23 ans, avait occupé le poste de directeur de l'Institut de recherche médicale sur les maladies infectieuses de l'armée américaine (USAM- RIID)[4]. Franz avait reconnu que la principale limite était la difficulté de gérer les armes biologiques de manière à éviter toute fuite accidentelle. Ironiquement, Franz jouera plus tard un rôle central dans les programmes de gain de fonction du Pentagone/Fauci qui ont conduit à la pandémie de COVID-19.

Tout se termina – apparemment – à la fin de l'année 1969, quand le président Nixon se rendit à Fort Detrick pour annoncer la fin du programme américain d'armes biologiques pour des raisons morales et stratégiques. L'Amérique signera la Convention sur les armes biologiques en 1972 (pour interdire le développement, l'utilisation et le stockage d'armes biologiques) et mettra en sommeil la plupart de ses laboratoires[5]. Toutefois, l'accord (un avenant à la Convention de Genève) laissa désœuvrés des milliers de scientifiques, d'entrepreneurs militaires et de califes du Pentagone, qui n'aspiraient qu'à la reprise du programme.

Le traité comportait également une faille béante : il autorisait la production d'anthrax et d'autres agents de guerre biologique pour la fabrication de vaccins. Les barbouzes du Pentagone et de la CIA continuèrent à cultiver des stocks de semences d'armes biologiques. Entre 1983 et 1988, le PDG de Searle Pharmaceuticals, Donald Rumsfeld, agissant en tant qu'émissaire de Ronald Reagan en Irak, organisa l'envoi top secret de tonnes d'armes chimiques et biologiques – dont l'anthrax et la peste bubonique – au président irakien Saddam Hussein, dans l'espoir d'inverser sa défaite imminente face à l'armée iranienne d'un million d'hommes. Les forces iraniennes victorieuses de l'ayatollah Khomeini mettaient alors Saddam en déroute dans leur guerre du Golfe Persique. L'administration Bush craignait les conséquences d'une victoire de l'Iran dans ce conflit en termes d'approvisionnement mondial en pétrole[6].

La naissance du Programme de biosécurité

Après l'effondrement de l'Union soviétique en 1988-1991, le complexe militaro-industriel s'est mis à chercher un ennemi plus fiable pour justifier de façon durable sa part importante dans le PIB. Alors que la plupart des Américains attendaient avec impatience les fameux « dividendes de la paix », les mandarins du Pentagone et leur emporium d'entrepreneurs ont probablement été consternés de voir que quelqu'un d'autre dépenserait l'argent qui leur revenait de droit. Les dividendes de la paix ne se sont jamais matérialisés. Depuis le premier attentat du World Trade Center en 1993 jusqu'au 11 septembre, le terrorisme islamique a remplacé les Soviétiques en tant qu'adversaire n° 1 de la politique étrangère américaine. L'armée et ses sous-traitants ont pu se consoler en se disant que le « terrorisme » était un ennemi durable plus sûr que les communistes. Le terrorisme étant une tactique, et non une nation, une définition imprécise du « terrorisme » avait l'attrait d'un ennemi qui ne pouvait jamais être vaincu. On peut imaginer le soulagement des entrepreneurs de la défense lorsque le vice-président Dick Cheney a déclaré la « longue guerre »[7] – une guerre qui, avait-il promis, durerait des générations – avec des champs de bataille « dispersés dans plus de cinquante nations »[8].

Les entrepreneurs militaires tenant à leur train de vie se sont accrochés à la mission de construire un nouvel arsenal coûteux de technologies antiterroristes. Mais le terrorisme avait son propre défaut, à savoir la nécessité d'entretenir une peur publique suffisante pour justifier de dépenser des parts substantielles du PIB pour faire face à une menace qui, chaque année, tuait moins d'Américains que la foudre. En 1999, certains planificateurs clairvoyants du Pentagone envisageaient déjà la prospérité autrement plus exorbitante et durable qui découlerait d'une guerre contre les microbes.

La plupart des historiens datent la naissance du « Biosecurity Agenda » moderne aux attaques à l'anthrax d'octobre 2001. Cependant, des années auparavant, les planificateurs du complexe militaro-industriel médical concevaient déjà la biosécurité comme une stratégie permettant efficacement de tirer parti d'éventuelles pandémies ou du bioterrorisme pour augmenter considérablement les financements, et comme un moyen de métamorphoser l'Amérique, démocratie modèle du monde, en un État de sécurité nationale dominant le monde.

Robert Kadlec : « Que la partie commence »

L'expert en armes biologiques Robert P. Kadlec[9] est un médecin américain et colonel à la retraite de l'armée de l'air américaine. Il a occupé le poste de secrétaire adjoint à la Santé et aux Services sociaux pour la « préparation et la réponse » d'août 2017 à janvier 2021, et a géré la crise de la COVID-19 sous l'administration Trump. À l'instar de son vieux copain et compagnon d'armes Anthony Fauci, Robert Kadlec a joué un rôle de leader historique en fomentant la logique contagieuse selon laquelle les maladies infectieuses constituent une menace pour la sécurité nationale nécessitant une réponse militarisée. Depuis l'attentat terroriste du World Trade Center de 1993, Kadlec n'avait cessé d'annoncer une attaque imminente à l'anthrax qui anéantirait le mode de vie américain. Au milieu des années 1990, Kadlec avait fait partie d'une unité d'élite de l'armée de l'air en charge des opérations des inspecteurs en désarmement de l'ONU qui, après la première guerre du golfe Persique, recherchaient en vain dans le désert irakien les stocks présumés d'anthrax et de botulisme de Saddam Hussein.

Le 1er février 2020, à 02h47 du matin, quatre heures après que son fidèle boursier, le virologue Kristian Andersen, ait informé le Dr Fauci que lui et d'autres biologistes de premier plan pensaient que la séquence génétique responsable du « clivage furin » sur la « protéine Spike » du virus (la structure singulière qui permet à l'organisme de se lier étroitement aux cellules avec le récepteur ACE-2 et de les infecter) était très peu susceptible d'être le fruit d'une sélection naturelle, le Dr Anthony Fauci envoya un courriel soigneusement rédigé à Kadlec. Les autres courriels du Dr Fauci datant de cette soirée suggèrent qu'il était extrêmement inquiet que les expériences chinoises ayant pu créer cette striation dans le nouveau coronavirus portassent ses empreintes. Si les recherches du Dr Fauci sur le gain de fonction avaient vraiment permis de créer la COVID-19, alors Kadlec serait également impliqué. Kadlec faisait partie du petit comité dit P3CO chargé d'approuver les expériences de gain de fonction du NIH, or il ressort clairement du courriel du Dr Fauci que le sujet le préoccupait également. Le Dr Fauci joignit un article[10] à son courriel à Kadlec. Il s'agissait de la tentative de « Madame chauve-souris », Shi Zhengli, de minimiser l'hypothèse de la fuite du laboratoire. « Bob : ça vient de sortir aujourd'hui », a-t-il écrit à son collègue du gain de fonction. « Il donne une vision équilibrée des choses. »[11] La suite des événements a prouvé que l'auteur de cet article mentait délibérément pour dissimuler la manipulation par le laboratoire de Wuhan de coronavirus pathogènes quasi identiques au microbe responsable de la maladie COVID-19. Kadlec et Fauci ont tous deux participé, pendant plus d'une décennie, à la promotion et au financement de ces expériences dangereuses via le NIAID et la Biomedical Advanced Research and Development Authority (BARDA), l'agence de financement de la biosécurité que Kadlec a contribué à créer, y compris le transfert de millions de dollars de fonds américains à Zhi, l'infortunée auteur de l'article à décharge. Le courriel du Dr Fauci montre ces deux technocrates, ainsi que d'autres personnes, en train de rassembler des éléments pour construire l'histoire officielle douteuse qu'ils allaient raconter à la planète entière. Au cours des semaines suivantes, le Dr Fauci allait actionner les vieux leviers éprouvés qui lui avaient servi pendant des décennies pour transformer des canards commodes en orthodoxies officielles. Les cosmologies inventées qu'il a ainsi construites ont tenu pendant une année entière avant de commencer à s'effilocher.

Kadlec est une sorte de Dr Folamour, entretenant des liens étroits avec les agences d'espionnage, Big Pharma, le Pentagone et les entrepreneurs militaires qui profitent de la propagation de l'alarmisme en matière d'armes biologiques. L'historien et journaliste Whitney Webb, spécialiste des agences de renseignement, décrit Kadlec comme un homme « empêtré dans le monde de l'espionnage, du renseignement militaire et de la corruption des entreprises, mettant consciencieusement en œuvre la vision de ses amis haut placés cachés derrière des portes closes »[12]. En 1998, Kadlec a produit un document stratégique interne pour le Pentagone, promouvant le développement d'agents pathogènes pandémiques en tant qu'armes furtives, que le Pentagone pourrait déployer contre ses ennemis sans laisser d'empreintes digitales :

> **Les armes biologiques, sous le couvert d'une maladie endémique ou naturelle, offrent à l'agresseur la possibilité d'un déni plausible. Le potentiel de la guerre biologique à créer des pertes économiques importantes et l'instabilité politique qui en découle, associé à la possibilité d'un déni plausible, dépasse les possibilités de toute autre arme humaine.**[13]

En 1999, Kadlec a organisé sa paranoïa en plusieurs « scénarios illustratifs » visant à démontrer la vulnérabilité des États-Unis aux attaques biologiques. Dans l'un d'eux, intitulé « Corn Terrorism »[a], la Chine pulvérise clandestinement des semences de maïs dans le Midwest à partir d'avions de ligne. Kadlec prévient que « la Chine gagne une part importante du marché du maïs et des dizaines de milliards de dollars de profits supplémentaires sur sa récolte », tout en laissant la *Corn Belt* américaine en ruine[b]. Un autre scénario

a. « Terrorisme du maïs ». (N.d.T.)

b. Région agricole du Midwest des États-Unis où la culture du maïs était autrefois prédominante, comprenant les États de l'Iowa, de l'Indiana, de l'Illinois et de l'Ohio. (N.d.T.)

de Kadlec, intitulé « Lousy Wine »[c], prévoit que des « viticulteurs européens mécontents » lâchent secrètement des poux du raisin dissimulés dans des boîtes de pâté pour s'en prendre aux producteurs de vin californiens[14].

Dans une étude réalisée en avril 2001 pour le National Defense University National War College, Kadlec avait recommandé la création de toute urgence d'un Strategic National Stockpile pour stocker des moyens de lutte, notamment des vaccins et des antibiotiques, et avait préconisé des modifications réglementaires pour rendre les vaccinations obligatoires et les quarantaines coercitives en cas de pandémie. Ces idées lui ont valu d'être nommé assistant spécial pour la Planification de la biodéfense auprès du président George W. Bush après les attaques à l'anthrax du 11 septembre de la même année[15]. Depuis cette sinécure, le lobbying acharné de Kadlec a convaincu le Congrès de créer un Strategic National Stockpile, dont les stocks valent aujourd'hui 7 milliards de dollars. Kadlec en est venu à contrôler les achats pour ce stock et, à l'instar de ses camarades Bill Gates et Tony Fauci, il a utilisé ce pouvoir pour enrichir ses amis de l'industrie du vaccin et mettre la santé publique sur la touche.

Comme l'a observé le journaliste Alexis Baden-Mayer, « Kadlec a créé le complexe industriel de biodéfense tel que nous le connaissons. Et il le dirige impérialement. »[16]

La biosécurité financée par Bill Gates/Anthony Fauci : « Que les exercices militaires commencent »

En 1999, le Dr Kadlec a organisé une simulation d'attaque terroriste à la variole sur le sol américain dans le cadre d'un exercice conjoint du tout nouveau Johns Hopkins Center for Civilian Biodefense Strategies et du Department of Health & Human Services (HHS). Le fondateur du centre était D. A. Henderson, célèbre pour avoir dirigé le programme d'éradication de la variole en 1977. La membre d'honneur et cofondatrice du Johns Hopkins Center était une espionne de la CIA et lobbyiste de l'industrie pharmaceutique nommée Tara O'Toole. Elle en a repris la direction après le départ d'Henderson. Le troisième directeur du centre a été Tom Inglesby, qui occupe toujours ce poste. En 1999, la Fondation Bill et Melinda Gates avait donné 20 millions de dollars au Johns Hopkins pour créer l'Institut Bill et Melinda Gates pour la santé des populations et la santé reproductive[17]. Au cours des deux décennies suivantes, Gates a dirigé un vaste flux de financements vers l'entreprise, visant à faire de la biosécurité une priorité nationale. Certains de ses investissements les plus visibles ont financé une série de simulations présidées par Inglesby dans son centre Johns Hopkins. Elles allaient faire d'Inglesby le visage sympathique de la paranoïa en matière de biosécurité, alimenter l'industrie naissante de la biodéfense et contribuer à jeter les bases de l'État sécuritaire moderne.

Le montant des accords passés entre le NIH, le NIAID et le Johns Hopkins Center, soit la somme hallucinante de 13 milliards de dollars depuis 2001,

c. « Mauvais vin ». (N.d.T.)

éclipse les dons de Gates à l'université[18]. Cependant, en raison de rapports bâclés ou peut-être délibérément abscons, il est presque impossible de déterminer combien de ces fonds ont été versés à Inglesby et à son centre.

Les simulations de Kadlec, et plus d'une douzaine de celles qui suivront au cours des vingt années suivantes – dont beaucoup sous la direction de Bill Gates – ont des caractéristiques communes. Aucune n'a mis l'accent sur la protection de la santé publique en montrant aux Américains comment renforcer leur système immunitaire, bien manger, perdre du poids, faire de l'exercice, maintenir de bons niveaux de vitamine D et éviter l'exposition aux produits chimiques. Aucune n'a mis l'accent sur la conception d'infrastructures de communication vitales pour mettre en lien les médecins de première ligne pendant une pandémie, ou pour faciliter le développement et le perfectionnement de protocoles de traitement optimaux. Aucune ne s'est penchée sérieusement sur la nécessité d'identifier des médicaments thérapeutiques disponibles sur le marché (aujourd'hui appelés « repositionnés ») afin de limiter le nombre de décès et de raccourcir la durée d'une pandémie. Aucune ne s'est penchée sur les moyens d'isoler les malades et de protéger les personnes vulnérables, ou de protéger les personnes dans les maisons de retraite et autres institutions contre l'infection. Aucune n'a remis en question l'efficacité des masques, du confinement et de la distanciation sociale pour réduire le nombre de victimes. Aucune n'a étudié la manière de préserver les droits constitutionnels pendant une pandémie mondiale.

Au lieu de ça, les simulations ont visé à étudier la façon d'utiliser les pouvoirs de police pour détenir et mettre en quarantaine les citoyens, d'imposer la loi martiale, de contrôler le discours en déployant une propagande, d'utiliser la censure pour faire taire les dissidents, d'imposer des masques, des confinements et des vaccinations coercitives et de mener une surveillance de type « *track-and-trace* » parmi des populations potentiellement réticentes.

« La coercition devrait être la dernière stratégie à envisager en cas de pandémie », a fait remarquer le médecin et expert en guerre biologique Meryl Nass. « Si vous avez un remède qui fonctionne, les gens vont affluer pour se le procurer. Il est troublant que la première et unique option ait été d'instaurer un État policier. »

Le mystère toujours irrésolu des attaques à l'anthrax survenues après le 11 septembre 2001

Parallèlement à la simulation de variole du centre Johns Hopkins, le Pentagone avait lancé un projet top secret sur un ancien site d'armes nucléaires, dans le désert du Nevada. Son but était de tester la faisabilité de la construction d'une petite installation de production d'anthrax à l'aide d'un équipement standard facilement trouvable dans les quincailleries et les catalogues de fournitures biologiques[19]. Sous le nom de code Project Bacchus, une petite cohorte de faux terroristes – des experts en armes militaires – avait réussi à produire quelques livres d'anthrax. Deux ans après le projet anthrax du Pentagone dans le Nevada, une personne associée à l'armée américaine a organisé une vaste campagne d'envoi d'anthrax à des membres du Congrès et à des personnalités médiatiques de premier plan, ouvrant officiellement l'« ère de la biosécurité ».

À la lumière des événements ultérieurs, nous ne pouvons exclure la possibilité que quelqu'un au sein de notre gouvernement ait perpétré une attaque sous faux drapeau contre des Américains, en guise d'élément déclencheur d'un programme plus vaste. Il ne s'agit pas d'une théorie du complot délirante. Au cours du mandat présidentiel de mon oncle, les chefs d'état-major interarmées avaient soumis un plan – l'Opération Northwoods – proposant des attaques sous faux drapeau, y compris des meurtres de masse de citoyens américains pris au hasard, pour justifier une invasion de Cuba. Mon oncle avait réagi avec horreur au pitch de briefing de Northwoods du chef d'état-major interarmées Lyman Lemnitzer, et avait brusquement quitté la pièce. « Et ils nous appellent la race humaine », avait-il fait remarquer à son secrétaire d'État, Dean Rusk[20].

Les agences de renseignement américaines et les initiés du complexe militaro-industriel ont initialement (et finalement à tort) attribué les attaques à l'anthrax de 2001 à Saddam Hussein ou à Al-Qaïda. Ensuite, elles ont utilisé des prétextes tout aussi fallacieux pour lancer une guerre contre l'Irak. L'envoi d'anthrax a fait découvrir aux Américains un nouvel ennemi plus effrayant que le terrorisme ordinaire. En effet, alors que les terroristes peuvent détruire des bâtiments stratégiques et des avions de ligne, le récit de la biosécurité avertit que des agents pathogènes peuvent pénétrer dans n'importe quel foyer américain et tuer ses occupants de manière invisible. Les germes ont donc facilement surpassé Al-Qaïda en tant que source certaine de terreur. C'était ce que prêchait Kadlec depuis cinq ans. La livraison d'anthrax par la poste a rappelé ses jérémiades. D'ici 2020, la biosécurité devait éclipser le terrorisme islamique comme fer de lance de la politique militaire et étrangère des États-Unis. Soudain, le sujet des « maladies infectieuses » était devenu le moyen le plus efficace de débloquer des fonds publics[21].

Je vous présente la famille El-Hibri

En 1998, le financier d'origine libanaise Ibrahim El-Hibri et son fils Fuad, avec l'ancien responsable des chefs d'état-major interarmées, l'amiral William Crowe, Jr., ont créé une société appelée BioPort et fait don de 25 millions de dollars à l'État du Michigan pour son campus vieillissant de fabrication de vaccins. Les El-Hibri comptaient utiliser l'usine pour fabriquer des vaccins contre l'anthrax destinés à être vendus à l'armée américaine. El-Hibri père était un associé de longue date de Robert Kadlec et de l'amiral Crowe – qui a chapeauté les chefs d'état-major sous Reagan et George H. W. Bush. Les El-Hibri avaient déjà réussi dans le commerce des vaccins contre l'anthrax, ayant amassé une petite fortune en achetant des vaccins contre l'anthrax fabriqués par le gouvernement britannique et en les revendant cent fois le prix d'achat au gouvernement saoudien[22]. Moins d'un mois après avoir repris l'entreprise du Michigan, BioPort a signé un contrat exclusif de 29 millions de dollars avec le Pentagone pour « fabriquer, tester, mettre en bouteille et stocker le vaccin contre l'anthrax» pour les troupes américaines stationnées à l'étranger[23]. Le secrétaire d'État à la Défense a indemnisé l'usine la veille de la signature du contrat, le 3 septembre 1998. Les El-Hibri n'ont jamais testé la sécurité de leur concoction. Mais rien ne les y obligeait – ils n'étaient pas responsables des dommages.

Dix mois avant que les El-Hibri n'achetassent l'usine, un audit de la FDA avait révélé des problèmes de contamination, une tenue de dossiers douteuse et diverses failles de sécurité dans leur laboratoire, ainsi que 9 millions de doses stockées qui étaient falsifiées. Presque aussitôt après sa création, BioPort a commencé à recevoir des sommes importantes de l'armée américaine pour réhabiliter l'usine d'anthrax. Mais elle ne parvenait toujours pas à passer un audit de la FDA. En 1999, ils rasèrent l'usine et la reconstruisirent aux frais du contribuable. L'État du Michigan calma l'affaire. Toutefois, la FDA ne voulait pas donner son aval à la nouvelle usine. BioPort, qui dispose d'une équipe de lobbying importante et d'un mobilier design dans ses bureaux de direction, n'a cessé de se plaindre d'être pauvre et de devoir revenir vers le gouvernement américain pour obtenir des aides supplémentaires[24], avant de finalement tomber dans une spirale mortelle, au bord de la faillite, à la mi-2001[25]. Les incidents liés à l'anthrax d'octobre 2001 ont été la planche de salut des El-Hibri. Le Pentagone a exploité ces étranges attaques, les transformant en l'élément déclencheur tant attendu, justifiant la croisade pour étendre le front de la recherche sur les armes biologiques.

La Convention sur les armes biologiques de 1972 signifiait que ni les gradés ni les agents secrets ne pouvaient légalement rechercher ou produire des armes biologiques. Mais la convention laissait ouverte la possibilité pour les signataires de développer des technologies de vaccins et d'armes à « double usage » à condition que les projets soient motivés par des raisons défensives. Après les attaques à l'anthrax, les « vaccins » sont soudainement devenus un euphémisme pour « armes biologiques » et un billet de retour en eau profonde pour l'industrie échouée de la guerre biologique. Les planificateurs militaires du Pentagone, de la BARDA, de la DARPA et de la CIA (par l'intermédiaire de l'USAID) ont commencé à injecter des fonds dans des expériences de « gain de fonction ». La recherche à « double usage » était soudainement en vogue.

Dark Winter 2001

Les 22 et 23 juin 2001, moins de trois mois avant les attentats du 11 septembre 2001, le Pentagone a lancé un exercice militaire sous le nom de code Operation Dark Winter, sur la base aérienne d'Andrews, qui témoignait de l'implication sérieuse de l'armée en matière de vaccins contre les armes biologiques. C'est Robert Kadlec, l'organisateur principal de cette simulation de pandémie, qui avait trouvé son nom de code[26].

Sur le papier, le scénario simulait une attaque de variole sur des sites américains, en commençant par Oklahoma City (le site d'une véritable attaque terroriste nationale en 1995). Les participants à Dark Winter ont exploré des stratégies visant à imposer des quarantaines coercitives, la censure, le masquage, le confinement et la vaccination obligatoire, ainsi que des pouvoirs de police étendus comme seules réponses rationnelles à la pandémie. Dans le cas de Dark Winter, l'échec de la mise en œuvre rapide de ces mesures de lutte a permis à l'épidémie de variole imaginaire du Pentagone de se propager de façon galopante et de dépasser les capacités de réponse de l'Amérique, précipitant ainsi des pertes civiles massives, une panique généralisée, un effondrement de la société et des violences collectives. Le rapport de l'exercice échafaudé par le Pentagone concluait que la pénurie de vaccins permettant d'enrayer la propagation de la contagion constituait la principale limite aux options de gestion.

La simulation Dark Winter a sinistrement prédit de nombreux aspects de ce qui allait suivre quelques mois plus tard avec les attaques à l'anthrax. De tels miracles de prévision sont devenus une caractéristique récurrente de chaque exercice de biodéfense.

Les barbouzes et les simulations

En jouant le rôle du président américain, le président de longue date de la commission sénatoriale de la Défense, le sénateur Sam Nunn, un faucon de guerre invétéré, a apporté du prestige, de l'urgence et une touche militariste à l'exercice Dark Winter de Kadlec.

La plupart des autres protagonistes avaient le même pedigree que les agences de renseignement de Kadlec. L'implication de la CIA était une caractéristique majeure de cette simulation et de toutes celles qui ont suivi. Parmi les autres participants figuraient : le colonel Randall Larsen (USAF), collègue de Robert Kadlec dans le domaine du renseignement et professeur au Collège de Guerre, un autre expert ayant fait toute sa carrière dans les armes biologiques, qui a participé au scénario de l'exercice et est apparu dans ses clips d'information fictifs et mis en scène ; l'ancien directeur de la CIA, James Woolsey, était un participant et un organisateur, en même temps qu'un lobbyiste de l'industrie pharmaceutique et un expert en armes biologiques ; Tara O'Toole, directrice du fonds spéculatif In-Q-Tel de la CIA[27] ; l'ancienne directrice adjointe de la section Science et technologie de la CIA, Ruth David ; l'expert en bioterrorisme d'Hopkins, Tom Inglesby ; et la journaliste du *New York Times* Judith Miller y a également participé[28].

La présence de James Woolsey et celle du colonel Larsen, de Ruth David et de Tara O'Toole marquent l'omniprésence mais aussi l'ombre de la communauté du renseignement dans le domaine de la biosécurité et de tout ce qui concerne les vaccins. (J'ai siégé à un conseil d'administration avec Woolsey pendant plusieurs années et je connais ses profondes angoisses concernant la guerre bactériologique.) La germophobie de Woolsey rivalise avec celle de Kadlec ; Woolsey considère qu'une attaque aux armes biologiques est « la menace la plus dangereuse pour la sécurité nationale des États-Unis dans un avenir prévisible »[29].

O'Toole est passionnée de biodéfense, cofondatrice du Johns Hopkins Center for Civilian Biodefense Studies, et vice-présidente exécutive de la branche d'investissement de la CIA, In-Q-Tel. Cette société louche est le vecteur par lequel les services de renseignement américains infiltrent les start-up à la pointe de l'innovation technologique. O'Toole, à l'instar de son confrère de longue date Kadlec, entretient des liens étroits et inquiétants avec la même suite d'entrepreneurs rapaces de l'industrie pharmaceutique et de l'armée.

En 2009, quand le président Obama a nommé O'Toole au poste de sous-secrétaire d'État à la Science et à la technologie au ministère de la Sécurité intérieure, le sénateur John McCain lui a reproché de dissimuler son rôle de directrice stratégique d'un groupe de lobbying de l'industrie pharmaceutique, Alliance Biosciences[30]. Alliance est une société écran qui n'a pas la forme juridique d'une entreprise. Elle a été créée par Ibrahim El-Hibri et son partenaire, l'ancien responsable des chefs d'état-major, l'amiral William Crowe, et elle est financée par d'autres entreprises spécialisées dans les armes biologiques. Alliance n'a pas de déclaration fiscale et opère à partir d'une boutique d'influence de K Street[d]. Les archives du Congrès montrent qu'Alliance est une société de « lobbying furtif » qui a dépensé 500 000 $ entre 2005 et 2009 pour convaincre le Congrès et le département de la Sécurité intérieure d'augmenter les dépenses de biodéfense, en particulier pour les vaccins contre l'anthrax. Parmi les autres bailleurs de fonds de l'Alliance figurent Pfizer, l'International Pharmaceutical Aerosol Consortium et Sig Technologies, un sous-traitant militaire spécialisé dans la biodéfense[31].

La nomination d'O'Toole au poste de sous-secrétaire au ministère de la Sécurité intérieure a également suscité des objections de la part d'experts en armes biologiques plus classiques, dont le microbiologiste Richard Ebright de l'université Rutgers : « Elle était la personne la plus extrême, que ce soit au sein ou en dehors du gouvernement, à plaider en faveur d'une expansion massive de la biodéfense et d'un relâchement des dispositions en matière de sûreté et de sécurité. » Ebright d'ajouter : « À côté d'elle, Dr Folamour a l'air sain d'esprit. O'Toole a soutenu toutes les décisions erronées et les politiques contre-productives en matière de biodéfense, de biosécurité et de sûreté biologique pendant la présidence Bush. O'Toole est aussi déconnectée de la réalité, et… paranoïaque. Il serait difficile d'imaginer pire personne pour ce poste. »[32]

Au cours de ces mêmes auditions de confirmation de 2009, le sénateur démocrate Carl Levin, du Michigan, a ajouté aux voix du scepticisme : « Le Dr O'Toole n'a pas strictement observé les principes scientifiques lorsqu'elle était directrice du Johns Hopkins Center for Civilian Biodefense Strategies. » Notant que « le Dr O'Toole était l'un des principaux concepteurs et auteurs de l'exercice Dark Winter de juin 2001 qui simulait une attaque secrète des États-Unis par des bioterroristes », Levin reproche à O'Toole d'avoir utilisé la

d. *K Street*, l'une des principales avenues de Washington, D.C., abrite de nombreux think tanks et autres lobbyistes. Dans le discours politique américain, « K Street » est devenu une métonymie pour désigner l'activité de lobbying dans la capitale fédérale des États-Unis. (N.d.T.)

manœuvre pour promouvoir son programme de biosécurité avec des fantasmes hyperboliques de pandémie : « Or, de nombreux scientifiques de haut niveau ont déclaré que l'exercice Dark Winter était basé sur des hypothèses erronées et exagérées concernant le taux de transmission de la variole. »[33]

Le Dr James Koopman, du département d'épidémiologie de l'université du Michigan, a dit sans ambages que l'enthousiasme d'O'Toole pour la guerre bactériologique avait obscurci son jugement scientifique. Koopman, expert en modélisation des taux de transmission des maladies infectieuses, qui a participé au programme d'éradication de la variole, reproche au Dr O'Toole de « n'avoir pas cherché à obtenir une contribution scientifique équilibrée dans sa réflexion, d'avoir fait preuve d'un manque d'orientation analytique sur les questions scientifiques et d'avoir créé un battage médiatique sur le bioterrorisme qu'elle se sentirait obligée de défendre plutôt que de poursuivre une approche équilibrée »[34].

Le Dr Michael Lane, ancien directeur du programme d'éradication de la variole des Centers for Disease Control, a également reproché à O'Toole d'avoir exagéré ses hypothèses sur les taux de transmission de la variole dans Dark Winter, qu'il a qualifiées d'« improbables », voire d'« absurdes »[35].

Ironiquement, même le Dr Fauci, qui à l'époque était déjà le roi de l'embellissement et de la fabrication de pandémies, a exprimé sa désapprobation quant aux exagérations extrêmes d'O'Toole et de Kadlec à propos de Dark Winter, qu'il a qualifiées de « bien, bien pire que ce qui se serait produit » en réalité[36].

Le taux de transmission de la variole n'est pas le seul domaine où les Drs O'Toole et Kadlec ont ignoré les faits. Le 19 février 2002, O'Toole a écrit : « De nombreux experts pensent que le virus de la variole n'est pas cantonné à ces deux centres de conservation officiels [un aux États-Unis et un en Russie] et qu'il pourrait être entre les mains d'États ou de groupes subnationaux poursuivant activement des programmes de développement d'armes biologiques ». O'Toole citait un article du *New York Times* du 13 juin 1999 comme source de son affirmation alarmante selon laquelle des « groupes subnationaux » contrôlaient les stocks de variole. Cependant, cet article ne fait aucune référence à des groupes non étatiques possédant des armes biologiques[37].

Un autre planificateur et protagoniste de l'opération Dark Winter était Ruth David, ancienne directrice adjointe de la CIA. En 1998, elle est devenue présidente de l'ANSER, une société à but non lucratif ayant des liens étroits avec la CIA. L'ANSER a joué un rôle central en poussant le gouvernement vers la « sécurité intérieure » après le 11 septembre 2001, et est devenue l'un des principaux promoteurs des logiciels de reconnaissance biométrique et faciale destinés aux forces de l'ordre américaines. Entre autres fonctions, l'ANSER finance une mystérieuse entreprise militaire de Caroline du Sud appelée Advanced Technology International[38]. L'ATI est en quelque sorte devenue le vecteur par lequel le gouvernement a arrangé au moins 6 milliards de dollars de contrats secrets pour les vaccins de l'opération Warp Speed avec Pfizer, le vaccin Novavax de Bill Gates, Johnson & Johnson et Sanofi[39]. Ces contrats, qui représentent la majorité du budget de 10 milliards de dollars de l'opération Warp Speed, suggèrent une implication profonde de la CIA dans les accords secrets du projet de vaccin COVID-19 avec Big Pharma. En tant que secrétaire adjoint à la Préparation et à la réponse au sein du ministère de la Santé, Robert Kadlec a personnellement signé ces contrats de complaisance. Leurs termes ont permis à l'opération Warp Speed de « contourner complètement la surveillance réglementaire et la transparence des mécanismes traditionnels de passation de marchés publics », comme l'a déclaré la NPR[40].

Dans un article paru en janvier 2021, le *New York Times* s'est penché sur les contrats secrets de Kadlec en matière de vaccins, observant que « les documents disponibles [...] suggèrent que les entreprises pharmaceutiques ont demandé et obtenu des calendriers de livraison flexibles, ainsi qu'une protection des brevets et une immunité en cas de problème. Dans certains cas, il est interdit aux pays de donner ou de revendre des doses, interdiction qui pourrait entraver les efforts visant à fournir des vaccins aux pays pauvres. »[41]

Les suites de Dark Winter

Malgré tous ces accrocs, Dark Winter a été un succès extraordinaire. La simulation a préfiguré les véritables incidents liés aux armes biologiques qui ont eu lieu moins de trois mois plus tard ; elle a enflammé la germophobie de la population et a renforcé le récit officiel après les premières lettres d'attaque à l'anthrax du 18 septembre, qui désignaient Saddam Hussein et/ou Al-Qaïda comme les coupables probables. Plusieurs participants à Dark Winter ont fait preuve d'une formidable prescience dans les semaines qui ont précédé les attaques à l'anthrax, ainsi que d'une détermination sans faille à faire porter le chapeau à Saddam. La première victime de l'attaque à l'anthrax, Robert Stevens, fut hospitalisée et reçut un diagnostic d'anthrax le 2 octobre. Les audiences très médiatisées et élogieuses du Sénat sur l'exercice Dark Winter, qui commencèrent le 1er octobre 2001 (trois jours avant que les attaques à l'anthrax ne soient connues du public), permirent d'imprégner les responsables du gouvernement américain, la presse nationale et le public des hypothèses paranoïaques de Dark Winter, et d'accuser Saddam.

Un autre cerveau de Dark Winter, Jerome Hauer, ainsi que le maître de l'espionnage James Woolsey et la journaliste du *New York Times* Judith Miller, ont passé les trois semaines entre le 11 septembre et le 4 octobre à sonner le tocsin au sujet d'attaques imminentes à l'anthrax, en bombardant les talk-shows télévisés, en intervenant dans les JT du soir et dans les émissions du dimanche matin. Judith Miller a bénéficié d'un coup de pouce spécial dans cette tâche de la part de son employeur, le *New York Times*, qui a relayé ses nombreux articles alarmistes et ses avertissements concernant des attaques biologiques imminentes sur le sol américain. Aussi incroyable que cela puisse paraître, l'attaque est arrivée exactement comme Miller, Hauer et Woolsey l'avaient prédit, avec un timing rêvé – en plein milieu des audiences du Sénat américain sur la vulnérabilité de l'Amérique à une attaque à l'anthrax. Hauer, expert en bioterrorisme et agent de l'industrie pharmaceutique, est actuellement cadre chez Teneo, une société de conseil qui accompagne les entreprises sur les questions de sécurité, et est l'un des principaux défenseurs de la vaccination obligatoire comme condition d'embauche des salariés[42].

Les membres du groupe de réflexion Project for a New American Century (PNAC) ont également joué un rôle déterminant en tirant la sonnette d'alarme sur la certitude d'une attaque aux armes biologiques dans la foulée du 11 septembre, puis en amplifiant simultanément la panique et en rejetant la faute sur l'Irak à la suite des attaques à l'anthrax. La doctrine fondamentale du PNAC était que, en tant que vainqueur de la guerre froide, l'Amérique et les multinationales basées aux États-Unis (en particulier les compagnies pétrolières et pharmaceutiques) avaient gagné le droit de diriger le monde pendant un siècle environ. Sous Bush, les membres du PNAC occupaient pratiquement tous les postes clefs de la politique étrangère à la Maison Blanche. Les meneurs de cette cabale belliciste se faisaient appeler « Les Volcans » en l'honneur de leur style belliqueux d'impérialisme américain. Parmi eux figuraient Dick Cheney, Scooter Libby, Donald Rumsfeld, Douglas Feith, Elliott Abrams, John Bolton et les conseillers de Rumsfeld, Richard Perle et Paul Wolfowitz. Les critiques les appelaient les « Chicken Hawks »[e] car, ironiquement, chacun d'entre eux s'était abstenu de participer à la guerre du Vietnam[43].

Oussama ben Laden, l'auteur des attentats du World Trade Center, aurait dirigé cette opération depuis une grotte afghane. Mais Donald Rumsfeld s'était plaint : « Il n'y a pas de bonnes cibles en Afghanistan. »[44] Les *Chicken Hawks* du PNAC étaient déterminés à utiliser le 11 septembre comme prétexte à une guerre contre l'Irak, où Dieu avait malicieusement stocké une grande partie du pétrole américain. L'anthrax allait leur fournir ce prétexte. Le contrôle des ressources pétrolières mondiales était, pour le PNAC, un tremplin essentiel pour le siècle à venir de l'impérialisme américain, et une attaque à l'arme biologique contre l'Amérique était la provocation idéale pour une guerre préventive.

Il convient de noter que Judith Miller n'a pas seulement couvert l'exercice Dark Winter pour le *New York Times* ; elle a également planifié et participé activement à la simulation, jouant le rôle d'un reporter[45]. Miller était une germophobe authentique et une militante pro-biosécurité de la première heure.

Le 4 septembre 2001, exactement une semaine avant les attentats du 11 septembre, Miller, tirant des extraits d'un livre paranoïaque, *Germs*, qu'elle avait écrit avec les journalistes du *Times* William Broad et Steve Engelberg, rapporta dans le *New York Times*, de manière approbatrice, que le Pentagone avait donné son feu vert à « un projet visant à fabriquer une forme potentiellement plus puissante de la bactérie de l'anthrax »[46]. Mais Miller n'expliqua pas pourquoi cette réponse semblait raisonnable ou même saine.

Les articles de Miller reprenant les affirmations du Pentagone et de la CIA concernant la cachette d'armes biologiques de Saddam et sa probable impli-

e. « Faucons mouillés », en référence à l'expression « poule mouillée ». (N.d.T.)

cation dans les attaques à l'anthrax ont contribué à alimenter l'invasion de l'Irak par les États-Unis. Selon le *New York Magazine*:

> Au cours de l'hiver 2001 et tout au long de l'année 2002, Miller a produit une série d'histoires étonnantes sur l'ambition et la capacité de Saddam Hussein à produire des armes de destruction massive... qui se sont presque toutes avérées étonnamment inexactes.[47]

Le reportage partial de Miller – que le *New York Magazine* a surnommé «*Chicken Little*»[f] – a joué un rôle si décisif dans la validation du programme d'invasion de l'Irak des va-t-en-guerre de la Maison Blanche que le *New York Times* a ensuite présenté des excuses sans précédent pour son rôle dans ce qui était alors, sans doute, la pire décision de politique étrangère de l'histoire des États-Unis.

Miller était si désireuse de faciliter une invasion de l'Irak qu'elle a illégalement divulgué l'identité de l'agent de la CIA Valerie Plame, pour punir le mari de Plame, le diplomate du Département d'État Joseph Wilson, qui avait publiquement démenti les récits de la Maison Blanche et de la CIA sur l'obtention par l'Irak de «*yellowcake*»[g] du Niger.

À cette époque, la CIA poussait furieusement à la guerre. George W. Bush déclarera plus tard que sa pire erreur durant ses années à la Maison Blanche a été de gober les garanties de la CIA: «Le plus grand regret de toute la présidence est certainement l'échec du renseignement en Irak. De nombreuses personnes ont mis leur réputation en jeu en affirmant que les armes de destruction massive étaient une raison de destituer Saddam Hussein.»[48] En 2003, au cours de la période précédant la guerre, le directeur de la CIA George Tenet avait en effet assuré au président Bush que Saddam disposait d'un arsenal secret d'armes de destruction massive (ADM): «Ne vous inquiétez pas, c'est du tout cuit.»[49]

Miller a purgé trois mois de prison pour outrage avant d'accepter de divulguer l'identité de son complice, Lewis «Scooter» Libby, chef de cabinet du vice-président Cheney. Libby, qui avait dit à Miller que Plame était un agent infiltré de la CIA et lui avait ordonné de publier cette révélation, est ensuite allé en prison pour ce crime. Il faudra de nombreuses années avant que la CIA ne publie des documents expliquant les véritables relations de l'agence avec, le cas échéant, Miller et Libby. Libby, l'un des fondateurs du PNAC et l'un des principaux visionnaires et promoteurs du Reich centenaire de l'Amérique, a été l'un des premiers champions du programme moderne de biosécurité, avec de multiples connexions avec la communauté du renseignement à Yale, Rand, Northrop Grumman et le Pentagone. Le Bureau des affaires d'Asie de l'Est et du Pacifique du Département d'État (son employeur au début des années 1980) avait et a toujours des liens étroits avec la CIA. Son obsession pour le bioterrorisme a conduit Libby à écrire un roman sur une pandémie de

f. Que l'on peut traduire par «poule mouillée junior». (N.d.T.)

g. Expression désignant le concentré d'uranium. (N.d.T.)

variole et lui a valu le surnom de « *Germ Boy* »[h] de la Maison Blanche. Après avoir été gracié puis libéré de prison par le président Donald Trump, Libby a rejoint le Blue Ribbon Panel for Biodefense (BRPB) de Robert Kadlec, qui promeut la biosécurité comme pivot de la politique étrangère américaine, le XXIe siècle comme l'âge de l'empire américain et la vaccination de masse comme outil de politique étrangère. L'autre directeur du BRPB, William Karesh, est le vice-président exécutif de l'EcoHealth Alliance de Peter Daszak, l'organisation via laquelle le Dr Fauci, Kadlec et le Pentagone – par l'intermédiaire de la DARPA – blanchissaient des paiements versés à des scientifiques chinois de Wuhan pour des gains de fonction. Libby est également vice-président de l'Hudson Institute, un think tank ayant des liens étroits avec l'industrie pharmaceutique, Monsanto et la CIA. Il dirige le programme de l'institut sur les questions de sécurité nationale et de défense. En 2021, l'ancien directeur de la CIA, Mike Pompeo, a rejoint l'Hudson Institute.

L'omniprésence de la CIA dans le putsch mondial des vaccins devrait nous faire réfléchir. Il n'y a rien dans l'histoire de la CIA, dans sa charte, dans sa composition ou dans sa culture institutionnelle qui trahisse un intérêt pour la promotion de la santé publique ou de la démocratie. Les préoccupations historiques de la CIA ont été le pouvoir et le contrôle. La CIA a été impliquée dans au moins 72 tentatives de coups d'État et coups d'État réussis entre 1947 et 1989[50], impliquant environ un tiers des gouvernements du monde. Nombre d'entre eux étaient des démocraties qui fonctionnaient. La CIA ne s'occupe pas de santé publique. Elle ne s'occupe pas de démocratie. La CIA fait des coups d'État.

La variole : printemps de la biosécurité

Dark Winter s'inscrivait dans le cadre d'une campagne ancienne menée par les agences de renseignement et le lobby des armes biologiques pour entretenir la peur de la variole dans l'inconscient de la population. Avant même l'éradication de la maladie en 1977, les autorités de santé publique avaient interrompu les vaccinations antivarioliques aux États-Unis. Les défenseurs de la santé publique avaient exhorté les administrations fédérales et l'armée à détruire leurs stocks de variole[51], afin d'empêcher la maladie de s'échapper et, éventuellement, de décimer l'humanité. Ignorant ces avertissements, l'administration de George W. Bush en a acheté encore plus. Dans le cadre de la préparation de la guerre en Irak, le président Bush a voulu inoculer des vaccins antivarioliques à la population américaine. Les sceptiques ont affirmé que ce projet téméraire était une manœuvre du PNAC pour susciter la peur du mythique programme de développement d'armes biologiques de Saddam Hussein. Le Dr Meryl Nass, écrivant sur l'histoire du vaccin antivariolique, a rapporté plus tard :

> Le vaccin antivariolique était connu pour être hautement réactogène. Lorsque le vaccin a été administré au personnel de santé et aux premiers intervenants en 2003, les épisodes d'insuffisance cardiaque, de crises cardiaques, de myocar-

h. Que l'on peut traduire par « Monsieur Microbe ». (N.d.T.)

> dites et de décès se sont rapidement multipliés. Les médecins et les infirmières ont appris qu'ils ne pouvaient pas intenter de procès en dommages et intérêts s'ils étaient blessés, et au début, il n'y avait pas non plus d'indemnisation fédérale. Ils ont commencé à refuser d'être vaccinés.[52]

L'administration Clinton a continué à stocker des millions de vaccins antivarioliques, et le Congrès a alloué des fonds pour un programme d'indemnisation, mais l'indemnité maximale n'était que de 250 000 $ en cas d'invalidité permanente ou de décès. Après avoir administré 40 millions de doses, l'inquiétante vague de dommages a poussé le gouvernement à abandonner le volet civil du projet. L'armée a continué à vacciner les soldats avec le vaccin mortel non testé et non approuvé, avec des résultats catastrophiques[53]. Une fois sur 216, le vaccin provoquait une myocardite symptomatique chez les soldats, et une myocardite subclinique chez un soldat sur 35, selon une étude de l'armée américaine de 2015. Les responsables gouvernementaux ont depuis reconnu les vaccins comme un coupable probable de l'épidémie de Syndrome de la guerre du Golfe de l'époque, qui a touché les soldats vaccinés, qu'ils aient été déployés ou qu'ils aient été vaccinés en vue d'un déploiement mais jamais déployés. (La Cour a fait remarquer qu'« en l'absence d'un consentement éclairé ou d'une dérogation présidentielle, les États-Unis ne peuvent pas exiger que les membres des forces armées servent également de cobayes pour des médicaments expérimentaux. »[54,55])

L'attaque à l'Anthrax du 4 octobre

Moins de quatre mois après la simulation Dark Winter et trois semaines après le 11 septembre, une mystérieuse série de lettres contenant de fines spores blanches d'anthrax est arrivée par la poste au siège de plusieurs organes de presse et aux bureaux de deux sénateurs, Tom Daschle et Patrick Leahy, au Capitole. Ces deux sénateurs avaient été les plus virulents dans leur condamnation des atteintes aux libertés civiles préconisées par les membres du PNAC après le 11 septembre. Les accusations de l'administration et de la presse désignant Saddam Hussein comme l'auteur probable des attaques à l'anthrax, qui avaient tué cinq Américains, alimentèrent l'adoption hâtive par le Congrès du *Patriot Act* – comme Michael Moore l'a prouvé, pas un seul membre élu n'avait lu le projet de loi – et sa déclaration de guerre intéressée à l'Irak.

En abolissant la protection traditionnelle de la vie privée, le *Patriot Act* a créé « toute une industrie du terrorisme », selon un rapport publié en 2021 par le Centre d'action sur la race et l'économie.

Les plus grands bénéficiaires ont été les entreprises technologiques de la Silicon Valley, en particulier Amazon, Microsoft et Google, qui se sont associées aux agences fédérales de renseignement pour exploiter les données et « profiter de la guerre contre le terrorisme à hauteur d'au moins 44 milliards de dollars depuis 2001 ». Selon le rapport, l'adoption du *Patriot Act* a « ouvert la porte aux grandes entreprises technologiques pour qu'elles deviennent, avant tout, les courtiers de nos données personnelles, les vendant aux agences secrètes et aux entreprises privées, dans leur pays et à l'étranger, ouvrant ainsi l'ère de l'économie numérique »[56].

Après le vice-président Dick Cheney, le plus fervent faucon de guerre de la bande de George W. Bush était son secrétaire à la Défense, l'ancien PDG de Searle Pharma et chef du PNAC, Donald Rumsfeld, celui-là même qui, 14 ans plus tôt, avait donné à Saddam son arsenal d'anthrax. Bien que personne n'ait jamais prouvé l'origine de l'anthrax contenu dans ces lettres, le FBI a conclu que la poudre provenait d'un laboratoire militaire américain[57].

Robert Kadlec a été le premier parmi la grande coterie de sociétés pharmaceutiques et d'entrepreneurs militaires à tirer profit de la peur de l'anthrax. Immédiatement après l'arrivée des lettres d'anthrax, Kadlec est devenu conseiller spécial en matière de guerre biologique auprès du secrétaire à la Défense de l'époque, Donald Rumsfeld, et de son adjoint du PNAC, Paul Wolfowitz.

Trois suspects – tous liés à l'armée américaine

La cabale menée par le PNAC visait à imputer l'attaque à l'anthrax à Saddam Hussein. L'adjoint de Rumsfeld, Paul Wolfowitz, chargea Kadlec de confirmer la présence de bentonite dans l'anthrax utilisée lors des attaques. Des experts avaient signalé à Rumsfeld et Wolfowitz que la bentonite était une « empreinte digitale » propre aux stocks d'anthrax irakiens ; sa présence permettrait donc de rejeter la responsabilité sur Saddam. Kadlec ne parvint pas à trouver de la bentonite dans aucun des échantillons d'anthrax analysés par le FBI. Mais les médias et leurs reportages affirmant le contraire en boucle permirent aux va-t-en-guerre de susciter une hystérie patriotique contre Saddam. Fin octobre 2001, un sondage national révélait que 74 % des personnes interrogées souhaitaient que les États-Unis engagent une action militaire contre Bagdad, malgré l'absence totale de preuves reliant l'Irak au 11 septembre ou aux attaques à l'anthrax[58].

À défaut de désigner Saddam, le laboratoire du FBI découvrit que les spores d'anthrax provenaient de l'un des trois laboratoires de l'armée américaine : Fort Detrick, un laboratoire de l'université de Scranton ou l'installation de Battelle à West Jefferson, appartenant à un partenaire commercial des El-Hibri[59].

Le FBI a clos son enquête après que son principal suspect, un vaccinologue, le Dr Bruce Ivins, qui dirigeait le laboratoire de l'armée américaine à Fort Detrick, se soit suicidé. Une multitude de détracteurs de l'enquête bâclée et désordonnée du FBI se sont plaints qu'Ivins avait été victime d'une machination du FBI. Selon l'ancien enquêteur principal du FBI, Richard Lambert, l'équipe du FBI a caché une « montagne » de preuves qui auraient disculpé Ivins[60].

En 2008, après le « suicide » prématuré d'Ivins, les avocats au civil du ministère de la Justice de Floride, qui défendaient une plainte déposée par la veuve de la victime de l'anthrax Robert Stevens, ont publiquement contesté les affirmations du FBI selon lesquelles Ivins était le coupable. À la place, ils ont « suggéré qu'un laboratoire privé de l'Ohio » géré par Battelle et lié aux El-Hibri « aurait pu être impliqué dans les attaques »[61]. Le siège du ministère de la Justice a rapidement demandé aux avocats de Floride de réécrire leur mémoire en omettant cette affirmation.

Une publication italienne, *Il Manifesto*, a rapporté dans son numéro d'octobre 2001 que le FBI avait placé les El-Hibri sur sa liste des suspects pour l'envoi de spores d'anthrax via les services postaux américains[62].

À qui profite le crime ?

Depuis 1995, Kadlec parlait de bioterrorisme aux étudiants du Collège de Guerre, et préconisait la création d'un Strategic National Stockpile (SNS) pour stocker les vaccins et autres moyens de lutte. En 2004, alors que Kadlec travaillait désormais pour le secrétaire Rumsfeld à la Maison Blanche, le Congrès adopta le *Public Health Security and Bioterrorism Preparedness Act*, rédigé par Kadlec, qui demandait au secrétaire du HHS de constituer un « Strategic National Stockpile (SNS) » géré conjointement par le DHS et le HHS[63].

La même semaine, le Congrès adopta le projet *BioShield Act* – que Kadlec a également aidé à rédiger – lançant la Biomedical Advanced Research and Development Authority (BARDA), une banque d'investissement gérée par le gouvernement qui ferait germer de nouvelles technologies pour le stock de Kadlec. Sous la direction de Kadlec, la BARDA allait devenir un distributeur automatique fédéral pour les grandes entreprises pharmaceutiques, les sous-traitants de la biodéfense et les chercheurs à but lucratif. Avec le NIAID du Dr Fauci et la DARPA du Pentagone, la BARDA serait l'autre grand bailleur de fonds des expériences visant à créer des superbactéries pandémiques à Wuhan et ailleurs. La loi de Kadlec autorisait l'achat de 5 milliards de dollars de matériel – y compris des vaccins – pour le stock, créant ainsi une mine d'or, comme nous le verrons, pour les El-Hibri, les amis de Kadlec.

Un autre bénéficiaire manifeste du stock était le secrétaire d'État de l'époque, Donald Rumsfeld, également patron de Kadlec, qui a fait fortune lors de la fausse pandémie de grippe aviaire de 2004, montée de toutes pièces par Tony Fauci – avec son complice, un jeune médecin britannique ambitieux et chercheur au Wellcome Trust, Jeremy Farrar. Seize ans plus tard, en tant que directeur du Wellcome Trust, Farrar jouera un rôle clef dans la dissimulation de Wuhan en 2020. Le Pentagone, en 2004[64] et 2005, en réponse à la contagion manigancée par Farrar, a stocké 80 millions de doses de Tamiflu, le remède contre la grippe de Gilead. Le secrétaire Rumsfeld a siégé au conseil d'administration de Gilead de 1988 à 2001 et en a été le président de 1997 jusqu'à ce qu'il rejoigne l'administration Bush en tant que secrétaire à la Défense. Il a conservé des actions de la société pharmaceutique, ce qui lui a permis de réaliser un bénéfice de 5 millions de dollars sur la hausse du Tamiflu. George Shultz, un autre faucon de guerre du PNAC, a également touché le gros lot, en encaissant 7 millions de dollars d'actions Gilead pendant la hausse du Tamiflu[65].

Cependant, les plus grands gagnants ont été les El-Hibri : les attaques à l'anthrax leur ont apporté la disculpation, le salut et des gains extravagants.

BioPort fait peau neuve et se réinvente = Emergent BioSolutions

L'anthrax est arrivée juste à temps pour les El-Hibri. BioPort était sur la corde raide. Leur usine de vaccins contre l'anthrax était menacée de banqueroute et risquait de perdre sa licence d'exploitation. Le contrat de BioPort avec le Pentagone expirait en août 2001, et de nombreux mystères comptables empêchaient son renouvellement. Le Pentagone avait donné à BioPort des millions pour rénover son usine, mais une grande partie de cet argent avait servi à financer des primes pour les cadres supérieurs et une rénovation luxueuse des bureaux de direction des El-Hibri. Des millions de dollars supplémentaires ont tout simplement « disparu », selon la journaliste Whitney Webb. En 2000, peu de temps après avoir reçu son premier renflouement du Pentagone, BioPort a passé un contrat avec nul autre que le Battelle Memorial Institute pour cultiver son stock de germes d'anthrax.

Le patron de Kadlec, Donald Rumsfeld, a déclaré à ses collaborateurs que sa priorité en matière de biosécurité, après les incidents de l'anthrax envoyée par courrier, était de sauver BioPort : « Nous allons tenter de le sauver et de trouver une sorte d'arrangement qui nous permette d'essayer encore une fois de faire le travail avec cette unité. C'est la seule unité dans ce pays qui a quelque chose en cours, et ce n'est pas très bien engagé, comme vous l'avez souligné. »[66]

La ruée vers l'or

Au cours de l'été 2001, deux mois avant les attentats du 11 septembre 2001 au World Trade Center, le ministère de la Défense a officiellement ouvert sa campagne de relance de la recherche sur les armes biologiques en envoyant au Congrès un rapport rédigé par Kadlec, dans lequel il affirmait que le système militaire de mise au point de vaccins destinés à protéger les troupes contre l'anthrax, la variole et d'autres armes biologiques exotiques était « insuffisant et voué à l'échec »[67].

Avec l'attaque du 11 septembre 2001, la guerre contre le terrorisme a déclenché un bouleversement tectonique dans les priorités de la sécurité mondiale, et une onde de choc éléphantesque dans les dépenses de défense à travers le monde, les démocraties ouvertes commençant à devenir des États sécuritaires. Le regain d'intérêt du gouvernement américain pour la guerre bactériologique a ouvert de nouvelles perspectives. Le budget américain de la biodéfense est passé de 137 millions de dollars en 1997 à 14,5 milliards de dollars pour la période 2001-2004[68]. Toutes les agences qui pouvaient prétendre à une fonction de sécurité nationale ont ramé frénétiquement pour prendre la vague du tsunami financier. Entre 2001 et 2014, les États-Unis ont dépensé environ 80 milliards de dollars en biodéfense. Les armes bactériologiques étant toujours illégales, les vaccins sont devenus un euphémisme essentiel dans la relance de l'industrie des armes biologiques, qui représente plusieurs milliards de dollars. Des sources proches du Pentagone ont déclaré à *Science Magazine* que l'armée appelait à « une révision radicale de la manière dont le gouvernement fédéral développe les vaccins pour protéger à la fois les militaires et les civils »[69]. L'invasion du champ vaccinal par le Pentagone était à la fois une opportunité et une menace pour le Dr Fauci et le NIAID.

Le vice-président américain Cheney et ses confrères du PNAC ont trouvé quelques failles pratiques dans la Convention de Genève, grâce auxquelles ils ont multiplié par quarante les dépenses consacrées à la recherche sur les armes biologiques.

Le ministère de la Défense a mis en place des systèmes stricts pour assurer le respect de la Convention sur les armes biologiques. Ces restrictions limitaient la liberté du Pentagone d'entreprendre de nouveaux programmes de recherche, en particulier ceux qui étaient considérés comme « l'avant-garde de la biodéfense ». La réponse de Cheney, rappelle le professeur Richard Ebright, « a été de transférer cette recherche du ministère de la Défense aux National Institutes of Health, plus précisément au National Institute of Allergy and Infectious Diseases (NIAID). Vers 2004, ce transfert était effectif, et le NIAID était devenu une branche du secteur de la Défense. »[70] Le directeur du NIAID, Anthony Fauci, est ainsi devenu un acteur majeur de la biodéfense et de la guerre bactériologique.

Le Dr Fauci a affûté ses coudes et a commencé à manœuvrer pour que le NIAID joue un rôle de premier plan dans la traite des vaches à lait que sont la BARDA et Homeland Security. Le budget du NIAID pour la biosécurité est passé de zéro dollar en 2000 à 1,7 milliard de dollars après les lettres d'anthrax de 2001, une grande partie étant consacrée aux vaccins contre les armes biologiques[71].

Dans les cinq mois qui ont suivi les incidents postaux à l'anthrax, le Dr Fauci a créé deux nouvelles sous-agences pour s'approprier sa part du gâteau : le Plan stratégique du NIAID pour la recherche en biodéfense et le Programme de recherche en biodéfense du NIAID pour les agents de catégorie A des CDC, c'est-à-dire les micro-organismes désignés par les CDC comme étant des pathogènes pandémiques potentiels. Pour peupler les sous-agences, il a mobilisé un bataillon de ses fidèles lieutenants et investigateurs principaux de la manne du VIH. Leur mission était de présenter les contagions comme des menaces terroristes réelles, de susciter une panique pandémique et de faire pression sur le gouvernement pour qu'il soutienne la nouvelle batterie de vaccins de biodéfense du NIAID.

Le Dr Fauci et les El-Hibri avaient trouvé une cause commune. Le Dr Fauci pouvait intervenir en faveur des El-Hibri auprès de la FDA, en contournant les inquiétudes des autorités concernant la sécurité des laboratoires et des produits de BioPort. Les El-Hibri, quant à eux, fournissaient au Dr Fauci un vaccin de biodéfense prêt à l'emploi et un ticket d'entrée dans les arcanes des contrats militaires. Sur les ondes, le Dr Fauci a incarné la biodéfense. Dans un style désormais familier aux Américains, il a averti le public que les postiers ayant manipulé les lettres contenant des spores d'anthrax « [pouvaient] encore en avoir dans leurs poumons même après deux mois d'antibiotiques », propageant ainsi la bactérie en distribuant le courrier du matin. Le Dr Fauci a conseillé de prendre le vaccin des El-Hibri à titre prophylactique, ce qui pouvait aider, selon lui[72,73]. L'alarmisme caractéristique du Dr Fauci était, bien sûr, une spéculation sans fondement scientifique.

Prenant les El-Hibri sous son aile protectrice, le Dr Fauci a balayé les préoccupations de la FDA en matière de sécurité et a fait publiquement l'éloge du vaccin expérimental contre l'anthrax de BioPort : BioThrax. Il a balayé les réserves des critiques selon lesquelles les El-Hibri n'avaient jamais établi l'innocuité du BioThrax avec certaines de ses démonstrations prototypiques. Le Dr Fauci a déclaré : « Le vaccin est conçu pour que le système immunitaire reconnaisse les protéines – et donc les bactéries – et les détruise toutes les deux. »[74]

Dans une interview accordée à PBS en décembre 2001, Fauci avait promis de livrer le BioThrax – qui n'avait pas passé un seul audit de la FDA au cours des quatre années précédentes – dans un délai record. Il avait expliqué : « En temps normal, c'est un processus qui prend des années et des années », mais il s'était engagé à ce que son projet de livraison du BioThrax « soit nettement avancé en raison de l'urgence de la situation »[75].

PBS fit remarquer qu'en raison des problèmes de production de BioPort, le Pentagone avait considérablement réduit son plan de vaccination des forces américaines et qu'il n'y avait pas assez de vaccins contre l'anthrax dans les stocks du Pentagone pour mener le programme de vaccination massive des civils, qui constituait le but ultime du Dr Fauci[76]. Mais BioPort possédait toujours le seul contrat militaire et Fuad El-Hibri avait annoncé qu'il était prêt à accélérer la production.

Presque tous les bureaucrates fédéraux chevronnés se précipitèrent pour que la guerre contre le terrorisme et ses enjeux colossaux l'emportent. Le corps médical de l'armée, manœuvrant pour obtenir sa part du flux débordant de fonds destinés au bioterrorisme, proposa que chaque soldat américain reçoive 75 nouveaux vaccins lors de son engagement, afin d'être en mesure de faire face à toutes les armes biologiques potentielles. Les gradés demandèrent au président Bush de financer le développement de cette fusillade vaccinale. Pour ne pas être dépassé par les médecins militaires, le Dr Fauci annonça dans un discours d'octobre 2002 que d'ici 10 ans, « son institut produirait un vaccin, un médicament thérapeutique et un adjuvant pour chacune des deux douzaines de maladies causées par des armes biologiques, comme la peste et la fièvre hémorragique ». Selon un article de *Scientific American*, « un scientifique qui a souhaité rester anonyme a déclaré que le Dr Fauci lui avait dit que l'administration Bush avait exigé cet objectif et qu'il l'avait accepté pour empêcher le ministère de la Défense ou le ministère de la Sécurité intérieure d'obtenir le poste. » Le Dr Fauci était ouvertement en concurrence avec l'armée dans une campagne de plus en plus intense visant à obtenir l'adhésion des contribuables en se servant du risque posé par l'anthrax comme d'un prétexte. Le seul budget de biodéfense du NIAID a été multiplié par six entre 2002 et 2003, passant de 270 millions de dollars à 1,75 milliard de dollars[77].

Lorsqu'aucune autre attaque bioterroriste ne s'est produite au cours des dix années suivantes, le Dr Fauci a habilement maintenu son financement annuel de 1,7 milliard de dollars pour la biosécurité en revoyant astucieusement sa rhétorique, loin du battage médiatique du bioterrorisme. Au lieu de ça, il a invoqué la nouvelle panique des maladies infectieuses naturelles mais émergentes. Sa décision d'associer les maladies infectieuses au terrorisme s'est avérée être un point d'inflexion important dans la militarisation de la réponse pandémique et dans le dépassement de la traditionnelle aversion des démocraties occidentales – codifiée dans la Charte de Nuremberg – pour les interventions médicales coercitives. Bien qu'elles n'aient tué collectivement que 800 personnes dans le monde[78], les épidémies de coronavirus du SRAS entre 2002 et 2004 ont donc été une aubaine pour le Dr Fauci. Le directeur du NIAID a ignoré la mise en garde la plus convaincante de ces incidents : le fait que des fuites provenant des laboratoires de coronavirus en Chine, à Taïwan et à Singapour avaient provoqué plusieurs de ces épidémies[79]. En 2011, Fauci se vantait : « Grâce à la réponse à l'anthrax, nous avons construit une infrastructure à la fois physique et intellectuelle qui peut être utilisée pour répondre à un large éventail de menaces sanitaires émergentes. » À cette époque, l'escalade dans la course aux armements intra-muros pour capter les financements du Pentagone, de la CIA, de la BARDA, de la DARPA et du HHS pour la biosécurité entraînait l'armée, la CIA et le NIAID de plus en plus loin dans l'alchimie délicate de la « recherche en matière de gain de fonction », qui allait finalement culminer dans la boîte de Pandore BSL-4 de Wuhan[81].

La CIA aussi de la partie

Le soutien apporté par la CIA au programme américain d'armes biologiques constitue une longue et sordide histoire. L'un des premiers projets de l'agence avait consisté à établir un réseau de soi-disant échelles de corde que les agents de renseignement de l'armée avaient utilisées, après la Seconde Guerre mondiale pour faire passer clandestinement quelque 1 600 experts en produits chimiques, en armes biologiques et en ADM – dont beaucoup étaient des caïds du parti nazi et des criminels de guerre notoires – et les mettre hors de portée des procureurs des Alliés à Nurember. Les chefs d'une opération connue sous le nom de code Paperclip ont fourni à ces chercheurs de nouvelles identités et les ont fait travailler au développement de la capacité américaine en matière de guerre bactériologique, à Fort Detrick et ailleurs, même après 1972. De même, en 1997, la CIA a défié le Traité sur les armes biologiques pour lancer une opération top secrète – et hautement illégale – visant à créer une « bombe bactérienne » apocalyptique[82].

La CIA a officiellement fait son entrée dans le racket de la biosécurité en 2004, avec le lancement d'Argus, un projet de surveillance des menaces biologiques, terroristes et pandémiques dans 178 pays[83]. Jim Wilson, agent de la CIA et pédiatre, a mis en place le programme à l'université de Georgetown grâce à un financement du DHS et de l'Intelligence Innovation Center, afin de créer et de mettre en œuvre une capacité mondiale de détection et de suivi des événements biologiques étrangers, capable d'évaluer quotidiennement des millions d'informations sur le comportement social et de former les responsables gouvernementaux à la préparation aux pandémies[84]. L'une des figures de proue de cette tentative de surveillance mondiale était le Dr Michael Callahan, agent de la CIA.

Le Dr Michael Callahan est l'un des plus grands noms de la recherche sur les armes biologiques. Il a dirigé un programme de biosécurité pour l'USAID, ancien substitut de la CIA, avant de devenir directeur du programme de recherche sur les armes biologiques de la DARPA. Au sein de la DARPA, il a rivalisé avec le NIH pour blanchir de l'argent via l'EcoHealth Alliance de Peter Daszak, afin de mener des recherches sur les armes biologiques, notamment au laboratoire de Wuhan[85].

En tant que directeur de la DARPA, Callahan a lancé le projet PREDICT en 2009 à la suite de la fausse pandémie de grippe aviaire de Jeremy Farrar. PREDICT semblait être un recyclage du projet Argus de la CIA sous le couvert de l'USAID. PREDICT est la plus grande source de financement de Daszak, avec une sous-subvention de 3,4 millions de dollars qui a transité via l'université de Californie (2015-2020). PREDICT est devenu le plus grand bailleur de fonds des études sur les gains de fonction et a servi de principal véhicule de financement, grâce auquel le cartel des gains de fonction a échappé au moratoire présidentiel de 2014 de Barack Obama[86].

Lorsque, au plus fort du moratoire présidentiel sur les gains de fonction, Ralph Baric et Vineet Menachery, du laboratoire de l'UTMB, ont effrontément publié leur étude alarmante de 2015 – décrivant leurs expériences téméraires visant à reproduire des coronavirus de chauve-souris pandémiques qui pourraient se propager via des aérosols respiratoires chez des souris humanisées –, ils ont omis de mentionner, dans la version en ligne initiale de l'article, que l'une des sources de financement était l'USAID-EPT-PREDICT. Apparemment dans l'espoir de brouiller les pistes, PREDICT avait blanchi sa subvention via l'EcoHealth Alliance de Peter Daszak.

Le programme PREDICT de l'USAID se targue d'avoir identifié près de 1 000 nouveaux virus, dont une nouvelle souche d'Ebola, et d'avoir formé quelque 5 000 personnes. En octobre 2019, peu de temps avant l'apparition de la COVID-19, l'USAID a brusquement cessé de financer PREDICT, décision déplorée par Daszak dans le *New York Times* comme étant « définitivement regrettable »[87]. Callahan entretenait une relation amicale avec Daszak, avec lequel il a coécrit plusieurs articles – y compris tout au long du moratoire sur le gain de fonction. Par exemple, en avril 2015, les noms de Michael V. Callahan et Peter Daszak sont apparus en tant que coauteurs d'un article publié dans le *Virology Journal* et intitulé « Diversity of Coronavirus in Bats from Eastern Thailand »[88].

Callahan était bien conscient que lui et ses confrères jouaient avec le feu. En 2005, Callahan a témoigné devant le Congrès alors qu'il s'installait dans son nouveau bureau à la DARPA. Il a conclu l'audition par un avertissement effrayant sur le nouvel engagement de la nation sur la voie de la science du gain de fonction, au visage de Janus, que les docteurs Fauci, Robert Kadlec, Callahan lui-même et bien d'autres allaient ignorer allègrement :

> la science occulte de la conception et de la fabrication des armes biologiques est parallèle à celle des sciences de la santé et des disciplines mixtes de la technologie moderne. Les avancées potentielles en matière de létalité des armes biologiques seront en partie le sous-produit de progrès scientifiques pacifiques. Ainsi, jusqu'à ce qu'il n'y ait plus de terroristes, le gouvernement et le peuple américains dépendront des leaders scientifiques de leur domaine pour identifier tout aspect potentiellement sombre de chaque réalisation.[89]

Même après son départ de la DARPA et de l'USAID, Callahan s'est périodiquement vanté de son influence continue sur les politiques américaines de réponse à la pandémie aux plus hauts niveaux du gouvernement. En 2012, il fit allusion à sa foi dans ces mystérieuses connexions : « J'ai toujours des responsabilités fédérales auprès de la Maison Blanche en matière de préparation à la pandémie et d'apparition de maladies exotiques, qui se maintiendront dans un avenir proche. »[90]

Le 4 janvier 2020, Callahan appela le Dr Robert Malone depuis la Chine, juste au moment où le coronavirus commençait à faire sa première vague de victimes. Malone, ancien contractuel de l'Institut de recherche médicale sur les maladies infectieuses de l'armée américaine et directeur médical d'Alchem Laboratories, est l'inventeur de la technologie du vaccin à ARNm. Malone a rencontré Callahan pour la première fois en 2009 par l'intermédiaire de son partenaire commercial, Daryl Galloway, un officier de la CIA qui a servi dans l'US Navy et a occupé le poste de directeur du JSTO au sein de la Defense Threat Reduction Agency. Galloway a présenté Callahan à Malone comme un collègue de la CIA. Lors de son appel téléphonique du 4 janvier, Callahan dit à Malone qu'il se trouvait juste à côté de Wuhan. Malone supposa que Callahan était en visite en Chine par rapport à ses activités à Harvard et à l'hôpital général du Massachusetts. Callahan dit à Malone qu'il avait traité des « centaines » de patients atteints de la COVID-19. Ensuite, Callahan expliqua à *National Geographic* comment il avait épluché des milliers d'études de cas à l'épicentre de l'épidémie. Il fit part de son étonnement devant la « magnifique infectivité » du virus et sa capacité à exploser « comme une bombe intelligente silencieuse dans une communauté »[91]. Puis Callahan avoua à Malone qu'il n'était pas autorisé à se trouver à Wuhan et qu'il s'était enfui par bateau lorsque le gouvernement avait imposé son confinement. Callahan répéta certaines parties de cette histoire à Brendan Borrell, un journaliste de *Science*. Plus tard, le scientifique du DTRA Davis Hone, un officier GS15, demanda à Malone d'arrêter de parler de Callahan, en disant : « Nous n'avions pas de personnel militaire à Wuhan au moment de l'épidémie et Michael a menti sur sa présence. » Malone m'a dit : « Cela voudrait dire que Michael aurait aussi menti à Brendan Borrell. » En quittant la Chine, Callahan est retourné à

Washington pour informer les fonctionnaires fédéraux, puis est allé directement travailler comme « conseiller spécial » de Robert Kadlec, orchestrant la réponse du gouvernement au coronavirus.

Robert Kadlec dans le rôle du « père Fouettard » : les El-Hibri encaissent

En 2011, BioPort réalisait déjà d'énormes profits dans le domaine des armes biologiques et des vaccins. Après le 11 septembre, le président Bush – vraisemblablement à la demande du secrétaire d'État Rumsfeld, de Robert Kadlec et du Dr Fauci, dont il appréciait les conseils – avait placé le laboratoire de BioPort dans le Michigan sous protection « dans l'intérêt national »[92]. El-Hibri et son fils, qui rongeaient leur frein avant le 4 octobre, avaient commencé à s'en mettre plein les fouilles avec les contrats du NIAID et de la BARDA. Avec des amis comme Fauci et Kadlec dans les hautes sphères, BioPort, qui a changé de nom en 2004 pour devenir Emergent BioSolutions afin d'échapper à son passé douteux, profitait des premiers beaux jours du voyage enchanteur qui allait propulser les El-Hibri dans le corps d'élite des nouveaux milliardaires de la COVID-19 en 2021[93].

Après 2001, le Pentagone de Rumsfeld a accepté d'augmenter la rémunération de BioPort de 30 % – de 3,35 $ dans son contrat de 1998 à 4,70 $ par dose – et d'acheter des vaccins contre l'anthrax pour 2,4 millions de membres des forces armées, chacun devant recevoir six doses sur une période de 18 mois[94]. Cela représentait 60 millions de dollars de vaccins peu performants et non approuvés pour une menace qui n'a jamais refait surface. La menace de l'anthrax a toujours été fantasmagorique ; étant donné que l'anthrax ne se propage pas par transmission interhumaine, les terroristes qui préparaient une attaque à l'anthrax devaient, d'une manière ou d'une autre, libérer simultanément des spores dans des dizaines de villes américaines. L'affaire de l'anthrax était exceptionnellement ridicule, puisque les antibiotiques constituent une défense bien plus sûre, douce et utile contre l'anthrax. Le remède prescrit, la ciprofloxacine, est un antibiotique bon marché et d'usage courant que Tony Fauci lui-même a recommandé après les attaques postales de 2001. « La meilleure approche de l'anthrax est la thérapie antimicrobienne », avait-il admis devant le Congrès en 2007[95]. Ainsi, la nuit des attaques du 11 septembre, le bureau médical de la Maison Blanche avait judicieusement et avec beaucoup de clairvoyance distribué de la ciprofloxacine à certains membres du personnel de la Maison Blanche qui accompagnaient Dick Cheney à la base de Camp David[96].

De plus, le vaccin contre l'anthrax des El-Hibri était de loin la pire des solutions. Selon le *Times*, « le vaccin contre l'anthrax d'Emergent n'était pas le premier choix du gouvernement. Il datait de plus de 30 ans et était en proie à des problèmes de fabrication et à des plaintes concernant ses effets secondaires. Les autorités ont préféré soutenir une société appelée VaxGen, qui développait un vaccin utilisant une technologie plus récente sous licence de l'armée. »[97]

En 2004, les El-Hibri ont cofondé, avec leur partenaire ancien responsable des chefs d'état-major, l'amiral William Crowe, un groupe de pression appelé Alliance for Biosecurity, dans le cadre de leur stratégie visant à décrocher les contrats lucratifs de BioShield financés par la BARDA et à écarter les concurrents émergents comme VaxGen. Ce groupe de pression a recruté deux des espions du Johns Hopkins Center for Biosecurity avec lesquels Kadlec avait conçu la simulation Dark Winter, Tara O'Toole et le colonel Randall Larsen, et a fait appel à plus de cinquante lobbyistes pour empêcher VaxGen de s'emparer de son monopole gouvernemental sur l'anthrax. Avec ce genre d'amis haut placés, Emergent a fait du National Strategic Stockpile un marché captif exclusif. En 2006, VaxGen a perdu son contrat de 800 millions de dollars et a fait faillite, et Emergent est restée l'unique source de monopole du gouvernement. Emergent a alors acheté le vaccin contre l'anthrax de VaxGen pour 2 millions de dollars, une bagatelle.

Un article publié en 2021 par le *New York Times*, intitulé « How One Firm Put an 'Extraordinary Burden' on the US's Troubled Stockpile », documente la domination absolue d'Emergent sur les achats de stocks : « Alors qu'Emergent prospérait, d'autres entreprises travaillant sur des remèdes contre la pandémie pour les stocks ont été écartées des décisions de dépenses du gouvernement. » Plusieurs responsables fédéraux de la santé ont déclaré au *Times*, sous couvert d'anonymat, que « les préparatifs en vue d'une épidémie comme celle de la COVID-19 ont presque toujours été relégués au second plan par rapport aux vaccins contre l'anthrax d'Emergent »[98]. En 2011, les relations des El-Hibri avaient placé Emergent à la place du pilote. Malgré les défauts flagrants et dangereux de son vaccin, Emergent a reçu 107 millions de dollars en 2010 du bébé de Kadlec, la BARDA[99], et jusqu'à 29 millions de dollars du NIAID de Fauci pour développer le NuThrax (son ancien vaccin contre l'anthrax avec un nouvel adjuvant) pour une fabrication à grande échelle en 2014[100]. En 2010, le prix du vaccin contre l'anthrax d'Emergent était passé à environ 28 $ (aujourd'hui plus proche de 30 $ par dose), avec une marge bénéficiaire brute de 75 % pour les El-Hibri[101]. Comme pour le BioThrax, les El-Hibri n'ont jamais effectué de tests de sécurité fonctionnelle pour le NuThrax, et la FDA n'a jamais approuvé le vaccin. Malgré cela, la BARDA a récemment passé un contrat de 261 millions de dollars pour ce vaccin expérimental contre l'anthrax, non homologué et notoirement dangereux. À l'époque, la société était passée d'un seul siège social à Rockville, dans le Maryland, à des sièges sociaux à Seattle, Munich et Singapour. Ses projets incluent le développement de vaccins contre la grippe pandémique et la tuberculose, en partenariat avec l'université d'Oxford et avec le soutien financier de la Fondation Gates.

Bien que le NuThrax n'ait pas obtenu l'approbation de la FDA, près de la moitié du budget annuel d'un demi-milliard de dollars du Strategic National Stockpile avant 2020 a été consacrée aux deux vaccins contre l'anthrax d'Emergent – un coût qui, selon le *New York Times*, « a laissé le gouvernement avec moins d'argent pour acheter les fournitures nécessaires en cas de pandémie »[102].

Des anges gardiens aux mains invisibles semblaient rattraper les El-Hibri à chaque fois qu'ils trébuchaient. En mars 2021, deux fonctionnaires fédéraux ont déclaré anonymement au *New York Times* : « Un an plus tard, le gouvernement a augmenté sa commande du principal vaccin contre l'anthrax d'Emergent de 100 millions de dollars après que l'entreprise ait insisté sur le fait qu'elle avait besoin de ces ventes supplémentaires pour rester en activité... Au moment où cette commande a été annoncée, en 2016, la réserve [fédérale de vaccins] avait déjà assez de doses pour vacciner plus de 10 millions de personnes. La Stockpile a longtemps été le plus gros client et le plus fiable de la société pour ses vaccins contre l'anthrax, qui sont périssables et doivent être remplacés toutes les quelques années. »[103] Après cela, tout a vraiment décollé pour les El-Hibri.

Lorsque Kadlec a quitté le gouvernement fédéral, les El-Hibri n'ont pas oublié l'homme qui les avait sauvés de la faillite et peut-être de l'arrestation. Au cours de l'été 2012, Fuad El-Hibri a nommé Robert Kadlec directeur général et copropriétaire de sa propre société de biodéfense, East West Protection[104]. Cette année-là, la société reçut le soutien du Pentagone pour construire un site de biodéfense américain dans l'Utah, en partenariat avec le HHS. Le PDG Bob Kramer a déclaré à *Forbes* : « Il a été conçu » pour prévenir une future pandémie[105]. Avec le financement d'El-Hibri, Kadlec a fondé une société, RPK Consulting, qui a fourni des services de conseil à Emergent jusqu'en 2015. L'entreprise a versé 451 000 $ à Kadlec pour la seule année 2014.

En 2015, les El-Hibri ont racheté les parts de Kadlec dans East West, ce qui lui a permis d'occuper le poste de directeur adjoint du personnel de la commission spéciale du Sénat américain sur le Renseignement. Deux ans plus tard, le président Donald Trump a nommé Kadlec au poste de secrétaire adjoint à la Préparation et à la réponse (ASPR), un bureau au sein du département de la Santé et des Services sociaux. Au cours de sa procédure d'intégration, Kadlec a omis de divulguer ses liens financiers avec les El-Hibri dans les formulaires de nomination du Sénat.

Les El-Hibri ont apparemment anticipé une manne pour Emergent grâce à la nouvelle affectation de Kadlec. En juillet 2017, quatre jours après sa nomination, Emergent a annoncé qu'elle acquérait les droits du vaccin antivariolique auprès de Sanofi Pasteur, le précédent fournisseur du gouvernement[106].

Le 3 août, le Sénat confirmait Kadlec et, bien que les contribuables américains payaient désormais son salaire, Kadlec n'a jamais vraiment cessé de travailler pour les El-Hibri. Or cette année-là, ce fut Noël avant l'heure pour les marchands d'armes libanais. Immédiatement après sa nomination, Kadlec a habilement manœuvré pour transférer la gestion du Strategic National Stockpile, qu'il avait conçu et créé, des Centers for Disease Control and Prevention à son propre service, lui donnant autorité sur toutes les acquisitions de ce stock de 7 milliards de dollars[107].

Dès qu'Emergent a eu achevé l'acquisition du vaccin antivariolique de Sanofi, Kadlec a entrepris d'augmenter le stock gouvernemental de ces vaccins sans valeur et dangereux. Sanofi Pasteur facturait 4,27 $ la dose à la réserve et il lui restait cinq ans sur un contrat gouvernemental de dix ans d'une valeur d'environ 425 millions de dollars. Initialement, les El-Hibri ne souhaitaient qu'une modeste augmentation de prix, mais Kadlec a généreusement finalisé un accord de complaisance avec ses amis et anciens partenaires commerciaux, doublant la durée de cinq ans que les El-Hibri avaient demandée pour la porter à dix ans. Kadlec a également doublé le nombre de doses par an – de 9 à 18 millions – et a donné aux El-Hibri deux fois le prix par dose que Sanofi percevait. Le nouveau contrat de Kadlec au profit des El-Hibri promettait à Emergent 9,44 $ par dose la première année, ce chiffre augmentant chaque année pendant toute la durée du contrat. Au final, Kadlec a accordé aux El-Hibri un contrat sans appel d'offre de 2,8 milliards de dollars sur dix ans pour l'achat de leurs vaccins antivarioliques[108].

La réserve débordait déjà de vaccins antivarioliques en 2018. En juin 2019, le CDC a indiqué sur son site Internet – et continue de le dire – qu'elle contenait déjà suffisamment de vaccins antivarioliques pour chaque Américain. Kadlec a expliqué que son achat massif était nécessaire pour « garder la base de production au chaud »[109] – une autre façon de dire : pour continuer à engraisser les El-Hibri. Kadlec a emballé son cadeau avec un ruban rouge, j'entends par là son annonce effrontément corrompue que la réserve ne financerait plus les concurrents d'Emergent.

Emergent BioSolutions a reçu plus de 1,2 milliard de dollars de contrats de Kadlec pendant les années Trump, et des millions d'autres provenant du NIAID et de la DARPA[110].

L'approche audacieuse de Kadlec a suscité l'admiration de l'industrie pharmaceutique. En mars 2020, le secrétaire d'État à la Santé du président Donald Trump, Alex Azar, ancien président d'Eli Lilly et lobbyiste de l'industrie pharmaceutique, a choisi Kadlec pour diriger la réponse du ministère à la pandémie de COVID-19. Pour Big Pharma, la nomination de Kadlec était un signal de l'orgie imminente de saccage, de pillage et de rapine. Naturellement, les El-Hibri allaient bénéficier de la part léonine du butin. La même année, Kadlec a invoqué l'autorisation d'utilisation d'urgence pour acheter pour 370 millions de dollars de vaccins contre l'anthrax homologués et non homologués des El-Hibri. L'année 2020 est celle où les ventes de vaccins contre l'anthrax d'Emergent ont été les plus importantes à ce jour[111].

Après que la FDA ait autorisé le vaccin COVID-19 de Johnson & Johnson pour une utilisation d'urgence en février 2021, Kadlec a fait pression sur le géant pharmaceutique pour qu'il signe un contrat de 480 millions de dollars avec les El-Hibri pour la production des vaccins COVID-19 de J&J. *Forbes* a titré : « Une société cotée en bourse à peine connue a conclu un accord gigantesque pour la production du vaccin COVID-19 à injection unique. »[112]

En juin, la BARDA de Kadlec a fait monter les enchères avec un autre don de 628 millions de dollars à Emergent BioSolutions, pour augmenter la production de candidats vaccins ciblés. Emergent a signé des accords séparés d'une valeur de plusieurs centaines de millions avec AstraZeneca et Novavax (de Bill Gates) pour fabriquer des doses de vaccin dans son usine de Gaithersburg, dans le Maryland[113,114].

Un article du *New York Times* du 7 mars 2021 sur les relations véreuses d'Emergent avec le gouvernement indiquait qu'un milliard de dollars de paiements à l'entreprise pour des vaccins contre l'anthrax et la variole représentait près de la moitié du budget du Strategic National Stockpile[115]. Emergent était devenu le premier fournisseur de la réserve.

Pour financer cette aubaine pour les El-Hibri, Kadlec a dû réduire d'autres stocks. Au moment de l'apparition du nouveau coronavirus, la réserve ne comptait que 12 millions de masques respiratoires N95. Kadlec a également sabordé une initiative de l'ère Obama visant à dépenser la somme relativement insignifiante de 35 millions de dollars pour construire une machine capable de produire 1,5 million de masques N95 par jour. Pour rationaliser les écarts de stocks, Kadlec a plaidé le manque de moyens[116]. Le *New York Times* a fait état de graves pénuries de matériel de protection pour les travailleurs de santé, de respirateurs et de masques, au moment même où la crise de la COVID-19 les réclamait. Bien conscient de la situation, Kadlec « n'était pas disposé à libérer de l'argent en réduisant l'approvisionnement en vaccins contre l'anthrax »[117].

Le deuxième *sugar daddy*[i] des El-Hibri, le Dr Anthony Fauci, faisait également pleuvoir la manne sur Emergent.

Au début de la pandémie, Emergent a signé un accord de développement avec le NIAID pour une thérapie dérivée du plasma. Le Dr Fauci avait pour objectif d'incorporer le produit COVID-HIG de la société dans l'une des études cliniques du NIAID, avec un financement initial de 14,5 millions de dollars provenant de Kadlec par le biais de la BARDA. En retour, Kadlec a soutenu le projet de prédilection du Dr Fauci, Moderna, le coup de pouce à ARNm que le Dr Fauci et Bill Gates considéraient comme leur Saint Graal. Mi-avril 2020, Kadlec a fait en sorte que la BARDA fournisse à Moderna jusqu'à 483 millions de dollars pour accélérer le développement et la fabrication du vaccin de Fauci/Gates. Cela représente environ la moitié de ce que la BARDA a versé à tous les concurrents de Moderna réunis, y compris Johnson & Johnson, Pfizer et Astra-Zeneca[118].

Kadlec a également été généreux avec Bill Gates, en prévoyant une subvention de 1,6 milliard de dollars – la plus importante à ce jour – de l'opération Warp Speed pour Novavax, la société de biotechnologie choisie par Gates. Bien que la société, basée à Gaithersburg dans le Maryland, n'ait jamais commercialisé de vaccin en 33 ans d'existence, et qu'elle était alors au bord de la faillite, Gates et ses serviteurs obéissants de la Coalition pour la préparation aux épidémies (CEPI) avaient parié sur la technologie de Novavax, qui utilise des cellules de papillon de nuit pour pomper des molécules cruciales à un rythme plus rapide que les vaccins classiques[119]. La générosité de

i. Équivalent de « papa gâteau ». L'expression désigne couramment un homme riche et âgé qui offre des cadeaux à une jeune femme en échange de sa compagnie ou de faveurs sexuelles. (N.d.T.)

Kadlec avec sa monnaie d'échange Warp Speed a fait bondir l'action de Novavax de 30 %. John J. Trizzino, directeur commercial et financier de Novavax, a déclaré que la société n'avait rien fait d'inapproprié, mais a reconnu avoir utilisé ses relations avec Gates pour décrocher les contrats.

En septembre 2019, moins d'un mois avant que la COVID ne commence à circuler, la Fondation Gates a effectué une prise de participation de 55 millions de dollars dans BioNTech avant son introduction en bourse. La société n'avait jamais mis un seul produit sur le marché[120]. Peu de temps après, le gouvernement allemand a suivi Gates en injectant 445 millions de dollars dans BioNTech[121]. Le 21 juillet 2020, lorsque Robert Kadlec a lancé l'opération Warp Speed pour un achat de 2 milliards de dollars de 100 millions de doses du vaccin COVID-19 de BioNTech/Pfizer[122], la valeur des actions de la société a grimpé en flèche, les parts de Bill Gates passant à une valeur de 1,1 milliard de dollars.

En octobre 2020, Emergent est devenue l'une des quatre sociétés collaborant à un essai clinique pour un régime de traitement combiné qui incluait le médicament du Dr Fauci, le remdesivir, comme « thérapie de fond ». La société a déclaré dans un communiqué : « Emergent est fière de poursuivre son partenariat avec le NIAID/NIH et [...] la BARDA afin de faire progresser les solutions thérapeutiques potentielles pour la COVID-19 chez les patients hospitalisés. »[123]

Bill Gates détenait une participation importante dans Gilead, le fabricant du remdesivir[124]. Les propres études de l'OMS ont montré clairement – et l'OMS elle-même l'a reconnu – que le remdesivir est inutile contre la COVID[125]. Pire : l'extrême toxicité du médicament – les effets secondaires du remdesivir imitent les symptômes de la phase tardive de la COVID[126,127] – pourrait en fait aggraver la maladie[128]. Pour surmonter ces obstacles, le Dr Fauci a financé et truqué une série d'études pour suggérer, de manière trompeuse, que le remdesivir pouvait réduire légèrement le nombre de jours d'hospitalisation d'un patient[129]. Les études de plus grande envergure de l'OMS ont prouvé qu'il n'y avait aucun effet de réduction de la durée d'hospitalisation. Néanmoins, en utilisant sa « recherche » orchestrée de manière flagrante, le Dr Fauci a ensuite forcé l'approbation du remdesivir par la FDA comme « norme de soins » pour la COVID. En parallèle, le Dr Fauci et Bill Gates finançaient et promouvaient des études visant à discréditer la chloroquine et l'hydroxychloroquine, et à saboter l'ivermectine – deux remèdes efficaces contre la COVID qui représentaient une menace existentielle pour le remdesivir et l'ensemble de l'entreprise vaccinale de Fauci/Gates contre la COVID.

En février 2021, le PDG d'Emergent, Robert Kramer, s'est vanté devant les analystes de Wall Street que l'année avait été « la meilleure de [leurs] 22 ans d'existence »[130]. Le *New York Times* a rapporté que l'action d'Emergent avait atteint un tel zénith que Fuad El-Hibri « a encaissé des actions et des stock-options d'une valeur de plus de 42 millions de dollars, soit plus que ce qu'il avait racheté au cours des cinq années précédentes réunies »[131].

En avril 2021, quand Emergent BioSolutions a gâché 15 millions de vaccins COVID-19 de Johnson & Johnson en raison d'erreurs de contrôle de la qualité dans son usine de production mal gérée de Baltimore, le Congrès a lancé une enquête pour savoir si Emergent s'était servi de ses relations haut placées pour obtenir des milliards de dollars de contrats fédéraux malgré des antécédents de mauvaise exécution de ses contrats[132]. Les enquêteurs du Congrès ont également soulevé des inquiétudes concernant la formation inadéquate du personnel d'Emergent, les problèmes récurrents de contrôle de la qualité, et le fait que la société ait escroqué le gouvernement avec une augmentation « injustifiée » de 800 % du prix de son vaccin contre l'anthrax. Les présidents démocrates du House Committee on Oversight and Reform et du Select Oversight Subcommittee on the Coronavirus Crisis ont concentré leur enquête sur le rôle de Kadlec. Dans une lettre, ils se sont plaints que Kadlec « [semblait] avoir fait pression pour » l'attribution de 628 millions de dollars à Emergent pour le développement d'une usine de vaccins COVID « malgré les indications selon lesquelles Emergent n'avait pas la capacité d'exécuter le contrat de manière fiable »[133].

En tant que chef de file des gestionnaires gouvernementaux de la pandémie de COVID-19, Kadlec avait promu Emergent comme principale usine de fabrication de vaccins aux États-Unis. En avril 2021, le *Times* a publié un autre article détaillé indiquant qu'Emergent n'avait pas encore été capable de produire une seule dose correcte d'un quelconque vaccin COVID-19[134]. Suite aux articles du *New York Times* et du *Washington Post*, J&J a repris la production de cette usine. La FDA est intervenue après avoir inspecté l'usine et a ordonné à Emergent d'arrêter toute production de matériel pour les vaccins COVID-19 en attendant un examen et des mesures correctives, et de mettre en quarantaine tout le matériel existant[135].

Le HHS a ordonné à Emergent de jeter des millions de doses contaminées. Au lieu de ça, en mars 2021, la société a expédié des millions de doses de ses vaccins défectueux au Canada, en Europe, en Afrique du Sud et au Mexique. Le House Select Subcommittee on the Coronavirus Crisis a tenu une audience le 19 mai 2021 et a ordonné à Emergent de remettre tous ses contrats fédéraux depuis 2015 et toute sa correspondance avec Robert Kadlec[136]. L'invincibilité politique d'Emergent a permis à l'entreprise de ne pas être ébranlée par tous ces scandales. En juillet 2020, Emergent a annoncé un contrat de 450 millions de dollars sur cinq ans pour la fabrication de médicaments COVID pour Johnson & Johnson[137]. En février 2021, le HHS a accordé à Emergent un autre contrat, celui-ci d'une valeur maximale de 22 millions de dollars pour développer un traitement COVID-19[138].

La simulation Atlantic Storm (2003 et 2005)

En janvier 2003, puis à nouveau en 2005, une cabale conduite par des militaires, des agents du renseignement et des autorités médicales américaines et européennes a organisé un autre exercice baptisé Atlantic Storm. Thomas V. Inglesby et les espions Tara O'Toole et le colonel Randall J. Larsen étaient les principaux cerveaux de la simulation[139].

La simulation de la variole réalisée par le HHS en 1999 et la simulation de la variole de Dark Winter en juin 2001 n'étaient pas axées sur la santé publique, mais sur la question de savoir comment imposer un contrôle aux populations américaines et mondiales en cas d'urgence sanitaire, comment balayer les droits civils et imposer une obéissance massive aux technocrates militaires et médicaux. Atlantic Storm a approfondi ces sinistres disquisitions. Des personnalités gouvernementales de haut niveau, dont Madeleine Albright, dans le rôle de la présidente des États-Unis, et Gro Harlem Brundtland, directrice générale de l'OMS jouant son propre rôle, ont organisé une réunion au sommet de planificateurs militaires et d'agences de renseignement transatlantiques, chargés de coordonner les réponses après qu'un groupe terroriste radical ait libéré la variole.

Selon le rapport rétrospectif, les principaux enjeux du sommet étaient de « faire face à la pénurie de ressources médicales essentielles telles que les vaccins » et d'assurer une réponse coordonnée uniforme entre tous les gouvernements du monde. La simulation a souligné l'inadéquation des cadres multilatéraux actuels, tels que l'OTAN et l'UE, pour faire face aux perturbations sociales, économiques et politiques résultant d'une épidémie internationale, « qu'elle soit naturelle ou le résultat d'une attaque bioterroriste », et a insisté sur l'importance de développer des systèmes permettant de coordonner des protocoles de sécurité mondiaux qui aillent au-delà du « simple stockage de vaccins ou de la formation de médecins supplémentaires »[140].

De manière caractéristique, les éminences réunies ont évité toute discussion sur le renforcement de la réponse du système immunitaire des personnes ou sur les essais et la distribution de thérapies hors indication ; elles sont directement passées à la recommandation de stratégies militarisées comprenant des contrôles de la part de l'État policier, une propagande et une censure de masse, la suspension des droits civils et de l'application régulière des règles en faveur de diktats des autorités sanitaires, le tout orienté vers une vaccination coercitive de la population. Ces scénarios, que les responsables de la santé et les barbouzes ont imaginés et joués en 2005, sont devenus notre réalité collective en 2020 et 2021.

Global Mercury (2003)

Entre le 8 et le 10 septembre de la même année, les barbouzes du Bureau du coordinateur de la lutte contre le terrorisme du Département d'État américain ont organisé avec les CDC, le NIH, la FDA, l'OMS et le Département d'État un autre exercice de simulation baptisé Global Mercury. Sur une période de 56 heures, les technocrates de la santé publique ont coordonné les communications et les réactions entre les « agents de confiance » des pays du GHSAG (États-Unis, Royaume-Uni, Canada, France, Allemagne, Italie, Japon et Mexique), au cours d'une épidémie simulée, dans laquelle des terroristes auto-inoculés auraient propagé la variole dans plusieurs pays du monde[141].

La simulation SCL (2005)

Atlantic Storm et Global Mercury ont été des temps forts, qui ont accentué les signaux constants du Pentagone selon lesquels la biosécurité était le secteur de croissance d'avenir de la défense nationale. En réponse à ces tocsins, les entrepreneurs militaires privés ont commencé à se ruer sur le secteur de la « surveillance et des opérations psychologiques » en cas de pandémie, comme des cochons sur un champ de maïs.

Bien avant que Robert Mercer et sa fille Rebekah ne deviennent les plus gros mécènes particuliers de Donald Trump, et avant qu'ils ne lancent le réseau social d'extrême droite Parler, Mercer père avait créé le premier fournisseur de services de guerre psychologique du secteur privé en 1993. Le groupe Strategic Communication Laboratories (SCL) des Mercer était la société-mère de la célèbre entreprise de manipulation de données Cambridge Analytica. Cette toute nouvelle entreprise de guerre psychologique, dont le siège est au Royaume-Uni, a attiré les plus grandes foules en 2005 lorsqu'elle a installé un « centre d'opérations » de propagande de haute technologie lors de l'exposition annuelle de technologie militaire du Royaume-Uni[142].

Dans la simulation de SCL, comme l'a relaté un article de *Slate*, les « signes classiques de la variole » menacent d'entraîner une pandémie aux proportions épiques lorsqu'une « société de médias obscure intervient pour aider à orchestrer une campagne sophistiquée de tromperie de masse ». SCL se charge de convaincre toute la population du pays de se conformer aux règles de confinement en inventant un mensonge sur un nuage de produits chimiques toxiques. L'objectif de la mission est d'éviter une panique générale et des pertes humaines dues à la menace classifiée de la variole. SCL alimente la presse en désinformation et fabrique de toutes pièces des données médicales. « Les Londoniens restent enfermés chez eux... convaincus que même une brève promenade dans les rues peut être fatale. »[143]

L'article poursuit : « Si SCL n'était pas aussi sérieux, il pourrait sembler se moquer de lui-même, ou peut-être de George Orwell. À la fin du scénario de la variole, une musique dramatique s'estompe pour laisser place à un message enregistré exhortant les acheteurs à 'adopter' la communication stratégique, qu'elle décrit comme 'l'arme la plus puissante au monde'... Ce qui rend la stratégie de SCL si inhabituelle, c'est qu'elle propose de propager sa campagne à l'intérieur du pays, du moins une partie du temps, et plutôt que d'influencer simplement l'opinion, elle veut que les gens adoptent une ligne de conduite précise. »[144]

La société a basé ses stratégies d'opérations psychologiques sur des techniques de propagande développées par un laboratoire virtuel appelé Behavioral Dynamics Institute, dirigé depuis l'université de Leeds par le professeur Phil Taylor, qui a été consultant pour les agences de défense britanniques et américaines jusqu'à sa mort, à 56 ans, en 2010. L'article identifiait SCL comme étant uniquement « financé par des investisseurs privés »[145]. Le chef de la société, Nigel Oakes, décrivait sa sournoiserie infâme comme une « manipulation de l'esprit » à des fins politiques[146]. Dans une interview du 20 mars 2018 accordée à *Yahoo Finance*, Oakes se décrivait comme un homme « avec un sens éthique assez peu développé »[147].

Selon Mark Broughton, le directeur des affaires publiques de SCL : « En fait, nous nous lançons à la fois sur le marché de la défense et sur celui de la sécurité intérieure. » Conscient que la société pourrait faire l'objet de critiques par rapport à sa promotion d'États de sécurité totale, Mark Broughton a insisté auprès de *Slate* sur le rôle de sauveur de vie de la société. « Il y a une part d'altruisme là-dedans », dit-il à contrecœur, « mais nous voulons aussi gagner de l'argent. »[148]

Comment les exercices militaires sont devenus des instruments pour imposer l'obéissance

Dark Winter, Atlantic Storm et Global Mercury ne sont que trois d'une douzaine d'exercices de biodéfense organisés par les planificateurs militaires, médicaux et du renseignement avant la COVID-19. Chacun de ces exercices kafkaïens est devenu un prédicteur étrange d'une ère dystopique, que les planificateurs de la pandémie ont surnommée la « nouvelle normalité ». La caractéristique récurrente est une affinité des concepteurs de ces simulations pour la militarisation de la médecine et la mise en place d'une gouvernance autocratique centralisée.

Chaque simulation conduit à la même conclusion sinistre : la pandémie mondiale est une excuse pour justifier l'imposition de la tyrannie et la vaccination forcée. Cette succession d'exercices suggère qu'ils servent en quelque sorte de répétition ou d'entraînement pour un programme sous-jacent visant à coordonner le démantèlement mondial de la gouvernance démocratique. C'est pendant la Seconde Guerre mondiale que les analystes du renseignement militaire ont introduit pour la première fois la planification de scénarios en tant que dispositif stratégique. Le planificateur militaire emblématique de la RAND, Herman Kahn, a recouru à des simulations sophistiquées de manœuvres militaires pour modéliser les stratégies d'engagement nucléaire du temps de la guerre froide[149]. Travaillant pour Royal Dutch/Shell, les futurologues Pierre Wack et Peter Schwartz, du Global Business Network (GBN), ont été les premiers à utiliser les simulations de planification de scénarios comme outil stratégique pour leurs clients dans les années 1970 et 1980[150]. Au début du millénaire, les simulations étaient devenues un outil indispensable pour les décideurs militaires, les planificateurs des services de renseignement, les technocrates de la santé publique et les multinationales pétrolières et pharmaceutiques, afin de renforcer les réponses prescrites qui permettent un contrôle prévisible et strict des résultats des crises futures.

Après le 11 septembre 2001, le cartel de la biosécurité a adopté les simulations en tant que mécanismes de signalisation pour coordonner une réponse rapide des technocrates d'entreprise, politiques et militaires chargés de gérer les affaires mondiales. La planification de scénarios est devenue un outil indispensable aux multiples centres de pouvoir pour orchestrer des stratégies complexes visant à imposer simultanément des contrôles coercitifs aux sociétés démocratiques du monde entier. La quasi-totalité des planifications de scénarios en matière de pandémies fait appel à des hypothèses techniques et à des stratégies qui sont familières à quiconque a lu les célèbres manuels de guerre psychologique de la CIA pour briser les sociétés indigènes, anéantir les liens économiques et sociaux traditionnels, utiliser l'isolement forcé et la démolition des économies traditionnelles pour écraser la résistance, favoriser le chaos, la démoralisation, la dépendance et la peur, et imposer une gouvernance centralisée et autocratique[151].

En particulier, les exercices intègrent des techniques psychologiques glanées dans les célèbres « expériences d'obéissance de Milgram ». Dans ces expériences des années 1960, le professeur de psychologie sociale de Yale, le Dr Stanley Milgram, a pu montrer que les chercheurs pouvaient manipuler de manière formelle des « citoyens ordinaires » de tous horizons pour qu'ils violent leur propre conscience et commettent des atrocités, pour autant qu'une figure d'autorité (un médecin en blouse blanche) leur ordonne de le faire. Les sujets croyaient qu'ils torturaient d'autres volontaires par électrocution, à l'abri des regards, dans une pièce adjacente. Lorsqu'un médecin leur demandait d'augmenter le courant, les recrues pouvaient entendre les cris cauchemardesques des acteurs prétendant être électrocutés, ainsi que leurs appels à la pitié. Sur les quarante sujets de Milgram, environ 65 % ont administré les chocs de 450 volts dont on leur avait dit qu'ils étaient potentiellement mortels. Milgram décrit ses expériences comme la preuve que « l'obéissance à l'autorité » l'emporte sur la moralité et la conscience :

> L'autorité brute était opposée aux impératifs moraux les plus forts des sujets contre le fait de blesser autrui, et, les cris des victimes résonnant aux oreilles des sujets, c'est l'autorité qui gagnait le plus souvent. La volonté extrême des adultes d'aller presque jusqu'au bout sur ordre d'une autorité constitue la principale conclusion de l'étude.[152]

Dans son livre *A Question of Torture : CIA Interrogation, from the Cold War to the War on Terror,* Alfred W. McCoy, historien à l'université du Wisconsin, suggère que les expériences de Milgram à Yale ont été financées par la CIA dans le cadre des études MKUltra sur le contrôle du comportement humain[153]. Au cours de cette période, la CIA a acheminé de l'argent via diverses agences fédérales pour financer 185 chercheurs indépendants chargés de mener de sinistres études sur la manipulation comportementale dans des universités d'Amérique du Nord[154]. Milgram a proposé pour la première fois ses recherches sur l'obéissance dans une requête de 1960 adressée à la branche de psychologie de groupe de l'Office of Naval Research (ONR), un organe clef en matière d'expériences de contrôle mental MKUltra de la CIA. Le doyen qui plus tard a engagé Milgram comme professeur à l'université de la ville de New York était un ancien directeur adjoint de l'ONR. Le mentor de Milgram à Yale était Irving L. Janis, qui a rédigé l'étude majeure de l'Air Force sur le contrôle mental et l'hypnose soviétiques pour la Rand Corporation. Les autres liens de Milgram avec le programme de guerre psychologique de la CIA sont trop nombreux pour être tous mentionnés ici.

En outre, les expériences de contrôle mental de la CIA ont identifié l'isolement social comme le principal mode de contrôle du comportement social et individuel : « En 1960, l'un des contractuels les plus actifs de l'agence, Lawrence Hinkle, de Cornell, a confirmé l'importance de [l'isolement social] [...] dans les études de la CIA sur le contrôle mental [...] à la lumière de la littérature neurologique, comme étant la plus prometteuse de toutes les techniques connues. »[155]

Les recherches de la CIA ont révélé que « l'effet de l'isolement sur le fonctionnement du cerveau [d'un individu] ressemble beaucoup à celui qui se produit s'il est battu, affamé ou privé de sommeil »[156].

L'isolement social affecte le développement organique du cerveau, mais aussi le corps humain, la durée de vie, la santé cardiovasculaire, etc. L'isolement social double le risque de décès chez les Noirs tout en augmentant de 60 à 84 % le risque de décès précoce chez les Caucasiens. D'autres études montrent qu'il est moins risqué de fumer 15 cigarettes par jour – ou d'être alcoolique – que d'être isolé socialement :

> Une méta-analyse coécrite par Julianne Holt-Lunstad, professeur de psychologie et de neurosciences à l'université Brigham Young, a montré que le manque de liens sociaux augmente les risques pour la santé autant que le fait de fumer 15 cigarettes par jour ou d'avoir des problèmes d'alcool. [Holt-Lunstad] a également constaté que l'isolement social est deux fois plus nocif pour la santé physique et mentale que l'obésité. « Il existe des preuves solides que l'isolement social augmente de manière significative le risque de décès prématuré, et l'ampleur du risque dépasse celle de nombreux indicateurs de santé majeurs. »[157]

La collaboration du NIH avec la CIA dans ces odieuses expériences de torture, de soumission et de lavage de cerveau ne fait qu'ajouter à l'ignominie de l'agence. Dans les années 1950, le Dr Maitland Baldwin, scientifique du NIH, a mené des expériences d'isolement social sur des singes et des humains au siège du NIH et dans les planques de la CIA. Les expériences de MKUltra faisaient appel à des « sacrifiables » – des personnes dont la mort ou la disparition passerait inaperçue –, notamment « une expérience plutôt macabre » au cours de laquelle Baldwin avait soumis un soldat à 40 heures d'isolement, ce qui l'avait rendu fou et l'avait poussé à démolir le box dans lequel Maitland l'avait enfermé. Maitland, qui avait déclaré à son responsable de son « Opération Artichaut » que l'isolement de sujets pendant plus de 40 heures pouvait causer des « dommages irréparables » et peut-être « fatals », a néanmoins accepté de continuer si l'agence lui fournissait une couverture et des cobbayes[158].

Les divers exercices de simulation ont permis de constituer un forum unique réunissant les principaux décideurs, et de présenter puis valider, grâce à des voix autorisées, des comportements auparavant inqualifiables qui violaient les normes démocratiques et éthiques. Ces comportements comprenaient l'isolement forcé et la mise en quarantaine de populations entières, y compris de personnes en bonne santé, la censure, la violation de la vie privée par des systèmes de surveillance de type « *track and trace* », le piétinement du droit de propriété et des libertés religieuses, et l'anéantissement des économies traditionnelles par des fermetures d'entreprises à l'échelle nationale, le masquage forcé, des interventions médicales coercitives et d'autres atteintes aux droits de l'homme, aux droits civils, aux constitutions et aux démocraties. Avec chaque nouvelle simulation, la répétition *staccato* du message par des « experts de confiance » – des médecins en blouse de laboratoire et des autorités fiables comme la secrétaire d'État Madeleine Albright, le sénateur Sam Nunn, la directrice générale de l'OMS Gro Harlem Brundtland et le sénateur Tom Daschle – a appuyé la leçon selon laquelle la censure, l'isolement, la militarisation de la médecine, les contrôles totalitaires et les mesures coercitives de vaccination sont la seule réponse appropriée aux pandémies. En d'autres termes, la planification de scénarios est une puissante technique de lavage de cerveau pour créer et fortifier des orthodoxies antidémocratiques parmi les principaux dirigeants politiques, la presse et la technocratie, et préparer la nation à tolérer sans résistance un coup d'État contre sa Constitution.

La simulation Lockstep (2010)

En 2009, le président Obama a déclaré que la biosécurité était le fer de lance de la politique étrangère des États-Unis. Il a envoyé des mémos à toutes les agences gouvernementales pour leur demander de l'intégrer dans leurs missions. En 2010, les agences d'espionnage américaines ont manifesté un intérêt croissant pour les vaccins en tant qu'instrument de politique étrangère. Tout comme la guerre froide et plus tard la « guerre contre le terrorisme », avaient justifié la présence militaire américaine dans le monde entier en tant que rempart contre les rébellions nationalistes enflammées prétendument orchestrées par un bloc communiste, les programmes de vaccination pouvaient justifier des ingérences dans les pays en développement à forte charge de morbidité, en tant qu'outil de contrôle social et politique. En 2010, l'OMS a fait de la biosécurité la pièce maîtresse de son approche de la gestion des risques mondiaux[159]. Le même mois, alors que Bill Gates prononçait son discours sur la Décennie des vaccins à l'ONU, la biosécurité – la guerre contre les microbes – éclipsait déjà la « guerre contre le terrorisme islamique » en tant que moteur privilégié du cartel de l'État sécuritaire. Quelques jours plus tard, Peter Schwartz a rédigé un rapport de scénarios financé par la Fondation Rockefeller, intitulé « Scénarios pour l'avenir de la technologie et du développement international »[160]. Une section intitulée « Lockstep », selon laquelle une tyrannie mondiale inflexible était l'antidote aux maladies infectieuses, a conforté l'orthodoxie naissante :

> En 2012, la pandémie que le monde attendait depuis des années a finalement frappé. Contrairement au H1N1 de 2009, cette nouvelle souche grippale, venant des oies sauvages, était extrêmement virulente et mortelle. Même les nations les mieux préparées à une pandémie ont été rapidement dépassées lorsque le virus a fait le tour du monde, infectant près de 20 % de la population mondiale et tuant 8 millions de personnes en sept mois seulement...
>
> La pandémie a également eu un effet délétère sur les économies : la mobilité internationale des personnes et des biens s'est arrêtée net, ce qui a affaibli des secteurs comme le tourisme et brisé les chaînes d'approvisionnement mondiales. Même au niveau local, des magasins et des immeubles de bureaux normalement animés sont restés vides pendant des mois, sans employés ni clients.
>
> *Pendant la pandémie, les dirigeants nationaux du monde entier ont exercé leur autorité et imposé des règles et des restrictions draconiennes, allant du port obligatoire de masques faciaux aux contrôles de température corporelle à l'entrée d'espaces publics comme les gares et les supermarchés. Même après la disparition de la pandémie, ce contrôle et cette surveillance plus autoritaires des citoyens et de leurs activités se sont maintenus, voire intensifiés.* Afin de se prémunir contre la propagation de problèmes de plus en plus globaux – des pandémies et du terrorisme transnational aux crises environnementales et à l'augmentation de la pauvreté –, *les dirigeants du monde entier ont acquis une emprise plus ferme sur le pouvoir.*[161] (L'italique est de nous.)

Le document effrayant de Schwartz prévoit ensuite que les citoyens terrifiés par les microbes et la propagande orchestrée renoncent volontairement à leurs droits civils et constitutionnels. « La population », prédit Schwartz, « ne commencera pas à se rebeller contre la nouvelle tyrannie et les mesures autoritaires avant plus de 10 ans ».

Les agences de renseignement ont laissé leurs empreintes digitales sur tous ces exercices de planification de scénarios. Schwartz, comme O'Toole, Larsen, Kadlec, Woolsey et David, est l'un des nombreux promoteurs des vaccins en tant qu'outils de politique étrangère étroitement liés aux services de renseignement. Le curriculum vitae de Schwartz fait état de multiples relations avec des agences d'espionnage avant et après la conception du scénario « Lockstep ». En 1972, Schwartz rejoignait le Stanford Research Institute (qui deviendra plus tard SRI International), pionnier de la technologie informatique et de l'intelligence artificielle. Puis il est devenu directeur du Strategic Environment Center du SRI, à une époque où le SRI hébergeait le célèbre programme MKUltra de la CIA et menait des recherches actives sur la guerre psychologique, notamment sur l'utilisation sophistiquée de la propagande, de la torture et des produits chimiques psychiatriques pour briser les sociétés et imposer un contrôle centralisé. Schwartz a quitté son poste pour être responsable de la planification des scénarios pour Royal Dutch/Shell. Il a ensuite cofondé le Global Business Network (GBN) en 1987 en tant que consultant d'entreprise spécialisé dans l'analyse du renseignement et dans les stratégies de « réflexion sur l'avenir ». Shell Oil était le plus gros compte de GBN.

Au début des années 1990, Ken McCarthy, qui allait devenir un pionnier en matière de tentatives concrètes de commercialisation d'Internet, a rencontré Schwartz lors d'une grande réunion de Thanksgiving, dans un endroit isolé de la campagne d'Harris, en Californie. Schwartz s'est présenté à McCarthy, diplômé en anthropologie de Princeton, et a commencé à sonder l'intérêt de ce dernier à être recruté pour un contrat avec un pays d'Afrique de l'Ouest non nommé, qui impliquait « l'affaiblissement des structures tribales et familiales au nom d'un gouvernement fédéral ». Se souvenant de cette rencontre, McCarthy m'a dit : « J'ai trouvé la proposition de Schwartz hautement dérangeante. » Schwartz avait qualifié de « naïfs » les scrupules de McCarthy. Ce dernier m'a confié : « Cela m'a laissé une impression durable, à tel point que j'ai raconté cette histoire à maintes reprises au fil des ans. »[162]

Le client de Schwartz, Shell Oil, possédait d'importants avoirs pétroliers dans la région d'Ogoni au Nigeria. En 1995, le gouvernement nigérian a exécuté Ken Saro-Wiwa, leader écologiste, écrivain et producteur de télévision ogoni, ainsi que huit autres défenseurs de l'environnement, en les accusant d'« incitation à la violence ». L'arrestation de Saro-Wiwa, son procès devant une cour martiale et son exécution ultérieure avaient fait suite à une campagne de harcèlement contre lui et d'autres leaders écologistes ogonis, qui avait débuté en 1993 après qu'ils aient organisé à plusieurs reprises des manifestations pacifiques contre Shell, rassemblant plus de 300 000 personnes sur les 600 000 que comptait la région[163]. L'Assemblée générale des Nations Unies et l'Union européenne condamnèrent l'exécution de Saro-Wiwa, et les États-Unis rappelèrent leur ambassadeur au Nigeria[164].

En 1993, Schwartz, avec Stewart Brand et Nicolas Negroponte, a été l'une des forces motrices de la fondation du magazine *Wired*, qui est devenu le principal centre d'échange d'informations sur l'écosystème en ligne naissant. *Wired* a rapidement acquis une notoriété en tant que centre d'échange d'informations sur le chat des agences de renseignement. Avant *Wired*, *Mondo 2000*, le premier magazine technologique et culturel de la *Bay Area*[j], reflétait les points de vue progressistes et idéalistes de nombreux pionniers de l'innovation technologique. À l'inverse, *Wired*, qui s'est approprié le look et le ton de *Mondo 2000*, ainsi qu'un grand nombre de ses employés, glorifiait les célébrités de l'armée et des agences de renseignement, ainsi que les PDG de sociétés qui se trouvaient être des clients du MIT Lab de Nicholas Negroponte. *Wired* a acquis une notoriété croissante au début des années 2000, au moment même où la CIA lançait sa célèbre société d'investissement, In-Q-Tel, afin d'infiltrer l'industrie technologique et de mettre la Silicon Valley sous stéroïdes grâce à des conditions avantageuses et des contrats gouvernementaux[165] (la planificatrice de scénarios Tara O'Toole a été vice-présidente exécutive d'In-Q-Tel).

Il convient de rappeler ici que les agences de défense et de renseignement disposaient d'une tête de pont dans l'industrie technologique dès sa naissance : la Defense Advanced Research Project Agency, ou DARPA, qui

j. Région de la baie de San Francisco. (N.d.T.)

a créé Internet en construisant la grille ARPANET en 1969[166]. La DARPA est l'investisseur providentiel et le fonds de capital-risque du Pentagone. Outre la création d'Internet, la DARPA a développé le GPS, les bombardiers furtifs, les satellites météorologiques, les drones sans pilote et le fusil M16. La DARPA était peut-être le plus grand bailleur de fonds de la recherche sur les gains de fonction, dépassant même les NIH du Dr Fauci certaines années. Rien qu'en 2017, la DARPA a blanchi au moins 6,5 millions de dollars via l'EcoHealth Alliance de Peter Daszak pour financer des expériences[167] au laboratoire de Wuhan. La DARPA a financé d'autres expériences de gain de fonction à Fort Detrick et d'autres recherches sur la biosécurité au laboratoire de Battelle à St. Joseph, dans le Missouri[168]. À partir de 2013, la DARPA a également financé les technologies clefs du vaccin Moderna[169].

En 2002, la DARPA avait provoqué une levée de boucliers des défenseurs des droits de l'homme de gauche comme de droite, en créant un système complet d'exploration des données sous la direction du conseiller à la sécurité nationale du président Reagan, l'amiral John Poindexter. Les protestations publiques avaient forcé la DARPA à abandonner ce projet, mais les critiques ont accusé l'agence d'avoir utilisé cette technologie pour aider au lancement de Facebook[170]. Par une remarquable coïncidence, la DARPA a mis fin à son projet LifeLog, similaire à Facebook, qui impliquait des contractants du MIT, le même mois – février 2004 – où Mark Zuckerberg lançait Facebook à trente minutes de marche en amont de la Charles River à Cambridge, sur le campus de l'université Harvard, dans le Massachusetts.

En 2010, la directrice visionnaire de la DARPA, le Dr Regina Dugan, est passée chez Google en tant que cadre, et en 2016, elle a été transférée chez Facebook, le concurrent de Google, pour diriger un mystérieux projet appelé Building 8[171]. En 2018, elle a de nouveau déménagé, pour diriger Wellcome Leap, un projet d'innovation de rupture technologique du Wellcome Trust, dans le domaine de la santé. Ses pérégrinations offrent un autre exemple des liens incestueux entre Big Tech, Big Pharma et les agences militaires et de renseignement.

Selon Kevin Shipp, vétéran de la CIA, les PDG de la Silicon Valley qui ont accepté les contrats d'In-Q-Tel feraient partie des 4,8 millions d'Américains qui ont ensuite été contraints de signer les « contrats secrets d'État » de la CIA, qui soumettent les signataires à des peines de 20 ans de prison, à la confiscation de leurs biens et à d'autres représailles draconiennes imposées par des tribunaux secrets, pour toute violation – même mineure – de dispositions arbitraires, y compris le fait d'admettre avoir signé le contrat : « Une fois qu'il a signé cet accord secret, cet entrepreneur de la Silicon Valley est fonctionnellement le serviteur sous contrat de l'agence. Il est lié à lui et à son entreprise à vie, et l'accord lui-même est classifié. »[172]

Le financement initial de *Wired* provient du fondateur du MIT Media Lab, Nicholas Negroponte, dont le frère, John Negroponte, a été le premier directeur du renseignement national, notoirement connu pour son soutien aux escadrons de la mort d'Amérique centrale. La fonction principale de *Wired* était de « nettoyer la moindre particule de pensée progressiste des reportages sur le monde en ligne qui se développait à l'époque, et de promouvoir une vision pro-militaire/pro-entreprises/pro-agences de renseignement au sein de la communauté des médias numériques et de la technologie »[173], selon McCarthy qui vivait et travaillait à San Francisco dans les années 1990, et qui a organisé la première conférence sur la monétisation d'Internet. Lorsqu'il a vu son premier exemplaire de *Wired*, le Dr Timothy Leary l'aurait qualifié de « réponse de la CIA à *Mondo 2000* »[174].

En 2015, *Wired* est apparu comme le promoteur d'une forme particulière de déni de l'épidémie d'autisme connue sous le nom de « neurodiversité ». En normalisant l'autisme en tant que « neurodiversité », ce mouvement cherche à diluer les chiffres de l'autisme, à nier l'association avec les vaccins et à promouvoir l'idée plus large que tous les vaccins sont sûrs et que les blessures dues aux vaccins sont des délires de cinglés. Ce « mouvement » a donné naissance à une armée de trolls « activistes », s'en prenant sur Internet aux chercheurs sur l'autisme, aux groupes de défense et même aux familles d'enfants blessés par un vaccin. Steve Silberman, rédacteur pour *Wired* depuis 2010, a publié en 2015 le livre *Neurotribes*, qui a été massivement acclamé et a bénéficié d'une publicité très orchestrée. Il est devenu le manifeste des nouveaux mouvements de « droits de l'autisme », qui diabolisent également les défenseurs de la liberté médicale et de la sécurité alimentaire. Ses tactiques comprennent des attaques en ligne et la perturbation agressive d'événements publics, notamment des conférences et des projections de films.

Wired est également la source du tout aussi sinistre mouvement transhumaniste, qui prône la fusion des êtres humains et des machines. Parmi les objectifs secondaires de ce mouvement figurent l'allongement indéfini de la durée de vie des principaux milliardaires de la Silicon Valley et la « libération de l'humanité des contraintes biologiques », grâce à l'IA, à de nouvelles thérapies comme les cellules souches et les nanorobots, à la vaccination et aux puces sous-cutanées. Jacques Ellul, un des premiers pionniers, a décrit la magnifique capacité du transhumanisme à contrôler l'humanité de haut en bas :

> Pour la société psychocivilisée, l'union complète de l'homme et de la machine sera calculée selon un système strict, la « biocratie ». Il sera impossible d'échapper à ce système d'adaptation car il s'articulera avec une immense compréhension scientifique de l'être humain. L'individu n'aura plus besoin de conscience et de vertus. Son équipement moral et mental relèvera des décisions des biocrates.[175]

Le transhumanisme, dans ses diverses approches doctrinales, a de fervents soutiens parmi les élites de la Silicon Valley, notamment les titans de Microsoft, Facebook, Elon Musk de Tesla, Raymond Kurtzweil, directeur technique de Google, Peter Thiel, fondateur de PayPal, Martine Rothblatt, géant des satellites et des biotechnologies, et Bill Gates. In-Q-Tel a fait du transhumanisme l'un des thèmes majeurs de ses stratégies d'investissement à long terme.

Une ode au transhumanisme, tirée du site Internet d'In-Q-Tel.[176]

Tout le monde n'est pas enthousiaste : Francis Fukuyama a qualifié le mouvement transhumaniste de « plus grande menace pour l'humanité »[177].

Schwartz a été consultant pour le film catastrophe de science-fiction *Deep Impact* (1998) et le film futuriste *Minority Report* (1992), qui suit une unité de police spéciale PRÉ-CRIME capable d'arrêter les meurtriers avant qu'ils ne passent à l'acte. La réalité émergente déçoit rarement les prédictions passées de Schwartz ; en 2020, un lanceur d'alerte chinois a révélé que Pékin a largement déployé des technologies de reconnaissance faciale capables de détecter les pensées coupables à l'encontre des groupes minoritaires dissidents. Un article paru le 3 mars 2021 dans le *Guardian* prédit que les demandes des organismes gouvernementaux chargés de l'application de la loi feront des technologies de détection à distance des émotions une industrie de 36 milliards de dollars d'ici 2023[178].

Les talents divinatoires de Schwartz sont légendaires. L'une de ses premières intrigues pour les scénarios GBN testait les stratégies d'une grande compagnie aérienne pour survivre à une pandémie de coronavirus. En 2004, *TIME* a consacré un article à l'infaillibilité des pronostics de Schwartz : « Il est très rare que nous ayons vraiment échoué », a-t-il déclaré au magazine à propos de ses prévisions. « Le plus souvent, notre échec est de n'avoir pas réussi à convaincre les gens de les prendre au sérieux. » L'article du *TIME* mentionne l'un de ses tours de voyance les plus impressionnants : « En 2000, dans le cadre d'une étude réalisée pour une commission sénatoriale, Schwartz a prédit « l'horrible possibilité que des terroristes fassent s'écraser des avions sur le World Trade Center. »[179]

En 2016, en tant que vice-président senior de la planification stratégique chez Salesforce.com, Schwartz a présidé une session du World Government Summit intitulée « Comment les gouvernements se préparent à l'impensable »[180]. Trois mille participants de 125 pays étaient présents cette année-là. Barack Obama avait prononcé le discours d'ouverture ; Klaus Schwab, président du Forum économique mondial et directeur de la Banque mondiale, avait présenté la crise mondiale comme une voie potentielle vers une société sans argent liquide, tant convoitée par les banquiers internationaux : « La monnaie numérique : est-ce l'avenir ? »

En 2014, Schwartz a réalisé une interview en coulisses de Schwab lors d'une conférence de Salesforce sur « L'avenir de la gouvernance mondiale »[181], après un discours d'Hillary Clinton, dans lequel les deux hommes prévoyaient la fusion de nouveaux dispositifs avec le cerveau humain permettant aux machines de contrôler « nos cerveaux, avec nos âmes et nos cœurs ». Ils ont applaudi le concept de biologie comme faisant partie de la nouvelle révolution technologique et scientifique, et ont loué la capacité d'Internet à s'intégrer dans une interaction continue avec la machinerie de l'esprit humain, à contrôler les comportements aberrants et criminels [c'est-à-dire la dissidence], et à remettre en question les identités sacrées des gens. Schwartz décrit une évolution pilotée par les machines qui supplantera l'intelligence émotionnelle par la connaissance et les données. Selon Schwab, une nouvelle intelligence sera disponible et, bien sûr, accélérera encore plus le progrès technologique : « Si vous combinez, disons, la recherche sur le cerveau avec Big data, vous avez de nouveaux domaines fantastiques avec des applications formidables [pour contrôler le comportement]. » Schwartz salue Salesforce comme un acteur de ce processus[182].

En tant que directeur de la stratégie de Salesforce, Schwartz commercialise actuellement un logiciel de « gestion des vaccins », qui permet aux gouvernements de suivre, de tracer, de monétiser et de faire respecter la conformité des vaccins dans les populations mondiales. Une vidéo datant de l'automne 2021 décrit « les derniers facteurs ayant un impact sur notre capacité à sortir des multiples crises mondiales provoquées par les pandémies », et présente le logiciel de Saleforce comme la solution. Schwartz prédit un avenir dystopique dans lequel des souches mutantes de SRAS-CoV-2 en constante évolution font grimper en flèche les courbes des taux de mortalité – et, vraisemblablement, les profits pharmaceutiques – faisant de « la course entre les vaccins et un virus » le conflit qui définira l'économie mondiale et l'avenir de la civilisation[183].

Le système Salesforce est élaboré. Il offre aux gouvernements locaux la possibilité d'établir un système de contrôle d'identité. In-Q-Tel commercialise une technologie concurrente, B.Next, pour le suivi et le traçage, facilitant la gestion des pandémies. « Compte tenu de la capacité réelle de la plupart des services informatiques des gouvernements, au niveau national, régional et local, il est juste de dire que sans Salesforce.com, In-Q-Tel et d'autres entreprises comme IBM, la planification et l'exécution de programmes de vaccination à l'échelle de la population, du type de ceux préconisés par le Dr Fauci et d'autres, auraient été impossibles d'un point de vue logistique », déclare McCarthy.

Journée de préparation à la tyrannie

En 2010, le partenariat Fauci/Gates était le fer de lance du programme mondialiste de biosécurité. Bill Gates a alors commencé à s'associer à des planificateurs de l'armée et du renseignement pour organiser régulièrement des simulations de suivi. Chaque exercice répétait le narratif du scénario « Lockstep » de Schwartz pour différents publics d'intermédiaires clefs du pouvoir. Ces exercices permettaient aux planificateurs de réviser leurs plans avec des fonctionnaires essentiels, de coordonner la communication et de chorégraphier les actions des divers centres de pouvoir gouvernementaux, industriels, militaires, financiers, énergétiques et de renseignement, dans leur marche au pas de course pour remplacer la démocratie constitutionnelle par une ploutocratie autoritaire. La « guerre mondiale » contre les maladies infectieuses a fourni la justification des interventions oppressives des gouvernements et des entreprises. L'arsenal de cette guerre est constitué par les innombrables lots de vaccins obligatoires pour combattre les maladies transformées en armes par des expériences de gain de fonction, et commercialisées par une propagande sophistiquée des gouvernements et des entreprises.

En février 2017, Gates a déclaré à la Conférence sur la sécurité de Munich – la principale convention mondiale sur la politique de sécurité internationale – que « nous ignorons le lien entre la sécurité sanitaire et la sécurité internationale à nos risques et périls ». Il a averti qu'« une pandémie mondiale hautement meurtrière se produira de notre vivant » par « un caprice de la nature ou de la main d'un terroriste ». Le monde doit « se préparer aux épidémies comme l'armée se prépare à la guerre. »[184]

MARS 2017

Mi-2017, la Fondation Rockefeller et les planificateurs des agences de renseignement ont passé à Bill Gates le relai en tant que principal bailleur de fonds et homme de paille des simulations de pandémie de plus en plus régulières de la communauté militaire/du renseignement. En mai, les ministères de la santé des 20 pays les plus riches du monde (G20) se sont réunis pour la première fois à Berlin pour participer à un scénario d'exercice conjoint avec une Chine imaginaire réagissant à une contagion baptisée MARS, pour « Mountain Associated Respiratory Virus »[185] (Mars est également le dieu romain de la guerre). Les institutions gouvernementales allemandes ont collaboré à la préparation de la simulation avec la Fondation Gates, la Fondation Rockefeller, la Banque mondiale, l'OMS et l'Institut Robert Koch (RKI). Les ministres venaient des États-Unis, de Russie, d'Inde, de Chine, de Grande-Bretagne, de France, d'Allemagne, du Canada, d'Argentine, du Brésil, de Corée, du Mexique, d'Arabie saoudite, d'Indonésie, d'Afrique du Sud, de Turquie et de l'Union européenne.

Les deux modérateurs des exercices ont également travaillé en étroite collaboration avec la Fondation Gates ; David Heymann a été simultanément président du Centre britannique sur la sécurité sanitaire mondiale et épidémiologiste à la London School of Hygiene and Tropical Medicine, financée par la Fondation Gates. David Heymann siège également avec Stéphane Bancel, PDG de Moderna, au conseil d'administration de la Fondation Mérieux USA. BioMérieux est la société française qui a construit le laboratoire de Wuhan[186].

Or, tout au long de la pandémie COVID-19, Heymann a présidé le groupe consultatif scientifique et technique de l'OMS pour les risques infectieux. L'autre modérateur de la simulation 2017 était le professeur Ilona Kickbusch, membre du Conseil de surveillance de la préparation mondiale de Gates.

Pendant deux jours, les responsables de ministères de la santé et d'autres « pays invités et représentants internationaux » ont assisté à la « chronologie du déroulement de la pandémie », connue sous le nom de MARS, un nouveau virus respiratoire censé se propager depuis des marchés animés d'une région frontalière montagneuse d'un pays fictif – mais ressemblant à la Chine – aux nations du monde entier. Seules les mesures draconiennes prises par les gouvernements voisins et les technocrates héroïques de l'OMS, qui orchestrent une réponse mondiale centralisée et précisément chorégraphiée, sauvent l'humanité d'une apocalypse dystopique et chaotique.

Dans un documentaire d'une heure consacré à cet événement, le journaliste allemand Paul Shreyer montre les ministres de la santé étudiant attentivement les exercices de simulation : « Quand on regarde cette image », dit Shreyer, « on comprend un peu mieux pourquoi, dans la crise d'aujourd'hui, tous les pays, ou du moins la plupart d'entre eux, agissent de manière très coordonnée, et pourquoi, dans chaque pays, on fait plus ou moins la même chose. »[187]

SPARS 2017

Cinq mois plus tard, en octobre 2017, Gates convoquait une autre pandémie à la table du Johns Hopkins Center for Health Security, le centre de commandement mondial de la biosécurité. La fondation de Gates, ainsi que le NIAID et le NIH, sont les principaux bailleurs de fonds de l'école de santé publique Johns Hopkins Bloomberg[188]. « SPARS 2017 » était la chronique d'une pandémie de coronavirus imaginaire qui devait, soi-disant, se dérouler de 2025 à 2028. L'exercice s'est avéré être une anticipation étrangement précise de la pandémie de COVID-19 exactement trois ans plus tard.

Le groupe de travail de Gates, qui a organisé l'exercice, était composé de personnalités ayant des liens étroits avec les agences de renseignement et les NIH. Parmi eux figuraient Luciana Borio, vice-présidente d'In-Q-Tel de la CIA, et Joseph Buccina, directeur de l'Intelligence Community Support et de B.Next Operations chez In-Q-Tel. Avant de rejoindre B.Next, Buccina était directeur de programme pour le portefeuille biotechnologique d'In-Q-Tel, qui travaille avec des start-up technologiques spécialisées dans les produits améliorés pour les communautés du renseignement et de la défense. Matthew Shearer, analyste principal au Johns Hopkins Center for Health Security et rédacteur en chef adjoint de la revue à comité de lecture *Health Security*, découvrira les premiers cas américains de coronavirus à Seattle en février 2020[189]. Walter Orenstein est un ancien administrateur de la Santé publique des États-Unis, qui a supervisé les tentatives frauduleuses du CDC de supprimer la recherche liant l'autisme aux vaccins, de 1999 à 2004. Il a quitté le HHS pour devenir directeur adjoint des programmes de vaccination à la Fondation Bill et Melinda Gates et conseiller à l'OMS. Un autre membre du groupe de travail était le Dr Gregory Poland, concepteur de vaccins, que les National Institutes of Health ont continuellement financé depuis 1991[190].

S'appuyant sur la simulation d'anthrax du Pentagone (1999), sur les scénarios de l'agence de renseignement Dark Winter (2001), Atlantic Storm (2003, 2005), Global Mercury (2003), sur le scénario Lockstep de Schwartz (2010), ainsi que sur la simulation MARS (2017), le scénario SPARS financé par Gates simulait une attaque bioterroriste qui précipitait une épidémie mondiale de coronavirus de 2025 à 2028, culminant avec une vaccination de masse coercitive de la population mondiale. Or, comme l'avait promis Gates, les préparatifs étaient analogues à une « préparation à la guerre »[191].

Sous le nom de code « SPARS Pandemic », Gates a présidé une sinistre école d'été pour les mondialistes, les espions et les technocrates à Baltimore.

Les participants se sont livrés à des jeux de rôle sur les stratégies de cooptation au sein des institutions politiques les plus influentes du monde, de subversion de la gouvernance démocratique et de positionnement en tant que dirigeants non élus d'un régime autoritaire émergent. Ils ont expérimenté des techniques pour contrôler impitoyablement la dissidence, la liberté d'expression et la liberté de mouvement, et pour dégrader les droits civils, l'autonomie et la souveraineté. La simulation de Gates s'est concentrée sur le déploiement de la suite habituelle des opérations psychologiques de propagande, de surveillance, de censure, d'isolement et de contrôle politique et social pour gérer la population. Le résumé officiel de 89 pages est une prouesse de voyance – une prédiction mois par mois, d'une précision étonnante, de la pandémie COVID-19 de 2020 telle qu'elle s'est réellement déroulée[192]. D'un autre point de vue, lorsqu'elle a éclaté cinq ans plus tard, la contagion COVID-19 de 2020 a fidèlement suivi le plan SPARS. Il n'y a presque que sur l'année que Gates et ses planificateurs se sont trompés.

La simulation de Gates indique aux responsables de la santé publique et aux autres collaborateurs du cartel mondial des vaccins ce à quoi ils doivent s'attendre et comment ils doivent se comporter lors de la prochaine épidémie. À la lecture des 89 pages, il est difficile de ne pas interpréter ce document d'une prescience stupéfiante comme un exercice de planification, de signalisation et de formation visant à remplacer la démocratie par un nouveau régime de tyrannie médicale mondiale et militarisée. Le scénario demande aux participants de diffuser des récits de propagande fondés sur la peur, afin de provoquer une psychose de masse et d'orienter le public vers une obéissance inconditionnelle à l'ordre social et économique émergent.

Selon le scénario, un coronavirus dit « SPARS » apparaît aux États-Unis en janvier 2025 (la pandémie de COVID-19 a commencé en janvier 2020). Alors que l'OMS déclare une urgence mondiale, le gouvernement fédéral passe un contrat avec une entreprise fictive qui ressemble à Moderna. Conformément à la préférence apparente de Gates pour les surnoms diaboliques, la société est baptisée « CynBio » (Sin-Bio)[k] pour développer un vaccin innovant reposant sur une nouvelle technologie « *plug-and-play* ». Dans le scénario, et maintenant dans la vie réelle, les responsables fédéraux de la santé invoquent la loi *PREP* pour offrir aux fabricants de vaccins une exonération de responsabilité[193].

Dans la simulation, une autre entreprise reçoit une autorisation d'utilisation d'urgence pour un antiviral de type remdesivir appelé Kalocivir, que les autorités fédérales ont déjà évalué comme traitement du SRAS et du MERS[194].

Cet article semble prédire la promotion agressive par le Dr Fauci et Bill Gates, pendant la pandémie, d'un médicament contre Ebola qui a échoué, le remdesivir, comme « norme de soins » pour la COVID-19. Le Dr Fauci a participé à la mise au point de ce médicament, et Bill Gates détient une participation importante dans Gilead, son fabricant. Les deux hommes ont fait la promotion du remdesivir lors des pandémies d'Ebola et de Zika, malgré son

k. En français, *sin* veut dire péché. (N.d.T.)

inadéquation flagrante en tant que remède pour ces maladies. La promotion du remdesivir et la suppression simultanée, orchestrée par Gates/Fauci, de l'ivermectine et de l'hydroxychloroquine, ont ensemble – comme nous le verrons – causé des centaines de milliers de décès rien qu'aux États-Unis.

Selon le scénario, fin janvier, le SPARS s'est répandu dans tous les États américains et dans 42 pays. En un temps record, une coalition d'entreprises ingénieuses et de représentants gouvernementaux héroïques produisent miraculeusement un nouveau vaccin, le « Corovax », juste à temps pour une autorisation d'utilisation d'urgence en juillet 2026.

Cette prouesse médicale se heurte à la résistance de plusieurs groupes gênants, qui se plaignent que les entreprises n'ont pas testé le vaccin de manière adéquate. Parmi ces ingrats, on trouve des Afro-Américains, des adeptes de la médecine alternative et un nombre croissant de membres d'un mouvement anti-vaccination qui protestent sur les réseaux sociaux. Mais les dirigeants du gouvernement et de l'industrie décrits dans les 89 pages ont des plans pour faire taire et censurer ces éléments dangereux, et pour mater toute résistance[195].

L'équipe du SPARS répond par un déluge de propagande pour noyer le doute, à l'aide d'une *plugola* vaccinale[I], en jetant l'opprobre sur ceux qui hésitent à se faire vacciner, et par des appels patriotiques.

Tandis que leurs alliés au sein du gouvernement et des médias encouragent l'adhésion du public par la propagande, imposent la censure et musellent les dissidents, les sbires de Gates recrutent des « interlocuteurs » de confiance, des figures communautaires et médicales familières, pour convaincre les gens que le vaccin expérimental, non approuvé, testé à la hâte et sans responsabilité est « sûr et efficace ». L'« interlocuteur » le plus efficace est le Dr Paul Farmer, anthropologue médical estimé de Harvard et cofondateur de Partners in Health, qui dispense des soins médicaux aux régions déshéritées du monde entier. Le rapport de simulation indique : « Paul Farmer, le célèbre expert en santé mondiale [...] a loué la sécurité et l'efficacité de Corovax et a souligné les dangers du SPARS. Son seul regret, disait-il, était que le vaccin ne puisse pas encore être mis à la disposition de tous les habitants de la planète »[196]. (Le véritable Farmer cite Gates comme principal partenaire financier de son organisation.)

Au printemps 2026, alors que le déploiement du vaccin autorisé en procédure d'urgence bat son plein, les rendez-vous que prennent les gens pour être vaccinés se multiplient. Mais le scénario prévoit des vagues de graves lésions neurologiques dues au vaccin qui apparaîtront bientôt chez les enfants et les adultes. En outre, le CDC se heurte à un scepticisme croissant à l'égard de ses prédictions exagérées sur la létalité des coronavirus ; le nombre officiel de décès indique que les mortalités dues aux coronavirus sont comparables à celles de la grippe saisonnière :

I. La *plugola* est la promotion accessoire ou subtile d'une personne ou d'un produit dans les médias. (N.d.T.)

> En mai 2026, l'intérêt du public pour le SPARS a commencé à faiblir. Fin avril, les CDC avaient publié une estimation actualisée du taux de létalité, suggérant que le SPARS n'était mortel que dans 0,6 % des cas aux États-Unis[197]. (Remarque : le taux de létalité de la COVID-19 en 2020 n'était que de 0,26 % selon les CDC.)

Les organisateurs du SPARS préviennent que la chute des taux de mortalité suscitera « le sentiment public, largement exprimé sur les réseaux sociaux, que le SPARS n'était pas aussi dangereux qu'on le pensait initialement ». Cette chute inquiétante de la peur populaire met en péril l'entreprise vaccinale.

L'équipe SPARS se tourne vers le porno pandémique – des chiffres de décès et de cas constamment martelés – pour amplifier les décibels de la panique, afin d'assurer le succès de leur programme de vaccination massive. Pour surmonter la dangereuse complaisance du public, le CDC et la FDA, de concert avec d'autres agences gouvernementales et leurs experts en réseaux sociaux, commencent à élaborer une nouvelle campagne de propagande de santé publique :

> créer un ensemble de messages de base qui pourraient être partagés par toutes les agences gouvernementales et de santé publique au cours des prochains mois, période pendant laquelle le vaccin SPARS pourrait être introduit.[198]

Dans une section intitulée « Pistes de réflexion », le scénario invite les participants à imaginer leurs propres stratégies pour neutraliser le bon sens afin d'atteindre une large couverture vaccinale :

> Comment les autorités sanitaires fédérales pourraient-elles éviter que les gens ne considèrent le processus accéléré de développement et d'essai du vaccin SPARS comme étant en quelque sorte « précipité » et intrinsèquement défectueux ? [...] Comment les autorités sanitaires fédérales pourraient-elles répondre aux critiques qui soutiennent que la protection de la responsabilité des fabricants de vaccins SPARS mette en danger la liberté et le bien-être individuels ? [...] Quelles sont les conséquences potentielles du fait que les responsables de la santé rassurent trop le public sur les risques potentiels d'un nouveau vaccin SPARS alors que les effets à long terme ne sont pas encore connus ?[199]

Même une lecture superficielle du document de planification de la Fondation montre clairement que la préparation de Gates a peu à voir avec la santé publique et tout à voir avec la limitation de la liberté et la commercialisation agressive des vaccins.

Les planificateurs expliquent à leur public cible – « les prestataires de santé publique et les communicants de la pandémie » – que les inquiétudes de la population concernant les réactions inquiétantes et les effets secondaires des vaccins peuvent être noyées en inondant les ondes de bonnes nouvelles sur les succès des vaccins : le rôle consternant des médias grand public dans ces exercices est de diffuser de la propagande, d'imposer la censure et de fabriquer un consentement à des politiques oppressives. Dans leurs projections, les planificateurs sociaux prévoient une confiance absolue dans le fait que les médias d'information et les réseaux sociaux coopéreront pleinement à ce coup d'État. Les planificateurs de la simulation sont conscients de leur capacité à saper le quatrième pouvoir dans son rôle de champion de la liberté d'expression et de la démocratie, et de leur capacité à renverser les réseaux sociaux, qui promettaient autrefois de démocratiser le flux d'informations. Il s'avère que les titans des médias traditionnels et sociaux sont prédisposés à servir les élites mondialistes. Gates et ses acolytes ont en quelque sorte eu l'intuition que ces institutions façonneraient obligeamment la couverture de l'actualité afin de fabriquer de l'obéissance à la vaccination obligatoire et de démembrer la Constitution :

> Dans les mois qui suivirent [...] l'OMS commença à élaborer un programme international de vaccination amélioré, basé sur le soutien financier accru des États-Unis et d'autres pays. Étant donné la réaction positive à la politique du gouvernement fédéral, et le fait que la majorité des citoyens américains désireux de se faire vacciner l'avaient déjà été, la publicité négative entourant les effets indésirables a eu peu d'effet sur les taux de vaccination à l'échelle nationale.[200]

Gates et son équipe assurent aux planificateurs de pandémies qu'ils éviteront facilement d'être tenus pour responsables de la vague de lésions neurologiques à long terme qu'ils provoquent avec leurs vaccins expérimentaux :

> Alors que le gouvernement fédéral semblait avoir répondu de manière appropriée aux préoccupations concernant les effets secondaires aigus du Corovax, les effets chroniques à long terme du vac cin étaient encore largement inconnus. Vers la fin de l'année 2027, des rapports sur de nouveaux symptômes neurologiques ont commencé à fleurir. Après n'avoir présenté aucun effet secondaire pendant près d'un an, plusieurs personnes vaccinées ont lentement commencé à ressentir des symptômes tels qu'une vision floue, des maux de tête et un engourdissement des extrémités. En raison du petit nombre de ces cas, la signification de leur association avec le Corovax n'a jamais été déterminée.[201]

Selon les organisateurs, le but de la simulation de Gates était de préparer les « communicants de la santé publique » avec un livre d'exercice stratégique, étape par étape, pour la pandémie à venir. Dix-huit mois après le début de la pandémie COVID-19, il est difficile de parcourir le document détaillé de planification de 2018 de Gates sans avoir le sentiment que nous sommes tous en train de nous faire rouler.

Poser les jalons du totalitarisme

Suite au succès de la simulation SPARS, Gates a progressivement employé un ton plus sombre et plus martial, et il a intensifié ses déclarations sur la nécessité d'une coercition autoritariste pour garantir l'observance de la vaccination contre la pandémie imminente. Le 18 avril 2018, Gates a prononcé un discours lors du sommet sur le paludisme à Londres, dans lequel il a prévenu qu'une nouvelle maladie mortelle pourrait apparaître d'ici dix ans, prenant le monde « par surprise », se propageant à l'échelle mondiale et tuant des dizaines de millions de personnes. Faisant allusion à la nécessité d'une coordination accrue entre les responsables de la santé et les militaires, Gates a répété : « Le monde doit se préparer aux pandémies aussi sérieusement qu'il se prépare à la guerre. »[202] Les simulations de Gates invoquent le concept de

« guerre totale », ce qui signifie la mobilisation de populations entières, le sacrifice des économies mondiales et l'anéantissement des institutions démocratiques et des droits civils.

Conscient de la difficulté d'imposer des contrôles tyranniques dans une démocratie, Gates a de plus en plus concentré ses efforts sur l'enrôlement d'alliés essentiels dans les secteurs de la haute technologie et de l'armée. Le 27 avril, Gates a déclaré au *Washington Post* qu'il avait averti le président Trump du « risque croissant d'une attaque bioterroriste »[203]. Soulignant ses fréquents contacts avec le président et les conseillers militaires, il a publiquement révélé avoir des réunions régulières avec H. R. McMaster, l'ancien conseiller à la sécurité nationale de Trump.

En parallèle, Gates nouait des liens avec des magnats des médias sociaux, dont Jeff Bezos, d'Amazon, dont il aura besoin pour son plan d'action. Comme toute entreprise totalitaire, le stratagème de Gates nécessitera de brûler des livres, et il pourra compter sur Bezos. À partir de mars 2020, Amazon a purement et simplement interdit ou empêché la vente de catégories entières de livres et de vidéos remettant en cause les orthodoxies officielles – y compris la base scientifique du confinement qui allait faire gagner à Bezos des dizaines de milliards. Dans la plus pure tradition de l'opération Mockingbird[m], le *Washington Post* de Bezos s'y est également mis, notamment en publiant un tract de propagande criard mais adorable sous le titre « Bill Gates appelle les États-Unis à mener la lutte contre une pandémie qui pourrait tuer 33 millions de personnes ». Ce mois-là, Bill Gates a annoncé un « Grand Challenge » de 12 millions de dollars, en partenariat avec la famille du cofondateur de Google, Larry Page, pour accélérer le développement d'un vaccin universel contre la grippe[204]. Alphabet, la société mère de Google, investissait déjà massivement dans des start-up de fabrication de vaccins, et avait signé un partenariat de 76 millions de dollars avec GlaxoSmithKline. Anticipant apparemment de riches retours sur investissement pour Big Tech grâce au confinement qu'il allait orchestrer, Gates faisait alors partie des plus gros actionnaires d'Amazon, Google, Facebook et, bien sûr, Microsoft.

Le lendemain de la publication de l'article du *Post*, un membre du conseil d'administration de l'EcoHealth Alliance a envoyé un courriel à Peter Daszak, zoologiste et expert en armes biologiques : « Y a-t-il des liens avec Bill Gates que nous pourrions [ré]activer étant donné la parfaite synchronicité des missions ? »

Daszak répondit : « re : gates et google – nous avons de bonnes relations dans les deux entreprises... Nous allons certainement les contacter à nouveau. Depuis l'épidémie d'Ebola, la fondation Gates s'intéresse de plus en plus à la préparation aux pandémies. »[205]

À ce moment-là, Daszak faisait office de tuyau via lequel Tony Fauci, Robert Kadlec, le Pentagone (la DARPA) et l'USAID – autrefois une couverture

m. L'opération Mockingbird est une opération qui fut lancée à la fin des années 1940 par la CIA. Elle visait à influencer les médias américains et d'autres pays. (N.d.T.)

de la CIA, qui relève aujourd'hui du Conseil national de sécurité – blanchissaient des subventions pour financer des expériences de gain de fonction, notamment au laboratoire de biosécurité de l'Institut de virologie de Wuhan. En 2018, le gouvernement français avait averti les responsables du gouvernement américain que le laboratoire de Wuhan, que les Français ont aidé à construire, était vétuste et insuffisamment doté en personnel et en sécurité. Par exemple, l'entreprise de construction française bioMérieux, qui a construit le laboratoire, avait négligé d'installer correctement le système de pression négative – un élément d'infrastructure essentiel pour empêcher la fuite de virus délibérément améliorés pour créer des pandémies. Le Dr Fauci avait ignoré l'avertissement.

En mai 2021, quand j'ai envoyé un courriel à Stéphane Bancel, l'ancien PDG de bioMérieux (2007-2011), pour lui demander s'il savait que sa société n'avait pas respecté son engagement à fournir un système fonctionnel, il n'a pas répondu. À cette époque, Bancel était PDG de Moderna et partenaire de Bill Gates et Tony Fauci, exploitant une société qui serait le principal bénéficiaire de la fuite du laboratoire, faisant rapidement valoir la participation de 9 % de Bancel plus d'un milliard de dollars. En mars 2019, huit mois avant que la COVID-19 ne commence à circuler, Bancel avait redemandé un brevet pour une technologie à ARNm pour le nouveau vaccin de Moderna. Le Bureau américain des brevets avait précédemment rejeté sa demande. Mais cette fois-là, il s'adressa au Bureau des brevets avec une urgence particulière, exprimant « une inquiétude quant à la réémergence ou à une libération délibérée du coronavirus du SRAS »[206,207,208,209,210].

Entre deux simulations de manœuvres bactériologiques, Gates poursuivait sa tournée énergique en posant les jalons d'une panique de masse et d'un régime autoritaire. Lors de la conférence annuelle Shattuck, le 27 avril 2018, à Boston, il avait prévenu : « Nous ne pouvons pas prédire quand, mais compte tenu de l'émergence continue de nouveaux agents pathogènes, du risque croissant d'une attaque bioterroriste et de la façon dont notre monde est connecté par le biais des voyages aériens, il existe une probabilité significative qu'une pandémie moderne, d'envergure et mortelle, se produise de notre vivant. » Les armes biologiques de destruction massive, a-t-il averti, sont « devenues plus faciles à créer en laboratoire ». Gates a ajouté : « nous soutenons les efforts d'autres organismes, dont l'Institut national des allergies et des maladies infectieuses, dont le candidat vaccin [vraisemblablement Moderna] devrait passer aux essais de sécurité sur l'homme dans environ un an. »[211]

Clade X 2018

Puis, le 15 mai 2018, dans la sombre salle de réception de l'hôtel Mandarin Oriental de Washington, une musique militaire inquiétante a introduit une autre « pandémie/simulation de préparation à la pandémie », organisée par le Johns Hopkins Center for Health Security (anciennement Hopkins Population Center, que Gates et les NIH financent). Cet événement d'une journée, baptisé Clade X, visait à « [simuler] la réaction à un agent pathogène fictif issu du génie biologique et pour lequel il n'existe pas de vaccin »[212]. Dans l'espoir de réduire la population mondiale, une secte d'élite avait libéré son microbe génétiquement modifié depuis un laboratoire de Zurich. La maladie se propageait d'abord en Allemagne et au Venezuela, puis aux États-Unis, tuant 100 millions de personnes dans le monde, tandis que « les systèmes de santé s'[écroulaient], la panique se [répandait], la bourse américaine s'[effondrait] »[213].

La simulation comprenait « une série de réunions convoquées par le Conseil de sécurité nationale réunissant dix responsables du gouvernement américain, joués par des personnalités éminentes dans les domaines de la sécurité nationale ou de la réponse aux épidémies »[214]. L'exercice soulignait la nécessité de réponses militarisées aux pandémies et explorait des stratégies de contrôle des médias et des réseaux sociaux. Il s'agissait d'un exercice d'entraînement visant à préparer les responsables politiques, administratifs, militaires et du renseignement à soutenir le coup d'État contre la démocratie et la Constitution américaines. Les participants étaient un cabinet officieux composé d'anciens hauts responsables de la FDA et du CDC, ainsi qu'un ancien conseiller général de la CIA. Les acteurs étaient l'ancien chef de la majorité au Sénat, Tom Daschle, et la députée d'Indianapolis, Susan Brooks. Daschle, un ancien officier du renseignement de l'armée qui faisait partie des cibles des lettres contenant de l'anthrax en 2001, est devenu un lobbyiste de l'industrie pharmaceutique en 2018. Susan Brooks, la soi-disant « députée d'Eli Lilly », a fondé le Congressional Biodefense Caucus. Elle a également présenté en 2015 un projet de loi couronné de succès – le *Social Media Working Group Act* de 2014 – visant à créer un bureau des médias sociaux au sein du département de Sécurité intérieure pour faciliter la censure de ces derniers en cas d'urgence nationale. Un autre de ses projets de loi en 2015 visait à rationaliser la mise en œuvre de programmes de vaccination coercitifs par le gouvernement fédéral lors de pandémies.

Clade X a fait un *livestreaming* sur Facebook devant environ 150 invités, dont des représentants des grands médias triés sur le volet. La simulation a fait frémir d'effroi la presse envoûtée. « Cette pandémie fictive a tué 150 millions de personnes. La prochaine fois, ce ne sera peut-être pas un exercice », titrait le *Washington Post* de Jeff Bezos[215]. Le *New York Post*, quant à lui, assurait à ses lecteurs que « le monde n'[était] absolument pas préparé à la prochaine pandémie. »[216,217]

Comme l'a résumé le journaliste du *Post* :

> La simulation mêlait des détails de catastrophes passées à des éléments fictifs afin de forcer les responsables gouvernementaux et les experts à prendre le type de décisions clefs auxquelles ils pourraient être confrontés en cas de pandémie réelle. La journée a été tendue. L'exercice a été inspiré en partie par la réponse brouillonne à l'épidémie d'Ebola de 2014. Contrairement à Ebola, « qui se propage par contact direct et par les fluides corporels », cette dernière « était un virus respiratoire flulique, qui se propageait beaucoup plus facilement d'une personne à l'autre par la toux et les éternuements [...] »

> Lors de l'exercice, les écoles ont fermé, la demande en masques chirurgicaux et en respirateurs a largement dépassé l'offre, et les hôpitaux des États-Unis ont été rapidement débordés. » Parmi les « questions difficiles » : « Une interdiction d'entrée pour les vols en provenance d'autres pays ? », « Qui doit recevoir les vaccins en premier ? »[218]

Il convient de noter qu'aucune des simulations d'Hopkins n'envisage l'efficacité de médicaments repositionnés pour atténuer ou stopper la pandémie. Or, aucune d'entre elles ne permet de réfléchir à l'abolition des droits constitutionnels et à la destruction totale des systèmes politiques et judiciaires américains au profit d'une junte médicale et militaire tyrannique. Aucune d'entre elles ne reconnaît que la Constitution des États-Unis ne prévoit aucun régime d'exception en cas de pandémie. Au lieu de ça, ils étaient trop occupés à préparer une mutinerie de haut niveau contre la démocratie américaine.

Tous les rapports de simulations d'Hopkins se terminent par les mêmes conclusions, à savoir l'opportunité d'une réponse militarisée de l'État policier et la nécessité impérieuse de déployer à grande échelle les vaccins à ARNm, dans lesquels Gates et Fauci ont déjà investi des milliards de dollars : « Les participants ont souligné la nécessité pour les États-Unis de passer plus rapidement du microbe au médicament. »[219]

Or, chaque simulation a mis en évidence la soi-disant « nécessité » de mettre en quarantaine et d'isoler les personnes en bonne santé, de censurer toute critique des vaccins Gates/Fauci et de contraindre la population à recevoir des vaccins distribués à la hâte, le tout en défiant la logique, le bon sens et les pratiques antérieures en matière de santé publique.

Le directeur du Hopkins Center, Tom Inglesby, a expliqué que l'objectif immédiat de l'événement était de « fournir un apprentissage par l'expérience » aux nouveaux décideurs de l'administration Trump[220]. Bien entendu, le corps de presse intégré à l'événement a acclamé Gates comme le héros du jour – le milliardaire bienfaisant dont le génie, seul, nous sauverait de la contagion meurtrière.

Un article enthousiaste du *New Yorker*, intitulé « The Terrifying Lessons of a Pandemic Simulation », s'est enorgueilli des images d'une nation en guerre, avec Gates comme général sur son étalon blanc éclatant : « Le philanthrope en chef Bill Gates s'est appuyé sur des modèles développés par l'Institut de modélisation des maladies (IMHE) [financé par Gates], une entreprise fondée par son ancien collègue de Microsoft Nathan Myhrvold, pour prévenir que, dans l'état actuel de nos connaissances, environ 33 millions de personnes mourraient dans les six premiers mois d'une pandémie mondiale similaire à la grippe de 1918. »[221] (Gates déploiera ses sbires de l'IMHE en janvier 2020 pour exagérer de façon grotesque la mortalité prévue de la COVID-19 – 22 millions de morts en 12 mois – pour justifier le confinement draconien de Tony Fauci.)

D'où vient le virus factice ? Dans ce scénario, « quelqu'un a modifié génétiquement un virus de la parainfluenza, en grande partie inoffensif, pour le tuer », raconte le *MIT Technology Review*. « Le coupable fictif est A Brighter Dawn, un groupuscule qui défend la philosophie selon laquelle moins de gens – beaucoup moins – serait une bonne chose pour la planète Terre. » Eric Toner, spécialiste des pandémies au centre Johns Hopkins, a inventé le scénario après avoir mené « des recherches méticuleuses pour aboutir à une menace plausible en utilisant des modèles virologiques et épidémiologiques réels ». Le résultat était si réaliste que les organisateurs ont choisi de ne pas donner trop de détails. »[222]

Un objectif stratégique clair pour Gates et Fauci était la répétition du message selon lequel une pandémie mondiale était inévitable, que seuls des vaccins obligatoires pouvaient éviter la catastrophe, et que l'effacement des droits civils serait nécessaire. Le plus étonnant a été leur capacité à mobiliser les médias mondiaux, obligés d'avaler et de promouvoir sans discuter ces propositions, en contradiction totale avec toute la science et l'histoire jusque-là acceptées.

Le même mois, l'émission *NewsHour* de PBS – autrefois considérée comme le plus incorruptible des médias télévisuels américains – a diffusé un documentaire élogieux sur le Dr Fauci, mettant en avant la nécessité d'un vaccin universel contre la grippe, dans un reportage en deux parties intitulé « Pourquoi une nouvelle pandémie grippale n'est probablement qu'une question de temps ».

PBS a coupé à un moment où Fauci visite le Centre de recherche sur les vaccins avec le Dr Barney Graham, co-inventeur du vaccin à ARNm de Moderna. Dans la séquence suivante, le journaliste de PBS interroge le Dr Fauci sur « un vaccin protégeant contre toutes les souches connues et inconnues du virus [de la grippe] ». Le Dr Fauci répond : « Il y a plusieurs années, je n'aurais pas été en mesure de vous donner ne serait-ce qu'une approximation du moment où cela se produirait, parce que la science ne nous donnait pas les indices permettant de le faire. Aujourd'hui, grâce à ces techniques fantastiques de conception de vaccins basés sur la structure, je pense que nous l'avons à portée de tir. »[223] Le Dr Fauci poursuit : « Nous devons être en mesure d'avoir quelque chose qui, lorsqu'un nouveau virus pandémique émerge, soit déjà disponible pour y remédier, quelque chose que l'on puisse fabriquer et qui soit utilisable de sorte que, lorsqu'on le stocke, il s'agisse vraiment d'un stock. »[224]

L'émission était en fait une infopublicité pour Moderna et les vaccins à ARNm. PBS n'a pas mentionné que le NIAID du Dr Fauci avait injecté des fonds massifs dans le vaccin de Moderna, ni que le NIAID revendiquait des droits de brevet et s'apprêtait à profiter largement de son approbation. PBS n'a pas non plus dit que la Fondation Bill et Melinda Gates avait déjà donné des millions de dollars à PBS *NewsHour*[225], ni que, en 2019, Gates avait également parié des millions sur le vaccin à ARNm de Moderna. Gates détient une participation substantielle dans l'entreprise.

En septembre 2019, le centre John Hopkins pour la sécurité sanitaire, financé par Gates, a donné suite à son événement Clade X en publiant un rapport de 84 pages intitulé « Préparation à une épidémie de pathogènes respiratoires à fort impact ». Le rapport se concentre sur le seul point final qui semble vraiment préoccuper Gates – le projet Gates/Fauci de vaccin à ARNm. S'il subsistait un doute sur le fait que la promotion du vaccin à ARNm était le seul objectif de l'exercice, le Livre blanc l'a levé. La synthèse de Clade X demandait que la priorité absolue de tous les acteurs du gouvernement, des médias et de la biosécurité soit la promotion coordonnée du vaccin à ARNm :

> Les vaccins à base d'acide nucléique (ARN et ADN) sont largement considérés comme des voies très prometteuses et potentiellement rapides de développement de vaccins, bien qu'ils n'aient pas encore débouché sur des produits homologués.[226]

Gates et Fauci avaient déjà investi d'énormes ressources financières dans cette technologie. Dans cette optique, les simulations peuvent être interprétées comme des exercices de marketing et de communication destinés à recruter et à former des responsables politiques, militaires, médiatiques et de santé publique pour faire avancer leur projet en recourant à la censure, à la propagande et à la violence d'État, si nécessaire.

Le rapport concluait par un avertissement révélateur sur la biosécurité, « en particulier pour les pays qui financent des recherches susceptibles d'aboutir à des accidents avec des agents pathogènes qui pourraient déclencher des pandémies respiratoires à fort impact »[227]. Le rapport avertissait que la possibilité d'une dissémination délibérée « pourrait considérablement aggraver les conséquences extraordinaires qui suivraient un événement pandémique d'origine naturelle avec le même agent[228]. Des stratégies de vaccination de masse devraient être élaborées et mises en place pour accroître l'accès immédiat. »[229]

En d'autres termes, par le biais de ce rapport sponsorisé, Gates affirmait que nous devions mettre en place une stratégie de vaccination de masse rapide afin d'anticiper la diffusion accidentelle ou délibérée du type d'agents pathogènes améliorés dont son partenaire de travail, le Dr Fauci, finançait le développement à Wuhan, sous couvert de recherche sur les vaccins.

Bien que la simulation de Gates ait mis en évidence la nécessité de masques et de respirateurs, Gates, le Dr Fauci et Kadlec n'ont pas cherché à constituer des stocks de ces articles, pas plus qu'ils n'ont cherché à constituer des stocks de médicaments antiviraux susceptibles de traiter efficacement les personnes malades[230]. Au lieu de ça, ils se sont concentrés sur les vaccins de nouvelle génération, sur leur administration obligatoire à des populations saines non infectées, sur la censure et d'autres dispositifs coercitifs, sur la création et le contrôle d'agences sanitaires mondiales, ainsi que sur les technologies de surveillance.

Conseil de surveillance de la préparation mondiale

Plus tard, en mai 2018, avec l'aval de l'OMS et du Groupe de la Banque mondiale, Gates a créé une sorte de conseil permanent appelé Global Preparedness Monitoring Board (GPMB), comprenant certains des caïds de la santé publique mondiale les plus puissants, afin d'institutionnaliser les leçons tirées de tous ces exercices de simulation[231]. Le conseil mondial devait servir de collectif faisant autorité dans la vie réelle pour imposer des règles pendant la pandémie à venir. L'objectif de cet organe de contrôle et de responsabilité, dit « indépendant », était de valider l'imposition de contrôles d'État policier par les dirigeants politiques et les technocrates mondiaux et locaux, en soutenant leurs efforts pour prendre le type de mesures fortes que la simulation de Gates a modélisées : soumettre la résistance, censurer impitoyablement la dissidence, isoler les personnes en bonne santé, détruire les économies et contraindre à la vaccination pendant une crise sanitaire mondiale orchestrée. Le conseil d'administration du GPMB comprend un panthéon de technocrates dont le pouvoir global cumulé pour dicter la politique de santé mondiale est quasi irrésistible : Anthony Fauci ; Sir Jeremy Farrar du Wellcome Trust ; Christ Elias de la BMGF ; George Gao, directeur du CDC chinois ; Veronika Skvortsova, ministre russe de la santé ; Michael Ryan, directeur de la santé à l'OMS ; Gro Harlem Brundtland, directrice générale de l'OMS ; Ilona Kickbusch, ancienne directrice de la programmation de l'OMS ; et Henrietta Holsman Fore, ancienne directrice de l'USAID, qui était autrefois une façade fiable de la CIA.

En juin 2019, environ 20 semaines avant le début de la pandémie de COVID, le Dr Michael Ryan, directeur exécutif du Programme des urgences sanitaires de l'OMS, a résumé les conclusions du rapport sur les pandémies du GPMB, avertissant que « nous [entrions] dans une nouvelle phase d'épidémies à fort impact » qui constituerait « une nouvelle normalité » où les gouvernements du monde entier intensifieraient leur contrôle et limiteraient la mobilité des citoyens[232].

Crimson Contagion (2019)

Au mois d'août de cette année-là, à peine 10 semaines avant que les premières infections à la COVID-19 ne soient signalées à Wuhan, un exercice militaire de 2019, dont le nom de code était Crimson Contagion, a couronné huit mois de planification supervisée par Robert Kadlec, qui était alors le responsable de la réponse aux catastrophes du président Trump. Anthony Fauci, représentant du NIH, le Dr Robert R. Redfield, des CDC, et le secrétaire du HHS Alex Azar, ont également participé à ce scénario de guerre pandémique[233]. Le bureau de la Préparation et de la réponse du HHS a fait équipe avec les plus grands espions du Conseil national de sécurité pour diriger l'« exercice fonctionnel » de quatre jours à l'échelle nationale[234].

Kadlec, qui écrivait depuis 20 ans des scénarios pour l'utilisation d'un virus pandémique afin de renverser la démocratie et restreindre les droits constitutionnels, était donc dans une position idéale pour le faire. Avec cette simulation de virus, il a inclus tous les acteurs clefs qui allaient gérer ce qui allait être, 60 jours plus tard, un coup d'État *de facto*.

Alors que les simulations précédentes fonctionnaient comme des exercices d'entraînement pour les commissaires politiques, militaires, de la presse, des agences de renseignement et de la haute administration, la simulation Crimson Contagion de 2019 a fonctionné comme une croisade nationale pour évangéliser les administrations de la santé au niveau national, les fonctionnaires municipaux, les hôpitaux et les forces de l'ordre à travers l'Amérique, avec les messages développés dans les simulations précédentes.

Sous le sceau du secret, les organisateurs ont mis en œuvre l'exercice Crimson Contagion dans plus de 100 centres dans tout le pays. « Parmi les participants figuraient 19 ministères et organismes fédéraux, 12 États clefs, 15 nations tribales et pueblos, 74 services de santé locaux et régions de coalition, 87 hôpitaux et plus de 100 partenaires du secteur privé des soins de santé et de la santé publique[235]. Le scénario de simulation prévoyait une pandémie de « nouvelle grippe » originaire de Chine, appelée H7N9. Comme pour la COVID-19, les voyageurs aériens propageaient rapidement la maladie respiratoire mortelle à travers le monde.

Dans ce scénario, au moment où les autorités sanitaires américaines identifient pour la première fois le virus à Chicago, il galope déjà comme la Faucheuse dans d'autres zones métropolitaines, obligeant le ministre de la Santé à déclarer une urgence nationale de santé publique. L'OMS attend un mois avant de déclarer une pandémie. Cet exercice multi-États et multirégional, qui s'est déroulé quelques mois avant la pandémie réelle de COVID-19, s'est concentré sur « la protection des infrastructures stratégiques, l'impact économique, la distanciation sociale, l'allocation des ressources rares, la priorisation des vaccins et autres contre-mesures »[236]. (Une fois de plus, les médicaments thérapeutiques n'étaient pas au menu.) L'exercice Crimson Contagion a établi des prévisions sinistrement exactes avec des chiffres qui prédisaient précisément les données officielles sur les victimes de la COVID-19 : 110 millions de cas prévus, 7,7 millions d'hospitalisations et 568 000 décès rien que pour les États-Unis.

Le projet de rapport, daté au 19 octobre 2019 et portant la mention « confidentiel », n'est devenu public que lorsque le *New York Times* en a obtenu une copie en vertu de la loi sur la liberté d'information. Le journal a publié un article en première page le 19 mars 2020, huit jours après que l'OMS ait déclaré que la COVID-19 était une pandémie[237]. Ce n'est que sous la pression d'une autre demande en vertu de la loi sur la liberté d'information que le bureau du secrétaire adjoint à la Préparation et à la réponse du ministère de la Santé de Kadlec a publié le rapport rétrospectif sur la Crimson Contagion de janvier 2020 au mois de septembre suivant. Il est disponible en ligne à l'adresse suivante : governmentattic.org/38docs/HHSaarCrimsonContAAR_2020.pdf.

L'article du *Times* comportait ce paragraphe : « Le rapport d'octobre 2019 documente que les responsables des départements de la Sécurité intérieure et de la Santé et des Services sociaux, et même du Conseil de sécurité nationale de la Maison Blanche, étaient conscients de la possibilité qu'une épidémie de virus respiratoire provenant de Chine se propage rapidement aux États-Unis et submerge la nation. »[238] Le *New York Times* n'a pas tenu compte d'histoires plus importantes et plus significatives : les planificateurs de la Crimson Contagion ont prédit avec précision chaque élément de la pandémie de COVID-19 – de la pénurie de masques au nombre de décès – des mois avant que la COVID-19 ne soit identifiée comme une menace, or leur contre-attaque globale était la démolition planifiée de la Constitution américaine par une révolution de palais scrupuleusement chorégraphiée.

Le projet de rapport Crimson Contagion pointe l'insuffisance des sources de financement fédérales existantes pour lutter contre une pandémie et conclut, comme on pouvait s'y attendre, que les responsables gouvernementaux ont besoin de beaucoup plus d'argent et de pouvoirs : « Un sujet de préoccupation important concernait les insuffisances des pouvoirs exécutifs et statutaires existants pour fournir au HHS les moyens nécessaires pour réagir avec succès en tant qu'agence fédérale principale, en réponse à une pandémie de grippe. »[239]

L'équipe a noté : « Le groupe [...] a conclu qu'il devrait bientôt passer à une distanciation sociale agressive, même au risque de perturber gravement l'économie du pays et la vie quotidienne de millions d'Américains. »[240]

TOPOFF 2000-2007

Au cours de mes recherches pour ce livre, j'ai découvert qu'à partir de 2000, les agences de sécurité, de l'armée, de la police et du renseignement ont secrètement organisé d'autres simulations de masse, sous le nom de code TOPOFF, dont le public n'a pratiquement pas eu connaissance. Chacune d'entre elles a servi d'exercice d'entraînement pour imposer en douceur un totalitarisme planétaire. Nombre de ces exercices ont impliqué des dizaines de milliers de policiers locaux, de responsables de la santé et d'intervenants spéciaux à travers les États-Unis, le Canada, le Mexique et l'Europe, ainsi que des représentants du FBI, du Département d'État, des agences de renseignement et de sociétés privées des secteurs de la chimie, du pétrole, de la finance, des télécommunications et de la santé.

Entre mai 2000 et 2007, quatre exercices TOPOFF (Top Official) ont mobilisé des fonctionnaires du DOJ, du FBI et de la FEMA pour la planification de scénarios d'attaques aux armes chimiques et biologiques. Le premier d'entre eux, en mai 2000, a modélisé des attaques chimiques et biologiques à Denver, dans le Colorado, et à Portsmouth, dans le New Hampshire, en étudiant la logistique de la mise en quarantaine d'un État entier (le Colorado). Le rapport déplore que « des mesures plus strictes pour protéger les citoyens locaux du Colorado [n'aient] pas été mises en œuvre »[241] et prévient que pour survivre à une telle catastrophe, l'État doit immédiatement prendre des mesures rapides et décisives, afin de mettre la population en quarantaine, y compris l'application d'une politique sans précédent de « non-contact en dehors de votre domicile »[242] qui sera la marque de fabrique de la réponse à COVID-19 vingt ans plus tard.

En mai 2003, le département de la Sécurité intérieure a parrainé TOPOFF 2, avec plus de 8 000 participants à Seattle et à Chicago, conjointement avec le gouvernement canadien et sa participation importante[243].

En avril 2005, TOPOFF 3 a simulé des attaques biologiques et chimiques dans le New Jersey et le Connecticut, impliquant plus de 20 000 participants de plus de 250 agences fédérales, étatiques et locales, d'entreprises privées, de groupes de bénévoles et d'organisations internationales. Le Canada et le Royaume-Uni ont coordonné des exercices simultanés[244].

TOPOFF 4, qui s'est déroulé du 15 au 24 octobre 2007, a réuni plus de 23 000 participants de l'administration et du secteur privé, simulant des attaques à Guam, Portland et Phoenix. À Washington, le Département d'État a mis en place un groupe de travail sur les exercices et a participé à des réunions de haut niveau avec d'autres décideurs du département et des agences, y compris les ambassades américaines à Canberra, Ottawa et Londres[245].

« Ce sont des exercices de lavage de cerveau », déclare Kevin Shipp, ancien officier de la CIA et lanceur d'alerte. « Quand vous obtenez que tous ces milliers de responsables de la santé publique et des forces de l'ordre participent à l'atomisation de la Déclaration des droits des États-Unis dans le cadre de ces exercices, vous avez obtenu leur blanc-seing pour torpiller la Constitution afin de renverser la démocratie. Ils savent qu'aucun de ces participants ne se posera soudainement des questions lorsque la situation réelle surviendra. La CIA a passé des décennies à étudier exactement comment contrôler de vastes populations en utilisant ce genre de techniques. » Shipp ajoute : « Nous sommes tous des sujets manipulés dans le cadre d'une vaste expérience de Milgram à l'échelle de la population, le Dr Fauci jouant le rôle du médecin en blouse blanche qui nous ordonne d'ignorer nos vertus et notre conscience, et d'effacer la Constitution. »[246]

Octobre 2019 : l'*Event 201*

À la mi-octobre 2019, sous la direction de Gates, deux mois seulement après Crimson Contagion et trois semaines après que les agences de renseignement américaines aient estimé que la COVID-19 avait commencé à circuler à Wuhan, la cabale conduite par les potentats et institutions composant le cartel de la biosécurité a commencé à préparer les décideurs à évincer massivement des médias sociaux des détracteurs éclairés de l'industrie du vaccin. Ce mois-là, Gates a personnellement organisé un autre exercice de formation et d'entraînement pour les fonctionnaires gouvernementaux chargés de la biosécurité. Cette exercice militaire consistait en quatre simulations « sur table » d'une pandémie mondiale de coronavirus. Parmi les participants figuraient un groupe de dignitaires de la Banque mondiale, du Forum économique mondial, du Bloomberg/Johns Hopkins University Populations Center, du CDC, de divers médias puissants, du gouvernement chinois, d'un ancien directeur de la CIA/NSA, du fabricant de vaccins Johnson & Johnson, la plus grande société pharmaceutique du monde, des chefs de file de l'industrie de la finance et de la biosécurité, et du président d'Edelman, la plus grande société de relations publiques du monde. Les critiques à penchant conspirationniste appellent cette cabale l'« État profond ». Le directeur du Forum économique mondial, Klaus Schwab, a baptisé leur programme le « Great Reset »[247].

L'*Event 201* était un exercice de repérage, mais aussi, comme nous le verrons, un tour de chauffe pour un « gouvernement en attente ». Ses dirigeants allaient rapidement occuper des postes clefs pour gérer la réponse à la pandémie quelques mois plus tard.

Sous la direction de Gates, les participants se sont mis dans la peau de membres d'un comité de surveillance de la pandémie, jouant le jeu de la contagion qui sert de prétexte à cette insurrection contre la démocratie américaine. Ils se sont exercés aux techniques de guerre psychologique pour contrôler les récits officiels, faire taire les dissidents, masquer de force de larges populations et tirer parti de la pandémie pour promouvoir les vaccinations de masse obligatoires. Inutile de dire qu'il n'a guère été question de renforcer ou fortifier les systèmes immunitaires, de promouvoir les remèdes existants en vente libre ou les médicaments et vitamines thérapeutiques non brevetés. Au lieu de ça, il y a eu des palabres abondantes sur l'expansion des pouvoirs autoritaires du gouvernement, l'imposition de restrictions draconiennes, la réduction des droits civils traditionnels, qui pourraient inclure les droits de réunion, la liberté d'expression, la propriété privée, les procès devant jury, l'application normale de la loi et le culte religieux, ainsi que la promotion et la coercition de l'adoption de nouveaux médicaments et vaccins antiviraux brevetables. Les participants ont parcouru des scénarios imaginaires de contagion mondiale par le coronavirus, axés sur la peur, la censure générale, la propagande de masse et les stratégies d'État policier aboutissant à la vaccination de masse obligatoire.

Comme pour la simulation Clade X, les médias les plus fiables et favorables à l'industrie pharmaceutique étaient présents. *Forbes* et *Bloomberg* ont participé à l'exercice, qui portait sur la simulation de la censure menée par le cartel médical. La fondation Bloomberg est l'un des principaux bailleurs de fonds du Johns Hopkins Center. Curieusement, Gates a affirmé plus tard que cette simulation n'avait pas eu lieu. Le 12 avril 2020, il a déclaré à la BBC : « Maintenant, nous y sommes. Nous n'avons pas fait de simulation, nous ne nous sommes pas entraînés, et nous nous trouvons donc en territoire inconnu, tant en ce qui concerne les politiques de santé que les politiques économiques. »[248] Malheureusement pour ce bobard, les vidéos de l'événement sont toujours disponibles sur Internet. Elles montrent que Gates et son équipe ont effectivement simulé des politiques sanitaires et économiques. Il est difficile de concevoir que Gates ait oublié. Les organisateurs ont présenté l'*Event 201* comme un moyen de délimiter « les domaines dans lesquels des partenariats public/privé seront nécessaires lors de la réponse à une pandémie grave afin de réduire les conséquences économiques et sociétales à grande échelle ». Ils ont rappelé aux participants que les « experts s'[accordaient] » à dire que ce n'[était] qu'une question de temps avant que l'une de ces épidémies ne devienne « planétaire »[249].

L'*Event 201* était aussi proche que possible d'une simulation « en temps réel ». Il s'agissait d'une réunion d'un hypothétique conseil d'urgence pandémique, la semaine même où la COVID-19 faisait déjà ses premières victimes à Wuhan. « Nous ne sommes pas sûrs de l'ampleur que cela pourrait prendre, mais il n'y a pas de fin en vue »[250], prévenait un faux médecin lors d'un briefing d'ouverture. L'épidémie de coronavirus simulée par Gates était bien pire que l'authentique épidémie de COVID-19 qui allait frapper l'Amérique quelques semaines plus tard. La version simulée provoquait 65 millions de décès au bout de 18 mois et un effondrement économique mondial qui durait jusqu'à dix ans[251]. Par rapport à la simulation de Gates, la crise réelle de la COVID-19 est donc un peu ratée. Les responsables de la santé publique affirment que 2,5 millions de décès ont été « attribués à la COVID » dans le monde en 13 mois. Or, le nombre de décès dus à la COVID dans notre situation réelle de crise COVID-19 est fortement gonflé et douteux. De plus, les 2,5 millions de décès doivent être replacés dans le contexte d'une population mondiale de 7,8 milliards d'habitants, avec environ 59 millions de décès attendus chaque année dans tous les cas. Les prévisions de l'*Event 201* concernant un effondrement économique de dix ans s'avèreront probablement plus exactes, mais uniquement en raison du confinement draconien promu par Gates et le Dr Fauci.

Le message de l'*Event 201* était qu'une telle crise serait l'occasion de promouvoir de nouveaux vaccins et de renforcer l'information et les contrôles comportementaux par la propagande, la censure et la surveillance. Le scénario de Gates prévoyait une vaste résistance antivaccins déclenchée par les mesures et alimentée par les messages sur Internet.

Museler le débat sur la génération en labo

Cinq mois avant que l'OMS ne déclare une pandémie mondiale, à une époque où 99,999 % des Américains n'avaient jamais entendu l'expression « gain de fonction », les principaux responsables gouvernementaux planifiaient déjà des stratégies visant à supprimer tout débat public sur la possibilité qu'un coronavirus ait été volontairement manipulé pour accroître sa pathogénicité et sa transmissibilité chez l'homme.

L'une de leurs principales préoccupations était de faire taire les « rumeurs » selon lesquelles le coronavirus avait été créé en laboratoire. La quatrième simulation de l'*Event 201* prévoyait la manipulation et le contrôle de l'opinion publique et le musellement de tout colloque sur les agents pathogènes artificiellement améliorés. Tout le monde exprimait son inquiétude quant à la nécessité pour les autorités d'étouffer et de discréditer instantanément toute spéculation selon laquelle quelqu'un aurait délibérément ou accidentellement libéré un microbe fabriqué en laboratoire. Cet aspect est très révélateur car il prédisait avec une précision étonnante la crise que traverse actuellement la démocratie. L'hypothèse fondamentale de tous les participants était que la censure et la propagande sont des outils légitimes du pouvoir fédéral. Les participants ont discuté des mécanismes permettant d'éradiquer la « désinformation » et la « mésinformation », en « inondant » de propagande les médias (la « bonne information »), en imposant des sanctions pour la diffusion de *fake news* et en discréditant la dissidence (« le mouvement anti-vaccination »).

Vous trouverez ci-dessous des portraits succincts de certains des participants à ce volet de l'opération, ainsi que des comptes-rendus de leurs commentaires et faits d'armes :

George Gao, directeur du Centre chinois de contrôle des maladies (CCDC), s'est inquiété de la façon de supprimer les inévitables « rumeurs » selon lesquelles le virus aurait été créé en laboratoire : « Les gens croient que 'c'est un virus créé par l'homme'… [et qu']une société pharmaceutique a fabriqué le virus ». Deux mois après avoir prononcé ces mots, Gao lui-même a pris la tête de l'effort chinois visant à étouffer la rumeur sur la création en laboratoire. Gao a également orchestré la campagne du gouvernement chinois visant à vacciner un milliard de citoyens chinois[252].

Dr Tara Kirk Sell, investigateur principal au Centre pour la sécurité sanitaire de la Bloomberg School of Health de Johns Hopkins, s'inquiète du fait que les entreprises pharmaceutiques soient accusées d'avoir introduit le virus pour pouvoir gagner de l'argent avec les médicaments et les vaccins : « [Nous avons] vu la confiance du public dans leurs produits s'effondrer. » Elle note avec inquiétude que « les troubles, dus à de fausses rumeurs et à des messages qui divisent, augmentent et exacerbent la propagation de la maladie, car les niveaux de confiance baissent et les gens cessent de coopérer aux efforts de lutte. Il s'agit d'un problème majeur, qui menace les gouvernements et les institutions de confiance. »[253]

Sell rappelle à ses confrères : « Nous savons que les réseaux sociaux sont désormais le principal moyen pour de nombreuses personnes de s'informer, de sorte que la suspension de ces plateformes pourrait freiner la propagation de la désinformation. » Il existe de nombreux moyens, conseille le Dr Sell, pour les alliés du gouvernement et de l'industrie, d'atteindre cet objectif : « Certains gouvernements ont pris le contrôle de l'accès national à Internet. D'autres censurent les sites Internet et le contenu des réseaux sociaux, et un petit nombre d'entre eux ont complètement fermé l'accès à Internet pour empêcher la propagation de la désinformation. Des sanctions ont été mises en place pour la diffusion de fausses informations nuisibles, y compris des arrestations. »[254]

Comme de nombreux autres participants à l'*Event 201*, Sell est entrée au service du gouvernement peu après la déclaration de la pandémie.

Depuis le début de la pandémie de COVID-19, le Dr Sell a travaillé comme une sorte de « ministre de la Vérité » des États-Unis, coordonnant les efforts du gouvernement américain et de l'OMS pour étouffer et discréditer les dissidents, les vilipender et les *gaslighter*. Elle désigne sa profession par le terme orwellien « infodémiologie », qu'elle décrit comme le suivi de la diffusion de la désinformation (opinions dissidentes) et la limitation de sa propagation par la censure et la communication sur les risques[255].

Jane Halton a servi l'Australie en tant que ministre de la Santé et des Finances. Elle est membre du conseil d'administration de la banque australienne ANZ. L'ANZ finance le vaste et influent secteur australien des vaccins[256]. Halton est l'un des auteurs de la politique oppressive australienne «*no jab, no pay*»[n]. Elle était l'ancienne présidente de l'Assemblée mondiale de la santé de l'OMS. Aujourd'hui, elle est présidente de la Coalition mondiale pour la préparation aux épidémies (CEPI) de Gates, dont le rôle est de détourner les financements philanthropiques et gouvernementaux vers le développement de vaccins pandémiques par des sociétés pharmaceutiques à but lucratif. Elle a assuré aux autres participants de l'*Event 201* que, dans les coulisses, la Fondation Gates créait déjà des algorithmes « pour passer au crible les informations sur ces plateformes de médias sociaux »[257] afin de protéger le public des pensées et informations dangereuses. En mars 2020, Halton a rejoint le conseil d'administration de la Commission nationale australienne de coordination COVID-19, qui a imposé le confinement le plus draconien au monde et les restrictions les plus dramatiques pour les droits civils dans l'histoire de cette nation.

Chen Huang, chercheur chez Apple, chercheur chez Google et principal expert mondial en matière de technologie de géolocalisation et de reconnaissance faciale, joue le rôle de l'informateur qui rend compte des mesures gouvernementales. Il attribue les émeutes aux activistes antivaccins et prédit, de manière approbatrice, que Twitter et Facebook coopéreront pour « identifier et supprimer un nombre inquiétant de comptes dédiés à la diffusion de ces informations sur l'épidémie » et pour mettre en place « des fermetures d'Internet [...] afin d'apaiser la panique »[258].

Matthew Harrington, directeur des opérations mondiales et des communications numériques chez Edelman – la plus grande société de relations publiques du monde, qui représente Pfizer, AstraZeneca, Johnson & Johnson et Microsoft – convient que les médias sociaux doivent rentrer dans le rang pour promouvoir la politique gouvernementale : « Je pense également que nous sommes à un moment où les médias sociaux doivent faire un pas en avant et reconnaître que le moment d'affirmer qu'ils sont une plateforme technologique et non un diffuseur est révolu. Ils doivent en fait participer à la diffusion d'informations exactes et s'associer aux communautés scientifiques et sanitaires pour faire contrepoids, voire inonder la zone d'informations exactes. Parce qu'il n'est pas possible d'essayer de remettre le génie de la désinformation et de la mésinformation dans la lampe. »[259]

Stephen Redd, l'amiral du Service de santé publique des États-Unis et assistant de l'administrateur de la Santé publique des États-Unis, a la sinistre idée que le gouvernement devrait exploiter les données des médias sociaux pour identifier et collecter des données sur les Américains ayant des croyances négatives : « Je pense qu'avec les médias sociaux, il est possible de comprendre qui est susceptible [...] de recevoir des informations erronées, et je pense donc qu'il est possible de collecter des données à partir

n. « Pas de piqûre, pas d'argent ». (N.d.T.)

de ce moyen de communication »[260]. Quelques mois après avoir exprimé ces idées, Redd a pris ses nouvelles fonctions de directeur adjoint du CDC, chargé de gérer les mesures de lutte contre la COVID.

Adrian Thomas, vice-président de Global Strategy, Programs & Public Health de Johnson & Johnson, la plus grande entreprise pharmaceutique au monde, a annoncé « des informations importantes à partager avec nos entreprises membres [Pharma]. Nous procédons à des essais cliniques sur de nouveaux antirétroviraux, et en fait, sur des vaccins ! » Il recommande une stratégie pour faire face aux problèmes qui ne manqueront pas d'accabler ces entreprises lorsque « des rumeurs se [seront] effectivement répandues » selon lesquelles leurs produits testés de façon bâclée « causent des décès et que les gens ne veulent donc plus les prendre. » Il suggère : « peut-être sommes-nous en train de faire l'erreur de signaler et de compter tous les décès et toutes les infections »[261]. Cette inquiétude peut expliquer pourquoi les autorités fédérales ont choisi de maintenir délibérément un système de surveillance dysfonctionnel conçu pour cacher plus de 99 % des dommages liés aux vaccins. Thomas dirige le programme de réponse pandémique et de développement de vaccins de Johnson & Johnson depuis mars 2021.

L'ancienne directrice adjointe de la CIA, **Avril Haines**, a dévoilé une stratégie visant à « inonder la zone » de propagande provenant de « sources fiables », notamment de « leaders communautaires influents, ainsi que de professionnels de santé ». Elle met en garde contre les « fausses informations qui commencent à réellement entraver notre capacité à faire face à la pandémie, alors nous devons être en mesure d'y répondre rapidement »[262]. Le 11 avril 2021, le président Biden a nommé Haines au poste de directeur du renseignement national, qui est désormais le plus haut responsable de la réponse à la pandémie.

Matthew Harrington (PDG d'Edelman) observe qu'Internet – qui était autrefois censé décentraliser et démocratiser l'information – doit maintenant être centralisé : « Je pense que, comme dans les conversations précédentes où nous avons parlé de centralisation autour de la gestion de l'information ou des besoins de santé publique, il faut une réponse centralisée autour de la politique de communication qui est ensuite transmise en cascade aux ambassadeurs informés, dans les communautés d'ONG, les organisations de professionnels de santé, etc.[263] Edelman se vante que la technologie est son plus gros client, suivie de près par l'industrie pharmaceutique. Microsoft est le compte le plus important d'Edelman.

Le Dr Tom Inglesby est directeur du Johns Hopkins Center for Health Security. Il est conseiller auprès du NIH, du Pentagone et de la Sécurité intérieure. Comme beaucoup d'autres participants à l'*Event 201*, Inglesby a immédiatement migré vers la gestion de la crise dans la vie réelle. Trois mois plus tard, il est passé au HHS en tant que conseiller principal pour la réponse à la crise COVID-19. Inglesby convient qu'un contrôle plus centralisé est nécessaire : « Vous voulez dire un contrôle international centralisé ? »[264]

Matthew Harrington (Edelman) a répondu que l'accès à l'information devrait être : « Centralisé sur une base internationale, car [il] pense qu'il doit y avoir une consignation centralisée de faits, de données et de messages clefs. »[265]

Hasti Taghi (conseiller média) résume : « Le mouvement antivaccin était très puissant et c'est un phénomène qui s'est propagé spécifiquement via les réseaux sociaux. Alors que nous effectuons des recherches pour mettre au point les bons vaccins afin d'éviter que cela ne se reproduise, comment faire circuler les bonnes informations ? Comment communiquer les bonnes informations pour que le public ait confiance dans les vaccins que nous créons ? »[266]

Kevin McAleese, responsable de la communication pour les projets agricoles financés par Gates, observe que « [selon lui], il est clair que les pays doivent faire de gros efforts pour gérer la désinformation et les fausses informations. Nous savons que les réseaux sociaux travaillent jour et nuit pour combattre ces campagnes de désinformation. La tâche d'identifier chaque mauvais acteur est immense. C'est un problème énorme qui va nous empêcher de mettre fin à la pandémie et qui pourrait même entraîner la chute de gouvernements, comme nous l'avons vu lors du Printemps arabe. Si la solution passe par le contrôle et la réduction de l'accès à l'information, je pense que c'est le bon choix. »[267]

Le Dr Tom Inglesby (Johns Hopkins) abonde dans le même sens, en questionnant : « Dans ce cas, pensez-vous que les gouvernements en sont au point de devoir exiger que les entreprises de médias sociaux fonctionnent d'une certaine manière ? »[268]

Lavan Thiru, ministre des Finances de Singapour, suggère que le gouvernement pourrait faire des exemples en arrêtant des dissidents sur la base « des dispositions relatives aux mesures d'application contre les *fake news*. Pour certains d'entre nous, cette nouvelle réglementation est mise en place sur la façon dont nous traitons les *fake news*. Le moment est peut-être venu pour nous de montrer quelques cas dans lesquels nous sommes en mesure de mettre en avant certains mauvais acteurs, et de laisser aux tribunaux le soin de juger s'ils ont effectivement diffusé des *fake news*. »[269]

Sofia Borges, chef du bureau de l'ONU à New York, a parlé de publier des histoires positives sur des personnes qui ont vaincu la maladie et « d'avoir une source d'information centralisée et un organisme mondial qui pourrait gagner le respect de tous. Je pense que l'OMS, dans ce cas précis, pourrait être cette source d'information. »[270]

Adrian Thomas a ajouté : « Il est important de réfléchir aux acteurs atypiques du secteur privé que nous pouvons faire intervenir dans ce domaine. Faire venir des multinationales pharmaceutiques pour expliquer [...] pourquoi leurs produits sont sûrs pourrait être considéré comme non crédible. »[271]

L'*Event 201*, exercice militaire de Gates sur la pandémie mondiale, a rapidement démontré qu'il touchait et endoctrinait son public cible, à savoir les décideurs de haut niveau de la planète. Une semaine après l'*Event 201*, l'aspirant à la présidence Joe Biden a lu un article du *Washington Post* sur le suivi du rapport de l'*Event 201* corédigé par le Hopkins Center for Health Security. Selon un nouvel indice mondial de sécurité sanitaire évaluant 195 pays, « aucun pays – y compris les États-Unis – n'[était] entièrement préparé à affronter une menace délibérée ou accidentelle ayant le potentiel d'anéantir l'humanité »[272]. Biden a réagi sur Twitter le 25 octobre 2019 : « Nous ne sommes pas préparés à une pandémie [...] Nous avons besoin d'un leadership qui [...] se concentre sur les menaces réelles et mobilise le monde entier pour arrêter les épidémies avant qu'elles n'atteignent nos côtes. »[273]

Fin novembre 2019, Robb Butler – chef du programme Vaccine Preventable Diseases and Immunization de l'OMS/Europe de 2014 à 2018 – a déclaré à la Conférence scientifique européenne sur l'épidémiologie appliquée des maladies infectieuses qu'il fallait s'attaquer à « l'hésitation vaccinale » et que « la vaccination est ce qu'il y a de mieux »[274].

Le triomphe du complexe militaire/du renseignement : les agences de renseignement et la COVID-19

En novembre 2020, le MI6, l'agence d'espionnage britannique, a annoncé que ses espions allaient surveiller les étrangers du monde entier (y compris, probablement, les Américains) qui remettaient en question l'orthodoxie officielle concernant les vaccins COVID-19. Déclarant le lancement d'une « cyber-opération offensive visant à perturber la propagande antivaccins »[275], la Foreign Branch a laissé entendre qu'elle ciblerait désormais les personnes qui poseraient des questions gênantes ou impudentes sur les vaccins ou remettraient en question les déclarations ou mesures officielles relatives à la COVID. L'agence a promis de déployer le même arsenal de surveillance et de harcèlement et les mêmes coups bas qu'elle réservait auparavant aux terroristes. Selon le *Times*, « l'agence d'espionnage a une boîte à outils bien garnie pour s'attaquer à la désinformation et au recrutement de l'État islamique »[276]. Une source gouvernementale a assuré au journal qu'ils ne plaisantaient pas : « Le GCHQ a reçu l'ordre de s'attaquer aux antivaccins en ligne et sur les réseaux sociaux. Il existe des moyens qui ont déjà servi pour surveiller et perturber la propagande terroriste. »[277]

La loi fédérale interdit aux agences de renseignement américaines d'espionner ou de surveiller les citoyens américains, mais les bureaucraties occidentales du renseignement travaillent en collaboration les unes avec les autres, et la CIA déploie souvent des agences européennes, israéliennes et canadiennes comme substituts pour contourner les lois américaines.

En août 2020, après que je sois intervenu en tant qu'orateur principal devant une foule estimée à 1,2 million de défenseurs de la démocratie et des droits civiques de toutes les nations européennes qui protestaient contre les restrictions liées à la COVID, lors d'un rassemblement pour la paix et la justice à Berlin, l'agence nationale de renseignement allemande a annoncé qu'elle allait commencer à surveiller les principaux dirigeants de l'organisation qui m'avait invité. Elle a accusé les manifestants COVID de tenter de « saper durablement la confiance dans les institutions de l'État et leurs représentants »[278], selon l'agence de presse AFP. « Maintenant, la définition de la terreur est si large », a déclaré l'ancien fonctionnaire de la CIA Kevin Shipp, « que toute mention des vaccins COVID entre dans leur champ de compétence. »[279]

C'était les premières fois qu'était explicitement reconnue l'implication omniprésente des agences de renseignement occidentales dans l'entreprise vaccinale, que la presse mondiale a longtemps négligée. Comme le laissaient présager deux décennies d'exercices de simulation de biodéfense, les agences clandestines américaines et étrangères ont une présence discrète mais dominante dans la réponse à la pandémie de COVID- 19. Des anciens de la communauté du renseignement et des officiers actifs occupent des postes clefs dans les agences internationales qui promeuvent les vaccinations mondiales. Par exemple, la directrice de l'USAID du président Biden est l'ancienne ambassadrice de l'OMS Samantha Power. Power est un faucon de guerre impérialiste qui, en tant que conseillère à la sécurité nationale du président Obama, l'a persuadé d'intervenir militairement en Libye. Elle a déclaré que son objectif principal à l'USAID était de « restaurer le prestige des États-Unis en distribuant dans le monde entier des vaccins produits aux États-Unis »[280]. Le directeur de l'UNICEF, Anthony Lake, était le conseiller à la sécurité nationale du président Bill Clinton et son candidat au poste de directeur de la CIA jusqu'à ce que des accusations de corruption fassent échouer sa nomination. En janvier 2020, l'UNICEF a annoncé sa récente adhésion à l'autoritarisme en encourageant l'adoption par le parlement des Maldives d'un projet de loi faisant de tout refus d'un vaccin infantile recommandé par le gouvernement un délit pénal. L'enthousiasme non feint de l'UNICEF montre clairement que l'organisation considère l'innovation des Maldives comme un programme d'avenir pour l'humanité[281].

Le cousin de GlaxoSmithKline, le Wellcome Trust, a joué un rôle central dans le mariage de Big Pharma avec les agences d'espionnage occidentales. De 2015 à octobre 2020, le président du Wellcome Trust (version britannique de la Fondation Gates) était l'ancien directeur général du MI5, Lady Eliza Manningham-Buller, vétéran du contre-espionnage depuis 35 ans, qui a également fait office d'agent de liaison officiel entre les agences de renseignement britanniques et américaines. Les courriels d'Anthony Fauci révèlent que le directeur du Wellcome Trust, Sir Jeremy Farrar, a travaillé directement avec le Dr Fauci pour orchestrer la dissimulation des preuves de la fuite du laboratoire de Wuhan, en chargeant une équipe de cinq agents du Wellcome Trust de gérer la fraude[282].

Lady Manningham-Buller est présidente de l'Imperial College London depuis 2011. Anthony Fauci et les responsables occidentaux de la santé ont largement cité les projections de mortalité COVID-19 inexactes de l'Imperial College (élaborées par Neil Ferguson, le fameux épidémiologiste du Wellcome Trust) pour justifier les confinements mondiaux draconiens[283]. Les projections rusées de Ferguson ont surestimé les taux de mortalité de plus d'un ordre de grandeur. Il a fait de même avec la maladie de la vache folle et d'autres maladies du moment. L'espion du MI6 Christopher Steele est l'un des dirigeants de l'organisation britannique « Independent SAGE », collectif sommaire mais très influent de spécialistes des sciences sociales, de psychologues et de propagandistes professionnels qui utilisent les médias d'information pour exercer une pression constante sur le gouvernement britannique chaque fois qu'il hésite à déployer l'autoritarisme sournois nécessaire pour atteindre le « zéro COVID »[284].

Steele n'est qu'un des nombreux anciens officiers de renseignement qui encouragent les mesures draconiennes contre la COVID et applaudissent l'avènement du totalitarisme. L'un des premiers promoteurs de la marginalisation, de la diabolisation et de la reconnaissance officielle de la maltraitance des parents hésitants par rapport à la vaccination est Juliette Kayyem, qui était secrétaire adjointe à la Sécurité intérieure sous Obama et membre du Council on Foreign Relations et du National Committee on Terrorism. Kayyem a été contrainte de quitter son poste haut placé au *Washington Post* lorsque des critiques ont révélé son implication dans l'entreprise israélienne de logiciels espions qui a conçu le système qui a été utilisé pour traquer et assassiner le journaliste saoudien Jamal Khashoggi[285]. Dès avril 2019, elle écrivait dans l'éditorial du *Washington Post* que les parents qui refusaient de faire vacciner leurs enfants contre la rougeole devraient subir « l'isolement, des amendes, des arrestations » et être soumis aux mêmes sanctions que le gouvernement utilise contre les terroristes et les délinquants sexuels[286].

Dès 1977, le journaliste du Watergate Carl Bernstein a documenté le contrôle exercé par la CIA sur 400 journalistes et institutions américaines de premier plan, dont le *New York Times* et le *TIME Magazine*. La longue et généralisée domination de la CIA sur le *Washington Post* via le projet Mockingbird, à commencer par ses propriétaires Katharine et Phil Graham et ses principaux rédacteurs et journalistes, est bien documentée. Il y a peu de preuves que son nouveau propriétaire, Jeff Bezos, ait mis fin à ces influences corruptrices. Le *Post* et le *Times* ont été les principaux défenseurs médiatiques d'une réponse draconienne à la pandémie. Le 5 septembre, Max Blumenthal, fils de Sidney Blumenthal, un fidèle du *Washington Post*, a dénoncé la publication par le *Post* d'une fausse interview micro-trottoir, dans laquelle un médecin de Washington, censé être représentatif, appelait au meurtre extrajudiciaire des parents opposés au vaccin pour des raisons de négligence médicale. Blumenthal a souligné que le médecin était en fait le vice-président du personnel technique d'In-Q-Tel[287]. La CIA et d'autres agences de renseignement recrutent activement des scientifiques comme Jeremy Farrar, dont les recherches impliquent des affectations dans des pays étrangers[288]. En outre, elle utilise les campagnes de vaccination comme couverture pour des actions stratégiques plus larges. Par exemple, entre 2011 et 2014, la CIA a utilisé le Programme mondial d'éradication de l'OMS pour mener de faux programmes de vaccination contre la polio et l'hépatite B au Pakistan, afin de recueillir subrepticement l'ADN d'individus dans le cadre de ses efforts pour traquer Oussama ben Laden.

Ce ne sont là que quelques-uns des innombrables exemples de l'implication étroite des agences d'espionnage dans le traitement de la vaccination comme outil de politique étrangère et comme instrument de terreur, de musellement et de contrôle, indépendamment de toute préoccupation sanitaire réelle.

En juillet 2021, un an et quatre mois après le début de la misère du confinement mondial, la FAA a dû dévier le trafic aérien au-dessus d'une partie du pays allant de la côte ouest jusqu'au Michigan, pour faire de la place aux flottes de jets privés convergeant vers Sun Valley, dans l'Idaho, pour la 38ᵉ réunion annuelle du conclave le plus exclusif du monde, parfois appelé le camp d'été des milliardaires ou « Mogul Fest »[289]. La réunion de 2021 a réuni Bill Gates, le PDG d'Apple Tim Cook, Mark Zuckerberg, le fondateur d'Amazon Jeff Bezos, Mike Bloomberg, les fondateurs de Google Larry Price et Sergey Brin, Warren Buffett, le PDG de Netflix Reed Hastings, le président de Disney Robert Iger, Shari Redstone, présidente de Viacom/CBS, et l'un des propagandistes les plus influents du confinement, Anderson Cooper, qui a reconnu avoir répondu à une affiche de recrutement de la CIA alors qu'il était à Yale, et avoir par la suite travaillé un nombre indéterminé d'étés à Langley.

Toutes les discussions de l'événement étaient, comme d'habitude, soigneusement gardées, mais les participants ont reconnu avoir conversé sur les crypto-monnaies et l'intelligence artificielle. Cette année, les barons voleurs avaient reçu en tant qu'invité d'honneur le directeur de la CIA William Joseph Burns, et selon tous les rapports, l'humeur parmi les titans était haussière[290]. À cette époque, les milliardaires américains étaient bien partis pour augmenter leur richesse collective de 3,8 trillions de dollars en une seule année, tout en oblitérant la classe moyenne américaine, qui allait perdre de manière définitive environ le même montant. Ces magnats de la technologie et des médias, qui avaient multiplié leurs milliards grâce au confinement, étaient les mêmes hommes qui avaient utilisé leurs médias et les réseaux sociaux pour censurer les critiques concernant le confinement, alors même que celui-ci remplissait leurs coffres au-delà du point de rupture.

Chacun de ces gros bonnets avait contribué à précipiter l'effondrement calamiteux de la démocratie constitutionnelle exemplaire de l'Amérique. La Déclaration des droits était, à ce moment-là, indéfiniment suspendue. Les participants à cet événement avaient privatisé la place publique, puis entravé la libre circulation de l'information et le débat ouvert – l'oxygène et la lumière solaire de la démocratie. Leur censure a permis à leurs alliés de la technocratie de procéder à la plus extraordinaire réduction des droits constitutionnels américains de l'histoire : fermeture d'églises dans tout le pays, fermeture d'un million d'entreprises en dehors des procédures normales et sans juste compensation, suspension des procès devant jury pour les délinquants d'entreprise, adoption de réglementations sans audiences publiques ni débats transparents garantis par la Constitution, violation de la vie privée par des perquisitions sans mandat, surveillance par géolocalisation et abolition des droits de réunion et d'association.

Après 20 ans d'exercices de modélisation, la CIA, en collaboration avec des technocrates médicaux comme Anthony Fauci et des magnats milliardaires d'Internet, a réussi le plus grand coup d'État : quelque 250 ans après la révolte historique de l'Amérique contre une oligarchie bien établie et un régime autoritaire, l'expérience américaine de l'autonomie était terminée. L'oligarchie était restaurée, et ces gentlemen et leurs maîtres espions avaient doté la technocratie montante de nouveaux outils de contrôle, inimaginables pour le roi George ou pour tout autre tyran de l'histoire.

La COVID-19 : un projet militaire

> *Dans les conseils de gouvernement, nous devons nous prémunir contre l'acquisition d'une influence injustifiée, qu'elle soit recherchée ou non, par le complexe militaro-industriel. La possibilité de l'avènement d'un pouvoir mal placé existe et existera toujours. Nous ne devons jamais laisser le poids de cette alliance mettre en danger nos libertés ou nos processus démocratiques. Nous ne devons rien considérer comme acquis. Seuls des citoyens vigilants et bien informés peuvent obliger l'énorme machine industrielle et militaire de la Défense à s'adapter à nos méthodes et objectifs pacifiques, afin que la sécurité et la liberté puissent prospérer ensemble.*
>
> ✍ Dwight Eisenhower, 1961

Avec tous les préparatifs d'une réponse militaire coordonnée, avec une implication profonde des agences de renseignement, il n'est pas surprenant que la réponse du gouvernement à la COVID-19 soit rapidement apparue comme un projet militaire.

Le 28 septembre 2020, le journaliste scientifique Nicholas Florko a publié dans *STAT* un schéma organisationnel qui a fait l'objet d'une fuite[291] et qui dévoile le projet Operation Warp Speed (d'un montant de 10 milliards de dollars) en tant que campagne très structurée du ministère de la Défense avec une « vaste participation militaire ». Dans l'organigramme byzantin[292], on trouve quatre généraux et 60 autres responsables militaires ayant dirigé l'opération Warp Speed, dépassant largement les technocrates civils de la santé du HHS, qui ne représentaient que 29 des quelque 90 responsables figurant sur l'organigramme.

Paul Mango, chef de cabinet adjoint pour la politique du HHS, a déclaré à *STAT* que le département de la Défense était profondément impliqué dans tous les aspects du projet, y compris la création de plus de deux douzaines d'usines de fabrication de vaccins, le transport aérien d'équipements et de matières premières du monde entier, et la mise en place d'opérations de cybersécurité et de sécurité physique « pour s'assurer qu'un éventuel vaccin est étroitement surveillé par des 'acteurs étatiques qui ne veulent pas que nous réussissions' ». Cet addendum paranoïaque semble être un prétexte pour relier les Américains inquiets par rapport au vaccin à des gouvernements étrangers sinistres, justifiant ainsi une réponse militaire et des agences de renseignement. Il s'agit, en somme, d'une « théorie du complot », bien qu'elle soit officielle. Mango a déclaré à *STAT* que la planification et le débriefing de Warp Speed ont lieu « dans des salles protégées utilisées pour discuter d'informations classifiées ». Un haut fonctionnaire fédéral de la santé a déclaré à *STAT* qu'il avait été frappé de voir des soldats en uniformes militaires déambuler au siège du HHS dans le centre de Washington, y compris plus de 100 soldats dans les couloirs du HHS portant des « treillis de la Tempête du désert ».

Les responsables de la santé se sont plaints à *STAT* de s'être retrouvés marginalisés alors que Warp Speed se transformait en un partenariat entre l'armée et l'industrie pharmaceutique, présidé par Robert Kadlec – qui, selon Mango, a personnellement signé tous les accords commerciaux conclus par le HHS pour l'opération Warp Speed.

Warp Speed a conclu des accords secrets avec six grandes sociétés pharmaceutiques développant des vaccins COVID-19. Le conseiller principal de l'opération est Moncef Slaoui, un ancien fonctionnaire de GlaxoSmithKline qui, avant la pandémie, était président de Moderna, la collaboration Fauci/Kadlec/Gates qui allait être le principal bénéficiaire de Warp Speed. En se présentant comme un « contractant extérieur », Slaoui, qui détient environ 10 millions de dollars d'actions chez GSK, a échappé à l'application des règles fédérales d'éthique. Slaoui a depuis promis de faire don de toute augmentation de la valeur de ses actions[293].

« La première personne à être licenciée devrait être le Dr Slaoui », a réagi la sénatrice Elizabeth Warren (Parti démocrate – Massachusetts) lors d'une audition. « Le peuple américain mérite de savoir que les décisions concernant le vaccin COVID-19 sont basées sur la science, et non sur la cupidité personnelle. »[294]

Le Dr Fauci était directement impliqué dans Warp Speed par le biais de son employé Larry Corey, qui s'est présenté comme un membre « *ex-officio* » de la gouvernance de Warp Speed. Corey dirige le réseau de prévention COVID-19 du Dr Fauci, qui transforme les réseaux d'essais cliniques sur le VIH en essais cliniques COVID-19 de phase III[295].

Le Dr Fauci n'a pas été découragé par la prise de contrôle militaire de la politique de santé américaine, applaudissant l'opération comme un « spectacle de talents ». Le Dr Fauci a déclaré à *STAT* qu'il n'était pas troublé par le manque d'expérience en matière de santé publique parmi les dirigeants de Warp Speed au Pentagone : « Si vous passez en revue les boîtes organisationnelles de l'opération Warp Speed, elles sont très, très impressionnantes. » Tom Inglesby a également loué l'implication des militaires. « Il y a une connaissance profonde de la science et de la façon de gérer des opérations gouvernementales complexes », a déclaré Inglesby. « Il est clair qu'ils opèrent dans un environnement pandémique et politique difficile, et nous ne saurons pas si nous avons un vaccin sûr et efficace avant la fin des essais. Mais il s'agit d'un groupe de personnes très compétentes qui travaillent pour y parvenir. »[296]

Le secrétaire du HHS, Alex Azar, ancien PDG et lobbyiste de l'industrie pharmaceutique, et le secrétaire à la Défense Mark Esper, se partagent la présidence de l'organisation. Slaoui, le chef civil officiel du projet, et le général Gustave Perna, sont les PDG de l'opération Warp Speed. Juste en dessous de Perna et de Slaoui se trouvent le général de corps d'armée (retraité) Paul Ostrowski[297], ancien soldat des forces spéciales qui gère la distribution d'un vaccin éventuel, et Matt Hepburn, spécialisé dans les projets de guerre futuristes pour le Pentagone, notamment un programme visant à implanter des capteurs de haute technologie dans les soldats notamment pour détecter les maladies.

« Cela devrait être une opération médicale et non militaire », m'a dit Vera Sharav, survivante de l'Holocauste et défenseur de l'éthique médicale. « C'est un problème de santé publique. Pourquoi les militaires et la CIA sont-ils si lourdement impliqués ? Pourquoi tout est secret ? Pourquoi ne pouvons-nous pas connaître les ingrédients de ces produits, que les contribuables ont financés ? Pourquoi tous leurs courriels sont-ils expurgés ? Pourquoi ne pouvons-nous pas voir les contrats passés avec les fabricants de vaccins ? Pourquoi nous impose-t-on un traitement reposant sur une technologie expérimentale ayant fait l'objet d'un minimum d'essais ? Puisque la COVID-19 fait du mal à moins de 1 % de la population, quelle est la justification pour mettre 100 % de la population en danger ? Nous devons reconnaître qu'il s'agit d'une vaste expérience humaine sur toute l'humanité, avec une technologie non éprouvée, menée par des espions et des généraux essentiellement formés pour tuer et non pour sauver des vies. » Comment cela pourrait-il bien se passer ?

Références

1. Stephen Kinzer, « From mind control to murder ? How a deadly fall revealed the CIA's darkest secrets », *The Guardian* (6 sept. 2019), theguardian.com/us-news/2019/sep/06/from-mind-control-to-murder- how-a-deadly-fall-revealed-the-cias-darkest-secrets
2. Michael Ignatieff, « Who Killed Frank Olson ? », *The Guardian* (6 avril 2001), theguardian.com/ books/2001/apr/07/books.guardianreview4
3. H. P. Albarelli, Jr., « Part One : The Mysterious Death of CIA Scientist Frank Olson », *Crime Magazine* (14 déc. 2002), crimemagazine.com/part-one-mysterious-death-cia-scientist frank-olson
4. David Franz, « The Dual Use Dilemma : Crying out for Leadership », *Saint Louis University Journal of Health Law and Policy* 6 (Vol. 7 :5 2013), slu.edu/law/academics/journals/health-law-policy/pdfs/ issues/v7-i1/david_franz_article.pdf
5. Franz William Lowther, « Rumsfeld 'helped Iraq get chemical weapons' », *Daily Mail* (31 déc. 2002), dailymail.co.uk/news/article-153210/Rumsfeld-helped-Iraq-chemical-weapons.html
6. Christopher G. Pernin *et al.*, « Unfolding the Future of the Long War : Motivations, Prospects, and Implications for the U.S. Army », Rand Corporation

(2008), rand.org/content/dam/rand/pubs/ monographs/2008/RAND_MG738.pdf

7. James Sterngold, « Cheney's grim vision : decades of war / Vice president says Bush policy aimed at long-term world threat », *San Francisco Chronicle* (15 janv. 2004), sfgate.com/politics/article/Cheney- s-grim-vision-decades-of-war-Vice-2812372.php
8. Wikispooks : Robert Kadlec. https://wikispooks.com/wiki/Robert_Kadlec
9. Jon Cohen, « Mining coronavirus genomes for clues to the outbreak's origins », *Science* (31 janv. 2021), sciencemag.org/news/2020/01/mining-coronavirus-genomes-clues-outbreak-s-origins
10. Hans Mahncke et Jeff Carlson, « Fauci Team Scrambled in January 2020 to Respond to Lab Leak Allegations, Emails Show », *Epoch Times* (2 juin 2021), theepochtimes.com/fauci-team-scrambled-in- january-2020-to-respond-to-lab-leak-allegations-emails-show_3842427.html
11. Whitney Webb et Raul Diego, « Head of the Hydra – The Rise of Robert Kadlec », *The Last American Vagabond* (14 mai 2020), thelastamericanvagabond.com/head-hydra-rise-robert-kadlec/
12. Neville Hodgkinson, « Covid's Dark Winter : How Biological War Games Stole Our Freedom », *Conservative Woman* (30 juin 2021), conservativewoman.co.uk/covids-dark-winter-how-bio-war- gaming-robbed-us-of-our-liberty
13. Barry R. Schneider et Lawrence E. Grinter, eds., *Battlefield of the Future : 21st Century Warfare* Issue (Air University Press Rev., éd. 2008), pp. 261-262 airuniversity.af.edu/Portals/10/CSDS/Books/ battlefield_future2.pdf
14. Jon Swaine, Robert O'Harrow Jr. et Aaron Davis, « Before pandemic, Trump's stockpile chief put focus on biodefense. An old client benefited », *Washington Post* (4 mai 2020), washingtonpost. com/investigations/before-pandemic-trumps-stockpile-chief-put-focus-on-biodefense-an-old-client- benefited/2020/05/04/d3c2b010-84dd-11ea-878a-86477a724bdb_story.html
15. Alexis Baden-Mayer, « Dr. Robert Kadlec : How the Czar of Biowarfare Funnels Billions to Friends in the Vaccine Industry », *Organic Consumers* (13 août 2020), organicconsumers.org/blog/dr-robert- kadlec-how-czar-biowarfare-funnels-billions-friends-vaccine-industry
16. « Gates Foundations Give Johns Hopkins $20 Million Gift to School of Public Health for Population, Reproductive Health Institute », BMGF (mai 1999), gatesfoundation.org/ideas/media-center/press- releases/1999/05/johns-hopkins-university-school-of-public-health
17. NIH Reporter, Johns Hopkins Funding 2001-2021, https://reporter.nih.gov/search/W2pb_ quLtkOEn58czHh1wA/projects/charts ?fy=2021 ;2020 ;2019 ;2018 ;2017 ;2016 ;2015 ;2013 ;2014 ;2012 ;2011 ;2010 ;2009 ;2008 ;2007 ;2006 ;2005 ;2004 ;2003 ;2002 ;2001&org=JOHNS %20HOPKINS %20 UNIVERSITY
18. « Secret project manufactured mock anthrax », *Washington Times* (26 oct. 2001), washingtontimes. com/news/2001/oct/26/20011026-030448-2429r/
19. Robert F. Kennedy, Jr. *American Values : Lessons I Learned from My Family* (Harper Collins, 2018), p. 215
20. Engelbrecht, Köhnlein *et al.*, p. 368
21. Marjorie Censer, « CEO took roundabout path to Emergent », *Washington Post* (3 janv. 2011). washingtonpost.com/wp-dyn/content/article/2010/12/30/AR2010123003293.html
22. Tim Reid, « The needle and the damage done », *London Times* (26 nov. 2002), vaccinetruth.org/gulf- war-syndrome.html

23. Subcommittee on National Security, Veterans Affairs, and International Relations of the Committee on Government Reform (30 juin 1999), hsdl.org/?view&did=2088
24. Martin Meyer Weiss, « Anthrax Vaccine and Public Health Policy », *American Journal of Public Health* (nov. 2007), ncbi.nlm.nih.gov/pmc/articles/PMC2040369/
25. Whitney Webb et Raul Diego, « Head of the Hydra – The Rise of Robert Kadlec », *The Last American Vagabond* (14 mai 2020), thelastamericanvagabond.com/head-hydra-rise-robert-kadlec/
26. Tara O'Toole, Professional Profile, Center for Health Security, https://www.centerforhealthsecurity.org/our-people/otoole/
27. Webb et Diego
28. Susan Peterson, « Epidemic disease and national security », *Security Studies*, vol. 12, no 2 (2002) : p. 74, DOI : 10.1080/09636410212120009, researchgate.net/publication/232909887_Epidemic_Disease_ and_National_Security
29. Congressional Record Senate 155, pt. 20 (4 nov. 2009), govinfo.gov/content/pkg/CRECB-2009- pt20/html/CRECB-2009-pt20-Pg26672.htm
30. Jim McElhatten, « Exclusive : Obama Nominee Omitted Ties to Biotech », *Washington Times* (8 sept. 2009), washingtontimes.com/news/2009/sep/8/obama-nominee-omitted-ties-to-biotech/
31. Noah Shachtman, « DHS's New Chief Geek Is a Bioterror 'Disaster,' Critics Charge », *Wired* (6 mai 2009), wired.com/2009/05/dhs-new-geek-in-chief-is-a-biodefense-disaster-critics-say/
32. Congressional Record Senate 155, pt. 20
33. *Ibid.*
34. *Ibid.*
35. *Ibid.*
36. *Ibid.*
37. Richard Abott, « ANSER Acquires Advanced Technology International », *Defense Daily* (3 janv. 2017), defensedaily.com/anser-acquires-advanced-technology-international/business-financial/
38. Sydney Lupkin, « How Operation Warp Speed's Big Vaccine Contracts Could Stay Secret », NPR (29 sept. 2020), npr.org/sections/health-shots/2020/09/29/917899357/how-operation-warp-speeds-big- vaccine-contracts-could-stay-secret
39. *Ibid.*
40. Matt Apuzzo et Selam Gebrekidan, « Governments Sign Secret Vaccine Deals. Here's What They Hide », *New York Times* (28 janv. 2021), nytimes.com/2021/01/28/world/europe/vaccine-secret- contracts-prices.html?referringSource=articleShare
41. Kevin Kajiwara et Jerome Hauer, « Teneo Insights Webinar : COVID-19 Pandemic and Vaccines », TENEO (8 janv. 2021), teneo.com/teneo-insights-webinar-covid-19-pandemic-and-vaccines/
42. Jim Lobe, « Chicken Hawks as Cheer Leaders », Foreign Policy in Focus Advisory Committee (2002), globalization.icaap.org/content/v2.2/lobe.html
43. Matt Duss, « Iraq : Because Rumsfeld Needed Better Targets », *ThinkProgress* (28 juil. 2009), archive. thinkprogress.org/iraq-because-rumsfeld-needed-better-targets-a4dcb1335c29/
44. Washington's Blog, « The Pentagon's 'Operation Dark Winter' : June 2001 Bioterror Exercise Foreshadowed 9/11 and Anthrax Attacks », *Global Research*

(12 oct. 2014), globalresearch.ca/the-pentagons-operation-dark-winter-june-2001-bioterror-exercise-foreshadowed-911-and-anthrax- attacks/5407575

45. Judith Miller, « A National Challenged : Spores ; U.S. Agrees To Clean Up Anthrax Site In Uzbekistan », *New York Times* (23 oct. 2001), nytimes.com/2001/10/23/world/a-nation-challenged-spores-us- agrees-to-clean-up-anthrax-site-in-uzbekistan.html
46. Franklin Foer, « The Source of the Trouble », *New York Magazine* (28 mai 2004), nymag.com/ nymetro/news/media/features/9226/#print
47. Reuters Staff, « Bush calls flawed Iraq intelligence biggest regret », Reuters (1er déc. 2008), reuters.com/ article/vcCandidateFeed2/idUSN01511412
48. Simon Jeffrey, « The slam-dunk intelligence chief », *The Guardian* (3 juin 2004), theguardian.com/ world/2004/jun/03/usa.simonjeffery
49. Lindsey A. O'Rourke, « The U.S. tried to change other countries' governments 72 times during the Cold War », *Washington Post* (23 déc. 2016), washingtonpost.com/news/monkey-cage/wp/2016/12/23/the-cia-says-russia-hacked-the-u-s-election-here-are-6-things-to-learn-from-cold-war- attempts-to-change-regimes/
50. CDC, Research – Smallpox (22 janv. 2019), cdc.gov/smallpox/research/index.html
51. Meryl Nass, « When mass vaccination programs are mounted in a hurry, bad outcomes and liability are invariably big issues » (17 avril 2021), anthraxvaccine.blogspot.com/2021/04/when-mass- vaccination-programs-are.html
52. *Ibid.*
53. John Doe #1 *et al.*, v. Donald H. Rumsfeld, *et al.*, 297 F. SUPP., U.S. Dist., (2003), biotech.law.lsu. edu/cases/vaccines/Doe_v_Rumsfeld_I.htm
54. Pourtant, à ce jour, le site Internet du CDC présente une image favorable du vaccin antivariolique, en commençant par les garanties de sécurité bien connues : le vaccin antivariolique est sûr, et il est efficace pour prévenir la variole.
55. Andrea Germanos, « Big Tech War Profiteers Raked in $44 Billion During 'Global War on Terror », *THE DEFENDER* (13 sept. 2021). https://childrenshealthdefense.org/defender/big-tech-sells-war- amazon-google-microsoft-44-billion/
56. Rick Weiss et Susan Schmidt, « Capitol Hill Anthrax Matches Army's Stocks », *Washington Post* (16 déc. 2001), washingtonpost.com/archive/politics/2001/12/16/capitol-hill-anthrax-matches- armys-stocks/ccc7d65b-9235-4ccb-84a6-c9d5064ada91/
57. Webb et Diego
58. *Ibid.*
59. *Ibid.*
60. Jerry Markon, « Justice Dept. Takes on Itself in Anthrax Attacks », *Washington Post* (27 janv. 2012), washingtonpost.com/politics/justice-dept-takes-on-itself-in-probe-of-2001-anthrax- attacks/2012/01/05/gIQAhGLlVQ_story.html
61. Ian Gurney, « Bin Laden Profits from U.S. Anthrax Vaccine Manufacture ? », *What Really Happened* (2002), whatreallyhappened.com/WRHARTICLES/binladenprofits.html
62. Webb et Diego
63. Jeffrey Lean et Jonathan Owen, « Donald Rumsfeld makes $5m killing on bird flu drug », *Independent* (12 mars 2016), independent.co.uk/news/world/americas/donald-rumsfeld-makes-5m- killing-bird-flu-drug-6106843.html

64. Nelson D. Schwartz, « Rumsfield's Growing Stake in Tamiflu », CNN Money (31 octobre 2005), https://money.cnn.com/2005/10/31/news/newsmakers/fortune_rumsfeld/
65. *Ibid.*
66. Jon Cohen et Eliot Marshall, « Vaccines for Biodefense : A System in Distress », *Science* (19 oct. 2001) : pp. 498-501, science.sciencemag.org/content/294/5542/498
67. Franz
68. Cohen et Marshall
69. Paul D. Thacker, « A Continued Candid Conversation with Richard Ebright on the History of U.S. Research Funding for Biological Agents in America and Abroad That Lack Critical Safety Overview », *Disinformation Chronicle* (7 août 2021), disinformationchronicle.substack.com/p/a-continued- can-did-conversation-with ?token=eyJ1c2VyX2lkIjozMzgzNzMwOSwicG9zdF9pZ-CI6NDAwMzQ0MTMsIl8iOiIzaC81byIsImlhdCI6MTYyOTMyODIyMiwiZXhwI-joxNjI5MzMxODIyLCJpc3MiOiJwdWItMjY0Mjk5Iiwic3ViIjoicG9zdC1yZWFjdGl-vbiJ9.gP5u8VH5vzokw_6Sjmre4Fm70GEegdm rFp2hbqfwTmg
70. Anthony S. Fauci, « The global challenge of infectious diseases : the evolving role of the National Institutes of Health in basic and clinical research », vol. 6, no 8, *NATURE*, 745 (août 2005), https:// www.nature.com/articles/ni0805-743.pdf ?origin=ppub
71. Shankar Vedantam, « Lingering Worries Over Vaccine », *Washington Post* (20 déc. 2001), washingtonpost.com/archive/politics/2001/12/20/lingering-wor-ries-over-vaccine/d05e4188-5672- 4821-b68d-b979964a3ba4/
72. *ABC This Week* (28 oct. 2001)
73. *Ibid.*
74. « The Anthrax Vaccine : Officials are taking another look at the controversial anthrax vaccine, Betty Ann Bowser reports », PBS (4 déc. 2001), pbs.org/news-hour/show/the-anthrax-vaccine
75. *Ibid.*
76. John Dudley Miller, « Postal Anthrax Aftermath : Has Bio-Defense Spending Made Us Safer ? », *Scientific American* (1er nov. 2008), scientificamerican.com/article/postal-anthrax-aftermath/
77. Frequently Asked Questions About SARS, CDC (3 mars 2005), cdc.gov/sars/about/faq.html
78. Fiona Fleck, « SARS outbreak over, but concerns for lab safety remain », *Bulletin of the WHO*, 82 (6), p. 470 (juin 2004), who.int/bulletin/volumes/82/6/news.pdf ?ua=1
79. « Anthony S. Fauci Reflects on the 2001 Anthrax Attacks », RWJF (3 oct. 2011), rwjf.org/en/ blog/2011/10/anthony-s-fauci-reflects-on-the-2001-anthrax-at-tacks.html
80. Franz
81. Judith Miller, Stephen Engelberg et William J. Broad, « U.S. Germ Warfare Research Pushes Treaty Limits » (4 septembre 2001), nytimes.com/2001/09/04/world/us-germ-warfare-research-pushes- treaty-limits.html
82. Hsinchun Chen *et al.*, Argus, vol. 21, *Infectious Disease Informatics : Syndromic Surveillance for Public Health and BioDefense*, pp. 177-181 (14 juillet 2009), doi : 10.1007/978-1-4419-1278-7_13
83. « Local Challenges of Global Proportions : Evaluating Roles, Preparedness for, and Surveillance of Pandemic Influenza », Committee on Homeland Security and Governmental Affairs, US Senate 110th Congress (28 sept. 2007),

https://www.govinfo.gov/content/pkg/CHRG-110shrg38846/pdf/ CHRG-110shrg38846.pdf

84. Raul Diego, « DARPA's Man in Wuhan », Unlimited Hangout (31 juillet 2020), unlimitedhangout. com/2020/07/investigative-reports/darpas-man-in-wuhan/
85. *Ibid.*
86. Donald G. McNeil Jr., « Scientists Were Hunting for the Next Ebola. Now the U.S. Has Cut Off Their Funding », *New York Times* (25 oct. 2019), https://www.nytimes.com/2019/10/25/health/predict- usaid-viruses.html
87. Daszak/Callahan paper : « Diversity of coronavirus in bats from Eastern Thailand », *Virol. J.*, 2015, 12, p. 57 (11 avril 2012), doi : 10.1186/s12985-015-0289-1, ncbi.nlm.nih.gov/pmc/articles/ PMC4416284/
88. Engineering Bio-Terror Agents : Lessons from the Offensive U.S. and Russian Biological Weapons Program, House of Representatives, Subcommittee on Prevention of Nuclear and Biological Attack, Committee on Homeland Security (13 juillet 2005), fas.org/irp/congress/2005_hr/bioterror.html
89. Matt Windsor, « The War on Bugs, Michael Callahan : Alumni Profile », *University of Alabama Medicine Magazine*, hiver 2013, https://www.uab.edu/medicine/magazine/winter-2013/alumni- profile-michael-callahan
90. Richard Conniff, « How devastating pandemics change us », *National Geographic* (14 juil. 2020), https://www.nationalgeographic.com/magazine/article/how-devastating-pandemics-change-us-feature
91. Steve Watson, « Anthrax Coverup : A Government Insider Speaks Out », *911 Blogger* (2002), 911blogger.com/node/9774
92. Scott Lilly, « Getting Rich on Uncle Sucker : Should the Federal Government Strengthen Efforts to Fight Profiteering ? », Center for American Progress (oct. 2010), cdn.americanprogress.org/wp- content/uploads/issues/2010/10/pdf/unclesucker.pdf
93. Laura Rozen, « The anthrax vaccine scandal : Why did the Pentagon allow BioPort Corp. to remain the sole U.S. supplier of a crucial weapon against bioterror, despite years of failure to deliver the vaccine ? », *Salon* (15 oct. 2001), salon.com/2001/10/15/anthrax_vaccine/
94. « Can Bioshield Effectively Procure Medical Countermeasures That Safeguard the Nation ? », House of Representatives, Subcommittee on Emerging Threats, Cybersecurity and Science and Technology of the Committee on Homeland Security 49 (18 avril 2007), govinfo.gov/content/pkg/CHRG- 110hhrg43559/pdf/CHRG-110hhrg43559.pdf
95. Sandra Sobieraj, « White House mail sorters anthrax-free », Associated Press (24 octobre 2001), web. archive.org/web/20020111104128/https://www.phillyburbs.com/terror/news/1024beth.htm
96. Chris Hamby et Sheryl Gay Stolberg, « How One Firm Put an 'Extraordinary Burden' on the U.S.'s Troubled Stockpile », *New York Times* (6 mars 2021), nytimes.com/2021/03/06/us/emergent- biosolutions-anthrax-coronavirus.html
97. Hamby et Stolberg
98. « HHS Contract Valued at Up to $107 Million to Develop Large-Scale Manufacturing for BioThrax », Emergent Biosolutions (14 juil. 2010), investors.emergentbiosolutions.com/news-releases/news- release-details/emergent-biosolutions-awarded-hhs-contract-valued-107-million ?ID=1447267&c=20 2582&p=irol-newsArticle
99. « Emergent BioSolutions Awarded Contract to Develop a Dry Formulation of NuThrax, a Next Generation Anthrax Vaccine », *Business Wire* (8 sept. 2014), businesswire.com/news/ home/20140908006391/en/Emer-

gent-BioSolutions-Awarded-Contract-to-Develop-a-Dry- Formulation-of-NuThrax-a-Next-Generation-Anthrax-Vaccine

100. Hamby et Stolberg
101. *Ibid.*
102. *Ibid.*
103. Webb et Diego
104. Alex Knapp, « Little-Known Publicly Traded Company Given Massive Deal to Manufacture One-Shot Covid-19 Vaccine », *Forbes* (1er mars 2021), forbes.com/sites/alexknapp/2021/03/01/ little-known-publicly-traded-company-given-massive-deal-to-manufacture-one-shot-covid-19- vaccine/?sh=53c4c3b53217
105. « Emergent Buys Sanofi Pasteur's Smallpox Vaccine for Up-to-$125M », *Gen. Eng. News* (14 juil. 2017), genengnews.com/topics/drug-discovery/emergent-buys-sanofi-pasteurs-smallpox-vaccine-for-up-to- 125m/
106. Webb et Diego
107. « Emergent BioSolutions Awarded 10-Year HHS Contract to Deliver ACAM2000®, (Smallpox (Vaccinia) Vaccine, Live) Into the Strategic National Stockpile », *Emergent Biosolutions* (3 sept. 2019), investors.emergentbiosolutions.com/news-releases/news-release-details/emergent-biosolutions- awarded-10-year-hhs-contract-deliver
108. Swaine, O'Harrow et Davis
109. Zhiyuan Sun, « Is There Any Hope Left for Emergent BioSolutions ? », Motley Fool (27 avril 2021), fool.com/investing/2021/04/27/is-there-any-hope-left-for-emergent-biosolutions/
110. Hamby et Stolberg
111. Knapp
112. Reuters Staff, « U.S. awards new $628 million contract to boost output of potential COVID-19 vaccine », Reuters (1er juin 2020), reuters.com/article/us-health-coronavirus-usa-vaccine/u-s-awards- new-628-million-contract-to-boost-output-of-potential-covid-19-vaccine-idUSKBN2382DO
113. « Emergent BioSolutions Signs Agreement with AstraZeneca to Expand Manufacturing for COVID-19 Vaccine Candidate », *Emergent BioSolutions* (27 juil. 2020), investors. emergentbiosolutions.com/news-releases/news-release-details/emergent-biosolutions-signs-agreement- astrazeneca-expand
114. Hamby et Stolberg
115. Swaine, O'Harrow et Davis
116. Hamby et Stolberg
117. « Moderna Announces Award from U.S. Government Agency BARDA for up to $483 Million to Accelerate Development of mRNA Vaccine (mRNA-1273) Against Novel Coronavirus », Modern (16 avril 2020), investors.modernatx.com/news-releases/news-release-details/moderna-announces- award-us-government-agency-barda-483-million
118. Katie Thomas et Megan Twohey, « How a Struggling Company Won $1.6 Billion to Make a Coronavirus Vaccine », *New York Times* (16 juil. 2020), nytimes.com/2020/07/16/health/coronavirus- vaccine-novavax.html
119. « BioNTech Announces New Collaboration to Develop HIV and Tuberculosis Programs », BioNTech (4 sept. 2019), investors.biontech.de/news-releases/news-release-details/biontech-announces-new- collaboration-develop-hiv-and
120. Reuters Staff, « BioNTech wins $445 million German grant for COVID-19 vaccine », Reuters (15 sept. 2020), reuters.com/article/health-coronavirus-ger-

many-vaccine/biontech-wins-445-million- german-grant-for-covid-19-vaccine-idUSKBN2661KP

121. Sydney Lupkin, « U.S. To Get 100 Million Doses of Pfizer Coronavirus Vaccine in $1.95 Billion Deal », NPR (22 juil. 2020), npr.org/sections/coronavirus-live-updates/2020/07/22/894184607/u-s- to-get-100-million-doses-of-pfizer-coronavirus-vaccine-in-1-95-billion-deal
122. « Emergent BioSolutions' COVID-19 Human Immune Globulin Product Candidate to be Included in NIH-Sponsored Phase 3 Clinical Trial of Hyperimmune Intravenous Immunoglobulin to Treat COVID-19 », *Emergent BioSolutions* (8 oct. 2020), investors.emergentbiosolutions.com/news- releases/news-release-details/emergent-biosolutions-covid-19-human-immune-globulin-product
123. Gilead Sciences, Inc., U.S. Securities and Exchange Commission, Form 10-K (31 déc. 2005), sec. gov/Archives/edgar/data/882095/000119312506045128/d10k.htm
124. Organisation mondiale de la santé, « WHO recommends against the use of remdesivir in COVID-19 patients » (20 nov. 2020), who.int/news-room/feature-stories/detail/who-recommends-against-the- use-of-remdesivir-in-covid-19-patients
125. Drugs.com, Remdesivir Side Effects (13 févr. 2021), drugs.com/sfx/remdesivir-side-effects.html
126. Centers for Disease Control and Prevention, Symptoms of COVID-19 (22 févr. 2021), cdc.gov/ coronavirus/2019-ncov/symptoms-testing/symptoms.html
127. Jason D. Goldman *et al.*, « Remdesivir for 5 or 10 Days in Patients with Severe Covid-19 », *New England Journal of Medicine* (27 mai 2020), nejm.org/doi/full/10.1056/NEJMoa2015301
128. John H. Beigel *et al.*, « Remdesivir for the Treatment of Covid-19 – Final Report », *New England Journal of Medicine* (8 oct. 2020), nejm.org/doi/10.1056/NEJMoa2007764
129. Hamby et Stolberg
130. Sheryl Gay Stolberg et Chris Hamby, « Shake-Up at Covid Vaccine Manufacturer That Tossed Millions of Doses », *New York Times* (29 avril 2021), nytimes.com/2021/04/29/us/emergent- biosolutions-covid-vaccine-manufacturing.html
131. U.S. House of Representatives House Committee on Oversight and Reform and Select Oversight Subcommittee on the Coronavirus Crisis, « Examining Emergent BioSolutions' Failure to Protect Public Health and Public Funds » (19 mai 2021), docs.house.gov/meetings/VC/ VC00/20210519/112641/HHRG-117-VC00-Transcript-20210519.pdf
132. Rich Mendez, « Congressional investigation launched into Emergent BioSolutions' federal vaccine contracts », CNBC (20 avril 2021), cnbc.com/2021/04/20/congressional-investigation-launched- into-emergent-biosolutions-federal-vaccine-contracts-.html
133. Matt Richtel, « Covid News : New Cases in Nursing Homes Fall Dramatically After Vaccinations », *New York Times* (19 mai 2021), nytimes.com/live/2021/05/19/world/covid-vaccine-coronavirus- mask
134. Berkeley Lovelace, Jr., « FDA asks Emergent plant to pause manufacturing while it investigates botched Covid vaccines », CNBC (12 avril 2021), cnbc.com/2021/04/19/fda-asks-emergent-plant-to-pause- manufacturing-while-it-investigates-botched-covid-vaccines.html
135. U.S. House of Representatives House Committee on Oversight and Reform and Select Oversight Subcommittee on the Coronavirus Crisis, « Examining

Emergent BioSolutions' Failure to Protect Public Health and Public Funds », youtu.be/7fFAYqHQ5Xg
136. « Emergent BioSolutions Signs Five-Year Agreement for Large-Scale Drug Substance Manufacturing for Johnson & Johnson's Lead COVID-19 Vaccine Candidate », *Emergent BioSolutions* (6 juil. 2020), investors.emergentbiosolutions.com/news-releases/news-release-details/emergent-biosolutions- signs-five-year-agreement-large-scale-drug
137. Swaine, O'Harrow et Davis
138. Atlantic Storm, Johns Hopkins Center for Health Security (2005), centerforhealthsecurity.org/our- work/events-archive/2005_atlantic_storm/
139. Bradley T. Smith *et al.*, « Navigating the storm : report and recommendations from the Atlantic Storm exercise », *Biosecurity and Bioterrorism* (2005), pubmed.ncbi.nlm.nih.gov/16181048/
140. Global Mercury Post Exercise Report, Homeland Security Digital Library (2003), hsdl. org/?abstract&did=234582
141. Sharon Weinberger, « You Can't Handle the Truth : Psy-ops propaganda goes mainstream », *Slate* (19 sept. 2005), slate.com/news-and-politics/2005/09/psy-ops-propaganda-goes-mainstream.html
142. *Ibid.*
143. *Ibid.*
144. *Ibid.*
145. Josh Meyer, « Cambridge Analytica boss went from 'aromatics' to psyops to Trump's campaign », *Politico* (22 mars 2018), politico.com/story/2018/03/22/cambridge-analytica-trump- campaign-479351
146. Isobel Asher Hamilton, « The founder of Cambridge Analytica's parent company admits he lacked an 'ethical radar' », *Yahoo Finance* (20 août 2018), finance.yahoo.com/news/founder-cambridge- analytica-apos-parent-112639746.html
147. Weinberger
148. Louis Menand, « Fat Man : Herman Kahn and the Nuclear Age », *New Yorker* (27 juin 2005), newyorker.com/magazine/2005/06/27/fat-man
149. Joel Garreau, « Conspiracy of Heretics : The Global Business Network was founded in 1988 as a think tank to shape the future of the world. It's working », *Wired* (1er nov. 1994), wired.com/1994/11/gbn/
150. Voir par exemple John Perkins, *Confessions of an Economic Hit Man* (2004) and Marks, Manchurian Candidate chapter 8, CIA Mind Control Experiments, ahrp.org/category/scientific-racism/cia-mind- control-experiments/
151. Saul McLeod, « The Milgram Shock Experiment », *Simply Psychology* (2017), simplypsychology.org/ milgram.html
152. Alfred W. McCoy, *A Question of Torture : CIA Interrogation, from the Cold War to the War on Terror*
153. (Metropolitan Books/Henry Holt, 2006), p. 33
154. *Ibid.*, p. 29
155. *Ibid.*, p. 41
156. *Ibid.*, p. 33
157. Amy Novotney, « The Risks of Social Isolation », *Monitor on Psychology*, 50, 5 (mai 2013), p. 32, apa.org/ monitor/2019/05/ce-corner-isolation
158. Alliance for Human Research Protection, « Dr. Maitland Baldwin, a student of Harold Hebb explored sensory deprivation at NI » (18 janv. 2015), ahrp.org/dr-maitland-baldwin-a-student-of-harold- hebb-explored-sensory-deprivation-at-nih/

159. Organisation mondiale de la santé, « Biosecurity : An integrated approach to manage risk to human, animal and plant life and health » (3 mars 2010), who.int/foodsafety/fs_management/No_01_Biosecurity_ Mar10_en.pdf
160. The Rockefeller Foundation and Global Business Network, « Scenarios for the Future of Technology and International Development » (mai 2010), nommeraadio.ee/meedia/pdf/RRS/Rockefeller %20 Foundation.pdf
161. *Ibid.*, p. 18
162. Courriel envoyé à RFK Jr. par Ken McCarthy, juin 2021
163. Michael Birnbaum QC, *Nigeria – Fundamental Rights Denied Report Of The Trial Of Ken Saro-wiwa And Others*, article 19 & Bar Human Rights Committee of England and Wales and the Law Society of England and Wales (juin 1995), article19.org/data/files/pdfs/publications/nigeria-fundamental- rights-denied.pdf
164. Carl Hartman, « U.S. Recalls Ambassador After Nigeria Executes Nine Activists », AP (10 nov. 1995), apnews.com/article/7df4b1a7b045dbb9d73e8e75a4c18e6a
165. Yasha Levine, *Surveillance Valley : The Secret Military History of the Internet* (Public Affairs, 2018), p. 174
166. Sean Gallager, « 50 Years Ago Today, the Internet was born. Sort of », *Ars Technica* (29 oct. 2019), arstechnica.com/information-technology/2019/10/50-years-ago-today-the-internet-was-born-sort-of/
167. USA Spending. Gov, 12.351 – Scientific Research – Combating Weapons of Mass Destruction (2 oct. 2017), usaspending.gov/award/ASST_NON_HDTRA11710064_9761
168. Shoshana Bryen et Stephen Bryen, « Was the U.S. Complicit in China's Covid Research ? », Jewish Policy Center (27 mai 2021), jewishpolicycenter.org/2021/05/27/was-the-u-s-complicit-in-chinas- covid-research/
169. « DARPA Awards Moderna Therapeutics a Grant for up to $25 Million to Develop Messenger RNA Therapeutics™ », Moderna (2 oct. 2013), investors.modernatx.com/news-releases/news-release- details/darpa-awards-moderna-therapeutics-grant-25-million-develop
170. Renée DiResta, « How the Tech Giants Created What Darpa Couldn't », *Wired* (29 mai 2018), wired.com/story/darpa-total-informatio-awareness/
171. Miguel Helft, « Google's ATAP Head Regina Dugan Joins Facebook To Start DARPA-Inspired Team », *Forbes* (13 avril 2016), forbes.com/sites/miguelhelft/2016/04/13/googles-atap-head-regina-dugan- joins-facebook-to-start-darpa-inspired-team/ ?sh=2f8293fa1996
172. Entretien avec Robert F. Kennedy, Jr.
173. Entretien avec Robert F. Kennedy, Jr.
174. SF Weekly Staff, « Mondo 1995 (Part II) » (11 oct. 1995), sfweekly.com/news/mondo-1995-part-ii/
175. Jacques Ellul, *The Technological Society* (French 1954 ; Vintage Books, 1964)
176. Fred Hapgood, « Transhumanism : Securing the Post-Human Future », CSO (1er janv. 2005), csoonline. com/article/2118249/transhumanism--securing-the-post-human-future.html
177. *Ibid.*
178. Michael Standaert, « Smile for the camera : the dark side of China's emotion-recognition tech », *The Guardian* (3 mars 2021), theguardian.com/global-development/2021/mar/03/china-positive- energy-emotion-surveillance-recognition-tech

179. Chris Taylor, « Forecasting : The Futurologist : Looking Ahead in a Dangerous World », *Time Magazine* (11 oct. 2004), content.time.com/time/subscriber/article/0,33009,995373,00.html
180. Peter Schwartz, « How Governments Get Ready for the Unthinkable », World Government Summit (8 févr. 2016), worldgovernmentsummit.org/events/annual-gathering/2016/session-detail/how- governments-get-ready-for-the-unthinkable
181. 2014 Sales Force Conference on « The Future of Global Governance », sfdc.hubs.vidyard.com/watch/ lemzpanyZA5yQfed0poDTQ
182. The Salesforce Conversations with Peter Schwartz and Klaus Schwab, Salsesforce (2014), sfdc.hubs. vidyard.com/watch/lemzpqnyZA5yQfedOpoDTQ
183. « Winter 2021 COVID-19 Scenarios to Inform Your Business Decisions », Salesforce, salesforce.com/ resources/videos/covid-scenarios/
184. Bill Gates, Munich Security Conference, Prepared Statement (17 févr. 2017), gatesfoundation.org/ ideas/speeches/2017/02/bill-gates-munich-security-conference
185. Federal Ministry of Health, Germany *et al.*, « The 5C Health Emergency Simulation Exercise Package » (mai 2017), bundesgesundheitsministerium.de/fileadmin/Dateien/3_Downloads/G/G20- Gesundheitsministertreffen/5C_Health_Emergency_Simulation_Exercise_Manual.pdf
186. France24, « The Wuhan lab at the core of a virus controversy » (17 avril 2020), france24.com/ en/20200417-the-wuhan-lab-at-the-core-of-a-virus-controversy
187. Paul Schreyer, « Pandemic simulation games – Preparation for a new era ? », YouTube, 45 :57 (10 mars 2021), youtube.com/watch ?v=d3WUv5SV5Hg
188. Bill & Melinda Gates Foundation, « Gates Foundations Give Johns Hopkins $20 Million Gift to School of Public Health for Population, Reproductive Health Institute », Gates Notes (mai 1999), gatesfoundation.org/ideas/media-center/press-releases/1999/05/johns-hopkins-university-school-of-public-health
189. Matthew Shearer, MPH, Professional Profile, Johns Hopkins Center for Health Security, centerforhealthsecurity.org/our-people/Shearer/
190. Gregory A. Poland, MD, Clinical Profile, Mayo Clinic, mayo.edu/research/faculty/poland-gregory-a- m-d/bio-00078220
191. Sandi Doughton, « Bill Gates : We must prepare for the next pandemic like we prepare for war », *Seattle Times* (27 janv. 2001), seattletimes.com/seattle-news/health/bill-gates-we-must-prepare-for-the-next- pandemic-like-we-prepare-for-war/
192. Monica Schoch-Spana *et al.*, « The SPARS Pandemic, 2025-2028 : A Futuristic Scenario for Public Health Risk Communicators », Johns Hopkins Center for Health Security (octobre 2017), jhsphcenterforhealthsecurity.s3.amazonaws.com/spars-pandemic-scenario.pdf
193. *Ibid.*, p. 12
194. *Ibid.*, p. 9
195. *Ibid.*, p. 23
196. *Ibid.*, p. 47
197. *Ibid.*, p. 25
198. *Ibid.*, p. 25
199. *Ibid.*, p. 13
200. *Ibid.*, p. 53
201. *Ibid.*, p. 60

202. Jade Scipioni, « Bill Gates in 2018 : The World Needs to Prepare for Pandemics Just Like War », CNBC (27 janv. 2020), cnbc.com/2020/01/27/bill-gates-in-2018-world-needs-to-prepare-for-pandemics- just-like-war.html# :~ :text=-Bill %2520Gates %2520in %25202018 %253A %2520The,for %2520pande mics %2520just %2520like %2520war&text=Spea-king %2520at %2520an %2520event %2520hosted, way %2520it %2520pre-pares %2520for %2520wa

203. Lena H. Sun, « Bill Gates calls on U.S. to lead fight against a pandemic that could kill 33 million », *Washington Post* (27 avril 2018), washingtonpost.com/news/to-your-health/wp/2018/04/27/bill-gates- calls-on-u-s-to-lead-fight-against-a-pandemic-that-could-kill-millions/

204. *Ibid.*

205. Biohazard FOIA Maryland Emails, 29, 36 (6 nov. 2020), usrtk.org/wp-content/uploads/2020/11/ Biohazard_FOIA_Maryland_Emails_11.6.20.pdf

206. United States Patent Application, Ciaramella *et al.*, Betacoronavirus mRNA vaccine (28 mars 2019), patft.uspto.gov/netacgi/nph-Parser ?Sect1=PTO1&-Sect2=HITOFF&d=PALL&p=1&u= %2Fnetah tml %2FPTO %2Fsrchnum.ht-m&r=1&f=G&l=50&s1=10702600.PN.&OS=PN/10702600&RS= PN/10702600

207. United States Patent Application, Ciaramella *et al.*, Betacoronavirus MRNA Vaccine (28 févr. 2020), appft.uspto.gov/netacgi/nph-Parser ?Sect1=P-TO2&Sect2=HITOFF&p=1&u= %2Fnetahtml %2FPT O %2Fsearch-bool.html&r=2&f=G&l=50&co1=AND&d=PG01&s1= %22deliberate+release %22&s 2=SARS&OS= %22deliberate+release %22+AND+SARS&RS= %22deliberate+-release %22+AND+SA RS

208. United States Patent Application, Ciaramella *et al.*, Respiratory Virus Vaccines (28 mars 2019), appft.uspto.gov/netacgi/nph-Parser ?Sect1=P-TO2&Sect2=HITOFF&p=1&u= %2Fnetahtml %2FPT O %2Fsearch-bool.html&r=3&f=G&l=50&co1=AND&d=PG01&s1= %22deliberate+release %22&s 2=SARS&OS= %22deliberate+release %22+AND+SARS&RS= %22deliberate+-release %22+AND+SA RS

209. United States Patent Application, HPIV3 RNA VACCINES (Jul 20, 2018), appft.uspto.gov/netacgi/ nph-Parser ?Sect1=PTO2&Sec-t2=HITOFF&p=1&u= %2Fnetahtml %2FPTO %2Fsearch-bool.html&r=4&f=G&l=50&co1=AND&d=PG01&s1= %22deliberate+release %22&s2=-SARS&OS= %22delibe rate+release %22+AND+SARS&RS= %22deliberate+re-lease %22+AND+SARS

210. United States Patent Application, Ciaramella *et al.*, HMPV RNA VAC-CINES (20 juil. 2018), appft. uspto.gov/netacgi/nph-Parser ?Sec-t1=PTO2&Sect2=HITOFF&p=1&u= %2Fnetahtml %2FPTO %2F search-bool.html&r=5&f=G&l=50&co1=AND&d=PG01&s1= %22delibe-rate+release %22&s2=SAR S&OS= %22deliberate+release %22+AND+-SARS&RS= %22deliberate+release %22+AND+SARS

211. Bill Gates, Shattuck Lecture Innovation for Pandemics, BMGF (27 avirl 2018), gatesfoundation.org/ Ideas/Speeches/2018/04/Shattuck-Lecture-Innova-tion-for-Pandemics

212. Johns Hopkins : Pandemic Exercise Highlights Policies to Prevent or Reduce Worst Possible Outcomes in Future Pandemics, ASPPH (23 mai 2018), aspph.org/johns-hopkins-pandemic- exercise-highlights-policies-to-prevent-or-re-duce-worst-possible-outcomes-in-future-pandemics/

213. Lena H. Sun, « This Mock Pandemic Killed 150 Million People. Next Time It Might Not Be a Drill », *Washington Post* (30 mai 2018), washingtonpost.com/

news/to-your-health/wp/2018/05/30/this- mock-pandemic-killed-150-million-people-next-time-it-might-not-be-a-drill/

214. Nick Alexopulos, « Clade x pandemic exercise highlights policies needed to prevent or reduce the worst possible outcomes in future pandemics », Johns Hopkins Center for Health Safety (15 mai 2018), centerforhealthsecurity.org/news/center-news/2018/2018-05-15_clade-x-policy- recommendations.html
215. Lena H. Sun, *op. cit.*
216. Jamie Seidel, « The world is completely unprepared for the next pandemic », *New York Post* (30 juil. 2018), nypost.com/2018/07/30/the-world-is-completely-unprepared-for-the-next-pandemic/
217. Nicola Twilly, « The Terrifying Lessons of a Pandemic Simulation », *New Yorker* (1er juin 2018), newyorker.com/science/elements/the-terrifying-lessons-of-a-pandemic-simulation
218. Lena H. Sun, *op. cit.*
219. *Ibid.*
220. *Ibid.*
221. Twilly
222. Antonio Regalado, « It's fiction, but America just got wiped out by a man-made terror germ », *MIT Technology Review* (30 mai 2018), technologyreview.com/2018/05/30/2746/its-fiction-but-america- just-got-wiped-out-by-a-man-made-terror-germ/
223. William Brangam, « A Universal Flu Vaccine Could Finally Be Within Sight », partie 3, *PBS NewsHour*, 1:22 (20 juin 2019), pbs.org/newshour/show/how-close-are-scientists-to-a-universal-flu-vaccine
224. *Ibid.*, 3:42
225. FirangiAffairs, « Reputation Laundering By Bill Gates ? Continuous Donations to Mainstream Media Outlets », Kreately (6 mai 2021), kreately.in/reputation-laundering-by-bill-gates-continuous- donations-to-mainstream-media-outlets/
226. « Preparedness for a High-Impact Respiratory Pathogen Pandemic », Johns Hopkins Center for Health Security (sept. 2019), page 11, apps.who.int/gpmb/assets/thematic_papers/tr-6.pdf
227. *Ibid.*, p. 13
228. *Ibid.*, p. 14
229. *Ibid.*, p. 11
230. Alexis Baden-Mayer, « Dr. Robert Kadlec : How the Czar of Biowarfare Funnels Billions to Friends in the Vaccine Industry », Organic Consumers Union (13 août 2020), organicconsumers.org/blog/dr- robert-kadlec-how-czar-biowarfare-funnels-billions-friends-vaccine-industry
231. Organisation mondiale de la santé, « A World in Disorder » (2020), apps.who.int/gpmb/assets/annual_ report/2020/GPMB_2020_AR_EN_WEB.pdf
232. James Gallagher, « Large Ebola Outbreaks New Normal, says WHO », BBC (7 juin 2019), bbc.com/ news/health-48547983
233. Eric Lipton *et al.*, « He Could Have Seen What Was Coming : Behind Trump's Failure on the Virus », *New York Times* (11 avril 2020), nytimes.com/2020/04/11/us/politics/coronavirus-trump-response. html
234. « Crimson Contagion 2019 Functional Exercise After-action Report », Department of HHS (janv. 2020), int.nyt.com/data/documenthelper/6824-2019-10-key-findings-and- after/05bd797500ea55be0724/optimized/full.pdf#page=1
235. *Ibid.*, p. 5
236. *Ibid.*

237. David E. Sanger *et al.*, « Before Virus Outbreak, a Cascade of Warnings Went Unheeded », *New York Times* (19 mars 2020), nytimes.com/2020/03/19/us/politics/trump-coronavirus-outbreak.html
238. *Ibid.*
239. *Crimson Contagion 2019 Functional Exercise After-action Report*
240. Lipton *et al.*
241. Exercise TOPOFF 2000 And National Capital Region (Ncr) After-action Report, National Response Team 12 (août 2011), nrt.org/sites/2/files/TOPOFF.pdf
242. *Ibid.*
243. Top Officials (TOPOFF), U.S. Dept. of State archive, 2001-2009.state.gov/s/ct/about/c16661.htm
244. *Ibid.*
245. *Ibid.*
246. Entretien avec Robert F. Kennedy, Jr.
247. Klaus Schwab, « Now Is the Time for a 'Great Reset' », World Economic Forum (3 juin 2020), weforum.org/agenda/2020/06/now-is-the-time-for-a-great-reset/
248. « Bill Gates : Few countries will get 'A grade' for coronavirus response », BBC, 1 :11 (12 avril 2020), bbc.com/news/av/world-52233966
249. Event 201, Johns Hopkins Center for Health Security, centerforhealthsecurity.org/event201/
250. Event 201 Pandemic Exercise Segment 4, Transcript, 1 (7 août 2020), childrenshealthdefense.org/ wp-content/uploads/Event-201-Pandemic-Exercise-Segment-4-Communications-Discussion-and- Epilogue-Video-bill-gates.pdf
251. *Ibid.*, p. 13
252. *Ibid.*, p. 7
253. *Ibid.*, p. 2
254. *Ibid.*, p. 2
255. Tara Kirk Sell, PhD, MA, Professional Profile, Johns Hopkins Center for Health Security, centerforhealthsecurity.org/our-people/sell/
256. Biographie de Jane Halton, who.int/docs/default-source/documents/about-us/jane-halton. pdf ?sfvrsn=b3200427_2
257. Event 201 Pandemic Exercise Segment 4, Transcript, 4 (7 août 2020), childrenshealthdefense.org/wp-content/uploads/Event-201-Pandemic-Exercise-Segment-4-Communications-Discussion-and- Epilogue-Video-bill-gates.pdf
258. *Ibid.*, p. 1
259. *Ibid.*, p. 3
260. *Ibid.*, p. 6
261. *Ibid.*, p. 7
262. *Ibid.*, p. 8
263. *Ibid.*
264. *Ibid.*
265. *Ibid.*
266. *Ibid.*, p. 9
267. *Ibid.*, pp. 1-2
268. *Ibid.*, p. 5
269. *Ibid.*, p. 11
270. *Ibid.*, p. 10
271. *Ibid.*, p. 13

272. Lena H. Sun, « None of these 195 countries – the U.S. included – is fully prepared for a pandemic, report says », *Washington Post* (24 oct. 2019), washingtonpost.com/health/2019/10/24/none-these- countries-us-included-is-fully-prepared-pandemic-report-says/
273. Brooke Seipel, « Obama highlights Biden's tweet from a year ago warning Trump wasn't ready for pandemic », *The Hill* (25 oct. 2020), thehill.com/homenews/campaign/522695-obama-highlights- bidens-tweet-from-a-year-ago-warning-trump-wasnt-ready-for
274. Robb Butler, « Vaccination refusal, hesitancy, acceptance and demand », ECDC, YouTube, 16 :15 (28 févr. 2020), youtube.com/watch ?v=1LC-caYoaZWg&t=981s
275. Lucy Fisher, « GCHQ in cyberwar on anti-vaccine propaganda », *Times* (London) (9 nov. 2020), thetimes.co.uk/article/gchq-in-cyberwar-on-anti-vaccine-propaganda-mcjgjhmb2
276. *Ibid.*
277. *Ibid.*
278. WION Web Team, « Germany ropes in spy agency to monitor anti-vaxxers, Covid deniers » (28 avril 2021), wionews.com/world/germany-ropes-in-spy-agency-to-monitor-anti-vaxxers-covid- deniers-381096
279. Entretien avec Robert F. Kennedy, Jr.
280. Karen DeYoung, « Samantha Powers Wants to Restore U.S. Prestige by Getting American Made Vaccines 'into Arms' Around the World », *Washington Post* (10 mai 2021), washingtonpost.com/ national-security/samantha-power-usaid-vaccine-diplomacy/2021/05/10/69fd20d2-af7c-11eb-b476-c3b287e52a01_story.html
281. Jeremy R. Hammond, « UN Praises Maldives Bill Outlawing Informed Consent for Pharmaceuticals », CHD (19 nov. 2019), childrenshealthdefense.org/news/un-praises-maldives-bill-outlawing- informed-consent-for-pharmaceuticals/
282. Samuel Chamberlain, Mark Moore et Bruce Golding, « Fauci was warned that COVID-19 may have been 'engineered,' emails show », *New York Post* (2 juin 2021), nypost.com/2021/06/02/fauci- was-warned-that-covid-may-have-been-engineered-emails/
283. Vanessa Beeley, « Who controls the British Government response to Covid–19 ? », *OffGuardian* (9 mai 2020), off-guardian.org/2020/05/09/who-controls-the-british-government-response-to-covid-19/
284. « A Better Way To Go – Towards A Zero Covid UK », *Independent Sage* (7 juil. 2020), independentsage.org/independent-sage-on-achieving-a-zero-covid-uk-i-e-the-elimination-of-the- virus-from-the-uk/
285. Stephanie Kirchgaessner, « Ex-Obama official exits Israeli spyware firm amid press freedom row », *The Guardian* (4 févr. 2020), theguardian.com/world/2020/feb/04/ex-obama-official-juliette-kayyem- quits-israeli-spyware-firm-amid-press-freedom-row
286. Juliette Kayyem, « Anti-vaxxers are dangerous. Make them face isolation, fines, arrests », *Washington Post* (30 avril 2019), washingtonpost.com/opinions/2019/04/30/time-get-much-tougher-anti- vaccine-crowd/
287. Max Blumenthal, Twitter (5 sept. 2021). https://twitter.com/maxblumenthal/status/1434623485612 023813 ?lang=en
288. Central Intelligence Agency, « How does my Biology background fit at the CIA ? », (23 mars 2018), youtube.com/watch ?v=puajFEb7TTQ
289. David Gura, « Moguls, Deals and Patagonia Vests : A Look Inside 'Summer Camp for Billionaires' », NPR (5 juil. 2021), npr.org/2021/07/05/1012587989/

moguls-deals-and-patagonia-vests-a-look- inside-summer-camp-for-billionaires

290. Cynthia Littleton, « Sun Valley Conference Has Subdued Start as Moguls Convene », *Variety* (6 juil. 2021), variety.com/2021/tv/news/sun-valley-allen-co-bobby-kotick-bill-gates-bill- burns-1235013104/
291. Nicholas Florko, « New document reveals scope and structure of Operation Warp Speed and underscores vast military involvement », *STAT* (28 sept. 2020), statnews.com/2020/09/28/ operation-warp-speed-vast-military-involvement/
292. Operation Warp Speed flowchart 7-30-2020 (extrait de l'article de *STAT* du 28 septembre 2020 de Nicholas Florko), https://www.statnews.com/wp-content/uploads/2020/09/Slide1_WarpSpeed-1024x761.jpg
293. Isaac Arnsdorf, « Trump's Vaccine Czar Refuses to Give up Stock in Drug Company Involved in His Government Role », *Propublica* (23 sept. 2020), propublica.org/article/trumps-vaccine-czar-refuses- to-give-up-stock-in-drug-company-involved-in-his-government-role
294. « At HELP Hearing, Warren Draws Attention to Vaccine Czar Conflicts of Interest ; FDA Director Agrees Financial Conflicts of Interest Could 'Affect Public Perception' of the Vaccine Development Process », communiqué de presse d'Elizabeth Warren (23 sept. 2020), warren.senate.gov/newsroom/press- releases/at-help-hearing-warren-draws-attention-to-vaccine-czar-conflicts-of-interest-fda-director- agrees-financial-conflicts-of-interest-could-affect-public-perception-of-the-vaccine-development- process
295. Nicholas Florko, « New document reveals scope and structure of Operation Warp Speed and underscores vast military involvement », *STAT* (28 sept. 2020), statnews.com/2020/09/28/ operation-warp-speed-vast-military-involvement/
296. *Ibid.*
297. Washington Post Live, « Coronavirus : Vaccine Distribution with Lt. Gen. (Ret.) Paul Ostrowski », *Washington Post* (7 déc. 2020 à 3 :30 p.m. EST), washingtonpost.com/washington-post- live/2020/12/07/coronavirus-vaccine-distribution-with-lt-gen-paul-ostrowski/
298. A graphic from the « IQT Quarterly » summer 2010 issue on the new modalities in sampling and sensing collection. Graphic : IQT Quarterly https://theintercept.com/2016/04/08/cia-skincare- startup/

POSTFACE

Ce que j'ai décrit dans les chapitres précédents peut sembler accablant et décourageant. La campagne de vaccination forcée et les autres actions cruelles du Dr Fauci et de ses acolytes peuvent sembler « trop grosses pour échouer ». Mais cela dépend des citoyens de notre pays.

Nous pouvons nous incliner et rentrer dans le rang – accepter les piqûres, porter les masques, montrer nos passeports numériques sur demande, nous soumettre aux tests et saluer nos gardiens de l'État de biosurveillance.

Ou nous pouvons dire Non. Nous avons le choix, et il n'est pas trop tard.

La COVID-19 n'est pas *le* problème; c'est un problème, qui peut être résolu en grande partie à l'aide de traitements précoces, sûrs, efficaces et peu coûteux.

Le problème est la corruption endémique du complexe médico-industriel, qui est actuellement soutenu à tout bout de champ par les médias. Le coup d'État de ce cartel a déjà siphonné des milliards d'argent public, a déjà aspiré des milliers de milliards de la classe moyenne mondiale, et a créé un prétexte pour une propagande, une censure et un contrôle massifs dans le monde entier. Avec les régulateurs qu'il a capturés, ce cartel a ouvert la voie à la guerre mondiale contre la liberté et la démocratie. Le dramaturge et essayiste C. J. Hopkins ne décrit que trop bien ce moment:

> Il n'y a rien de subtil dans ce processus. Détruire une « réalité » et la remplacer par une autre est une opération brutale. Les sociétés s'habituent à leurs « réalités ». Nous ne les abandonnons pas volontiers ou facilement. Normalement, ce qu'il faut pour que nous le fassions, c'est une crise, une guerre, un état d'urgence, ou… – suivez mon regard – une pandémie mondiale mortelle.
>
> Lors du passage de l'ancienne « réalité » à la nouvelle « réalité », la société est déchirée. L'ancienne « réalité » est démantelée et la nouvelle n'a pas encore pris sa place. Cela ressemble à de la folie, et, d'une certaine manière, c'en est. Pendant un certain temps, la société est divisée en deux, les deux « réalités » s'affrontant pour la domination. La « réalité » étant ce qu'elle est (c'est-à-dire

> monolithique), c'est un combat à mort. Au final, il ne peut rester qu'une seule « réalité ».
>
> C'est la période cruciale pour le mouvement totalitaire. Il doit nier l'ancienne « réalité » afin d'installer la nouvelle, or il ne peut le faire avec la raison et les faits ; il doit donc le faire avec la peur et la force brute. Il doit terroriser la majorité de la société et la plonger dans un état d'hystérie collective aveugle qui peut être retourné contre ceux qui résistent à la nouvelle « réalité ». Il ne s'agit pas de persuader ou de convaincre les gens d'accepter la nouvelle « réalité ». C'est plus comme la façon dont on conduit un troupeau de bétail. On l'effraie suffisamment pour le faire bouger, puis on le dirige là où on veut qu'il aille. Le bétail ne sait pas ou ne comprend pas où il va. Il réagit simplement à un stimulus physique. Ça n'a rien à voir avec les faits et la raison.

Alors que nous considérons le matraquage sans précédent de notre Constitution au cours des deux dernières années, il est bon de s'arrêter un instant pour se souvenir de l'épidémie de variole qui a paralysé l'armée de Washington pendant la Révolution, et de l'épidémie de malaria qui a décimé l'armée de Virginie. Bien que ces deux événements avaient alerté les auteurs de la Constitution sur le potentiel mortel et perturbateur des épidémies de maladies infectieuses, ils avaient néanmoins choisi de ne pas inclure d'exception pandémique dans la Constitution des États-Unis.

Pourtant, aujourd'hui, la pandémie est utilisée pour créer une série de nouvelles exceptions à notre Constitution. On nous sert une seule logique pour expliquer tout ce qui se passe : LA COVID. Pendant un bref instant, détournons-nous de la raison apparente pour laquelle les choses se passent, et concentrons-nous sur ce qui se passe vraiment.

Ceux qui tiennent les leviers du pouvoir vilipendent les dissidents et punissent toute tentative de remise en question, de scepticisme et de débat. Comme tous les tyrans de l'histoire, ils interdisent les livres, réduisent les artistes au silence, condamnent les écrivains, les poètes et les intellectuels qui remettent en question la nouvelle orthodoxie. Ils ont interdit les rassemblements et forcé les citoyens à porter des masques qui inspirent la peur et divisent les communautés, et ont atomisé tout sentiment de solidarité en empêchant la communication non verbale la plus subtile et la plus éloquente pour laquelle Dieu et l'évolution ont donné aux humains 42 muscles faciaux.

Comme on pouvait s'y attendre, la pandémie est devenue un prétexte pour étendre la tyrannie dans le monde entier, en apportant des changements qui n'ont rien à voir avec un virus. La Hongrie s'est attaquée à la liberté d'expression et a interdit les représentations publiques de l'homosexualité. La Chine a fermé le dernier journal pro-démocratique d'Hong Kong et emprisonné ses dirigeants, rédacteurs et journalistes. Au Belarus, le président Loukachenko a réprimé les manifestations par des arrestations massives et a même détourné un avion de ligne pour arrêter un journaliste dissident. Le Cambodge a aboli les procédures normales et arrêté les opposants politiques. Le gouvernement polonais a supprimé les droits des femmes et des homosexuels et a effectivement interdit l'avortement. Le Premier ministre indien a arrêté des journalistes et ordonné à Twitter de supprimer des messages critiques. Le président russe

Vladimir Poutine a utilisé la pandémie comme un (autre) prétexte pour emprisonner des opposants puissants et interdire les rassemblements de masse. Les démocraties n'ont pas été très différentes : la France a exigé de ses citoyens qu'ils présentent une déclaration signée pour s'éloigner de chez eux de plus d'un kilomètre. L'Australie a été plus libérale, autorisant les citoyens à s'aventurer jusqu'à 5 kilomètres de chez eux – mais elle a par ailleurs construit de nouveaux centres de détention. La Grande-Bretagne a interdit à ses citoyens de voyager à l'étranger.

De nombreux événements similaires se sont produits aux États-Unis, notamment l'adoption par le Sénat de New York d'une loi autorisant la détention forcée et indéfinie des résidents considérés comme une menace pour la « santé publique ». Mais pour l'Amérique, la liberté d'expression a été la plus grande victime de la tyrannie émergente. Le terme désormais populaire de « désinformation » en est venu à désigner tout propos s'écartant des dogmes officiels. Les réseaux sociaux et les entreprises d'information servent de sténographes et de défenseurs de toute position annoncée par le gouvernement. L'échec voulu de l'enquête journalistique, de la curiosité et de l'investigation, l'impossibilité de sonder, de poser des questions qui fâchent (ou n'importe quelles questions) aux gens qui sont au pouvoir, a rendu possibles la folie et la tristesse de 2020 et 2021. Il y a toute une série de motifs à l'œuvre, mais je vais en citer un simple :

Les grandes sociétés pharmaceutiques sont les plus gros annonceurs des médias et des chaînes de télévision. Leur budget publicitaire annuel de 9,6 milliards de dollars achète plus que des publicités – il achète l'obéissance. (En 2014, le président du réseau Roger Ailes m'a dit qu'il licencierait tous les présentateurs de ses émissions d'information qui me permettraient de parler de la sécurité des vaccins à l'antenne. « Notre division des informations », a-t-il expliqué, « reçoit jusqu'à 70 % de ses revenus publicitaires de l'industrie pharmaceutique les années non électorales. »)

Je sais que le rôle des médias n'est pas nouveau pour vous, alors je vais vous citer un seul exemple : les mesures vaccinales sont ostensiblement basées sur l'idée que les vaccins empêcheront la transmission de la COVID-19. Si elles n'empêchent pas la transmission, si les vaccinés comme les non vaccinés peuvent propager le virus, alors il n'y a pas de différence pertinente entre les deux groupes – si ce n'est qu'un groupe ne se conforme pas aux ordres du gouvernement.

Forcer une population entière à accepter une intervention médicale arbitraire et risquée est l'action la plus intrusive et la plus avilissante jamais imposée par le gouvernement des États-Unis, et peut-être par n'importe quel gouvernement.

Or, elle est basée sur un mensonge.

Le directeur du CDC, le Dr Fauci, et l'OMS, ont tous dû reconnaître à contrecœur que les vaccins n'empêchent pas la transmission.

Lorsque la directrice de la santé publique d'Israël s'est adressée au groupe consultatif de la FDA, elle n'a laissé aucun doute sur l'incapacité des vaccins à stopper la transmission du virus, la maladie ou la mort. Décrivant la situation en Israël au 17 septembre 2021, elle a déclaré :

> 60 % des personnes dans un état grave et critique étaient, euh, étaient vaccinées, doublement vaccinées, entièrement vaccinées. 45 % des personnes décédées lors de cette quatrième vague étaient doublement vaccinées.

Malgré cela, trois semaines plus tard, le 7 octobre – quelques jours avant la mise sous presse de ce livre –, le président des États-Unis a annoncé qu'il veillait à ce que les professionnels de santé soient vaccinés, « car si vous vous faites soigner dans un établissement de santé, vous devez avoir la certitude que les personnes qui vous soignent sont protégées contre la COVID et ne peuvent vous la transmettre. »

Le président venait de dire aux Américains que le fait d'être vacciné donne la « certitude » que les personnes vaccinées sont « ***protégées de la COVID et ne peuvent pas vous la transmettre*** ».

Pas une seule question n'a été posée au président sur cette déconnexion stupéfiante, sur cette contre-vérité évidente – et ce discours nous donne un exemple saisissant de ce qui se passe.

L'image télévisée d'un dirigeant incontesté qui fait des déclarations mensongères pour tromper et contrôler la population, voilà le monde du roman tristement prophétique de George Orwell, *1984*.

Il est encourageant de constater qu'au milieu de l'année 2021, le livre d'Orwell, vieux de 70 ans, est soudainement devenu l'un des 20 premiers best-sellers aux États-Unis. Apparemment, plus de gens sont conscients de ce qui se passe que les puissants ne le croient.

Cette prise de conscience, ce bon sens élémentaire, nous rappellent que les démocraties peuvent reprendre le contrôle législatif sur les dictateurs véreux – qu'ils soient maires, gouverneurs, présidents ou premiers ministres. Les législatures censées peuvent étouffer les financements qui soutiennent une minorité et nuisent à la majorité. Elles peuvent diligenter des enquêtes, exercer des poursuites pénales et rétablir la liberté.

Même sans aide du gouvernement, ce sont les gens ordinaires qui peuvent nous sauver de la tyrannie. Nous pouvons dire *Non* à la nécessité d'être vacciné pour aller travailler, *Non* à l'envoi des enfants à l'école avec des tests et des masques forcés, *Non* aux réseaux sociaux censurés, *Non* à l'achat de produits des entreprises en faillite cherchant à nous contrôler. Ce n'est pas facile à faire, mais vivre avec les conséquences de l'inaction serait autrement plus difficile. En faisant appel à notre courage moral, nous pouvons arrêter cette marche vers un État policier mondial.

J'ai fondé Children's Health Defense (CHD) bien avant la COVID-19. Notre objectif était de mettre fin à l'épidémie de maladies infantiles résultant d'expositions toxiques de tous types, y compris certains vaccins. CHD cherche à informer le public et à demander des comptes aux responsables, afin de contribuer à assurer un avenir sain à nos enfants. Au moment où ce livre est mis sous presse, la campagne visant à imposer des vaccins COVID dangereux dans le corps des enfants atteint son apogée. Si nous voulons que nos enfants jouissent des bienfaits de la liberté et de la santé, nous devons mettre fin à ce cauchemar de la COVID-19. Nous ne pouvons plus « faire confiance aux experts » ou suivre leur version déformée de la science. C'est ce qui nous a mené ici.

Grâce aux informations contenues dans ce livre, j'espère que vous sensibiliserez d'autres personnes, que vous serez plus actifs dans vos collectivités locales, dans votre conseil scolaire, vos services locaux de santé, auprès de vos parlementaires, de la police (et, souvent plus prometteur : de votre shérif élu). CHD a des antennes dans tout le pays et dans le monde entier ; rejoignez l'un des nombreux groupes de défense de la santé. Abonnez-vous à la lettre d'information en ligne gratuite de Children's Health Defense, *The Defender*. Restez informés. Restez actifs. Nous pouvons nous débarrasser de cette folie si suffisamment de personnes refusent de participer à un nouvel apartheid basé sur des procédures médicales coercitives.

Les États-Unis souffrent encore de l'histoire brutale et hideuse de l'esclavage, de la ségrégation, du racisme et, hélas, des actes médicaux forcés. Ne recommençons pas tout cela, en reléguant les Afro-Américains, plus que tout autre groupe racial, à un statut de citoyen de seconde zone.

En écrivant ce livre, j'ai relu le majestueux discours « I have a dream » de Martin Luther King, Jr. au Lincoln Memorial en 1963. Le Révérend King nous tend la main à travers toutes ces années :

> Mais nous refusons de croire que la banque de la justice est en faillite. Nous refusons de croire qu'il n'y a pas assez de fonds dans les coffres-forts de cette nation. C'est pourquoi nous sommes venus encaisser ce chèque, un chèque qui nous donnera sur demande les richesses de la liberté et la sécurité de la justice. Nous sommes aussi venus en ce lieu sacré pour rappeler à l'Amérique l'urgence brûlante du présent. Ce n'est plus le moment de s'engager dans le luxe du délai de réflexion ou de prendre le tranquillisant qu'est le gradualisme. Le moment est venu de réaliser les promesses de la démocratie.

Rejoignez-nous dans la reconquête de notre démocratie et de notre liberté. Je vous verrai sur les barricades.

Robert F. KENNEDY, Jr.

NOTE DE L'AUTEUR

Bien que ce livre semble se terminer ici, il ne peut s'arrêter là, car l'histoire est loin d'être terminée. Chaque jour apporte de nouvelles informations, de nouvelles données, de nouvelles révélations et de nouveaux bruits de couloir. Par conséquent, je continuerai à mettre à jour les chapitres et à les rendre disponibles via l'URL et le QR Code ci-dessous. Au nom de tous les membres de Children's Health Defense, je vous remercie d'avoir lu ce livre et de continuer à suivre les sujets cruciaux abordés dans ses pages.

ChildrensHealthDefense.org/fauci-book
childrenshd.org/fauci-book

Pour les mises à jour, les nouvelles citations, références et informations :

TABLE DES MATIÈRES

DÉDICACE & REMERCIEMENTS 7

NOTE DE L'ÉDITEUR ÉTATS-UNIEN 15

AVANT-PROPOS 17

PRÉFACE 23

INTRODUCTION 27

CHAPITRE 1

DE LA MAUVAISE GESTION D'UNE PANDÉMIE 47

I : DES DÉCISIONS ARBITRAIRES, OU LA MÉDECINE LIBÉRÉE DE LA SCIENCE 47

II : LA MISE HORS CIRCUIT DE L'HYDROXYCHLOROQUINE 70

III : L'IVERMECTINE 93

IV : LE REMDESIVIR 125

V. L'ULTIME ALTERNATIVE : LA PIQÛRE OU LES MENOTTES 135

CHAPITRE 2

LES PROFITS DE L'INDUSTRIE PHARMACEUTIQUE AU DÉTRIMENT DE LA SANTÉ PUBLIQUE 201

CHAPITRE 3

LE VIH, OU L'AVÈNEMENT D'UN MODÈLE PANDÉMIQUE SUR MESURE POUR BIG PHARMA 213

CHAPITRE 4

LA BATAILLE INITIATIQUE D'ANTHONY FAUCI POUR L'APPROBATION DE L'AZT COMME REMÈDE CONTRE LE SIDA 243

CHAPITRE 5

VIH ET HÉRÉSIE 283

CHAPITRE 6

les hérétiques du vih au bûcher 323

CHAPITRE 7

Dr FAUCI ET MISTER HYDE - LES EXPÉRIENCES BARBARES ET ILLÉGALES DU NIAID SUR LES ENFANTS 367

CHAPITRE 8

LES EXACTIONS COLONIALISTES DU Dr FAUCI EN AFRIQUE 385

CHAPITRE 9

LE FARDEAU DE L'HOMME BLANC 413

CHAPITRE 10

PLUS DE MAL QUE DE BIEN 471

CHAPITRE 11

LE BATTAGE MÉDIATIQUE AUTOUR DES FAUSSES ÉPIDÉMIES : « CRIER AU LOUP » 515

CHAPITRE 12

JEUX DE BIODÉFENSE 545

Des exercices militaires à l'origine de l'État biosécuritaire 545

POSTFACE 633

NOTE DE L'AUTEUR 638

TABLE DES MATIÈRES 639